现代医院管理新论

主　编　郭启勇

副主编　赵玉虹

编　者（以姓氏笔画为序）

于　宏	王　施	王　鹏	王一通	王秋实	王韫秀
支　欣	车　军	巴志强	邓书博	卢　岩	付　韬
白　玉	朱剑玲	全　宇	庄　宁	刘　珊	刘　勇
刘学勇	关　爽	孙　敏	孙可文	孙永军	孙远玲
孙德钢	李　宁	李　涛	李　慧	李捍司	李梦晗
杨　卉	杨向红	何晓静	张　屾	张　佳	张　微
张成普	张秀月	张艳丽	陆春雪	陈　阳	邵春莹
范　玲	林　巍	赵玉虹	赵冬妮	赵弘博	赵洲娜
段春阳	侯　阳	贾　婧	夏　菲	徐亚洲	高丽达
高鑫然	郭传骥	郭启勇	黄金玲	菅凌燕	谢　娟
路振宇	裴冬梅	廖　伟	穆榕榕		

秘　书　黄金玲

人民卫生出版社

图书在版编目（CIP）数据

现代医院管理新论 / 郭启勇主编 . —北京：人民卫生出版社，2018

ISBN 978-7-117-26915-5

Ⅰ.①现… Ⅱ.①郭… Ⅲ.①医院 - 管理 Ⅳ.①R197.32

中国版本图书馆 CIP 数据核字（2018）第 129732 号

人卫智网	**www.ipmph.com**	医学教育、学术、考试、健康，购书智慧智能综合服务平台
人卫官网	**www.pmph.com**	人卫官方资讯发布平台

现代医院管理新论

主　　编：郭启勇

出版发行：人民卫生出版社（中继线 010-59780011）

地　　址：北京市朝阳区潘家园南里 19 号

邮　　编：100021

E - mail：pmph @ pmph.com

购书热线：010-59787592　010-59787584　010-65264830

印　　刷：三河市宏达印刷有限公司（胜利）

经　　销：新华书店

开　　本：787×1092　1/16　印张：40

字　　数：973 千字

版　　次：2018 年 7 月第 1 版　2018 年 7 月第 1 版第 1 次印刷

标准书号：ISBN 978-7-117-26915-5

定　　价：128.00 元

打击盗版举报电话：010-59787491　E-mail：WQ @ pmph.com

（凡属印装质量问题请与本社市场营销中心联系退换）

前　言

从事医院管理20年，一路走来很多感触，有酸甜苦辣，也有兴奋快乐，点点滴滴汇聚些许心得，斟酌成文，推敲成书，对盛京医院管理团队工作做一个归纳和总结，希望与医院管理界的同行们分享经验与体会，企望有助于后来者。若能助力同道，便是对本书最大的肯定。

医院管理工作，医疗永远是核心，但是财务管理、人事管理、后勤管理同样重要。本书力争涵盖医院运行、管理的各个层面，希望新入行的管理者能在书里找到面对问题时的答案与建议。当然，更希望给所有管理者带来一些启示和灵感，尤其在党建和群团工作、医院宣传工作和应对突发事件方面，这些其他管理书籍里没有涉及的内容，本书也有相应篇幅的表述，对于突出中国特色医院管理，有非常重大的现实意义和长远意义。

章章有案例，篇篇有实操，是本书的特色之一。希望通过以盛京医院为主的成功案例分享，使读者对章节中的内容有更深的理解，并掌握实际操作的能力。案例是经验体会，不是必然规律，只有结合各自医院的特点去调整、完善，才能形成各自医院的管理规则。本书只是抛砖引玉，发展还需众人拾柴。

关于书名曾拿捏不定，《医院管理我之所想》《医院管理十大问题》云云，皆感有所不足，一时不能决断。幸在人民卫生出版社老师建议之下，得了《现代医院管理新论》这个很有时代感的书名，感念专家点拨的同时，更深感书名之贴切。

中国梦是现代梦，当下的中国比以往任何一个时间段都更接近梦想。医院管理领域也是一样，如何体现现代医院管理的价值，是当今这个时代我们必须面对的问题。《现代医院管理新论》在总体构思、架构和思想上，力争符合时代的发展，体现新时代的创新思维和新时代的工作变革。

本书是盛京医院管理团队集体思维、工作的结晶，是大家共同努力的结果。感谢赵玉虹书记、张成普副院长、刘学勇副院长为代表的盛京医院管理团队，为本书付出了智慧和经验；感谢编辑秘书黄金玲女士做了大量整理和推进工作。

覆盖医院管理的所有环节是本书的冀望，但若出现挂一漏万的现象，也请担待，更期指正；所有观点和案例都基于我们在实践中的体会和经验，对于不同的医院可能会产生不同的效果，望同道不吝赐教，我们将再版修正，以期更加符合中国医院的发展。

最后，希望本书对医院管理者有所帮助，那将是我们的荣幸；若能得到些许赞许，更是我们的大幸。心怀忐忑，待您开卷。

郭启勇

2018年3月

目 录

第九篇　医院信息化

绪论

　　医院于社会存在、进步、发展而言,是不可或缺的特殊社会机构,因为在人类的进化历程中起到决定性作用的事情就是健康与疾病之间的矛盾,而医院则是以保护健康、治疗疾病为唯一目的而存在着的机构。本书希望以新的视角论述现代医院管理,使读者在其中能够了解和把握医院具有的特殊性,为指引医院能够在社会进步和改革深入发展的今天,也能够保证在正常的轨道上前行。

第一节　医院的历史与变迁

　　早期的医院是以诊治病人、照护病人为主要目的,是通过医务人员集体协作,同时配备一定数量的病床与设施,对特定人群或群众进行治病、防病的场所。医院的形成与发展,经历了一个漫长的历史过程,它的发展变化是与社会经济、政治、文化发展变化紧密地联合着,特别是医学科学技术的发展对它具有决定性的意义;今天的医院已经从单纯的诊治病人、照护病人,向着包括辅助生殖、预防保健、康复医学、发育医学、心理卫生等全方位服务与全生命周期疾病诊治与健康呵护的综合性方向全面发展。

一、医院萌芽——古代医院时期

　　古代医院发展时期,是从公元前七世纪奴隶社会晚期到 18 世纪末叶,是医院发展的萌芽期,相应的医学发展时期为古代经验医学时期。医院首先起源于社会抚恤组织建立的。我国医院在周代已开始起步,《管子·入国篇》记载:"入国四旬,五行九惠之教。一曰老,二曰慈幼,三曰恤孤,四曰养疾,五曰合独,六曰问疾,七曰通穷,八曰挤困,九曰接绝。"在这九件事中,特别是慈幼、恤孤、养疾和问疾都与保健工作有着密切关系;公元前七世纪时,管仲辅助齐桓公执政,在京都建立了残废院,收容残疾人,供给食宿,给予治疗。这是我国古代医院的雏形。

　　据湖北睡虎地出土之秦简中有关于疗坊的记载,表明秦代已开始有收容麻风病人的医院;《后汉书》载延熹五年(公元 162 年),皇甫规征陇右时,因为军队中发生流行病,死亡的人数占十之三四,皇甫规便将传染病患者安置在临时指定的庵庐中,使之与健康的士卒隔离,并亲自巡视,给予医药。一般认为它是在军队中设立隔离病院之始。此后,有隋唐时期的收容麻风病人的"疠人坊"、唐宋时期有为病残而设置的"病坊""养病坊""安济坊"等,元代军医院"安乐堂"……除了在民间或军队中设立一些医院外,历代封建帝王都为自身设立医事组织为其服务,其中如东汉时期皇后宫中设"暴室"作为宫女养病场所。

　　在国外,印度于公元前 600 年就有医院最初的雏形,收容患病的人;公元 4 世纪在罗马有教会医院,隶属于修道院。6 世纪以后,西欧开始建立医院。法国 542 年在里昂、641 年在巴黎建立医院。医院当初兼做旅店，是患了病的教徒、旅客和香客们的医务所或避难所。由于教会日益把持医疗组织，特别在中世纪早期，医院组织与工作都具有宗教性质；它的护理重于医疗，主要目的在于洗净病人的灵魂。医院的最高理想是对上帝的虔诚，基本不考虑医学科学技术的发展问题。此时的医院因其目的不同，名称各异，例如，照料病人者称医院，接收病人者称为收容院，收容穷人者称为济贫院，收容妇女及女孩者称为妇婴院。在整个中世纪，除在 9 世纪出现产科医院外，医院几乎不分专科。12 世纪后，收容病人的机构进一步独立，正式医院开始兴起。第一个正式医院是 1204 年建于罗马的圣灵医院（Hospital of the Holy Ghost）。14 世纪后，欧洲麻风病人逐渐减少，许多麻风院便逐渐改做普通医院；医生亦渐由非神职人员从事；医院规模由中世纪初期一般只容纳十几名病人的小医院，发展到一些城市有最多达 220 张病床的医院。

总的说来，在这个时期，医院有以下的特征：一是由于社会的医疗需求，主要是个体行医，因此医院仅是一个补充，数量很小、规模小、常不固定、条件差；二是医院主要起源于传染病、麻风病人的隔离需要，军队受伤者的收容，以及社会残疾人员、贫困人员的收容，具有隔离和慈善的性质；三是在欧洲中世纪，医院成为教会的工具，具有明显的宗教色彩。因此，在一千多年里，医院虽然表现出逐渐发展的状况，但十分缓慢，尚不是科学意义上的医院，我们可以称为医院的萌芽期。

二、医院发展——近代医院时期

近代医院时期，是从 19 世纪中叶至 20 世纪中叶，大约经历了上百年时间。它是社会经济发展的必然结果，也是医学科学技术迅速发展的产物。西方资本主义国家经过 18 世纪、19 世纪工业革命的发展，工农业生产水平大大提高，交通运输日益发达，社会经济有了很大发展。因此，不仅为近代医院的建设提供了必要的物质条件，也因社会化大生产促使社会医疗卫生需求的增长，从而对医院建设与发展提出了进一步的要求，也从教会建立医院，逐渐形成国家、社团、资本兴建医院。

医学科学在实验医学发展的基础上，逐渐步入近代医学发展阶段，形成了基础医学和临床医学体系，医学技术有了很大的进步，为临床的诊断提供先进的技术。如 1889 年临床实验室在医院首先设立，1896 年第一次在医院使用 X 线片诊断疾病，1901 年血型的发现为病人输血提供了安全保障，1903 年心电图第一次在医院用于诊断心血管疾病，1929 年脑电图用于脑学神经疾病的诊断，以及对外科麻醉剂的不断改进等。在生物医学的病因学、病理学上有了大量的发现，在基本完善了消毒法之后，青霉素的发现与其临床应用，碘胺药的发现与应用，以及随后发展的抗生素药物等，为临床治疗提供有效的手段。19 世纪中叶，英国的南丁格尔创建了护理学，使医院的医疗服务与生活服务结合起来，而发展成为一个护理体系。与此同时，医学教育也有很大的发展，1919 年美国的 Flexner 向联邦政府提出改进医学教育，建立医学教学体系的意见，联邦政府据此进行大规模的医学教育改革，从而形成了 19 世纪以来被各国广泛采用和延续的医学教育基本模式。教育的发展，促使医院不仅是医疗的场所，也是教育的场所，拓展了医院的功能。

近代医院在中国是在鸦片战争之后，随着帝国主义对我国的文化侵略，西方宗教进入后，开始建立教会医院而发展起来的。虽然 1834 年基督教美国公理会派遣第一个来华的传教医士派克于 1835 年 11 月在广州成立眼科医局，然而还不敢公开传教，直到鸦片战争结束后 1842 年 1 月再次开张时,才公开利用治病的机会进行传教活动。从此,所有在华教会医疗机构都设有专职神父和牧师,利用医疗事业从事宗教活动。随着不平等条约的签订,列强在我国各通商口岸等设立的教会诊所和医院开始逐渐增多。

进入 20 世纪以后,传教士更加注重发展医疗事业。除扩大原有医院的规模外,又在各地新设了不少医院和诊所。由中国自办而较有规模的西医医院为在南京设立的中央医院,抗战时内迁重庆,并在贵阳以及兰州设分院,形成了其他地区的大医院。1932 年,当时国民政府内政会议决定筹设县立医院。1934 年改称为县卫生院。

1883 年苏格兰教会派遣司徒阁博士在沈阳建立了东北最早的西医院——盛京(施)医院,并开始了东北最早的眼科手术,该院 1949 年并入中国医科大学,更名为中国医科大学附属第二医院,2003 年建院 120 周年时恢复使用盛京医院至今。

在开设地方医院的同时,整个民国时期军队医院的建设,亦由少而多,由散在而逐渐统一布置,由简陋逐渐充实,由单一型而有多种类型。如抗日战争胜利后,国民党军队医院的类型,已有野战医院(师部医院)、兵站医院、后方医院、陆军医院、流动外科医院、总医院、休养院、残废院(荣军教养院)和教学医院。这一阶段我们可以称为医院发展期。

三、现代医院时期

第二次世界大战以后,尤其是 20 世纪 70 年代以来,社会生产力得到空前的发展,科学技术这一第一生产力日益发挥它的巨大作用,带来医学科学和医疗诊断技术的日新月异,同时社会对医疗及预防的要求更高了,从而形成近代医院向现代医院的转变。转变的主要表现为:医院功能多样化,正在成为医疗、预防、康复、教学、科研及指导基层保健的地区医疗、保健、教育和研究中心;大型医院内高度专业分工与多科协作化,新兴学科及边缘学科纷纷成立;医院设备走向自动化,电子化程度日益提高,医院建筑不断改进;现代管理理论向医院管理的广泛渗透,使医院管理学应运而生并得到迅速发展。然而,由于社会卫生服务的供求关系日益尖锐,要求人们重新审视医学的目的,使医院管理及其发展受到严重的挑战。现代医院首先是在经济发达国家出现并开始发展的,在广大发展中国家,绝大多数仍处于近代医院或近代医院和现代医院部分特征并存的时期。

我国自 20 世纪 80 年代改革开放以来,医院建设以更快的速度发展。截至 2018 年 3 月底,全国医疗卫生机构数达 99.3 万个,其中:医院 3.1 万个,基层医疗卫生机构 93.9 万个,专业公共卫生机构 2.0 万个,其他机构 0.3 万个。与 2017 年 3 月底比较,全国医疗卫生机构增加 6715 个,其中:医院增加 1959 个,基层医疗卫生机构增加 9541 个,专业公共卫生机构减少 4654 个。

> **附件 0-1** 中国最早的西医院——中山大学附属第二医院
>
> 中山大学附属第二医院,原名中山医科大学孙逸仙纪念医院,是一所历史悠久、具有光荣革命传统的大型综合性医院。它诞生于 1835 年,由美国传教士伯驾(Dr. ParKer)先生创办,是近代中国成立最早、延续时间最长的西医院;1886 年,伟大的革命先行者孙中山先生以"逸仙"之名在此学医和从事革命活动,遂成为中国民主革命

策源地之一。2001年10月,原中山大学与中山医科大学合并组建新中山大学,医院更名为中山大学附属第二医院(简称中山二院),分南北两个院区,院本部位于广州市沿江西路107号,占地面积32150平方米。在这片中国西方医学的发源地,谢志光、陈心陶、陈耀真、周寿恺、毛文书、秦光煜、林树模、钟世藩等一大批勇于创新、默默耕耘的著名医学家和医学教育家,谱写了辉煌的历史篇章:中国首例膀胱取石术,首例病理解剖术,首例眼疾手术,首张医学X线片,第一个医学留学生和第一个女医学生,第一本医学杂志等,都在这里诞生。

附件0-2 东北最早的西医院——中国医科大学附属盛京医院

中国医科大学附属盛京医院,是国内一所现代化的大型综合性、数字化教学医院,位于东北工业重镇、辽宁省省会、历史文化名城沈阳。医院前身,是英国苏格兰教会于1883年在沈阳创办的东北首家西医院,即盛京(施)医院;1949年并入中国医科大学,更名为中国医科大学第二附属医院;1969年迁至辽宁西部朝阳地区;1983年医院重返沈阳,与中国医科大学附属第三医院合并称中国医科大学附属第二、第三医院;1991年附属第三医院迁至滑翔,附属第二医院独立运行;2002年附属第二医院全面接管中国医科大学附属第三医院,并于2003年建院120周年之际,恢复"盛京医院"名称。如今医院已经走过了130多年的沧桑岁月,医院始终秉承"团结敬业、严谨求实、仁爱守信、技精图强"的优良传统,医施天下,救死扶伤,得到广大群众百余年的信赖和好评。其中,我国结核病科奠基人之一,在我国较早采用气胸气腹等萎陷疗法治疗肺结核病的先驱刘同伦;我国眼科奠基人之一,"奉天医科大学"首位华人校长高文翰;著名病理学专家,首位中华医学会会长白希清;著名胸外科专家,中国医学科学院院士吴英恺;著名外科专家,我国外科第一位女教授陈淑珍;以及党和国家优秀的卫生管理人才——原中央卫生部副部长崔义田,都曾就读于此,日后学成报效,形成了如今盛京医院"门生故友遍天下"的美誉。目前,医院共有三个院区、一个教育研究发展基地和一个分院。医院设有一级诊疗科目29个、二级诊疗科目82个,医疗、医技科室(病房)187个,编制床位4750张。现有国际水平医疗技术198项,国内领先医疗技术515项,区域领先医疗技术382项。截至目前,医院共有16个国家级临床重点专科建设项目。

第二节 医院的存在价值

价值是凝结在商品中的无差别的人类劳动或抽象的人类劳动,它是构成商品的因素之一,是商品经济特有的范畴。价值是一个历史范畴。劳动产品成为商品的条件,就是劳动表现为价值的条件。价值的历史性由商品的历史性所决定。

一、医院的价值

近代之前,"医院"一词并不是指现代意义上的医院,而是主要指济贫、收容机构。中世纪所谓的"医院"主要包括四种机构:麻风病院、济贫院、寄宿收容所(提供给朝圣者、孤儿或贫困者的住处,尤其指教会维持的)以及治疗生病穷人的诊所。因此,当时的医院与贫穷和死亡联系在一起。直到18世纪、19世纪,医院才成为救治中心、医学教学和临床研究的机构,成为救死扶伤的中心,并且随着资本捐助医院的大规模建立,医院成为现代意义上的医院[1]。

医院作为责、权、利统一的相对独立的经营实体,其在国民经济体系中的价值就在于它为社会经济的发展提供健康保证。这种属性决定了它一经产生便承担着与人们健康有关的各种社会责任。医院的使命就是最大可能地促进人类的身心健康。

二、从卫生指标看医院带给人类的影响

医院发展促进了人类生存、繁衍、健康。随着时代的发展和社会的进步,人们在生活水平逐步提高的同时,更加注重健康权和生命权,人们在试图通过建立、健全社会医疗保障制度来保护自己的生命健康时,也对维系生命健康的重要支点——医院,不断有了新要求。

社会卫生状况是指社会人群的健康状况,以及影响人群健康的社会环境状况。人群的健康状况是一个复杂的概念。世界卫生组织提出:健康不仅仅是没有疾病或虚弱,而是一种身体、心理和社会的完好状态,这是一个公认的权威性概念。衡量社会人群健康的常用指标有平均期望寿命、婴儿死亡率和孕产妇死亡率等。衡量心理和社会健康指标包括认知能力、情绪反应、社会功能、沟通能力等。

统计数据分析显示,人均期望寿命2000年全国第五次人口普查,达到71.4岁,男性69.6岁,女性73.3岁;2005年,人口变动情况抽样调查显示达到了73.0岁,男性达到71.0岁,女性74.0岁;2010年全国第六次人口普查显示达到74.8岁,男性72.4岁,女性77.4岁;2015年国家卫生计生委发布人均期望寿命达到76.3岁,男性74岁,女性79.4岁,十年间男性延长3岁,女性延长超过5岁。人口出生率、死亡率和自然增长率在2000年分别是14.0%、6.45%、7.58%;2005年是12.4%、6.51%、5.89%;2012年是12.1%、7.15%、4.95%。孕产妇死亡率(1/10万)总数、城市、农村,分别在2005年是47.7%、25.0%、53.8%;2010年是30.0%、29.7%、30.1%;2012年是24.5%、22.2%、25.6%。5岁以下儿童死亡率总数、城市、农村,分别在2005年是22.5%、10.7%、25.7%;2010年是16.4%、7.3%、20.1%;2012年是13.2%、5.9%、16.2%。婴儿死亡率总数、城市、农村,分别在2005年是19.0%、9.1%、21.6%;2010年是13.1%、5.8%、16.1%;2012年是10.3%、5.2%、12.4%。新生儿死亡率总数、城市、农村,分别在2005年是13.2%、7.5%、14.7%;2010年是8.3%、4.1%、10.0%;2012年是6.9%、3.9%、8.1%。

《2015年我国卫生和计划生育事业发展统计公报》显示2015年我国居民人均预期寿命达到76.3岁,比2010年提高1.5岁。婴儿死亡率由2014年的8.9‰下降到2015年的8.1‰,孕产妇死亡率由21.7/10万下降到20.1/10万,均提前实现了"十二五"规划和联合国千年发展目标,为"十三五"规划、到2020年实现小康社会提供了强有力的支撑。

附件0-3 "中国国民经济和社会发展第十三个五年规划纲要"节选（两会授权新华社发布，2016年3月17日）

第六十章 推进健康中国建设

深化医药卫生体制改革，坚持预防为主的方针，建立健全基本医疗卫生制度，实现人人享有基本医疗卫生服务，推广全民健身，提高人民健康水平。

第一节 全面深化医药卫生体制改革

实行医疗、医保、医药联动，推进医药分开，建立健全覆盖城乡居民的基本医疗卫生制度。全面推进公立医院综合改革，坚持公益属性，破除逐利机制，降低运行成本，逐步取消药品加成，推进医疗服务价格改革，完善公立医院补偿机制。建立现代医院管理制度，落实公立医院独立法人地位，建立符合医疗卫生行业特点的人事薪酬制度。完善基本药物制度，深化药品、耗材流通体制改革，健全药品供应保障机制。鼓励研究和创制新药，将已上市创新药和通过一致性评价的药品优先列入医保目录。鼓励社会力量兴办健康服务业，推进非营利性民营医院和公立医院同等待遇。强化全行业监管，提高医疗服务质量，保障医疗安全。优化从医环境，完善纠纷调解机制，构建和谐医患关系。

第二节 健全全民医疗保障体系

健全医疗保险稳定可持续筹资和报销比例调整机制，完善医保缴费参保政策。全面实施城乡居民大病保险制度，健全重特大疾病救助和疾病应急救助制度。降低大病慢性病医疗费用。改革医保管理和支付方式，合理控制医疗费用，实现医保基金可持续平衡。改进个人账户，开展门诊费用统筹。城乡医保参保率稳定在95%以上。加快推进基本医保异地就医结算，实现跨省异地安置退休人员住院医疗费用直接结算。整合城乡居民医保政策和经办管理。鼓励商业保险机构参与医保经办。将生育保险和基本医疗保险合并实施。鼓励发展补充医疗保险和商业健康保险。探索建立长期护理保险制度，开展长期护理保险试点。完善医疗责任险制度。

第三节 加强重大疾病防治和基本公共卫生服务

完善国家基本公共卫生服务项目和重大公共卫生服务项目，提高服务质量效率和均等化水平。提升基层公共卫生服务能力。加强妇幼健康、公共卫生、肿瘤、精神疾病防控、儿科等薄弱环节能力建设。实施慢性病综合防控战略，有效防控心脑血管疾病、糖尿病、恶性肿瘤、呼吸系统疾病等慢性病和精神疾病。加强重大传染病防控，降低全人群乙肝病毒感染率，艾滋病疫情控制在低流行水平，肺结核发病率降至58/10万，基本消除血吸虫病危害，消除疟疾、麻风病危害。做好重点地方病防控工作。加强口岸卫生检疫能力建设，严防外来重大传染病传入。开展职业病危害普查和防控。增加艾滋病防治等特殊药物免费供给。加强全民健康教育，提升健康素养。大力推进公共场所禁烟。深入开展爱国卫生运动和健康城市建设。加强国民营养计划和心理健康服务。

第四节 加强妇幼卫生保健及生育服务

全面推行住院分娩补助制度，向孕产妇免费提供生育全过程的基本医疗保健服务。加强出生缺陷综合防治，建立覆盖城乡居民，涵盖孕前、孕期、新生儿各阶段的出生缺陷防治免费服务制度。全面提高妇幼保健服务能力,加大妇女儿童重点疾病防治力度,提高妇女常见病筛查率和早诊早治率,加强儿童疾病防治和预防伤害。全面实施贫困地区儿童营养改善和新生儿疾病筛查项目。婴儿死亡率、5 岁以下儿童死亡率、孕产妇死亡率分别降为 7.5‰、9.5‰、18/10 万。

第五节　完善医疗服务体系

优化医疗机构布局,推动功能整合和服务模式创新。加强专业公共卫生机构、基层医疗卫生机构和医院之间的分工协作,健全上下联动、衔接互补的医疗服务体系,完善基层医疗服务模式,推进全科医生(家庭医生)能力提高及电子健康档案等工作,实施家庭签约医生模式。全面建立分级诊疗制度,以提高基层医疗服务能力为重点,完善服务网络、运行机制和激励机制,实行差别化的医保支付和价格政策,形成科学合理就医秩序,基本实现基层首诊、双向转诊、上下联动、急慢分治。加强医疗卫生队伍建设,实施全民健康卫生人才保障工程和全科医生、儿科医生培养使用计划,健全住院医师规范化培训制度。通过改善从业环境和薪酬待遇,促进医疗资源向中西部地区倾斜、向基层和农村流动。完善医师多点执业制度。全面实施临床路径。提升健康信息服务和大数据应用能力,发展远程医疗和智慧医疗。每千人口执业(助理)医师数达到 2.5 名。

第六节　促进中医药传承与发展

健全中医医疗保健服务体系,创新中医药服务模式,提升基层服务能力。加强中医临床研究基地和科研机构建设。发展中医药健康服务。开展中药资源普查,加强中药资源保护,建立中医古籍数据库和知识库。加快中药标准化建设,提升中药产业水平。建立大宗、道地和濒危药材种苗繁育基地,促进中药材种植业绿色发展。支持民族医药发展。推广中医药适宜技术,推动中医药服务走出去。

第七节　广泛开展全民健身运动

实施全民健身战略。发展体育事业,加强群众健身活动场地和设施建设,推行公共体育设施免费或低收费开放。实施青少年体育活动促进计划,培育青少年体育爱好和运动技能,推广普及足球、篮球、排球、冰雪等运动,完善青少年体质健康监测体系。发展群众健身休闲项目,鼓励实行工间健身制度,实行科学健身指导。促进群众体育与竞技体育全面协调发展。鼓励社会力量发展体育产业。做好北京 2022 年冬季奥运会筹办工作。

第八节　保障食品药品安全

实施食品安全战略。完善食品安全法规制度,提高食品安全标准,强化源头治理,全面落实企业主体责任,实施网格化监管,提高监督检查频次和抽检监测覆盖面,实行全产业链可追溯管理。开展国家食品安全城市创建行动。深化药品医疗器械审评审批制度改革,探索按照独立法人治理模式改革审评机构。推行药品经营企业分级分类管理。加快完善食品监管制度,健全严密高效、社会共治的食品药品安全治理体系。加大农村食品药品安全治理力度,完善对网络销售食品药品的监管。加强食品药品进口监管。

第三节 医院的社会责任

医院的社会责任,即医院对社会承担的责任,它是指医院在获取自身生存和发展的同时,面对整个社会的健康需求,为确保居民卫生服务,维护国家、人民的健康权益所必须承担的义务。医院社会责任,是反映医院与社会之间关系(即"医社关系")的一种责任[2]。

一、医院具有社会责任的必要性

医院是一个治疗疾病、维护人类健康的场所。从医院起源来看,现代医院最初就是一个慈善机构,是幸运者给予不幸者的礼物,那些捐钱给医院的人不仅仅是为了表明自己的高尚,而是把这种行为看作是上层社会应尽的义务。作为这样一种特殊性质的组织,医院提供的产品和服务与居民的健康息息相关,医院承载着病人以生命相托的信任,这些特征决定了医院必须对病人负责、对整个社会的健康负责。所以,医院与生俱来就有着履行社会责任的必要性,而不能像其他社会组织那样以追求经济效益为最大目标。

马克思曾经说过健康是人的第一权利,生命是人类最宝贵的。而医院作为一个治病救人的机构,自然肩负着神圣的历史使命。医院不仅要求其自身发展,还要积极履行社会责任,把救死扶伤、满足病人的需要作为最大理想和追求[3]。

由于医学科学的迅速发展和人们日益增高的健康需求,医院的社会责任不断增大,医院在保障人民健康、稳定社会方面的功能也愈加增强。大商谋道、小商谋利;得道者道与利兼得,失道者道与利俱失。因此,当代医院必须在遵守市场规则的前提下承担更高道德层面的社会责任,医院的社会环境、市场环境、舆论环境、生态环境、工作环境才能更有利于医院的发展,这是医院承担社会责任和医院发展真正意义上的互动效应。

二、医院社会责任的演变

传统的医院社会责任在社会建制和生物医学模式等多重因素的影响下,往往是关注个体病人的健康,强调对病人疾病的临床诊治负责,而忽视群体的社会预防和社会保健服务的社会责任。随着现代医学模式的改变,医院职能也在不断扩大。医学服务形式从医疗型向以病人或以人为中心转变。新的医学模式要求医院管理者必须从医学事业的高度认识自己对人类及社会所承担的道德责任。

现代医学事业已成为重要的社会事业,它要求医院管理者不仅着眼于单个病人,而且着眼于整个人类的健康和社会利益,不仅要促进医学科学的不断发展,而且要使医学科学成果所提供的益处能够公平合理地分配,使有限的卫生资源得到最为合理的使用,使人们潜在的健康保健需求得到开发。这就要求医院管理者主动承担起对社会及人类繁衍的道德责任,贯彻以人为本的道德原则,协调医疗、预防、保健、科研等各类人员与服务对象的利益关系,调动广大医务工作者的事业心、责任感,使广大医务工作者在传统思维的基础上拓展思路,多层次、全方位、立体地发挥医院的功能,从更深、更广的层面上体现医学对广大人民群众的健康权利和利益的保护。

三、公立医院的社会事业

公立医院社会责任研究源自企业社会责任。由于采取与私人医疗机构类似的法人化治理结构,西方同行直接将企业社会责任的概念用于公立医院,只是增加了医疗机构的特色。中国相关研究起步甚晚,主要包括三种意见:公益性说、社会功能说和借鉴企业社会责任说。公立医院的社会责任可以定义为:公立医院在可持续发展过程中,对其利益相关者所应承担的经济、法律、道德和自愿性慈善责任。公立医院社会责任的范围有广义和狭义之分。广义上的社会责任范围包括一切与医院的医疗行为有密切关联的组织、个人或其他,组织包括政府及相关部门、第三方付款者(商业机构和医保局)、有商业来往的各供应商和银行等;个人包括医务人员和病人;其他包括环境保护、社会道德、法律责任和医院持续发展责任等。狭义的社会责任仅指对病人应承担的责任。

公立医院社会责任的内容及表现形式具体包括:向广大人民群众提供基本的医疗卫生保健服务,最大限度地满足人民群众基本医疗服务需求,这是公立医院最基本的社会责任;及时和高效地应对突发公共卫生事件,这是政府处置突发公共卫生事件的主要依靠力量。在关键时刻,及时、快速、高效地处置突发公共卫生事件是公立医院义不容辞的法定责任和重要的社会责任,如在非典时期、抗震救灾时期,在每次发生群死群伤事件或自然灾害后,公立医院的社会责任就表现得更为明显和突出。

我国对于医院社会责任的研究起步较晚,学者们对医院社会责任的具体行为表现进行了宏观的横向分类。从利益相关者的角度,可以将医院社会责任分为医院对国家的责任、医院对人民群众的责任及医院对其内部职工的责任;从法制、经济、道义三个不同的层面,又可将医院的社会责任分为法律责任、经济责任及道德责任。医院社会责任这个概念不是指医院所必须承担的所有责任,而是指那些法律法规规定的义务之外,从社会伦理道德层面医院也应该去履行的事项。尽管这些学者的表述不同,但都指出了社会责任的基本精神,即组织在营利以外最大限度地增进和维护社会利益的责任。

目前我国公立医院在承担社会责任方面总体上处于尚好程度,主要体现在:能够按照政府的行业政策要求承担相应责任、完成相应义务;在为患者提供医疗服务方面,医院做了较大努力,具有严格的和具体的规范,保护了患者的权益;针对政府行业监管部门的社会功能性指标,医院完成得较为出色,包括遵守规定、合法执业及积极参与突发公共事件的医疗救助等;员工福利待遇方面,公立医院基本承担了应该承担的法律责任等。

第四节　医院的属性与分类

一、医院的属性

属性是事物的性质与事物之间关系的统称,如事物的形状、颜色、气味、美丑、善恶、优劣、用途等都是事物的性质。事物的属性有的是特有属性,有的是共有属性。人们通过事物的特有属性来区别和认识事物,共有属性没有区别性。医院具有如下属性:

1. 社会公益属性　医院是医疗卫生服务的主要机构,从其自然属性上看,医院在本质上是具有技术服务功能的。其主要职能是以医疗救治为中心,向社会提供医疗、预防、保健、康复、医学研究和医学教育,维护公共卫生服务的公平性和可及性。从其社会属性看,由于医院服务对象、服务内容以及结果目标的特殊性,它又具有一般的技术服务所不具有的社会功能。

2. 准公共产品属性　按照管理学原理,某种产品是否是公共产品可以依照下列标准分为3类:效用的不可分割性、受益的非排他性、消费人数与成本比。在现有公共产品的供给水平上,消费人数增加不会提高成本,即边际生产成本为零。从医院管理和属性来看,医院所提供的产品符合前两条,但是并不符合第三条。那么,按照现代管理学理论,医院所提供的服务应该属于准公共产品,介于纯公共产品和私人产品之间,是既带有公共产品属性,又带有私人产品特性的混合产品。

3. 伦理学属性　医学的本质是人学,人的本质属性应是医学实践的核心和出发点。这就注定了医院在将医疗技术服务于患者时,必然具有自身的特殊性:即医疗行为首先应遵循伦理原则,为病人最大利益着想是医务人员最根本的道德规范与责任,也是医患关系不可缺少的伦理基石。

4. 开放性与保密性　医院既是对外开放的公共场所,又是需要严格保护患者个人隐私的场所,具有开放性和保密性。

5. 服务结果的极大或然性　与工业和农业技术服务等不同,医学技术具有很大的局限性,医疗过程面临的每一个个体具有极高的变异性,也就是说每一个患者都是特殊的,没有任何两个患者是相同的。

6. 医疗服务行业的信息高度不对称性　信息不对称几乎是所有交易活动中不同程度存在的一个共同问题。但同其他行业相比,医生和患者之间的信息不对称则更为突出。

了解医院工作的这些属性和特征,是人们制定科学合理的医疗卫生政策以及从事医疗卫生服务实践的前提和基础。当前紧张的医患关系和频发的医疗纠纷与直接或间接背离这些属性或特征密切相关。因此,要缓和医患矛盾、减少医患纠纷,就必须让医院首先回归其本来的面貌和功能,制定防治对策,从而促进我国医疗卫生事业的发展[4]。

二、医院的分类

1. 按分级管理划分　根据原卫生部提出的《医院分级管理标准》,医院按功能与任务及技术质量水平、管理水平、设施条件划分。

(1)一级医院:是直接向一定人口的社区提供医疗卫生服务。为本地区提供医疗、护理、康复、保健等综合服务的基层医院。农村乡、镇卫生院和城市街道医院。

(2)二级医院:直接向多个社区提供医疗卫生服务并承担一定教学、科研任务的地区性医院。一般市、县医院及直辖市的区级医院,以及相当规模的工矿、企事业单位的职工医院,是地区性医疗预防中心。

(3)三级医院:直接指向几个地区甚至全国范围内提供医疗卫生服务的医院。指导一级、二级医院业务工作与相互合作。全国省、市直属的市级大医院,以及医学院的附属医院,是具有医疗、护理、教学、科研能力的医疗预防中心。

各级医院经过评审,按照《医院分级管理标准》确定为甲、乙、丙三等,其中三级医院增设特等,因此医院共分三级十等(注:实际执行中,一级医院不分甲、乙、丙三等。等级的划分是按医院的技术力量、管理水平、设备条件、科研能力等按 1000 分计分而划分出来的)。各级医院之间应建立与完善双向转诊制度和逐级技术指导关系。

2. 按收治范围划分

（1）综合性医院：在各类医院中占有较大的比例，设有内科、外科、妇产科、儿科、耳鼻喉科、眼科、皮肤科、中医科等专科，还设有药剂、检验、影像等医技部门，并配有相应工作人员和仪器设备的医院。

（2）专科医院：是为诊治各类专科疾病而设置的医院，如妇产科医院、传染病医院、精神卫生中心、结核病防治医院、肿瘤医院、口腔医院、职业病医院等。

3. 按特定任务（服务对象）划分　可分为军队医院、企业医院等，有其特定任务及服务对象。

4. 按所有制划分　可分为全民所有制、集体所有制和股份制、个体所有制医院。

5. 按经营目的划分　可分为非营利性医院和营利性医院，其中又可分为：公办非营利和民办非营利。

附件0-4 2017年各类医院统计数据(来源：国家卫生计生委统计信息中心)

2017 年 1~10 月全国医疗服务情况

1. 诊疗人次　2017 年 1~10 月，全国医疗卫生机构总诊疗人次达 66.1 亿人次，同比提高 3.0%。医院 27.7 亿人次，同比提高 5.6%，其中：公立医院 24.0 亿人次，同比提高 4.1%；民营医院 3.7 亿人次，同比提高 16.7%；基层医疗卫生机构 35.9 亿人次，比上年同期提高 0.9%，其中社区卫生服务中心（站）5.9 亿人次，同比提高 6.1%；乡镇卫生院 8.4 亿人次，同比提高 0.7%；村卫生室诊疗人次 15.4 亿人次。其他机构 2.5 亿人次。

2. 出院人数　2017 年 1~10 月，全国医疗卫生机构出院人数达 19 321.4 万人，同比提高 7.3%。医院 15 070.4 万人，同比提高 8.3%，其中：公立医院 12 577.8 万人，同比提高 6.3%；民营医院 2492.6 万人，同比提高 19.7%。基层医疗卫生机构 3394.7 万人，同比提高 3.7%。其他机构 856.3 万人。

3. 病床使用情况　2017 年 1~10 月，医院病床使用率为 86.8%，同比降低 0.3 个百分点；社区卫生服务中心为 56.5%，同比提高 0.8 个百分点；乡镇卫生院为 51.4%，同比下降 2.9 个百分点。三级医院平均住院日为 9.7 天，同比缩短 0.3 天，二级医院平均住院日为 8.6 天，与上年同期持平。

第五节　医疗与健康

医学模式和健康观念的更新，使得预防医学成为 21 世纪研究的一项重大课题。中医"治未病"理论经过历代医学家的发展与丰富，被赋予了新的内涵，其独具的诊疗疾病模式在对亚健康状态的干预上优势突出，潜力巨大，已被越来越多的人所理解与认同。

一、现代医学的"未病"与"亚健康"

世界卫生组织（WHO）于1990年对健康做出的新定义是：一个人在躯体健康、心理健康、社会适应、良好和道德健康4个方面皆健康才算健康。我国的学者王育学提出了"亚健康"的概念。他称"亚健康"是一种既没有疾病又不健康的状态，是介于健康与疾病之间的一种状态[5]。世界卫生组织称其为"第三状态"，我们国内称为"亚健康状态"。

中医学对亚健康的认识比现代医学早得多，古代医贤早就认定医学的目的，首先是"消患于未兆""济羸劣以获安"（《素问·序》），其次才是治病。这里所谓的"未兆"，即未有显著疾病征兆之时；所谓"羸劣"，即虚损或不太健康，但不一定是有病，而这些，正是人们所说的亚健康状态，相当于"微病""欲病""萌芽"未病中的"先兆"等状态。"治未病"理论的精髓在于防病于未然，治病于初始阶段，以其非凡的超前意识，显示出独特魅力。将使医学从长期以来"治已病"的被动局面中解放出来，把疾病消灭在未病阶段，"不战而胜"，最终实现"不医而治"的境界。

"亚健康"是近年来随着经济的发展、人们对健康需求的提高而出现的一个新名词。中医学认为，人体阴阳平衡是健康的标志，人与自然环境及社会环境之间处于一种动态平衡即为健康，亚健康是从健康到已病的过渡状态，也作"未病"状态（未来可能发生的疾病）。"未病"起源于《黄帝内经》，包括无病态、潜病态、前病态三层含义，当中的潜病态、前病态即是亚健康状态。按照中医理论，亚健康状态下的机体是已出现阴阳、气血、脏腑、营卫等不平衡现象，但尚未进展到"已病"状态[6-7]。

二、医治"未病"理论在临床的应用与发展

近年来，随着现代医学对预防保健日益重视，医学模式从疾病医学向健康医学转型，中国传统医学在两千多年前就有这种理念，又重新受到人们的关注。2007年，在我国政府的倡导下，"治未病"成为指导医疗卫生行业建设和强化预防保健职能的核心理念，进入了国家医疗卫生战略的层面。怎样预防医疗费用日趋高涨，减少医疗保健费用的巨大投资，就是要坚持"预防为主"的卫生工作方针，从以治疗疾病为主导向以维护和促进健康为主导转变。

中医强调形神合一、重视七情对人体的影响等理论有着丰富内涵，尤其是对身心疾病的治疗包括心理治疗、精神调摄、针灸、气功、导引等多种方法及疗效显著的大量方药，也是防治亚健康状态的理论宝库。中医药调治亚健康的优势在于根据个体的不同情况辨证施治，调理偏颇体质是预防亚健康的最佳选择，通过审查人的神、色、态、脉、舌等体征和性格、饮食、二便等，结合中医临床辨证论治的实际进行综合分析，诊断出偏颇体质，对偏颇体质状态进行调理、优化，可预防亚健康的发生，防止其向疾病的转化。中医"治未病"的思想包含了防病于未然、既病防变、愈后防复等，强调摄生、养生、预防疾病的发生，强调早期诊断和早期治疗，及时控制疾病的发展演变；强调愈后防止疾病的复发及治愈后遗症。所以，将中医"治未病"的特色和优势加以发扬，将会给百姓带来更多的健康利益，也将节省更多的医疗费用[8]。

三、全生命周期的健康管理

据《2002 年世界卫生报告》表明,目前由慢性病等非传染性疾病引起的死亡人数,占所有死亡人数的 60%,慢性病发病和导致的残疾,占全球疾病负担的 47%。2002 年,我国营养和健康状况调查显示,随着人民生活日渐富裕、人口老龄化及城市化程度的提高,高血压、心脑血管疾病、糖尿病、肿瘤等慢性病的患病率持续升高,严重危害着人民的健康,影响了社会经济的发展。健康管理可以充分利用医疗资源,合理引导服务对象改变不良的生活方式、不良行为习惯及心理,有效干预慢性病的危险因素,变被动治疗为主动预防保健,达到恢复健康、拥有健康、促进健康的目的,协助人们成功有效地把握和维护自身的健康。

世界卫生组织的研究报告认为,人类 1/3 的疾病通过预防保健是可以避免的,1/3 的疾病通过早期的发现是可以得到有效控制的,1/3 的疾病通过信息的有效沟通能够提高治疗效果。疾病的发生、发展一般都要经历长期的不良生活方式累积过程,健康管理的基本模式就是对引起疾病的各种危险因素进行归纳、分析、控制,以达到对疾病发展的预防和控制,它不同于传统医院和临床医生仅在疾病的治疗阶段才介入的方式[9]。

健康管理与健康体检虽然是两项不同的工作,健康管理范围广、内容丰富,而健康体检比较单一,但可以说健康体检是健康管理中的一部分,健康体检为健康管理工作提供重要的个人健康信息,发现健康问题,为评价和干预管理提供基础数据[10]。健康体检始于 1864 年,英国(Dobell)医师发现定期体检可以预防疾病发生和减少死亡;1908 年美国征兵首次广泛采用体检;1947 年美国医药协会最早提出了健康体检的概念,并告知市民 35 岁以上者应每年拜访医生一次,并要与医生有一个良好的沟通,以期得到指导。20 世纪 70 年代美国最早提出健康管理这个概念,到 20 世纪 90 年代德国、英国、日本等国家逐步建立了不同形式的健康管理组织。2000 年前国内健康体检没有市场,无正规的体检中心,仅局限于强制性体检,如入学入伍、出入境及婚检等。2000 年后,随着经济的发展和生活水平的提高,广大民众对健康体检的需求日益强烈,单位和个人也将体检纳入了福利关怀和健康消费的日程。人们在花钱买健康的同时也促进了体检行业的进步,使得各地的体检中心崛然而起,国有和民营的体检中心数量激增,呈"火山爆发"之势。据不完全统计,我国目前有各类体检中心 5000 多家,其形式是专业体检机构和医疗体检中心并存,后者占 90%以上。

据统计,在中国,人群中最不健康的人群和患慢性病的人群花费了大部分的医疗卫生费用,而占比较大的健康的人群却只用了小部分医疗费用。即使是在全球医疗卫生资源最富裕的美国,也承受不了日益增长的医疗费用。如果我们只关注疾病人群,只在"诊断和治疗"系统上投资,忽视各种健康风险因素,疾病人群必将不断扩大,现有的医疗系统必将不堪负荷。为了保证人人享有健康,当务之急是建立健康维护和管理系统,以达到"上医医未病"的根本效果,这就是"全生命周期"的健康医疗服务的意义所在。

从目前的以"病中治疗"为主,把卫生事业的方向逐渐引导到"病前预防 – 病中治疗 – 病后恢复"的全生命周期医疗健康服务的最终目标需要一个漫长的过程。一方面,要转变医疗机构的经营和组织方式,从自我的医疗服务为中心逐步过渡到以患者为中心。要根据患者的需要来进行自身的经营,为更好满足患者需要而进行医疗机构工作流程的改进,突破传统劳动分工的思想体系,强调"流程导向";另一方面,全民的全生命周期医疗健康服务不可能建立在单个医院的服务或者医院级的信息系统之上,必须依托一个区域的健康信息资源平台,来实现各个医疗健康服务的受众(包括医院、社区、健康人、亚健康人、患者、医疗保险机构、政府等)之间的信息共享和交换,建立一个保存居民健康档案和电子病历的区域信息平台,通过信息平台,实现家庭、社区、医院、保险机构、政府管理部门信息互动共享,并在此基础上进行全生命周期健康服务的流程整合[11]。

第六节　医疗改革与社会发展

一、美国医疗改革情况

医疗费用持续高涨、卫生可及性和卫生公平性等问题一直困扰着美国政府,2009年的金融危机更是使美国的医疗体制雪上加霜,这也进一步坚定了奥巴马政府实施医疗改革的决心。美国医疗改革的主要措施为:扩大医疗保险的覆盖面,制订有利于弱势群体的医疗保险政策;扩大筹资范围,缩减不必要的医疗费用开支;提高医疗服务质量等。然而,在经济环境的恶化以及来自利益集团的多重压力下,美国的医疗改革不可能解决医疗体制中存在的根本性问题。美国的经验告诉我们,一个国家的经济发展水平不是卫生公平的必要条件,构建一个医疗资源分配合理、医疗保险制度完善、医疗服务质量与效率高、医疗费用合理的公共医疗服务体系才是公民平等享有健康权利的关键[12-13]。

2017年1月美国第45任总统特朗普上任数小时后,签署了停止奥巴马医改的行政令。

二、欧洲医改情况

世界卫生组织发布的一份报告显示,欧洲15岁以上人口中有超过1/3受到慢性病的折磨,死于慢性病的比例占到总体死亡人数的七成以上。欧盟委员会的调查显示,欧盟每年用于治疗慢性病的支出约为7000亿欧元(1欧元约合7.5元人民币),占到欧盟医疗支出的70%~80%。世界卫生组织的报告称,欧盟现行医疗保障支出在分配上不利于防治慢性病,需要进行相应政策调整。欧盟目前将97%的医疗预算都用在了急性和慢性疾病患者的救治上,而疾病预防方面的支出只占到医疗预算的3%,加大预防性医疗支出是欧盟需要考虑的政策选项。

长期以来,英国一直以其国民健康服务体系为荣。英国于1946年《国民健康服务法》规定,无论劳动者还是非劳动者,无论个人支付能力大小,都应得到免费的全方位医疗服务。NHS在此基础上建立,宗旨是实现全民覆盖:即国家税收是主要资金来源,个人无需购买医疗保险。然而,随着人口老龄化以及现代生活方式导致慢性病负担增大,医疗费用增加,政府财政支出每年都在飞速增长。缺乏竞争导致医疗机构渐失活力,医护人员积极性不高,再加上机构臃肿导致官僚之风盛行,患者的不满情绪加剧,一些患者为得到满意服务,不得不自费去私立医院。尽管英国政府不断探索医改之路,但至今改革收效甚微[14-15]。

三、我国医疗改革情况

1. 我国新医改情况　自2009年新医改方案实施以来,我国医改取得了阶段性成果。相比于推进缓慢的美国医改,中国在短短几年时间内,实现了医疗保险覆盖95%以上人口,建立了相对完善的基层医疗卫生体系和基本药物制度,极大地提高了百姓就医保障和就医感受。正如美国《商业周刊》刊文指出,奥巴马医改正举步维艰之际,中国在医改的道路上已经越走越快,给美国医改好好上了一课。我国医改回答了"我国基本医疗卫生制度的模式框架是什么""建立什么样的体制机制""通过什么途径建立新机制"等问题。

总体上看,我国卫生事业发展取得了明显成效,同时医改也进入了深水区,作为医疗支柱的城市大医院改革势在必行,但是制约卫生事业改革的体制性、机制性、结构性矛盾仍然存在,主要表现在财政卫生投入不足、事业单位行政化体制、卫生资源分布不均、初级医疗服务体系的不完善,药品流通环节过多、优良医疗资源不足,缺乏真正意义上的政府购买服务等。

2. 改革开放以来医疗改革的重大举措 1979年《关于加强医院经济管理试点工作的意见的通知》中提出国家对医院的经费补助准备实行"全额管理、定额补助、结余留用"的制度,开启了卫生部门的"经济管理"改革之路。

1997年中共中央颁发的《关于卫生改革与发展的决定》明确指出新时期卫生工作方针和卫生改革发展基本原则,同时明确规定了新时期卫生工作的目标和指导思想。

2007年胡锦涛总书记在党的十七大报道进一步明确了我国卫生事业的方向及其本质,为社会主义卫生事业发展方向作了明确的表述。

2009年《中共中央 国务院关于深化医药卫生体制改革的意见》和《医药卫生体制改革近期重点实施方案2009—2011年》(俗称"新医改方案")发布。

第七节 医院的理想架构

随着我国医药卫生体制改革的不断深入,公立医院能否运用科学的管理理论和方法,在国家新的政策与发展环境下建立适应改革和发展需要的新型内部经济管理组织架构,以较小的投入获得尽可能大的社会效益和经济效益,促进医院的生存和发展,是医院管理者应当充分重视和深入研究的问题。笔者所在的盛京医院探索性地建立了三层架构,在实际运行中取得了一些成效。

一、单体医院模式

单体医院运行模式是医院最基本的运行模式,从一个建筑的一部分、一个建筑到几个建筑,包含着医疗和医院管理的全流程的运行,从一级医院到三级医院,都可以以这种模式来运行;有一套从医疗到后勤,从临床到机关的管理班子和人员架构,独立法人运行医疗机构——医院。

单体医院模式在乡镇卫生院、县区级医院,乃至城市大型医院的基本模型,形成了区域医疗服务体系的骨干和支柱,肩负着孵化、消化、吸收、传播和辐射医学新技术与新理念的重任。作为医院发展的重要内容,具有一定的规模和对医疗服务体系的影响,也是许多大型医院的追求。

城市作为社会现代化发展的前沿,聚集着一些规模较大的医院,并因此使城市成为医疗服务的中心。医院的规模不仅是医院本身技术实力和市场实力的象征,而且会成为一个城市或地区医疗技术水平的标志。计划经济时代医院规模发展的渠道单一,主要依靠财政的投入,医院规模发展的形式单一,沿袭计划经济时期资本积累的模式,医院的规模发展主要停留在医院单体规模的扩大上,大型医院对区域范围内医疗资源的控制和影响能力很小。

二、院区式管理模式

近年来,各地城乡一体化进程加速,优质医疗资源短缺,卫生区域规划滞后,市民健康需求高涨。因此,市民在享受优越环境的同时,渴望方便就医。政府愈来愈关心医疗民生,原来的单体医院为了适应这种形势,有效地分流患者,解决原有资源分布的缺陷,一般会采用多院区的做法,即在一个城市、一个地区的其他区域再建一个院区或者兼并、收购一个医院,遵循"总体规划、各有侧重"的原则,形成一体化管理和运行的院区式管理模式,缓解区域患者的就诊压力[16-17]。

院区式管理模式和两个、多个医院管理不同,是一个班子、一套学科、一套职能科室的管理架构,一个管理规则、一个质量控制标准,通过综合办公室来衔接各个不同院区之间的管理,以实现医院总体的统一管理。

在具体的运行中,每个院区虽然有侧重,但是医疗功能配置都是完整的;根据"小综合、大专科"的分区服务思路,院区按照其实际情况,显示各自特点,科室的设置可以因地制宜,开诊的时间可以视周围居民的习惯而定。在学科建设和发展规划中,可以根据患者求医需求、医务人员团队建设、治疗技术水平、病区设施配置、信息系统建设等方面的情况综合考虑。

三、纵向整合的医院集团与医疗联盟

医院集团是若干个具有独立法人资格的医疗、投资或管理机构,通过托管、租赁、兼并、重组、合资等形式组成的,集团成员间以资产、管理资源及资源(人才、技术、品牌等)要素为纽带,通过构建医疗资源平台,形成具有规模效益的医疗集合体。公立医院实施集团化发展战略,是顺应医药卫生体制改革新形势,运用市场环境实现自我发展的途径之一。

早在2000年,国务院办公厅转发的国务院体改办等八部委《关于城镇医药卫生体制改革的指导意见》(国发办〔2000〕16号)中就明确指出"鼓励各类医疗机构合作、合并,共建医疗服务集团"。

2009年3月发布的《中共中央 国务院关于深化医药卫生体制改革的意见》即新医改方案中指出,"有条件的大医院按照区域卫生规划要求,可以通过托管、重组等方式促进医疗资源合理流动。""城市大医院要与县级医院建立长期稳定的对口支援和合作制度,采取临床服务、人员培训、技术指导、设备支援等方式,帮助其提高医疗水平和服务能力。"

2010年10月《中共中央关于制定国民经济和社会发展第十二个五年规划的建议》第34条中也提到"积极稳妥推进公立医院改革,探索形成各类城市医院和基层医疗机构合理分工和协作格局"。

附件0-5　盛京医院医院集团及医疗联盟介绍

2009年6月，原辽宁省卫生厅组织制定了《推进辽宁省医疗资源纵向整合工作指导意见》，指出医疗机构可以根据各自需求，探索各种形式的医疗资源纵向整合，倡导和鼓励医疗机构之间积极探索紧密型的医疗资源整合模式。盛京医院作为东北地区最大的公立医院和区域医疗中心，积极响应卫生行政部门的号召，在推动公立医院改革和区域医疗卫生资源纵向整合中做出了有益的尝试，探索出了"盛京医疗联盟"和"盛京医院集团"两种合作模式[18]。

2009年11月，盛京医院联合辽沈地区18家县级医院，共同组建"盛京医疗联盟"，其服务理念和特点是自愿联合，构建非营利性医疗合作的联盟性组织，通过现代化的网络资源整合联盟内部的需求达到资源共享、优势互补、服务百姓和共同发展。医疗联盟通过网络技术平台来实现联盟单位间的数据传递，通过数据中心统一配置完成联盟单位间挂号预约、医技预约、患者互转、远程会诊等功能。在沈阳和五个周边城市设立了中心基地和区域性培训基地，加强各类人员培训。联盟成员单位医护人员可来盛京医院免费进修和学习。同时，建立了盛京医疗联盟网站，开展远程医学继续教育、远程病理会诊、疑难病人远程会诊、医学影像会诊等，打破物理距离的限制，更好地统一联盟医院信息系统、实验室信息系统、图像存储与传输系统、办公自动化系统等。目前，联盟成员单位已覆盖9省区，共113家联盟医院。

2013年6月，盛京医院集团正式成立，首批签约单位8家。盛京医院集团在管理上实行公司制管理的"法人治理结构"。在其架构下，可以兼并和托管医院，可以与民营资本、股份资本、外资及其他社会资本合作，提升医疗、健康服务能力和满足不同阶层医疗和健康需求。托管医院在托管后，坚持"医院独立法人地位不变、医院的非营利属性不变、医院资产属性不变、员工基本工资和福利待遇不低于现有水平"的原则，在集团内，所有医疗机构的人、财、物统筹管理，形成利益共同体和责任共同体，实现优质医疗资源合理流动。目前，医院集团已经实现完全兼并、托管医院、医疗合作、资源合作4种模式，投入了盛京医院的管理思维与管理模式，实现了医疗技术支持、科教与培训、制药与器械研发、非医疗领域开发以及统一的物流管理、药品采购、院感管理等。与此同时，盛京医院定期外派优秀专家到集团内医院坐诊、对弱势学科帮扶指导、医疗网络一体化管理等，充分发挥大医院管理优势，对集团医院实现医疗技术支持、人才培养和科研研发等方面的辐射带动作用。

第八节　医院内涵与战略管理

随着人民对健康需求的提高以及医改的深入推进，公立医院的发展面临着前所未有的挑战，如何在复杂多变的医疗市场环境中保持强有力的竞争地位，公立医院需要具有全局的战略观，重视医院的内涵发展与文化建设。

一、医院内涵建设的含义与意义

"内涵"是一种抽象的但绝对存在的感觉,是某个人对某个人或某件事的一种认知感觉。内涵不一定是广义的,也可是局限在某一特定人对待某一人或某一事的看法。它的形式有很多,但从广泛来讲是一种可给人内在美感的概念。人的感知能力有差异,且内涵不是表面上的东西,而是内在的,隐藏在事物深处的东西,故需要探索、挖掘才可以看到。博引《圣经》对"内涵"曾这样描述:是主体里的瘾魂、气质、个性、精神被我们用情感的概念,创作出来的一切属性之和。

当前国家提出《医药卫生体制改革方案》的背景下,医院如何来适应医改新政策,迎接医改新挑战,关键还是要靠练好自身的"内功",也就是坚持"加强医院内涵建设",以不变来应万变。

医院建设中,注重质量、管理、水平的提高为内涵式发展,相应的建设即为内涵建设。医院通过内涵建设,可以凸显自身特色和品牌,保持竞争力,同时,通过内涵建设,可以占据更大的市场份额,赢得患者的信任;内涵建设也是加强内部管理,发挥人才优势的需要。加强医院内涵建设是医院管理永恒的主题[19]。

二、加强内涵建设的实践与途径

1. 促进医院内涵建设需要加强医院文化建设 医院文化是指社会文化和现代意识影响下所形成的具有医院特征的群体意识,是为全体医务人员所认同的行为准则和所践行的价值观念,是企业文化在医疗服务行业的一种表现形式,是社会道德加职业特征的表现。文化是医院的软实力,虽然看不见摸不着,但却实实在在发挥着难以替代的作用,为医院的发展起着导向和激励的作用。在我国,有着知名品牌的医院大都具有深厚的医院文化,他们有来自于历史上的知名专家教授的创新研究和感人事迹,有来自于单位和员工获得的各种荣誉与奖励,有来自于病人和家属的感谢和赞许,也有来自于社会公众和新闻媒体的认可与宣传,它们在岁月的积累中逐步形成了医院文化[20]。

2. 促进医院内涵建设需要加强医疗质量建设 医院的本质工作是治病救人,因此医疗质量的好坏是医院内涵建设的基础和根本。可以想象,一个医院如果医疗质量搞不好,那么其他的建设也将是空中楼阁。加强医疗质量,首先,要坚持"以病人为中心"的业务管理理念,加强医院广大医务工作者的责任意识,树立牢固的医疗质量就是医院的生命线意识;其次,要强化医疗规章制度的执行力,对诊疗常规和技术常规的执行要常抓不懈;同时,要贯彻医疗安全和患者安全的目标,要高度重视医疗安全和患者安全,关注医疗过程的每一个细节,认真努力地去不断改进和完善其中的缺陷。

3. 促进医院内涵建设需要优化医疗服务 优质的医疗服务,也是医院内涵建设的一个重要组成部分。事实上,医院所要提供的医疗技术,正是通过医疗服务体现在很多方面,比如就医环境的改善,医护人员和蔼的态度,就医流程的优化和积极有效的沟通等。据资料统计,在大医院就诊的患者,平均逗留时间为 2.5 小时,而医生为其诊疗的时间不过 10 分钟。也就是说,患者看病的大部分时间都花在了不断往返收费、取化验报告、候诊当中,这往往给广大患者带来了很多不必要的烦恼,也是老百姓反映强烈的主要方面。针对这些问题,就需要我们根据实际情况,不断努力去改进就医环境,让患者等候的时候能放松心情;需要我们不断努力去改善就医流程,合理安排工作岗位和就诊时间,减少患者的等候时间;需要我们不断努力地去加强服务意识,增加与患者的交流和沟通,让他们能减轻压力,配合治疗。有时候一句体贴和关心的话就能消除很多误解,让医患关系更加和谐,正像特鲁多医生的那句名言:"有时去治愈,常常去帮助,总是去安慰"。

三、医院战略分析的必要性

战略(strategy)一词最早是军事方面的概念,战略的特征是发现智谋的纲领。在西方,"strategy"一词源于希腊语"strategos",意为军事将领、地方行政长官,后来演变成军事术语,指军事将领指挥军队作战的谋略。在中国,战略一词历史久远,"战"指战争,略指"谋略""施诈"。春秋时期孙武的《孙子兵法》被认为是中国最早对战略进行全局筹划的著作。

战略管理是围绕着战略制定、战略实施和战略执行的管理活动。凡是具有独立生存发展能力的一般社会组织,都需要考虑整体的行为和长期的目标。因此,战略管理适用于一切具有自生能力的组织。

在传统的计划经济体制下,作为纯社会福利事业的医院乃至整个医疗行业,被政府计划和统收统支的体制所笼罩,医院本身不具有掌握自身发展的基本条件和能力。随着社会主义市场经济体制的建设和市场体系的发展,中国医院将逐步被推向市场进行竞争,同时要依靠医院自身的盈利能力维持医院的运行和谋求发展。在市场化程度日益加深的现代中国,将战略管理系统地运用于医院的条件日益成熟。因此,面对已经和即将到来的新环境,医院必须为自身的长远发展制定战略,培育自身的核心竞争力。

四、SWOT 分析模式在医院战略管理中的运用

"SWOT 分析法"最早于 1965 年提出。20 世纪 80 年代初,美国威力里克教授使之在管理学中得到了应用和完善。所谓"SWOT 分析"即态势分析,是指将与研究对象相关的内部优势(Strengths,S)、劣势(Weak nesses,W)、机会(Opportunities,O)和威胁(Threats,T)通过调查列举出来,并按照矩阵形式排列,然后动用系统分析的思想,把各种因素相互匹配起来加以分析,从中得出一系列相应的带有决策性的结论。SWOT 态势分析法是现代管理中制定战略计划的一种方法,多被用于企业战略制定、竞争对手分析等场合,用来确定组织的生存和发展战略[21]。

在西方,SWOT 分析从 20 世纪 90 年代初期开始被用于卫生组织与卫生系统的相关分析,而直至 21 世纪初,这一方法才在我国的卫生领域研究中得到初步的应用。中国医院管理引入 SWOT 分析方法后,主要通过对医院的内部优势、劣势、外部存在的机遇和威胁等方面因素进行分析,旨在找准医院发展的目标和方向,以便在激烈的医疗市场中获得生存和发展。在现代医院管理中,通过 SWOT 分析,对一个医院的综合情况进行客观公正的评价,有利于医院管理者做出正确的决策和规划。

根据这样的分析方法,医院可以运行 4 种基本战略形式:①发扬优势:在其他方面一般,与同行比较没有显著差异,但在本院优势明显的情况下,应当重点突出自身优势,形成"优势更优"战略;②克服劣势:如果本院存在明显的缺陷,而其他方面又不显著,克服劣势就应

当成为当前战略的中心;③抓住机会:在与其他医院竞争实力基本相当的条件下,如果出现了拓展市场的机会,那么战略的重点就是抢占先机、抓住眼前的机会;④消除威胁:如果威胁来自产业环境而非竞争者,就需要独立或者与竞争者联合行动消除威胁。如果威胁来自竞争者,消除威胁的战略实施起来是比较困难的[22]。

第九节　医学进步与伦理

生物医学研究和技术的快速发展,现代分子生物学、生物信息学等生物技术在医学研究领域中的应用,提高了人类对重大疾病的对抗能力和患病人群的生活质量。但同时,医学研究的进展也引起了更尖锐的矛盾,我们正面临着严峻的伦理挑战。科学技术飞速发展、信息化、数字化和经济全球化已成主旋律,各领域研究的新成果不断涌现,现代生物技术的发展引起了人们对技术的恐慌,给医学伦理也带来了冲击。

一、医学科技发展与伦理道德冲突

当今社会科技的迅猛发展及其广泛应用已经渗透到社会生活各个领域,产生了现实和潜在的影响。就医学领域而言,人们在肯定医学科技所产生社会正面效应的同时,对其产生的伦理价值提出了质疑与反思。

目前,生物技术的发展,以人类难以想象的方式改变着未来世界,其中最引人注目的是在生命科学方面的应用,即人类可以操纵生命。克隆技术的发展产生了组织工程学,科学家正在利用这一交叉领域的研究成果培育人体的各种组织器官,使再生医疗成为可能,并将导致医学的一场深刻革命,传统的医学概念受到挑战,新的医学问题不断出现。现在"脑死亡"取代"心死亡"成为判定人死亡的科学依据已被广泛接受,卵胞质内单精子注射(ICSI)的适用指征问题、赠卵 IVF、借腹怀胎等问题,都急需要通过生殖伦理委员会进行专题审理分析后提出专门意见指导临床开展工作。除此以外,异种种植目前也是一项充满争议和风险的基因工程应用技术。随着基因工程技术的发展,动物器官移植进入临床应用的可能性越来越大,人们开始越来越关注这其中所包含的复杂的伦理问题。

我们生活的时代比以往更为复杂,其中的重要原因之一是科学技术以难以预料的势态向前发展,渗透在我们生活的各个层面。因此,由于高科技发展所引发的伦理道德冲突就越多、越严重、越具有深层次的影响。随着科学技术在广度和深度上的发展,医学科技所能触及的地方往往是人类无法接受或难以想象的,使得这类科技与伦理道德之间的矛盾和冲突表现得更加直接、迅速和尖锐[23-24]。

二、医学科技与伦理的相互作用

科学技术发展对伦理道德的影响是一把双刃剑。一方面科学技术的发展促进了伦理道德的发展,科学技术的每一次重大发现或发明,都是对旧伦理道德的冲击,促使人们的伦理道德观念发生深刻的变化和道德水平的提高。同时,科学技术拓宽了伦理道德领域,并为伦理道德研究提供了新方法、新途径。但是,另一方面,科学技术的负面效应具体表现在:①由于科学技术的进步能创造巨大的物质财富,能给人们带来巨大的物质利益,这使得科学技术的发展有可能膨胀人们的物质享乐心理,使人不择手段、不顾后果,片面追求物质利益,从而导致道德滑坡;②科学技术的发展可能提供新的犯罪手段、犯罪方式,诱使人走向犯罪;③科学技术的发展带来的一些新的伦理问题,可能会引起道德混乱,如处理不当就会造成恶劣的结果,破坏社会伦理秩序,导致社会失范。

科学技术在作用于伦理道德的同时,伦理道德也对科学技术的发展起着不可忽视的作用。伦理道德作为一种社会意识形态,是通过社会舆论的力量,使人们逐渐形成的一定信念、习惯、传统,从而对社会发生作用,给科学技术以深刻影响,决定了科学技术发展的价值走向。每一项科学技术的发明和发现,都要经过伦理道德的检验和评判,看是否有利于社会、有益于人类。伦理道德通过道德评价和价值判断,指导科技人员对科学技术行为作出道德选择。总之,伦理道德既要维护科技利益,保护和促进科技的健康发展,而不成为科技发展的障碍;又要维护人的权利和尊严,使科技更好地为人类造福,而不是危害人类。

在医学科技与伦理道德之间应保持必要的张力,现代科技工作职业道德和规则以可持续发展观念为伦理学依据,要求把人类作为判断决策的利益主体,人类不仅仅包括当代人,还包括子孙后代;环境也不仅仅局限于国界之内,而应是全球环境。科技界新的行为准则使科技人员自觉地服从可持续发展的要求,提高环境意识,形成新的人与自然相处的伦理规范,并推动社会公众和决策者在可持续发展中的积极作用。

三、医学伦理学在医院发展中的地位和作用

医院临床决策离不开医学伦理的正确导向。医生对病人的疾病进行临床诊治时,需要医师掌握医学知识和熟悉医学技能,丰富的医学知识和精湛的医学技术,这是医生进行准确诊断的有力保障。与此同时,在利用医学知识和技术对病人进行诊治的过程中,还必须遵循相应的医学伦理原则,只有这样,才能保证医生作出的诊断是正确的,采取的医疗措施是最佳的、最符合病人利益的。

随着维护和保障病人权利的立法进程不断加快,是否尊重病人权利已成为衡量和判断每一位临床医生的医疗行为是否合理、合法和合乎职业道德要求的重要标准之一,这种变化也引发了诸如既要对病人保密又要尊重病人的知情权的矛盾,医生既要行使自己的医疗权又要尊重病人的自主权所产生的矛盾等伦理问题,所有这些问题的解决都需要医学伦理的正确导向。例如:医院伦理委员会对医务部提请的新药、新生物制品、新器械以及新技术的临床研究和应用、对科研科提交的涉及人和动物实验研究的科研项目,要进行伦理审查等。

医学伦理学在医学临床工作中运用的范围越来越广泛,受到重视的程度也越来越高,其生命力之一在于为医疗活动创造了良好的伦理环境。在新形势下,医疗服务已经不是纯粹意义上的医疗行为,它受多种因素的影响,包含医德、医术、经济、法律等多方面的内容。同时,医疗环境、社会成员的经济承受力、政策的稳定性、政府的行为能力及治安状况等都对医学伦理学有着重要的影响。因此,依法行医和人文医疗是医院管理伦理的重要内涵和首要任务,必须给予足够的重视[25]。

附件0-6 盛京医院伦理委员会架构及组成

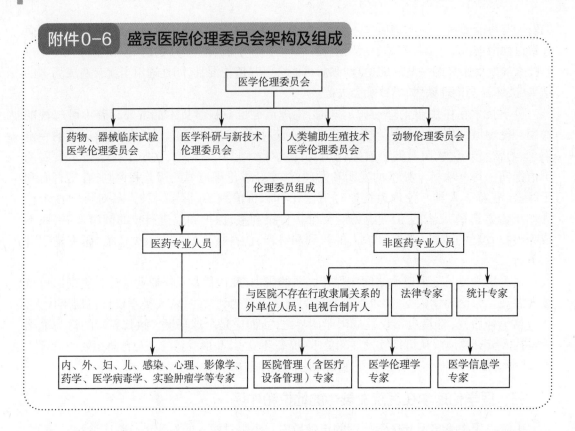

（裴冬梅　郭启勇）

参 考 文 献

1. 赵秀荣. 近代英国医院兴起的社会影响初探. 首都师范大学学报（社会科学版）, 2010, 194：1-8.

2. 李永生. 论社会主义市场经济与医院的社会责任. 中国医院管理, 2006, 26（1）：7-9.

3. 徐爱军, 周春红. 转型时期我国医院的社会责任及其影响因素. 中国卫生经济, 2009, 28（1）：18-20.

4. 董兆举, 徐娜, 张桂芝. 从医院属性与医学伦理角度分析处理医疗纠纷的对策. 中国卫生事业管理, 2009, 1：16-22.

5. 王育学. 亚健康21世纪健康新概念. 南昌：江西科学技术出版社, 2002.

6. 袁冰. 关于"治未病"的正本清源与拨乱反正. 医学与哲学, 2016, 37（544）：9-13.

7. 郭文娟, 王旭, 杨育同, 等. 亚健康状态与中医偏颇体质及治未病思想探讨. 时珍国医国药, 2013, 24（1）：186-187.

8. 鲁庸兴. 治未病, 让"人人享有健康". 中国中医药报, 2015-05-07（003）.

9. 李雪梅. 我国健康管理的若干问题探讨. 卫生软科学, 2013, 27（12）：786-788.

10. 周丽珍. 健康管理与健康体检的联系与区别. 医学信息, 2009, 1（7）：282-283.

11. 高昭昇,方鹏骞,李彬. 基于健康信息资源平台的全生命周期医疗健康服务探讨. 中国医院管理,2009,29(9):33-35.

12. 徐彤武. 奥巴马政府的医疗改革及其前景. 美国研究,2010,1:7-32.

13. 杜方冬,王瑞珂. 美国医疗改革及对我国的启示. 中国卫生政策研究,2010,3(11):52-57.

14. 医改新处方,以欧洲为鉴. Journal of China Prescription Drug,(6):87.

15. 吴绍钦. 英国"临床治理"架构对我院医疗安全管理的启示. 中国医药导报,2011,8(32):163-166.

16. 冯笑山,牛牧青."一院两址"组织管理模式的实践与探索. 中国医院管理,2013,33(12):31-32.

17. 陈规划. 一院两区管理不可一蹴而就. 中国医院,2014,18(6):76.

18. 姚品,谢娟,刘学勇,等. 医联体模式对提升优质医疗资源可及性的研究. 现代医院管理,2015,13(5):18-22.

19. 田柯,耿仁文,林凯程. 新医改背景下加强公立医院内涵建设的思路. 现代医院,2011,11(4):105-106.

20. 叶舟,付玲玲,马金红. 加强医院医疗质量内涵建设的实践探讨. 中国医院管理,2013,33(5):55-56.

21. 周京国. 医院战略管理中SWOT分析模式的运用与思考. 中国卫生事业管理,2008,9:582-584.

22. 李建华,施祖留. 医院发展战略分析. 中华医院管理杂志,2004,20(9):518-521.

23. 肖耀根. 现代科技发展视野下的科技伦理问题探讨. 理论月刊,2008,3

24. 刘芳. 现代医学技术进步与传统生死伦理观的困窘. 广西医学,1997,19(2):230-234.

25. 陆雯聘,张勘. 转化医学研究中生命伦理学辩护的相撞分析与前瞻思考. 生命科学,2012,24(11):1258-1262.

第一篇

　　医疗是医院存在的根本价值,没有医疗就没有医院。本篇内容从安全入手,阐述医疗与其他服务业的区别,只有理解医疗的特殊性,才能让医院提供适当的医疗服务,从而保证医疗的正常进行,进而实现医院的正常运行。

第一章 医疗管理核心

医院管理的核心是医疗管理,而医疗管理的核心是医疗安全和质量控制。没有安全的医疗是没有价值的,只有理解和掌握医疗安全的重要性,通过质量控制确保医疗安全,才能实现医疗管理的目的。

第一节 医疗管理概述

医疗源自于克服痛苦、谋求恢复健康、延长生命的目的。医疗对改善全体公民的健康、提高国民健康素质作出了应有的贡献,医疗水平的高低与人民群众健康和社会经济发展息息相关。要坚持提高医疗卫生服务质量和水平,必须持续强化医疗管理,完善医疗管理各项制度,确保医疗安全,提高医疗水平,实现医疗的根本目的。

管理是保证人类组织活动顺利有效进行的一个基本手段。首先建立管理架构,制定规划、建立决策并具备组织实施的功能,使组织内部各级工作人员运作实现规范化和标准化,有效地利用人、财、物、时间、方法、信息等基本要素,以实现机构的既定目标。

一、医疗管理

医疗管理是指医院在医疗系统活动全过程中进行的计划、组织、协调和控制,使之确保处于应激状态,并对变化了的客观环境有较快的适应性,以达到最佳医疗效果和医疗效率的目的。医疗管理是普遍管理原理中一种医学实践活动的管理形式。

二、管理模式

管理模式指管理所采用的基本思想和方式,是指一种成型的、能供人们直接参考运用的完整的管理体系,通过这套体系来发现和解决管理过程中的问题,规范管理手段,完善管理机制,实现既定目标。

现代医疗管理模式与传统医疗模式的区别:传统医疗模式下医疗资源不平衡,配置不合理,医院信息化建设的滞后也导致信息交流不畅。现代医疗管理模式从重视经营管理转变为重视医院的服务性、经营性和效益性的平衡,是从单纯医疗服务机构转变为重视扩大预防和区域卫生规划、从单纯的基本医疗服务转变为在保证基本医疗的前提下出现多种形式的特需服务,是围绕优质医疗、自由就医、费用控制而来的新模式。管理式医疗的发展过程,是一个不断发展、不断更新、不断完善的过程,使医院医疗水平、信息系统、服务范围、社会职能得到显著提高和全面发展。

管理模式虽然千差万别,但医疗管理必须坚持"以病人为中心"和"以安全为核心"的指导思想,并进而转变成为"以疾病为中心"、以"恢复健康和延长生命"为医疗的终极目的。医疗管理范畴要覆盖医院工作的各个层面,全员纳入医疗管理系统,建立完善的信息反馈系统,以期获得良好的社会效益及经济效益的平衡。

第二节　医疗管理的基本内容与原则

医疗管理涵盖了医疗相关工作的各个层面,内容纷繁复杂,首先要建立完备的管理组织架构,由医疗院长牵头,下设医疗质量与安全、医患关系、医疗服务、护理管理、医院感染控制、物价管理、医保管理等职能科室,负责规章制度制定、传达、监督、检查、评比、反馈等各项工作的完成情况。保证医疗管理工作计划顺利实施,并通过检查反馈不断提高管理水平及医疗工作质量。

一、管理内容

医疗管理的内容包括医疗安全管理、医疗质量管理、医患关系管理、医疗服务与改善、医院感染控制与管理、物价管理、医保管理、医疗运行管理、医疗技术部门管理、护理管理等。

(一)医疗安全、医患关系管理

没有损伤的医疗不存在,不论是药物的副作用还是手术治疗的并发症,时刻存在于医疗的全过程,降低损伤是医疗过程首要考虑的事情。医疗安全是指医务人员在提供医疗服务的过程中,对可能发生的损害控制在可以接受水平以下的状态。这种可接受的水平是指在医疗服务过程中,不因医疗失误或过失而发生患者死亡、残疾及躯体组织、生理功能和心理健康受损事件。

随着社会经济的发展,人们价值观念随之转变,对健康预期、医疗安全要求越来越高,以及医学知识信息不对称、医疗成本较高等造成医患纠纷逐年上升,医患关系紧张,这个问题日益突出,医疗安全严重困扰了医生工作、群众生活与医院管理运行。只有完善医疗管理安全法规制度建设,构建医疗隐患预警和监督机制,建立健全医疗安全量化评价体系,才能把医疗安全管理工作落在实处,切实保障人民群众就医安全是医院管理者的首要责任和义务。

(二)医院医疗质量管理

医疗质量是指在现有医疗技术水平及能力条件下,医疗机构及其医务人员在临床诊断及治疗过程中,按照职业道德及诊疗规范要求,给予患者医疗照顾的程度。从概念本身来讲,主要是指医疗服务的及时性、有效性和安全性,又称诊疗质量;推而广之,它不仅涵盖诊疗质量的内容,还强调病人的满意度、医疗工作效率、医疗技术经济效果以及医疗的连续性和系统性,又称医院(医疗)服务质量,只有确保高水平的医疗质量,才有医疗安全。

医疗质量管理是指按照医疗质量形成的规律和有关法律、法规要求,运用现代科学管理方法,对医疗服务要素、过程和结果进行管理与控制,以实现医疗质量系统改进、持续改进的过程。

对医院医疗质量管理正确定位,把质量管理作为医院长期可持续发展战略目标的核心部分,通过提高诊疗水平、转变服务理念、控制医疗费用从而获得最佳医疗效果。医疗质量管理要从学科建设、人才配套培养入手,以建立健全科学、有效的质量监控体系及反馈机制为重要依托,树立全员医疗质量和安全文化的核心价值观(规章制度、技术规范、奖惩措施），理顺医院管理人员岗位层级关系，提高执行力作为有效手段，最终改善和不断加强医疗质量管理。

（三）医疗服务与改善

医院人性化服务是建立和谐医患关系的重要渠道。在诊治疾病的同时，更要注重"以人为本"，医护人员的工作是"治病"，更是"救人"，要重视患者的心理感受，患者有被尊重、被理解以及实现自我价值的要求。医院人性化服务的特点如下：其一为就医便利性，预约就诊减少了患者排队等待时间，远程医疗节省资源，提高工作效率；其二为注重情感性，细致周到解答患者的问题，杜绝"生冷硬顶"现象，真正使患者感受温暖；其三为服务细节性，"细节决定成败"，就医流程的每个环节认真改进，想患者所想，急患者所急。高水准的人文化服务既能有效地改善医患关系的矛盾，又能大大提高医疗质量和工作效率，凸显医院管理有序性。

（四）物价管理

医院物价管理包括医疗服务价格、药品价格、卫生材料价格等医疗收费的管理，是医院管理的重要环节之一。物价管理工作的有序开展是医院工作正常运转的必要保证，这既关系到患者的个人利益，也关系到医院的经济效益和社会效益。建立完整的物价管理机构并配备人员、落实岗位责任，通过加大政策宣传，提高员工价格管理意识；依托完善的医院管理信息系统，优化物价管理流程，确保收费项目的准确性，建立监督和奖惩机制，严格执行价格标准。物价管理既是医院管理的重要组成部分，也是确保落实国家卫生政策的重要环节。

（五）医院感染控制与管理

院内感染控制能力是评估医院医疗护理质量的重要指标之一。医院感染管理指标包括无菌技术操作、医护人员手卫生规范、医疗废物管理、重复使用医疗用品处理、环境卫生监测等。严格贯彻院内感染控制各项规章制度，防患于未然，变被动为主动，有效保障了患者及医疗从业人员的安全。医院感染控制管理是确保医疗安全的最重要防线，虽然投入并不能够形成直接产出，但它是医疗和医院运行的基本保障，是医院管理者必须关注的重要工作。

（六）护理管理

护理工作的主要目的是尽可能保证患者身心处于治疗、康复的最佳状态，因此护理工作人员除了用生物学知识技术辅助医生治疗病人之外，更多地是应用许多社会学、伦理学、心理学、美学等人文科学知识来为病人服务，与患者密切接触，应富有同情心和献身精神，体现"白衣天使"的精神。护理工作是一门独立学科，它和医生的诊疗过程，形成相辅相成的医疗体系，在医疗工作中承担着举足轻重的任务。因此，加强护理管理，保障患者对医院服务满意，对医疗管理的质量提升是不可或缺的、强而有力的支撑。强化护理管理工作主要通过改善护理管理模式，根据医院实际情况，结合垂直管理、分层管理、全程管理，制定护理流程，利用网络信息技术，对护理质量综合评价，保证护理质量，提高护理效率。

（七）其他

医疗管理涵盖医院管理的众多内容，除了上述的6个方面以外，还有输血管理、用药管理、辅助检查管理等，都需要我们制定管理规范，定期检查反馈，不断完善提高。

二、医疗管理基本原则

医疗管理基本原则包括依法执业、以病人为中心、保证质量、安全第一、效率优先、持续改进。医院必须认真贯彻执行原国家卫生计划生育委员会颁布的《医疗质量管理办法》，医疗从业人员严格按照国家卫计委制定的《中华人民共和国执业医师法》《中华人民共和国护士管理办法》及省市地方及医院制定的相关医疗管理法规执业。医疗管理必须坚持以"病人为中心"的出发点，在现实可能与可行条件下，以高质、高效服务让病人满意；医疗工作必须保证医疗安全，并通过质量管理评价体系对工作进行反馈，以达到持续不断地改进加强医疗管理工作的目的。

第三节　医疗管理核心：
医疗安全和质量控制

一、医疗管理核心

医疗质量和安全直接关系到人民群众的健康权益和对医疗服务的切身感受，医疗质量和安全是医院生存和发展的基础，是医院管理工作的核心、重点、关键点，更是医疗管理内容的核心、重点与关键点。

二、医疗管理指导思想

"一切为了人民的健康"及"以病人为中心"的核心价值观是医院建设和发展过程中推崇的基本信念，是做人做事的基本准则，树立诚实守信奉献信念，严守医务人员的职业道德和操守，才能尽量满足病人的需要，满怀热忱地为病人服务，用所学的知识技术为病人带来福音、带来健康、带来幸福，把做好工作作为毕生的追求。只有不忘办院初衷、学医本心，才能全身心投入医疗工作，使医疗技术不断改进、不断提高、不断增强、不断攀登、精益求精，保证高品质、高水平医疗服务，确保医疗安全。在医疗安全的前提下保证高质量的医疗效果。

三、医疗管理准则

严把质量控制关，以此作为提高医疗质量安全的抓手。核心制度是医疗机构管理的实施依据和执行细则，医疗质量安全核心制度是指医疗机构及其医务人员在诊疗活动中应当严格遵守的相关制度，是确保医疗质量的行为规范和准则。主要包括：首诊负责制度、三级查房制度、会诊制度、分级护理制度、值班和交接班制度、疑难病例讨论制度、急危重患者抢救制度、术前讨论制度、死亡病例讨论制度、查对制度、手术安全核查制度、手术分级管理制度、新技术和新项目准入制度、危急值报告制度、病历管理制度、抗菌药物分级管理制度、临床用血审核制度、信息安全管理制度等。医疗活动结果是由多种因素作用于医疗活动所引起的，每个环节影响到医疗结果，没有完善的医疗安全管理与质量控制，就不可能得到良好的医疗效果。

四、医疗管理与医院发展的关系

医疗管理的目的是保证医疗安全，从而推动医院发展。如果医疗安全得不到保证，就可能导致病人治疗时间延长和治疗手段复杂化,从而增加物资消耗量,提高医疗成本,增加病人及家属的经济负担,并可能给病人带来不可逆的伤害。

医院是以治疗病人、保障人民群众健康为其根本任务。只有完善的医疗安全和质量管理,才能保证医院功能的有效发挥,促进医院稳步发展,提高医院核心竞争实力。医疗安全与医院发展息息相关,是提高医院经济效益的有效途径之一。

第四节 自反馈式管理在医院管理中的价值

利用现代化信息技术,实现自反馈式管理是现代化医院管理模式的创新。

一、反馈

管理实质上就是一种控制系统,所以必然存在着反馈问题。反馈就是由控制系统把信息输送出去,又把其作用结果返送回来,并对信息的再输出发生影响,起到控制的作用,以达到预定的目的。原因产生结果,结果又构成新的原因,这种因果关系的相互作用,不是各有目的,而是为了完成一个共同的功能目的,所以反馈又在因果性和目的性之间建立了紧密的联系。面对着永远不断变化的客观实际,管理是否有效,关键在于是否有灵敏、准确和有力的反馈。

二、反馈控制

反馈控制是指在反馈控制系统中,控制装置对被控对象施加的控制作用,是取自被控量的反馈信息,用来不断修正被控量与输入量之间的偏差,从而实现对被控对象进行控制的任务。

三、自反馈式管理

自反馈式管理是系统内部运行的责任人通过系统反馈的信息,来控制和管理自己的行为,管理者通过监督与调整改变反馈点与反馈力度[1],达到管理的目的。由此形成闭环运行,及时对活动结果进行评价,强化活动动机,最大限度地保障自律性医疗运行[2]。利用现代化信息技术,实现自反馈式管理是现代化医院管理模式的创新。

四、自反馈式管理系统在医院信息化管理中的应用

自反馈式管理是医院信息化平台不断完善和发展的产物,它基于电子病历等医院信息平台,开启信息化质量控制的管理模式。首先,医院管理部门根据医院的管理规则,建立健全"事前 – 事中 – 事后"的全过程医疗质量与安全管控体系[3],明确各医疗环节的管控要求,并将其置入信息平台中,作为自反馈式管理系统的反馈节点,发现不足后,利用现代化网络通讯技术及时准确地反馈给执行者 – 医务人员,使医务人员能够及时了解自己的不规范行为及程度,加强了自我管理的意识,强化了自我监督机制。每个反馈节点都是管理的聚焦点,也是医护人员自己管理自己的工具。管理人员则在可控制和选择的节点监控下,根据实

际运行情况,调节反馈节点力度。随着社会发展进程的加速,社会对卫生事业的期望值越来越高,面对认知和理念的不断更新,摆在医疗管理者面前的是,如何在实际管理过程中,赶上变化的趋势,实施科学化管理。利用自反馈式管理机制,可以优化流程管理,重视过程管理,改变了传统的管理模式,通过不断增加反馈节点,扩大管理的范围,实现医院精细化、专业化管理,提升工作效率,加强质量控制,在完善已有管理的基础上,投入新的管理,以适应不断变化的法规、政策的改变。自反馈式管理保障医院的良性运行和可持续发展[2]。

自反馈式管理是实现医疗质量管理的重要措施、方法和手段,戴明环(PDCA)循环为实现医疗质量管理目标和持续改进所采用的一种主要工具。PDCA 即 Plan(设计方案)、Do(按照计划执行)、Check(检查是否达到预定目标)、Action(对发现问题给予处理,设定新目标),是从事持续改进(改善)所应遵行的基本步骤。

信息反馈环可以将信息自行反馈到医疗活动的各个环节。反馈系统可以将问题反馈给医护人员,从而及时采取有效措施为患者排忧解难,减少医疗安全事故发生。医护人员是否及时对问题作出反应,信息反馈系统也会及时传输给管理部门,管理者起到监督作用。管理者要充分认识运用反馈环,选择信息反馈系统中的节点及管理的关键点、聚焦点,根据实际情况,不断调节反馈的强度、频率,扩大管理范围,以此提高质量管理水平,从而保证医疗服务质量及安全,保障医院的良性运行和可持续发展。PDCA 不断循环,医院医疗质量管理不断趋于完善。利用现代化信息平台,实现自反馈式管理是现代化医院管理模式的创新。

附件 1-1　盛京医院医疗管理体系简介

依法建立职责明晰的医院医疗质量管理组织体系是确保医院医疗管理工作高效、有序、优质运行的基础和保障。原国家卫生计生委于 2016 年颁布的《医疗质量管理办法》进一步明确了我国医疗质量体系建设框架:规定医疗机构是医疗质量管理的责任主体;医院医疗质量管理组织应切实落实医院医疗管理措施,严格监督管理措施落实到位,医务人员遵循《医疗质量管理办法》开展具体医疗工作。

医疗机构内部根据《医疗质量管理办法》建立完善的医院医疗质量管理体系与架构,形成由各类医院医疗质量管理委员会、医疗质量管理职能部门、科室医疗质量控制小组组成的医疗质量管理三级组织体系:制订了包含技术、管理、服务三类质量管理标准;应用 PDCA 循环管理方法;推行量化管理,明确管理层次与考核部门,强化主体责任,通过加强组织机构建设、质量控制体系建设、规章制度建设、病种质量控制、信息体系建设等形成了立体网状式全面医疗质量管理,突出全程全时的质量监控,坚持质量持续改进原则,进一步强化了医疗质量管理。

医院根据《医疗质量管理办法》,同时结合国内一流医院管理经验建立了完善的质量与安全管理组织体系。

一、医院医疗质量管理委员会

医院医疗质量管理委员会包括:医疗质量与安全管理委员会、医院感染管理委员会、药事管理与药物治疗学委员会、输血管理委员会、护理质量管理委员会、医院病案管理委员会、医学科研与新技术伦理委员会等相关管理组织。医疗质量管理委员会主任由医疗机构主要负责人担任,委员由医疗管理、质量控制、护理、医院感染管理、医学工程、信息、后勤等相关职能部门负责人以及相关临床、药学、医技等科室负责人组成。各职能部门作为常设的办事机构,医院医疗质量管理委员会作为医院内最高医疗质量管理组织负责医院医疗管理的全面领导、总体设计。贯彻执行国家医疗质量管理的法律、法规、规章,制定医院医疗质量管理制度并组织实施;组织开展医疗质量监测、预警、分析、反馈及考核评估工作,定期发布质量管理信息;制订医疗质量持续改进计划并组织实施;制订临床新技术引进和医疗技术临床应用管理相关工作制度并组织实施,组织开展医疗技术临床应用评估工作。对医务人员进行医疗质量管理相关法律、法规、规章制度、技术规范的培训和宣传教育;定期召开会议研讨、分析、处理质量管理工作中的重要问题,对医疗质量典型案例进行评议,综合评价医疗质量,制定质量管理战略、质量方针目标、质量管理方案、质量体系建设等医疗管理决策。

二、医疗质量与安全管理部门(医疗管理各职能部门)

医疗管理各职能部门作为医院内部的行政监督与业务指导部门,负责医院医疗质量管理行政监督和业务指导。明确各部门在医院医疗管理中的职责,在各自管理权限内协调组织、督导落实各环节医疗质量风险防控。医疗质量管理内涵极其丰富,环节众多,需要多学科、多部门紧密配合,分工协作,以保证医院医疗质量与患者安全。结合临床科室情况参与制定医疗质量管理、安全管理规划及目标,并组织指导医疗质量管理与安全管理规划目标的具体实施,研究并确定医院医疗质量管理重点部门、重点环节、重点流程、危险因素以及采取的干预措施,明确各有关部门、人员责任有计划、有针对性地进行干预,对多因素影响或多项诊疗活动协同作用的质量问题,进行专门调研,并制定全面的干预措施。建立会议制度,定期研究、协调和解决医院医疗管理重点、难点问题。实行全面质量管理和全程质量控制。建立从患者就医到离院,包括门诊医疗、病房医疗的全程质量控制流程和全程质量管理体系。实施动态监控并与科室绩效挂钩,保证质控措施的落实。承担医院医疗质量调查、分析、决策任务,执行质量控制指导、协调、督导作用。并通过行政监督、业务培训等手段,持续提升医院医疗质量与安全。

三、科室医疗质量管理小组

科室成立科室医疗质量管理小组,组长由科室第一责任人即主要负责人担任,指定专人(科室质量专员)负责开展科室质量管理和控制工作科室医院医疗质量日常管理工作。贯彻执行医疗质量管理相关的法规和制度;收集汇总本科室质量管理有关数据,进行分析研究、归纳总结,及时分析问题、纠正错误,在科室内开展医疗安全与质量教育活动,并向上级部门反馈整改措施。医护人员是实施医疗活动的主体,开展全员医疗质量安全教育,医疗质量责任落实到人和制定严明奖惩措施,是促使医护人员积极主动重视质量管理的有效方法。

(卢岩　刘珊　赵冬妮)

参 考 文 献

1. 张晓纲. 医院信息化对医疗质量控制的应用研究. 现代医院管理, 2013, 11（2）: 5-9.
2. 全宇, 郭启勇. 自反馈式管理系统的实现与应用. 现代医院管理, 2015, 13（5）: 5-8.
3. 邱杰, 温浩, 董志强, 等. 对电子病历系统全程质控管理的探讨. 中国数字医学, 2007, 2（11）: 16-20.

第二章 医疗安全管理

医疗安全是医疗管理的核心,也是医疗行为最基本的保障,没有医疗安全就没有医疗的价值;医疗安全涵盖医生的所有医疗环节,也包括护士和技师的医疗环节,医疗安全无死角、闭环式管理才能实现医疗安全目标。

第一节 医疗安全管理概述

医疗安全是指医务人员在提供医疗服务的过程中,将可能发生的损害控制在可接受水平以下的状态。这种可接受水平是指避免患者发生法律和法规允许范围以外的心理、机体结构或功能损害、障碍、缺陷或死亡。医疗安全管理则是运用管理学方法最大限度地降低医疗过程中对于患者的意外和不正当伤害,同时保障医务人员在实施医疗行为的过程中,不因医疗事故或医疗过失而导致患者死亡、残疾、生理功能或心理健康受损。

医疗安全的核心是医疗质量,同时医疗安全也是医疗质量的底线。医疗质量的高低会影响医疗效果的好坏,医疗安全与医疗效果也具有直接的因果关系。医学是一门复杂的生命科学,并具有社会科学的属性。医学发展尚未达到起死回生、医治百病的程度,医疗行为产生的结果可能会向正反两方向转化。安全的医疗行为给患者带来健康,而不安全的医疗行为则会导致患者病程延长甚至病情恶化,并有可能带来更大的身心伤害;是直接导致医疗事故引发医疗纠纷,激化医患矛盾的重要原因。同时医疗安全也影响着医院的社会效益和经济效益,不安全的医疗不仅增加医疗成本,给患者和社会带来经济负担,更影响医院的社会信誉和品牌形象,甚至社会稳定。因此,医疗安全是医疗质量和患者安全目标的保障,也是医疗管理工作的重中之重。

第二节 医疗安全管理内容、方法

一、医疗安全的影响因素

医疗安全的影响因素按照不同来源可以分为三大类,分别是医院来源、医务人员来源和患者来源。医院来源的因素主要包括医院感染因素、环境设备因素、组织管理因素;医务人员来源的因素主要包括医疗技术因素、医疗服务因素;而来源于患者的因素主要有患者及家属因素和疾病自身因素。具体如下:

1. 医院感染因素 医院感染是指住院病人在医院内获得的感染。广义地讲,医院感染的对象包括住院患者、门急诊患者、医务人员和患者家属等。感染是致病微生物与宿主在一定条件下相互作用而发生的一种病理过程,医院感染也不例外。医院内聚集着前来就医的各种疾病的患者,患者所携带的病原体随时有可能被排入到医院环境中。细菌、病毒、真菌等微生物在医院的空气中、设备里、器械表面等处皆可存在。患者本身患有疾病,其免疫防御功能都存在不同程度的损害和缺陷,处于抵抗力低下的状态,这种状态暴露在病原微生物集中的环境里,更容易获得感染。

2. 环境设施因素   环境和设施也能够对医疗安全产生影响,良好、安全的医院环境能够让医生和患者处于一个舒适、融洽的诊疗氛围中,缓解医务人员工作时高度紧张的神经,缓和患者及家属就诊时焦虑的心情。医疗设备和器材的质量、性能、规格、种类都会影响医疗效果,甚至有的直接危害生命健康,成为医疗不安全因素。

3. 组织管理因素   随着医疗体制改革的不断深化,市场机制对医疗事业的影响也越来越大,医院管理向着企业管理的模式发展。医院管理制度是否健全,纪律规范是否松散,管理约束是否严格,医务人员的责任意识强弱和思想觉悟高低等,都可以成为影响医疗安全的组织管理因素。

4. 医疗技术因素   医疗技术因素是指由于医务人员在医疗过程中违反诊疗规范或操作规程,而造成患者生命健康受到危害。这种因素可以是医务人员本身技术水平低或经验不足造成,也可以是医务人员责任心不强而发生的医疗过失。医疗技术因素对医疗安全的影响是直接的,它是医疗安全的最大风险因素,一旦出现往往导致医疗不良事件,引起医患纠纷。

5. 医疗服务因素   医疗服务因素指的是医务人员服务态度或医患沟通给医疗安全带来的影响。医疗服务因素对医疗安全的影响是间接的,服务态度不好和沟通能力不足会让患者产生反感和误解,造成患者的依从性不好,导致规范的医疗行为达不到预期的诊疗效果。根据对医疗投诉原因的统计情况来看,由服务态度差和沟通不畅引起的投诉量在逐渐增多,往往成为危害医疗安全,引发医疗纠纷的导火索。

6. 患者及家属因素   患者及家属对诊疗的配合性和依从性也是影响医疗安全的重要因素。现代医学起源于生物医学模式,从纯生物学角度研究宿主、环境和病因三大因素的动态平衡。随着医学科技和人类社会的不断发展,人们逐渐认识到原有的单纯生物医学模式存在不足,于是逐渐衍生出了"生物 – 心理 – 社会"医学模式,医患关系模式也从原来医生为主导转变为共同参与模式。良好的医疗效果需要医务人员和患者的共同配合来完成,随着信息时代的来临,患者获得医学知识的渠道增多,患者在医疗过程中的自主性也逐渐增强,依从性在逐渐减弱。然而患者了解的医学知识并不专业和全面,一知半解的认识加上不积极配合治疗,往往造成医疗的不安全,影响医疗效果;这就需要更好的语言、情感的沟通,加上由以"患者为中心"向以"疾病为中心"的转移,形成利益共同体,即患者和家属与医生一起战胜疾病,共同获得利益最大化,这样才能保证这方面的安全。

7. 疾病自身因素   疾病是由于人体内遗传系统存在疾病基因与自身生活喜好,加上环境刺激因素的作用下所引发或诱发的生命功能发生有害改变。已知的疾病种类有上万种,新的疾病还在不断被发现,疾病的形成和发展机制十分复杂。目前医学的发展水平能够治疗的疾病仅仅是少数,疾病的严重程度和发展变化往往超出医务人员的可控范围,导致医疗效果不好,这也是部分医疗不安全事件和医疗纠纷发生的最根本原因;形成了"有时去治愈、常常去帮助、总是去安慰"的医疗能力写照。如何让患者和家属理解医疗能力,只能依靠医学知识的科普和医护人员的说服力。

二、医疗安全管理内容

医疗安全管理的内容十分广泛,包括成立管理小组、制定管理制度、落实诊疗常规、监控医疗质量、防范医疗风险等。其中,最为核心的内容就是医疗核心制度管理。

医疗核心制度是确保医院医疗护理质量,规范诊疗行为,杜绝医疗事故发生的重点规范制度。没有规矩不成方圆,正如诊疗规范是医务人员在诊治疾病时必须遵守的指南一样,医疗核心制度也是医务人员在医疗工作中所必须遵守的规则。医疗核心制度规定了医务人员在医疗活动中应当按照哪些流程来做,应当遵守哪些医疗和护理规范,应当恪守哪些职业道德。总的来说,医疗安全管理应当全面落实医疗核心制度,始终履行医务人员首诊、值班和交接班责任;认真执行三级医师查房和会诊制度;坚持进行疑难病例讨论、术前讨论、死亡讨论等;对手术、护理和抗菌药物使用做出合理的分级管理;医疗和护理操作前要严格查对,临床用血、手术安全和新技术准入前要严格审核;有效实施危重患者抢救和危急值报告流程;认真书写病历,规范化管理病历;对医院的患者信息、医疗信息等进行确切的安全管理。总之,从接诊患者到患者出院或死亡,医疗核心制度应当贯穿在医疗行为的全过程。

医疗安全管理措施:

所有医院都要有社会担当,公立医院应该是表率,要把医疗安全管理当作是医院管理工作的重中之重,实行"谁主管、谁负责;谁在岗、谁负责;谁失职、谁担责"的安全管理模式。针对医疗风险,从被动应对转向主动防范,实现源头治理、超前预警的医疗安全管理机制。医院各部门协调联动,通过"六大保障"确保医疗安全。

1. 组织保障　医院自上而下重视医疗安全,成立医疗安全领导小组,院长牵头挂帅,主管副院长组织实施;设立医患关系协调办公室,配备医疗、法律和护理专职人员,负责医疗安全管理、医疗纠纷处理和医疗安全培训。

2. 制度保障　医院从管理性、预防性、应对性和处罚性4个方面建立健全并不断完善各项规章制度,规范管理,促进医院运行纳入依法、依规的轨道,从制度上确保医疗安全。

3. 流程保障　坚持"关口前移,预防为主"的理念,着眼于险,立足于防,变"被动处理"为"主动防范"。坚持"以案例分析为导向优化流程问题"的医疗安全管理模式,提倡"无过失不良事件和不安全因素上报制度",对于已经发生的医疗投诉做到"三个至少",即"至少发现一个问题、至少优化一个流程、至少警示一个人或一个群体",将医疗安全管理从"纠纷控制"向"风险控制"转变,彻底规避医疗风险,从根本上保障患者利益。

4. 质量保障　强化医疗质量,注重医疗细节,建立院、科两级医疗质量管理体系,制定医疗质量控制标准,坚决确保医疗行为符合诊疗规范。实现以"治疗组"为单元的质量管理模式和以"电子病历"为依托的质量监控模式。开展"医疗质量管理"和"医疗安全管理"双重量化考评,考评结果与科室绩效考核挂钩。

5. 思想保障　全院秉承"以病人为中心"的服务理念,持续开展院领导和行政管理部门医德查房制度,分类型开展门诊、住院患者调查问卷和出院患者电话回访制度。全院医护人员以科室为单位签署《医疗安全管理责任书》,落实医疗安全责任,强化医疗服务意识。

6. 源头保障　坚持开展医疗安全教育,按照预防性警示培训、针对性专题培训、普及性岗前培训和广泛性,实现医院培训"四个层次"培训教育对象覆盖全院员工。系列培训做到"四个结合",集中培训与分散学习相结合、警示教育与质量监控相结合、终末管理与源头防范相结合、问题分析与隐患排查相结合。无论是新入职员工、新入科研究生到全体临床一线医务人员,还是药剂、收费、导诊等窗口服务人员到机关、后勤人员,均能够通过培训提高自身的专业技能和沟通技巧,从源头上确保医疗安全。

第三节　建立医疗安全量化评价体系

医疗服务的核心是医疗安全,而医疗安全的来源是医疗质量。评价医疗安全效果对于提高医疗质量和改善医疗服务行动有着重要意义。医院应建立符合医院实际情况的医疗安全量化考评体系,从而实现对医疗安全和投诉信访的量化评价。

1. 提高认识　医疗运行要坚持"安全第一,预防为主"的原则,深层次认识医疗质量和医疗安全的关系,从"一味抓质量,从不抓安全"转向"优先抓质量,兼顾抓安全",再转向"重点抓安全,同时抓质量",要做到"两手抓,两手都要硬"。转变观念,从被动防纠纷转向主动防风险,坚决走"预防为主,源头治理,超前预警,协调联动"的医疗安全管理路线。

2. 加强领导　医院自上而下实行"党政同责,一岗双责,失职追责"的安全责任制度。明确各级各部门主要领导作为安全责任人,临床科室主任和护士长作为医疗安全第一责任人,切实做到明责、履责、追责、问责。通过强化监管、狠抓落实、全面检查和消除隐患,落实患者安全目标。每年年终执行"一票否决"制度,推动和促进各临床科室和职能部门齐心协力,保证医疗工作安全、顺利地开展,进一步提升医疗服务质量。

3. 建立医疗安全和投诉量化考评体系　坚持实用性、有效性和可操作性相结合的原则,实行投诉分类量化管理,要求医务人员要本着"对患者负责,对医院负责,对自己负责"的原则,强化医疗安全意识,做到"处理一个投诉,解决一类问题"。量化考评体系分处罚和奖励两部分。临床科室以病房为单位;非临床科室以科室为单位。扣分按照投诉分类和完成医疗安全工作的情况执行;加分按照主动排查并消除医疗安全隐患和积极配合医院解决相关科室医疗纠纷的情况执行。考评结果直接与科室"双星评比"和绩效考核挂钩:作为科室年终评优的一票否决指标;作为当事人评优的否决指标;作为重大责任案例当事人提职晋级的否决指标。

4. 建立医疗安全和投诉量化考评体系后,各个科室对医疗安全的重视程度明显提升,医疗投诉沟通和安全隐患上报的主动性和积极性显著提高,有效地强化了医务人员的安全意识,落实患者安全目标。

5. 在医疗安全管理的各项举措逐步实施后,要对其效果进行科学评价,运用戴明环 PDCA 的管理方法,根据评价的结果不断完善医疗安全管理措施,为患者提供更加安全、高效、优质、便捷的医疗服务,提高医院规范化和科学化管理水平,促进医院安全内涵建设。

第四节 信息化医疗安全管理平台建立与实践

医疗安全管理是医院管理的重要内容,也是全社会共同关注的重大课题。医院对医疗安全管理的探索和实践必须实现不断完善和不断提高的态势,充分利用信息化平台,才能在新形势下确保医疗安全和医疗质量。

一、医院安全管理信息化平台

信息化是以现代通信、网络、数据库技术为基础,对所研究对象、各要素汇总至数据库,供特定人群生活、工作、学习、辅助决策等和人类息息相关的各种行为相结合的一种技术。信息化是全球信息网络共享时代的新晋生产力,可以极大提高各种行为的效率,为推动人类社会进步提供极大的技术支持。

信息化管理是利用信息技术和信息资源,促进信息交流和信息共享的过程。目前,医院的信息化已经覆盖了电子病历系统、影像诊断系统、实验室检验系统等,在电子病历的基础上实现医院无纸化运行。

依托医院信息化平台,建立医院安全管理信息化平台,整合医院安全信息,以投诉为导向,用信息化固化标准流程,坚持"统一管理、方便投诉、及时解决"的原则,实现医院安全信息的"大整合"。信息化平台通过预留端口,建立与远程终端之间的信息传递通道,整合了医院安全远程拓展模块和终端,将医疗安全、护理安全、设备安全、公共安全和消防安全等信息共享到信息化平台上,具备录入、查询、办理、警示、批示、提醒、数据传输、权限授予等诸多功能,应实现"事事有着落,件件有回音"。

医院安全管理信息化平台链接电子病历系统、公共安全监控系统、人力资源管理系统,整合医疗、护理、药物、院感、医保、物价、公共安全、消防安全、设备安全、实验室安全、危化物安全、放射源安全等信息,将医院日常运行安全信息即时上传、反馈至安全管理综合平台上,实现全院安全信息共享。

医院安全管理信息化平台包含投诉管理、不良事件上报、隐患上报、医院安全培训、医院规章制度、医院应急预案等内容。拥有统计分析功能,实现事前防范、事中监控、事后分析的"一站式"管理效果。

医院安全管理信息化平台具有提示性、即时性、强制性、实时性和自反馈等特点。

1. 提示性 投诉信息录入提交或隐患信息上报,第一时间向当事人和当事科室主任通过网络和手机短信发送提示信息,做到"双提示、双保险"。

2. 即时性 以办公网为载体,通过网络传输,做到"即时发送、瞬间传播"和"一对多""多对一"的多点传输。

3. 强制性 设办理时限提醒功能,做到"事件不办理、提示不消失"。

4. 实时性　实现事件办理流程的实时监控,体现每个事件办理节点,让管理者对于事态发展全面把握。

5. 自反馈　事件处理中,处理结果、整改意见、领导批示等均以"双向自反馈"方式反馈科室、职能部门并上报院领导,达到"传得通、管得住、看得见、办得好"的效果。

二、投诉和卫生信访管理

医疗投诉处理和卫生信访接待是医院安全管理的重要组成部分,医院应重视该项工作,专门成立医患关系协调办公室,实时跟进政府和国家卫健委等相关管理部门的政策方针,依法按政策做好投诉和信访的接待和处理。实行"二专、二公开"制度,"二专"指的是专职部门和专职人员;"二公开"指的是公开接待地点、公开投诉电话。医院采取"六大举措"保障投诉和信访管理工作的平稳进行。

1. 场所方面　应设立专门接待场所,供门诊患者和住院患者投诉和信访。在医患关系协调办公室、接待室及其周围走廊安装全景监控,对接待过程进行实时录像和录音。

2. 人员方面　医患关系协调办公室专职配备医疗专业、护理专业和法律专业人员,分工明确,负责接待、反馈、鉴定、应诉、安全管理等工作。

3. 物资方面　医院安排专项经费,满足投诉和信访工作的需要,包括配备专用摄像机、照相机、复印机、传真机及各种办公、接待等物资,全力保障接待、稳控、培训和管理工作顺利进行。

4. 程序方面　医院对于医疗投诉和卫生信访实行"专家委员会会诊反馈机制"的闭环处理流程。首先,对患方的投诉和信访进行接待并登记,明确告知于10个工作日之内给予反馈答复;相对复杂、涉及较多当事人和当事科室的,于60天之内给予答复。其次,调查核实事件,组织院内相关学科专家组成专家委员会,对投诉和信访案例进行会诊讨论。最后,拟定时间,由专家委员会给予患方面对面反馈答复或给予书面答复函。如患方对医院答复意见不认可,在耐心接待和反馈后,明确告知法定途径,建议其依法通过医疗事故技术鉴定或民事诉讼解决纠纷。

5. 安全方面　应建立医疗纠纷处理与安保协调一体化。医患关系协调办公室位置均应毗邻安全保卫部,分工负责、密切配合,保障接待和反馈时,工作人员的人身安全以及医院正常医疗秩序的稳控。建立重大医疗纠纷预警机制,制定突发纠纷事件应急处置预案。在医院内设立警务室,实行"警医联动"机制,对重点部位增加安保力量,有效加强医院内部的治安防范,保障医院运行的稳定和医务人员的平安。

6. 制度方面　建立卫生信访工作协调配合机制,健全卫生信访应急预案,落实化解稳控责任。建立疑难信访联合接访和会办机制,整合技术、行政和社会资源,积极依靠和配合各级卫生行政管理部门和相关政府部门,做好联合接待和会办信访积案,有效化解疑难信访问题。建立起医疗纠纷处理与人民调解等第三方调解机制的有效衔接,加强对医疗责任保险制度的探索和开展。

医疗安全是医院的发展之基,生存之本,稳定之源。医院安全管理工作是实现优质医疗服务的基础,没有安全就没有稳定,没有稳定就没有医院的可持续发展。

附件 2-1　盛京医院医疗安全管理简介

　　盛京医院通过建立对投诉和信访的闭环式接待处理流程，依托先进、高效的信息化管理平台，实现了全院各部门的安全信息的整合和共享，形成了事前防范教育、事中监控监管、事后分析整改的"一站式"安全管理模式。通过对医疗质量的监控管理和不同形式不同内容的医疗安全培训，持续深化服务品质和重塑满意活动，切实执行进一步改善医疗服务计划，落实患者安全目标，努力构建和谐医患关系。

　　医院各部门协调联动，通过"一平台一体系，六保障六举措"切实确保医疗安全。

　　1. "一平台"　医院充分依托强大的信息化框架和先进理念，建立了医院安全管理信息化平台。信息化平台整合了医院安全信息，以投诉和信访为导向，用信息化固化标准流程，坚持"信息共享、统一管理、方便投诉、及时解决"原则，实现医院安全信息的"大整合"，也为医院的信息化程度做出了补充。

　　医院安全管理信息化平台包含投诉管理、不良事件上报、隐患上报、医院安全培训、医院规章制度、医院应急预案等内容。拥有录入、查询、办理、警示、统计分析等功能，实现事前防范、事中监控、事后分析的"一站式"管理效果。做到事事有着落，件件有回音。

　　2. "一体系"　医院运用戴明环 PDCA 的管理方法，建立投诉量化考评体系，根据评价的结果不断完善医疗安全管理措施，为患者提供更加安全、高效、优质、便捷的医疗服务，提高医院规范化和科学化管理水平，促进医院安全内涵的建设。

　　医疗安全和投诉量化考评体系，分处罚和奖励两部分。考评结果直接与科室"双星评比"和绩效考核挂钩：作为科室年终评优的一票否决指标；作为当事人的评优否决指标；作为重大责任案例当事人提职晋级的否决指标。明确各级各部门主要领导作为安全责任人，临床科室主任和护士长作为医疗安全第一责任人，切实做到明责、履责、追责、问责。要求医务人员要本着"对患者负责，对医院负责，对自己负责"的原则，强化医疗安全意识，做到"处理一个投诉，解决一类问题"。

　　3. "六保障"

　　（1）组织保障：医院自上而下重视医疗安全，实行"党政同责，一岗双责，违规追责"的安全责任制度，成立医疗安全领导小组，院长牵头挂帅，主管副院长组织实施。

　　（2）制度保障：医院从管理性、预防性、应对性和处罚性四个方面建立健全并不断完善各项规章制度，规范管理，促进医院运行纳入依法、依规的轨道。

　　（3）流程保障：坚持"以案例分析为导向优化流程问题"的医疗安全管理模式，对于已经发生的医疗投诉做到"三个至少"，即"至少发现一个问题、至少优化一个流程、至少警示一个人或一个群体"。

　　（4）质量保障：建立院、科两级医疗质量管理体系，制定医疗质量控制标准，坚决确保医疗行为符合诊疗规范。实现以"治疗组"为单元的质量管理模式和以"电子病历"为依托的质量监控模式。开展"医疗质量管理"和"医疗安全管理"双重量化考评，考评结果与科室绩效考核挂钩。

（5）思想保障：全院秉承"以病人为中心"的服务理念，持续开展院领导和行政管理部门医德查房制度，分类型开展门诊、住院患者调查问卷和出院患者电话回访制度。全院医护人员以科室为单位签署《医疗安全管理责任书》，落实医疗安全责任，强化医疗服务意识。

（6）源头保障：坚持开展医疗安全教育，按照预防性警示培训、针对性专题培训、普及性岗前培训和广泛性全院培训"四个层次"进行培训，教育对象覆盖全院员工。系列培训做到"四个结合"，集中培训与分散学习相结合、警示教育与质量监控相结合、终末管理与源头防范相结合、问题分析与隐患排查相结合。

4. "六举措"

（1）场所方面：医院在南湖院区、滑翔院区、沈北院区分别设立专门接待场所，供门诊患者和住院患者投诉和信访。实行"二专、二公开"制度，"二专"指的是专职部门和专职人员；"二公开"指的是公开接待地点、公开投诉电话。

（2）人员方面：医患关系协调办公室专职配备医疗专业、护理专业和法律专业人员，分工明确，负责接待、反馈、鉴定、应诉、安全管理等工作。

（3）物资方面：医院安排专项经费，满足投诉和信访工作的需要，全力保障接待、稳控、培训和管理工作顺利进行。

（4）程序方面：实行"专家委员会会诊反馈机制"的闭环处理流程。对患方的投诉和信访进行接待并登记，明确告知于10个工作日之内给予反馈答复；调查核实事件，组织院内相关学科专家组成专家委员会进行会诊讨论；由专家委员会给予患方面对面反馈答复或给予书面答复函。如患方对医院答复意见不认可，在耐心接待和反馈后，明确告知法定途径，建议其依法通过医疗事故技术鉴定或民事诉讼解决纠纷。

（5）安全方面：医院采用"部办联动"机制，实行安保协调一体化。各院区医患关系协调办公室均毗邻安全保卫部，分工负责、密切配合。在医院内设立警务室，实行"警医联动"，对重点部位增加安保力量，有效加强医院内部的治安防范，保障医院运行的稳定和医务人员的平安。

（6）制度方面：建立卫生信访工作协调配合机制，健全卫生信访应急预案，实行院领导包案制度，落实化解稳控责任。积极依靠和配合各级卫生行政管理部门和相关政府部门，做好联合接待和会办信访积案，有效化解疑难信访问题。

（卢　岩　李捍司）

第三章 医疗运行

医院的医疗运行通过门急诊量、出院人数、床位利用率、平均住院日、手术量等医疗运行指标评价,通过分析医疗运行的考核指标和意义,从而实现医疗管理的目标。

第一节 医疗运行的特点

医疗运行是医院最主要、最常规的核心工作,是医院存在的意义和基础。维持医疗过程平稳、安全地运行,是医疗管理的首要目标。

医疗运行的基本形式即医务人员通过诊断学流程对疾病作出判断,进而使用药物、器械及手术等方法,消除疾病、缓解病情、改善功能、帮助患者恢复健康的全部过程。医疗运行在宏观上是复杂、动态、辩证的,以下几个特点决定了医疗运行的特殊性:

一、医疗行为的实时性

医疗运行的全过程均围绕着疾病展开,而从宏观的角度来看,疾病的发生和发展是全天候的过程。那么医疗运行与之相对,必须具有实时性的特点,即在医疗运行中突出表现为对突发事件的处理及公共卫生事件的应对。

二、医疗结果的侵袭性

医疗行为安全第一,但医疗行为的结果往往可能对人体造成某种侵袭,且该侵袭在一定程度上是不可恢复的。最典型的就是以手术为代表的各种有创操作,乃至输液与服药的副作用,甚至是正常的用药反应,严格意义上对患者来说也是一种不可逆的侵袭。

医疗结果的侵袭性是客观存在的,即使再规范化的治疗也不可能完全避免;但对待医疗运行的评价,不能单纯地从其客观的"侵袭"上来分析。因为医疗行为对患者来说是必需的,患者承受医疗行为所带来的"侵袭"而解除自身的病痛,这是一个权衡利弊、辩证统一的过程。医疗运行中对患者造成的不利,必须小于医疗行为所带来的利益,即遵从"最有利于患者"的原则。

三、医疗对策的个体性

医疗运行与其他服务行业的运行不同,由于医疗行为的对象即患者的身体是近乎完全不同的个体,所以医疗行为的结果并非完全能由其实施者即医生所控制,由此造成了医疗对策的个体化。

这一特性客观上来源于患者生物体的不确定性,即没有完全相同的两个个体;主观上还与患者本人行为的不可预测性相关,或表现为依从性的不同。那么在治疗原则规范化的同时,针对不同患者需要制定个体化的医疗对策,而规范化和个体化是辩证统一的。

四、医疗质量的差异性

客观上来看,不同级别医院的医疗质量是存在差异的。即使是同级医院,由于各自医疗流程的不同,乃至治疗方式的不同,甚至用药选择的不同,反映到患者身上就会体现为医疗质量的不同。

五、医疗过程的私密性

医生和患者作为自然人,其隐私权都是神圣不可侵犯的,其人格尊严受法律保护,这一点在民法通则中即已明确。《中国人民共和国执业医师法》第二十二条第三款中明确规定,医师在执业活动中须履行"关心、爱护、尊重患者,保护患者的隐私"的义务[1]。

如果医生不进行正常的询问和检查,则无法对患者进行诊断及治疗;而正常的询问和检查难免会涉及患者的隐私。在接受诊疗的同时,为了确保医生能更准确地对疾病进行判断,患者也应该实事求是地回答医生针对疾病提出的问题。只要对患者进行诊断、治疗,就有可能会涉及患者的隐私。为解决这一问题,医务人员和患者都应该加强自身的法律意识,共同维护人格尊严。

六、制度适应的必要性

至少在可见的将来,医疗运行是不能独立于各项社会制度之外的。具体来说,医疗运行除了必须服从临床医学发展的科学规律,还必须适应医疗保险制度和医疗改革进程。

最基本的,从医疗保险的角度来看,医疗运行必须适应城镇职工、城镇居民、新型农村合作医疗、商业医疗保险等各类型保险的规范要求,且在不同地区存在差异。更长远来看,随着医疗改革的不断深入,单病种收费、临床路径管理、抗生素管理、药品比例控制、基本药品目录、取消药品加成等各项规章制度都在不断完善,也为医疗运行提出了更加细致、规范的要求。

七、人为因素的不确定性

医学是一门与"人"打交道的科学,医疗运行说到底是以"人"为本的。医疗运行面向的患者千差万别,包括性别、年龄、体质、疾病种类、病情程度、并发症情况,乃至社会、家庭背景等因素,都会对医疗运行过程产生不确定的影响。而医务人员作为医疗运行的执行者,其所受教育程度、临床经历、心理素质,乃至沟通能力等的不同,也直接为医疗运行本身增添了不确定性。

第二节 门急诊医疗运行及管理

无论在医疗运行的哪个环节,其基本要求都是平稳、安全。而针对门急诊医疗运行的特点,在"稳"的前提下,还要突出一个"快"字。对医务人员来说,"快"意味着提高工作效率;对患者来说,"快"意味着改善就医体验。以下试从几个方面探讨门急诊医疗运行管理中的关键指标：

一、门（急）诊量及其衍生指标

（一）门（急）诊量

广义的门（急）诊量，指在单位时间内，来医院/科室挂号的人次数，即单位时间内的挂号量减去退号量。门（急）诊量是体现医务人员工作强度的最直观、最便于统计的指标，同时也是其他各种指标的基础。

（二）衍生指标

1. 狭义的门诊量——有效门诊量 指在单位时间内来医院/科室挂号并进行过治疗的人次数；即广义门诊量减去无其他收费人次数，或称为"有效门诊量"。

有效门诊量可以更好地反映医务人员的工作强度。但由于科室治疗、复诊流程的不同（如只看检查结果无其他处置），收费模式的不同（如首诊统一计费，复诊不再重复收费），以及统计区间的不同（难以界定多长时间算一次诊疗结束），其计算可能产生误差。

门急诊实现信息化和采用电子病历的基础上，可以更准确地判定有效门诊量。在此条件下可以通过有效病历的数量估算有效门诊量的合理性，直接过滤未做任何处置的"无效患者"；如果采用结构化电子病历＋电子医嘱系统，可以进一步细化出每个就诊人次有无收费处置，进行更准确的效率分析。当然，前提是医生能够规范化地使用电子病历系统并书写记录。

2. 门/急诊量构成比 指门诊量、急诊量在门急诊总量中各自所占的比例。从这个指标及其变化中可以看出医院门急诊发展的成熟度及趋势；不过随着分级诊疗的开展，这个比例的意义和价值会发生变化。

3. 门急诊量同/环比增长率 顾名思义，环比增长率可以体现门急诊运行、发展的趋势是否稳健。而对于医疗运行来说，由于疾病发生、发展的规律有很强的季节性特点，导致患者人群分布的变化会有一定的季节性规律；观察同比增长率则可以一定程度上过滤掉此种规律变化带来的影响。对照门/急诊量同、环比增长率各自的变化，可以更好地判断医疗运行中门、急诊发展的状态。

二、门急诊收入及其衍生指标

（一）门急诊收入

即单位时间内患者的交费金额。该项目是门急诊运行的核心指标之一，是门急诊运行的必要条件，也是各科室运行效率的直接体现。

（二）衍生指标——次均费用

门急诊患者次均费用，指单位时间内门急诊收入与同时段门急诊量的比值。该指标过滤了门急诊量"单纯"增加对门诊收入的影响（比如季节性因素、出诊医生增多等因素），可以更好地反映出医院门急诊运行的真实效率。

次均费用的增加体现了门急诊收入效率的提高，也可以反映出门急诊的成熟度较高。但次均费用的提高客观上也说明了患者的费用负担会相对加重，因此该指标的变化应稳定在一个相对合理的范围内。具体来说，就是要求医务人员合理把握门急诊检查及治疗的适应证，在此前提下实现的患者次均费用增长才是科学有效的，而不应只追求指标的"单纯"

提高。

三、门急诊药品收入专项分析

根据目前医疗改革的大政方针,药品收入是医院运行中非常关键且敏感的指标,因此应做出专项分析。

1. 门急诊药占比　指单位时间内药品收入占门急诊总收入的比例。药占比无论在政策方针上,还是实际应用上,都是医院运行管理的重要指标之一。合理的药占比,在未来一段时间内将是医院收入能否稳健发展的关键,其重要性不言而喻。该指标也是其后续衍生指标的基础。

2. 衍生指标——药品收入增长率与总量对比　指单位时间内药品收入的增长率,与门急诊总收入增长率的比值,反映了医院门急诊收入对药品收入的依赖程度。合理稳健的比值应该在 1.0 以上,即门诊收入的增长高于同时段药品收入的增长,使药品使用和药品价格实现持续下降趋势。

3. 药品处方丢失率　指未缴费的处方数,占医生开立总处方数的比例。该指标一定程度上反映了患者对医院的依从性,以及对医院的信任程度。随着医院药品加成的取消,是否在医院取药将越来越不成为医院关注的指标。

4. 药品缴费金额丢失率　指未缴费处方的金额,占医生开立药品总金额的比例。其意义与药品处方丢失率类似,但更强调金额对丢失率的影响。

5. 病种(科室/医生)药品收入及其增长率　指单位时间内,各典型病种(或不同科室/医生)患者的药品总金额及其增长,为指导不同科室(或各专业医生)门急诊医疗运行提供针对性的依据。

需要注意的是,规范化的诊断是此项目准确性的基础,门急诊结构化电子病历的采用对此有积极正面的影响;同时这个指标对于医疗运行和医院管理有着重要价值。

四、门急诊等候时间分析及衍生指标

如前所述,对医务人员来说,"快"意味着提高工作效率;对患者来说,"快"意味着改善就医体验。更进一步来讲,对于门急诊患者来说,就医体验最直观的体现就是"排队"等候时间的长短。当医疗资源不能无限制增长的前提下,如何缩短非医疗(候诊和等候检查以外的服务)等待时间,是医院管理者需要努力解决的。

为了量化患者的等候时间,从而为提高就诊体验提供依据,我们需要将患者就诊流程中的各部分进行细化。以盛京医院为例,在实现了门急诊运行全信息化的基础上,可以统计每位患者在就诊过程中的以下几个时间点:

A. 患者挂号时点(或预约挂号患者的取号时点,后详述)。

B. 医生"叫号"时点。

C. 医生保存病历时点(只下电子医嘱也会自动生成相应病历)。

D. 患者缴费时点。

E. 患者取药(预约检查)时点。

其中 A、D、E 三项与患者相关;因为患者进行操作时需要持门急诊就医卡刷卡,其门诊号与持卡患者存在唯一对应的关系,也是闭环的就诊流程无法绕开的,所以可以准确统计。

B、C 两项与医生相关，可以直接在信息化系统中采集。依据以上各时点，可以衍生出下列指标：

1. 患者候诊时间　即 A、B 两时点间的时段，反映了患者排队等待就诊的时间。对患者来说，此时间越短，就医体验越好；如果采用了网络及手机 APP 预约挂号，相应患者候诊时间的起点其实是"取号"的时点，这一时点是患者本人可以预计的，因此可以大大改善就医体验。

2. 医生接诊时间　即 B、C 两时点间的时段，反映了医生为患者诊治的时间。对患者来说，此时间越长，一定程度上说明医患交流的时间较长，就医体验较好；但对医生来说，考虑到科室性质的不同，此时间应该控制在合理范围内，也就是提高接诊效率，也可以缩短其他患者的候诊时间。

3. 缴费排队时间　即 C、D 两时点间的时段，反映了患者在收款处排队的时间。对患者来说，此时间越短，就医体验越好。借助信息化平台，实现持身份证、医保卡、居民健康卡或就医卡的诊间缴费、自助服务机缴费、手机 APP 缴费功能则可以大大缩短缴费等待时间，甚至实现实时缴费，缩短非医疗等待时间。

4. 取药（预约检查）排队时间　即 D、E 两时点间的时段，反映了患者在取药（预约检查）窗口的排队时间。对患者来说，此时间越短，就医体验越好。建立信息化平台相连接的自动摆药系统，则可以缩短了患者取药时间，且提高了安全性，这些也属于非医疗等待时间。

5. 预约检查时间　由于大部分放射线检查的设备是通用的，结合信息化平台，实现放射检查实时分诊，即患者缴费后可以实时分配检查时间。

通过对以上指标的统计，可测算单位时间内门急诊患者的"平均候诊时间""平均接诊时间""平均缴费时间""平均取药时间"，从而将主观的"就医感受"量化为客观的数据，为针对性地改善门诊服务，提高医院运行效率提供科学依据。

6. 衍生指标——候诊、接诊时间与接诊人次数比值　此项衍生指标将患者的候诊时间或医生的接诊时间，与同时段内的门急诊量相比较，过滤了门诊量变化对医务人员效率的影响。

五、医生出诊次数及其衍生指标

医生出诊次数是指单位时间内医生出诊的人次数。通过对该数据的统计可以衍生出下列指标：

1. 医生日均诊治患者数　指单位时间内门急诊量与医生出诊人次数的比值，是反映医务人员工作强度和效率的直观指标。结合前述各项效率指标，可以为门急诊资源调整提供科学依据。

2. 候诊、接诊时间与出诊次数的比值　参见前述门急诊等待时间的分析，将单位时间段内医生出诊的人次数，与同时段内患者的候诊时间或接诊时间进行比较，可以判断相应科室出诊医生的人次数是否合理，从而为门急诊资源的调整提供依据。

六、门诊患者来源分析

通过患者预留信息以及身份证号码段的分析，可以统计门诊患者的来源，进而统计本地患者和外地患者的比例。其中外地患者还可以进一步细化为"市外省内患者""省外国内患者"，以及"涉外患者"；如果没有查到或预留相关信息，则归入"来源不明"分类。

显而易见，患者来源的多元化程度越高，外地患者的比例越大，说明医院或某科室的影响力越强。鼓励使用二代身份证免费注册作为就医卡，那么统计患者来源会更加方便、准确，从而实现较高的信息完整率。

七、预约挂号分析及其衍生指标

如前所述，预约挂号是从根本上提高患者就医体验的关键手段，其完善程度可以从以下指标体现：

1. 预约挂号率　指单位时间内通过各种预约方式成功挂号的患者数，与实际门诊量的比值。预约挂号率是门诊预约服务完善、方便程度的直接体现，也是所有衍生指标的基础和核心，是衡量医院运行信息化程度，以及反映患者就医体验的重要指标。

2. 衍生指标

（1）各预约途径比例：患者及家属可以通过医院官方网站、医院手机 APP、自助服务机、省市统一挂号平台、门诊医生诊间、门诊及病房护士站、人工收费窗口等多种途径预约挂号。各种预约途径的比例可以为判断预约趋势、针对性改善预约服务提供依据。

（2）预约挂号成功率：指单位时间内成功"取号"的数量与预约成功数量的比例。为避免医疗资源浪费，空耗等待时间，预约患者必须持有效证件到现场"取号"，才能正式进入候诊队列，等待医生"叫号"。进而衍生出本项指标，可以反映预约服务的完善程度，并预估接诊工作效率。

（3）预约挂号增长率：顾名思义，反映医院或某科室预约工作的改善情况，为医院运行的整体改善提供依据。

在当前中国医疗体制下，预约挂号的患者主要集中在慢性病、康复、复查病人上，随着分级诊疗的推进，由下级医院向上级医院有序转诊，且结合医保支付比例和挂号费用价格调整，才能真正实现门诊所有或大部分病人的预约挂号。

第三节　住院医疗运行及管理

住院医疗是医院医疗工作的中心环节。入院病人一般而言病情较重且复杂，需要通过系统的检查和治疗而予以诊疗。住院医疗集中地反映医疗质量和水平，是医院管理的主要对象。

住院医疗管理的特点与任务如下：①是以病房管理为中心的系统工程。从系统工程的角度，以病房管理为中心，加强多学科多部门的协作，创造良好诊疗条件和环境是住院医疗管理的基础性任务。②是建立以三级医师负责制为核心、以医疗活动为重点的诊疗体系。住院医疗管理的重要任务，就是充分发挥三级医师负责制的功能，建立完善的责任制度。在医疗活动中，保证医疗质量，不断提高医疗水平，促进业务技术的发展。通过系统管理，确保医疗工作的连续性和协同性。加强医疗信息化建设，使大量的医疗信息得以科学及时地录入、存贮和充分地应用。

下面从几个方面探讨住院医疗运行与管理中的关键指标。

一、平均住院日与床位利用率

（一）概念

平均住院日是指在一定时期内（常规以月、年为统计单位）出院患者的平均住院时间。通过计算出院患者占用的总床日数／同期出院患者总人数得出。床位利用率是指每天使用床位与实有床位的比率，即实际占用的总床日数与实际开放的总床日数之比。

（二）缩短平均住院日、提高床位利用率的意义

1. 缩短平均住院日、提高床位利用率是医院医疗管理中的重点与难点，是医院提高医疗资源使用效率的关键，也是医院加快内部发展的突破口。两个数据不仅反映医院医、护、技、药等多方面的综合实力，同时能够全面反映医院的管理水平。平均住院日通常作为一项全面评价医院的综合性指标。缩短平均住院日，可以达到加快病床周转，使有限的医疗卫生资源得到充分运用，在降低病人医疗费用的同时提高医院经济效益。

2. 缩短平均住院日、提高床位利用率可以高效提高医疗资源的使用效率。随着中国人口的不断增多及老龄化加剧，医疗服务的需求量成正比增高，优质的医疗服务供给属稀缺资源，与患者医疗需求仍有较大差距。为缓解上述问题，医疗机构在保障医疗质量的前提下，缩短平均住院日、加快床位周转率是重要的手段之一。根据原国家卫生和计划生育委员会下发的《2016 年我国卫生和计划生育事业发展统计公报》，2016 年医院出院者平均住院日为 9.4 天（其中：公立医院 9.6 天），与 2015 年比较，医院出院者平均住院日下降 0.2 个百分点。在医疗机构提供的床位数不变的情况下，缩短平均住院日可使医疗服务供给量成倍数增长。

3. 缩短平均住院日、提高床位利用率有利于减轻患者的经济负担。我们所提倡的是高效住院日，即指患者入院后有效检查、诊断及治疗，这个期间的医疗费用发生较高，与摊销医疗成本后结余成正比。因此提高高效住院日，降低低效与无效的住院日，减少患者的住院天数，降低平均住院日，无疑有利于减轻患者的经济负担。

4. 缩短平均住院日、提高床位利用率有利于医院提高管理水平。平均住院日是一个受多因素影响的指标，它既能综合反映医疗护理质量、诊治诊疗水平、工作效率和经济效率，同时又能反映医院总体管理水平。只有在医院统筹规划、各个部门协同配合的情况下，才能在保证医疗水平的前提下，有效地提高诊疗效率、缩短患者的平均住院日。所以，平均住院日的高低不仅是医疗质量与医疗技术水平的综合指标，同时也是医院总体运行效率的体现。

（三）缩短平均住院日、提高床位利用率的措施

1. 规范门诊诊疗管理　通过规范入院前相关检查，加强病房与门诊的交接，确保患者入院。

2. 提前做好必要的辅助检查，避免入院后重复检查。

3. 加强临床科室间配合　在面对疑难危重病患时，积极推进及组织相关科室进行科间会诊和全院会诊，通过会诊提出更加全面的治疗方案、提高会诊质量及效率，落实主要责任科室，避免科室间互相推诿，减少通过大量辅助检查代替会诊意见的现象发生。

4. 开展日间手术　患者术前检查可安排在门诊进行，待结果回报符合手术指征即可进行术前准备、行手术、术后观察数小时，若患者情况良好，便可出院。按日间手术的模式既能减少患者院内感染的风险，又能减轻患者的经济负担，对缩短平均住院日、提高医疗资源的利用率有明显作用。

5. 落实分级诊疗   分级诊疗政策是通过将患者疾病的轻、重、缓、急以及医疗诊治的复杂程度进行分级,将不同级别的疾病分给相对应的医疗机构为患者提供医疗服务。通过推行分级诊疗政策以实现基层首诊和双向转诊制度,将诊断明确且病情稳定的慢性病患者进行分流,提高医疗机构的运行效率,从而进一步缩短平均住院日。但是也要客观地看待平均住院日,当重症患者、疑难患者、大手术患者数量增加,也将延长平均住院日;反之轻症患者、小手术患者数量增加,则可以缩短平均住院日。

二、出院人数

(一)概念

出院人数是反映医院工作成果和工作效率的重要指标之一,可以直接影响医院的社会效益和经济效益。它受到如床位分布情况、床位利用程度、医院人员分配比例等因素的影响。其中平均开放床位数和床位周转率是两大重要因素。通过对出院人数的因素分析,我们得出增加床位数、加快床位周转率均可增加出院人数,同时各科室床位结构的合理性又是影响床位周转率的重要因素。

(二)增加出院人数的主要措施

1. 根据医院优势专业合理分配开放床位   科学合理分析医院特色及优势专业,明确地区疾病谱,不断提高医院的优势专业医疗诊疗水平、稳固本地区及可辐射区域内的心脑血管疾病、急慢性呼吸系统疾病、恶性肿瘤等患者,使患者可以得到及时、有效的治疗。

2. 优化医疗服务质量   目前床位周转次数的加快、出院人数的增加与病人住院时间的缩短有着密切关系。出于对生命健康的重视,居民在医疗相关费用的支出呈递增趋势。患者希望在同等物价标准的前提下得到更优质的服务,因此医院需要通过不断改进优质服务,才能在满足患者医疗需求下实现最大的经济效益。

3. 加快信息化建设   医院的现代化不仅仅是医疗手段、医疗设备,更是医院管理的现代化。科学、合理的信息化管理是提高医院工作效率的最有效措施。加快医院信息化管理可以对各个科室实行全面、精准的动态跟踪管理,可以及时有效地发现各类影响科室及医院有效数据。这对缩短医院平均住院日、提升出院人数有至关重要的作用。

三、药品比例

(一)概念

药品比例 = 药品收入 / 业务收入,业务收入 = 药品收入 + 医疗收入。

(二)控制药品比例的措施

1. 通过医院管理的行政手段,将医院药品比例责任分配到临床科室,作为科室和科主任的目标管理考核目标之一。以每三年实际药品比例的平均值和科室实际情况为基础,制订临床科室的药品比例标准,并结合医院信息化系统,以月度为单位进行统计,公示各科室的药品比例,超过药品比例标准的科室,将根据医院控制药品比例的工作方案的相关规定进行处罚,科主任承担科室管理责任,扣减相应的绩效工资并不得参加年度评优考核;对于药品比例控制较好的科室,医院也给予一定的奖励。通过院科两级管理并结合信息系统及业务查房,了解各临床医生用药情况,及时纠正医生不合理用药滥用药物的现象,使药品比例医药费用增长的情况得到有效控制。

2.开展处方点评,指导医生合理用药,控制"大处方"。每月随机抽查门诊处方并进行点评,尤其要对"大处方"进行重点检查,分析每张处方的合理性,对不合理用药处方进行公示并酌情扣分,通过检查和管理,提高处方质量,规范医疗人员的用药行为,纠正追求利益性的滥用问题。通过监管,可以调控药品比例并降低患者的医疗费用。

3.通过对抗菌药物、收入异常的药品分析,规范药品采购渠道等措施控制药品比例。

四、三、四级手术比例

(一)手术分级管理目的

最大限度保障患者安全、降低医疗风险,是国家卫生健康委对手术安全管理的一项重要要求。各级别医院手术专业的特异性和手术能力差异性要求各级医院建立符合本院的手术名称库,组织病案编码专家对于手术分级目录进行分类、编码,由各科室专家讨论,制定手术级别,建立手术级别管理制度。当医生级别较低不具备申请某级别手术时,流程予以控制;只有相当级别的医生才可以申请该级别手术,从而实现降低手术风险、提高手术质量。

(二)手术分级管理现状分析

以某三级甲等医院2016年手术数据分析,全院二级手术最多,四级手术最少。一、二级手术占全院手术的76.56%,三、四级手术占全院手术的23.44%。其中二级手术占全院手术的53.17%,四级手术仅占全院手术的6.88%。从收治手术患者的手术分级构成看出,高难度手术比例不足,部分一级手术患者可以在日间手术完成。

(三)缓解四级手术占比不足的情况

医院应从管理层面架构合理医疗梯队,以医院信息化为依托,从医疗安全和制度层面上保障年轻医生实际操作手术的能力,为年轻医生通过实践提升手术技巧、循序渐进地掌握高难手术奠定基础。医院手术分级的尽早建立,可以提高手术治疗、规避手术风险,对保障医疗质量和提升医疗安全都有着非常重要的意义。

第四节　医疗运行考核与评价

医疗运行流程繁多、程序复杂,在明确运行管理各项关键指标的同时,还要有一套行之有效的考核与评价体系,才能将管理落到实处,从真正意义上指导、规范医疗行为。

下面试从以下两大方面理清建立医疗运行考核评价体系的思路:

一、基于治疗组的基本运行评价

在临床工作中与患者诊疗直接相关的最小单位为"治疗组",包括治疗组长(高级)、主治医生(中级)、管床医生(初级)及责任护士,对医疗运行评价的单元也以此为基础。

(一)工作量指标

1.出院人次　单位时间内出院患者的人次数。此指标为评价治疗组工作量最直观的基本指标。

2.入院人次　单位时间内入院患者的人次数。此指标同样为评价治疗组工作量的重要指标。

3. 手术例数　单位时间完成手术的例数。此指标为评价手术科室工作量的关键指标。

（二）收入指标

1. 总收入　单位时间内的患者医疗费用的总和。该指标为医疗运行的核心指标之一，是医院运行的必要条件，也是各科室运行效率的直接体现。

2. 药品收入与药占比　药品收入与药占比是医院运行中非常关键且敏感的指标。

3. 抗菌药收入占比　指单位时间内抗菌药收入占总收入的比例。此项指标是医院加强抗菌药物临床应用管理，规范抗菌药物临床应用行为的依据；是对提高抗菌药物的临床应用水平，促进临床合理应用抗菌药物的直观指标，对保障医疗质量和医疗安全具有重要意义。

二、诊疗行为规范化评价

诊疗行为是医疗运行的核心形式。将繁杂的诊疗行为提炼为量化的数据指标，才能使诊疗行为的规范化评价具备可操作性。

（一）诊断分析及其衍生指标

准确的诊断是病种分类的基础，也是科学指导医院运行的前提之一。将诊断分析与前述各项指标的分析相结合，可以更有针对性地规范医疗行为，为医院运行提供指导意见。

1. 诊断患者人次数　指单位时间内某一典型诊断患者的总人次数。该指标客观上反映了病种的人群分布；也是其他诊断分析衍生指标的基础。

2. 衍生指标

（1）诊断患者来源：指不同诊断病种的患者，可以评价某典型病种的区域人群分布，以及相应科室的影响力。

（2）诊断患者年龄：指不同诊断病种的患者的年龄分布，可以据此数据进行针对性分析，优化相应服务。

（3）诊断患者性别：指不同诊断病种的患者的性别分布，可以据此数据进行针对性分析，优化相应服务。

（4）诊断数量趋势：指单位时间内不同诊断病种总量的变化，体现了相应疾病发展变化的趋势，可用于指导科室发展及临床资源分配。

（5）诊断科室分布及收费情况：指单位时间内某科室不同诊断患者的人数，与门急诊次均费用及平均药品费用、平均检查费用各自的比值。此项指标可以利用费用的敏感性，合理评价各科室针对某病种的医疗运行状态。

（6）诊断同科室医生间情况对比：指单位时间内某医生不同诊断患者的人数，与患者平均费用、平均药品费用、平均检查费用各自的比值。此项指标的统计方法和意义类似于上述第（5）项衍生指标，但进一步细化到每位医生，可以更有针对性地评价每位医生在医疗运行中的诊治行为。

综上可见，完善的信息化平台，以及规范的结构化电子病历，可以大大提高诊断分析的效率，是进行科学诊断分析的"催化剂"。

（二）处方分析及其衍生指标

根据处方用药是诊疗行为最主要的组成部分之一，规范处方行为是规范诊疗行为的关键。

1. 处方数量　指单位时间内开立处方的数量,此指标是评价其他衍生指标的基础。

2. 超金额处方数量　为限制大额处方,可限制超过某金额(如600元)的单张处方为"超金额问题处方",从而进行统计。

3. 超种类处方数量　为规范处方行为,可限制超过一定种类数量(如5种)的单张处方为"超种类问题处方",从而进行统计。

4. 衍生指标

(1)科室(医生)问题处方占比:即单位时间内某科室(或某医生)超金额处方数量及超种类处方数量与同时段内处方总数的比值。此指标是评价该科室(或该医生)处方行为的基本量化依据。

(2)衍生指标:将前述"问题处方占比"细化分层(如超金额处方数量每增加100元为一个层次,或超种类处方数量每增加1种为一个层次),从而进一步评价该科室(或该医生)处方问题行为的严重程度。

(三)检查分析及其衍生指标

检查是诊疗行为的重要组成部分,没有完善、合理的检查就没有可靠的诊断或规范的治疗。

1. 基本数据

(1)检查人次:指某科室单位时间内有检查项目的患者人次数。

(2)检查项目数:指某科室单位时间内预约的全部检查项目数量。

(3)门诊(出院)人次:指相同时段内的门诊量(出院人次)

2. 检查人次占比　上述(1)与(2)项目的比值。此项指标可简要评价检查患者的基本规模。

3. 次均检查项目数　上述(2)与(3)项目的比值。此项指标可简要评价患者检查的基本强度。

4. 最大/最小检查项目数　指单位时间内某患者预约的检查项目最大/最小的数量。此项指标结合第(3)项的数据,进一步评价患者的检查强度。

5. 次均检查费用　指单位时间内检查总费用与上述(3)项数据的比值。此项指标可简要评价检查行为在医疗运行方面的效率,并侧面反映患者的相关费用负担。

6. 最大/最小检查费用　指单位时间内某患者预约的检查花费的最大/最小金额。此项指标结合次均检查费用的数据,进一步评价检查行为在医疗运行方面的效率,以及患者相关费用负担。

(四)关键诊疗行为规范性分析

临床诊疗行为纷繁复杂,规范化诊疗的注意事项颇多,但很多检查及治疗的规范行为之间具有相关性。依靠信息化系统可以对类似的相关性进行提炼,进而量化,为监测相关诊疗行为的规范性提供依据。

试举一个最简单直观的例子——内镜检查与心电图检查的相关性,以此为切入点揭示诊疗行为规范化的量化思路:

案例背景:正如本章第一节第2条所述,内镜检查具有一定的"侵袭性",为保证医疗安全,规范化的诊疗流程要求行内镜检查之前应进行心电图检查,以评估风险。

1. 数据挖掘　根据案例背景可以看出,内镜检查与心电图检查在规范化治疗的层面具有相关性。

据此,为量化规范性,应统计出某科室(或某医生)单位时间内的以下两项数据:①内镜检查人次数;②在内镜检查的时点前完成了心电图检查的人次数。在信息化平台的支持下,数据统计完全可行且方便(可行性好)。

根据上述数据,可以确定某科室(或医生)单位时间内,内镜检查前行心电图检查的人次比例,以此作为评价该科室(或该医生)诊疗行为规范性的量化指标。

2. 衍生指标   内镜前行心电图检查患者的年龄分布(或医保构成等)。

进一步地结合其他相关指标,还可以对已有数据继续进行深入挖掘,探索其中的意义,为临床工作、医疗运行管理乃至科研方向提供思路。

第五节   自反馈式管理系统在医疗运行管理中的应用

医院信息化建设作为公立医院改革试点的重要内容,对提高医疗质量、改善医疗服务、提高医院管理水平和效率、实现医院精细化、专业化管理有着重大意义。

一、自反馈式管理系统在医疗运行管理中应用的基本思路

1. 电子病历与相关联信息形成底层数据。

2. 通过物联网终端形成"信息触角"。

3. 由管理思维形成相关触发点。

4. 基于网络与短信平台完成反馈链,通过不断调整的机制形成螺旋式上升的发展轨迹,最终实现自反馈式管理系统。

二、自反馈式管理系统在医疗运行管理中的应用实例

(一)信息自反馈系统在管理检验危急值的应用

检验"危急值"是指偏离正常范围比较大的检验结果,此时患者可能已经处于危险边缘。为保证患者的危急值信息能在最短时间内得到处理,优化管理流程,盛京医院建立了基于医疗信息系统和短信平台的危急值自反馈式管理。

当患者出现危急值时,检验科通过信息系统查询开立该检验项目的医师信息,然后在办公自动化系统中调出该医师的手机号码,通过短信平台自动推送危急值短信,同时在医疗信息系统中生成相应的危重报告。该负责医师需要在15分钟内回复短信,30分钟内填写完成系统中的危重报告,给予反馈处理意见。基于医疗信息系统和短信平台的自反馈式的检验危急值管理,让医生能在最短时间内收到检验信息,并且对患者进行最及时的处理,使患者获得最佳的抢救时机。

(二)信息自反馈系统在门诊服务中的应用

门诊患者完成医疗项目交费后,短信平台将自动根据患者挂号时提供的手机号码推送相关提示短信。如患者有检验项目,短信平台会根据相应节点推送该项目完成情况,确保患

者能第一时间自助打印检验结果,保证信息的时效性。

(三)信息自反馈系统在用药安全方面的应用

医疗信息系统中的配伍禁忌信息、合理用药监控,以及处方点评流程均可以自反馈模式实现。医生在开立处方时,系统会按照预设项目,对所开项目进行自动检测。如出现配伍禁忌或者不合理用药,消息平台将向该医生的医生站终端自动推送相关信息。处方点评的信息也会通过短信平台和医生站终端消息平台对医生进行具有时效性的提醒,从而规范医疗行为,保障医疗安全。

(四)信息自反馈系统在环境监控方面的应用

信息系统通过传感器监控各楼层温湿度,冰箱、冷库温度,以及关键位置是否有漏水。冰箱、冷库等报警信息会通过短信反馈给所在科室负责人,温湿度、漏水报警则反馈给后勤保障科负责人。负责人在接收短信后须按照既定规则回复确认信息,并进行检查维修直至恢复正常。所有报警信息、短信回复、温湿度数值等历史数据,都会保存在数据库中备检索查询。

综上,自反馈式管理系统给医院的运行带来的是全员参与的、实时调整完善的先进管理机制。

（卢 岩 王一通 张 佳）

参 考 文 献

1. 全国人大常委会办公厅.《中华人民共和国执业医师法》.北京:中国民主法制出版社,2008.

第四章 医疗质量管理

各级各类医疗机构是医疗质量管理的第一责任主体,保障医疗安全的核心工作是医疗质量控制,通过分析和掌握医疗质量控制的指标和意义,对全面加强医疗质量管理,持续改进医疗质量,保障医疗安全具有重要指导作用。

第一节 医疗质量管理概述

传统医疗质量管理是指在病案的基础上,通过检查或抽查纸版病历书写情况,或针对某一专项医疗监管活动,如输血专项检查、单病种专项检查等对医疗质量进行管理,具有局限性、片面性、间断性等不足。

数字化医院医疗质量管理是指在医院数字化建设理念的指导下,在医院综合信息系统计算机网络平台的基础上,通过各种信息系统应用软件,借助于现代计算机技术、数字医学技术、信息系统等手段,通过完善相关管理制度和医疗质量评价指标体系,实现涵盖医院医疗运行指标、诊断治疗质量、医技工作、药品管理、医院感染、卫生经济管理质量,以及对医疗服务的效率与效益、可及性与连续性、患者满意度等在内的全程医疗质量的监督与控制。

第二节 门急诊医疗质量管理

1. 门急诊医疗质量考核指标　包括病历书写率、病历合格率、不合格病历份数、不合格处方张数、诊断书缺页数、预约挂号率、医生出诊情况、临床路径开展情况、会诊及时率等指标。考核的方式是电脑自动质控与人工质控相结合,管理部门每月以科室为单位定期考核汇总、统计反馈,每季度形成门诊科室医疗质量量化评价表。考核标准是动态的,随着管理目标的变化适时调整。另外,对于指标反映出的质量缺陷,将根据质量缺陷的级别和分布,进行分周期、分级别、分范围、分形式反馈。指标的含义及计算公式:

(1)病历书写率 =(病历总数 – 空白病历数)/ 病历总数 ×100%,反映医生接诊患者是否书写电子病历。

(2)病历合格率 =(病历总数 – 不合格病历数)/ 病历总数 ×100%,反映医生电子病历书写是否完整等情况。

以上两指标属于电脑自动质控。

(3)不合格病历份数和不合格处方张数,属于人工抽查项目,反映医生病历书写的真正质量。

(4)诊断书缺页反映科室诊断书管理情况,判断是否存在假证明,杜绝开出人情假。

（5）预约挂号率 = 预约挂号总数 / 挂号总数 × 100%。医院鼓励医生接受网络预约，倡导患者改变传统的挂号方式，提前预约挂号缓解挂号难。

（6）医生出诊情况：医院采集医生接诊第一位患者的时间为其出诊时点，将其与规定的正常出诊时点以及当日首位患者的挂号时间进行双重比较，得出该医生的出诊评价。出诊纪律评价按迟到时间分为六级，即按时出诊、出诊缺陷、一级出诊事故、二级出诊事故、三级出诊事故以及未请假不出诊，医生出诊分值是根据这六级分类经加权后相加得出。

（7）临床路径开展情况：其具体分值是根据入路径患者数、完成路径患者数、开展路径病种数经加权后综合得来。通过临床路径来规范门急诊常见病的诊疗，降低患者门诊费用，指导下级医生规范接诊。

（8）会诊及时率：包括急会诊和常规会诊。急会诊要求 10 分钟内到达，普通会诊不超过 48 小时。

2. 门急诊医疗质量管理的意义 医疗质量是医院的生命线，是决定医院成败的关键因素，是医院参与市场竞争的核心竞争力，关系患者的生命安全。做好门急诊医疗质量管理对提高医院的竞争力和管理水平，维护医院良好的形象和信誉，提高医务人员的工作效率，达到病人满意的效果，具有重要的意义和作用[1]。

（1）提高门诊医疗文书质量和诊断水平：门急诊病历、知情同意书、诊断书等医疗文书的书写质量，反映医生和医院的诊疗水平，不仅直接影响患者下一步的诊疗和诊断，而且也是重要的法律依据。提高门急诊医疗文书的书写质量，有利于提升医院的核心竞争力，同时也反映出医院的管理水平。

（2）树立良好的医务人员形象：医生准时出诊是保证门诊医疗秩序的重要前提，可减少患者非医疗等待时间，有助于维护医务人员在患者心目中的形象，影响患者对医院的忠诚度。

（3）减轻患者负担，缓解看病难看病贵：医院鼓励出诊医生接受预约，提高预约挂号率，方便患者挂号，使专家号不再一号难求。另外，处方检查有利于规范医生处方开具，减少甚至杜绝大处方的出现，减轻患者的经济和精神负担。

（4）提高医务人员工作效率：门急诊临床路径的考核管理，便于规范出诊医生，尤其是下级医生，按诊疗常规对病患进行处置。临床路径模板含有非收费性医嘱，有利于提醒医生交代患者注意事项及复诊要求等，提高医务人员工作效率，更容易得到患者的信任。

3. 门急诊医疗质量管理实践 信息化是实现医疗质量网络控制的基础条件。门急诊质量控制模块包括门诊电子病历书写率监控程序、门诊电子病历查询程序、门诊电子病历手工质控查询程序、门诊电子病历缺陷汇总查询程序、门诊电子病历合格率统计程序、门诊处方查询程序、医生出诊纪律查询统计程序、临床路径查询统计程序等。开启网络质控管理的新模式后，医院门急诊医疗质量管理效率和水平显著提升，实现医疗质量由粗放式管理向专业化、精细化、科学化全程管理的转变[2]。

以门诊电子病历缺陷汇总查询程序为例，在程序设计时给出缺陷判断条件，根据时间、科室等条件查询，随时导出缺陷病历，医生本人也可以在电子病历系统内查询到。但自动质控在内容质量监控方面，是通过"有"或"无"以及字数控制、内容是否重复等来实现，计算机系统无法完成深度内容质量控制。

第三节 住院医疗质量管理

1. **住院医疗质量考核指标** 通过检查核心制度执行、诊治常规、围术期安全、病历书写、合理用药等常见的病历质量缺陷,以及各项住院患者医疗质量数据查询,包括住院患者抗菌药物使用率、抗菌药物使用强度、一类切口手术预防用药率、会诊制度执行及记录、交接班缺陷查询、三级医师查房记录、死亡病例讨论记录查询、疑难危重病例讨论、重症抢救记录等医疗质量管理指标,制定考核标准,进行病房医疗质量量化评价。

2. **住院医疗质量管理方法和意义**

(1)信息化的电子病历系统:可以有效解决目前大部分电子病历存在的数据共享和系统集成等制约性的问题,可以为临床提供完整、实时、跨部门的信息传输和信息共享。

(2)建立标准化、结构化的信息平台

1)可为临床、教学、科研、管理、绩效考核等提供数据深度挖掘和应用。

2)可以更好地提高工作效率和工作质量。

3)可以实现智能预警、校验、判断、纠正、监管等。

4)可以有效地杜绝医疗差错,降低医疗风险,保障医疗安全和医疗质量。

5)实现以患者为中心的电子信息化服务理念,进而提高患者满意度。

3. **住院医疗质量管理实践**

(1)危急值管理:通过危急值自动预警及响应机制(手机短信、电脑反馈)、危急值启动处置评价体系、管理部门在质控监管后台可进行实时、全面的动态监督。

(2)智能医嘱:从医嘱下达到患者用药,实现全流程化、闭环管理。所有医嘱可实现实时查询、质控监管,必要医嘱存在提醒和预警。

(3)全结构化电子病历:基于国家卫生健康委关于电子病历书写规范的要求,提供智能输入电子病历版块,既保证病历书写要求的标准化,又可以提供检验及检查结果、医嘱、会诊等实时引用、引用片段、智能引用,可实现病危、病重、疑难、死亡等重点病历的实时监控,合理监管病历内涵质量。

(4)智能手麻系统:从患者术前核查、术前准备、麻醉管理到手术风险预警与风险评估,智能生成手术预约、手术资格审核、手术记录单、告知单、麻醉单,自动评估患者手术风险并进行质控统计分析。

第四节 自反馈式医疗质量管理

1. **自反馈式管理的定义** 系统内运行的责任人通过系统反馈信息,来控制和管理自己的行为;管理者通过监督与调整改变反馈时点与反馈力度,达到管理目的。

2. **自反馈式医疗质量管理的意义**

(1)利用电子病历中的基础数据和医疗行为过程形成反馈的节点;

(2)利用现代化网络技术反馈到责任人——医务人员,形成自我约束和管理;

（3）管理人员在可控制和选择的节点监控,调节反馈力度,形成良性循环;

（4）利用自反馈式管理机制,最大限度地使治疗的实施者管理自己的行为,最大限度保障医疗安全和医疗质量。

3. 自反馈式医疗质量管理建立

（1）建立的基础—网络、软件系统、三网合一。

（2）建立的手段—短信平台、PDA。

（3）人文化平台—和谐环境的制造者、优质服务的提供者。

（4）电子病历与相关联信息形成底层数据,物联网终端形成信息触角,管理思维形成相关触发点,三网合一与短信平台完成反馈链,不断调整的机制形成螺旋式上升的发展轨迹,最终实现自反馈式管理系统。

4. 自反馈式医疗质量管理实践　通过设立电子病历自动质控项目,每天凌晨开始对全部在院病历自动运行质量检查,包括基础病历书写质量和核心制度执行情况,形成缺陷报表,以短信和消息的形式,发送到各级经治医师手机,提醒和督促及时改进和纠正缺陷,达到基础医疗质量持续改进的目的。

附件 4-1　盛京医院自反馈式医疗质量管理简介

自 2011 年始,医院逐步建立起自反馈式医疗质量管理体系,内容涵盖门急诊病历和住院病历,形式分为自动反馈式质量检查和人工电子病历检查。

1. 自反馈式质量检查系统　通过设立自动质量控制项目,每日凌晨开始对全院所有病历自动运行检查,并将检查结果以短信和消息的形式,发送给各级医师,提醒和督促相关责任人及时整改。医师可以在工作站查询到相关质控缺陷项目,书写反馈意见并保存,以供管理人员查询。

目前设门急诊病历自动质控项目 10 项,住院病历自动质控项目 52 项。缺陷项目分值是根据缺陷性质及程度,经专家组讨论决定的。管理部门每月对各科室质控短信数量和分值累计进行统计,以此开展质量评价,并定期予以点评和公示。

2. 人工电子病历检查反馈系统　为方便医院各级质控人员开展病历质量内涵检查,并达到有效监督病历责任人及时纠正质量缺陷和管理各级质控人员开展质控工作的目的,特建立人工电子病历检查反馈系统。门急诊病历检查可根据时间、科室和门诊号进行筛选,住院病历筛选条目有住院号、出院或在院患者、时间、护理级别、科室等。质控人员可以选择对全部或部分病历进行检查。管理部门事先已将常见缺项项目名称和扣分分值维护到系统中,例如主诉无发病时间等。对于有缺陷的病历,质控人员可以直接选择相应的评分项目扣分,或者自行输入手动扣分分值和扣分原因,完成缺陷录入并保存。手工评分的质量缺陷,可以通过点击"发送消息",直接将缺陷内容反馈到相应责任人,反馈短信发送规则同自动质控反馈系统。质控人员分院科两级,管理部门需维护好权限,质控人员才能开展病历检查。检查结果、短信发送记录等均可实时查询,各级质控人员可定期根据统计查询的结果进行分析,及时采取有效整改措施,促进医疗质量不断提高。

利用自反馈式管理机制,最大限度地使治疗实施者管理自己的行为,最大限度保障医疗安全和医疗运行。但自反馈式医疗质量管理体系是基于电子病历系统功能健全,医院信息化基础设施相对完备的基础上实现的。同时,还需要管理者不断地把管理思维以数字化形式置入自反馈式管理系统中,以促进医疗质量持续改善和提高。

(卢岩　谢娟)

参 考 文 献

1. 董恒进,曹建文. 医院管理学. 第 2 版. 上海:复旦大学出版社,2005.
2. 张晓纲. 医院信息化对医疗质量控制的应用研究. 现代医院管理,2013,11(2):5-9.

第五章 | 医院感染管理

随着呼吸机、血液透析、脏器移植、辅助生殖等先进诊疗技术与设备广泛应用，高危侵入性操作不断增加，人类挽救生命的能力得到极大提升。与此同时，侵入性操作破坏人体自然免疫屏障，贯穿全生命周期的各年龄段人群中疑难重症增加，加上免疫抑制剂应用等，使感染高危人群增加；抗菌药物滥用造成全球范围内"超级细菌"感染暴发压力日趋严重，暴发事件频出；严重威胁人类健康的各种新发传染病如 SARS、MERS、埃博拉病毒病等不断肆虐；原有的艾滋病、病毒性肝炎、梅毒等感染人群经年累加，人群中感染源增加。面对如此严峻挑战，人类可利用的有效资源有限；相对于医学新技术应用，消毒灭菌技术与设备的发展总是相对滞后；新的抗菌药物的研发速度总是远远落后于新的耐药菌产生。医院感染管理面临着前所未有的严峻挑战。世界上没有任何一个国家、地区已经彻底解决了医院感染问题。

第一节　医院感染管理的认识

无论是发达国家还是发展中国家，医院感染已成为影响患者安全、增加医疗费用、阻碍医疗高新技术开展的重要原因之一；高收入国家医院感染发病率达 7.6%，欧洲疾病预防控制中心估计欧洲每年约有 454 万余次的医院感染发生，美国每年有 170 余万次医院感染发生[1]。发展中国家感染风险是发达国家的 2~20 倍。我国医院感染近年监测数据显示医院感染发生率在 5% 左右，相对于我国巨大的就诊人群，负担沉重。

一、医院感染管理起源

医院感染伴随着现代医学发展产物——医院的出现而出现。西方有组织的医院感染控制活动可追溯至 170 年前，大批在维也纳妇产医院分娩的产妇因感染产褥热死亡，医院被称为"产妇死亡之门"。匈牙利籍医生伊格纳茨·菲利普·塞麦尔维斯（Ignaz Philipp Semmelweis）调查后，采用接产前石灰水洗手的措施，有效降低产褥热发生，拯救大批产妇生命。1860 年首部医院感染德文专著——《产褥热病因、概念与预防》（The etiology, concept, and prophylaxis of childbed fever）出版，随后被翻译为多个英文版本，对医院感染防控科学路径的创立产生深远影响，成为感染防控追根溯源的案例典范[2]。

我国有组织地开展医院感染管理活动起步于 1986 年，其发展是不断地从惨痛的医院感染暴发事件中汲取经验教训的过程。全国多地多次血液透析丙肝暴发事件、新生儿医院感染与死亡事件、手术部位感染暴发等，严重威胁患者安全，暴露了医疗卫生机构及医务人员感染防控意识淡薄、违法违规操作、诊疗器具使用不规范、行政监管与行业指导不力或缺失等个案与系统问题；2003 年 SARS 在广东、中国香港、北京等地暴发后更是迅速蔓延至全国、全球,26 个国家报告 8098 例 SARS 病例,导致 774 人死亡[3],其中大批医务人员感染,动摇了医疗卫生的基础,造成社会恐慌,更暴露出人类对严重威胁人类健康的重大传染病与感染性疾病在监测、报告、防控管理等各环节存在着严重缺陷,防控能力严重不足,亟待完善、提高。

二、医院感染暴发事件加速推进医院感染防控体系建设与完善

医院感染暴发事件以生命和健康为代价,让全社会对医院感染管理重要性有了全新的认识,极大推动了医院感染管理体系建设与完善。中国医院感染管理用 30 年的时间,砥砺奋进,正迈向以责任为导向的医院感染防控体系法制建设新征程。

汲取 SARS 暴发的经验教训,2004 年 8 月修订的《中华人民共和国传染病防治法》明确规定医疗机构必须严格执行国务院卫生行政部门规定的管理制度、操作规范,防止传染病的医源性感染和医院感染。2006 年颁布的《医院感染管理办法》(卫生部令第 48 号)从规章层面规定医院感染管理必须达到的最低标准,医院在医院感染管理方面应承担的责任和应遵循的原则,是医院感染管理不可逾越的底线。

《医院感染管理办法》明确了医院感染管理相关定义、活动内容与组织形式。医院感染是指住院病人在医院内获得的感染,包括在住院期间发生的感染和在医院内获得出院后发生的感染,但不包括入院前已经开始或入院时已处于潜伏期的感染;医源性感染是指在医学服务中,因病原体传播引起的感染;医院感染暴发是指在医疗机构或其科室中,短时间内发生 3 例以上同种同源感染,必须在规定时限内报告;医院感染管理内涵既包括医院感染也包括医源性感染,医院工作人员在医院内获得的感染也属医院感染。

目前 WHO、美国疾病预防控制中心等权威机构用广义的"医疗保健相关感染"(health care associated infection, HAI 或 HCAI)替代原来"医院感染"(nosocomial/hospital infection)的概念[1,4],管理对象由原来的住院患者扩大到门诊以及采供血机构及其他医疗卫生机构中所有接受医疗卫生服务的患者、探视者以及提供服务的医务人员等各类人群。

三、医院感染管理活动与要求

医院感染管理是各级卫生计生行政部门、医疗机构及医务人员针对诊疗活动中存在的医院感染、医源性感染及相关的危险因素进行的预防、诊断和控制活动。从定义可以看出,我国医院感染管理的主体包括各级卫生计生行政部门、医疗机构及医务人员。

2004 年第 57 届世界卫生大会宣布成立"世界患者安全联盟"(World Alliance for Patient Safety),其首项主题活动就是预防和控制医院感染,提出"清洁医疗更安全"(Clean Care is Safer Care)用简单措施拯救生命的全球倡议,包括清洁的手(clean hands)、清洁的实践活动(clean practices)、清洁的产品(clean products)、清洁的环境(clean environment)和清洁的设备(clean equipment)。2007 年 11 月 27 日,我国原卫生部与 WHO 世界患者安全联盟签署协议,声明"支持预防和控制医院感染、保障患者安全"。

医院感染管理质量是医疗质量的重要组成部分,医疗机构应落实《医疗质量管理办法》要求,加强医院感染管理,严格执行消毒隔离、手卫生、抗菌药物合理使用和医院感染监测等规定,建立医院感染的风险监测、预警以及多部门协同干预机制,开展医院感染防控知识培训和教育,严格执行医院感染暴发报告制度。切忌心存侥幸,认为医院感染暴发、曝光、追责

等是小概率事件,而忽视医院感染管理体系建设,不履责,防控措施不落实;只重视追求经济效益,看到利益,却看不见医院感染潜在风险。

医院感染虽不可能被彻底消灭,但通过推进循证感控措施落实,可有效降低医院感染的发生。

<h1 style="text-align:center">第二节　医院感染管理
组织体系构建</h1>

依法建立职责明确的医院感染管理组织体系是医院感染管理的底线和基础。反思例次医院感染暴发事件,多与医院感染管理组织体系不完善有关:医院或未依法建立相应组织;或虽有相应组织,但职责不明确,责任不落实;或缺少外部监督和业务指导,违法行为不能及时纠正,导致感染暴发。《中华人民共和国传染病防治法》《医院感染管理办法》从法律和规章层面明确了医院感染管理在组织体系建设、开展预防与控制活动、人员培训、监督管理等方面必须达到的最低标准。2016 年,经原国家卫生计生委主任会议讨论通过的《医疗质量管理办法》(第 10 号)进一步明确了我国医疗质量体系建设框架:在国家层面建立国家医院感染质量管理与控制制度;医疗机构是医疗质量管理的责任主体;各级卫生计生行政部门负有监管责任;医疗机构及其医务人员应承担责任区域内医院感染防控法定责任与义务。医院感染管理作为医疗质量的重要组成部分,应切实完善组织体系建设,开展科学化、精细化、同质化的医院感染管理活动,持续提升医院感染管理质量,有效预防和控制医院感染发生。

从医院感染管理活动的主体看,医院感染管理组织体系既包括医疗机构外部的行政监管与业务指导体系建设,也包括医疗机构内部组织体系建设。

一、医院感染管理外部行政监管与业务指导体系建设

国家卫生健康委员会负责全国的医院感染监督管理工作,县级以上卫生计生行政部门负责本行政区域内医院感染的监督管理工作;各级卫生计生行政部门依托专业组织开展医院感染质量管控工作。

国家卫生健康委员会成立国家级医院感染预防与控制专家组,组织或委托专业机构制订国家层面的医院感染管理相关制度、规范、标准和指南,负责对全国医院感染防控工作、重大感染事件进行调查和业务指导,对全国医院感染发生状况及危险因素进行调查、分析等;省级卫生计生行政部门负责成立省级医院感染预防与控制专家组,负责本地区医院感染预防与控制工作。医疗机构应依法接受卫生计生等行政部门的监督管理及专业机构、行业组织等的业务指导。

二、医疗机构应依法建立职责明确的医院感染管理三级组织体系

医疗机构应依法建立医院感染管理委员会、医院感染管理部门(或专兼职管理人员)和科室医院感染管理小组。依照《医院感染管理办法》要求建立医院感染管理责任制,制定并

落实医院感染管理规章制度与流程,严格执行医院感染预防与控制技术规范和标准,通过培训、行政监督、业务指导等手段,持续改进医院感染管理质量。

(一)院级医院感染管理组织:医院感染管理委员会

1. 医院感染管理委员会组成　医疗机构是医院感染管理的第一责任主体,医疗机构主要负责人是医院感染管理的第一责任人。以责任为导向的医院感染管理体系建设,要求医院感染管理委员会的主任委员由医院主要领导担任,委员由医务、护理、医院感染管理、临床科室、消毒供应室、手术室、临床检验、药事管理、设备管理、后勤管理及其他相关部门的主要负责人组成;明确各组成部门在医院感染管理中的职责,在各自管理权限内协调组织、督导落实各环节感染风险防控。

2. 医院感染管理委员会的地位与作用　医院感染管理委员会作为医院内最高医院感染管理组织,负责本院医院感染管理的全面领导与顶层设计。医院感染风险管理内涵极其丰富,外延涉及的人群与环节众多,无论是常被忽视的环境感染风险防控、还是诊疗器具感染风险防控以及多重耐药感染风险防控等,都需要多学科、多部门紧密配合。多学科、多部门分工协作贯穿于医院感染管理的全过程,医院感染管理委员会在此过程中发挥着重要的领导、协调、监督等职能。

多重耐药菌感染风险防控是三级综合医院评审的核心条款,作为"保证医院医疗质量与患者安全的最基本、最常用、最易做到、必须做好的"评价指标,要求医院感染管理委员会协调建立由临床、检验、感染管理、药学等部门共同参与的多重耐药菌感染风险防控联动机制,明确职责分工,定期召开联席会议,推进落实。临床应保证合理用药,从源头减少耐药菌产生,对有适应证的高危人群进行主动筛查(采集合格的微生物标本送检),及时诊断、报告,同时对多重耐药菌定植/感染患者实施接触隔离预防措施,及时救治,降低健康损害;检验部门应及时、规范地进行检验、报告、预警,定期发布病原体耐药信息;医务与药学部门制定抗菌药物分级使用管理制度,提供合理用药监测、培训与指导;医院感染管理部门协调落实各项隔离防控措施,定期督导反馈。

3. 医院感染管理委员会依法履职　医院感染管理委员会应依照《医院感染管理办法》等要求,制定医院感染防控制度、医院感染诊断标准并监督实施;审核本医院建筑设计、重点科室建设的基本标准、基本设施和工作流程;研究并确定医院感染管理工作计划,对计划实施进行考核评价;研究并确定医院感染重点部门、重点环节、重点流程、危险因素以及采取的干预措施,明确各有关部门、人员责任;研究并制定医院感染暴发及新发不明感染/传染性疾病应急预案;配合药事管理委员会提出抗菌药物合理使用指导意见;建立会议制度,定期研究、协调和解决医院感染管理重点、难点问题。

(二)医院感染管理部门(或)专兼职管理人员

《医院感染管理办法》要求住院床位总数在100张以上的医院应当设立医院感染管理委员会和独立的医院感染管理部门;住院床位总数在100张以下的医院应当指定分管医院感染管理的部门或专(兼)职人员,作为医院内部的行政监督与业务指导部门,负责本院医院感染管理行政监督和业务指导。

专兼职医院感染管理人员的数量原则上至少每250张开放床位配备1名专职人员,专职人员应有医院感染岗位培训证书,每年参加医院感染管理及相关学科知识培训,能够开展符合要求的医院感染监测、预防与控制等管理活动。

（三）科室医院感染管理小组

二级以上医疗机构的临床科室以及药学、护理、医技等业务科室应当成立科室医院感染管理小组，组长由科室第一责任人即主要负责人担任，指定专人负责科室医院感染管理工作。其职责为：贯彻执行医院感染管理相关的法律、规范和制度；制订本科室医院感染管理年度实施方案、质量持续改进计划并组织实施；定期分析、评估，不断改进，对本科室医务人员进行相关法律、法规、规章制度、技术规范、标准、诊疗常规及指南等的培训和宣传教育；按照有关要求报送本科室医院感染相关信息等。

我国医院感染管理用30年的时间走过发达国家百余年的沧桑历程。1986年原国家卫生部医政司组建第一个医院感染管理组织——"医院感染监控研究协调小组"；1989年在中南大学湘雅医院建立第一个"全国医院感染监控培训基地"；1992年、1994年两个国家级学会组织"中华预防医学会医院感染控制分会""中国医院协会医院感染管理专业委员会"相继成立；至2016年全国绝大多数省份成立省级医院感染质量控制中心；2013年原国家卫生计生委医院管理研究所成立国家医院感染管理质量控制中心，标志我国医院感染管理组织体系基本建成[5]。

国际权威机构推荐的科室感染防控联络医生和（或）感控专科护士体系建设在我国刚刚起步，尚未全面铺开。在临床科室以及药学、护理、医技等业务科室中选拔具有一定工作经验和管理能力的医生、护士进行感染防控知识与技能等系统培训，使之成为科室感染防控骨干，可加强医院感染管理部门与科室的沟通联络，有利于前移医院感染防控关口，有利于早期发现医院感染风险以及结合科室特点尽早采取感染防控措施，有利于培育"人人参与、共迎挑战"的感染防控文化。科室感染防控联络体系的建立与完善为开展手卫生依从性监测、医院感染目标性监测并获取真实的数据提供了更大的可能性，将在我国医院感染防控管理中发挥越来越大的积极作用。

第三节　医院感染风险系统评价

医院感染风险是医院感染发生的可能性、脆弱性以及潜在不良后果等要素的组合[6]。暴露于感染风险中的人群特征、诊疗活动、环境、医院科室及个体对感染风险的承受能力与应对能力以及复杂的相互作用，使医院感染风险呈现复杂性与不确定性。医院感染风险管理运用系统、科学的方法对医院感染风险进行识别、分析和评价，确定降低和控制感染风险的措施及其优先级别，实现最小投入、最大化安全保障[7]。开展医院感染风险系统评价，应建立以任务为导向的医院感染管理团队与专家团队，运用系统、科学的风险评价方法与管理工具，提升医院感染风险管理能力。

医院感染风险防控基本策略是切断感染链，即控制感染源、切断传播途径、保护易感人群。防止感染源通过空气、飞沫或接触等途径传播给易感人群而发生感染传播。人或动物的血液、体液、分泌物、排泄物以及被其污染的环境、诊疗器具、手、被服等都具有潜在的感染风险。感染源头风险早期识别、分析、评估，尽早采取隔离防控措施，可有效降低感染传播机会，提升医院感染风险防控效率与效果。

一、就诊者感染风险评价与隔离预防

隔离是采用各种方法、技术,防止病原体从患者或携带者传播给他人的措施。根据国内外隔离技术发展及可利用资源情况,可将就诊者感染风险分为五种不同情况,需要采取相应的隔离防护措施,避免过度防护造成资源浪费,或防护不足增加感染风险。

(一)标准预防

标准预防是医院感染隔离防护最基本的原则,针对所有就诊者实施,无论就诊者是否已经有感染性疾病诊断。标准预防的基本假设是所有就诊者的血液、体液、分泌物、排泄物、非完整皮肤和黏膜均可能含有感染性因子,无论是否已经有感染性疾病诊断,任何人有可能接触上述物质/介质时均需进行防护。基于基本假设,标准预防的主要防护对象是具有潜在感染风险的人或动物血液、体液、分泌物和排泄物;主要防护措施包括在诊疗活动、护理、清洁等活动中,穿戴合适的防护用品(手套、隔离衣、口罩、护目镜或防护面屏等),对可能暴露的人群(医务人员、患者及其家属等)的预期暴露部位(手、面部以及身体的皮肤与黏膜等)进行防护;严格执行手卫生、安全注射,及时正确处理锐器,及时清洁、处理污染的环境、物品与器械等。

标准预防基本防控措施主要包括:

1. 手部防护　手既可实施最有效的防护,亦可因防护措施执行不当造成最大范围的感染或污染的播散。正确的手部防护是戴手套,手部皮肤有破损者推荐戴双层手套。操作完毕,脱去手套后立即洗手或手消毒,只有在手卫生之后双手方可触及其他区域。避免防护误区,戴手套不能代替洗手,因血液、体液等潜在感染源可透过破损的手套污染手部,而这种破损往往难以及时发现,导致感染传播。

2. 面部及黏膜防护　预判暴露风险,选择佩戴手套、防渗透口罩、防护眼镜、防护面屏等防护用品。

3. 身体防护　穿戴防渗透隔离衣或围裙,根据防护需要戴鞋套或穿防护鞋或防水靴等。

4. 防锐器伤　锐器伤是医务人员职业暴露中最常见、最直接、危害最大的职业暴露方式,应采用正确、有效的防护技术。使用安全注射用具,正确处理锐器。产生的锐器直接放入锐器盒或进行安全处置,禁止用手直接接触使用后的锐器,禁止双手将使用后的一次性针头重新套上针头帽,采用免用手技术进行锐器交接(设立锐器交接中立区、锐器处理辅助装置等);诊疗操作环境安全:光线充足,不能主动配合者实施限制性保护等。

5. 呼吸道等黏膜保护　按照分级防护的原则,根据诊疗操作风险进行分级防护。容易产生气溶胶的操作,如近距离进行气管插管、开放式吸痰等,应在戴医用乳胶手套、医用防护口罩基础上,戴护目镜或防护面屏,穿防渗透防护服;有条件的医院,可选用密闭式吸痰装置以降低环境、操作者及其他患者的暴露机会,间接降低暴露风险。

6. 环境风险去除　依据环境风险分级及动态变化情况,及时、彻底清除环境中血液、体液等污染物。

(二)预防性隔离

对特殊感染高危患者实施的预防性隔离,如单间隔离、专用诊疗器具等接触隔离预防措施。不同规范对特殊感染的界定不同,实践中常见的几种情况包括:由下级医院转入的多重耐药菌感染或定植高危患者,转入前长期应用抗菌药物但治疗效果不佳,或原来所在医院无法进行多重耐药菌检测,耐药情况不明;外院转入、感染情况不明的新生儿等感染高危人群;患有慢性病、反复住院患者等。

(三)流感样症状隔离

对有流感样症状者实施早期呼吸道卫生隔离防护措施,对于防控流感等呼吸道传染病具有重要意义。主要适用于就诊时有发热及咽痛、咳嗽、鼻塞、流涕或呼吸道分泌物增多等症状,尚未作出患有可传播呼吸道疾病诊断的患者及其陪护者。隔离防护措施包括佩戴外科口罩,接触呼吸道分泌物后洗手或手消毒;在可能的情况下,候诊区内人与人相互距离保持 1m 及以上;医务人员对其进行检查时应戴外科口罩,严格执行手卫生,及时进行环境清洁等。对有流感样症状者实施早期呼吸道隔离可有效降低呼吸道传染病及感染性疾病的传播风险。

汲取 SARS 流行暴发的教训,世界各国越来越重视人群良好公共卫生习惯的培养,提出"呼吸道卫生""咳嗽礼仪"等防控概念,即每个人在出现发热、咳嗽或打喷嚏等流感样症状时,应该用纸巾盖住口鼻,用后立即弃置;没有或来不及准备纸巾时,应用肘部而非用手遮挡口鼻,肘内侧可接触到的空间明显小于手的可接触空间;通过遮挡降低飞沫播散的数量与范围,肘部衣物应尽快进行卫生处置。

(四)基于传播途径的隔离预防

已明确感染诊断及感染传播方式者,应按照《医院隔离技术规范》WS/T 311—2009 等要求,根据疾病传播方式(经空气传播、飞沫传播和接触传播)分别采取空气隔离预防措施、飞沫隔离预防措施和接触隔离预防措施。有多种传播途径的感染性疾病应联合应用多种隔离预防措施。强调就诊者与医者间的双向防护。

(五)原因不明重大传染病隔离预防

判定为感染风险高、对人群健康可能产生重大威胁和影响的原因不明或传播途径不明确的传染病,应按照可能传播途径中要求最为严格的隔离预防控制措施执行。隔离预防中,空气隔离预防要求最高、防护措施最严格。已经明确的经空气传播的疾病有水痘、麻疹和结核,近年来新发的呼吸道传染病,如 SARS、MERS 等在实际防控中均依照经空气传播疾病进行隔离防控。在标准预防基础上,实施单间隔离,对病人所在隔离单间的空气流向进行控制。有负压房间的可安置患者于负压房间内,空气流向要求由走廊流向病室,病室内空气经净化或消毒后才能排放,净化或过滤器具要进行有效的清洗消毒;不具备负压排风装置的,要求关门、开窗,加强对外通风。房间内有空调时应单体空调机组一对一控制,防止病原体通过集中空调通风系统发生感染播散;情况紧急、没有符合要求的房间时,在病人进入病室前,应关闭集中通风系统,封闭回风口。病人搬离后应对控制该病室的通风机组及过滤装置进行彻底清洗、消毒。

二、环境感染风险评价与防控

清洁是医院感染防控的前提和基础,遗憾的是人们对医院环境感染风险的认识普遍偏低。研究显示医院环境日常清洁不彻底,在环境表面长时间存活的病原体难于彻底清除。医院感染暴发与环境中病原微生物污染存在相关性,改善环境清洁状况可减少医院感染的发生,甚至终止感染暴发。环境清洁是医院感染防控的前提和基础,低成本的有效清洁可有效降低医院感染的发生。国际感染性疾病学会（International Society for Infectious Diseases，ISID）于 2014 年颁布的《医院感染控制指南》（A Guide to Infection Control in the Hospital）强调指出医院环境是各种病原体的储存库；病原体在环境中可存活数月或更长时间；病原体可通过直接接触传播或通过污染的手、器具、环境等进行间接接触传播；新入住病人很可能获得与之前病人相同的感染，如耐药鲍曼不动杆菌、耐万古霉素肠球菌、甚至艰难梭菌等严重感染。

（一）医院环境感染风险分级与防控

《医疗机构环境表面清洁与消毒管理规范》WS/T 512—2016 将医院环境分为高度、中度、低度三个环境污染风险等级。

1. 低度风险区域　主要包括行政管理部门、图书馆、会议室、病案室等基本没有患者或患者只做短暂停留的区域。

2. 中度风险区域　是指有普通患者居住，患者体液、血液、排泄物、分泌物对环境表面存在潜在污染的区域，如普通住院病房、门诊科室、功能检查室等。

3. 高度风险区域　是指有感染或定植患者居住及对高危易感者实施保护性隔离的区域，如感染性疾病科、手术室、产房、重症监护病区、移植病区、烧伤病区、早产儿病房等。

环境污染风险等级是动态变化的，一旦被血液、体液等污染，或进行气管插管、吸痰等高风险诊疗操作后，应视为高风险区域，诊疗操作结束后立即进行有效的清洁消毒。低度风险区域应每天湿式清洁 1~2 次，中度风险区域应每天 2 次湿式清洁，必要时辅以清洁剂；高度风险区域应在清洁基础上，对高频接触表面每天进行 2 次消毒，有污染即时清洁消毒以及终末彻底消毒。各区域环境质量要求：干净、干燥、无尘、无污垢、无碎屑、无异味，卫生质量应符合《医院消毒卫生标准》GB 15982—2012 要求。

（二）清洁工具使用与有效性评价

1. 正确选用清洁用具　清洁用具本身脏污、用后清洗消毒不彻底，不但达不到清洁目的，反而会增加感染传播风险。在不同区域或床单位间进行清洁操作时应更换布巾；重复使用的布巾、地巾或拖布等清洁用具用后应彻底清洁、消毒，干燥后备用；拖布头应可拆卸，有集中清洗、消毒、干燥等设施设备，不同区域（治疗室、病室、厕所等）使用的拖布应分机清洗。

2. 提高清洁效率与效果　多数医院缺少有效的环境清洁消毒用具和高效终末消毒设备。欧美发达国家普遍使用的一次性清洁消毒湿巾以及近年迅速推广使用的高效终末消毒设备（高效紫外线消毒器、非接触式过氧化氢喷雾消毒器、床单位整体消毒设备等），因价格、使用与维护费用高、耗时长等原因，在国内使用极其有限。目前多数医院仍普遍使用复用的清洁消毒布巾（抹布），清洗消毒效果难以保证；环境清洁依从性低、效率低、效果差等问题普遍存在。医院应结合医院感染发生情况，先行在感染重点科室或部门进行不同清洁用具间的清洁效果、感染发生率、人力成本、空间占用成本等多方面综合成效评价，选择有效的清洁用品，改善环境清洁状况，降低环境感染风险。

相关管理者、医务人员、保洁人员对环境感染风险认识不足，正确配置、使用清洁消毒用具、规范执行清洁消毒工作流程等知识欠缺，加上物业保洁人员频繁更换，都阻碍了环境清洁消毒的有效落实。医院应加强培训，对医院感染高风险重点科室和部门的卫生保洁人员给予政策、待遇上的倾斜，稳定保洁人员队伍。对于引进社会化保洁服务的医院应在合同中明确相关要求。

（三）配置易于清洁的诊疗设施提高清洁消毒效果

经常接触的诊疗设施,如病床、床头桌、床旁柜、治疗车、处置台、门把手等,在满足诊疗功能基础上,表面材质应光滑、设计上无死角,使之易于清洁;电脑键盘宜覆盖保护膜或全封闭可水洗,每天清洁消毒 1~2 次;没有床单位整体消毒设备设施的医院,应选用防血污渗透、可进行表面擦拭、透气且可清洗的床垫外罩,在考虑患者舒适的同时,满足床单位彻底终末消毒的需要。

三、多重耐药感染风险防控能力评价

2013 年美国 CDC 首次将 18 种耐药菌威胁分为"紧急""严重"和"值得关注"三个等级,艰难梭菌、耐碳青霉烯类肠杆菌科细菌和耐药淋病奈瑟氏菌被列入最严重的"紧急"威胁等级。我国多数医院对这些最高威胁等级的病原体的识别、检测能力低下,如艰难梭菌毒素与核酸检测、碳青霉烯酶检测等;医务人员及相关管理者对其威胁等级判定意识不强,判定能力较低;针对"超级耐药"的单间隔离等防控资源有限,尤其是大医院,不能及时有效隔离的现象比较普遍;日常清洁与终末消毒不彻底等。多重耐药菌感染/定植的识别、感染风险分析、应对等各环节能力亟待提高,诸多问题应引起足够重视。

四、医疗器械感染风险评价与防控

随着医疗技术的迅猛发展,器械相关的医院感染防控在医院感染风险管理中占有越来越重要的位置。我国将呼吸机相关肺炎、血管内置管相关血流感染、留置尿管相关的尿路感染、手术部位感染监测作为三级综合医院评审核心指标进行评价。器械感染风险防控应在设备购入阶段启动,保证设备日常维护、按需维护所需的耗材、人员等满足感染风险管理需要。

（一）医疗器械感染风险的防控应在购入阶段启动

医疗器械相关感染的发生看似在临床,而有效的器械相关感染风险防控应起步于器械购入阶段。近年来因呼吸机内部管路清洁维护不及时引发的呼吸机相关肺炎的报道逐年增加。2012 年,原卫生部发布《呼吸机临床应用》WS 392 规定呼吸机内置回路应按厂商要求由工程师定期保养维护,定期更换呼吸机皮囊、皮垫、细菌过滤器等;呼吸机主机或空气压缩机的空气过滤网需定期清洁,以防灰尘堆积和细菌繁殖。虽有《呼吸机临床应用》等原卫生部强制性标准规定,但在执行过程中,常因耗材、维护工程师不到位等原因而无法落实。其他设备如空气消毒机、新生儿暖箱、雾化治疗空气压缩等的空气滤过装置等均要求定期维护,执行中存在同样的问题,成为器械相关感染的严重隐患。

在设备招标采购过程中,医院内的招标管理部门应按照国务院《医疗器械监督管理条例》要求,与厂商落实器械使用说明中规定的维护周期、维护内容,要求厂商及时提供清洁维护所需耗材,指定专人(厂商工程师或本院工程技术人员)定期或按需(如开放性肺结核病人使用后)对器械内部进行彻底清洁维护。为保证清洁消毒与维护质量,可要求厂商提供医疗器械清洁消毒等维护标准流程,作为招标文件的一部分,以利于按照标准评估清洁消毒与维护质量。不但会大大降低后续采购成本,更保证了维护、保养的及时性与有效性。

（二）医疗器械感染风险分级与感染防控

我国 2012 年颁布的《医疗机构消毒技术规范》WS/T 367 根据医疗器械污染后使用所致感染的危险性大小及使用前消毒或灭菌要求的不同，采纳斯伯尔丁（E.H.Spaulding）分类方法，将医疗器械分为三类：高度危险性物品、中度危险性物品和低度危险性物品。医院应落实医疗器械感染风险防控原则要求：进入人体无菌组织、器官、腔隙，或接触人体破损皮肤、破损黏膜、组织的高度危险性物品应进行灭菌（杀灭或清除一切微生物包括细菌芽胞）；接触完整皮肤、完整黏膜的中低度危险物品应进行消毒（杀灭或清除病原微生物使其达到无害化）。一次性物品一次性使用。

五、医院建筑感染风险评价与控制

（一）医院总体建筑设计与卫生要求

综合医院、传染病医院 / 病区、医院洁净手术部的建筑设计应依照国家强制性标准，如《综合医院建筑设计规范》GB 51039—2014、《传染病医院建筑设计规范》GB 50849—2014、《医院洁净手术部建筑技术规范》GB 50333—2013 等要求进行设计和建设，满足医疗服务功能需要，符合安全卫生、经济适用、节能环保等基本原则。合理的建筑布局与流程要求人流与物流分开，洁污分开，不交叉、不逆行，保证诊疗活动以最短路径、高效、安全地完成；医疗区域、医疗辅助区域与污物处理区域应相对独立；ICU 床单元使用面积不少于 $15m^2$，床间距大于 1m，ICU 内至少配备一个单间病室且使用面积不少于 $18m^2$，应设抢救设备等清洁消毒与存放专用区域。竣工后应由有资质的第三方对工程进行综合验收。医院中央空调系统运行应依照《医院中央空调系统运行管理》WS 488—2016 等执行。医院卫生质量应符合《医院消毒卫生标准》GB 15982—2012 要求。

（二）医院新建、改扩建施工期间医院感染风险防控

真菌广泛存在于土壤、空气、水中。医院新建、改扩建项目施工过程中扬尘容易引发感染高危人群（如血液干细胞移植患者、免疫抑制剂使用者、烧伤患者以及新生儿等）发生致死性真菌感染。高危易感者所在病室不允许放置鲜花以及带土的植物。美国建筑研究院于 2001 年发布的《医疗卫生机构设计与建设指南》（Guidelines for the Design and Construction of Healthcare Facilities）将不同施工类型的感染风险分为四个等级：Ⅰ级、Ⅱ级、Ⅲ级和Ⅳ级，在施工期间以及工程验收阶段应采取相应的感染风险防控措施。Ⅰ级感染风险的施工只涉及表面性、非破坏性、小面积的检查，如移开一块没有灰尘集聚的天花板等。施工中应尽量减少扬尘污染，移动的天花板应尽快复位，施工结束后立即清理施工区域；对于预期会产生扬尘的Ⅱ级以上感染风险的施工，施工过程中应针对施工影响范围积极采取防止扬尘措施，开凿等作业应湿化施工表面，施工区域内用胶带密封不使用的门，阻断并密封所有送风口、回风口，施工区域进出口放黏性脚垫，隔离 / 关闭与施工区域连接的空气处理系统；预期会产生中量至大量灰尘的Ⅲ级及以上感染风险的施工，开工前应设置必要的隔离设施，如用石膏板、胶合板、塑胶薄膜等密封隔离施工区域，或设置缓冲间，所有人员通过时需进行更衣等卫生通过，进入人员穿鞋套，每次进出时更换；建筑垃圾应放入密封容器，容器离开施工地点前用湿巾擦拭其表面或用真空吸尘器清理容器表面；施工结束后应用消毒剂彻底擦拭施工区域表面，并由医院安全管理部门及医院感染管理部门验收，开启空气处理系统等。不同工程感染风险分级与风险防控，详见表 5-1。

表 5-1　不同工程感染风险分级与风险防控

不同工程感染风险分级	施工期间风险控制	工程验收风险控制
Ⅰ级：非破坏性表面检查，如移开无灰尘积聚的天花板；面积 ≤4.65m²（50 英尺²）。	①采取措施减少扬尘污染；②检查后天花板块应尽快复位	清理施工区域
Ⅱ级：只产生少量灰尘的短期施工，如安电话、电脑线；在天花板上的空间进行施工	①采取积极措施防止扬尘；②开凿等作业应湿化施工表面，控制扬尘；③施工区域内用胶带密封不使用的门，阻断并密封所有送风口、回风口；④施工区域进出口放黏性脚垫；⑤隔离/关闭与施工区域连接的空气处理系统	①消毒剂擦拭施工区域表面；②建筑垃圾应放入密封容器，容器离开施工地点前用湿巾擦拭其表面或用真空吸尘器清理容器表面；③开启空气处理系统
Ⅲ级：产生中～大量灰尘或需破坏、移动任何固定的建筑结构或附属物，如为油漆、喷漆进行墙壁打磨；移动地板、天花板和建筑物主体	①隔离或关闭与施工区域相连的空气处理系统；②开工前设置必要隔离设施，如用石膏板、胶合板、塑胶薄膜等密封隔离施工区域或立体式控制	①彻底清洁、表面消毒剂擦拭；②通过医院安全管理部门、感控部门验收才能撤除密封与隔离屏障；③全程防扬尘，开启空气处理系统
Ⅳ级：重要的破坏和建筑工程，需要在连续的工作时间段内进行施工或新建工程等	①隔离或关闭与施工区域相连的空气处理系统；②开工前设置必要隔离设施；③封住管道、孔、洞等；④设置缓冲间，所有人员卫生通过或穿脱工作服；⑤进入人员要穿鞋套，每次进出时更换	①工程综合性验收；②清洁消毒，小心拆除隔离设施，避免灰尘、碎片扩散；③建筑垃圾密闭、专车、专线运走；④开启空气处理系统

第四节　医院感染管理信息化建设

医院感染管理信息化建设是围绕医院感染风险前瞻性早期识别、感染风险分析、主动预警、早期干预等核心管理功能进行软件设计开发的过程。设计良好的医院感染管理信息化系统可极大提升医院感染风险识别效率，通过对感染危险因素、流行特征等进行描述、分析和预测，提升感染防控措施的靶向性，提高管理效率和效果。

一、医院感染管理信息化开发建设

医院已开发建立的信息化系统是医院感染管理信息化建设的基础。医院感染管理信息化建设需要提取现有系统中覆盖患者诊疗全程的原始数据（源数据），对原始数据进行二次加工、处理后实现医院感染风险识别、预警、感染高风险诊疗行为监控干预（器械使用密度及其相关感染）等管理功能。某一特定医院现有的信息化系统原始数据是否能够覆盖患者诊疗全程、是否满足医院感染诊断结构化逻辑判定需要以及感染危险因素监控需要等决定了该院医院感染信息化决策管理的有效范围;此外,医院感染管理者的视野和管理理念决定了医院感染信息化开发的路径、流程与最终管理效能。对于购入商品化的、"现成的"医院感染管理信息化系统,不同的医院实际可实现的医院感染管理功能占其设计功能的比例会有很大的差别。医院感染管理信息化管理功能的开发需要不断发展完善。

二、医院感染个案预警与暴发预警功能设计基本路线

依照我国现行的医院感染诊断标准,将医院感染诊断标准进行结构化分解,从现有的信息化系统中提取感染诊断必需的相关信息,如病程中的流行病学信息、生命体征、临床表现、化验检查、微生物培养、影像学检查、侵入性操作(机械通气、气管插管、留置导尿、血管内置管等)、手术及主要过程参数(切口分类、手术时间、病人基础疾病状态评分、出血量等)、新生儿出生体重、抗菌药物使用、转科与出院等信息,对上述源数据中具有诊断意义的关键字段(发热、腹泻、白细胞增加等等)进行标记、提取,按照医院感染诊断的逻辑化判定规则,对提取信息进行"和""或"分层逻辑判定,对符合医院感染诊断标准的病例进行预警,即实现疑似医院感染病例个案主动预警;个案预警病例与时间、病人所在病房(空间)进行关联,实现感染暴发初步预警。医院感染管理信息化功能设计基本路线见图5-1。

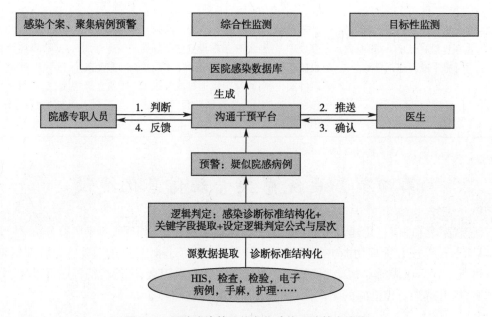

图 5-1　医院感染管理信息化功能设计基本路线

医院感染管理信息化发展水平既依赖于医院现有信息化发展水平,也取决于医院感染管理人员对医院现有数据功能的开发能力。源数据对患者诊疗过程的覆盖程度、可提取程度、标准化程度(如不可提取的嘱托医嘱所占比例等)等将直接影响医院感染信息化的预警能力与管理能力。感染性疾病诊断所需的流行病学证据、临床表现、生化与辅助检查、微生物培养等信息应该实现由 HIS、EMR、LIS、PACS、手麻、护理等已建立的信

息化系统中多源、按需提取；医院感染管理人员与数据开发人员、医务人员等密切合作，按照管理需求对数据进行多级、分层次逻辑判定预警，不断提升信息化预警能力与管理能力。

信息化医院感染预警系统正式启用前，应对预警数据的灵敏性与准确性进行系统测试。为验证在不同的学科专业中预警数据的灵敏性与准确性，建议以二级学科为单位，指派医院感染管理专职人员分别选择内科、外科、妇产科、儿科、重症监护系统等有代表性的科室进行为期 3~6 个月的测试。测试期内，人工监测目标科室的全部病例，将人工监测结果与信息化预警病例进行比对，分析数据差异及其产生原因，及时调整信息提取与预警规则，使之同时满足医院感染风险信息化预警灵敏性与准确性要求[8]。

三、医院感染管理信息化系统模块功能设计

医院感染管理信息化可依照《三级综合医院评审标准实施细则》（卫办医管发〔2011〕148 号）、《医院感染监测规范》（WS/T 312—2009）等要求的管理功能设计不同的管理模块，如基于手术风险分级的手术部位感染监测模块、新生儿医院感染监测模块、多重耐药菌监测模块、器械相关感染监测模块、职业暴露监测模块、环境卫生学监测模块、手卫生监测模块、医院感染质量管理模块等；依照国家医院感染管理质量控制中心发布的《医院感染管理质量控制指标》（国卫办医函〔2015〕252 号），同时借鉴发达国家成熟的医院感染监测经验，对监测数据进行流行趋势描述与分析统计；设置不同的功能按钮使信息化管理流程合理、畅通。

以基于手术风险分级的手术部位感染监测模块建设为例，不同手术感染风险不同。美国等发达国家建立了手术感染风险分级标准及具有相同感染风险指数的手术部位感染风险比较体系。美国国家医疗安全网（National Healthcare Safety Network，NHSN）将手术时间、切口污染程度、手术病人基础疾病情况（ASA 评分）分别赋分，所得分数相加后得出不同手术感染风险指数，分为 0~3 四个风险等级，分数越高，感染危险越大[4]。从麻醉单、手术记录单等提取上述相关信息，后台自动赋值、合并计算后，实现手术感染风险分级及对应手术部位感染率计算与比较。

四、医院感染管理信息化开发不同阶段实现的管理功能

完善的电子病历系统经过授权感染管理者实现在院电子病历信息在线查询，与传统的手工现场病历查询相比，提高病历查询的可及性与查询效率；信息化管理功能的开发可实现对全部住院患者的前瞻性监测，与传统手工抽检 10% 住院病例相比，信息化监测有效范围明显增加；随着医院感染管理信息化水平的不断提升，可实现感染预警信息集成显示，源信息自动链接，大大提高感染监测效率；侵入性操作、器械使用密度、抗菌药物应用、微生物培养等信息实时监控、查询，主动预警、定期汇总分析，早期预防性干预可极大提升医院感染风险早期、靶向防控能力；将医院感染个案预警信息进行空间、人群、时间"三间"多维度关联，预测医院感染病例聚集与暴发趋势，提升感染暴发预判能力，早期防控，最大限度降低感染影响和损失。传统手工监测与医院感染信息化监测相关比较，详见表 5-2。

表 5-2　传统手工监测与医院感染信息化监测

项目	信息化医院感染监测	传统手工感染监测
监测有效范围	全部住院患者及门诊目标患者（传染病等）	抽查 10% 的住院患者
感染诊断规则	依既成诊断标准设定预警关键字段及预警规则（诊断标准结构化分层逻辑判定）提出全部感染预警病例	取决于个体监测者感染诊断知识掌握情况
信息收集方式	基于 HIS、LIS、PACS 等系统提取监测数据，集成显示，自动链接源信息，效率高	个体监测者一对一病例查询，所需信息分散，可及性差，效率低
感染监测能力	受医院整体信息化发展水平影响及预警设置条件影响	受感染管理人员、医务人员等个体水平影响
汇总分析	自动生成	手工计算
工作痕迹及质量评价	自动生成，可定期导出、按需存储，如个案感染病例监测、现患率调查中应查病例统计等	依个体工作习惯不同而不同
感染防控	可针对目标，实施早期干预，时效性强	受人员配置、监测周期、临床报告意识等影响

五、消毒供应中心全程质量追溯信息化系统闭环管理

消毒供应中心（central sterile supply department, CSSD）是医院内承担各科室所有重复使用诊疗器械、器具和物品清洗、消毒、灭菌以及无菌物品供应的部门。我国强制性卫生行业标准要求 CSSD 建立质量管理追溯制度，完善建立清洗、消毒、灭菌及其效果监测等全程关键质量参数记录，物流管理全程信息化，实现人员、设备等信息化运行管理功能与信息化质量追溯功能。

对于服务于数千张床位、数万例次手术的大型 CSSD 来说，依靠传统的手工管理模式完成品类复杂的各类器械再处理关键质量过程动态观察与追溯已经成为几乎不可能完成的任务。开发、建设高效的物流全程管理与器械再处理质量追溯信息化系统势在必行。高度危险性物品，如（外来）手术器械、植入物等处理不当将引发严重的医院感染不良事件，其质量追溯与物流全程信息化系统的建立，对于及时召回不合格灭菌物品、尽快排查质量缺陷原因以及医疗纠纷举证等具有重要意义，因此在 CSSD 信息化开发建设中应给予优先考虑。

（一）高度危险性物品全程质量追溯信息化系统建设基本路线

1. 开发建设 CSSD 高度危险性物品全程质量追溯闭环管理信息化系统（图 5-2），首先应明确 CSSD 质量追溯信息化系统功能，实时记录并保存器械再处理全程质量信息，如清洗、消毒、灭菌及其效果监测等关键过程的温度、压力、持续时间、监测效果等信息，使每一器械再处理全程质量信息与器械物流状态信息（器械回收、清洗、消毒、检查、包装、灭菌、存储、发放、使用）、操作人员信息、器械再处理过程信息、清洗灭菌设备及其效果监测设备信息等一一对应，针对每一次器械再循环过程建立一条唯一性的器械全程质量可追溯信息；设立过程及质量参数异常预警机制，一旦预警，及时进行质量追溯，及时追回质量不合格器械，查找出现质量问题的原因，及时处理，保障复用器械全程质量安全。

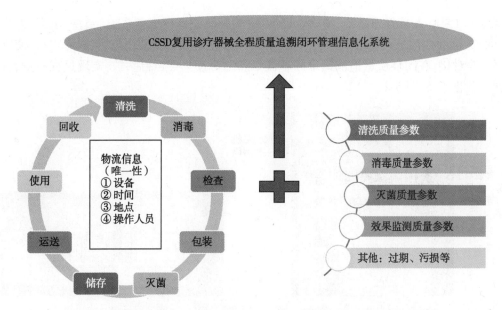

图 5-2 器械全程物流与质量信息整合为全程质量追溯闭环管理信息系统

2. 信息化系统追溯内容与指标设计 依据 WS 310 要求以及生产厂家清洗、消毒、灭菌设备及其效果监测设施等的使用说明或指导手册,设定确定关键过程点及其关键 "过程" 参数指标、关键参数预警指标。保证器械再处理每个过程均达到国家强制性卫生行业标准要求;对于不能满足过程要求的,要及时预警,保证能够实现对后续相关处理流程进行及时干预管理,防范感染风险。在每一流程关键点设置数据采集终端,按照工作流程依序采集流程点与 "过程" 参数信息,形成在特定的时间、空间条件下,由特定人员、设备执行的特定质量过程闭环数据记录。获取每批次器具再处理唯一性数据资料,以实现数据追踪与质量追溯。信息化过程参数记录主要内容包括日常需要监测的客观性过程参数指标,如清洗消毒过程日常监测记录要求的清洗消毒器清洗消毒温度、时间或 A_0 值等,化学消毒时消毒剂浓度、消毒持续时间和消毒时温度,压力蒸汽灭菌过程中灭菌的温度、压力和时间以及所有临界点的时间、温度与压力值等灭菌参数,环氧乙烷灭菌过程中每次灭菌的温度、压力、时间和相对湿度等,均需记录在质量追溯系统中,及时追踪,及时进行质量判定。

3. 预警阈值设定 依据规范及生产厂家使用说明或指导手册进行预警阈值设定。以压力蒸汽灭菌为例,当灭菌温度波动范围偏离 ±3℃ 要求时,无论过高还是过低,应设置主动报警。没有主动报警功能的设备,可通过过程观察或对记录进行追踪判定,及时发现质量缺陷,及时查找原因处理,防患于未然。

（二）信息化质量追溯系统数据维护、采集与保存

1. 数据维护 质量追溯各流程关键点（回收、清洗、消毒、检查包装、灭菌、储存、发放、使用等各处理环节）及其对应岗位人员信息、设备信息、手术器械包等设置唯一性编码,保证追溯系统能准确地追溯到操作执行人、执行流程、操作内容、执行设备等必要信息。见图 5-3、图 5-4。

2. 数据采集 依照质量过程发生的时间顺序依序、及时收集操作人、操作流程点、操作时间、执行设备及其过程关键参数信息,直至形成完整的闭环质量追溯记录。CSSD 质量追

溯系统与 CSSD 人员管理系统、物质管理系统、关键设备运行信息系统（清洗、消毒、灭菌设备运行关键参数记录系统等）、医院办公系统（科室发起植入物使用申请、入库审批、使用维护等）等对接，在闭环质量追溯记录的各流程点上对接关键运行参数，实现过程质量追踪、追溯。见图 5-5、图 5-6。

图 5-3　清洗消毒机唯一性编码与过程参数显示　　　图 5-4　器械包内器械唯一性编码

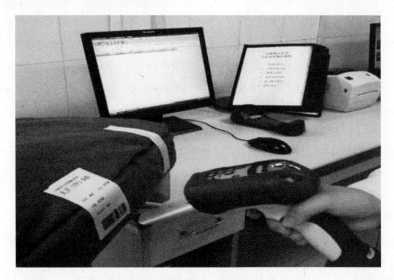

图 5-5　流程、人员、器械信息等采集与存储

时间	步骤	阶段	信息编号	介质	CT ℃	DNo1	DoV1 ml	A0
9:24:40 AM	1.2	预洗		1	17.2	0	0.0	0
9:29:08 AM	2.2	主洗		3	61.5	1	0.0	0
9:47:55 AM	3.2	中和		2	27.7	0	0.0	0
9:49:51 AM	4.2	漂洗		2	19.3	0	0.0	0
9:53:04 AM	5.2	热力消毒A0 600		4	90.0	2	0.0	1798
10:09:37 AM	6.2	干燥		5	76.6	0	0.0	0

图 5-6　过程及其质量参数保存打印

　　3. 数据保存　质量追溯信息既要在病志中长期保存,又要作为 CSSD 系统质量追溯信息长期保存,以实现由个案病例端和 CSSD 系统端双向追溯。手术器械再处理全程质量信息可通过扫描器械包唯一性编码获得并存储。当 CSSD 追溯系统无法与病志进行电子对接时,可在器械包外粘贴信息完全相同的两个条形码,分别保存信息至病志与 CSSD 质量追溯信息系统中(一编码完成器械包身份与状态认证,由 CSSD 发出并最终回到 CSSD;另一编码粘贴在病志中),见图 5-7。当电子病志系统能够通过扫码等手段存储 CSSD 质量追溯信息时,器械包只粘贴一个唯一性编码即可。见图 5-8、图 5-9。

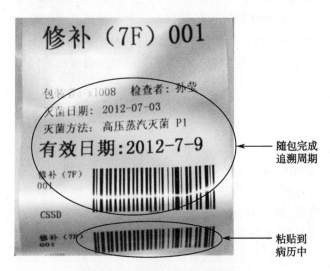

图 5-7　器械包外唯一性编码

图 5-8　器械包外唯一性编码

注:当 CSSD 追溯系统无法与病志进行电子对接时,使用信息完全相同的
　　两个条码分别保存信息至病志与 CSSD 质量追溯信息系统中

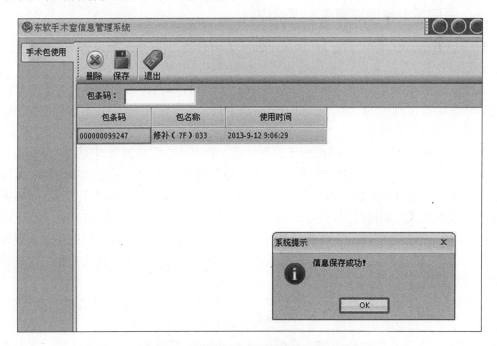

图 5-9　手术室扫码存储器械信息于病志中

质量追溯信息记录应客观、真实、及时。应设定错误录入更正程序及权限并留有痕迹，及时备份，防止数据因灾害及意外情况丢失，追溯信息至少保留 3 年。

第五节　医院感染管理质量评价

医院感染管理质量评价依照评价主体的不同在评价形式和内容上有所不同，大体可分为两种：一种是卫生计生行政部门或其授权的监督管理部门依照相应的法律条款对医院感染管理活动的合法性进行的卫生执法监督检查，对违法行为进行处罚；一种是由卫生计生行政管理部门或其授权的行业组织、医院感染管理质量控制中心等对医院感染管理的过程质量和结果质量进行检查，对医院感染预防与控制活动的有效性、科学性以及医院感染风险防控能力进行评价。

2011 年，原卫生部颁布《医院评审暂行办法》（卫医管发〔2011〕75 号）、《三级综合医院评审标准》（卫医管发〔2011〕33 号）及《三级综合医院评审标准实施细则》（卫办医管发〔2011〕148 号），2016 年国家卫生标准委员会发布《医院感染预防与控制评价指南》（征求意见稿）。确定医院感染管理质量评价应基于国家医院感染管理有关法律、法规、规章、标准和规范；评价方法有书面评价、医疗统计信息评价、现场个案与系统追踪评价、社会评价等。个案与系统追踪法评价方法围绕医院感染风险识别、分析、评价、防控等各环节，对涉及的多学科、多层次人群、多部门进行现场多维度追踪，查看现象之间的逻辑关系、因果关系，评价结果相互认证，是目前国际上比较认同的质量评价方法，可提高评价结果的可信度。

一、医院感染管理质量主要评价内容

1. 医院感染管理组织建设　依法建立医院感染管理组织，医院感染控制活动符合《医院感染管理办法》等要求，并与医院功能和任务及临床工作相匹配。

2. 开展医院感染防控知识培训与教育　有培训责任部门针对各级各类人员制订的医院感染管理培训计划、培训大纲、培训内容，并有考核。人员掌握本部门、本岗位相应的医院感染预防和控制知识与技能。

3. 医院感染监测　按照《医院感染监测规范》WS/T 312 要求开展医院感染全院综合性监测、目标性监测、现患率调查及医院感染防控相关因素，如消毒、灭菌和环境卫生学等监测。推荐采用信息技术和监控指标对监测项目及不同类型标本进行监测管理；针对感染高风险科室及其感染控制情况进行风险评估，制定针对主要部位的感染防控措施，如：下呼吸道、手术部位、导尿管相关尿路、血管导管相关血流、皮肤软组织等；有医院感染暴发报告流程与处置预案；依据医院感染风险、医院感染发病率和（或）患病率及其变化趋势改进诊疗流程，定期通报医院感染监测结果。

4. 严格执行《医务人员手卫生规范》WS/T 313—2009　实施依从性监管与改进活动，医务人员手卫生知晓率达 100%。手卫生设施符合要求。

5. 多重耐药菌医院感染防控　有管理规范与程序，实施监管与改进活动。重点考核多重耐药菌医院感染诊断、监测、预防、控制等环节质量以及多重耐药菌联席会议制度、分工、职责落实、防控知识培训落实情况。应用感染管理信息与指标,指导临床合理使用抗菌药物。

6. 消毒、隔离与人员防护　符合医院消毒、医院隔离技术规范要求;符合医院消毒供应中心清洗消毒及灭菌技术操作规范及消毒灭菌效果监测标准;消毒灭菌设备、产品以及防护用品符合相关标准要求,保证正常、有效使用;落实《血源性病原体职业接触防护导则》GBZ/T 213—2008 规定的预防控制措施,职业暴露后评估、预防及随访等要求。

二、医院感染管理质量评价指标

国家医院感染管理质量控制中心于 2015 年发布《医院感染管理质量控制指标》,13 个评价指标,考核以下 5 方面内容。

（一）医院感染全院性综合监测指标

1. 医院感染发病（例次）率　是指住院患者中发生医院感染新发病例（例次）的比例。一般以月、年为观察期,反映医院感染总体发病情况。

2. 医院感染现患（例次）率　在确定的时段或时点住院患者中,医院感染患者（例次）数占同期住院患者总数的比例。反映了确定时段或时点医院感染实际发生情况,包括新发病例和调查时尚未治愈的原有感染病例。

3. 医院感染病例漏报率　是指应当报告而未报告的医院感染病例数占同期应报告医院感染病例总数的比例。反映医院感染报告质量。

（二）多重耐药菌监测指标

反映多重耐药菌总体及某种特定菌种多重耐药感染/定植情况。

1. 多重耐药菌感染发现率　是指多重耐药菌感染患者数（例次数）与同期住院患者总数的比例。

2. 多重耐药菌感染检出率　是指多重耐药菌检出菌株数与同期该病原体检出菌株总数的比例。

（三）医务人员手卫生依从率

受调查的医务人员实际实施手卫生次数占同期调查中应实施手卫生次数的比例。评价医务人员手卫生执行情况。

（四）抗菌药物使用评价指标

1. 住院患者抗菌药物使用率　是指住院患者中使用抗菌药物（全身给药）患者数占同期住院患者总数的比例。住院患者抗菌药物使用率是一个粗略的评价指标,需进一步结合具体病例调查才能确定抗菌药物使用是否规范。

2. 抗菌药物治疗前病原学送检率　治疗性抗菌药物使用前病原学检验标本送检病例数占同期使用抗菌药物治疗病例总数的比例。评价治疗性抗菌药物使用是否规范。

3. Ⅰ类切口手术抗菌药物预防使用率　是指Ⅰ类切口手术预防使用抗菌药物的患者数占同期Ⅰ类切口手术患者总数的比例。用于评价预防性抗菌药物使用是否规范。

（五）医院感染目标性监测评价指标

血管内导管相关血流感染率、呼吸机相关肺炎发病率、导尿管相关泌尿系感染发病率和Ⅰ类切口手术部位感染率。反映器械使用密度、侵入性操作相关感染的防控能力。

三、医院感染管理质量评价应注意的问题

（一）正确解读医院感染管理质量评价指标

医院感染管理质量评价是对整体医院感染风险防控能力的评价,单一的评价指标往往不能反映医院感染管理的全貌。需结合个案追踪或系统追踪方法,对全流程质量进行调查。即使是同一等级的两所医院,其感染率是否具有可比性,基础在于两所医院感染性疾病诊断标准相同,诊断能力、监测方法与微生物检测方法、质控流程、报告意识与漏报监测能力等处在可比的同质化水平,此外还要考虑就诊患者人群特征等相关影响因素。

（二）应加强微生物培养标本室前质量评价

病原学诊断在以病原诊断为基础的感染性疾病治疗中发挥着导向性的决定作用。临床微生物标本在采集、保存、送检时限等各环节出现质量问题,都容易导致假阴性或假阳性结果,引起治疗方向的偏差。2016年12月5日实施的《尿路感染临床微生物实验室诊断》WS/T 489对清洁中段尿的采集时机、局部清洁、接种时限等各环节质量有严格要求,采集后立即送检,采集后0.5小时内接种,对于很多医院来讲,质量要求很苛刻;而清洁中段尿往往在各级医院的微生物培养标本中占比较高,其病原学特征对全院病原体分布及耐药特征都会产生重要影响,在强调室内质量控制的同时,微生物培养标本室前质量管理的重要性值得管理者及临床一线人员密切关注,并持续改进。

（三）医院感染高危重点部门质量评价

医院感染高危重点部门是医院感染管理的主战场,重症医学科、器官移植病房、骨髓移植病房、血液透析中心（室）、新生儿病房及重症新生儿监护病房、感染疾病科、手术部（室）、产房、母婴同室、急诊科及其病房、口腔科门诊、导管室、介入手术室、临床实验室、内镜中心（室）和CSSD等,应加强质量评价。国家卫生计生委国卫通〔2016〕23号发布10项卫生行业标准,全面规范医院感染管理工作。其中,CSSD、口腔器械消毒灭菌和软式内镜清洗消毒质量应符合强制性卫生行业标准要求,医用织物等质量评价应符合相应的推荐性行业卫生标准要求。

1. 医院消毒供应中心（CSSD）质量评价　CSSD应按照国家强制性卫生行业标准WS 310.1、WS 310.2和WS 310.3要求,全面落实管理规范、清洗消毒及灭菌技术操作规范以及清洗消毒及灭菌效果监测标准。所有需要消毒或灭菌后重复使用的诊疗器械、器具和物品应采取集中管理的方式,由CSSD负责回收、清洗、消毒、灭菌和供应;应建立质量管理追溯制度,完善建立清洗、消毒、灭菌及其效果监测等全程质量控制过程的相关记录;物流管理宜实行全程信息化管理。消毒供应中心质量追溯信息化系统建设参见本章第四节医院感染管理信息化建设。

CSSD相对独立,周围环境清洁,无污染源。内部环境整洁,通风、采光良好,分区（辅助区域、工作区域等）明确并有间隔。有基本消毒灭菌设备、设施。污染物品由污到洁,不交叉、不逆流。洁、污物品分别有专用通道。有清洗、消毒及灭菌技术操作规范,有清洁、消毒与灭菌质量控制、监测、医务人员防护等制度与流程,有落实。清洗消毒及灭菌效果监测落实到位,并有原始记录与监测报告。CSSD人员知晓相关制度、本岗位职责、操作技能与知识,并执行。

2. 口腔器械消毒灭菌质量评价　应按照《口腔器械消毒灭菌技术操作规范》WS 506—

2016 要求执行。口腔器械消毒灭菌的操作流程、灭菌监测、灭菌物品放行和储存等符合规范要求。

3. 软式内镜清洗消毒质量评价 应按照《软式内镜清洗消毒技术规范》WS 507—2016 管理要求进行软式内镜清洗消毒,软式内镜清洗消毒相关的管理、布局及设施、设备、清洗消毒操作规程、监测与记录等质量达到规范要求。

4. 推荐性卫生行业标准 相关质量应分别符合推荐性卫生行业标准要求,如《医院医用织物洗涤消毒技术规范》WS/T 508—2016、《重症监护病房医院感染预防与控制规范》WS/T 509—2016、《病区医院感染管理规范》WS/T 510—2016、《经空气传播疾病医院感染预防与控制规范》WS/T 511—2016 和《医疗机构环境表面清洁与消毒管理规范》WS/T 512—2016 等。

(张秀月)

参 考 文 献

1. Benedetta A, et al. Report on the Burden of Endemic Health Care-Associated Infection Worldwide-A systematic review of the literature. Geneva, WHO Press, 2011.

2. Semmelweis IP. The etiology, concept, and prophylaxis of childbed fever.1st ed. Carter K.C. Wisconsin: University of Wisconsin Press, 1983.

3. Peiris JS, et al. The severe acute respiratory syndrome. N Engl J Med, 2003, 349 (25): 2431.

4. NHSN Patient Safety Component Manual, National Healthcare Safety Network (NHSN). January 2017. https://www.cdc.gov/nhsn/pdfs/pscmanual/pcsmanual_current.pdf

5. 索继江,李六亿,王力红,等. 不忘初心追求卓越——中国医院感染管理卅年 (1986—2016). 北京: 中国协和医科大学出版社, 2016.

6. 中华人民共和国国家质量监督检验检疫总局,中华人民共和国国标准化管理委员会. GB/T 23694—2013/ISO Guide 73: 2009 风险管理术语. 北京, 2013.

7. 李六亿,徐艳. 医院感染管理的风险评估. 中国感染控制杂志, 2016, 15 (7): 441-446.

8. 金盈月,张秀月,齐月,等. 以提高风险管理效能为导向的医院感染信息化建设. 现代医院管理, 2018, 16 (1): 13-16.

第六章 护理管理

护理工作是医疗工作的重要组成部分。护理工作体现在临床医疗工作的各个环节,尤其是一些治疗性工作都必须通过护理来实现和完成。人性化的临床护理有助于减轻患者病痛,节约医疗资源,改善日益紧张的医患关系,营造和谐的医疗环境,促进患者早日康复。有条不紊的护理工作更需要科学的管理,护理管理将管理的科学理论和方法应用于护理工作实践的过程中,只有科学的护理管理,才能使护理系统实现最优运转,提升护理工作效率;只有科学的护理管理,才能使护理工作更趋于科学化、专业化和效益化。

第一节 护理是一门专业

护理的先驱南丁格尔曾经说:"护士其实就是没有翅膀的天使,是真善美的化身。"优秀的护士,其实扮演着不亚于医师的重要角色。有人把医院比作是一个家庭,"医者父母心",医师扮演父亲,护士就是精心照顾那些羸弱"孩子"的母亲。护士们的爱心、耐心和细心,带给孤独的患者们如沐春风的感受,帮助患者们重新扬起生命的风帆。

一、现代护理的发展

护理是基于人类的需要而产生、存在。随着社会的进步、环境的改变、人类生活方式的变化,护理的内涵和范围都发生了巨大的变化。

19世纪以前的护理以家庭照顾为主,当时的护士多为修女,没有得到科学、正规的护理训练和教育。直到1856年克里米亚战争结束后,现代护理学鼻祖弗洛伦斯·南丁格尔因在战争期间忘我的工作,博得各国公众的赞扬,使护士工作的重要性为人们所承认,护理工作从此受到社会的重视。英国公众捐赠巨款,以表彰南丁格尔的功勋,她用此资金作为"南丁格尔基金",1860年在伦敦圣托马斯医院创办了世界上第一所护士学校;后又开创了助产士和济贫院护士的培训工作,推动了西欧各国以及世界各地的护理工作和护士教育的发展。

18世纪中叶,随着西方教会开始在中国建立教会医院,受西方护理的影响,我国近代护理学得到逐渐形成与发展。1909年,中国护士会成立,成为中国护士和传教士护士相互交流的纽带。中华人民共和国成立后,随着卫生事业的发展,我国的护理工作进入了一个新时期。

二、护理与医疗的关系

(一)新型医护关系模式的含义

新型医护关系即并列-互补型模式,是指医疗和护理是两个并列的要素,各有主次,各有侧重,在医疗护理过程中两者相对独立不可替代;由于两者的关系既紧密联系又相对独立,就为相互弥补提供了可能。

（二）护理与医疗的关系

1. 早期的中医药学与护理学密不可分,"三分治,七分养",是我国古代对医学与护理学的关系所做出的高度概括。

2. "患者第一"的原则就是要把患者的生命、健康和利益即把患者治疗上的需要和安全放在首位。在这个原则下建立起医护双方的相互平等、在不同环节有主有从的和谐关系。患者的诊治过程,是一个医护协作的过程,医护双方要理解对方的工作特点,分清医疗、护理过程中的责任,尊重对方的人格,信赖对方的能力。

3. 医疗和护理是两个相互依存的学科,它渗透在医疗的各个环节,护理与医疗有千丝万缕的联系,不可分割。中国首届"吴孟超肝胆外科医学基金"奖获得者陈训如教授曾形象地比喻说:"医疗和护理就像车子的左右两个轮子,缺了哪个,车都无法正常行驶。"

（三）护理与治疗的关系

1. 充分认识医疗工作中护理的重要性。早在克里米亚战争中,南丁格尔通过提高护理水平,使英军伤员死亡率从 42% 迅速下降到了 2%,世界为之震惊。护理工作是整个治疗工作的重要组成部分,其水平的高低,关系到协调医、护、患三者的关系,并直接影响着医疗质量。

2. 保持护理和治疗的协调一致性,充分认识护理工作的严格性和技术性。护士是医嘱的忠实执行者,同时也是医嘱的严格把关者,不合格甚至是不正确的医嘱,如果没有护士们的严格把关,后果不堪设想。护士是否严格遵守护理制度,认真做好各项护理工作,做到准确、及时、无误,直接关系医疗质量,关系患者的生命安危。随着临床医学技术水平的提高,对护士的专业知识,技术水平和能力提出了更高要求。

三、护理成为一门独立的专业

20 世纪中期后,随着世界卫生组织新的健康概念和生物－心理－社会医学模式的提出,形成了人是一个生物、心理、社会的统一整体的现代医学观。护理工作从"以疾病为中心"转向"以患者为中心"再转向"以人的健康为中心"。进而医学社会化和大卫生的趋势越来越明显,社会对护理工作的需求日益迫切,护理工作地位不断提高,护理作为一门专业已逐步向更高水平发展。在这些新观念的指导下,护理学发生了根本性的变革。至此,护理被认为是一门独立的专业,在整体护理观的指导下运用护理程序的方法开展工作;护理学开始建立自己的学科理论体系。

21 世纪的今天,护理学已经发展成为一门独立的学科,它与医学、药学、营养学等共同组成了整个医学领域。这是护理同仁们不懈追求、奋力求索的结果。现代护理事业中,已经融入了大量的新内容,其范围也不断扩大。护理学也是一门应用科学,实践性较强,它结合了自然科学与社会科学理论,形成了护理的理论体系与专业技术体系。

2011 年 3 月 8 日,国务院学位办颁布了新的学科目录设置,其中护理学从临床医学二级学科中分化出来,成为一级学科,与中医学、中药学、中西医结合、临床医学等一级学科平行,为护理学科的发展提供了更大的发展空间。新的学科代码为 1011。它要求现代护理人传承与创新,发挥主动性和创造性,深入研究护理学理论并用于指导护理实践,促进护理水平的不断提高,从而站得更高、看得更远,对现代护理进行思考,开创护理专业发展新局面。

第二节 培养护士成为专业人才

在医院人力资源中护理人员占有着相当大的比例,为了加大护理内涵建设,提升核心竞争力,实现可持续发展,需要针对不同级别的护理人员进行不同的医院文化、服务、专业和能力等方面的培训,意在提高护理人员全面整体素质,培养护士成为专业人才,提升专业服务水平,不断深化优质护理服务内涵。

一、拓展专业人才培养方向

越来越多的新理论、新知识、新技术运用到护理领域,大大丰富了护理专业的内容,加速了护理事业的发展。时代要求护理人员无论在知识上、技术上还是个人修养上都具有更高的素质。随着医改的不断深化和人民群众多样化、多层次健康服务需求的不断提高,对护理工作的服务内涵和外延提出了迫切需求,也对护士队伍的服务能力提出了更高要求。

二、根据专科护理特性开展专科护理培训

针对不同层次的护理人员开展规范化的培训、继续教育等方面并进行全面的策划和实施,定期组织进行各级各类专科护士培训,是提高临床护理质量、保障医疗安全的有力举措,对于提高护士队伍整体素质和服务能力水平具有重要意义。

(一)专科护理培训提高临床专业化护理水平

早在 2004 年,《中国护理事业规划十一五纲要(2005—2010)》已提出各省市根据临床专科护理领域的工作需要,分步骤在重症监护、急诊急救、器官移植、手术室护理、肿瘤病人护理等专科护理领域开展专业护士培训。专科护士在提高临床专业化护理水平、推动科室建设等方面发挥着积极作用,部分医院已陆续建立伤口、造口、糖尿病等专科护士门诊。各医院可以充分发挥本地区糖尿病、肿瘤、伤口、造口等专科护士资源,积极开展出院随访、开设专科护理门诊等,为患者及家属提供专业的护理服务。探索以岗位需求为引导的专科护士人才培养模式,继续在 ICU、急诊、手术室、糖尿病、肿瘤、血液净化、伤口、造口等专业开展专科护士培训,逐步使本区域的专科护士培训工作走向规范化、科学化,通过专科护理队伍建设提高护理服务质量。

(二)根据专业发展需求培养专业护理人才

优质护理服务实施以来,各医院在落实护士配备标准,加强护理人才培养等方面做了大量工作,临床护理服务水平明显提高,但护士队伍的数量和质量依然是影响护理改革的重要因素。因此,大力开展护理专业人才的培训,使护士的能力水平适应责任制整体护理模式的要求,培养和锻炼一批临床实用型人才,才能全面提升护理服务能力和专业技术水平。

为提升临床专科护理水平,探索提高护士的健康教育能力,医院在开展重症监护、静脉输液、PICC、糖尿病护理、造口师、骨髓移植护理等专科护士培训的基础上,也可以不断拓展专科护士培养种类,如健康教育心理咨询师、饮食护理指导师、用药护理指导师、康复护理指导师四类专科护士的培养(即"四师")培训。

1. 重症监护专科护士培训与应用 通过编写培训教程,理论授课和临床实践技能实

训,进行严格的理论和实践考核,合格者可以授予院级专科护士证书。各医院的重症监护(CU)科室需要有 1/2~2/3 的护士持证上岗;普通科室每个护理单元至少培训 2 名以上的院级重症监护专科护士,她们在获得专科护士证书后,需要定期回到 CU 科室复训,补充、完善新知识、新理论、新技能,以满足飞速发展的重症医疗、护理相关需求。复训后,经理论和操作考试,合格者可以继续持有重症专科证书。

由于各 CU 科室往往需要应对一些社会突发事件,如地震、矿难等大型社会救助工作,CU 科室重症病人剧增或专业护理人员紧急被抽调应急,造成实际护理力量不足或薄弱时,普通科室的重症专科护士便可以迅速增援 CU 科室,直接参与值班和护理活动,保证了护理安全。

2. "四师"的培训与应用 通过编写培训教程,理论授课和临床实践技能实训,进行严格的理论和实践考核,合格者挂牌上岗。"四师"在承担好责任护士工作的同时,还应负责培训本专业责任护士,成为各专科领域带头人,对健康教育疑难病例进行会诊与床边指导演示,充分发挥培训师资的作用,持续改进健康教育效果,提高专科护理水平,全方位地为患者服务,使患者受益。"四师"培养模式为专科护士的培养方向提供了可借鉴的经验。

三、探索护士岗位管理试点提升专业队伍岗位胜任力

在实行责任制整体护理的基础上,在医院护士队伍管理中实施护士岗位管理,加强护士队伍科学管理、持续推进优质护理服务的重要举措,是国家护理专业临床重点专科医院应当探索和实践的工作任务。为加强护士队伍科学管理,持续推进优质护理服务,以岗位管理为切入点,从岗位设置、护士配备、绩效考核、职称晋升、岗位培训等方面制定和完善制度框架。

（一）以护士岗位管理为切入点,推动护理管理的机制创新

1. 护士岗位管理是破除护理人员的身份界限(职称界限),坚持按需设岗、按岗聘用、竞聘上岗,逐步建立"能上能下、能进能出"的用人机制。

2. 护士岗位管理以岗位职责要求为基础,以护理服务数量、质量、效果以及患者满意度为核心,建立公开透明、全程跟踪、动态管理的考核机制。

3. 根据护士的临床实际表现和工作业绩,把考核结果与个人收入挂钩,向临床一线护士、骨干护士倾斜。加大绩效工资比例,形成有激励、有约束的内部竞争机制。

（二）根据护士能级和护士岗位对应的要求,进行护士能级进阶管理

1. 自 2011 年原卫生部确定全国 23 所开展护士岗位管理试点医院以来,各医院积极探索,制定《医院护士能级进阶综合测评标准》(表 6-1),每年测评护士实际护理能力,划分为 N0~N4 五个能级。

2. 护士岗位管理建立护士能级与岗位职责、岗位系数、职称晋升相适应的激励机制,与责任制护理紧密结合,着眼于人力资源开发,挖掘每位护理人员的工作潜能,充分调动护理人员的工作积极性,探索科学的护理责任分工方法和排班模式,为患者提供连续、全程的责任制整体护理,患者满意度提升,最大限度地调动了护理人员的工作积极性,使护理人员以饱满的热情投身临床一线工作,为患者提供高质量的护理服务,努力为广大患者服务,按能级对应原则科学分配护士人力,使患者的基础护理和专科护理落实到位,扩展服务内涵,病人满意度明显提高。

表 6-1 医院护士能级进阶综合测评表

科室:	护士姓名:	总分:	
项目	测评内容	标准分	得分
基本要求25分	工作年限(满一年得2分)	18	
	学历(硕士及以上4分,本科3分,大专2分,中专1分)	4	
	按要求参加院、科、护理单元各层次培训	2	
	理论、操作考试成绩达标	1	
素质态度15分	具备护士素质,服装仪表整洁	2	
	遵守院内各项规章制度	2	
	态度和蔼可亲,能主动问好	2	
	能尊重领导和同事	2	
	服从各种岗位分配(包括重症室、术后室及抢救工作)	3	
	能接受指导建议并不断改进,对倡导和指示能配合执行	2	
	能爱护及维护公物,避免浪费	1	
	准时出勤,无考勤情况异常记录。3个月内病事假累计或连续达7天,每7天扣1分	1	
临床工作能力33分	责护依据业务能力,能承担不同护理级别的病人:危重、特级19分,一级16分,二级13分,夜班领班在原级别基础上+2分。总务护士15分	19	
	承担各级业务学习讲课,院级3分,科级/病房1分,不重复得分	3	
	担当三基培训师、各类专科护士(国家级参与会诊4分,其余均2分),不重复得分	4	
	发挥专科护士作用/专科培训效果好	2	
	发挥护士长助理作用	1	
	参与护理会诊,效果好	2	
	担当护理单元质控成员,且质控效果好	2	
护理工作绩效15分	本年度护理工作质量评价均合格得10分,院查、夜查、星级检查等迎检并合格+5分,迎检不合格按实际扣分	10±5	
	获得单独表扬的锦旗	1	
	获得院级单独表扬的表扬信≥2封	1	
	获得院级及以上荣誉,或参加院级以上操作竞赛、讲课比赛等各类大赛3分,科级相应大赛2分	3	
	患者投诉(院级扣4分,科级扣2分)		
	护理差错(重度扣10分,中度扣6分,轻度扣3分,漏洞扣1分)		
教学科研12分	承担理论授课或临床带教,学生评价较好	2	
	发表SCI论文7分/篇,中文核心期刊论文5分/篇;课题/专利/三新项目5分/项;品管圈等创新3分/项;论文汇编、大会交流2分/篇。可重复得分	10	

备注:进阶比例:N4,15%;N3,40%;N2,25%;N1+N0,20%

（三）依托护士岗位管理规划护士职业生涯

1. 通过能级进阶模式规划护士职业生涯　新入护士经过岗前培训,取得护士注册证书后进阶为 N1 能级;N1 能级护士经过规范化培训合格后进阶为 N2 能级,N2 能级护士将有两种发展路径,一是参加临床带教教师遴选,成为兼职护理带教教师;二是参加专科培训进阶为 N3 能级专科护士;只有进阶为 N4 能级的护士,才有竞聘护士长的资格,有可能走上护理管理岗位(图 6-1)。

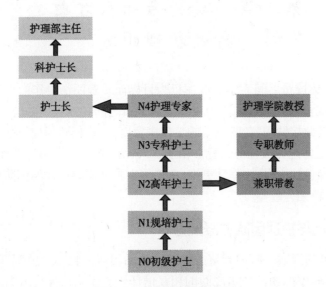

图 6-1　护士职业生涯规划

2. 护士成长提升岗位胜任力

（1）护士岗位管理将合适的人放在合适的位置:充分体现护士的荣誉感、价值感和成就感,达到人尽其才的效果。激励护士不断提高综合能力,实现职业生涯的合理规划,提倡护士的参与和尊重护士的意愿,护士认领班次,使护士身心健康得到保证,体现人性化管理。并通过与责任制护理紧密结合,提升护士自身满意度的同时提升患者满意度,促进优质护理服务迈上新台阶。

（2）护士岗位管理培养出优秀护士:通过护士岗位管理,护士明确了各能级岗位的能力要求,明确了自己努力的方向,每一年都会向着更高的能级积累岗位能力,发挥潜能,在基本条件、素质态度、临床工作能力、护理工作绩效、教学科研五个维度做到最好,提高服务水平,提高患者满意度,成为团队中的优秀护士,形成护理团队中的榜样力量,从而促进护理团队的整体进步。

3. 护士长成长提升综合管理能力

（1）护士长成长路径:公开竞聘护士长梯队标志着护理管理者选用模式的更新,“公开、公平、公正”的选拔护理管理人才梯队会受到全院护士的赞同。这种做法需要各护理单元按标准选拔骨干护士担任护士长助理,在担任责任护士的同时,见习护理管理内容,在护士长不在岗时履行护士长职责,为医院建立一支业务素质较强的护士长队伍打下基础。

（2）科学考核护士长,培养出优秀护士长:医院应对护士长实施科学的管理与考核,为提高专业的管理能力,要求护士长定期轮转一个护理单元,每年对护士长进行量化考核和

360度考核,结合护士长的创新与综合管理业绩,评选优秀护士长成为护理管理榜样。

（3）护士长淘汰机制:可以对护士长实施360度考核和量化考核,对结果不理想的护士长,可实施末位、不及格淘汰制,如因管理不善,可视事件对医院造成的不良影响,根据情节实施轮岗,直至免除护士长职务。

第三节　凝聚专业人才打造 高效护理团队

凝聚力是指群体成员之间为实现群体行为目标而实施团结协作的程度,即一个团队对其成员的吸引力、成员对团队的向心力以及团队成员之间相互吸引的能力。凝聚力高的团队,其成员间容易彼此接纳相容,其成员的工作满意度高,责任感相应较强,其团队必然焕发蓬勃的朝气,从而更好地完成任务目标。由于护理团队服务对象的特殊性——为不可再造的人服务,要求其专业性更强,协作性更高,在工作中常常需要更强的团队精神。因此,凝聚力对于护理团队显得尤为重要。

一、医院文化与护理团队的凝聚力

1. 影响凝聚力的因素　影响凝聚力的因素包括团队文化与价值观、团队建设的环境、各种团队训练、团队沟通、团队成员之间的相互信任等。团队精神是组织文化的一部分,良好的管理可以通过合适的组织形态将每个人安排至合适的岗位,充分发挥集体的潜能。团队精神对团队成员的集体共同意志具有一种强化作用,形成强大的内在凝聚力。团队成员之间具有强烈的认同感;成员对团队具有强烈的归属感;每个团队成员对团队目标、团队决策持有肯定和支持的态度;团队成员认可和接受团队的共同价值观,并在实践中维护和发展团队的价值观。

2. 护理团队的凝聚力需要医院文化的引领和护理精神的激励　一个具有凝聚力的团队是团队文化的外在表现,也是护理文化的漫长积累与沉淀。护理团队每年应有一个文化活动主题,如护士原创诗歌大赛;护士原创歌曲大赛;"白衣天使才艺展示周"活动;"书香飘溢阅读人生"护士读书演讲大赛;"青春在盛京绽放"职业感怀主题演讲;爱心碰撞——"心灵鸡汤"工作坊;"变革的力量——护理助力健康中国梦"主题活动等。正是这些充满正能量的文化活动,凝练出医院的护理精神十六字,即以人为本,体贴入微,高尚诚信,仁心仁术。同时,这种护理精神又形成团队文化,激励每个团队成员团结进取。

二、关爱护士,提高团队凝聚力

（一）组建关爱护士委员会

护理部可以成立关爱护士委员会,由护理部主任或副主任担任委员会负责人,同时下设多个关爱护士小组,由各科护士长担任组长,委员会落实"以人为本、人性化管理"的管理理念,以关爱护士为前提,成立爱心团队,打造爱心品牌,营造爱心氛围,从身体、心理、情感、婚姻、工作困惑等各个方面给予全院护士无微不至的关怀。

（二）关爱护士举措

1. 树立一个信念,脚踏实地地为护士办实事、办好事,真正做到困难有人相助、婚恋有人督促,烦恼有人倾诉,快乐有人祝福。护士心中的温暖越多,给患者带去的温暖也就越多,护士们带着愉悦的心情在一个和谐的环境里工作,护理服务就一定会做得更加到位、贴心。

2. 定期召集各位组长和护士代表一起召开工作会议,共同讨论下一步活动的主题和内容。以护士的工作需要和生活需求为出发点,并将时下热门话题融入其中,碰撞出新鲜又实用的想法,将关爱活动覆盖到护士工作生活的方方面面:

（1）在提高生活技能方面,委员会可邀请理财专家为护士进行《理财与人生》"个人理财"知识讲座培训;在护士情感方面,可举办"牵手七夕""共赴浪漫之约"等大型主题联谊活动;针对女孩子爱美的特点,可特邀专业美容化妆师讲解美容、化妆知识;面对即将成为妈妈的护士,委员会可贴心地开展《健康孕育未来》孕期科普讲座活动;也可以开展全院护士读书月、旅游游记大赛、拥抱自然健步走等一系列丰富多彩的活动,不仅展示护士风采,还可以提升护士的生活品味。

（2）很多护士日常的工作压力大,又常常无法排解,委员会可以开展"心灵鸡汤"主题沙龙活动。以"实话实说"为主题,畅所欲言,将遇到的问题倾诉出来。以"感悟幸福"为主题,分享自己感到最幸福的事,通过正能量的传递达到抚慰心灵的作用。

（3）关爱护士委员会的工作不仅是举办各类活动,还体现在日常的细节。在委员会的组织下,各个护理单元都可以成立关爱护士小组,小组长与护士面对面地进行"伙伴式"的沟通,聊一聊最近的工作和生活,如果发现护士有心理问题,关爱小组会随时进行情绪疏导,缓解不良状态。

（4）关爱护士委员会可以不断创新活动形式和载体,推出微信公众平台,通过分享文字图片和视频向护士姐妹兄弟们进行正能量的推送。同时,也及时地将关爱委员会的通知、消息及活动报道进行传播。

有些护士可能没有直接参加委员会组织的活动,但她们一直都是委员会关爱的对象。通过这种新媒体的方式将关爱护士委员会的工作传递到每一人、每一天,让全院所有的护士都能感受到医院对于她们的关心,也将这份爱传递到她们所服务的患者身上,将人文化护理服务做得更好。

第四节 创新管理思维提升护理专业效能

一、重温护理管理理论

现代管理学之父彼得·德鲁克（Peter F. Drucker）说,管理是所有组织特有和独具特色的工具。护理人员在护理实践中从认识管理学的基本理论开始,逐步应用,使护理系统实现最优运转,以提高护理工作效率。护理管理者在护理管理中,应用管理理论实践、创新和发展。

1. 泰勒的科学管理理论 1911年,美国古典管理学家弗雷德里克·泰勒出版了《科学管理原理》一书,通过工作方法的科学研究提高生产效率,运用科学、标准化的管理方法代替经验管理。护理管理者运用科学管理的观点,按照护理工作内容分配护理人员的工作,发挥每位护士的特长,分工明确,从而提高工作效率。

2. 法约尔的管理工程理论 1916年,法国古典管理学家亨利·法约尔出版了《工业管理和一般管理》一书,探索管理原则,从管理实际出发,作为管理者的行为准则,标志着一般管理理论的形成。护理管理者应用管理过程理论强调管理活动中的计划、组织、协调和控制;明确职责,权利与职责对等,分工与责权相结合;注意要有统一的领导、统一的指挥、严明的纪律、奖惩分明、个人利益服从集体利益等。

3. 韦伯的行政组织理论 德国的社会学、宗教学、经济学与政治学等均有造诣的马克斯·韦伯出版的《社会和经济组织的理论》一书,提出了思想的行政组织理论。提出从行政管理的角度出发,对管理组织结构进行深入研究,解决了管理组织结构的优化问题,创立了全新的组织理论。护理管理者应用行政组织理论,要根据医院的规模,建立不同层级的护理管理组织结构,三级医院多采用护理部主任 – 科护士长 – 护士长的三级管理,二级医院多采用护理部主任 – 护士长的二级管理,每一层级分工明确,形成自上而下的护理管理等级系统。

4. 梅奥的人际关系理论 美国行为科学家梅奥创立了人际关系理论。发现了霍桑效应,即管理者善意的谎言和夸奖可以造就一个人,应重视员工由于受到额外关注而引起绩效或努力上升的现象;指出人才是组织发展的原动力,有效沟通是管理的重要方法,管理者应重视非正式组织对员工的影响。护理管理者应用霍桑效应进行试点、总结经验再推广的模式来顺利推进护理工作创新;重视各种护理的非正式组织,采取积极引导的方式;重视护士的作用,调动护士的积极性;重视护理组织文化建设,即发挥人员的凝聚力和向心力,确保组织目标的实现。

5. 麦格雷戈的人性管理理论 1957年,美国行为科学家道格拉斯·麦格雷戈发表了《组织的人性方面》一文,提出人性假设的"X理论 –Y理论"。X理论强调员工对待工作是消极的,Y理论强调员工对待工作是积极的。护理管理者应结合护理人员的人性特点,掌握和了解人性假设对提高组织绩效的意义,多采取鼓励和激励方式,调动护士的主观能动性、积极性和创造性。

6. 西蒙的管理决策理论 美国管理学家和社会科学家赫伯特·西蒙对决策过程进行了深入讨论,形成了系统的决策过程理论。提出管理就是决策,决策贯穿于管理活动的各项职能中,在护理管理的计划、组织、人员管理、领导和控制职能中,处处需要护理管理者做出决策,确保组织目标的实现。

二、创新护理管理思维

(一)认知护理管理的特点

护士的职业特点是以女性为主,年轻人居多,工作从属性强,加上来自各方面的偏见,决定了护士在医院中处于相对次要位置,造成护士较普遍地存在敏感、自信心不足等心理特征,因此,除提高护士业务水平外,还应特别注重对护士自信心的培养,在工作上对每一位护士严格要求,充分尊重每一位护士的人格,按照单独批评,公开表扬的原则,对工作中表现好,有进步,取得显著成绩的护士给予及时公开的表扬肯定。

护理工作具有连续性强、技术操作多、责任重大、工作紧张、生活不规律等自身性质,决定了护理管理工作还应着眼于处理这些由于工作特性带给护理人员的问题。同时,护理工作的对象是人,因此护理工作有很强的服务性。在护理管理工作中,科学性和服务性应充分体现出来。

护理与相关部门的联系应该是广泛而有效的,如与医疗、后勤、检验、病人家属等,搞好与相关部门的协调工作也是护理管理的特点。

(二)创新护理管理思维视角

创新是医院发展的灵魂,没有创新就没有发展。创新思维是主动积极的意识,创新思维是发散思考的习惯,创新思维是解决问题的能力;说别人没说过的话是创新,做别人没做过的事是创新,想别人没想到的东西是创新。只有克服惯用思维模式,才能发挥创新思维能力。

1. 观念创新——不断更新工作思路

(1)评判性思维:是能抓住要领,善于质疑辨析,基于严格推断,富于机智灵气,清晰敏捷的日常思维。

(2)发散性思维:不是依赖常规,而是寻求变异,从各个方面寻求答案的思维模式。护理质量是多方面因素组成的,当护理质量发现问题时,如在讨论分析过程中,运用发散思维往往能事半功倍。

2. 管理创新——不断调整运行模式

(1)通过实施创新思维护理管理模式,调动了护理人员的积极性,有效地提高了护理质量,达到了患者满意、医院满意、社会满意。

(2)减少思维困惑,突破思维定式,自如地产生创意,帮助团队创造出新的产品、服务、工作流程,以及发掘新的商业机会。

三、护理管理创新思维

(一)护理垂直管理模式创新[1]

通过全面实施护理垂直管理,建立以护理部-科护士长-护士长为主线的垂直管理体系。创新护理管理模式,引用绩效管理的方法,将护理人、财、物与责、权、利达到完美统一,形成独立但不封闭的管理体系,同时与人力资源部、综合绩效考评机构及科主任建立良好的沟通协作关系,从而建立科学、高效的护理绩效垂直分配体系。同时将护理管理与信息化有机结合,将使护理管理更加科学、高效。

1. 护理垂直管理的引入　护理垂直管理是引用了绩效管理的方法,从垂直管理和绩效管理的角度出发来定义护理垂直管理的实施模式。护理垂直管理省去繁琐的管理环节,构建以护理部-科护士长-护士长为主线的垂直管理模式,是将护理人、财、物与责、权、利相统一的管理。

2. 实施护理垂直管理的意义　科主任负责制的业务科室实施独立核算和经济分配体制,各专业护士隶属于各个科室,这种管理体制已逐渐凸显出制约护理专业发展的弊端。如以经济收入为基础的分配机制,以医疗为主、护理为辅的管理格局,科主任作为专业外的管理者不了解护理专业发展需求等。

护理垂直管理可以避免科室区域化人员管理,去除制约护理人员合理流动的不利因素;

降低工作曲度,增加工作效率;促进护理学科建设和整体发展。在医院现有资源基础上完善管理模式、理顺管理流程、明确管理职责,健全医院管理模式并科学应用是医院健康持续发展的关键,更是任何一种管理模式应用的前提与保证。

3. 实施护理垂直管理的关键环节

(1)实施护理垂直管理需要院长的理念和决心:要得到医院管理层的授权、重视与支持,是护理部实施垂直管理的前提和保障。开发领导层,多与院长沟通,让院长了解护理,看到由于护理服务质量的提高给医院带来的社会效益。

(2)实施护理垂直管理需要医院的全方位支持:护理实施垂直化管理涉及医院管理的各个方面,需要各职能科室、部门的相互协调、大力支持和密切配合。

(3)实施护理垂直管理需要护理部主任的努力和信心:护理部要做好调查研究,保证护理工作与医院的改革步伐一致,充分体现护理专业特点的同时,在护理部主任的带领下有计划、按步骤地策划与实施。

4. 护理垂直管理模式的组织架构　见图 6-2。

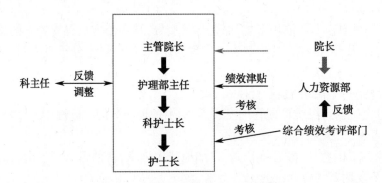

图 6-2　护理垂直管理模式的组织架构

5. 护理垂直管理组织架构的突出特点

(1)大力提倡护理垂直管理,需要建立健全一个从上到下、分级分工、层层负责、有职有权有责、相对独立的护理业务指挥系统。在院长和医疗主管院长的领导下,形成外部横向与内部纵向的独立而不孤立的管理架构。

(2)护理部作为医院管理职能部门,院长授予护理部在护理领导体制中的指挥权,从管理体制上强化护理部的指挥效能,护理部在院长和分管副院长直接领导下,负责组织和管理医院的护理工作,直接管理全院的护理人员具有相应的经济、物资和人事权。

6. 护理垂直管理内部纵向的运行架构

(1)设立各护理领域的管理委员会(图 6-3):转变科护士长的管理职能,以行政管理为主。以专业管理为主,包括护理质量管理委员会、护理安全管理委员会、护理科研管理委员会、护理教学与基础护理培训委员会、专科护理培训管理委员会、护理信息管理委员会、关爱护士管理委员会。

(2)每个管理委员会均由护理部主任或副主任担任组长,科护士长担任副组长,组员由各科室骨干护士长和骨干护士组成。通过每个管理委员会将该领域的管理形成纵向垂直控制,在该管理领域内,委员会内的各级成员从临床一线收集、发现亮点和不足,总结分析现状,提出推广和改进的措施,按 PDCA 的工作方法,不断提高管理水平。

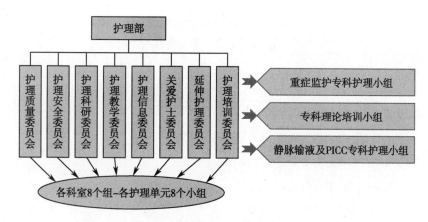

图6-3　护理垂直管理模式下的管理委员会式运行架构

7. 护理垂直管理外部横向的运行架构

（1）科主任引领的医疗团队对护理团队有任何意见和建议都可以随时反馈给护理部，护理部在管理制度和人才培养等方面及时改进，定期进行横向问卷调查（表6-2），及时总结改进，形成护理垂直管理的横向反馈机制。

（2）护理部根据专项议题，与其他部门沟通协调，通过横向沟通，促进系统顺畅运行。

（3）院综合绩效考评部门作为全院最高的绩效综合评价组织，评价包括医疗质量、护理质量、感染控制、服务质量等多领域内容。其中，对护理团队每月进行综合考评，并将评价考核结果反馈给人力资源部，由人力资源部根据综合评价结果发放护理绩效津贴。

8. 护理垂直管理后人力资源管理职能的拓展

（1）护理人员需求的测算与申报：在实施护理垂直管理之前，临床对护理人员的需求只能被动依靠人力资源部的安排，而护理垂直管理要求护理部对护理团队的管理必须有整体规划和思路，护理部需要测算临床一线的护理工作量，根据测算结果向人力资源部申报合理的人力配置需求。

（2）护理人员的垂直动态调配：护理部建立能满足临床需要的两个类别的机动护士库，即重症监护专科护士机动库及普通护士机动库，通过信息化平台以护理单元为单位实时患护比的查询功能[2]，在各护理单元的患护比≥0.45或≤0.35时自动提示并与机动护士库联合应用，在机动护士所属护理单元工作负荷小的时候用于支援工作负荷大的护理单元，根据临床需求及时垂直调配护理人员，进行护士动态管理，充分调动护理人员的工作积极性和主动性，利于提高护理工作质量和工作效率，保证护理安全。

9. 护理垂直管理的运行效果

（1）健全机制：实行护理的垂直管理，建立以工作量为基础的护理绩效考核体系，综合工作绩效、岗位风险、劳动强度、岗位职责等合理分配，最大限度地调动护理人员的积极性；工作效率提升，遵循能级对应、动态调整的原则，对所有护理人员，及时调配，保证医疗抢救、应急工作有序进行。

（2）患者受惠：护理垂直管理最大限度地调动了护理人员的工作积极性，使护理人员以饱满的热情投身临床一线工作，为患者提供高质量的护理服务，努力为广大患者服务，充分体现自己作为护士的荣誉感、价值感和成就感，最终使患者满意度不断提升。

表 6-2 护理垂直管理横向发展模式问卷调查表

日期：   年 第 季度

序号	调查内容	3 满意	2 基本满意	1 一般	0 不满意
1	您对护理工作总体评价的满意程度				
2	您对护士长与主任沟通主动性、方式等的满意程度				
3	您对护士与医生沟通的主动性、方式等的满意程度				
4	您对病房医护之间配合的满意程度				
5	您对护士长配合医疗工作的满意程度				
6	您对护理配合医疗新技术、新业务开展的满意程度				
7	您对科室的管理举措在护理层面的贯彻和执行情况的满意程度				
8	当您提出护理出现的问题时，您对护士长的态度和改进情况的满意程度				
9	病房发生医疗纠纷时，您对护士长是否主动参与协调的满意程度				
10	您对病房护理专业水平的满意程度				
11	大型抢救时，您对护士长现场指挥并参与抢救的满意程度				
12	护士长得知疑难病例讨论、大型会诊等，您对护士长参与的满意程度				
13	在成本控制、病房管理等方面，您对护士长主动协助主任的满意程度				
14	您对护士长参加主任查房情况的满意程度				
15	您对责任护士参加医生查房情况的满意程度				
16	您对护士能否及时、准确执行医嘱的满意程度				
17	您病房患者对病房护理服务的满意程度				
18	您认为实施护理垂直管理后，医护沟通受到影响的程度如何？如有影响，请列举出沟通不畅的事例：	无	很少	很大	非常大
19	您认为实施护理垂直管理后，医疗和护理的关系受到影响的程度如何？请给出您的几点建议：	无	很少	很大	非常大
20	其他建议：				

（3）有助于护理专业发展：护理垂直管理真正实现了护理自身的管理，护理部着手垂直管理规划及运行，其结果更有利于护理质量的监督，更有利于护理人才战略的实施，更有利于护理学科的发展。郑春凤等在对112名护士进行问卷调查后发现大多数护理人员认为实施护理垂直管理后提高了临床一线护士待遇（81.1%），做到了护理人力资源有

效利用（87.7%），完善了护理教育体系（83.0%），提高了护理质量，减少了医疗事故的发生（85.8%）。

（二）护理绩效考核与绩效激励创新

1. 护理绩效考核体系　护理绩效考核即绩效评价，是依据一定标准对护理人员的绩效进行检查、测量和评价的过程。护理部对护理单元的绩效考核按工作量、工作质量、工作效率、人员配备、患者满意度等综合评价。护士长对护士的绩效考核按责任护士分管患者数量、患者满意度评价、质量安全检查得分以及岗位风险、岗位难易系数等多方面因素综合评价。

2. 护理薪酬垂直分配体系　通过制定《护理绩效考核与津贴分配制度》，按工作绩效、岗位风险、岗位职责等合理分配绩效津贴，合同护士同工同酬。护理部应用护理工作量统计软件，计算出护理单元的工作量绩效，根据科室工作量、科室收入、护理质量分配每个护理单元的绩效津贴；护士长根据护理人员的岗位职责和绩效考核结果分配每位护士的绩效津贴。

（1）护理单元津贴总额 =60% 工作量 +30% 科室绩效 +10% 护理质量。

（2）护理人员个人津贴 = 人均绩效 × 岗位系数 × 年资职称系数 × 出勤天数 + 质量综合绩效。

护理部的量化考核保证了数据的客观准确，建立了有效的激励机制，同时，在护理垂直管理体系下的绩效分配新模式正确引导了护士的合理流动，形成了良好的管理导向。

3. 护理绩效考核工作量统计软件的设计与应用　通过研制护理工作量统计软件，将临床护理操作项目赋予权重分值。制定《护理绩效考核与津贴分配制度》，按工作绩效、岗位风险、岗位职责等合理分配绩效津贴，合同护士同工同酬，建立与护士能级与岗位职责、职称晋升相适应的激励机制，最大限度地调动护理人员的积极性，努力使患者达到满意的就医感受。

（1）测算、设计护理绩效项目：将临床不同的护理工作分类归纳出全部护理操作项目，进行工时测算，统计学处理，赋予相应的分值，作为护理工作量统计的依据，设计数据维护界面：如肌内注射 0.2 分，静脉采血 0.2 分等，分值的赋予是基于工时测定的客观结果，也涵盖了工作的技术难度、风险情况等指标；如成人静脉输液 0.3 分，小儿静脉输液 0.9 分。统计中既包括收费项目，也包括不收费项目，因为有一些护理工作虽然不收费，例如翻身、发口服药等，但其中也有护士时间的消耗，在统计工作量时，按照护理级别轻重，将不同护理级别的病人赋予不同的分值，如重症监护病人 12 分 /（床·天），特级护理病人 8 分 /（床·天），Ⅰ级护理病人 3 分 /（床·天），Ⅱ级护理病人 1 分 /（床·天），会更加符合实际情况。

（2）护理绩效得分统计：设计查询系统，输入查询时间段来查询任意时间段内各个护理单元的工作量。点击查询明细，可查看具体的护理工作内容及数量。

工作量作为护士绩效津贴分配的重要指标，应用医院网络来统计，效果良好，并以客观的数据统计来说话，充分体现公平、公正，淡化优势科室，因为只有工作量大、忙、累的科室护士绩效津贴才高。

（三）以信息化引领护理精细化管理创新

1. 研发护理不良事件上报信息化管理模块　为健全护理安全文化，倡导无惩罚、无责备的意外事件呈报制度，有必要创建护理不良事件上报系统，该系统具有非惩罚性、保密性、独立性、时效性、定期统计分析、匿名公示、及时反馈等特点,通过统一模式的信息化平台,使护理不良事件等安全管理更加规范化和科学化。

(1)信息化护理不良事件上报模块:不良事件上报界面设计由两部分组成,即基本信息栏和事件详细信息栏。基本信息栏,包括"事件名称""事件性质""医院级别""职称名称""发生时间""班次/岗位""涉及人员姓名""患者姓名""患者性别""患者年龄""住院号"和"诊断"12项。事件详细信息栏,包括"事件发生经过及所造成的后果""科室采取的补救措施及效果"以及"原因分析及纠偏措施"3项,这3项均需使用键盘录入相应的内容。

(2)信息化护理不良事件公示模块[3]:护理不良事件公示模块包括护理不良事件上报情况汇总界面、上报内容查看界面、不良事件查询和统计功能界面三部分。不良事件汇总界面的主体部分也是表格,表格中将所有上报的护理不良事件按发生时间顺序依次列出,最新发生的不良事件显示在汇总表最顶部。在护理不良事件查询和统计功能界面中,用户可根据事件名称、医院等级和查询时间段进行查询和统计。选择好查询条件后,点击"查询"按钮,在界面中间不良事件列表栏中可显示符合查询条件的不良事件条目,在界面下方不良事件分类统计栏中可自动统计出所有符合查询条件的不良事件总例数以及各类护理不良事件的例数和所占百分比。

(3)信息化护理不良事件防范模块[4]:不良事件防范模块界面中,根据网络平台已上报的护理不良事件情况,按照上报例数由多至少的顺序,依次列出12类不良事件条目。点击各不良事件条目,即可链接到该不良事件的原因及预防措施界面,默认状态下界面中显示的是相应不良事件的发生原因,点击各不良事件原因条目,即可显示相应的预防措施,应用不良事件防范模块,管理者可以方便、快捷地查看各类不良事件的原因与预防措施,从而系统地了解导致不良事件发生原因,并找到相应的预防措施。当医院发生护理不良事件时,护理管理者只需登录网络平台,进入不良事件防范模块界面查看相应不良事件原因及预防措施,并结合所在医院具体情况,即可发现本医院或科室中存在的问题。管理者可参考不良事件防范模块中提出的措施,对存在的问题进行解决和处理。

2. 研发PDA十项功能应用于临床护理 建立以电子病历系统(EMR)为核心的信息化支持系统,医护快捷、便利共享病人信息。移动护理的应用使护理管理更加严谨、规范、科学,研发PDA十项功能:

(1)患者身份自动化核对。

(2)医嘱执行。

(3)【药品】+【患者】+【医嘱】一致的药品的自动化核对。

(4)【采血】+【血袋】+【患者】+【医嘱】的输血的自动化核对。

(5)输液巡回电子化。

(6)病房-手术室-麻醉-病理-输血等多个流程和环节手术过程的严格核查。

(7)床旁输入生命体征、录入病情变化和治疗措施自动生成体温单、护理记录单。

(8)床旁血糖仪质量控制。

(9)患者基本信息、费用信息、检验结果查询。

(10)患者医保类型、护理级别查询。

使用PDA最大限度地保证了病人身份识别的准确性,保证用药、用血等安全,减少护理文件书写时间,真正做到"以病人为中心",使护士回归到病人身旁,及时执行治疗性医嘱,随时做好健康教育,及时解决了患者的实际需求,消除护患最后 1m 距离。

（范　玲）

参考文献

1. 范玲. 护理垂直管理模式的有效架构及运行机制. 护理学杂志, 2013, 28（1）: 2-4.
2. 肖适崎, 范玲. 时患护比查询在护理人力资源动态管理中应用的效果评价. 中国实用护理杂志, 2013, 29（36）: 5-7.
3. 邢琳琳, 范玲, 庞媛媛. 区域协同信息化护理不良事件上报分析模块的构建. 中国实用护理杂志, 2016, 32（10）: 781-785.
4. 范玲, 邢琳琳, 庞媛媛. 区域协同信息化护理不良事件防范模块的构建与应用. 护理研究, 2016, 30（4）: 1355-1359.

第七章 医疗技术部门管理

在现代医院,内、外、妇、儿等临床科室运行中,医疗技术部门越来越凸显其不可或缺性和医疗运行的支柱作用,这些部门包括医学影像检查、化验室检查、病理、输血、药学等,在现代化医疗诊治过程中,这些部门越来越发挥着重要的作用;同时这些部门也是医院配备重要设备资产所在地,所以对部门的管理就尤显重要。

第一节 医疗技术部门管理概述

在综合性医院,医疗技术部门随着医学及科学技术的不断发展,其对临床发挥的作用越来越大。医疗技术部门的特点是技术专业化和相对独立性;为临床诊疗提供客观依据,同时也指导临床工作,临床指导性日趋增强;投入成本较高;对仪器设备的依赖性日趋增多;技术发展既高度综合又高度分化,伴随新兴边缘科学不断出现;服务方式从辅助检查职能逐渐转向具备一定的治疗职能;多学科人才优化组合及质量控制技术日趋完善。

在具有一定规模的综合性医院中,通常设置有的医疗技术部门是:医学影像(放射科、超声科、核医学科)、检验科、药剂科、病理科、手术室、输血科、供应室等;药剂科设有门诊药局、住院药局、配液中心、药库、制剂室等。

医疗技术部门的管理包括支撑部门设备管理、质量控制、卫生防护及职业防护等。

第二节 检验科管理

一、检验科的任务和特点

检验医学是为了进行医学诊断、预防、治疗人体疾病或评估人体健康,运用生物学、微生物学、免疫学、化学、血液免疫学、血液学、生物物理学、细胞学等方法或手段对来自人体的材料进行检测的一门学科。检验医学通过实验室技术、医疗仪器设备为临床诊断、治疗提供依据。随着医学及自然科学的发展,该领域产生了诸多汇集多学科理论和技术的新方法、新技术,拓宽了检验医学的发展空间,有力推动检验医学的迅猛发展。

二、检验科的管理要点

检验科的管理是一项复杂的系统工作,主要包括人员素质管理、质量管理、信息管理和经济管理四个方面,其中质量管理是实验室管理的核心,检验科各项管理的出发点和落脚点都是为了确保检验质量,质量对于检验科而言就是检验结果的准确性,检验科检验结果的可靠性直接影响到临床医生对患者疾病的诊断。在卫生检验过程中,影响检验质量的因素有很多,围绕这些因素形成检验科的管理要素。

(一)树立服务临床一线,服务患者的意识

培养检验技术人员具有良好的职业道德和敬业精神,对工作有高度的责任感,这是保证检验质量的前提,做到尊重科学、实事求是,全心全意为患者服务。检验科各项工作流程、质量管理上体现满足病人和临床需求的原则,与服务对象建立良好的沟通机制,定期搜集听取临床需求,适时引进新设备,开展新业务,采用新技术,拓展检验技术。

(二)提高检验人员素质,使检验队伍具备较好的专业知识

卫生检验工作专业性、知识性、技术性很强,要求检验人员必须熟练掌握业务知识和技能,并且伴随着社会的进步不断学习积累新知识,了解临床特点及进展,培养精通专业技术和科学管理的人才,提高业务水平,只有这样才能适应社会。

(三)严格建立实验室的各项规章制度

制度包括实验室物品存放,各种仪器的保管、维修、校对和使用记录,各种器具的清洗,原始记录及检验报告等具体规定。检验科技术人员熟悉医疗仪器设备的性能和技术操作规范,做到职责明确,通过对这些制度的执行,使分析过程有章可循,避免试剂过期及交叉感染等问题,这是保证检验质量的先决条件。

(四)加强质量控制和管理

医学检验结果对临床疾病的诊治方向具有决定性作用,这就要求选择可靠的测定方法并对其进行检验,这是检验分析工作质量控制的重要保障,通过自我控制、逐级质控、横向质控等方法保障检验结果的精准。一般情况下应首选国家标准方法,如无标准方法,通常要对所选方法做以下几项检测:准确度测定、精密度测定、检出限测定、线性范围确定、共存物质干扰试验。通过这些测定可以发现测定方法的关键步骤,得到可靠数据,为检验工作可靠性提供强有力的依据。

三、检验科的质量控制与评价

从临床医师提出检验申请到标本检测,最终根据检测结果进行临床诊治的过程称之为检验的总测试过程。全过程质量管理是全面质量管理中最为重要的部分,就是检验前质量、检验中质量和检验后质量。随着检验学科的发展,要建立一整套完善的质量管理体系,并实行科主任领导下各专业组长分工负责制管理。

质量控制是保证检验工作质量的前提。检验科为加强实验前、实验中、实验后的质量管理,控制常规工作的精密度、准确度,保证项目批间和日间检测的一致性。

1. 分析前质量控制

(1)检验科通过"联络员反馈"及发放《检验科标本采集手册》等途径,与临床沟通,规范检测项目标本的正确采集方式及时间。

(2)检验者严格执行检验标本采集、运送、前处理和储存规定,对于影响检测结果的不合格标本(标本溶血、乳糜、标本量不足、空管、标本采集管使用错误、抗凝标本凝固、条码使用重复、医嘱组套错误、标本类型与医嘱不符、非本室检测项目等)予以拒收。同时通知临床并在 LIS 系统"不合格标本"中进行详细记录。

2. 分析中质量控制

（1）操作者上岗前须接受包括科室和各组的规章制度及仪器和检验项目标准操作规程等的培训,经过严格岗前培训并经过考核合格后方可上岗。

（2）所有用于临床检验的试剂必须具备相关资质,并通过严格统一招标方可应用。

（3）仪器的使用、维护、维修、校验严格按照《检验科大型仪器设备的使用、维护、维修及校验制度》执行。

1）室内质量控制:常规定性、定量检验项目检测前质控品、校准品由技术主管保存、配制。每天室内质控品需与患者标本同时测定,只有当质控结果达到实验室设定的接受范围,才能签发当天的检验报告,必要时可在样本检测中穿插质控品的检测,以确保检验项目测定在控。检验人员、各技术主管每天应及时监控质控图的变化,当室内质控结果出现失控时,需仔细分析、查明原因,填写失控报告。若是真失控,应该在重做的质控结果在控后,对相应的所有失控的患者标本进行重新测定,方可发出报告;若是假失控,可以按原测定结果报告。出现严重的质量问题应上报科主任。

2）仪器间比对:为了保证各仪器检测结果的一致性,对不同仪器相同项目的检测要定期进行比对实验,并对结果进行分析和总结,组长将分析结果上报主任。

3）室间质量评价:医院检验科应按期参加国家卫生健康委员会、省室间质评,有条件的参加国际室间质评,针对原卫生部、省室间质评不能覆盖的检验项目,应实行实验室间比对或校准验证等替代方法以保证每一项结果的准确性。

3. 分析后质量控制

（1）检验结果的确认:当日室内质控在控的情况下,审核者应对检验项目和检验结果及与患者临床资料的符合情况进行核准确认。若不符合时应重新审核和复检标本并及时与临床医生沟通,排除实验前因素的影响,同时保存好标本以备查询。

（2）危急值的处理

1）当项目出现危急值结果时,检验者应严格按检验科危急值管理制度和处理程序处理,并进行危急值登记。

2）对与患者病情不符,如可能的原因主要是标本采集问题(包括输液中抽血、陈旧标本、标本张冠李戴等),建议临床医生重新采集标本并给予复检。

4. 检验科标本接收、登记、保存与处理

（1）标本的运送:标本送检必须使用贴有生物安全标识的密闭盒,将病房标本统一送到检验科接收点,再下送到检验科各专业组。

（2）标本的接收及登记:标本进行扫码接收,核对标本条码信息与电脑显示信息是否一致,检查标本是否合格,接收后的标本由前处理工作人员分到指定检验仪器上,经过仪器扫描条码,对标本进行核收登记。

（3）标本的保存与处理:

1）标本的保存:①检测后的标本,检测者必须按照检测顺序置于样本架上,并保存在标本库的指定位置上,保存时间一周;②在标本保存期间,检验科工作人员如果需要使用标本进行复检,可将标本从标本库中取出,检测后立即放回原定位置。

2）标本的处理:保存期满的标本采用高压蒸汽灭菌消毒处理后按规定包装,送到医院指定的医用垃圾堆放点统一处理。

第三节　医学影像管理

一、医学影像的任务和特点

现代医学影像科在医院的地位医学影像学及影像科已经由原来的放射科逐步发展成为包括普通 X 线、CT、MRI、核医学、PET–CT、PET–MR、超声以及介入治疗在内的集诊断与治疗为一体综合的现代医学影像学科。国外和国内（三级医院）分别于二十世纪八九十年代中期逐步形成了现代医学影像学体系，开创了学科新时代。

医学影像科发展需要更新设备、环境改善，需要与医院的发展规划相统一，获得医院及管理部门的支持，所以应注重与临床科室、同行科室定期沟通，了解临床的发展需求，同时处理好大影像科科室内部各亚专业的协作，为患者提供高质量的医疗服务。

二、医学影像科的管理要点

医学的发展使得临床与影像学科之间的关系越来越密切，相互配合得越好，医疗工作效率就会越高。医学影像科与其他临床科室相比有自身的特点，除了要为患者服务好外，还要面向临床其他科室，尽力满足临床医生合理的要求使医疗工作真正成为一个整体；内部亚专业需要协作，协调处理好各亚专业组之间的关系，做好各亚专业之间相互交流和配合，打破亚专业原有壁垒，在人员、工作量和绩效上进行全科统一调配，做到真正的大影像。

1. 登记室管理制度

（1）发放检查报告、胶片和光盘前，应仔细核对患者信息。

（2）对申请增强和造影检查的患者，详细交待检查前、后的准备事项，并将知情同意书交给患者。

2. 设备操作与检查制度

（1）建立不同设备、不同检查要求的检查规范。

（2）建立设备日常保养、维护、维修制度。

（3）建立设备运行、检查操作的质量控制体系。

（4）建立技师考核、轮转培训制度。

3. 影像报告复核制度　提高影像诊断的准确性，减少漏诊，提高影像诊断的临床符合率，在影像诊断中严格执行三级负责制。

4. 报告时限暂行规定　放射科对报告时限进行限定，将影像检查信息快速反馈给临床医生，辅助做出诊治方案。

5. 图像保存及使用制度

（1）所有数字化设备所采集的用于影像诊断的图像一律采取无胶片存储方式保存到 PACS 服务器。

（2）在影像检查前通过自动分诊或经过登记员将分诊信息录入系统，登记组认真核实患者姓名及检查信息，保证影像号准确。

（3）技师检查前应认真核对影像号、姓名等信息，检查后及时上传图像。

（4）图像资料仅作为医疗科研资料保存，患者隐私受法律保护，任何人不得私自挪作他用。

6. 早会诊制度　工作日的固定时间进行疑难病例分析、常见病例总结、临床经验教训、病例综述等。

7. 疑难病例讨论制度　每月举行一次疑难病例讨论会，由科主任组织，开展科室内讨论。

8. 疑难病例随访制度

（1）PACS系统中嵌入随访模块，在书写诊断报告的同时，对疑难病例随时建立随访。

（2）登记疑难病例，定期安排医师进行手术或临床随访。

9. 临床会诊制度　放射科重视与临床科室的沟通与交流，主动与有意向科室建立定期会诊制度，每周安排相应专业组副高职以上或高年资主治医参加临床会诊工作，共同提高疾病的诊治水平。

10. 导管室消毒隔离管理　建立导管室消毒隔离管理领导小组，明确各级人员职责，有效地落实各项消毒隔离措施。

11. 放射防护管理

（1）放射工作单位必须取得《放射装置工作许可证》后方可从事许可范围内的工作，接受上级卫生行政部门的监督与指导。

（2）采取有效措施提高影像质量，减少重拍率、误诊率及漏诊率。

（3）注意受检者的屏蔽防护，减少和控制受检者的受照剂量。

三、医学影像科的质量控制与评价

质量管理是医学影像科室管理的重要组成部分，以最小辐射等影响，得到最优图像质量，为临床诊治提供可靠依据。着重从以下方面进行管理，即不断提高医学影像人员的专业技术水平；加强专业内各类人员质量的沟通联系，是质量管理的前提；建立设备、检查标准化体系供学科发展客观依据；将代价－危害－收益三者之间的平衡分析作为学科运行发展的着眼点。

医学影像科质量管理是一项系统复杂的综合性工作，应涵盖医疗活动的各个环节，包括影像检查分诊、登记；影像检查操作、实施，影像检查报告书写、胶片排版，影像检查结果发放，完成医生、技师、护士和登记分诊人员全方位的监督和管理。

1. 质量控制指标　质控指标由影像检查图像质量、影像检查报告质量等部分组成，采取医院主管部门检查、科室质控小组自检、科内不同岗位自评、互评等方式开展多方面、多角度的质量控制。

（1）科室质控小组依次每月进行质控评价、总结。

（2）大型设备检查阳性率≥50%，CT、MRI设备检查阳性率≥60%。

（3）影像诊断与术后病理符合率≥90%。

2. 质量控制方法

（1）科室工作质量管理第一责任者为科主任（负责人）。

（2）影像诊断工作质量管理：①诊断人员应通晓本专业质量控制的理论和方法，明确岗位责任。诊断质量管理应由中级以上高年资人员负责。②诊断人员应密切配合临床。③诊断报告书写格式正规化、字迹清楚、描写确切、结论明确。④诊断、造影检查按操作规程进行，注意放射防护，无菌消毒，严防意外事故发生。⑤影像诊断报告书写实行三级负责制，影像诊断与手术病理对照应符合质控要求。⑥定期组织疑难和随访病例诊断对照讨论会,及时总结经验。

(3)技术操作工作质量管理:①技术人员应通晓本专业质量控制的理论和方法,明确岗位责任。技术质量管理由主管技师负责。②各检查室及岗位实行岗位责任制,严格遵守技术操作规程,为保证落实各项技术标准措施,必须接受技师、主管技师的检查指导。③每周技术读片应切实认真地按影像质量评定记录并落实到岗位责任者,每月技术读片考评。优质片率、废片率应符合质控规定。④定期组织废片分析讨论会,总结经验,落实改进、防范的技术(责任)措施。⑤各项技术岗位的技术标准和操作规程按相关规定执行。

第四节 病理科管理

一、病理科的任务和特点

根据原卫生部办公厅文件《病理科建设与管理指南(试行)》(卫办医政发〔2009〕31号)的规定,医疗机构病理科是疾病诊断的重要科室,负责对取自人体的各种器官、组织、细胞、体液及分泌物等标本,通过大体和显微镜观察,运用免疫组织化学、分子生物学、特殊染色以及电子显微镜等技术进行分析,结合病人的临床资料,作出疾病的病理诊断,具备条件的病理科还应开展尸体病理检查。

病理学诊断是病理医师应用病理学知识、相关技术及个人专业实践经验,对送检的患者标本进行病理学检查,结合有关临床资料,通过分析、综合后,作出关于该标本病理改变的性质判断和具体疾病的诊断,是公认的疾病诊断的"金标准"。病理学诊断为临床医师确定疾病诊断、制订治疗方案、评估疾病预后和总结诊治疾病经验等提供重要的和决定性的依据。

病理科需按照安全、准确、及时、经济、便民和保护患者隐私的原则,开展病理诊断工作。

二、病理科的管理要点

1. 病理科设置、布局、设备设施符合《病理科建设与管理指南(试行)》的要求,服务项目满足临床诊疗需要。

2. 病理科应当建立健全各项规章制度、岗位职责和相关技术规范、操作规程,并严格遵守执行,保证病理诊断质量。

3. 建立科主任领导的质量与安全管理团队,能够用质量与安全管理核心制度、岗位职责与质量安全指标,落实全面质量管理与改进制度,按规定开展质量控制活动,并有记录。

4. 病理科应该建立病理工作站和图文报告系统,包括标本接收、取材、大体图像采集、镜下图像采集、病理诊断、报告审核、档案管理等全方位电脑程序化管理,并将病理报告系统与临床电子病例系统、影像检查系统、超声内镜系统进行无缝对接,保证病理医生在诊断时有全面完整的临床信息参考。

三、病理科的质量控制与评价

病理科应当注重流程管理,建立质量管理记录,包括标本接收、储存、处理、病理诊断、报告发放、危急值报告以及试剂、耗材、仪器使用和校准,室内质控、室间质评结果等内容。质量管理记录保存期限至少为 2 年。

1. 建立病理工作站,使病理诊断流程的全程数字化管理。

(1)临床医生在获取组织活检标本(手术、小标本活检、脱落细胞等)后,通过临床电子病例系统申请病理检查,送检标本采用二维码标签进行标记。

(2)专职送检员送至病理科后,取材医生通过接收工作站进行标本的核对,确认接收后,在取材工作站进行大体图像采集、标本描述、组织包埋盒标号打印。所有组织包埋盒经二维码扫描确认后移至脱水机进行组织处理。处理后的标本经技术员包埋切片染色,所有操作在制片工作站均有记录,最后交由诊断医生进行诊断。

(3)病理医生可以通过链接实时查询患者的其他辅助诊断的图像和结果、临床电子病例记录、手术记录等,采集典型病变图像,并最终作出正确的病理诊断。如需免疫组化等特殊染色,可以利用诊断工作站开立特殊医嘱,由专门技术员执行相关操作。

(4)最终报告经高级诊断医生审核后发出。所有环节无需纸质申请单,均通过工作站完成,并可以随时监测诊断进行的过程。病理工作站会记录每次操作及报告修改,无专门权限人员无法进行程序的修改。另外,工作站可以进行工作量统计、质量分析、病案管理等多功能操作。合理完善的病理工作站的应用是保证病理工作有效进行的根本。

2. 制定临床病理检查病理诊断"危急值"报告制度,达到规范医疗行为,保障患者安全,提高医疗质量,提高临床诊疗水平,减少医疗纠纷。出现以下情况应按危急值报告处理:

(1)临床诊断未怀疑恶性肿瘤而病理诊断可直接明确诊断恶性、原位癌的病例。

(2)术后石蜡切片诊断与术中冰冻诊断不一致。

(3)恶性肿瘤出现切缘阳性。

在首次病理诊断报告发出后,经重新取材、免疫组化、科内病理讨论后需重新修改病理报告和上级医院会诊与原诊断不符,需临床及时处理的病例。

确认"危急值"后,病理科诊断医师应及时用电话报告相关科室医师,双方必须复核患者信息和病理诊断结果,同时双方均应及时正确填写《病理报告危急值报告记录本》,防止差错的发生。

3. 认真开展室内质控,指定专人负责病理诊断质量控制,按规定参加室间质控。

4. 病理技术的质量取决于病理实验室的管理水平。只有认真科学的实验室管理,才能保证病理技术质量。特别是随着分子病理诊断项目的不断开展,使临床病理工作不仅限于单纯的疾病诊断,还涉及预后评估、靶向治疗及耐药分析等多方面。因此,必须认真做好实验室的室内和室间质控,确保分子检测的正确流程和结果的可信度。

第五节　药学部门管理

一、药学部门的任务和特点

(一)药学部门任务

医院药学部是为病人提供全程药学服务的主体。随着我国医院药学事业的不断进步和学科建设的发展,药学部的工作范围已不仅仅是简单的药品收发和调配,而是包含了药品供应、药剂调配、制剂配制、药物信息、临床药学和临床药理等多个领域。同时,也是为医院药品管理的职能部门依法做好医院药品管理和使用的任务。

1. 药学部依托医院药事管理委员会来做工作,是负责药事管理委员会日常工作的部门,制定本院药事管理的规章制度,依靠委员会充分发挥其专业作用,对医院各临床科室、各用药环节进行监督,做好全院的药品管理工作。

2. 坚持质量管理制度,督促检查药政法规的执行。目前,各医院大多建立了质量管理体系及制度,对全院各个科室都有量化考核指标,定期进行检查考评,考评结果与科室绩效挂钩。药学部可以参与考核指标的制订,在考核指标中列入科室执行《药品管理法》等政策法规的情况,将各个管理项目作为质量考评的重要内容。通过这一方式督促检查全院药物的合理规范使用。

3. 加强与临床科室联系,深入广泛开展药学服务。在临床广泛地开展药学服务,加强与临床科室的联系与合作。除开展临床药师的日常工作外,还可通过共同举办合理用药讲座、药物不良反应病例的申报等,促进医院药物治疗水平的提高。

（二）药学部门特点

药学部门属于医疗技术科室,具有专业技术性强、服务范围广等特点,并兼具部分药事管理职能。

1. 专业技术性强　药学部门是药品供应和使用的重要环节,必须提供符合伦理和职业标准的药事服务,下设调剂、制剂和临床药学等专业技术部门。2011年3月颁布的《医疗机构药事管理规定》中明确提出:药学部门应组织药师参与临床药物治疗,提供药学专业技术服务。医疗机构应建立由医师、临床药师和护士组成的临床治疗团队,开展临床合理用药工作,提升药师的社会价值。

2. 服务范围广　药学服务既要面对患者也要服务于临床医护人员;既要提供药品从采购、供应到使用全流程的药学服务,又要负责药学信息及提供药学相关咨询服务。药师通过与患者和其他专业人员的合作,参与患者治疗计划的制定。

3. 管理职能　药学部门既是药品管理和使用相关政策法规的宣传者、执行者,又是对临床科室贯彻执行法规情况的监督检查者和医院相关管理制度制定的参与者,具有职能科室的部分管理职能。

二、药学部门的管理要点

（一）强化药品质量管理

药品质量管理即指为了保证药品的质量和患者的用药安全,对药品的采购、储存、调配和使用过程中质量的管理。在药事管理与药物治疗学委员会的领导下,药学部门主任全面负责药品质量管理工作。为了强化药品质量管理,药学部设置药品质量管理组,负责医疗机构药品从采购到患者使用全过程中药品的质量,确保患者用药安全。

1. 药品质量与安全管理组组成　在医疗机构药事管理与药物治疗学委员会下设药品质量与安全管理组,按照医疗机构药品质量管理相关的制度和管理规范,定期对药库、调剂部门和各临床科室的药品进行质量监督检查,图7-1。

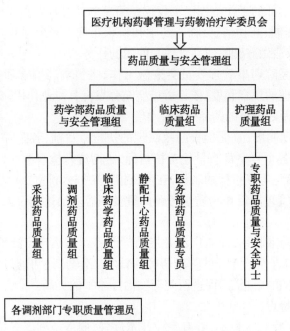

图7-1　医疗机构药事管理与药物治疗学委员会

2. 药品质量与安全管理组职责

（1）药学部药品质量与安全管理组：调剂部门和药库均设立专职的质量管理人员,建立完善的药品管理和储存相关制度,各工作岗位分工合理、职责明确,各项规章制度完备并高效执行。各部门专职质量管理人员,定期对药品和相关设备进行养护和质量检查,有记录和整改措施。

药学部药品质量与安全管理组定期对临床科室的备用药品进行检查,包括药品外观质量、效期、储存条件、标识及使用登记等。检查中,如发现有质量问题药品或有效期短于3个月的药品,药学部及时给予更换。

（2）临床和护理药品质量组：临床备用药品是指存放于各病房、诊疗科室、急诊科和麻醉科等部门的急救车（箱）中供临床急救或特殊情况临时使用的药品。备用药品以抢救药和常用药为主,品种数量不宜过多。原则上,贵重药不允许临床科室备用。医务管理部门负责制定备用药品管理制度和领用、补充流程;品种和数量由护理部、门诊部等主管部门与各临床科室共同拟订;药学部负责配备药品。

临床备用药品应严格按照药品说明书要求,依据药品储存、保管的相关规定进行统一储存、规范保管,确保患者抢救时能及时准确、方便获取。病房不能储存高浓度的电解质药品。如果临床科室需要使用时,应确保病房储存条件满足相应的安全措施,以避免给药差错。由于某些具有高风险的药品（放射性药品）或存在滥用或误用可能性的药品（临床试验用药及急救用药）,病房应建立制度明确该类药品的储存、使用和质量保障措施。对于高危药品、看似药品、听似药品、多规格和多剂型药品的存放处,病房应设有相应的警示标识。这些药品在储存期间,应保留原包装完整可识别。在使用时应双人复核签字。

（二）提升药学服务水平

药学服务是药师应用药学专业知识向公众（包括医务人员、患者及其家属）提供直接的、负责任的、与药物使用有关的服务。近年来,我国药学服务正逐步与西方发达国家接轨,医院药学正向以患者为中心的药学服务全面发展与转变。从"保障供应型"转变为"技术服务型"。

1. 优质高效的药房调剂服务　医院药房应以药学专业知识为基础,以对患者用药负责为核心,开展药学职业素养教育,提升药学服务内涵、强化药师的服务意识。医院药房不仅为患者提供质量安全、合格的药品,更需要为临床医护人员和患者提供"一切以患者为中心"的优质高效的药学服务。

(1)处方/医嘱审核:《处方管理办法》中明确规定,药师审核处方时必须严格执行"四查十对"。当发现用药不适宜问题时,应及时主动将问题告知处方医师。有调查显示,56%的美国医疗机构要求调配高风险药物(如抗肿瘤药)时,需两个药师审核;32%的医疗机构要求高风险人群(如儿科患者)调配药品时,需两个药师审核。《医院处方点评管理规范(试行)》中指出,药师的医嘱审核可提高患者用药安全性和治疗效果。

(2)药物咨询服务:药房是展示医院药学服务的重要窗口,药物咨询是沟通药师与患者、医师之间的桥梁,是提高临床用药水平不可缺少的有效途径。

2. 临床药师保障患者合理用药

(1)临床药师下临床:临床药师通过参与查房、会诊和治疗方案的制订,对药物治疗提出合理化建议,为患者提供经济、适宜用药建议,同时采取与患者面对面交流沟通的方式进行药学监护,使患者更易于接受用药指导,提高药学服务水平。

(2)加强用药安全监测:临床药师积极开展用药安全监测的相关工作,包括对药品不良事件的上报、处理,用药纠纷的协调、解决等。

(3)用药教育和药学信息服务:药师利用自身的药学专业知识指导患者用药,提高患者药物治疗依从性,可显著改善其疾病治疗效果。临床药师定期编辑出版《药学通讯》,提供药学情报咨询与合理用药等有关方面的药学技术服务,能够让医师及时、全面地了解药品信息。

3. 开展个体化用药服务

(1)治疗药物监测:临床药师根据患者的生理病理状况、遗传因素,结合治疗药物监测结果,为临床医生提出合理化用药建议。

(2)药物基因检测:国内基因导向个体化药物治疗正处于快速发展的阶段,通过临床诊断和药物基因组学为依据进行个体化用药将逐渐成为新的医疗模式。

(三)提高药学人员素质

1. 药师培养与药学教育　医院药房以提升药师药学专业知识为基础,通过多重途径加强药师专业技能培养,提升药学服务水平。药师不仅要熟悉药品,还要不断提高审核处方的能力,对患者药物治疗方案的合理性和安全性负责。

2. 临床药学人才培养　临床药学服务把医疗、药学、护理有机地结合在一起,建立规范化、多层次临床药学人才的选拔、培养和再教育模式,在现有人员中充分挖掘人才,选择专业基础好、有上进心的药学业务骨干,通过专业教育、专科培训和专项技能培养相结合等多种形式,定向培养满足临床对药师、临床药师和专科临床药师的多层次需求。

3. 执业药师资格制度　医疗机构应积极鼓励药师参加国家承认学历的各种教育及全国执业药师考试等,使药师在加强业务学习的同时,其自身价值能更好地被社会承认。

三、药学部门质量控制与评价

医疗机构应依据有关法律法规及药品质量管理规范的要求,应用现代化的信息技术,对药品供应、调剂和药品临床使用等环节实行全员、全过程的质量控制,建立系统的药事质量管理体系,确保患者获得质量可靠的药品并能够合理使用药品。根据《三级综合医院评审标准实施细则》规定,医疗机构应建立明确的药事质量管理控制指标,并定期对其完成情况进行评估、检查,并对监测结果进行总结分析和通报,并有相应的整改措施、建议和对整改措施、建议的执行和采纳结果等。

(一)质量管理体系构成

1. 药品调剂　药房质量管理日常管理包括药品质量、药品有效期、卫生及药品摆放、药品盘点、麻精药品管理和破损药品管理以及药房卫生环境秩序、医患满意度、制度执行落实情况等,以处方调配差错率、药品账物相符率、药品供应情况、药品规范储存、药品效期管理、特殊药品管理、药品库存管理、库存药品周转率、药品报损率和医患满意度等作为重点。

2. 药库质量管理　涵盖规范采购、制度执行落实、库存药品金额管理、药品储存、药品效期管理和库存药品破损情况等。

3. 静脉用药配置质量管理　包括物料管理、配置管理、配置时间、配置准确率;配置中心(室)卫生环境秩序、临床满意度、制度执行落实和药品破损控制等。以静脉用药差错率和静脉药物配置管理等为重点。

(二)药品临床使用

通过临床用药医嘱审核系统、药品不良反应监测系统、临床用药决策和评价系统、临床用药信息化工作平台等信息化建设,促进实现患者合理用药目标,将处方和医嘱合理性评价分析、合理用药咨询、药品不良事件报告、治疗药物监测及基因检测、临床药师工作考评体系等作为重点,见表7-1[1]。

表7-1　药学部门质量管理主要控制目标

质量目标	目标值	质量目标	目标值
处方合格率	99%	四查十对双人复核率	≥80%
发出药品质量合格率	100%	出门差错率	≤0.01%
中西成药盘点误差	≤±0.3%	中西成药年报损金额	≤1‰
库存药品合格率	100%	库房发出药品质量合格率	100%
85%以上药品库存周转率	≤10~15天	药房盘点账物相符率	≥95%
特殊药品账物相符率	100%	药库盘点账物相符率	100%
药库调剂室质量抽检合格率	99.80%	医保药品品种供应率	≥90%
基本药物占医院药品品种总数	≥30%	基本药物使用金额占药品总金额	25%~30%
药品价格正确率	100%	取药窗口等候时间	≤10分钟
患者、临床和护士满意度	≥90%	全院药品收入占医疗总收入	≤45%
临床科室退药率	≤0.25%	药品不良反应报表	2份/科

注:引自《医疗机构药学工作质量管理规范》[1]

（三）质量评估与持续改进

1. 质量评估要点

（1）建立与质量相关的年度培训计划和记录等，采用质量管理工具对质量进行管理。积极开展各项与质量有关的培训工作，并设专人负责。

（2）制定及定期更新标准操作规程，包括药学部各部门、各岗位操作规程，包括药品采购 – 验收入库 – 仓储保管 – 药房发放供应 – 临床使用等各环节。

（3）质量管理组定期组织开展质量控制与评价，对药品效期、贮存、特殊管理药品、账物相符率、人员管理、医师处方和用药医嘱的适宜性、ADR 报告等情况进行检查，对存在的问题提出质量改进意见和建议，对改进意见的实施情况进行追踪检查，以提高药事管理质量，降低风险发生。

（4）质量管理组织对重大质量事件应立即启动调查和评估，查找环节、流程等是否存在系统问题，分析系统、环境及个人因素，制定系统改进措施，跟踪评估改进效果，防范类似事件重复发生。

（5）采用统计数据、问卷调查、患者满意度等方法对药学部的质量控制指标进行评估和分析总结，找出问题并制定改进措施，将相关内容进行详细的记录。

2. 质量持续改进　质量持续改进目标一般可通过两种途径实现。一方面，当实施新过程、发生重要修改项目时，应由领导者自上而下的实施和管理质量持续改进项目；另一方面，在日常工作中发现问题，利用现有条件进行渐进的质量持续改进活动，则鼓励员工自下而上地组织开展，如药学部门各班组开展的"品管圈"活动等。

尽管组织者不同，但质量持续改进工作都基本遵循相同的流程：发现问题和关键点 – 分析查找主要原因 – 确定拟改进的项目 – 制订改进方案并经审批 – 实施改进方案 – 实施效果评价 – 处置和标准化。

3. 质量管理工具和改进方法的应用　医疗质量的持续提升应该全面应用医疗质量改进管理工具，包括戴明循环（PDCA）、追踪方法学（TM）、品管圈活动（QCC）、根本原因分析（RCA）、基准杠杆原理（BMK）和失效模式效果分析（FMEA）等。上述管理工具之间具有密切的关联性，在医疗质量持续提升过程中应选择综合运用，促进医院形成医疗质量持续改进和强化医疗安全的长效机制，其中戴明循环（PDCA）和品管圈活动（QCC）在医院药学领域应用比较多。

（1）戴明循环（PDCA）：将 PDCA 循环运用于药学管理实践中，建立药事管理长效机制，提高医院药品采购、药品调剂及使用、麻精类药品及急救药品、抗菌药物临床应用和药物安全性监测等管理工作绩效，加强药学部门与医务、护理、感染控制和临床等多部门间的协作。

（2）品管圈（QCC）：药学管理实践证明，品管圈活动适合在医院药学各部门开展，通过其自下而上的执行过程，实现药学人员的自我管理，充分调动药师工作积极性，对于药学部门和参与药师具有双赢的作用，可以全面降低科室的运营成本，培养药师的问题意识和解决问题的能力，增加成就感，提升团队精神。

（四）质量管理信息系统建设

药学部门质量管理信息系统的建设要按照以药品为中心，过渡到以患者为中心的发展方向。面对临床，体现合理用药特色；面对药品，体现现代物流特色；面对患者，体现用药体验特色。医院信息化建设是医院发展的重点,充分利用信息系统,实施信息化质控管理,是药学部门质量控制的发展趋势。

根据国家医疗质量管理与控制体系建设《医院药事管理质量控制指标(2015 年版)》《处方管理办法》《医疗机构处方点评规范》和《三级医疗机构合理用药指标(2011 年版)》等,建立药学部门质量管理信息系统时,应重点涵盖药事管理、药品安全、药品物流、调剂服务、临床药学服务、药学研究和药师教育等内容。信息系统要能对主要质控指标进行实时限定、监控、统计、分析、处理。主要包括:

1. 现代物流平台 现代仓储物流管理系统、温湿度监控管理系统、药品供应链系统、全程用药溯源管理体系和自动化药房等。

2. 合理用药平台 临床用药监控预警系统、协议处方和智能医嘱模板、医嘱审核系统和网络平台、智能化分级药学监护系统、药物不良反应触发器系统、临床用药决策和评价系统及临床药学信息化工作平台等。

3. 临床药学平台 药师服务系统、电子药历系统,包括住院患者用药评估登记表、住院患者医嘱重整表、住院患者药学监护日志、住院患者用药指导单和住院患者转科药学监护小结等。

4. 用药体验平台 特需药学服务系统、慢病患者药学服务系统、用药咨询服务网络系统、慢特药患者朋友圈模式和互联网处方药销售模式等。

第六节   输血科管理

一、输血科的任务和特点

医疗机构输血科(血库)是医院内重要医疗工作部门,主要负责临床使用的血液成分的储存、输血前免疫学检测、血液发放、输血不良反应处理以及与输血过程相关质量控制和管理。其工作特点结合了临床用血管理、输血相关实验室检测技术和临床输血治疗等多方面内容。输血科主要的工作任务如下:

1. 输血管理 输血治疗过程安全用血管理、合理用血管理、输血实验室管理、应急用血和输血不良反应管理、输血相关生物安全管理、输血信息化管理等。

2. 输血技术 输血相容性检测技术、特殊血型抗原抗体检测技术、血小板和白细胞相关抗原抗体检测技术、输血相关止凝血检验技术、血型抗体致胎母免疫相关疾病检测技术。

3. 输血治疗 自体血液采集技术、血细胞单采和去除技术、血液低温保存技术、血浆置换术等。

4. 临床用血相关工作会诊。

二、输血科的管理要点

通过科学有效地进行输血科管理能推动医院临床用血工作的整体发展,以期达到科学、合理、安全用血的目的,实现社会效益与经济效益双赢。临床输血科管理工作重要措施如下:

1. 完善输血科管理制度　制定完善输血科管理制度是确保输血安全的重要措施,医院输血科管理必须严格执行《中华人民共和国献血法》《医疗机构临床用血管理办法》《临床输血技术规范》等相关法律法规要求完善输血相关文书及检测程序,并设计对应记录表单,以实现对患者及医护人员保护,避免因输血带来医疗纠纷。其他相关管理制度还应包括科室交班制度、岗位责任制度、双签名制度等。输血科还要建立完善的文件管理系统,做好输血关键环节信息的记录工作,以供查找。

2. 加强输血质量与安全管理

（1）制定《临床用血工作流程》《临床用血考核管理办法》及《临床用血管理委员会制度》等相关规章制度。

医院临床输血管理应当充分发挥临床输血委员会的重要作用,对临床用血重要环节的管理制度、血液保护新技术、输血指南等与用血相关的重要信息经过审核后发挥作用。

（2）建立相关的质量监督及考核制度。对医师及相关护理人员的在临床用血过程进行监督与考核,确保输血的安全和合理,严格控制成分血的比例,并实现输血工作持续改进和提升。

（3）制定输血质量管理制定量化考核制度,提高工作人员岗位责任感,以确保输血工作的质量管理。

（4）输血科内部质量管理应当建立质量管理小组,制定质量管理制度和监督检查的标准,充分发挥质量管理小组的监督作用。通过奖罚分明,充分发挥质量管理制度对临床安全用血的保障作用。通过不断完善质量管理体系,充分发挥先进技术及人才在输血工作中的作用,提高医院输血科管理的有效性。

3. 建立合理的人员培训考核制度　人员培训和考核是保障血液合理有效使用的有效保障,临床用血人员培训对象应针对临床用血的临床医护人员和输血科实验室人员,培训的内容应包括法律法规、临床用血相关管理制度、成分输血、输血不良反应和应急用血等,并有考核制度以保证培训质量。

4. 保证良好的环境　由于血液及其制品具有很强的特殊性,要求其必须保存在清洁的环境中。在输血科管理工作中,应该将输血质量安全管理放在首位,良好的空间环境是确保输血安全的前提,对工作质量有保障作用。输血科应该根据要求将实验室正确分区,包括其污染区、半污染区及清洁区。重点对配血室、储血室、发血室及实验室等与输血相关的区域进行清洁消毒。重点在技术规范要求下对输血科专用的冰箱进行定期消毒与养护,并使其保持在恒温状态。临床用血输注完毕后,应根据要求将血袋送回输血科。

三、输血科的质量控制与评价

随着网络科学技术的不断发展,信息化技术在各领域中的应用也越来越广泛,提高输血科管理信息化程度是实现管理工作高效性的重点,这就要求建立一个专门的输血科管理系统,即信息网络平台,在输血科管理系统中再设置血库信息管理系统。输血科管理系统主要负责血液资源的管理,血液信息系统包括血型检查登记、血型检查报告、抗体筛选检验报告、血液入库、血液储存、血液供应及其他输血科管理方面内容。输血科管理系统能及时为输血科工作人员提供准确有效的工作环境及工作手段,确保血液的质量满足各科室的需求,从而保证患者用血安全。输血科系统及血库信息系统作为医院信息系统中的子系统,血库信息系统能有效地促进输血科管理工作的进行,可以随时提供血液信息,还能通过对患者用血资料及用血过程中所出现的各种情况进行整理,形成信息资料档案,确保患者用血安全。血液管理与医院之间的内部联网能减少医院的工作量,还能有效降低医疗事故发生率。

（一）临床用血管理

1. 临床输血标本审核率,标本合格率,标本保存率。

2. 输血申请单和输血治疗同意书合格率是否符合要求。

3. 血液发放交接是否符合要求。

4. 血液暂存温度和条件是否符合要求。

5. 输血前核对细节管理是否完整全面。

6. 血液成分输注过程是否符合要求。

7. 输血不良反应是否及时观察、处理并记录。

8. 严重不良反应是否有原因分析和预防及改进措施。

9. 是否及时进行输血疗效评估,未达到输血疗效是否及时寻找原因。

10. 应急用血流程是否能够保障血液及时使用。

11. 相容性输血是否符合要求。

12. 大量用血是否按要求审批,并及时分析大量用血合理性。

13. 成分输血率是否达标。

14. 输血适应证合格率是否达标。

15. 是否实施输血科信息化管理,信息化管理是否涵盖的输血全过程,并能完成输血的闭环管理。

（二）输血技术管理要点

1. 输血科人员数量、人员配置是否符合要求。

2. 输血科房屋流程是否符合要求。

3. 输血科设备是否满足临床用血要求。

4. 临床用血标本合格率是否符合要求,不合格标本是否定期分析原因,并制定对应改进措施。

5. 血型复核准确率是否达到100%。

6. 输血相容性检测是否达到100%。

7. 血液预约入库出库记录完整。

8. 血液库存是否符合医院用血要求,是否建立了血液库存预警系统。

9. 血液储存温度是否符合要求、血液储存设备温度是否有连续监控。

10. 输血相关试剂耗材有效期内使用,并执行质量控制。

11. 输血科仪器设备是否进行有效维护校准。

12. 输血不良反应及时反馈。

13. 是否制定输血不良反应实验室处理程序。

14. 是否开展了节约和合理用血新技术。

15. 是否建立了疑难血型、特殊血型患者的处理程序和用血指导程序。

16. 是否参加省级以上输血相容性试验室间质量评价并结果合格。

17. 医疗垃圾管理是否符合院感要求。

18. 是否使用输血科信息化管理系统。

四、输血信息化系统要求

在信息化建设快速发展的今天，一套系统、完善、规范输血科信息管理系统，将为临床输血管理提供安全、可靠的保证，并不断提升科室的工作效率。输血科的信息管理系统作为医院信息系统的一个子系统，应是一个相对独立同时开放的系统，基本的模块功能包括：①输血申请管理；②输血审批管理；③血液入库和库存管理；④配血与出库管理；⑤用血信息查询；⑥输血不良反应管理；⑦血液制品管理；⑧输血检测管理；⑨统计、查询等。同时还应该支持与医疗管理相关的如科室或者医生用血查询、单病种用血查询、用血时限查询等功能新增功能；实现在信息安全的基础上与血液中心信息交换、检验科信息管理系统、医院信息管理系统进行多网连接功能。

输血科借助信息化管理血源，取代手工作业，保障信息录入准确及时，构建输血科合理分配血液库存，保证临床急救和临床科室的治疗用血，增加了血液应用时的效率，同时管理更加规范。

（李　宁　刘　勇　侯　阳　杨向红　菅凌燕　王秋实）

参 考 文 献

1. 中国药学会医院药学专业委员会. 医疗机构药学工作质量管理规范. 北京：人民卫生出版社，2014.

第八章 物价管理

物价是任何一个社会运行都必须考虑的问题,不管是公平竞争市场调节下还是计划经济政府指导下的物价管理,都是社会管理的重要组成部分。由于医疗服务价格直接关系到民生,乃至社会稳定,所以大多数国家的医疗服务价格主要是在政府部门的行政干预下或与医保机构的谈判过程中形成的,少部分特需医疗服务价格由市场调节形成。对于医院管理而言,物价管理则尤为重要,因为直接涉及医院的运行效率和运行能力,所以作为医院管理者必须掌握、关注所有的物价政策,并且认真分析、审慎解读相关条例。物价政策得到全面落实和有效监管,才能保证医院的正常运行。

第一节 中国医疗服务价格现状分析

中国庞大的人口数量、近年加剧的老龄化问题、"二孩政策"影响和人们对健康需求的不断增加,使我国的医疗服务需求在"质"和"量"上均保持了稳定的增长态势。调查显示,近5年来全国医师数量每年平均增长4.4%,远远赶不上门诊和住院量的增长,呈现医疗资源与需求的严重不匹配。同时,长期以来极低的医疗服务价格促进了药品、耗材价格的不断攀升;省辖区域内统一定价导致县、市、省级医院服务价格无明显差异,"同价不同质"的医疗服务势必造成"小医院门可罗雀,大医院人满为患"的突出矛盾,导致社会上"看病贵、看病难"的呼声不断出现。为此,国家大力推进医药卫生体制改革,通过"放开部分医疗服务价格""放开药品价格""取消药品加成""分级诊疗""医师多点执业"等举措积极调整医疗服务价格,促进医疗资源合理分布;通过"统一招标""阳光采购""两票制"等方式尝试有效降低药品和耗材的虚高价格;建立覆盖全民的基本医疗保障制度,实现"医保全覆盖"的同时通过DRGs支付方式、医保基金全国统筹等管理办法保障医保基金的合理使用,促进中国医疗卫生事业的健康发展。

一、国外在改进医疗服务体系方面的探索

全民健康与国家发展战略密切相关,是各国政府极为关注的民生问题。为了建立一种完美的医疗服务体系,世界各国都做了积极的、持续的尝试和努力,特别是对承担着保障国民健康主要职能的公立医院运行机制和付费管理等方面都实施了重大举措和创新。

英国是世界上第一个实行全民医疗的国家,国民医疗费用的80%来源于中央财政收入。20世纪90年代,英国政府增加了对公立医院的财政投入,极大激发了医务人员的积极性和创造性。据有关数据显示,1997—2007年,英国政府医疗支出从408亿英镑增加到870亿英镑,高级医生和执业护士人数分别增加56%和26%,是英国历史上医疗投入增加最快的时期。医疗技术水平提高的同时也带来了医疗费用增长过快、过度医疗等不利影响。

为控制医疗费用上涨,改革医疗支付方式,实行"按结果付费",通过把医院的预算和医疗服务效率等指标挂钩的方式控制医疗费用的增长。医改至今的结果如何呢? 据医生改革团体的报告说:"因为有些医疗服务项目必须排队才能接受免费医疗,加上各地区国家医疗服务体系(NHS)的医疗水准不同,已有越来越多的病人放弃不需付费的英国全国医疗保险制度,而选择接受额外付费的私人医疗。"

美国也曾尝试从政府层面增加医疗服务投入及要素供给以满足医疗服务的需求,如2010年美国总统奥巴马在白宫签署了医疗保险改革法案,该法案被称为美国社会保障体系45年来的最大变革。美国卫生部曾预测,到2018年政府在医疗方面的支出将从2009年的25 095亿美元增加到43 532亿美元,占当年GDP总量的20.3%。据汇通网2016年8月24日讯,"美国国会预算办公室周二表示,由于收入增长比预期缓慢,加上社保和医保支出增加,预计美国政府2016财政年度预算赤字将达5900亿美元,比2015年高出1520亿美元,占GDP的比重将达到3.2%,将是自2009年以来的首次上升。"可见这个医疗保险系统的整体改革是美国根本承担不起的,尽管如此美国依然存在"看病难、看病贵"的问题,医疗服务的供给端与需求端依然矛盾重重。

二、中国在推进医药卫生体制改革中的举措

我国的医药卫生体制改革始于2000年国务院颁布的《关于城镇医疗卫生体制改革的指导意见》。自此,医疗机构分为营利性与非营利进行管理,营利性医疗机构的医疗服务价格放开,即实行市场调节价。2007年,在党的"十七大"报告中明确提出了"人人享有基本医疗服务""坚持公共医疗卫生的公益性质"等,进一步明确了新医改的指导原则。2009年3月,《中共中央、国务院关于深化医药卫生体制改革的意见》和《医药卫生体制改革近期重点实施方案》先后出台。《意见》提出了"有效减轻居民就医费用负担,切实缓解'看病难、看病贵'"的近期目标,以及"建立健全覆盖城乡居民的基本医疗卫生制度,为群众提供安全、有效、方便、价廉的医疗卫生服务"的长远目标。

2012年4月,国务院办公厅印发《深化医药卫生体制改革2012年主要工作安排》的通知,通知中明确提到调整医药价格,取消药品加成政策。自此,公立医院"以药养医"的运行模式将被彻底打破,以医生的廉价劳动来实现药品、耗材的高附加值的价格体系也有望被破除。2014年3月,国家发展改革委、原国家卫生计生委、人力资源社会保障部联合发布《关于非公立医疗机构医疗服务实行市场调节价有关问题的通知》(发改价格〔2014〕503号),放开非公立医疗机构医疗服务价格,鼓励社会办医;积极提高医疗服务供给,更好满足患者就医需求,努力构建公立医疗机构在医疗市场竞争中的合理布局。

2015年5月,国家发展改革委、原国家卫生计生委等7部委联合下发《关于印发推进药品价格改革意见的通知》(〔2015〕904号),通知明确自2015年6月1日起,除麻醉药品和第一类精神药品外,取消原政府制定的药品价格,开始实行市场调节价。

2015年10月,中共中央、国务院印发了《关于推进价格机制改革的若干意见》(中发〔2015〕28号)。《意见》明确提出围绕深化医药卫生体制改革目标,按照"总量控制、结构调整、有升有降、逐步到位"原则,积极稳妥推进医疗服务价格改革,合理调整医疗服务价格,同步强化价格、医保等相关政策衔接,确保医疗机构发展可持续、医保基金可承受、群众负担不增加。建立以成本和收入结构变化为基础的价格动态调整机制,到2020年基本理顺医疗服务比价

关系。落实非公立医疗机构医疗服务市场调节价政策。公立医疗机构医疗服务项目价格实行分类管理,对市场竞争比较充分、个性化需求比较强的医疗服务项目价格实行市场调节价,其中医保基金支付的服务项目由医保经办机构与医疗机构谈判合理确定支付标准。

国家出台了一系列关于理顺医疗服务价格的相关政策,标志着调整公立医院医疗收入结构的正式开始。截至 2015 年 8 月 6 日,国务院医改办公布的数据显示,全国已有 3077 家县级公立医院、446 家城市公立医院取消了全部药品加成,江苏、浙江、福建、安徽、四川、陕西、宁夏共 7 个省份已经在全部县级公立医院取消了药品加成。其中,福建省三明市为推进县级公立医院改革积累了宝贵经验。三明医改经验的核心是通过"两票制"(即从生产企业到流通企业开一次发票,流通企业到医院开一次发票)降低药品、耗材的价格,合理上调医疗服务价格,上调价格部分由医保报销,被称为"腾空间""调结构""保衔接",实行"腾笼换鸟"的医院运行机制的彻底变革。

随着医改工作的不断推进和省级医疗机构医改试点工作的陆续启动,各省积极实施医疗服务价格的分类管理,放开部分市场竞争比较充分、个性化需求比较强的医疗服务项目价格,完全由医院自主定价;开展特需医疗服务以更好满足社会不同群体的诊疗需求;落实国家发改委下发《关于加快新增医疗服务价格项目受理审核工作有关问题的通知》(发改价格〔2015〕3095 号)文件精神,加快医疗新项目价格的审批管理;周密测算并积极推进取消药品加成,合理调整医疗服务价格等工作。北京、上海、深圳等地全面取消药品加成后,通过上调部分医疗服务价格、适当增加财政投入的补偿机制保证了医院的良好运行;但有的地区自 2016 年初实施医改以来,部分大型公立医院整体运行压力较大,不过在后续医疗服务价格的动态调整过程中也取得了较好成绩。大型公立医院是医改的"硬骨头"和"风向标",取消药品加成后如何构建科学合理的医疗服务价格体系与补偿机制将直接关系到所有公立医疗机构的运行与发展,直接影响到医务人员的积极性和卫生事业的健康发展,也将关系到"人人享有基本医疗服务"的医改目标的顺利实现。

医疗服务作为一种刚性需求,其受价格波动的影响较小,由政府确定公立医院的医疗服务价格无疑是稳定医疗服务市场价格的有力抓手。政府统一定价时一方面应遵循一定的价值规律,合理体现医务人员的技术劳务价值;另一反面应建立动态的价格调整机制,符合社会的经济发展规律。合理的医疗服务价格能够激发医务人员的积极性和创造性,同时鼓励优秀学子积极投身医疗卫生事业,医务人员技术水平和综合素养不断提升的同时才能为患者提供更加优质的医疗服务,更好地促进中国医疗卫生事业的健康发展。

第二节   物价管理工作的重要性

医院物价管理一方面关系到国家物价相关政策的正确解读与全面落实,另一方面关系到医院提供医疗服务的有偿转化和医院自身的运行与发展,如何实现两者的相辅相成与规范统一是医院物价管理工作的重点。

一、严格执行物价政策,避免出现收费纠纷,营造和谐的医患关系

医疗收费本质上是医患双方的一种劳务交换方式,但不同于一般的行业性收费,具有极

强的政策性和专业性,关系到医院的诚信与发展。因此,医疗收费管理是医院物价管理的一项重要内容,通过对所提供的医疗服务项目、药品及单独收费医用材料的价格监管,保证物价相关政策的准确落实,积极维护医患双方的合法权益,避免患者对收费产生误解或由此引发医患纠纷。

医疗收费由于受到专业性限制和医患双方信息的不对称均导致患者对有些诊疗项目不了解,同时疾病诊疗过程的个性化和差异化又决定了医疗收费的复杂多变。所以物价主管部门规定,医疗收费必须为患者提供结算清单服务,收费项目要与医嘱、诊疗记录保持一致,合理体现收费依据。在实际工作中,医嘱不规范或诊疗记录不及时可能造成收费依据不足;收费与诊疗过程无法同步也易导致收费差错,如诊疗后收费容易发生漏费或医院追费困难的情形;事前收费常因医嘱变更频繁造成退费、核费的困难。因此,仅从收费准确性来说就需专职人员对住院患者的收费情况进行认真复核;从物价政策的解读上更需专职人员严格把握、谨慎解读,防止比照收费、分解收费、重复收费等违规收费现象的发生。物价主管部门目前暂无行之有效的方式对整个庞大的医疗行业形成完善的收费监督机制,不定期的物价检查尽管耗费大量的人力也很难面面俱到,因此要求各医疗机构必须做好医疗服务项目、药品、耗材的价格公示,要求在医疗机构内部设立物价管理部门,积极做好医疗收费的自检自查,监督、指导物价相关政策的全面落实。物价管理工作情况已被卫生计生委等相关管理部门纳入对医院的总体考核与评价,政府通过设立民心网、投诉中心、举报电话等多种方式倾听百姓对医疗服务的呼声,积极开展物价管理与监督工作。

二、积极开展物价论证,组织临床合理收费,大力支持新技术开展

医疗新技术、新项目是医疗技术不断提升和发展的内生动力和源泉,暂时未定价的医疗服务项目要积极组织立项申报,争取尽快审批,合理体现医务人员的技术价值,推动医疗新技术的快速发展与成果转化。

三、规范耗材收费,降低医院成本,配合医保控费

加强医用卫生材料的收费审核管理,不符合物价规定的耗材不允许在医疗服务项目外单独计费;避免相对高值的护理材料和止血纱布、医用胶等特殊手术材料的常规批量使用,尽量减轻患者医疗负担的同时也有助于降低医疗成本的支出,较好地促进医保控费工作的有效开展。

四、规范自主定价,参与成本测算,助力医改进程

随着各省陆续放开部分医疗服务项目的价格,公立医院在自主定价合理体现医务人员劳务价值的同时应积极承担对市场调节价格的稳定和导向作用,全力配合相关部门落实控费政策。随着取消药品加成,"以药养医"模式的破除,公立医疗机构面临科学配置医疗资源、合理调整收入结构、强化内部成本管控,以保障医院的良好运行。医院成本管理将由以科室为单位向以项目为单位转化,物价管理人员需对每个医疗服务项目的物资成本、人力成本等进行科学测算,促进医院总体运行成本的精细化管理。

总之,医院物价管理工作已经深度融合到医院的运行管理之中,并成为不可或缺的重要组成部分,完善高效的医院物价管理体系和机制将有助于我国医药卫生体制改革的顺利推

进,促进中国医疗卫生事业迎来一个更加生机勃勃的春天。

第三节   医院物价管理

物价管理是社会管理的重要组成部分,更是医院管理的核心之一,如何执行和落实好物价政策,如何保证严格遵守物价规则的基础上,充分运用好物价政策,对于医院管理者来说尤为重要。

一、完善物价管理组织架构,保障物价政策全面落实

医院物价管理工作也称"一把手工程",院长挂帅,逐层落实,形成有令必行、有禁必止、上下联动、齐抓共管的良好局面。

(一)医院成立物价工作领导小组

医疗机构的法人即院长担任医院物价工作领导小组组长,主管医疗工作与物资工作的院领导担任副组长,相关职能部门及临床二级学科的负责人担任组员,以保障物价相关工作的迅速准确落实。

(二)医院设专职物价管理部门

负责组织开展医疗收费、监督开展自检自查、综合协调物价管理相关工作,定期向院领导汇报医院物价工作的进展情况。

(三)科室成立物价管理小组

科主任、护士长分别担任组长和副组长,负责监管本科室的医疗收费情况。通过定期进行物价培训、严格审核收费组套、认真整改质检问题、积极申报新增医疗服务项目价格等方式促进科室物价管理工作的不断完善。

(四)病房设专职物价员

每个病房根据床位情况设 1~2 名专职物价员,负责本科室住院患者的收费复核、解答患者的收费咨询及物价相关文件的管理工作。

二、细化物价管理工作职责,保证医院物价工作良性运行

(一)积极做好医疗服务项目价格公示,采用多种方式体现阳光收费

为方便患者了解医疗服务项目价格,全面落实政府物价主管部门的相关工作要求,积极建立并完善医疗服务项目价格的公示制度,以提高医疗服务价格的透明度、保障患者的合法权益、更好地接受社会监督。除为所有患者提供医疗收据和结算清单以外,通过价格公示板、电子显示屏、收费查询机、自助挂号机、消息平台、挂号 APP 等多种方式做好医疗服务项目价格公示及物价告知工作。在门诊、住院收费处大厅的显著位置,设立医疗服务项目价格公示板,公示医院常用医疗服务项目的收费标准;在门诊收费大厅设立电子显示屏,滚动公示医疗服务项目价格及药品、单独收费医用材料的规格、产地、单价等信息;同时在门急诊、病房分别设置收费查询机,方便患者随时查询医疗服务价格的相关信息和医疗费用的清单明细。随着医院信息化工作的不断完善,门诊患者还可通过就医卡在自助挂号机上查询相关收费信息;借助消息平台和挂号 APP,随时向门诊患者推送相关诊疗项目和药品、医用材

料的收费明细。相关职能部门和临床科室须对价格公示与收费查询的相关设施进行妥善维护和管理,医院物价管理部门定期对维护管理情况进行检查并实时更新价格公示的相关信息。

(二)定期组织开展物价培训与指导,打造专业的物价管理团队

物价管理工作政策性强、专业性强,需要在工作中不断地研读物价相关文件政策、不断地丰富物价相关专业知识,结合医疗过程准确指导临床收费。物价管理者须具有高度的责任心,同时具备一定的临床工作或财务管理经验,在工作中积极调研和深入思考,及时发现和解决临床的收费问题。根据收费质检情况定期进行全院收费培训与指导,新颁布的物价文件第一时间在院内办公网上进行公示并及时做好全院培训,重点对新成立科室采取入科指导,防止经验不足造成收费差错。"授人以鱼不如授人以渔",要求各临床科室做好物价文件的建册管理,拟定科室常用收费项目目录,便于医护人员随时查阅收费依据;科室根据医院统一培训的物价内容及本科室医疗收费的实际情况定期开展物价知识培训,并对培训内容认真记录和整理,便于新入科人员自主学习。医院物价管理部门定期对各科室的物价培训情况进行检查,并将检查结果纳入当月的绩效考核。通过规范培训管理,提高医疗收费准确性的同时也增强了医护人员严格执行物价政策、依法收费的观念和意识,积极配合物价管理相关工作的有序开展,构建了医护人员理解支持、努力尽责的物价管理工作的新局面。

(三)严格管理物价系统,规范医嘱术语及收费对照,保证了医疗收费基础数据的准确性

为保证严格执行物价政策,从源头上做好物价系统相关数据的维护管理工作至关重要。医院物价管理部门须设专人进行收费基础数据的维护与管理,谨慎解读物价政策,保证医疗服务项目名称、计价单位、价格的准确录入,并对项目种类、收费依据(即相关物价文件号)进行备注。调整医疗服务项目价格的相关数据必须做好相关维护记录,部分数据的调整须经负责人审核后生效,确保了系统数据的准确性。维护收费数据的同时通过对收费项目限定收费科室(如部分检验项目收费科室限定检验科)、医嘱术语限定执行科室(如中医治疗的医嘱术语执行科室设为中医科)等信息化方式,有效避免了临床科室私自开展相关项目和不规范收费的发生。临床科室提出的医嘱术语及收费项目对照方案须经医院物价管理部门组织收费论证后,再由物价管理人员进行准确维护。为保证医疗收费工作的顺畅,必须定期筛查、停用物价系统中的弃用数据,每天检测物价系统的不稳定因素,如发现床位费未按时滚动计费,及时与系统保障部门沟通查找原因尽快补收。此外,定期深入病房检查指导科室收费组套的编制,避免收费差错。成立物价信息化小组,邀请具有物价管理经验的护士长加入,积极探讨医嘱审核、分解收费过程中的各个环节,促进物价管理系统的不断完善,保证医疗收费工作更加高效和准确。

(四)准确执行物价政策,严格办理医用材料的收费审核,扫码收费保障了医用材料收费的准确性

中标的医用材料信息由物资管理部门录入物资字典;物价管理人员严格依据物价文件审核医用材料的注册证名称、产品组件构成及功能,并依据物资字典对允许收费的医用材料进行物价分类、选择加价规则、生成卫材收费项目;医保办对收费项目进行医保类别的维护。未经物价管理部门审核的医用卫生材料无法向患者收费;首次使用的新材料办理收费审核

时需使用科室填写医用材料收费申请,准确描述材料的用途和相应的治疗项目或手术术式,物价管理人员存档收费审核资料并详细记录办理卫材收费审核的相关情况,保证了医用材料收费的规范性。

为进一步提高医用材料收费的准确性,手术室的收费材料要全部实行条码管理,收费时扫描材料的条码同时完成入库、出库、收费的全过程,提高工作效率的同时也实现了高值耗材的零库存管理。将常用护理材料收费与本科室的库存情况绑定,即收取材料费用时系统扣除相应物资的库存数量,有效防止了医用材料的比照收费。

(五)规范药品采购流程,保证药品价格的准确性

严格按照国家药品购销的有关规定,在政府指定的采购平台上统一采购药品,并按照物价规定对中草药进行准确加价。药品从办理入库、出库、科室配送、窗口付药、集中配液、护士发药等环节全程实行条码管理,杜绝了药品收费的差错,保证了药品发放及使用的医疗安全。

(六)严格开展新增收费项目论证,规范科室新增收费项目管理

医疗新技术是医院赖以生存和发展的生命线,但对医疗新技术进行收费时必须进行充分的论证。科室开展新增收费项目前,需填写科室新增收费项目申请表,详细阐述医疗项目的操作过程、收费标准及另收费材料的情况,经医务部审核技术规范性、物价管理部门组织相关科室进行收费论证、医院物价工作领导小组审批通过后,由物价管理部门进行医嘱术语、执行科室等收费基础数据的维护,并对新项目审批的相关材料予以备案管理。

如医疗新技术尚未定价,医院以院发文件形式向政府物价主管部门申报新增医疗服务项目价格,价格审批期间科室不得擅自收费;如医院暂未开展但临床急需的检验项目可与第三方检验机构合作,科室需填写开展合作检验项目申请表,经医院相关部门审批后备案管理。此外,医院首次采购的医疗设备、医用材料如涉及医疗收费,需在招标前进行收费论证,避免购置后无法及时收费情况的发生。

(七)全力做好医疗收费复核工作,遇到物价投诉积极化解

为确保住院患者医疗收费的准确性,要求临床科室设专职物价员负责对住院患者的医疗费用进行认真复核。除每天责任护士审核医嘱确认收费外,物价员负责对预约出院患者的收费情况再次进行全面复核,发现问题及时纠正;办理预约出院后,医生不得再开具检查、治疗等项目,避免收费差错;办理结算前由科室物价员向患者(或家属)告知住院费用金额,指导患者(或家属)查询收费明细,如无疑议医患双方签字确认;办理出院结算时,收费员需认真复核患者姓名、住院号、收费总额、保险类别、自费金额、特困减免情况等,并打印住院收费清单交患者(或家属)审核,如无疑议医患双方签字确认后办理结算。

为做好患者的物价咨询工作,及时化解患者的收费疑问与纠纷,重塑患者满意,物价投诉首先由医院物价管理部门负责接待和处理。解答患者的收费咨询一定要耐心细致,记录患者的投诉内容要翔实准确,以便与相关科室沟通反馈及快速解决问题。如投诉情况属实,应协助临床科室妥善处理,必要时向院领导报告投诉事项及处理进展;如投诉内容与实情不符,也要与患者做好解释工作努力消除误解;根据投诉内容拟定相应整改方案,定期总结有关内容,提醒临床科室积极避免类似情况的发生。

第四节　医院物价管理评价

为保证物价政策的准确执行,物价管理部门定期开展医疗收费自检自查,负责监督指导临床科室做好物价告知和收费复核,同时拟定物价考核办法并将评价结果纳入科室当月的绩效考核。

一、规范物价管理工作,严格开展医疗收费质量检查

每月侧重对大额住院病历、危重及死亡病历的收费情况进行抽检;关注综合急诊患者的收费情况;每月召开物价例会,反馈质检中发现的收费问题并就普遍问题予以全面指导,积极避免问题重现。每季度深入病房检查收费复核记录、查询机的使用及物价培训工作的落实情况,促进科室尽快完善物价管理相关工作。针对新发布的物价文件及时公示并做好全院传达和培训;根据物价培训内容拟定物价测试题目,定期开展物价知识考核;年中、年末要求科室上报物价工作总结,着重描述科室物价工作亮点及对物价管理工作的意见和建议,促进医院物价管理工作的不断提升和完善。

二、制定考核内容和考核标准,引导临床积极做好物价工作

制定物价考核内容,针对多收费、少收费、比照收费、分解收费、重复收费、自立项目及超范围收费等均视为不同程度的违规收费行为。收费必须依据医嘱及其执行情况,无医嘱或执行记录的收费视为多收费;有医嘱有执行记录但无收费者视为少收费;收费项目仅与医疗操作部分符合或不符合者视为比照收费或分解收费等;病房设专人进行医疗收费的复核并做好相关记录备查;对出院患者的费用复核后须履行医患双方收费确认签字,患者对收费无疑义,方可办理出院结算;科室应耐心解答患者的收费咨询和投诉,必要时报告医院物价管理部门帮助协调解决;在门诊、病房等医疗服务区内,禁止现金交易;严禁以各种理由擅自随意收取患者的医疗费用;认真履行物价告知,严格执行贵重药品和贵重医用材料的签字确认制度;未经医院相关部门审批的新增服务项目严禁擅自进行收费;科室护士长或物价员定期开展医疗收费相关指导并做好培训记录;物价管理部门每月对质检等情况进行反馈,要求责任科室按时参会并尽快纠正与整改。

制定物价考核标准,针对违反物价政策及医院物价规定的科室视差错程度予以不同的扣分处罚,对物价管理较好和支持物价工作的科室予以适当加分奖励。扣分情况主要包括未严格执行收费标准,擅自比照收费、分解收费、随意乱收费等违规收费行为;因收费不合理,引发患者有理投诉或造成赔偿者;在医疗服务区内进行现金交易,情节严重影响较大者将取消季度或年底评优资格;对已发生过或投诉过的严重收费问题,要求整改后再次发生者;未经医院物价管理部门允许擅自收费者;禁止单独销售医用材料,情节严重影响较大者取消季度的评比资格;其他未履行医院物价管理有关规定的行为也予以适当扣分。加分项目包括对填补院内空白的"新增医疗服务项目"申报及时合理的科室;重大检查(管理年、物价检查、诚信杯)时,获得检查部门表扬的科室;院内医疗收费自检自查连续一个季度未出现问题的科室;科室物价管理工作不断创新,提出创新性建议者;对医院物价问题发现及

时并上报,提出改进性建议者;科室物价知识培训工作落实到位、年终物价知识考核成绩优异者;科室主任、护士长或物价员,被邀请参与医院物价培训或经验交流者均予以不同程度的加分。科室得分情况将直接纳入当月的绩效考核,激发了员工改进和提升科室物价工作的热情和动能。

信息化建设是实现医院物价管理工作不断完善的关键。智能化收费复核系统能够在事前、事中提醒医务人员收费差错,大幅度提高收费复核工作效率的同时也节省了大量人力,保障医疗收费准确性的同时也降低了医院的运行管理成本。

（孙　敏）

第九章 医保管理

医疗保险制度在医疗服务尤其是医疗费用控制方面，发挥了重要作用。由于国家不同、制度不同、目的不同，形成了不同的保险体系，但是对于医院来讲，适应医疗保险的管理和费用控制是运行的根本保障，如何平衡好医疗保险的支付和医疗服务质与量，是医保管理的关键所在。管理和控制好医保费用的使用和结算，不仅能够保证医院的正常运行，同时也能构建良好的医患关系并促进社会和谐。

第一节 医疗保险历史与现状

医疗保险制度是一个国家维护人民健康、促进社会经济发展的一种极为重要的社会保障制度，是指某种组织（如政府、社团或保险机构）筹集或收缴医疗资金、支付医疗费用、规定就医办法、为居民提供医疗服务的一整套章程、规则、办法的总和。

世界医疗保险始于德国1883年颁布的《劳工疾病保险法》。德国是世界上第一个以社会立法实施社会保障制度的国家，历经100多年的发展与演变，现已建立了系统性的医疗保险制度。目前国际医疗保险主要有四大类型：社会保险模式、商业保险模式、全民保险模式和储蓄保险模式。

以德国为代表的社会保险模式：特点是医疗保险基金社会统筹、互助共济，主要由雇主和雇员缴纳，政府酌情补贴。目前，世界上有上百个国家采取这种模式。国民按收入的一定比例交纳保险金，高收入者多交，低收入者少交，无收入者和家庭收入低于一定数额的，可免交某些项目的自付费用。但无论多交少交，有病都能得到治疗[1]。

以美国为代表的商业保险模式：特点是参保自由，灵活多样，有钱买高档，没钱买低档，适合多层次需求。美国这种以自由医疗保险为主、按市场法则经营的、以盈利为目的的制度，往往拒绝接受那些条件差、收入低的居民的投保（约有3000万人得不到任何医疗保障），因此其公平性较差；同时造成其总医疗费用的失控，约占国内生产总值的18%，是世界上最高的。

以英国为代表的全民保险模式（也称国家健康保健模式）：特点是通过税收的形式筹措医疗保险基金，采取预算拨款形式给国立医疗机构。英国的全民免费医疗服务体系（NHS）覆盖面广，包括所有的英国公民，它主要通过全国的全科医生向公民提供医疗服务，全科医生无法诊治的疾病需经全科医生转诊至上一级医院。公民在就医时，基本不需要支付费用。国家对医疗费用实行总额预算，对医疗机构实行按人头付费为主，按达标付费、绩效付费为辅的复合型支付方式。英国也存在商业医疗保险，但规模很小。

以新加坡为代表的储蓄保险模式：法律规定，必须把个人消费基金的一部分以储蓄个人公积金的方式转化为医疗保险基金。这部分的缴费率为职工工资总额的40%，雇主和雇员分别缴纳 18.5% 和 21.5%。国家则设立中央公积金,分担部分费用。此外,政府还拨款建立保健信托基金,帮助贫困国民支付服务费。新加坡的所有国民都执行统一的医疗保健制度,政府高级官员和一般雇员享受同样的医疗保健服务。

我国在计划经济时期,自 20 世纪 50 年代始逐步建立了以公费医疗、劳保医疗、农村合作医疗为主要内容的医疗制度;至市场经济时期的 1994 年"两江试点"为医改标志,探索至1998 年建立起了"城镇职工基本医疗保险"、2003 年建立"新型农村合作医疗"、2007 年建立"城镇居民基本医疗保险",辅以商业保险的补充及城乡医疗救助的托底,目前全民医疗保险体系已经初步形成[2]。

第二节　中国医疗保险分类

目前,我国基本医疗保险体系包括国家福利基础上的城镇职工基本医疗保险、城镇居民基本医疗保险和新型农村合作医疗"三大支柱",以实行大病统筹为主起步,分别从制度上覆盖城镇就业人口、城镇非就业人口和农村居民。基本医疗保险以低水平、广覆盖、保基本、多层次、可持续、社会化服务为基本原则,主要通过建立国家、雇主、家庭和个人责任明确、合理分担的多渠道筹资机制,实行基本医疗保障基金和个人共同分担的医疗费用共付机制,实现社会互助共济,满足城乡居民的基本医疗保障需求。再辅以城乡医疗救助制度和各种商业医疗险种以尽量满足民众医疗保障的分层需求,类别大致见表 9-1。

表 9-1　中国医疗保险分类现状

类别	城镇人口			农村人口
商业层	商业医疗保险			
补充层	企业补充保险	大额医疗保险	公务员补助	大病保险
主体层	城镇职工基本医疗保险制度		城镇居民基本医疗保险制度	新型农村合作医疗制度
托底层	城乡医疗救助制度			

一、城镇职工基本医疗保险制度

城镇职工基本医疗保险制度是针对城镇所有用人单位和职工,以强制参保为原则的一项基本医疗保险制度。附加原则:一是统账结合,实行社会统筹和个人账户相结合的原则;二是属地管理。覆盖范围:城镇所有用人单位,包括企业(国有企业、集体企业、外商投资企业、私营企业等)、机关、事业单位、社会团体、民办非企业单位及其职工(包括在职职工和退休人员),以及灵活就业人员、农民工等。筹资标准:用人单位缴费率控制在职工工资总额的6% 左右,在职职工缴费率为本人工资的 2%、退休人员个人不缴费。统筹层次:原则上以地级以上行政区为统筹单位。支付政策:个人缴费的全部和单位缴费的 30% 左右划入个人账户,主要支付门诊费用、住院费用中个人自付部分以及在定点药店购药费用,并可以结转和继承;单位缴费余额作为社会医疗统筹基金,用于支付住院医疗和部分门诊大病费用。基金管理：人力资源和社会保障部门所属的社会保险经办机构负责基本医疗保险金的筹集、统一管理和支付。医疗服务管理：服务项目主要包括基本医疗保险药品目录、诊疗项目、医疗服务设施标准，简称三个目录；实行定点医疗机构和定点药店协议管理；统筹基金支付的费用一般由社会保险经办机构与医疗服务机构直接结算，具体有按服务项目付费、按服务单元付费、按人头付费、总额预付制、按病种（单病种以及 DRGs）付费等多种结算方式。补充医疗保障的政策措施：公务员医疗补助、大额医疗费用补助、企业补充医疗保险等。职工医保住院医疗费用报销比例全国总体为 70% 左右，地区之间存在一定差异。

二、城镇居民基本医疗保险制度

城镇居民基本医疗保险制度是以大病统筹为主，针对城镇非从业居民的一项基本医疗保险制度。基本原则：一是低水平起步，二是坚持群众自愿，三是明确中央和地方政府责任，四是坚持统筹协调。覆盖范围：城镇中不属于城镇职工基本医疗保险制度覆盖范围的中小学阶段的学生（包括职业高中、中专、技校学生）、少年儿童和其他非从业城镇居民，大学生也可参加。筹资标准：没有规定全国统一的筹资标准，大体在城镇居民家庭人均可支配收入的 2% 左右，例如辽宁省沈阳市，未成年人及学生每人每年缴费 130 元，成人每人每年540 元。政府补助：政府人均补助标准已经提高到 80 元以上（辽宁省沈阳市为 420 元），且对特殊困难群体还有其他补助。管理制度等其他方面：原则上与城镇职工基本医疗保险的规定一致，但不建立个人账户，基金支付比例原则上低于城镇职工医保而高于新农合，一般在 50%~60% 左右。

三、新型农村合作医疗制度

新型农村合作医疗制度是以政府资助为主、针对农村居民的一项基本医疗保险制度。覆盖范围：所有农村居民都可以家庭为单位自愿参加。筹资标准各地差异较大：目前筹资水平为年人均 150 元。政府补助：财政补助是新农合基金的主要来源，且随着社会发展而逐步增加，目前按人均 420 元补助。统筹层次：一般以县（市）为单位进行统筹。管理制度等其他方面：由卫生行政部门所属的"农合办"管理资金的筹集和支付，主要补助参合农民的大额医疗费用或住院医疗费用；各县（市）确定支付范围、支付标准和额度。从 2017 年起，国家正逐步将新农合医保与城镇居民医保整合成统一的城乡居民医疗保险制度。

四、商业保险

商业保险是商业保险公司以营利为目的而设计开发出的各种类型的医疗健康险种，民众自愿购买、双方按合同约定履行各自的权利义务，对满足人民群众多层次、个性化的医疗保障需求，对降低民众健康问题引发的经济风险具有重要意义。

五、城乡医疗救助制度

城乡医疗救助制度是由国家民政系统负责的针对贫困人口的医疗救济制度。

目前，我国各统筹区基本医疗保险大部分是通过采取"基本医疗保险＋大病保险"或"基本医疗保险＋大额医疗费用补充医疗保险"或"基本医疗保险＋商业保险"等模式，建立所谓的"大病保险"制度，以减轻"大病"患者就医的负担，避免"因病致贫、因病返贫"现象发生;既充分发挥基本医疗保险的主体作用,又充分发挥商业保险的补充作用。但是"大病""小病"概念不明确,商业保险的补充作用发挥还不够理想、医疗救助制度执行中的托底作用也存在很多问题[3,4]。

第三节　医疗保险管理

医疗保险的管理中,医疗保险经办机构和定点医疗机构是对立统一的关系,以下从这两个角度阐述医疗保险管理。

一、医疗保险经办机构的管理

(一)医保基金支付方式

我国各地支付方式不统一,大部分地区都是采取多层次、混合的支付体系,下面介绍几个有代表性的地区:

江苏省镇江市作为医疗保险综合改革试点城市,其医保政策的调整与制度的确立很具有代表性。自1995年,镇江医保付费制度经历了5年的单一付费模式:按项目付费、按服务单元付费、总额控制、个人账户按实支付、统筹基金总额控制的模式。这些付费方式的试行都是在最初一年控费效果较好,第二年出现各种问题,因此镇江率先探索了多种付费模式相结合的付费制度,采取以就诊人头为核心的多元化、复合式结算办法,对定点一级医疗机构、零售药店和医务所(室)实行总额控制支付办法,对社区卫生服务机构实施以就诊人头为核心的总额预算管理支付方式;对定点二级以上医疗机构实行总额预算、部分疾病按病种付费的弹性结算模式[5]。

北京市采取的也是多种方式相结合的支付模式。2011年7月起在四家三甲医院试点总额预付制的支付制度;2011年7月18日,北京市下发了《关于开展按病种分组(DRGs)付费试点工作的通知》,首先选取了6家三甲医院作为试点,试点病种108个,各病种分组的医疗费用按定额支付。同时,总额预付制也在北京的医保支付范围内。

上海市是实行总额预付制为主、多种付费方式相结合的代表城市。自2002年以来,上海市逐步建立包含"年初预算、按月预付、过程监控、动态调整、年终清算"的预算管理办法。2005年起在社区卫生中心试点医保费用预付,2008年试点逐渐扩大并根据以往经验进行政策调整,2009年《上海市定点医疗机构医保支付费用预算管理试行办法》的出台,标志着总额预付框架的确立,随之实现的是2011年全市公立医院医保预付全覆盖。与此同时上海市还积极探索按床日付费和按病种付费。2004年上海市开展首批按病种支付试点。

深圳市社会医疗保险起步的早期,住院费用仅单纯采用按单元(即住院平均费用标准)付费方式。2001年深圳市开始编制社会医疗保险基金收支预算,根据基金收支预算实行付费总额控制。随着实践过程中的不断完善,目前是门诊采用以按人头付费为主,按单元和按项目付费为辅的复合式付费方式;住院采用以按单元付费为主,按病种付费和按项目付费为辅的复合式付费方式。最终形成了深圳特色的总额控制下的复合式医疗保险支付制度,概括为"总额控制、年初预付、方式多样、按月支付、年终总算、结余有奖"。

辽宁省沈阳市：

1. 住院报销　对患方按诊疗项目和比例付费制：医保范围内项目设定医保基金支付的起付线（俗称门槛费），起付线以上部分由医保基金按比例支付，统筹金年度使用额达到"大额医疗费补充保险"起付线后患者自付比例减半，统筹金年度使用额达到"封顶线"后转入全额自费。对医方实行"人均定额＋单病种（61个单独结算的病种，同样采取定额支付）＋超支补偿"的综合付费方式（特殊病种如精神病等按床日付费），超支补偿原则为"合理医疗＋量入为出"，即在医保工作质量基础上优先高比例补偿重患超支、然后视基金结余情况对其他合理性超支予以量力而行的补偿；2015年，沈阳市启动按诊断相关分组（DRGs）管理试点工作，试点将分组管理与病案规范同步推进，采取分步走、分阶段、先管理、后付费的总体方案，逐步推进DRGs医保应用，计划用2~3年时间围绕DRGs付费主线进行医保管理，作为DRGs付费前的过渡准备阶段，确保DRGs付费顺利实施。DRGs支付方式在国际上应用比较广泛，在控制医疗费用不合理增长、激励医院加强内部管理、规范医疗行为、保证医疗质量及推动医院间评估等方面具有一定的优势。

2. 门急诊报销　急救退费制度，对符合标准的急救后死亡、离院或转住院患者，对医保范围内项目由费用发生的定点医院按规定比例予以退费报销。门诊规定病种制度，对30多种需长期稳定药物治疗的病种、血液透析和腹膜透析、恶性肿瘤门诊放射治疗以及膀胱癌灌注治疗等予以一定金额或比例的费用报销。

随着人口流动性的增加，跨区域就医比例增加，各地区不同的医保管理政策，导致异地就医医保管理成本（不论是政府还是医疗机构）增加，医疗保障待遇水平的不均衡也凸显出来，因此有必要全国医保统一标准、统一管理，这是未来中国医保管理的发展趋势。

（二）对定点医疗机构的监管

以辽宁省沈阳市的医保管理为例：沈阳市医保依据《中华人民共和国社会保险法》《沈阳市城镇职工基本医疗保险规定》《沈阳市城镇居民基本医疗保险试行办法》《沈阳市医疗保险定点医疗机构管理办法》等法律法规及政策规定，以诊断、药品、耗材的编码库、医保医师库、医保电子病历库和信息化支撑为基础，建立了详尽的工作考核制度及健全的管理制度，包括：《沈阳市医疗保险定点医疗机构综合考核评分标准》《沈阳市医疗保险定点医疗机构信用等级评定暂行办法》以及日常考核＋年度考核评分制度等；并以智能审核方式实时动态监控医方的诊疗合理性和计费准确性，以《医保医师制度》规范医师的具体医保诊疗行为，并将违规行为追责到个人，形成较为完善的医保监管体系。

二、医院医保管理

医院是落实医疗保险政策的场所，既要为参保人员提供优质的医疗服务，同时又要通过科学的医保管理，保证医保基金的合理使用和医院的良性运行。掌握和运用医院医保管理的理论与方法，探索建立科学的医院医疗保险管理体系，对我国医疗保险和医院管理的发展都有重要意义。

（一）建立健全的组织管理体系

医院要重视医保管理工作，建立健全的组织管理体系，为医保管理的有序实施提供有力保障。首先要设立与医疗保险管理任务相适应的、与本单位医疗行政管理部门相平行的、独立的医疗保险管理部门。同时，医保质量控制、费用审计、数据传输分析等工作都需要相关部门的支持和配合,因此应成立由院领导负责的医疗保险管理委员会,形成医院、主管部门、科室三级医疗保险管理网络,构建多部门合作的医保管理模式,以便于全院各相关部门(例如财务、医务、信息)沟通协作,高效完成医保管理任务,实现管理目标。

(二)医保管理部门要切实履行工作职责

1. 为参保患者提供便捷、优质、高效的医保服务　医保管理部门要为参保人员制定便捷、优质、高效的医保服务,并不断完善、持续改进。要设立专门的服务场所或服务窗口,并设置醒目标识;安排专门的工作人员进行医保事务咨询、医疗费用核实、医保服务投诉等工作;要配合医保经办机构对参保人员进行医保政策宣传和教育,积极引导参保人员按政策有序就医;要公示常见医疗保险管理(或审批)事项的工作流程,如特种病的申请、审批流程等;从事医保咨询工作人员要知晓医保政策、熟悉支付规定、了解医疗流程,能够根据相关管理规定妥善处理医、保、患三方关系。

2. 制订科学的医保管理方案,充分发挥医保管理作用,保证医院医保管理工作良性运行。

(1)建立和完善医院医保管理工作的规章制度,规范医保及医疗服务行为:医保管理部门要建立和完善医院医保管理工作的规章制度,使医保管理工作有章可循,有序开展。根据国家和所在省市或地区的医疗保险法规、政策,制定医院医保管理的服务规范及管理流程,以规范医保从业人员的医保服务行为及医护人员的医疗服务行为。根据医疗保险经办机构的管理要求和服务协议,结合医院的具体情况制订医保管理计划,并对医疗保险政策和管理规定执行情况进行监督、检查和考核,及时进行总结和改进。定期召开医院医保工作会议,总结医保相关工作落实情况,联合院内相关部门研究具体工作,分析存在的问题及原因,破解工作中的疑点和难点。

(2)加强对医院内工作人员医保政策的宣传培训工作:医保管理需要医院各部门、各层次、各专业的员工参与,只有人人知医保、懂医保,才能使医保管理工作事半功倍,保证医保管理目标的实现。因此,加强对医院内工作人员医保政策的宣传培训至关重要。要有计划地对医保工作人员及医护工作人员(包括新入职员工、进修生、研究生、实习生等)进行医保政策及医保操作流程的宣传和培训。同时,要利用院内平面及网络媒体等多种形式,有针对性地宣传和介绍医疗保险政策、医疗费用支付规定、费用报销流程等内容。

(3)加强医保管理质量监管,保证医保基金合理使用:对医疗行为实行全程监管,做到事前预防、事中提醒、事后审核;另外,定期分析医疗费用使用的合理性,对于不合理诊疗行为进行通报和点评,提出改进措施,落实奖惩规定,保证医保基金得到合理使用。以盛京医院为例,医院依托强大的信息化系统,在建立和完善医保药品库、卫材库及诊疗项目库的基础上,实现了医生开立医嘱时系统自动提示医保报销政策、乙类限制药及贵重药品电子审批、医保出院带药系统控制药量、门诊规定病种系统限制用药种类及用量、系统限制同一最小分类下两种药物不能同时使用等功能,并将根据保方监管要求及医院质量管理要求,持续完善信息化监管系统。

(4)制订科学的指标考核方案,指导临床有的放矢地开展医保管理工作:在现行的医保支付政策下,医保费用超支是每个医院都要面对的问题。不合理的超支不仅导致医疗资源的浪费,同时过度的医保超支势必影响医院的运行。因此,医保费用管理是医院医保管理中的重点,也是难点。对此各医院通常对临床科室采取超支指标考核,一般是根据每个临床科室收治病种的特点,结合对科室既往费用的分析,制定相对合理的超支指标。但临床科室正常运行中病种构成的波动,从而导致医保超支数据的波动是必然的,因此再相对合理的超支指标,也是有悖于保险的大数法则。如果能按 DRGs 付费,医院控费管理则可取消以往机械的超支指标考核,转为以动态的服务量、医疗质量变化评价临床科室,激发科室自发地提高效率、降低成本、提高医疗质量。

3. 做好与医保经办机构之间的沟通协调工作 医保管理部门要做好与人社部门及医保经办机构间的沟通和协调工作,保证医保费用按期拨付;积极配合政府的调研;通过分析医院医保数据,及时发现问题,并及时向人社部门及医保经办机构积极反映,积极争取医院利益,为政府政策调整提供参考。

第四节 医疗保险与医改

2009 年,中共中央、国务院发布《关于深化医药卫生体制改革的意见》(中发〔2009〕6 号),拉开了新医改的大幕。新一轮医改回归了"救死扶伤,一切为了人民健康"的服务宗旨,回归了卫生事业的公益性质,回归了"国家责任、政府主导"的运行机制。习近平总书记明确提出政府对公立医院要履行"领导责任、保障责任、管理责任、监督责任";在 2016 年8 月的全国卫生与健康大会上,进一步强调要坚持基本医疗卫生事业的公益性质,把人民健康放在优先发展的战略地位,要以公平可及和群众受益为目标把医改向纵深推进,再一次为医改指明了前进方向。新医改的成效明显:一是健全覆盖城乡全体居民的基本医保体系;二是基本建立国家基本药物制度和基层医疗卫生机构运行新机制;三是大力加强基层医疗卫生服务体系建设;四是推动建立基本公共卫生服务均等化制度;五是有序推进公立医院改革。

医改的核心目的,是实现民众用自己承担得起的费用、满足相对安全和便捷的"看病"需求;是医疗服务的需方、供方、主要购买方三者之间的关系调整和平衡。三十年的医改探索,终于艰难达成了"三医(医疗、医保、医药)联动"的社会共识。医疗保险在既往医改中扮演了极其重要的角色,必将在医改的持续进程中发挥更多作用。

一、医改中的各方角色

1. 需方(即患者)的医疗需求客观存在,但患者不知道自己的实际准确的具体需求,应由基层的全科医生或家庭签约医生来判断。现实中主因待遇低下和地位不高等综合因素而该类医生严重不足、使得患者涌进自己信得过的大医院,由此导致了不便捷即"看病难"问题;并因"看病难"而衍生众多额外实际,支出加剧了"看病贵",许多不在官方统计中的费用也被患者列入"看病贵"名下。

2. 供方(即医院和医务人员)提供服务应获得适宜的回报(经济和地位)。但在现实医疗体制的编制、工资、晋升和职业发展、医疗价格等严格而僵化的管控下,基层无法满足医务人员的合理愿望;因而越是高水平的医生越是趋向于大城市大医院,也越忙碌,患者身边就越难以接触到可信赖的高水平医生。

3. 保方(即医保基金)自 2002 年以来特别是近些年来,由基金初建、持续扩面到如今全民医保基本形成,使老百姓基本医疗得到保障,并转向医疗服务监管功能,医保发展成为了医改的主要内容。如今保方已经成为医疗服务的主要购买方,承担了需方医疗费用的较大比例,一定程度上缓解了民众"看病贵"问题;但是人均医疗费用的水涨船高和其他复杂的社会因素,使得患方在缓解"看病贵"上的获得感并不明显。

4. 医药(或药械)是医疗取得成效不可或缺的伙伴,但过高的价格,加剧了患者看病贵和对医方的不信任感。

二、医保改革与新医改

1. 医保在医改过程中的基础性作用   基本医疗保险建立和发展的过程即伴随着医改进程,并为医改提供了物质基础,在医改中发挥了基础性作用。医保基金现已成为医疗机构的最大付费方和患者医疗费的主要承担者,因而医疗保险的运行状况和医保基金的稳健性,直接关系医改成败,影响医改方向。医保的性质决定了医改的性质,医保的方向决定了医改的方向[3]。

2. 医保支付方式改革对医改的影响   随着社会发展,民众的医疗需求和医疗费用增幅远高于 GDP 和 CPI 增幅,中国"以收定支、合理结余"规则下建立的医保基金压力逐年增加,因而加强医保基金管理、强调基金的合理支出成为医保改革的不二选择。强调基金的合理支出,其一是加强对骗保的打击力度,其二是加强对临床诊疗行为合理性的监管(如智能审核),其三是医保支付方式的改革。基本医疗保险改革发展,首先强调的是物质基础的合理性,其次强调的是医保的物质基础性作用要可持续。为此,一要确定合理的报销比例,国际经验表明 75% 的报销比例能够较好地协调保险与激励的关系;二要设计合理的起付线、封顶线和费用支付方式;医保的基础性作用与兜底责任不同,它只能够保基本、不能也没有能力承担所有医疗费用,解决因病致贫、因病返贫问题,应该加大民政部门的医疗救助项目等社会救助的兜底线能力建设。近年来各地医保支付方式改革在全国范围内成为医改的重要内容,医保支付方式改革进而对医院的诊疗行为产生了巨大的影响。

3. 医保对医改的其他可能参与   医保是医疗服务价格机制形成的基础,医改中应充分发挥医保的谈判功能。在医疗领域,医疗服务、药品价格机制应该由买卖双方相互谈判形成;发挥医保在医改中的基础性作用,就要充分发挥医保作为需求方代表的谈判功能,通过与医疗机构、药品供应厂商等谈判,为合理的医疗服务、药品价格形成机制奠定基础。但实践中,医保的谈判功能未能发挥作用。医保基金的可承受能力,在医改下一步进程的"三医联动"中已经成为最重要考量。

第五节   医疗保险发展趋势

一、建立覆盖全民、统一的医疗保险制度是未来的发展方向

经过十多年的努力,中国的医疗保险制度改革平稳推进,以城镇职工基本医疗保险、城镇居民基本医疗保险、新型农村合作医疗和城乡社会医疗救助制度(即 3+1)为主要内容和基本格局的基本医疗保障制度已经覆盖城乡全体居民,从制度安排上实现了历久期盼的

"全民医保"。但是,纵观医疗保险制度全局,还存在地区化特征明显、城乡分割、不同保险类型保障待遇及监管服务差距明显等问题,与我国目前城乡一体化建设、流动人口增多等现实情况不相适应。同时,国人对医疗保险保障的公平性、保障待遇水平和管理服务的效率和便捷性等提出了更高的要求,也就是说不仅要"人人享有基本医疗保障",而且要"人人公平享有基本医疗保障"。因此,在我国建立覆盖全民、统一的医疗保险制度,实现人人享有公正和谐的基本医疗保障,是我国医疗保险制度未来的发展方向[6]。

二、我国医疗保险制度一体化进程持续推进

随着我国经济社会的稳步发展和城镇化建设进程的不断加快,城乡一体化建设得到进一步推进,城乡界限逐渐变得模糊,城乡分割的医疗保险制度弊端逐渐显现。城镇居民基本医疗保险与新型农村合作医疗,两者是性质完全相同的基本医疗保险制度,它们的缴费方式及覆盖人群相似。两制并行导致制度分设、管理分离、资源分散,不但引起了待遇不均衡、城乡不衔接、流动不适应等问题,同时因系统重复建设、居民重复参保、政府重复补贴等问题而造成资源浪费,对实现医疗保险制度公平正义、促进社会和谐造成严重障碍和负面影响。2008年,我国社会保障学界基于国际经验、国内经济社会保障事业发展的规律,提出过从"3+1"到"2+1"再到"1+1"的制度发展路径,逐步实现基本制度的统一性。首先破除城乡制度分设的二元化思维定式和体制格局,以城乡统筹的理念,先将新型农村合作医疗制度与城镇居民基本医疗保险制度进行整合。党中央、国务院高瞻远瞩、统揽全局,在深入调研、充分论证的基础上,就此作出了一系列重大决策。2009年3月,《中共中央国务院关于深化医药卫生体制改革的意见》提出,"探索建立城乡一体化的基本医疗保障管理制度""有效整合基本医疗保险经办资源,逐步实现城乡基本医疗保险行政管理的统一"。2012年11月,党的十八大报告明确提出要"整合城乡居民基本养老保险和基本医疗保险制度"。2013年11月,十八届三中全会通过的《中共中央关于全面深化改革若干重大问题的决定》再次提出"整合城乡居民基本养老保险和基本医疗保险制度"。2015年10月,党的十八届五中全会通过的《中共中央关于制定国民经济和社会发展第十三个五年规划的建议》也提出了建立更加公平可持续的社会保障制度,整合城乡居民医保政策和经办管理。2016年1月,《国务院关于整合城乡居民基本医疗保险制度的意见》(国发〔2016〕3号)就整合城镇居民基本医保和新型农村合作医疗两项制度、建立统一的城乡居民基本医疗保险制度提出了更加明确的要求。自中央提出统筹城乡医保以来,地方的实践就不断发展。截至2016年8月,已有17个省份及其他省份的40余个地级市以及100余县实现制度整合。实现制度整合的地区,切实感受到了整合的好处:一是制度公平性增强,农民与城镇居民的医疗保障待遇差距缩小,有些地方则实现了城乡居民医保待遇一致;二是适应了人员流动的需要,消除了同一地区城乡流动的制度障碍,实现了居民城乡流动后的医疗保障顺利衔接;三是城乡统一参保管理和信息系统,基本解决了重复参保、重复补贴问题;四是制度整合和信息系统合并,不仅有效提高了管理效率,降低了制度运行成本,节约了社会资源,而且还推动了基本医疗保险关系转移接续、医保支付方式改革等工作,成效十分显著。

但据专家调查,仍有一些地方未能按国务院确定的时间表完成工作。另外,由于各地实际情况不同,制度整合的形式也不尽相同。有的地区整合了经办机构,但仍分属两个主管部门,或者制度仍然不统一。有的地区统一了主管部门,但有的整合到人力资源社会保障系

统,有的整合到了卫生计生系统,还有的则单独建立了新的管理服务机构。这些都将对未来居民医保制度与职工医保制度整合带来阻碍。

三、深化改革、锐意创新,跨上公平和谐医保的新征程

基本医疗保险制度的改革要符合我国的基本国情,符合社会医疗保险的基本法则和基本规律,建设公正和谐医保不可能一蹴而就、毕其功于一役。接下来还要按照"稳定职工医保,完善居民医保,整合城乡医保,融洽各类医保(包括补充医疗保险、大额医疗保险、商业保险等)"的思路进行总体布局和把握节奏,适时适度地提高基金的统筹层次。要以着力解决制度的公平性问题作为核心,切勿将基本医疗保障"异化"为社会福利,盲目大幅度提高保障水平。坚持保基本、强基层、建机制的战略思想不动摇,不断深化改革、完善制度、理顺体制、创新机制、提升能力、优化服务,走出一条具有中国特色的公正和谐的全民医保之路,实现人人享有公正和谐的基本医疗保障。

附件 9-1 盛京医院医保费用管理

盛京医院是一所大型综合性现代化数字化大学附属医院。目前共有三个医疗院区,临床科室 112 个,编制床位 4750 张,2017 年出院病人数 26 万人次,其中省、市基本医疗保险及异地安置联网结算出院病人数达 12 万人次,占全部病人数的 47%,该部分病人收入占全院总收入的 44%。如果医院不能对医保患者的费用进行有效监管,超支得不到合理控制,势必严重影响医院的运行。同时,作为公立大医院,医院也有责任协助医保经办机构,在医保基金管理中发挥积极作用,避免医保基金的浪费。因此,医院一贯重视医保费用管理,结合自身特点,不断探索,逐步实现医院医保费用的精细化管理——因"科"制宜的指标管理模式,即制定符合科室病种特点的超支指标、对合理超支进行二次审核、为科室量身定制医保培训。

医保费用管理模式是否符合临床工作实际情况,能够让临床医护人员心服口服的接受,并积极主动地参与到医保费用管理中来,是医保管理工作能否顺利开展并达到预期效果的关键。各二级学科、三级学科间病种差异自不必说,随着医疗的精细化发展,临床科室设置越来越细化,即使同一级学科,每个临床科室收治的病种也不尽相同。比如,盛京医院普外科按病种区分设置了 12 个病房,如胰腺甲状腺外科、胆道外科、胃外科、结直肠外科、乳腺外科等,各科室的医保费用有着天壤之别。因此为了适应医院学科精细化发展的需要,医院选择根据各临床科室收治病种的特点,制定符合科室特点的个性化的超支指标,也就是说同为普外科,但是各科室的超支指标也不尽相同。同时,在制定指标时充分考虑临床实际,允许合理超支的存在,尤其对于开展新技术、新疗法而导致的超支给予政策上的倾斜,保障医疗技术水平的不断提高。而对于一些不应该超支的科室,也制定合理的结余指标,从而保证医院整体的良性运行。

医院的超支考核分为月度考核、季度考核和年度考核。每月度统计分析科室超支指标,对于超支科室进行适度惩罚。而在临床工作中,病房每月度的病例构成是存在波动的,可能出现病房已做到合理诊疗、严格控费,但是当月确实集中收治了多名危重、

复杂病例,这样超支也在所难免。为了不让临床医护人员在付出了辛勤劳动后还要受到经济上的处罚,影响临床工作的积极性,我们允许超标科室每月其对合理超支进行申报,经医保工作部审核,确认合理超支后可给予核减,不参与科室超支指标计算,从而进一步保证考核的合理性。同时,在季度考核和年度考核中,对于既往由于超标扣款的科室,如果实现了季度达标或者年度达标,即可退还既往扣款。这种考核模式充分尊重临床医护人员的劳动成果,也调动了大家参与医保费用管理的积极性。

　　医保工作部会定期对临床科室进行医保政策培训和操作培训,避免科室因不掌握医保政策而出现的超支。对于费用考核不达标的科室,医保工作部会对这些科室的医保费用进行细致的分析,查找超标原因,为临床科室量身定制医保培训内容。这种有针对性的培训使临床科室更容易接受,培训效果更好。

　　医院十多年来采用此种费用管理模式,并不断进行改进及完善,使各临床科室始终重视医保费用管理,全院费用控制有度,既保证了医院的正常运行,同时作为公立大医院在避免医保基金浪费方面也作出了积极贡献。

（陆春雪　张艳丽　杨卉　王施　王韫秀　夏菲）

参 考 文 献

1. 朱明君,潘玮. 德国法定医疗保险发展概览. 中国医疗保险,2012,1:65-68.
2. 顾海,李佳佳. 国外医疗服务体系对我国医疗卫生体制改革的启示与借鉴. 世界经济与政治论坛,2009,5:102-107.
3. 吕国营,钱文强. 正确理解医保在医改中的基础性作用. 中国医疗保险,2016,12:14-16.
4. 刘登祥. 基本医疗保险与商业保险之异见. 中国医疗保险,2016,11:66-68.
5. 林枫,李一平. 镇江医保支付制度改革进程及核心作用. 中国医疗保险,2014,6:30-32.
6. 王东进. 全民医保的常态化发展趋势. 中国医疗保险,2015,1:5-7.

第十章 医患关系管理

人与人、团体与团体之间的关系是社会运行的重要环节,医患关系是其中最为重要的关系之一,任何一个治疗都有其两面性,任何一位医护人员、任何一位患者都有其个性的特殊性,这些都造成医患关系的复杂性;医患关系又涉及社会、民生、政府,更显其重要,医院管理者必须充分认识构建和谐医患关系的重要性,才能保证医院平稳、可持续运行。

第一节 医患关系概述

一、医患关系概念

医患关系是医疗行为过程中人与人相互之间最重要、最基本的人际关系,是指医护人员在医疗和护理过程中与患者及其家属建立起来的特定人际关系。

医患关系有狭义和广义之分。狭义的医患关系是指医生和患者之间为了维护和促进健康而建立起来的特定的医患个体之间的关系;广义的医患关系是指以医生为中心的群体(包括医生、护士、医技人员、医务行政管理人员等)与以患者为中心的群体(包括患者及其家属、亲戚、监护人以及其单位的同事或领导等)在医疗活动中所建立的特殊人际关系。正如20世纪西方著名医史学家亨利·西格里斯所言:"每个医学行动始终涉及两类当事人:医生和病人,或者更广泛地说,医学团体和社会,医学无非是这两群人之间多方面的关系。"

二、医患关系属性

医患关系并非单纯的消费关系或医疗服务关系,其性质可以概括六个方面:

1. 伦理道德关系 医患由于所处地位、环境和所受文化教育的不同,往往对医疗行为方式和效果产生不同的理解和看法。为了协调医患之间的这种差异,必须共同遵守一定的道德准则和规范,从而产生了医患之间的伦理道德关系。只有医患双方同时按医学伦理和社会道德约束自己的行为,才能建立和维护良好的医患关系。

2. 经济利益关系 我国医疗体制中引入了市场机制,医疗卫生事业的运行和发展要遵循市场机制,既然离不开物质条件,也必然受到经济效益的影响。医疗体制改革推进了医疗资源的合理配置,也决定了医患之间具有的经济关系。医患双方在医疗行为中都有各自需要,医生消耗脑力和体力劳动为患者提供医疗服务,需要获得物质上的经济利益和精神上的心理满足。患者支付医疗费用,期望得到优质的医疗服务,满足身体康复的需求。医患之间的这种经济利益关系就由此产生。

3. 法律关系 医疗法律关系是法律关系中的一种特殊类型,源于医务人员受患者的委托或者其他原因,对其实施诊断、治疗等行为而形成的一种法律关系。随着医疗体制改革和依法治国的不断推进,医患法律关系会在内涵和外延上发生相应的变化。医疗卫生相关的法律法规是保护医患双方利益的准则,医患双方在就医过程中必须共同遵守。医患双方均受法律法规的保护和监督。医患之间法律关系是社会文明的表现,也是社会进步的象征。

4. 服务与被服务关系　医患双方需明确各自的角色关系,明确各自的权利和义务。医患双方应以正确态度认识服务与被服务的关系,服务与被服务关系是一个整体,相互依存,缺一不可,正如诊疗行为一样,需要医务人员与患者共同参与和配合。医务人员要做到一视同仁,全身心投入到为患者健康服务的行动中,反过来患者也要积极配合检查和治疗,共同完成医疗服务。

5. 科学技术关系　医学是一门专业性超强,以生命科学为主,辅以其他科学技术手段的学问。医疗工作关系着患者的生命安危和健康利益,医务人员不仅要通过自身掌握的医学知识和医疗技术为患者诊治疾病,同时还要不断探究,为医学科学的不断发展作贡献。

6. 行为关系　行为关系是指医患双方在服务与被服务的医疗活动中伴随医学技术关系而发生的行为关系。比如思想、情感、表情、语言等行为,既能够成为建立和维护医患关系的助力,也能够损坏已经建立起来的医患关系。因此,医患双方在医疗过程中都要注意规范自己的行为,以利于建立和谐的医患关系。

三、医患关系特征

医患关系是在医疗过程中产生和发展起来的一种双向的、特定的人际关系。医疗本身所具有的特殊性决定了医患关系的特殊性。

1. 时间特殊性　患者的健康状况决定了医患关系的时间特殊性。医患关系并非无时无刻存在或一经存在便永不消失。只有当健康或生命出现问题时,患者才会因就医而发生医疗行为,由此产生医患关系。而当疾病康复或死亡时,医患关系便就此解除。

2. 环境特殊性　医疗工作地点决定了医患关系的环境特殊性。绝大多数的医患关系建立在医院、诊所和社区等特定环境中,当然也有少数建立在家中,比如家庭病房。之所以特殊,是因为医患对环境熟悉的差异性,医务人员更熟悉,而对于患者来说是陌生的。

3. 身份特殊性　医务人员的职业性质决定了医患关系的身份特殊性。医务人员执业权利是依法经过考核和注册取得的,医生、护士等是他们的职业。患者是指患有疾病或健康受到危害的人,没有固定和特指的职业。医患关系双方身份是有差异的,医务人员是通过学习、培训,按照国家相关法律法规,具有执业资格的专业技术人员,有着丰富的医学专业知识。患者来自于各行各业,有着各自领域的专业素质,却缺乏医学相关知识,所以就对医疗行为的认识来讲,医患关系双方是不对等的。

4. 目的特殊性　医务人员和患者的不同价值需求决定了医患关系的目的性。医务人员的目的是诊治疾病、救死扶伤,在医疗过程中实现自我价值,为医学事业发展和人类健康作贡献。患者是为了解除病痛,恢复健康,延续生命。

四、医患关系的模式及类型

医患关系是一种特殊的社会关系,受到社会生活方式、生产方式以及社会道德和思维方式的影响。医患关系表现为不同的模式和类型。目前普遍认同的是萨斯－荷伦德模式。

美国学者萨斯和荷伦德在《医患关系的基本模式》中，按照医疗行为中医务人员主动性的大小，将医患关系划分为三种基本类型：

1. 主动－被动型　医务人员处于主动地位，其权威性充分肯定；患者处于被动地位，不能对治疗过程提出异议。类似"父母与婴儿"关系，其特征是"为患者做什么"。该类型有利于发挥医务人员的积极作用，特别是在治疗昏迷、休克、严重精神障碍、严重智力低下及婴儿等难以表达主观意志的患者具有一定效果。但由于这种模式完全排除了患者的主观能动性，对于能够自主的患者则会影响其治疗效果。这种模式对医务人员的责任感、医德和沟通技巧要求较高。

2. 指导－合作型　是最广泛存在的一种医患关系模式。医生具有权威性，扮演指导者的角色；患者接受医生的指导，与医生密切合作，并对医疗效果提出意见和要求。类似"父母与少年"关系，其特征是"告诉患者做什么"。该模式医患双方产生的各种心理相互作用，不仅能充分发挥医生的主观能动性，更能够调动患者的积极性，及时反馈治疗效果，有利于提高诊治水平，被广泛使用，特别是对急性患者或病情较重而头脑清醒的患者效果更好。

3. 共同参与型　医务人员和患者相互平等，具有大体等同的主动性，双方各自发挥积极性，相互支持，相互协同配合，共同参与医疗并实施方案。类似于"成人之间"关系，其特征是"帮助患者恢复健康"，适用于慢性病、心理障碍和心身疾病，也适用于其他疾病，多见于长期患有慢性疾病且具有一定医学科学知识的患者。该模式更加充分调动医患双方的积极性，对提高诊疗水平，提升治疗效果，建立良好的医患关系具有现实意义。

随着现代医学模式由生物医学模式转变为生物－心理－社会医学模式，医患关系也逐步从传统的医方主导、患者盲从的模式向医患平等、相互尊重、共同参与的新型模式转变，由生物医学模式主导下的"主动－被动模型"发展为"指导－合作模型"或"共同参与模型"。

第二节　医患关系的发展与演变

医患关系既是一种人际关系，也是一种历史关系。医患关系在社会发展的不同历史时期处在不同的状态中。医患关系历史演变包括古代、近代、现代三个阶段。

一、古代医患关系

中国古代的医患关系深受儒家思想影响，建立在仁爱和道德信仰之上，医患相互信任、相互认同，表现为直接、稳定和主动的关系。

中医承载着中国古代人民同疾病作斗争的经验和理论知识，起源于原始社会，成熟于春秋战国时期，历代均有总结发展。在古代朴素的唯物论和自发的辨证法思想指导下，通过长期医疗实践逐步形成并发展成的医学理论体系。

儒家思想和宗法礼教文化背景催生出的中国古代医患关系具有其特殊性。在儒家思想"仁、义、礼、智、信"影响下，医学技术与伦理道德紧密结合，孕育了一代又一代"大医精诚"的儒医，也由此形成了我国古代医患关系最大的特点——"仁心仁术"。

古代医生行医方式大多以主动形式为主，常常到患者家中出诊或游走行医，这种主动性特征拉近医生与患者之间的距离，既方便患者，又增加患者对医生的亲近感和认同感，同时医生也能充分了解患者的身体和心理病症、生活环境和家庭状况,提高诊治的准确性,建立医患之间的情感关系。

二、近代医患关系

近代医患关系特征:物化趋势、分解趋势、分离趋势。

随着实验医学兴起和科学技术进步,大量诊疗设备的介入使医生的诊断、治疗越来越有效,医生对这些设备的依赖性逐步增强,医疗机器隔阂了医患之间的联系,制约了医患之间在情感和思想上的交流,医患关系在很大程度上被物化、分解和分离了。医生更重视疾病本身,而疾病和患病的人被分割开来,自然的人与社会的人、生理的人与有思想和情感的人被割裂开来,造成医患关系的分解和分离。医患关系的物化、分解和分离趋势要求医务人员加强职业道德修养,在应用高新技术中关心病人、尊重病人,融洽与病人之间的关系。

三、现代医患关系的发展趋势

随着西方近代科学和医药学传入,现代医患关系随之发生变化。早期主要传入浅显的解剖和生理知识影响有限。到了 19 世纪初,随着牛痘接种法以及眼科技术的传入,西医的影响逐渐扩大,加之中国近现代战乱纷争不断,西医的外科手术和抗生素技术传入中国并被广泛应用,教会医院从中国沿海进入内地,从而为西医在中国的发展奠定了基础。

现代医患关系特点:权利意识的觉醒与医患关系民主化,医疗手段技术化与医患关系距离化,社会生活医学化与医患关系扩大化,卫生资源匮乏与医生责任社会化,市场经济与医患关系商品化。

随着中国社会的变革和医学科学技术的发展,现代医患关系也发生着实质性的变化,其发展趋势主要呈现出以下特征:

1. **医患关系技术化**　21 世纪以来,科学发展产生的高科技和新技术也广泛应用于医学领域,临床上对疾病的诊断和治疗能力不断提高。然而高科技在辅助人们诊治疾病的同时,导致医务人员对先进技术的膜拜和依赖。技术化不是医疗的全部,医疗不只是药物、手术和新技术,更需要医生对患者生命的关爱、心理的安慰和人文的关怀。尊重和理解才能够拉近医生与患者之间的距离。

2. **医患关系市场化**　尽管医疗服务不是商品,但市场对医疗领域的渗透却是日渐增强。市场机制为医学发展带来了巨大推动力,同时,市场机制的干预也对医疗行为产生了负面影响。我国医疗体制改革进入深水区,尚有一些不完善的地方。部分人把市场经济"等价交换"的原则直接移植到医患关系中,使本来纯洁的医疗行为变成了与患者交换的筹码,促进了医患关系的恶化。

3. **医患关系民主化**　传统的医患关系中,患者充分认可和高度信任医学和医生。随着社会的发展和变迁,现代医患关系中医生在患者心中的权威不断下降,患者在医疗行为中的主动权则不断上升,而且这个杠杆还在逐渐失衡。医疗过程中,患者不仅仅要配合医生诊疗,更是要参与到医疗决策之中。患者不再是被动的接受体,而是在知情同意的前提下,主动参与治疗。在对待疾病治疗的问题上,患者的地位在逐步提高,医患关系变得越来越民主化。

4. **医患关系法制化**　在古代医患关系中,医患之间存在内在的情感关联,双方的行为更多地受到信仰和道德的约束。医患之间形成了以"信任"为纽带的人际关系。但是随着"信任"纽带的逐渐解体,仅仅通过道德自律来实现医患双方行为已不可能。医疗保障体系及相关的法律法规在扮演着越来越重要的角色,我国医疗体制改革尚未完善,强化法制建设不仅能够明确和规范医患双方的权利和义务,也是协调医患关系的重要手段,做到"有法可依、违法必究",维护良好和谐的医疗秩序,所以医患关系的法制化是医患关系演化的必然趋势。

在历史的长河中,每一种医患关系都是在其特定的社会环境和体制背景下产生的,随着社会的不断发展,医患关系也仍然会不断变化,我们应该用历史的眼光去分析每个时期的医患关系,"取其精华,去其糟粕",汲取经验,辩证地维护医患关系的和谐发展。

第三节　医患关系现状分析

一、医患关系现状

目前我国的医患关系日趋紧张,据中华医学管理学会统计,自 2002 年 9 月以来,每年医疗纠纷的发生率平均上升 22.9%。全国各地暴力伤医事件频有发生,据不完全统计,仅 2013 年 10 月 17~27 日期间,全国就发生 6 起恶性伤医事件。有数据显示,2012 年每家医院发生的暴力伤医事件从 2008 年的平均 20.6 起增至 27.3 起。针对此种现象,近年来国家卫生计生委联合中央综治办、公安部、司法部、最高法、最高检等多部门,出台多项政策和公告,严惩涉医违法犯罪,创建平安医院,进一步改善医疗服务行动,构建和谐医患关系。经过多方努力,状况有所改善。据统计,2014 年全国医疗卫生机构总诊疗量达 78 亿人次,比 2013 年增加 5 亿人次。全国发生医疗纠纷 11.5 万起,较 2013 年下降 8.7%。医疗服务量在增长,而医疗纠纷在下降。2015 年在总诊疗人次增加的情况下医疗纠纷的数量继续下降,涉医违法犯罪和医闹事件也呈减少趋势。根据统计数字来看,我国医患关系的总体形势是好的,绝大多数医务人员遵循救死扶伤、治病救人的宗旨,尽职尽责为患者服务,广大患者对医务人员的辛勤劳动给予充分的肯定、信任、理解和尊重,医患关系和谐是主流。

医患关系现状成因复杂,有体制和机制上的问题,有管理和监督上的问题,也有思想和道德观念的问题。

1. 医患关系"机械化"　随着医学技术的不断发展,医生对患者的诊断、治疗和护理的方式也发生变化。高科技仪器和设备广泛应用于临床,各种影像和化验检查结果为医生诊治提供依据,机器和器械给医护人员的治疗和护理手段带来便利,但同时也产生了机械代替人工的思维趋向。医务人员过度依赖高科技检查和治疗手段,忽略了医疗的社会心理因素,逐渐淡化了医患之间的交流和沟通,也淡化了医患关系。

2. 医患关系"商品化"　我国医疗体制尚在不断深化改革之中,医疗保障体系尚不健全,加之人口众多,现有医疗卫生资源分布不均衡,占全球人口 22% 的中国,医疗资源仅占全球的 2%,而且医疗资源配置严重不均衡,80% 在城市,20% 在农村。这种形势下,市场机制在医疗行业中的作用逐渐显现出来。医疗行为像"商品"一样被广泛套用市场经济的价值规律和供求规律,医疗广告泛滥,出现了恣意收费、滥开检查、开大处方等现象,激化了医患之间的矛盾。

3. 服务意识缺乏 医院"重诊疗、轻服务"的现象较为普遍,医务人员在诊疗过程中大多注重检查、治疗等操作,而轻视对患者的人文关怀和服务意识。个别医疗机构存在"门难进、院难住、话难听、脸难看"的现象,少数医务人员职业素质和修养欠缺,"物化"患者,对患者缺乏耐心和责任心,导致患者对医务人员的亲近感降低。

4. 医患沟通不畅 现行的医学教育方式缺乏人文教育,少数从医人员沟通能力不足,缺乏主动交流的积极性,只注重医疗技术水平而忽视了与患者的沟通和交流,忽视了人文知识的学习和与社会交流能力的提高。医患沟通不通畅,正常的医疗行为不能得到患者及家属的理解,导致其对医务人员的信任度降低。

5. 患者期望值过高 健康教育普及滞后,民众对医学知识的了解普遍匮乏,对医学科学和医疗工作的认知不足。患者过于期望好的医疗效果,不理解医学发展的局限性和医疗行为的高风险。当医疗效果没有达到期望值时,患者大多难以接受,在失望之余就会把矛盾转嫁给医院,把不满情绪发泄到医务人员身上,从而导致医患关系恶化。

6. 部分媒体推波助澜 医疗是特殊行业,并非简单的消费产业。社会往往把医患关系定位为简单的消费关系或服务关系。当医疗效果不好时,个别社会舆论片面地指责医院,少数不良媒体更是借此恶意炒作和错误引导,加重了民众对医务人员的不信任和不理解,给医患关系带来恶劣的影响。

二、国内外医患关系成因比较

医患关系作为一种特殊的社会关系具有其普遍性和复杂性,随着医学模式向"生物－心理－社会"模式转变,人们在探讨医患关系时,也将目光更多地投向社会学层面。现代医患关系受到所在社会的政治、经济、文化、风俗、民众素质等诸多方面的影响。

纵观中外,不同的社会环境所孕育出的医患关系也不尽相同。以我国和国外发达国家对比来看,我国目前的医患关系正处于历史紧张期,总体和谐,局部紧张,有激化趋势,而国外发达国家的医患关系相对比较和谐。

从历史角度去分析,每个国家的医患关系均处于不同的发展时期,西方发达国家的医患关系经历了长期的发展、演变和磨合,形成了与其国家发展和经济体制相适应的,能够满足民众医疗需求的稳定关系。发达国家发展程度高,有充足的医疗资源去分配,医疗保障体系完善,民众素质和文化水平高,加之相关法律法规健全,给医患双方以必要的制约。这种医患关系是历经近三百年的发展与磨合,在高度发达的经济、完善和健全的体制、制度和法律保障下形成的,是一种医患共同参与的和谐关系。在这些国家,医务人员受人尊重,享有很高的薪酬待遇,这种优越感和满足感也促使医生主动为患者提供优质医疗服务,用真诚高质的服务回报社会对其的肯定。同时,在尊医、信医的社会氛围下,患者也积极配合,平等协作,共同参与,医患双方保持相互趋近的心理状态,和睦共处的诊治疾病。

我国尚属于发展中国家,社会发展程度尚未达到发达国家水平。虽然不断深化的医疗体制改革,取得了丰硕成果,但尚且不能适应国家经济的快速发展和国民医疗需求的大幅提高。人们的市场经济意识和商品价值意识不断增强,在利益的合理分配机制尚未完全建立的情况下,医患关系日趋紧张,冲突频发。另外,我国医疗资源匮乏且配置不合理,医疗保障体系尚不完善,相关法律法规不健全,导致医患矛盾加剧,医患关系处于利益冲突和信任缺失的历史紧张期。与国外发达国家的差距也迫使我们更深入地去研究和思考导致这种医患关系背后的多层面、深层次原因和形成机制,以便从根源上解决问题,让医患关系恢复和谐。

第四节　医生与患者的权利与义务

在医疗过程中,医生和患者分别扮演着不同角色,维护着各自不同的利益,因此,明确医生与患者各自的权利与义务对医患关系的和谐发展有着促进作用。

一、医生的权利与义务

《执业医师法》规定了医生的权利和义务。

(一)医生的权利

1. 执业自主权　在注册的执业范围内,医生有权对患者进行必要的检查和诊断,有权自主选择恰当的医疗或保健方案,也有权根据病情的需要和治疗结果出具相应的医学证明,医生的诊治权和处方权具有自主性、权威性和特殊性。当有疫情发生时,医生有权进行疾病调查,并作出必要的预防措施。

2. 医疗条件保障权　医生有权获得与其执业活动相符合的医疗设备基本条件,良好的医疗设备和技术条件有利于更好地发挥医生医学诊治水平,有助于恢复患者身心健康。

3. 参加学术交流权　医生有从事医学科学研究、参加学术团体、参与学术交流的权利。世界已经步入信息共享时代,不同地域、不同专业的医生广泛交流,有利于医学科学更快发展,医疗水平更快进步。

4. 接受继续教育权　医学是一门通过其他科学或技术的手段处理各种疾病或病变的科学,是以生命为研究对象的复杂科学。医生有权利参与到对医学科学、生命科学的继续教育中,这是促进医学发展的重要环节。

5. 获得尊重权　医生与患者在医疗过程中地位是平等的,医生为患者诊治疾病、救死扶伤的同时有权利维护自己的人格尊严、生命安全和人身自由。

6. 获取报酬权　为患者诊治疾病是医生的职业,付出劳动和辛苦,有权获得工资报酬和津贴,有权享有国家和法律规定的福利待遇。

7. 参与管理决策权　医生有权对所在机构的医疗、预防、保健工作和卫生行政部门的工作提出意见和建议,依法参与所在机构的民主管理。

(二)医生的义务

1. 依法执业的义务　医学以生命作为研究对象,是一门严谨的、成体系的科学。每一种疾病的诊治都有应当遵守的规范和流程。医生作为医疗行为的实施者,要严格遵守相关法律和制度,遵守诊疗规范和技术操作规程,如实记载和妥善保管病历,对医生的职业和患者的健康负责。

2. 遵守医德的义务　医生应当树立全心全意为人民健康服务的职业意识,坚持救死扶伤的人道主义精神,恪守医德、履行职责、重视生命、维护健康。

3. 尊重患者的义务　患者是医生行医的服务对象,医生应当关心和爱护患者,尊重患者对疾病的知情权,因实施保护性医疗措施不宜向其说明情况的,应当向患者家属告知。在实施手术或特殊操作和检查时,应当向患者充分告知和解释,让其理解医生的做法和医疗行为的风险。医生有保护患者隐私的义务,对于患者的病情,不应向其近亲属之外的人透露。

4. 持续学习的义务　医生应当与时俱进,不仅自身具备扎实的专业知识和娴熟的操作技能,更要在医疗实践中不断接受和汲取新的知识和技术,保证给患者以高水平的医疗服务。

5. 健康宣教的义务　医生不仅要在医疗行为中诊治患者的疾病,同时有着向患者及其家属宣教卫生保健知识,生命科学知识的义务。向公众宣传健康教育是提高全民健康水平的重要手段,也是医务人员应尽的责任。

二、患者的权利与义务

(一)患者的权利

1. 获得医疗权　医疗权是患者最基本的权利。任何患者都享有获得为其诊疗疾病的医疗服务的权利,这是人的生命健康权所决定的。所获得的医疗服务应与所患疾病相适应,医疗服务是疾病的客观需要而不是患者的主观需要。医生所提供的的医疗也要受到医学发展水平的限制和医疗卫生资源分配的制约。患者的医疗权是指可以获得与其疾病相符合的医疗服务。

2. 享受医保权　我国现行的医疗保障制度是城镇医疗保障体系和农村合作医疗相结合。医疗保障体系应当是全民覆盖的,每个公民都有享受医疗保障的权利。

3. 受到尊重权　患者在接受医疗服务时,应当受到医务人员的尊重,医务人员不得歧视、遗弃和侮辱患者的人格和尊严。

4. 知情同意权　患者有权了解自己的疾病和发展状况,患者也有权同意或拒绝医务人员提供的医疗服务,尤其是手术、有创检查等特殊操作。

5. 保护隐私权　患者隐私受到法律的保护,患者个人信息、既往病史、现病史、婚育史等信息属于个人隐私,依法受到保护。

6. 获得赔偿权　当医疗行为给患者带来伤害时,患者有权提出申诉,如果通过医疗事故鉴定或者民事诉讼,认定医方责任,患者有权获得相应的赔偿。当然不通过法定途径的闹赔是违法的。

(二)患者的义务

1. 如实陈述病情的义务　患者如实陈诉病情,包括既往史和现病史等。医生通过患者的如实陈述,初步了解其所患疾病,才能后续通过查体和辅助检查做出诊断和治疗。如实陈述病情也是医疗安全和患者安全的第一个保证。

2. 配合医生诊疗的义务　医疗行为是双向的,医生为患者诊治疾病的同时需要患者及其家属密切配合。需要患者对医疗行为、医学局限性和医疗风险的理解。医患之间的高度信任和默契配合是医疗效果的重要保证。

3. 支付医疗服务费的义务　医务人员为患者的生命和健康努力工作,患者也需要履行自己的责任和义务,支付医疗费和服务费。这里说的费用是与医疗服务相对应的费用,是医务人员和医疗机构合理合法应得的报酬。

4. 尊重医务人员的义务　医患之间的相互尊重尤为重要。只有彼此真诚的尊重,才能做到相互信任,毫无保留地为彼此奉献,目的只有一个,就是患者的生命健康。

5. 遵守医疗机构规章制度的义务　没有规矩不成方圆,医疗机构有着其特有的规则制度。这些制度是经过实践考量的,患者在就医过程中也应当遵守。这是对自己的负责,也是对其他患者的负责。

第五节　构建人性化医患关系

医患关系是医疗人际关系的核心,构建和谐医患关系是社会和谐稳定的重要组成部分。如何构建人性化的医患关系是医疗机构、政府乃至全社会共同关注的问题。医患关系成因复杂,构建和谐医患关系应多措并举,多管齐下。

一、深化医疗体制改革,健全医疗保障机制

要加大对医疗卫生事业的投入,优化医疗资源的配置,深化医疗价格改革,进一步完善财政补偿机制,切实减轻患者医疗费用负担,以支持医疗机构持续健康的发展。持续深化医疗体制改革,健全医疗保障体系,保障中、低收入阶层的医疗服务需求。促进全面推动分级诊疗制度,施行医疗服务多样化,满足不同收入阶层、不同区域患者的医疗服务需求。

二、健全相关法律法规

建立健全医疗卫生服务相关法律法规,保障医生和患者在医疗过程中都能拥有一个良好的和谐环境。在医疗活动中,医生行医和患者就医都受到法规的保护和制约。要运用法律手段调解医患矛盾,解决医患冲突,把医患关系纳入规范化、法制化轨道。任何违反法律规定,在医疗机构滋事、闹访的行为都应承担相应的法律责任,使医患双方行使权利时有法可依,违法必究,共同维护良好的医疗秩序。加强执法力度,问责执法不作为行为。相关部门应该把医疗事故鉴定程序统一起来,消除医学会鉴定和司法鉴定不一致、多元性、反复鉴定的问题。

三、规范诊疗流程,提高服务意识

医务人员和患者之间应当互相信任、互相尊重、互相理解、互相帮助,共同完成医疗行为。医院应规范诊疗流程,强化质量管理,提升服务意识。规范医院医疗过程中的诊断、治疗记录,并严格执行努力提高医务人员的业务素质,加强医德医风建设,尊重患者的权利,给予更多人文关怀。医生应根据不同患者和不同疾病给出不同的诊疗方案,充分保障患者知情、同意和选择的权利,避免不必要的冲突。

四、发挥媒体的正面效应

社会舆论应当以公正、客观的立场,对医疗纠纷与冲突进行全面的报道与评价,成为沟通医务人员和患者的一座桥梁。媒体具有广泛的影响力,可以对医疗机构和人员行为起到监督的作用,客观上推动了医德医风的建设。同时,媒体报道也应该对患者的行为有一定的威慑和约束,进一步为医患关系的和谐产生正能量的作用。树立正面典型,榜样的力量是无穷的,有着巨大的激励作用,树立一个榜样就等于树立一面旗帜,让民众见贤思齐,这也是构建和谐医患关系的重要手段之一,更是媒体和舆论应该做的。

五、加强医患沟通

沟通是架起在医患之间一座心灵相通的桥梁。医务人员的讲解告知和患者的知情同意是医疗过程中不可或缺的步骤,患者的理解和配合在疾病诊治过程中尤为重要。医疗机构应当建立有效的医患沟通制度,通过规范化、人性化的沟通,得到患者的信任和理解,积极配合诊疗,以获得良好的医疗效果,促进医患关系的和谐。

医院要建立沟通保障体系。医务人员要熟悉医患沟通内容,学会医患沟通技巧。普通疾病患者和疑难危重患者要分层面沟通。对患者要诚信、尊重、同情和耐心。要提高倾听和介绍等沟通能力。掌握患者病情和检查、治疗结果;掌握患者医疗费用;掌握患者及家属的心理。留意患者情绪状态;留意患者受教育程度及沟通感受;留意患者及家属对疾病的认知程度和期望值;留意自己的情绪反应。避免强求对方接受事实;避免刻意改变对方的观点;避免使用易刺激对方情绪的语气和语言;避免压抑对方情绪;避免过多使用专业词汇。科学使用预防为主的针对性、实物讲解、交换对象、协调统一、集体沟通和书面沟通等方式。合格医生应具有的名片是大方的衣着、端庄的举止、整洁的仪表、亲切的态度、过硬的本领和文明的语言。

六、重塑满意

"重塑满意"是一个医疗满意服务再塑造过程。这是中国医科大学附属盛京医院院长论述医患关系时提出的理念,即对于投诉或信访的患者及其家属,通过耐心接待、诚恳沟通和提供有效医疗援助等,重新塑造满意。在合理合法的范围内,努力做到第一时间满足患者或家属的需求,让焦急而来的患者满意而归。坚持"以病人为中心"的理念,落实患者安全目标,提高医院服务品质。

附件 10-1　盛京医院医疗纠纷处理

【案例一】

事件:患者为甲状腺癌切除术后,到医院门诊想做 ^{131}I 检查。门诊医生开具若干项检查,患者交费后发现其中没有 ^{131}I 检查,便询问医生,医生告知患者医院门诊不能做 ^{131}I 检查,所开其他检查可替代 ^{131}I 检查。患者气愤投诉。

纠纷:既然医院门诊不能做 ^{131}I 检查,为何不事先告知患者,而是未经与患者沟通便开具其他相关检查。

解决:安抚患者情绪,耐心倾听患者讲述事情经过,与当事人联系调查核实情况。坦诚与患者沟通,明确告知医院门诊确实不能做 ^{131}I 检查,此次就诊所开具检查费用可以退回。对于就诊耽误患者时间,接待人员代表当事人、当事科室和医院诚恳向患者道歉。

效果:患者表示理解,感谢接待人员,重塑满意。

整改:遇到医院条件无法满足患者所需求的诊疗手段时,医生要明确告知患者。如有替代诊疗手段,使用前要与患者沟通,经过患者知情同意后才能使用。

【案例二】

事件：外地患者网上预约挂号，按时来到医院等候，结果所预约看诊的医生一直没有出现，患者到诊室门口询问，一位年轻医生对患者说："专家没在，什么时候能来我也管不了，预约的患者也没办法"。患者听后十分气愤，到医院投诉。

焦点：出诊医生没在为什么没有提前通知，也没有其他代替他的医生出诊。患者询问时没有得到合理解释，反而是横眉冷对。

解决：安抚患者情绪，联系当事医生调查核实情况。经过核实，该医生出诊后临时接到会议通知，出去一小段时间参加会议，并非无故不出诊。代表当事人和医院向患者诚恳道歉，联系同级别其他专家尽快给患者看诊，看诊后联系相关辅助检查科室，提供有效医疗援助，尽快出具检查结果。

效果：患者及家属表示理解和感谢，重塑满意。

整改：门诊部制定医生出诊规范，对于不能出诊或出诊过程中临时有事的情况，制定备用预案，避免类似事件发生。

（孙永军）

第十一章 医疗服务与改善

医疗服务是人的服务,在医疗技术和人文化服务两个方面,需要两手抓,两手都要硬,才能真正实现优质的医疗服务。本章通过分析人文化服务的重要性,不断改善人文化服务,从而促进提高医疗服务,实现医院发展。

第一节 医疗服务概念与内涵

一、医疗服务概念

服务是指为他人做事,并使他人从中受益的一种有偿或无偿的活动,不以实物形式而以提供劳动的形式满足他人某种特殊需要。

医疗属于服务行业,医疗服务是医院以病人和一定社会人群为主要服务对象,以医学技术为基本服务手段,向社会提供能满足人们医疗保健需要,为人们带来实际利益的医疗产出和非物质形态的服务。医疗产出主要包括医疗及其质量,它们能满足人们对医疗服务使用价值的需要;非物质形态的服务主要包括服务态度、承诺、医院形象、公共声誉等,可以给病人带来附加利益和心理上的满足及信任感,具有象征价值,能满足人们精神上的需要[1]。服务水准的高低是医院形象的重要标志之一。

二、医疗服务的理念

医院服务理念是从医院文化高度规范医务人员的服务行为形成一种发自内心,形于外表的自然过程。它有利于恒久保持服务质量,不至于热一阵、冷一阵,甚至滑坡。随着人民生活质量、文化修养、健康素质的不断提高,对医疗服务的要求和期望值也不断提高,医院医疗服务理念也随之需要转变。如果以英文"SERVICE"(服务)中的7个字母所代表的7层含义来解读医院服务理念,分别是"S"——Sympathy(同情、同情心),其含义是医务人员要有高度的同情心;"E"——Excellent(出色的,卓越的,极好的),其含义是医院要为病人提供卓越的或一般人所讲的"星级"服务;"R"——Rapid(迅速的),其含义是对病人的处置,尤其是急救、抢救要尽可能地快捷,不推诿,不拖延;"V"——Virtue(美德、高尚的道德),其含义是医务人员要有高尚的职业道德;"I"——Information(信息、知识),其含义是医务人员必须不断接受新的信息,积极参与继续教育,进行知识更新,不断提高技术水平;"C"——Communication(沟通、交往),其含义是医务人员必须加强与病人或病人家属的沟通,尊重病人的知情权与同意权,建立起相互信任,相互配合,相互尊重的医患关系;"E"——Equivalent(等值的、相当的),其含义是医院及医务人员所提供的服务要与病人所付的费用等值或使病人感到超值[2]。

建设国际化、标准化、现代化的综合型大型医院,需要以创新服务理念为前提。创建现代化综合型医院,就是要在为患者提供医疗技术保障的前提下,强化人文化服务理念,关心关爱每一位患者,帮助每一位患者,指导每一位患者;要充分了解患者的心理,理解患者的心情,尊重患者的合法权益,给予患者更多的体贴和关爱,用心去感动每一位患者。现代医院医疗服务有四大理念:

1. 主动性服务　所谓主动性服务,就是在患者没有提出要求的时候,医护人员主动为患者提供方便他们的服务。医护人员从患者的需求角度出发,设身处地地为患者着想,为患者提供满意的医疗服务。如开展出院患者健康教育和患者随访,利用电话、电子邮件、信函和必要的面谈等多种形式开展随访,主动为患者提供出院后服务的同时,了解患者对医院的意见与建议。通过主动性服务,医务人员为患者考虑得更多,服务得更好、更细。

2. 预见性服务　所谓预见性服务,就是对患者的医疗、生活需求具有预见性判断,提前予以考虑并进行解决。在医疗上,这种预见性主要表现为针对患者的具体情况进行综合分析判断,运用所掌握的医学知识,找出目前存在和潜在医疗问题,并采取相应的医疗干预措施,有效地防范医疗风险。在医疗护理的每一个环节中,以疾病的病理生理变化及疾病的发生发展规律和临床表现为依据,主动对患者进行全面评估,有预见性地采取防范措施和应对方法,从而有效地降低医疗风险。如医护专家对术前患者进行预见性判断,并对患者及家属进行指导,包括传授病人及家属术前知情学习及医疗护理指导,同时针对病人的其他疾病,如高血压、糖尿病等制订相应的健康教育计划。

3. 个性化服务　所谓个性化服务,就是根据患者的个性化需求,将“人文化服务”融入医疗服务理念中,根据患者的疾病种类区别、性别与年龄不同、诊疗与需求不同,有针对性地提供医疗、护理、饮食等服务,以满足不同类型的患者需求。随着人民生活水平的不断提高、健康意识的增强,社会对医疗个性化服务的要求也日益增加。如医院可以基于智能手机的微信、APP 和短信功能,使患者轻松掌握检查预约时间,患者可通过手机查看或短信推送个人化验检查结果,也可通过自助设备打印门诊病历和化验检查结果。通过个性化服务,为广大的患者提供更优质、更便捷、更人性化的服务。

4. 超值性服务　所谓超值性服务,就是医院为患者提供的服务除了满足患者正常的需求外,还提供了超出患者正常医疗需求和心理期望的服务。这些超值性服务包括精湛的医疗技术、良好的就医流程、合理的收费、医务人员的亲切态度、温馨的就医环境、满意的疗效等,使患者对医疗服务的满意度提高。如应用床头提示卡代替传统的床头卡,隐去患者的诊断,取而代之的是患者住院号对应的二维码及该患者应该注意的事项,在保护患者隐私的同时起到提醒患者及家属必要事项的作用。再如医护人员根据自己科室的患者的疾病特性,定期召开有针对性的健康宣教讲堂或专题讲座,增加患者及家属对疾病的认识,缓解患者紧张的心理。通过这些超值性服务,为患者提供的是先进医疗技术、优美环境、人文服务于一体的医疗服务。

第二节　人文化服务模式转型与特征

传统医疗服务的主导模式是生物医学模式,1977 年,美国精神病学家 Engel.GL 提出了生物 – 心理 – 社会医学的新型医疗服务模式[3]。他的观点立即得到了世界卫生组织的赞同,并在世界医学界引起了巨大的反响。

医疗服务模式转型的特征:一是遵循生物 – 心理 –社会医学模式为服务对象提供人性化、个性化的服务;二是医疗服务向医疗、预防、保健一体化转型;三是从以院内服务为主向全程全方位医疗服务模式转型;四是从以疾病为中心向以病人为中心的医疗服务模式转型;五是服务质量向使服务对象满意为标准转型;六是医患关系向共同参与型转型[4]。

一、遵循生物 – 心理 – 社会医学模式为服务对象提供人性化、个性化的服务

以现代生物 – 心理 – 社会医学模式为指导,世界各国的医疗政策、医学教育与科研,以及医学临床工作都发生着深刻的变化。临床医生应该从以往的以生理学的观点来解释疾病的发生发展,着重于疾病的诊断与治疗转变为重视患者的整体,包括心理、人际关系等因素与疾病的相互影响。医院应兼顾患者的心身进行临床心理咨询、心理治疗和病人健康教育。结合病人的疾病、心理、社会关系等综合因素全面考量,为服务对象提供人性化、个性化的服务。

二、医疗服务向医疗、预防、保健一体化转型

医疗、预防、保健一体化是新型的现代医学模式,代替了以往单纯的医疗的局限服务方式。随着现代社会疾病种类以慢性退行性病变为主,要求医疗保障系统要更新观念,从单纯的医疗服务向医疗、预防、保健、康复、咨询、健康教育等于一体的新模式转变。医院在做好医疗服务的同时,也要充分利用医疗资源,积极开展疾病的预防以及对患者的健康宣教等工作。例如对具有某种疾病危险因素的患者,进行健康宣教或通过体检筛查,做到早期预防或早发现早治疗,使患者的健康收益增加。

三、从以院内服务为主向全程全方位医疗服务模式转型

传统的医疗服务模式主要注重院内服务,对院前及院后服务并未采取足够的措施。随着人们对医疗服务的需求不断增加,要求医院提供院前、院内、院后全过程和医疗、预防、保健、康复、健康教育等全方位的服务。院前服务包括院前急救、健康宣教、义诊、社区医疗卫生服务、预约挂号、短信推送提醒等;院内服务包括门诊、急诊、住院的医疗及与医疗相关的服务等;院后服务包括出院时康复指导、出院后随访和复诊等。

四、从以疾病为中心向以病人为中心的医疗服务模式转型

早在 20 世纪 70 年代,Balint E 等人就提出了"以病人为中心"的医疗服务模式(patient centered medicine)[5],与"以疾病为中心"(illness-orientated medicine)的传统医疗服务模式相比,以病人为中心的医疗服务模式具有明显的时代与人文特点。"以疾病为中心"的传统医疗服务模式只注重疾病的诊治,而忽视了患者及家属在就医过程中的其他需求;而"以病人为中心"的现代医疗服务模式,在治疗疾病的同时,也尽量考虑到患者就医过程中的其他需求。这种服务模式,要求医院在提供优质的医疗技术服务之外,还要注意患者及家属的心理感受以及就医的满意度。

"以病人为中心"的医疗服务模式的基本原则是既关注病人也关注疾病,在尊重病人权

利的基础上以病人需求为导向提供个性化服务,构建与发展稳定的病人参与式医患关系。医患双方共同的目标是消灭疾病,在保持平等的伙伴式医患关系中,医生要与病人实现信息共享,及时互通有关诊治疾病和预防疾病的信息,并加强对病人有关的健康知识和行为干预的教育,使他们积极、主动地参与到预防和治疗疾病的行列中来,从而共同面对疾病,建立和谐的医患关系。

五、服务质量向使服务对象满意为标准转型

既往评价医疗服务质量的指标有很多,如门急诊量、平均住院日、抢救重症病人成功率等,但对服务对象的感受则重视不够。随着医疗服务模式从传统的"以疾病为中心"向"以病人为中心"的现代服务模式转型,服务对象的满意度也逐渐成为医疗服务质量重要的衡量指标。

以服务对象满意为标准,尊重和维护服务对象的利益,在服务功能和价格的设定、服务措施和服务流程的改革与优化、服务系统的设计等方面,最大限度地使服务对象满意,并及时调查、跟踪服务对象的满意度,针对服务对象反馈的意见和建议改进服务工作[4,6]。如开展住院患者跟踪 - 回顾式满意度调查、对出院患者进行回访、建立符合各科室专业特性的随访记录以及建立科室间的满意度调查,通过对患者就医过程访谈,了解患者就医细节,了解就医过程中的等候时间等。再如开展第三方满意度调查,以医院形象、质量期望、质量感知、消费感知、满意度感知、忠诚度感知为测评模型,对门急诊患者、住院患者、内部职工、政府机构等社会群体进行调研,通过走访和电话的方式,全面客观地反映患者、内部员工和社会机构对医院的满意度评价。通过以上举措,对患者就医的不同环节进行评价,使医疗服务行为更加科学、细致和人性化。

六、医患关系向共同参与转型

医患关系即医患之间的相互地位,医患关系是医院人际关系中的关键问题,不仅反映患者与医护和医院的关系,而且也反映患者与整个医疗体制,甚至整个社会的关系。

随着医疗服务模式的转型,以及医疗环境中医患关系的日趋紧张,医患关系正从既往的"主动 - 被动型"及"指导 - 合作型"向"共同参与型"转变。在这种模式下,医患双方相互尊重,明确相互的权利和义务,双方地位是平等的。患者主动提供病情及相关情况,医生将患者的病情、治疗方案和风险告知患者,医生做出治疗方案决定前需征得患者的同意[7]。通过共同参与型医患关系模式,医务人员充分尊重患者的人格与权利,认真听取患者的意见和要求,让患者参与诊疗措施的讨论及选择,从而促进医患关系的和谐发展。

第三节　改善医疗服务流程

原国家卫生计生委和国家中医药管理局于 2015 年初在全国医疗卫生系统启动了"进一步改善医疗服务行动计划"(国卫医发〔2015〕2 号),拟用 3 年时间进一步提升医疗服务质量和水平,切实改善人民群众看病就医体验,助力深化医药卫生体制改革。主要内容包

括优化诊区设施布局,构建温馨就诊环境;推进预约诊疗服务,有效分流就诊患者;合理调配诊疗资源,畅通急诊绿色通道;发挥信息技术优势,改善患者就医体验;改善住院服务流程,实现住院全程服务;持续改进护理服务,落实优质护理要求;规范诊疗行为,清晰合理收费;注重医学人文关怀,促进社工志愿服务;妥善化解医疗纠纷,构建和谐医患关系;落实政府管理责任,营造良好工作环境等 10 项改进医疗服务的措施,每项又分为 3~4 个具体举措。通过以上措施,改造设施、优化流程、完善措施、科技支撑、突出人文、建立机制等,为人民群众提供高效、便捷、优质的医疗服务。

一、优质医疗服务的内涵

"以病人为中心"的现代医疗服务模式要求我们在了解患者需求的前提下,提供相对应的服务。优质医疗服务的基本内容包括树立良好的职业形象;认真对待患者的需求和利益;提供主动的个性化的服务;不断提高医疗技术水平和服务质量;正确对待患者的意见等[8]。

随着社会的发展、人们健康意识的提高,医疗市场也在发生着变革,患者对医疗服务的期望和要求越来越高,患者在选择医生的同时,还会对医院做出选择,因此只有提供优质服务和温馨的环境才能提高医院的竞争力,吸引患者来院就医。影响优质医疗服务的因素有很多,如医院的管理、医院形象、社会声誉、医疗技术、后勤保障、就医环境、服务流程、服务态度、候诊和就诊时间、价格和费用等。

我国医疗体系践行的优质服务理念是围绕着病人的健康这一绝对中心而展开的。从当前的实践经验来看,医院试行的优质服务的基本措施主要有:服务时间上实现全天优质服务;服务内容上做到精益求精;服务态度上充满人文关怀。也可以说精湛的技术、先进的设施、良好的态度是构成优质医疗服务的基本要素。

二、改进医疗服务的措施

改善医疗服务行为,提高医疗服务质量,提升人民群众看病就医体验是医疗机构发展和生存的根本。近年来,随着医药卫生体制的改革,以及《进一步改善医疗服务行动计划》的落实,通过各项改善医疗服务措施的实施,切实提高了人民群众就医满意度。

改进医疗服务的措施包括:合理布局诊疗区域、优化就医流程、加强信息化建设方便患者就医、畅通绿色通道、加强医疗质量管理规范诊疗行为、注重人文化服务、合理调节医疗纠纷等。

以盛京医院为例,通过合理布局诊疗区域,提高医疗服务的具体措施,加强优质医疗服务:急诊科作为区域急重症诊治中心,其布局和就诊流程非常重要,除了注重科学救治、快速便捷以外,还应强调人文关怀,以及对生命的尊重。对急诊的布局进行了改造。具体如下:

1. 以分诊台为中心,至各部门辐射半径最小　急诊科设医疗区和支持区,医疗区包括分诊台、综合急诊大厅、抢救室、急诊手术室、缝合室及急诊重症监护室等;支持区包括急诊收费处、急诊药局、急诊超声科、急诊放射科、急诊超声碎石等各类辅助检查部门,以急诊分诊台为圆点,这些部门均分布在半径 20m 的范围内。

2. 以护士站为中心,至各处置单元辐射半径最小　急诊护士站设在综合急诊大厅和抢救室交界处,处置室设在毗邻的抢救室内,护士站距离综合急诊大厅和急诊抢救室内的观察床,以及妇产科急诊、日间病房、缝合室等距离不超过15m,便于护士及时了解患者病情变化和需求,第一时间做出相应处置。

3. 按症状划分专业,集中接诊集中观察　急诊科包括急诊内科、急诊外科、急诊妇产科、急诊小儿外科、急诊耳鼻喉科、急诊口腔科、急诊眼科等亚专业。急诊妇产科由于隐私需要,急诊眼科由于暗室需要,单独房间接诊,其余科室均在综合急诊大厅的工作岛内,呈环形分布。为了方便患者就诊,急诊内科更改标识为症状发热、咳嗽、胸痛,急诊外科更改标识为创伤、腹痛等症状;内外妇儿五官急诊专业集中出诊,形成环岛,患者的观察床位全部分布在环岛外围,保证会诊及时快速,方便了患者,保障了医疗安全。

4. 多通道汇集的交通核设计　医院有急诊专用车道和大门,急救车可直接停靠在急诊大厅入口,出入方便。急诊需手术和住院的患者可使用专用手术电梯直达手术间和病房。急诊和门诊之间通道直观便捷,方便了门诊和急诊之间的会诊,以及门诊病人突发状况的紧急救治。综合急诊大厅门前,便是这些通道汇集的"交通核"。此外,死亡患者也有专用的"后门"进行转运。

5. 核心区域设置保安室,确保"安全医院"　为保证急诊急救工作安全有序,医院在急诊抢救室对面设置了警务室,便于安保人员第一时间出警,为医务人员救治患者提供安全保障,对不法分子起到了极大的威慑作用。

6. 取消急诊检验科,方便患者,节约资源　医院取消急诊检验科,通过气动物流系统来传输各种检验标本,不需要患者和医务人员取送标本,检查结果出来后,将通过短信提示给患者,患者可通过APP查询,或通过自助服务机打印。这样,既方便了患者和医护人员,又节约了急诊空间,节约了检验科设备资源,大大提高了医疗效率。

7. 建立社会服务区域,实现公立大医院社会担当　急诊科设有单独的涉外医疗诊室、涉外医疗留观室、隔离间和突发应急物资储备库,承担着涉外人员和干部的急诊救治、大型赛事的医疗保障,以及特殊传染病和突发公共卫生事件的急救医疗服务。

8. 设立零号间,尊重生命,对死亡患者科学管理　医院布局设计注重人文化关怀服务,将邻近后门安全出口的房间设置为"零号间",专门供死亡患者停放,便于家属瞻仰遗容、处理后事、办理相关医学手续。房间内设置"灵性关怀"图片,以缓解家属哀痛。转运遗体车辆停靠在安全出口外,从零号间通过安全出口到达转运车辆不足10m,同时避免了死者转运通道与急诊患者通道的交叉。

9. 启用急诊电子病历,持续简化就诊流程　医生病历书写、医嘱开立更快速,且病历资料全部保存入系统,资料完整不丢失。同时,医院推出了手机APP、自助服务机、诊间缴费、短信提示程序,患者在来院前即可完成挂号,看诊时即可完成诊间缴费,检查、检验结果出来后系统自动推送短信提示,医生可以通过病历系统直接看到患者检查结果,减少患者就诊流程中非医疗环节的等待时间,大大提高了就诊效率,优化了就诊流程。

10. 医院急诊科接诊量及急诊重症患者数量连年增加,有力保障了患者得到及时有效全面的救治　医院聘请了专业机构进行了第三方社会满意度调查,门急诊综合满意度逐年提升。涵盖了合理的布局、温馨的环境、先进的信息化建设、社会担当、规范的诊疗、高度的人文化等的多项措施,通过各个方面共同改善医疗服务,提高患者及家属就医的满意度。

第四节 改善人文化服务给医院 发展带来的变化

医院是以技术为支撑,以服务理念作为指导的特殊部门。随着人们医疗意识的提高,医院之间的竞争不仅仅是医疗设备、诊治环境的竞争,更是服务意识与理念的竞争和文化的竞争。因此,医院应适应环境变化,自觉地开展医院文化建设,这对提升医院核心竞争力和适应市场竞争具有重大而现实的意义[9]。而医院的人文化服务,更是医院文化的重要体现。

医学既是自然科学,又是社会科学,医学更是人文科学。20世纪70年代后医学模式发展为生物 – 心理 – 社会的现代医学模式,这就要求医院要注意提高医院的人文化服务,努力创造适应患者及家属需求的人文环境,提供尊重人、理解人的优质服务来满足患者的医疗需求。如实施医患沟通人文立项,评价机制突出人文化服务,建立人文医学执业技能培训基地,主办医患沟通大赛等,切实提高医护人员对人文化服务的认识,从根本上建立人文化服务的意识。

以盛京医院为例,医院始终坚持践行"做和谐环境的制造者、做优质服务的提供者"这一核心价值观,把科学与人文相结合的"全人医疗"服务理念贯穿到工作中的每一个细节,通过开展系统化的人文服务,体现对患者的人文关怀。同时,医院将文化建设作为建设"人文型"医院的有效途径,在增强硬实力的基础上发展软实力,积淀厚重的文化底蕴,挖掘员工潜力,开展全员培训,让全体医务人员真正做到以患者为中心,做值得托付生命的人。

一、完善星级科室评比体系

为了在全院形成提供优质服务、加强科室管理、争当"服务之星"、争创"星级科室"的良好氛围,在全院临床科室和职能科室中以医院统一规范的星级科室评比标准为依据,建立一套完整反映门急诊及住院医疗服务质量的科学管理体系,并开展评比活动。该评比体系注重医德医风建设、满意度调查、表扬加分、批评投诉和整改反馈等人文服务。每月汇总、每月整改反馈、每季评比,对表现优秀的科室和个人授予荣誉,并计入季度绩效。

二、实施医患沟通人文立项

为了让医务工作者从每天重复性的劳动中总结出规范、系统的操作方法,并在工作中不断实践 – 修正 – 提高,医院开展了医患沟通人文立项。即把医患沟通作为一种临床技能,让医生、护士、技师等不同角色的医务人员在不同场景下,掌握如何与患者沟通,并使各科室建立起有各自特色的医患沟通的规范模式,以高尚的医德和良好的沟通构建出具有医院特色的医学人文关怀,倡导和谐医患关系的建立。

三、推进志愿服务多元化

为构建更温馨的医疗服务氛围,同时也为社会人士搭建献爱心的平台,专门开发了"志愿者服务信息管理平台",施行"订单式"的管理模式,志愿者可以通过网络了解到服务的岗位需求,并应答需求。医院成立了志愿服务管理委员会和志愿者服务管理中心、志愿者服务 V 站,精心编写、制定了《志愿者医院服务培训教材》《志愿者管理制度与工作流程》等相关管理文件,制作了不同培训内容的课件。为该项工作的长期、深入开展,打下了良好基础。

四、加强对患者的人文关怀

医院始终坚持以病人为中心,不断创新服务举措、优化服务流程、传播健康理念和知识。如在慢性病病房建立起长期的"医患联谊会",让患者更懂得珍惜生命的意义;深入开展"一专科一特色"护理服务,为病人提供个性化的专科护理,将专科护理与基础护理有机结合;借助信息化管理,利用医院网站、自助服务机、手机短信、微信等多种方式为患者提供网上预约、检查结果告知以及开展健康宣教等服务。

五、开展全员培训活动

为了提高员工人文素养,为患者提供优质服务,医院连续四年进行分层级、分岗位、有针对性的全员培训。培训内容贴近社会发展实际和员工工作岗位的实际需求,重点围绕员工理想信念教育、医院价值理念体系、医院行为规范体系、人文沟通技能、专业理论知识及岗位技能、心理疏导、个人修养等方面,合理制定培训计划,实施培训活动,评价培训效果。

六、对员工进行多种形式的医德教育

为了传播医院正能量,让患者感受到医护人员有温度的服务,医院始终坚持正面引导,带动更多的员工争优秀、当先进。利用医院内部媒体和网站等媒体宣传身边爱岗敬业、医德高尚、乐于服务奉献的典型人物事迹。同时,组织开展院内网上各种评比活动,组织不同年龄、不同层次的医务人员畅谈对于职业素养的理解,了解医院职工的思想动向和心态,正确引导广大员工树立正确的人生观、价值观。

通过以上各项措施,提高了全体员工的人文服务意识,医院的志愿服务运行常态化,推动了医院的文化内涵建设。在医院内营造出了优质、高效的工作氛围,也得到了广大患者的充分认可。

附件 11-1　盛京医院服务评价体系简介

盛京医院在服务评价方面全面开展全方位满意度调查,深入完善全方位满意度调查反馈体系。

1. 全方位满意度调查反馈体系　开展住院患者跟踪－回顾式满意度调查,通过对住院患者就医过程访谈,了解患者就医细节,了解住院术前等候时间、辅助检查等候时间等,对就医的不同环节进行评价,使医疗服务行为更加科学、细致和人性化。

在国内率先开展出院患者全员电话回访,每年对近 20 万名出院患者进行回访,获取患者各方面的建议,推动医疗服务质量的持续提高。

各病房还建立符合自己专业的出院随访目录,护士根据患者出院后疾病恢复情况进行电话随访,并针对现有症状给予有效指导,满足了患者的健康需求。

开展科室间满意度调查,促进各科室沟通和协作,使医院总体服务水平再上新台阶。

医院对内成立星级科室评比委员会,每月坚持医德查房;对外设立医院开放日,并主动聘请社会各界人士担任医院社会监督员模拟患者对医院暗访,促进了医院与社会的沟通。

2. "医疗服务质量万里行"活动　每年对居住在大连、丹东、阜新、锦州、朝阳等近200个市县近千名出院患者进行入户走访,11年来累计行程近160 000km,受访患者填写出院患者满意度调查表近千份。走访组解答患者及当地农民医疗咨询,宣传医院医疗服务及便民利民政策;宣传健康保健知识,得到广泛欢迎与好评。

3. 第三方满意度调查　第三方满意度调查以医院形象、质量期望、质量感知、消费感知、满意度感知、忠诚度感知为测评模型,对门急诊患者、住院患者、内部职工、政府机构等社会群体进行调研。通过走访和电话的方式,每年回收调查问卷1800余份,收集意见建议6000余条,全面客观地反映了患者、内部员工和社会机构对盛京医院的满意度评价。2014—2016年,民心网第三方满意度调查,盛京医院综合满意度达到满意,参与调查的30家社会机构都对盛京医院给予了积极评价。

全方位满意度评价作为提高和改善医院服务水平的重要依托,征集和采纳社会各方建议的重要平台,构筑了盛京发展的"智库",促使医院发展有了根基和方向,在推进医院综合管理与协调发展中发挥着不可替代的作用。医院根据全方位满意度调查结果,不断查找服务和管理缺陷,持续改进患者就医流程、就医环境,完善了医院相关责任和制度,大大提高了住院患者满意度。盛京医院会继续努力在提高服务能力上挖掘新潜力,在优化医疗模式上开辟新途径,在提高诊断水平上获得新成效,在建设群众满意的公立大医院的道路上迈出新步伐。

（卢　岩　高鑫然）

参 考 文 献

1. 沈蕾,曹建文. 医疗服务品牌营销. 上海:复旦大学出版社,2007.
2. 袁庆昌. 医院服务理念解读. 现代医院,2003,3(6):84.
3. Engel GL. The need for a new medical model:a challenge for biomedicine. Science, 1977, 196 (4286):129-136.
4. 向月应. 研究型医院医疗服务模式探讨与实践. 2013中国研究型医院高峰论坛论文集, 2014:223-233.
5. Balint E. The possibilities of patient-centered medicine. The Journal of the Royal College of

General Practitioners, 1969, 17: 269–276.

6. 李书章, 阮炳黎. 走以提高医疗服务质量为核心的内涵式发展道路. 求是, 2012, 19: 45–47.

7. 王元昆. 医患关系分析. 医学与社会, 2005, 18（4）: 44–47.

8. 王晶, 郑晓霞. 浅谈优质医疗服务. 中华医院管理杂志, 2006, 22（7）: 480.

9. 姚坚. 现代医院文化建设实践研究. 中国医院管理, 2010, 30（5）: 53–54.

第十二章 药品的全流程管理

药品管理工作对于保证药品质量和疗效,保障公众用药安全具有十分重要的意义。为确保药品质量和药品使用的科学、合理,医疗机构需要严格控制和规范药品管理和使用各环节并定期进行评估,从药品遴选与采购、保管与储藏、医嘱/处方开立、调剂及给药到用药后的监测等,持续提升药品全流程质量管理水平。

第一节 药事管理组织及规章制度

一、药事管理组织

(一)药事管理与药物治疗学委员会

《医疗机构药事管理规定》中明确要求,二级以上医院需成立药事管理与药物治疗学委员会,委员由具有高级技术职务任职资格的药学、临床医学、护理和医院感染管理、医疗行政管理等人员组成。其他医疗机构成立药事管理与药物治疗学组,组员由药学、医务、护理、医院感染、临床科室等部门负责人和具有药师、医生以上专业技术职务任职资格人员组成。药事管理与药物治疗学委员会(组)的工作职责包括[1]:

1. 贯彻执行药事管理相关法律法规和规章制度。审核制定医院药事管理和药学工作的规章制度,并监督实施。

2. 制定医院药品处方集和基本用药目录。

3. 推动临床诊疗指南和药物临床应用指导原则的制定与实施,监测、评估本机构药品使用情况,提出干预和改进措施,指导临床合理用药。

4. 分析、评估用药风险和药品不良事件,提供用药咨询与指导。

5. 建立药品遴选制度,审核医院临床科室申请的新药、调整药品品种或配送企业、申报医院制剂等事宜。

6. 监督并指导麻醉、精神、医疗用毒性药品及放射性药品的临床使用与规范化管理。

7. 对医务人员进行有关药事管理法律法规、规章制度和合理用药知识教育培训,向公众宣传安全用药知识。

(二)抗菌药物管理组

2012年,原卫生部颁布《抗菌药物临床应用管理办法》。该办法中要求二级以上医院在药事管理与药物治疗学委员会下设立抗菌药物管理组,由医务、药学、感染性疾病、临床微生物、护理和医院感染等部门负责人和具有相关专业高级技术职务任职资格的人员组成,医务和药学等部门共同负责日常管理工作。其他医疗机构设立抗菌药物管理小组并指定专职技术人员负责具体工作。抗菌药物管理组组织、实施、监测、评估和反馈医院各科室、医务人员

使用抗菌药物情况,提出干预和改进措施,持续改进质量,促进医院抗菌药物合理使用,每季度召开一次会议。具体职责如下:

1. 贯彻执行抗菌药物管理相关的法律、法规、规章,制定本机构抗菌药物管理制度并组织实施。

2. 审议本机构抗菌药物使用目录,制定抗菌药物临床应用相关技术性文件并组织实施。

3. 对本机构抗菌药物临床应用与细菌耐药情况进行监测,定期分析、评估,上报监测数据并发布相关信息,提出干预和改进措施。

4. 对医务人员进行抗菌药物管理法律、法规、规章制度和技术规范的教育培训,组织对患者合理使用抗菌药物的宣传教育。

5. 建立和完善抗菌药物处方点评、抗菌药物使用情况、细菌耐药监测等相关数据的发布和反馈制度,并依托信息化系统建立自动监控体系,提高管理效率和水平。

6. 建立和完善抗菌药物管理工作例会制度。

(三)麻醉药品与精神药品管理委员会

为加强医疗机构麻醉和精神药品管理,保证使用的合法、安全、合理,根据《麻醉药品和精神药品管理条例》,医疗机构应成立由院长领导,包括医疗、药学、护理和安全保卫等部门负责人组成的麻醉与精神药品管理委员会,其职责主要包括:

1. 积极宣传和认真贯彻执行国家关于麻醉和精神药品管理的相关法律法规,制定本院相关管理制度。

2. 根据国家相关法律法规,负责本院麻醉和精神药品采购、验收、保管、储存、调配和使用的监督管理,定期考核各临床科室管理制度的执行情况。

3. 组织全院医、药、护、技等相关人员进行有关麻醉和精神药品的法律、法规、专业知识、职业道德的教育、培训和考试工作。

医疗机构麻醉和精神药品委员会下设办公室,负责日常监督管理工作。

(四)药品不良反应与药害事件监测委员会

为了加强和规范医疗机构药品不良反应与药害事件的监测工作,确保公众用药安全,根据《中华人民共和国药品管理法》和《药品不良反应报告和监测管理办法》,医疗机构应成立药品不良反应与药害事件监测委员会,由业务副院长任组长,医务和药学部门负责人担任执行副组长,领导小组成员由临床医学和药学专家组成,由医务部负责宣传、组织和实施。其主要职责包括:

1. 详细记录、调查、分析、评价、处理可能与医院所用药品有关的不良事件,填写药品不良反应/事件报告表,按规定上报,并采取有效措施,减少和防止药品不良事件的重复发生。

2. 积极配合各级药品监督及卫生主管部门和药品不良反应监测机构做好有关品种的调查、分析和评价工作。

3. 开展有关药品不良事件报告和监测的培训工作,提高医、药、护人员对药品不良事件的重视程度和认知水平,指导临床安全用药。

二、药事管理法律法规及规章制度

医疗机构必须提供符合伦理和职业标准的药事服务,保证公众用药安全、有效、经济,并严格遵守相关法律、法规和规章制度。

（一）国家药事管理法律法规

近年来,国家颁布的药事管理相关的法律法规包括《药品管理法》《医疗机构管理条例》《麻醉药品和精神药品管理条例》《医疗机构药事管理规定》《处方管理办法》《药品不良反应报告和监测管理办法》《医疗机构药品监督管理办法（试行）》《药品召回管理办法》《医院处方点评管理规范（试行）》《医疗机构制剂配制质量管理规范》等。已颁布实施的法律法规,对医院药品使用的全流程各环节均做出了明确的要求。

（二）医疗机构药事管理规章制度

医院药事管理与药物治疗学委员会应根据国家药事管理法律法规,建立健全医院药品管理相关工作制度、操作规程并组织实施。建立药品遴选制度,制定本院"药品处方集"和"基本用药目录"。建立优先使用国家基本药品的相关规定,加强特殊药品及抗菌药物、抗肿瘤药物、血液制剂、生物制剂和高警示药品的临床使用管理。

同时,医疗机构相关部门应根据国家出台的药事管理相关的法律法规及规章制度,及时制定本机构的实施细则。

（三）药学部门药事管理规章制度

药学部门要根据国家药事管理相关法律法规、本医院规章制度以及科室工作职责,制定相应的管理制度和实施细则。除部门的组织机构与职能、工作内容与职责、员工培训与管理等综合管理制度外,还需要针对药品调剂、医院制剂、临床药学、实验室及科研教学等部门制定相应的规章制度,主要包括各岗位工作制度、组成、职责、工作流程、安全管理及应急措施,药品管理、处方管理、安全管理、环境与个人卫生管理、突发事件管理等制度。

（四）药师法与药事服务费

1. 药师法　《药师法》的立法工作与药师的切身利益与职业发展密切相关,也关系着人民群众的身体健康。我国通过《医师法》确立医生的处方权,但却缺乏相关法律法规对处方权进行监管。全球许多国家和地区都颁布了独立的药师法来监督和制约处方权,包括美国《州药房法》、英国《药剂师注册前培训法规》和《药师考试条例》、日本的《药师法》和《药事法》,及我国台湾地区的《药师法》。目前,我国尚未颁布《药师法》。2016 年,国务院办公厅关于印发《国务院 2016 年立法工作计划》的通知中,有关保障和改善民生,加强和创新社会治理的立法项目内,《药师法》（由国家卫生计生委组织起草）已被正式列为研究项目提上日程。届时,药师的执业资格和执业行为等均将有法可依,药师的法律地位和法律责任或将更加明确。

2. 药事服务费　2009 年,国务院《关于深化医疗卫生体制改革的意见》提出药品"零加成",医院药学部门转变为以患者为中心的服务模式。改变"以药补医"的局面,逐步取消药品加成政策,逐步将公立医院补偿由服务收费、药品加成和政府补助三个渠道改为服务收费和政府补助两个渠道。2012 年,《全国医疗服务价格项目规范》,与药学部门有关的收费项目只有中药调配加工、血药浓度监测、抗肿瘤化疗药物 / 肠外营养液集中配置等。西药调剂、用药咨询与指导等未提。2012 年,全国 19 个省（市）600 多家县级医院启动了公立医院综合改革试点,其核心就是全面取消药品 15% 加成。药品由原来的创收手段变为提供医疗服务的成本,对医院药学服务提出了更高的要求。

药事服务费指医疗机构药学部门和药师所提供的药品调剂服务和基本药学服务收取的费用,包含对基本运营成本和药师专业技术服务价值的补偿。2013 年,世界药学大会明确提出,没有付费的药学服务不可能持续。对药学服务收费是全世界范围内通行的做法,许多发达国家社会药房和医院药学部门多采用单独收费方式,是对药品调剂成本和调剂服务进行的补偿,有调剂费、药师服务费、专业服务费、药事服务费等不同称谓。世界卫生组织认为:调剂费反映药师在处方调剂工作中一系列专业技术服务的价值,是补偿药师调剂服务的一种收费。

我国药事服务费应包括补偿药房运营成本和体现基本药学服务价值两方面内涵。结合我国推进公立医院补偿机制改革的目标和药学服务发展的现状,现阶段药事服务费的测算应以药事成本为基础,药事成本包括医院药学部门的人员、场地、设施、水电、药品损耗、修缮、管理费用等直接和间接成本。药事服务费的合理定价直接关系到医院的补偿水平、医疗的支付压力和药学工作者的专业价值评定。为保证公立医院改革的顺利推进,实现医药分开的目标,需要科学量化药事服务费的收费水平,完善医院投入补偿机制。

我国医改不断深入推进的过程中,部分地区明确提出了增设药师服务费。2013 年 12 月,重庆市政府办公厅转发《市卫生计生委等部门区县级公立医院药事服务费收取办法的通知》。上海等地正在推进支付方式改革,就医实行总额预付以及按项目、按病种、按人头等付费方式。除药事服务费外,药师提供的其他服务也应合理收费。如 PIVAS 服务,临床药师专科或普通咨询门诊等。

第二节 药品采购及物流管理

一、处方集管理

世界卫生组织定义处方集是一本既包含所选药品的重要临床应用信息,又包含为医生和药师提供的药品管理信息的手册。美国医院药师协会定义处方集是一部经过科学评价和筛选、符合医疗机构对所用药品临床评价且不断修订再版的药品使用指南汇编。药品处方集系统需要不断更新,医疗机构可通过医生、药师和其他卫生保健专家,制定有关药品使用相关的政策,确定符合治疗需要、成本效益较高,且能够为某一患者群体提供最大健康利益的药品和疗法[2]。为响应世界卫生组织的倡导,完善我国基本药物政策体系,2010 年 2 月,原卫生部发布《中国国家处方集(化学药品与生物制品卷)》,用于指导临床合理用药。

处方集的临床应用意义是规范处方行为、提供评估依据、提高诊疗水平、保障用药安全。医疗机构应当根据本机构的性质、功能、任务,由药事管理与药物治疗学委员会负责制定药品处方集,并监控全院用药情况。根据药品安全性和有效性的信息、药品使用和不良事件发生特点,药品处方集每年至少审核一次。药品处方集不是包括本院所有药品的手册,应是本院的基本用药。

二、新药遴选

医疗机构所有药品均应通过药事管理与药物治疗学委员会审批后方可准入。药事管理与药物治疗学委员会的重要职责之一是建立新药引进评审制度,制定本机构新药引进的相关规章制度,确定新药评审专家委员会组成,负责新药引进的评审工作;审核本机构拟购入药品的品种、规格、剂型等,审核申报配制新制剂及新药上市后临床观察的申请。

（一）新药遴选原则

新药评估对于管理医疗机构的药品处方集非常重要,应基于质量、疗效、安全性和经济性对新药进行全面评估和比较。

（二）新药遴选流程

医院新药遴选应坚持公平、公正、公开和透明的原则,通过临床科室集体讨论、临床药师专业审核及药事管理与药物治疗学委员会集体讨论投票等环节完成。切实从临床需求出发,把优质高效、经济的新药遴选出来。同时,要监测新药的使用、疗效和不良反应情况,随时向委员会汇报;如果新药在使用过程中出现问题,办公室有权停药,并及时向委员会汇报。

三、药品采购及药库管理

（一）药品采购

药品采购应坚持药品质量第一、价格合理等原则。应建立药品采购供应管理制度与流程,药品采购过程规范、药品储备适宜,无违规采购等情况。

1. 普通药品采购　常规用药的采购计划由程序按照临床一定时间段药品用量自动生成,特殊药品按照各药房基数管理进行补缺。药品采购过程中,药库需及时向各药房提供药品供货信息,适当调整库存,防止发生断药或积压。

2. 特殊药品采购　根据麻醉、第一类精神药品临床使用情况及库存量,由库房保管人员提出采购计划,药品采购员凭《麻醉药品、第一类精神药品购用印鉴卡》在指定的医药公司购买。

3. 新药及临时用药的采购　经药事管理与药物治疗学委员会审批通过的新药,药库应在接到新药目录后积极组织购入。购入前,应在省药品集中采购网上核对每个新药的中标情况。未中标的品种应履行相关手续,待批准后方可采购;中标品种严格按照相关要求购买。新药购入后尽快送至各药房,抢救药品需要即买即送。

（二）药库管理

零库存的理念源于日本,其含义是仓库储存的某种或某些物品的储存数量很低,甚至可以为"零",即不保留库存,是以需求为导向制订采购计划。随着我国医疗卫生体制改革的推进,医疗机构的运行效率和效益逐渐成为关注目标,如何降低成本是医疗机构进一步发展和提升竞争力的关键。

药品是医院流动资产的重要组成部分,医院药库储备大量药品,不但影响医院资金的正常周转,也增加医院的运营成本,最小化的库存规避了市场变化引起的药品积压和调价风险,使医院不需再设置大面积的仓储库和雇佣大量库管人员,降低库存管理成本和药品养护成本。目前,越来越多的医院已将零库存管理的理念引入医院药品管理中。

1. 实施药品零库存管理的条件　首先,需确保药品供应链体系的完整和可持续性;其次,保证配送企业能够按照合同约定频繁、小量、及时配送药品。目前我国医院药品买方市场的地位,决定了实施药品零库存的可能性。

药库信息管理系统是实现零库存的基础。配送企业通过信息平台,随时掌握医院药品的需求情况;同时,药库采购人员及时了解配送企业药品的库存状态。药库信息管理系统应能将大量实时动态的药品库存数据进行分析、加工和处理,使其成为对库存管理有价值的信息并共享,以实现最大限度地降低药品库存,保障临床药品及时供应,避免正常使用药品发生供货不及时或断药情况。

2. 药品零库存管理模式　药品零库存管理是一个相对的管理概念。药品分类管理是实现药品零库存管理的第一步。根据医疗机构用药目录，可将药品分类为零库存药品和特殊控制药品。零库存药品通常指销量稳定、配送稳定，供货商很少断货的药品。此类药品药库不备库存，实现完全零库存，由各二级库按照使用量直接提交采购计划，配送企业定期直接配送至二级库。特殊控制药品主要是由于管理要求、使用、流通储存条件特殊等原因不能零库存管理的麻醉、精神、急救药品和经常缺断货的紧俏药品等，需结合销量保持最佳库存数量。

各药房根据药品日消耗量生成需求计划，药库审核后生成采购计划，上传到医院供应链系统，配送企业进入各自的界面，下载采购计划，完成备货、开票、回传发票等，配送药品到各药房，药房保管员手持机扫描条码确认后，完成药品的入库和出库工作。

通过药品供应链有效连接医院药品供需信息，实现药品请领、采购和入库等信息共享，提升药品流通过程的响应速度，见图 12-1。利用手持机和电子标签进行出库拣选，实物拣选和信息记录、传输同步完成，实现药品信息流和实物流紧密结合。药品采购和库存信息化管理，降低药品过期风险，提升药品在医院储存、配置、流通过程的安全性。

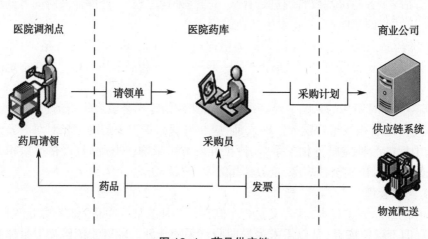

图 12-1　药品供应链

四、药品物流

药品物流是一种有效提升药品物流产业运行效率的运作方式，在我国经济社会结构转型升级中具有重大意义。发展药品物流体系是解决药品流通环节费用过高、信息不透明、药品无法追溯等问题的有效途径，可实现药品物流的良性发展。

（一）药品物流概述

1. 我国医院内药品物流现状　目前，国内医疗机构的药品物流，一般分为"药库－药房－病房（或患者）"三级结构，大部分医院通过信息管理系统进行统一管理。由于医院信息系统更专注于患者的诊疗、医嘱和处方在院内的流转，对药品物流管理的支持普遍偏弱。由于医院内流通药品品种多达千余种，药品管理的要求严格，在传统的管理方式下，大部分医院药品物流管理工作，如向供应商或药库进行采购申领、入库验收、药房库存管理、出库乃至配送搬运工作都由药学和护理人员承担。使原本应该集中在患者身上的合理用药管理、用药安全管理以及护理工作发生了偏移。

2. **药品物流延伸服务**　药品管理的信息化是实现药品物流的前提与基础。在世界范围内,美国的医药物流服务相对完善,医疗机构除建立了作为医院信息管理基础的 HIS 系统外,还拥有一套对接的医药物流管理系统。此系统将医院药品物流放在一个专业的物流平台上运营,通过信息系统的标准化流程以及条形码识别技术的应用,使物流作业规范简化、提高效率并降低差错。目前,我国医院药品物流还仅局限于配送阶段。药品配送公司仅仅是根据医院的需求,将药品送至医院。药品清点、上架、摆药和补货等工作,全部由药师承担,使得本应以药事服务为主的药师不得不放下主业,将较多的工作时间用于药品管理,严重影响药事服务质量的提升。原卫生部"医药物流延伸服务试点"工作提出,药学部门人员仅负责药事服务,其他的所有药品管理工作全部交由药品物流公司完成。

在药品物流延伸服务工作交接的过程中,医疗机构要考虑到其内部药品管理流程是否规范,硬件和软件配备是否到位,药品信息管理平台能否与药品物流延伸服务进行有效衔接。此外,美国药品销售企业仅为少数几家,易实现工作的合理分配。我国医院大多需要购买几十家、甚至上百家企业的药品,如何协调多家供应商,是药品物流延伸工作实施的难点。目前,仅有少数医院与拥有大型药品物流平台的企业合作,实施了药品物流延伸服务项目。

3. **第三方物流**　20 世纪 80 年代中期,欧美国家首先提出"第三方物流"。我国《物流术语》中,将第三方物流定义为"独立于供需双方,为客户提供专项或全面的物流系统设计或系统运营的物流服务模式"。2005 年,国家食品药品监督管理局在《关于加强药品监督管理促进药品现代物流发展的意见》中第一次提出"第三方药品物流",允许有实力并具有现代物流基础设施及技术的企业为已持有许可证的药品企业开展第三方药品现代物流配送,第三方药品现代物流企业应在不同区域设有储运设施,仓储、运输条件要优于《开办药品批发企业验收实施标准(试行)》中相关条件的要求。随后,制定了《第三方药品物流企业从事药品物流业务有关要求》,第三方物流开始试点运行[3]。

《国家药品安全"十二五"规划》《医改"十二五"规划》及《全国药品流通行业发展规划纲要(2011—2015 年)》等均明确提出,药品流通行业要以"加强政府政策引导,发挥市场机制基础性作用,强化现代科学技术和新型管理方式应用"为基本原则,加快结构调整,转变发展方式,实现科学发展。在满足医药物流标准的前提下,有效利用邮政、仓储等社会物流资源,发展第三方药品物流。

(1) 我国第三方药品物流现状:随着一系列医药物流行业标准和 2013 版《药品经营质量管理规范》的陆续颁布,全国药品流通企业继续加大在物流建设上的投入,加快发展现代物流和第三方物流业务,一些最新的物流联网技术和高位货架、电子标签拣货系统、自动分拣系统等高科技产品得到广泛应用。以国药、华药、上药为代表的大型药品批发企业,逐步建立了全国医药物流分销配送网络,一批区域性龙头药品批发企业也拥有了区域物流中心枢纽及区域配送中心网络。一些大型药品批发企业,把原有的物流业务、资产人员剥离或托管给第三方物流公司,与第三方物流公司实行独立结算、相互考核。

(2) 第三方药品物流优势:第三方药品物流企业在药品供应链中处于一个特殊位置,不仅向医药企业提供相关的基础物流服务,减少客户的非核心业务负担,更有搜集网络上下游客户信息的优势地位,起到信息源的作用,并因集多家医药企业的物流业务于一身,可产生规模效益,药品流通运作更加便捷、高效。减少客户运行风险,使客户扬长避短,专注于提高药品生产、销售服务等核心竞争力。

（二）供应链管理

我国已经进入"老龄化"社会,用药需求持续增加,药品物流安全已经成为国家战略。各级政府相继建立了多层次的药品监管平台,医药生产流通企业建立了"链状"物流信息服务平台,医院逐步建立院内药品信息服务平台。这些服务平台多处于"各自为政"的状态,信息"孤岛"现象还较为普遍。供应链管理可将药品供应链上各节点单位,通过整合资源和信息交流,充分发挥各自优势,从而实现药品物流成本有效降低的目标,必将成为我国药品流通模式的发展方向之一。国家"十二五"发展纲要明确指出,发展医药物流专业服务,向上下游拓宽服务范围,建设药品供应链体系,是发展现代医药物流的重要内容。

药品供应链协同服务平台主要包括四类服务主体:药品的供应商和生产厂家、药品流通企业、服务终端(包括医院、诊所、药店、药房等)和患者。它紧密连接上下游企业,实现分销企业和供应商、医院之间的交易订单、库存、资金和物流等信息的电子化管理。药品供应链协同平台在药品各流通环节中,可促进药品物流信息共享,利用自动识别技术改变传统的药品物流作业模式,为发展现代医药物流、提高药品流通效率提供了切实可行的解决方案[4]。

药品供应链协同服务平台的引入,改变医院内网与互联网物理隔绝的局面,见图 12-2。初步实现医院药品采购计划的科学计算、生成以及自动生成医院补货计划;在保证药品供应前提下,合理地降低医院药品库存成本,加快药品采购资金的周转。条码识别技术将人工盘点转为自动化盘点,使在库的药品信息更加准确。

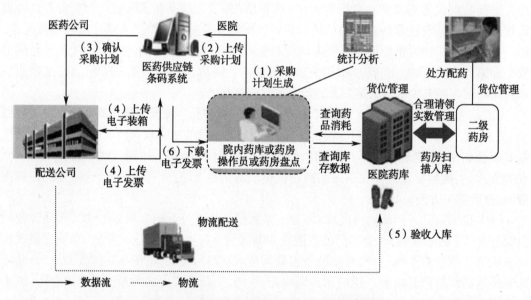

图 12-2　药品供应链协同服务平台框架示意图

第三节　药品调剂管理

药品调剂是指药师根据医生处方/医嘱,为患者提供高质量的药品和专业、高效的药学服务的过程,即药师通过审核、调配、配置及发药,为患者提供安全、有效及经济的药品,向患者提供药品合理使用的方法及相关专业知识。药品调剂内容包括：通过审核、调配处方及发药，为患者提供安全、有效及经济的药品；按照医生用药意图解说药物合理应用的方法及相关知识；回答患者咨询，开展患者教育，为患者提供相关药学服务；科学管理药品[5]。

为了让患者方便快捷地获得正确的药品，知晓正确的使用方法，保证获得的药品质量可靠，药品调剂信息化和自动化越来越受到医院的重视。信息化与自动化是现代医院药房的基本特征。信息化与自动化相辅相成，没有自动化的信息化是不完善的；同样，没有信息化的自动化也是不完整的。信息技术的进步使医院药房信息系统快速发展，极大地提高了药学服务的效率和安全性。

一、药品调剂信息化建设

医院药房信息系统建设首先要制定覆盖项目资源、时间轴、作用、硬件安装、软件开发和测试、人员培训和教育等方面的详细计划。项目建设过程中，要重视药房信息系统的选择与采购，考虑系统的兼容性、性价比、系统的接口、系统的适用性和可靠性以及售后服务等。药房信息系统必须含有完整的药品信息和药品管理，正确的医嘱信息和医嘱管理，快速的配发和调剂过程，安全的信息传输和保障。随着技术进步，远距离分享数据和信息的可能性成为现实。药房信息系统不仅使药师能够在给药前审核处方或医嘱，而且能够通过互联网提供远程处方审核等药学技术服务。

药品调剂信息系统主要包括药库管理、药房管理和配液管理三个基本模块，各模块之间互相独立又互相联系，主要通过权限设置来分配不同的工作内容。每个模块包括基本信息维护、前台工作和后台管理三大基本功能。

（一）药库信息系统

基本信息包括：基本信息维护和限制属性维护。药库是药品在医院流通的源头，也是所有药品信息维护的终端，必须保证信息的准确和完整。药品详细信息维护包括药品通用名称、商品名称、规格、购入价、零售价、剂型、药品属性、药理作用、产地和供货公司等。同时，将药品的其他信息也输入程序中，如基本用药信息、是否中标、中标流水号、是否是低价药及是否是临时采购药品等信息。每种药品的信息输入越全面，越有利于实现药品的数据分析。医院可以根据内部的管理要求，设置更多的药品信息内容，如药品使用信息（按体表面积计算用量）、是否确认扫码发药等。限制属性维护可以使得药品流向指向固定科室或固定医生，或限制某些科室不可以使用该药品。医嘱术语是药品信息的另一种补充，药房和药库都可以维护。二维码技术的应用，提高了药品信息录入的效率，通过扫码入库的方式避免了手工录入带来的烦琐工作和信息的误差。

前台工作：包括入库出库、物资请领和临采药品审批。通过信息系统自动统计一段时间的药品消耗而生成的自动请领单，使得各药房领药计划的准确性极大提高，避免了人工统计带来的误差。药品入库出库是药库的基本工作，包括批号和有效期的流向都可溯源。

后台管理：包括药品管理、库存管理、采购管理和查询统计。在药库的库存管理界面，可随时了解各药房的动态库存。当其他药房药品紧缺时，可以临时调拨，保障各药房间药品的及时供给。后台管理系统还可以自动生成药品库存警戒线，及时提示超警戒线的药品库存；可以自动生成盘点表，工作人员可按打印的表格进行实物盘点，最后输入正确的盘点数量即可。调价和账务管理也是药库后台管理的一部分，可预设任意时间点对药品进行调价，药房不需要另行调价。查询统计功能作为药库信息化建设的重点,充分利用药品基本信息中的内容,对购入或出库的药品进行数据分析。

可提升的服务:将物流技术应用到药品采购管理,比如供应链平台建设使得药品入库变成高效"一键式"模式,包括"一键式"模式的药品出入库工作(借助手持机已完成)和一键式的药品数据分析统计等。

(二)药房信息系统

药房管理有两个登录角色,分别是药房和药房管理,药房是窗口药师登录的工作模块,主要包括处方打印、发药、退药、住院摆药和临时划价等工作内容。药房管理是药房组长登录的管理模块,主要包括信息维护、库存管理、入出库管理和统计查询等管理功能。

信息维护:门诊药房通过参数设置发药窗口的数量,维护发药人员信息等。信息系统根据发药窗口的实际情况进行处方分配,可以采取平均分配或者竞争分配的模式。住院药房通过基本信息维护绑定药房、摆药台,设置摆药单格式和内容,可以科学地管理住院患者的不同医嘱,如长期医嘱、临时医嘱和长期非配液医嘱等。药品拆分信息维护可以指定某些药品的拆分属性。组长可以通过信息发送平台,及时提醒临床医护人员某些药物临时出现的情况,比如临时停药或者不良反应信息等。

前台工作:门诊药房信息化在传统的处方打印、发药、退药的工作模块中日趋完善,前台发药工作分工的细化,患者缴费后系统自动打印处方,配发药师根据处方内容审核并调配药品,窗口发药药师通过读卡器读取门诊患者的处方信息。特殊药品可以增加扫描条码来确认发药,保证了特殊药品发药环节的多重审核。咨询窗口药师可为咨询患者查询各种药品的当前库存及零售价等信息。住院摆药单可以按患者明细摆药,也可以按科室汇总显示。门诊药房和住院药房的发药审核界面嵌入合理用药软件系统,审核结果通过不同颜色的警示灯提示(监测通过、危害较低、危害较重、危害严重、绝对禁止)。药师可以使用这些功能键,判断医嘱是否合理后再执行摆药。对于麻醉和精神药品调剂,可在系统中设立单独处方打印功能,满足特殊药品的管理需要。

后台管理:和药库的后台管理一样,药房也需要对药品的库存、出入库、盘点等进行管理。药房可通过药品维护设置"停用""在用"来限制药品使用,如门诊药房的同一种药品有不同厂家和规格的情况时,可通过药品维护设置来区分并限制使用,降低发药差错。特殊情况下的药品出库和入库,需要填写申请单,待科室审批通过后才能执行出入库操作。各种查询统计功能的辅助使用,包括发药工作量查询、摆药综合查询、盘点查询、调价查询、药品消耗统计、特殊出入库记录查询、药品使用频率查询等,帮助组长高效完成药品日常管理工作,实现动态分析日处方量,通过对临床科室用药的分析评估药品使用合理性。

可提升的服务:自动化药房的使用,极大地减轻了门急诊药师的工作强度,提高发药准确率。药品单剂量分包机的应用,帮助药师改变了传统手工摆药的工作模式,药品包装袋上印有患者姓名、药品名称、护理单元、药品规格和服用时间等,方便了护士核对,减轻了药师和护士的工作量,也避免了药品分发错误和污染等问题的发生。

(三)静脉用药集中调配信息系统

静脉用药集中调配(PIVAS)也是现代医院药学服务的重要内容,PIVAS 的信息系统可分为门诊配液和住院配液两个模块,通过信息系统完成医嘱接收、医嘱审核、药品调配和成品复核等工作,也可以实现权限管理、配液管理和查询统计等多种功能[6]。

基本信息维护：通过基本信息维护功能，可添加需要配液的科室，配液药师的签名维护，设置权限等。

前台工作：登录配液工作站，药师根据所需时间段调取医嘱，经合理用药软件系统审核，打印核对单，确认无误后打印标签。医嘱以组套的方式显示，便于药师进行审方。打印的标签粘贴在输液袋上，并根据标签进行排药。最后，由配置的药师核对后进行药物配置。标签内容均由 PIVAS 系统自动获取，当医嘱改变时，变化的医嘱信息可及时发送至 PIVAS 系统，工作人员根据输液配置的实际情况，执行停改医嘱。

后台管理：包括已执行医嘱、停药配液、排药印签及病区退药的查询统计管理，也可以通过成品配置过程中的扫码功能，完成实时监控，避免漏配或错配等现象。

可提升的服务：应用各种信息技术对各环节工作情况进行追踪、记录，实现对每一袋输液成品调配过程的可量化、可控制、可定位和可追踪。

二、药品调剂自动化

自动化能持续稳定地改进药品使用过程的准确性和有效性，减少人力资源，改变未来药房的工作模式。推动药房自动化的主要动力是目前药房承受的巨大成本压力，以及面临提高工作效率、减员增效、提高安全性和质量、整合和管理数据资源，以提供优良药学服务的挑战。药房自动化的目标包括确保药品使用过程的安全有效，提高工作效率、将药师从日常发药工作中解放出来，以便有更多时间开展以患者为中心的药学服务。

药房自动化有可能产生更大的系统差错，为了避免系统差错，要确保系统具备降低差错所需的条件（包括药品使用过程中使用条码扫描技术和利用药品信息化系统分析和防止用药差错）。目前，我国尚未建立与安全使用药房自动化设备有关的法律法规。医疗机构药学部门需制定、执行和持续地改善药房自动化的规章制度、操作流程，以确保患者用药过程的安全。2010 年，国家卫计委颁布的《二、三级综合医院药学部门基本标准（试行）》中要求，三级综合医院药学部门要逐步配备全自动分包装系统、自动化调剂配方系统和药品管理信息系统。

（一）整盒发药机（快速发药系统）

整盒发药机是通过医院信息系统（HIS）传送门诊的处方信息，将整盒/瓶药品自动从储药系统弹出，经传送系统输送到相应窗口的不间断运行的整套电子控制设备群，主要由计算机控制系统、传送系统和储药系统三部分组成。该设备主要用于门诊，适合使用频率高的整盒/瓶药品的调配。

（二）自动摆药机

自动摆药机又称为全自动片剂分包机、单剂量分包机等。自动摆药机是根据 HIS 传送的医嘱信息，将一次药量片剂或胶囊自动包入同一个药袋内（即单剂量药袋）的设备。药袋上可打印患者信息和用药信息，包括病区、床位、姓名、药名、数量、规格、剂量和服药时间等，印刷格式可根据各医院需要自行设定。该类设备主要用于住院药房。

（三）智能存取系统

智能存取系统是以垂直旋转运动认址工作原理的药房自动化设备。当系统接受 HIS 传递的处方信息后，自动将需要发出的药品送至药师面前，并提示所在位置。然后，由药师手工取出需要数量的药品。该系统实现了药房调剂模式由"人找药品"到"药品找人"的转变,同时可准确记录药品的进药时间、批号、有效期和包装信息,实现信息化管理。该设备可用于门急诊、住院、静脉用药集中调配中心等各类调剂部门,适合存取异形包装的药品和注射剂,也用于使用频率低或极低的药品的调配。

(四)智能药柜

20 世纪 80 年代,美国医疗机构开始陆续引入智能药柜。智能药柜作为病房药品分散式调剂模式的核心,加快了药房自动化建设的发展。智能药柜与 HIS 相连,终端药柜分散配置在各临床病房,实现了病房药品的安全储存、自动化调剂以及库存效期等的信息化管理,并且能精确跟踪药品的取用记录。智能药柜采用多种药品摆放模式,以满足各临床病房对不同功能用途药品的需求。智能药柜的分散式调剂,弥补了住院药房集中式调剂的不足。

药房自动化设备中以整盒发药机、自动摆药机和智能存取系统的使用频率最高。此外,特殊药品管理机、毒麻药品管理机、拆零药品管理机、针剂自动摆药机、自动化静脉药物配置装置近年也陆续引进国内。各种自动化设备配合使用,可使药房自动化达到最大程度。药房自动化调剂设备已经成为现代化药房建设的一个重要组成部分,不仅为患者和临床提供了高质量的药学服务,同时也优化了工作流程。

三、处方 / 医嘱审核系统

(一)事前干预

设计用药控制程序、辅助药品打包设置(信息系统设限,如同类辅助药品不能同时开具)、特殊用药用前审核、制定特殊医嘱模板、整合用药咨询软件、完善安全用药信息、规范自备药流程。

以设计用药控制程序为例,包括对抗菌药物分级管理、权限管理、自动停药的控制,对药品限量、单次用药剂量上限、二类精神药品自动限量、单张处方用药品种、药品常用方法默认、用药条件(医保条件)核对、皮试药物、重复开单等的控制。

在抗菌药物分级管理控制内容中,根据原国家卫生计生委要求,确定医疗机构抗菌药物品种。对 HIS 药品字典库进行相应调整,从源头控制抗菌药物的种类和数量。根据抗菌药物分级管理要求,信息系统将所有抗菌药物进行分级设置,对获得抗菌药物处方权的医生分别授予不同级别药物使用权限,并在系统中自动识别进行干预。

(二)事中审核

实现全部医嘱审核,所有处方和医嘱经药师审核后发药。设计包括化疗药物、TPN 等药物医嘱审核工具。HIS 系统医嘱审核界面,可获取临床用药的各类基本信息,丰富医嘱审核信息。在医嘱审核界面以不同区域和颜色的色块提示重复用药干预、用药频率问题、相互作用问题、禁忌问题等,进一步完善医嘱审核控制。对问题医嘱及时反馈,反馈状态实施追踪、用药全过程环节点的溯源追踪等,使医嘱审核得到及时有效反馈。

(三)事后监测

包括临床用药监测、处方监测、病历监测和医嘱监测等。通过信息系统,实现门诊全处方点评分析(实时统计处方点评各项指标)、门诊各科室用药分析(具体到科室或医生个人)、门诊、住院科室抗菌药物分析(结合抗菌药物专项整治)。

"规则引擎"是药房信息系统未来发展方向。它是通过采集各种来源的信息,按照规则分析,鉴别复杂的用药情况并发出警报,以便药师及时采取预防措施,改善患者的临床结果。目前,已经常用的"规则引擎"有肾功能 – 定量给药规则引擎、抗菌药物 – 病原体匹配规则引擎、药动学 – 监测规则引擎等。

四、药品调剂

《处方管理办法》中规定,取得药学专业技术职务任职资格的人员方可从事处方调剂工作。具有药师以上专业技术职务任职资格的人员负责处方审核、评估、核对、发药以及安全用药指导;药士从事处方调配工作。药师应当凭医生处方调剂处方药品,非经医生处方不得调剂。药师应当按照操作规程调剂处方药品,在完成处方调剂后,应当在处方上签名、加盖专用签章或者使用电子签名进行确认。药师对于不规范处方或者不能判定其合法性的处方,不得调剂。药师调剂处方时必须做到"四查十对",即:查处方,对科别、姓名、年龄;查药品,对药名、剂型、规格、数量;查配伍禁忌,对药品性状、用法用量;查用药合理性,对临床诊断。

合理用药信息系统的使用,极大地提升了门急诊药师审方效率和准确性,实现对剂量范围、给药途径、相互作用、重复用药、配伍禁忌、药物禁忌、不良反应、药物过敏、特殊人群用药(老人、儿童、妊娠和哺乳妇女)、肝肾损害剂量、配伍浓度、超适应证、性别用药、成人用药、围术期用药、越权用药和耐药率等的审核。每张处方审核结束后,系统多以"警示灯"形式对药师进行提示。

(一)门急诊药房药品调剂

1. 门急诊药师调配、发药的工作流程　见图 12-3。

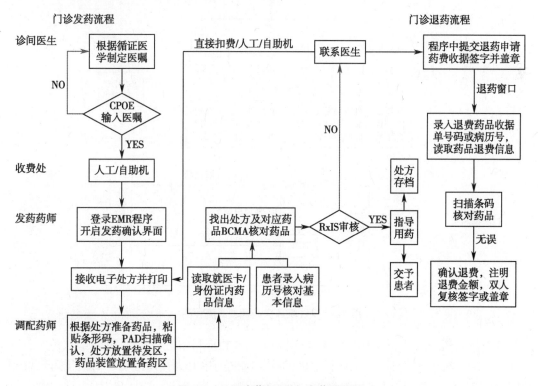

图 12-3　门诊药师调剂、发药流程图

2. 患者用药指导 药师对患者的用药指导通常要求以书面和口头两种形式。书面指导包括加贴用法标签或者打印一张药品使用方法清单交给患者。药师口头交代时,告知患者用药要点,简短解答患者问题。对于吸入气雾剂、胰岛素注射笔和抗凝药等复杂的用药方法或药品,提示患者到专门的药物咨询窗口或药物咨询室咨询。

(二)住院药房药品调剂

1. 住院药房药品调剂工作流程 住院患者用药医嘱分为长期医嘱和临时医嘱。长期医嘱是指执行两次以上的定期医嘱,有效时间在 24 小时以上,医生注明停止时间后失效。临时医嘱指一次完成的医嘱,有效时间在 24 小时内。与门急诊患者用药即开即取方式不同,住院药房药师根据临床科室患者用药特点,每天固定时间段,集中调配药品。住院患者紧急用药医嘱,随时调配。住院药房药品调剂流程,见图 12-4,具体如下:

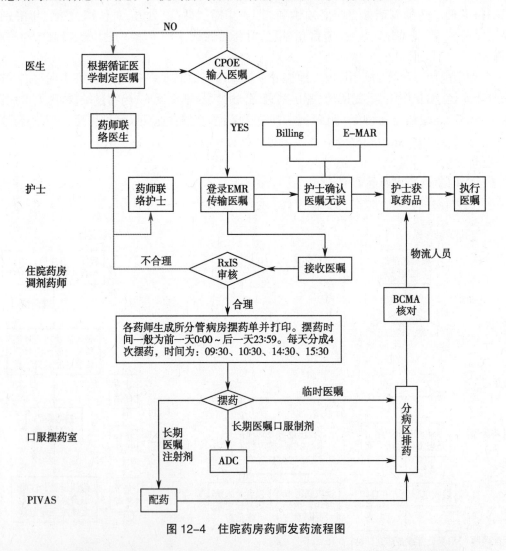

图 12-4 住院药房药师发药流程图

（1）住院药房人员登录 HIS 系统,根据分工选择相应科室进行住院医嘱摆药。

（2）HIS 系统自动将同一临床科室的药疗医嘱摆药单分为长期医嘱（口服药摆药、注射剂摆药）和临时医嘱（注射剂和整盒发药药品摆药）。

（3）药师按照医嘱单审核医嘱，核对药品名称、规格及数量等。将不合理医嘱单独审核。与医生沟通无疑问后确认医嘱，打印发药单。

（4）药师按照发药单中药品的名称、规格和数量信息进行调配，核对人复查。发药单调配完，由调配人和核对人在发药单上签字。药品装箱，物流人员核对后送至病房。病房管药护士，再次进行核对验收。

（5）住院药房调配麻醉、精神药品时，需按照《麻醉药品和精神药品管理条例》严格审核处方，并与 HIS 系统中的电子医嘱核对，经认真审核无误后才能调配。经双人复核后可发药。

2. 住院药房单剂量药品分发　单剂量药品分发是指药师将患者每次使用的药品剂量包装后统一调配。严格的单剂量配药是指药师将患者每次使用的每种药品，按剂量独立包装统一调配。单剂量药品分发可方便患者使用，降低药品浪费、减少用药差错，促进临床合理用药。我国《医疗机构药事管理办法》中明确要求，医疗机构住院药房实行药学专业技术人员单剂量药品分发。自动化摆药机的广泛使用，极大提升了单剂量药品分发的效率、减少差错发生。

（1）单剂量药品调配原则：保证药品准确，确保药品质量安全、免受不良环境的影响，使用方便并以立即给药的形式调配。

（2）单剂量口服药品摆药操作要点：药师拆除药品外包装时，必须核对原药品与分装容器的名称、规格、数量、外观性状、生产日期及有效期，经第二人核对无误后方可装入对应的药盒内。片剂可以拆分成 1/2 或 1/4 片摆药，胶囊剂和不允许拆分的缓控释剂型不予拆分。单剂量口服药品发出后，不予退药。

（3）单剂量口服药品摆药流程：医嘱通过 HIS 系统传至摆药机系统，摆药机自动摆药、装袋、封口、传出；药师进行逐一核对；物流人员送至病房；护士根据口服发药单进行核对，无误后签字。

五、静脉用药集中调配

静脉用药集中调配，是指医疗机构药学部门根据医生处方或用药医嘱，经药师进行适宜性审核，由药学专业技术人员按照无菌操作要求，在洁净环境下对静脉用药物进行加药混合调配，使其成为可供临床直接静脉输注使用的成品输液操作过程。静脉用药集中调配是药品调剂的一部分。医疗机构采用集中调配和供应静脉用药的，应设置静脉用药调配中心（室）（pharmacy intravenous admixture service, PIVAS）[6]。

多年来，我国医疗机构的静脉用药调配工作，都是由护理人员在病房或门诊处置室混合调配完成。传统的静脉用药调配模式存在各种弊端和风险，难以全面保证患者的输液治疗安全。2000 年起，我国医疗机构陆续建设静脉用药集中调配中心并投入使用，极大推进了静脉用药集中调配工作与西方发达国家无菌药物配置技术的接轨，使静脉用药调配逐步走向规范化、系统化、流程化，同时也从环境、设备、人员操作等各个角度做出了显著改善，从而大大提升了患者的静脉用药安全。2010 年 4 月《静脉用药集中调配质量管理规范》正式出台，为该项工作的开展提供了行业标准、理论基础和法律依据。

（一）PIVAS 管理模式

目前，国内运行的 PIVAS 管理模式主要分为三种：药学部门单独管理、药学部门和护理部共同管理、药学部门为主护理部协助。随着 PIVAS 的不断发展和完善,根据 2010 年的《静脉用药调配质量管理规范》的相关规定,PIVAS 的管理模式逐步向药学部门单独管理模式发展。

(二) PIVAS 人员构成及职责

药学部门负责组织、筹划《静脉用药调配质量管理规范》的实施和 PIVAS 工作的持续改进,负责人员学习和培训;在医疗机构领导和人事部门统一安排下,配备符合要求的人员;组织制定有关规章制度、岗位职责;监督检查各项操作规程和规章制度的落实情况。

早期运行的 PIVAS,主要是药学、护理和工勤人员共同组成的形式。根据 PIVAS 的标准操作规程,PIVAS 内的药学、护理和工勤人员各自有明确的分工,发挥各自的技术优势,保障 PIVAS 的运行安全。PIVAS 如不配备工勤人员,其职责由药学或护理人员担任,增加其工作量,一定程度上也造成专业技术资源的浪费。药学人员负责处方审核、临床用药监督、成品质量控制、药品管理和排药准备等工作。护理人员在经过专业培训后,在PIVAS 内主要完成输液调配的工作,同时参与洁净区域的清洁与消毒管理。工勤人员主要负责向病区输送调配完成的成品输液以及进行非洁净区区域的清洁消毒、环境控制等工作。

TPN 和危险药品实行集中调配是国家法律法规的强制性要求,其他抗菌药物和普通静脉用药是采用集中调配还是分散调配模式,医疗机构可根据实际情况自行决定。只有采用集中配置的方式调配的静脉用药才可以经批准后收取调配费。

静脉用药调配中心的建设应根据本机构实际情况逐步建设,不宜一哄而起;要统一认识、做好准备、选址、设计、选择设备、技术骨干与人员配备、信息系统设计、核心规章制度等。PIVAS 运行初期,通常优先选择少数病房试运行,逐步展开服务范围增加病房数量,逐步完善 PIVAS 技术建设与管理体制,鼓励药师参与临床用药,提高专业知识和审方、干预能力;充分发挥专业技术人员作用。

第四节　药品使用管理

一、药品闭环管理体系

美国医疗信息和管理系统协会(Healthcare Information and Management System Society,HIMSS)的电子病历应用分级评价系统被认为是国际上影响程度最深、接受程度最广的电子病历系统。HIMSS 提倡应用信息技术优化医疗卫生活动,从而达到减少患者治疗失误及提升质量的效果,并通过各种渠道鼓励医疗卫生行业加强对信息技术的应用。HIMSS 的评级系统共分为 0~7 级,达到 6 级可认为是部分数字化医院。达到 7 级,就可认为是数字化医院[7]。

(一) 药品闭环管理

传统的医院药房属于药品开环管理,即流程中未加入反馈环节,仅存在始端(医生开具用药医嘱)对末端(患者用药)的影响和作用,不存在末端对始端的影响和作用。药品闭环管理充分利用现代信息技术,对医嘱开具、处方审核及护士给药等环节实行全程监控,实现全流程数据跟踪与整个药品医嘱的闭环管理,进而有效控制医疗质量,也给患者带来更安全、便捷、舒适的就诊体验。评级为 HIMSS6 级或以上的医院,即必须满足达到 5R 要求的闭环药品管理,即正确的患者、正确的药物、正确的剂量、正确的给药和正确的时间。

如何实现药品闭环管理,从而减少用药差错,传统医院较难实现。通过医院信息化建设,使得药品闭环管理成为可能。实施药品闭环管理,将医嘱开具、分解、执行、执行结果的监控或反馈形成一个闭环链路,帮助医生、护士和药师把各种可能的差错率降至最低。药品闭环管理,标志着医院药学管理模式的变革,即从传统的事后管理,走向过程管理,并最终实现医院药房由以往的粗放式管理转向精细化管理。

(二)条形码管理

条形码技术是迄今为止在自动识别、自动数据采集中应用最普遍、最经济的一种信息标识技术,很多国家基于用药安全,都在不同程度地实施药品条形码管理。美国曾因药品条形码管理不完善,误用药品的事故频发。2004 年 2 月,美国 FDA 制订政策,要求药品生产厂商在药品上使用条形码标签,药品供应商发往医院的所有药品必须使用条形码标签,鼓励医疗机构应用条形码技术管理用药过程,提高患者安全和给药的准确性,实现患者用药的 5R。目前,国内多数药品采取零售商品的 13 位条形码,由中国物品编码中心发放,非强制使用,不具有监管、跟踪流向等功能。

二、闭环用药流程

(一)医生开具医嘱

医生根据患者的诊断结果,开具医嘱。合理用药信息系统将同步对医生用药医嘱进行审核,对于不合理用药医嘱,提示医生修改医嘱或提交药师进一步确认。

(二)药师审核医嘱

药师对医生提交的不合理医嘱进行确认,如确认为非不合理医嘱就进行药品调剂;如确认为不合理医嘱,医生就会收到修改或停止医嘱的提示。

(三)药师/护士核对并执行医嘱

门急诊药房药师调剂药品时,严格执行《处方管理办法》要求的"四查十对"、特殊药品需要进行用药交代。护士床旁核对并执行住院患者医嘱,护士安全给药包括以下核对内容:医嘱药品,给药时间和频次,给药剂量,给药途径以及确定患者的正确身份。护士通过 PDA 实现在床旁及时执行给药医嘱,确保病历上的医嘱执行时间和实际给药时间一致,使操作过程在医院信息系统中留下的记录具有可溯性。

三、合理用药信息系统

1985 年,世界卫生组织将合理用药定义为:合理用药要求患者接受的药物适合其临床的需要,药物剂量应符合患者的个体化要求,疗程适当,所需经费对患者和社会均为最低廉。2002 年 1 月,由原卫生部与国家中医药管理局发布的《医疗机构药事管理暂行规定》,将合理用药的定义概括为:安全、有效、经济。国内外研究结果表明,现代信息技术平台和用药决策支持系统,能够辅助医生及时快速地了解患者病情,制订最佳给药方案,有效避免处方错误,促进合理用药。为不断提升患者合理用药水平,国内外医疗机构多已采用商业化的合理用药信息系统。

(一) 计算机决策支持系统

临床决策支持系统具有监控药品调剂、处方集管理、药品价格分析和医保药品分析管理等功能,可嵌入信息系统用于医嘱录入程序、电子化健康记录、电子病例、电子处方及电子给药记录等过程中。临床决策系统主要包括药学信息、用药医嘱、医疗警示和医疗追踪数据库等。药品信息数据库中提供药品说明书、管理机构已批准的临床使用信息等;用药医嘱数据库可根据患者病理生理特点及疾病情况(年龄、体重、肝肾功能等)为医生、药师提供用药参考并方便快速查询;医疗警示可根据医疗机构患者用药特点及时发布用药警示信息。医疗追踪系统通过比较患者用药记录、入院、转院、出院及随访的用药治疗情况,实现对患者用药的整合。

(二) 合理用药监测系统

目前,国内很多医疗机构使用了合理用药软件系统(Prescription Automatic Screening System, PASS)。该软件可从药物相互作用、注射剂体外配伍、老年人警告、哺乳期警告、儿童警告、变态反应等方面对医嘱进行审查。PASS 能够嵌入 HIS 系统,可对医生所开的医嘱进行实时监测,并将监测结果以不同警示色显示在每一条医嘱前提示给医生。

以 HIS 系统为平台,各类合理用药决策支持系统在现代医院临床治疗和药学服务方面越来越显示出其不可替代的作用。它不但强化了医务工作者的合理用药意识,切实提高了合理用药水平,同时,用于患者病历、医嘱与实时药物信息的共享,为临床医生和药师开展工作带来极大便利。

四、药品不良事件监测

世界卫生组织将药品不良事件定义为不良感受,是指药物治疗过程中所发生的任何不幸的医疗卫生事件,而这种事件不一定与药物治疗有因果关系。药品不良事件包括药品标准缺陷、药品质量问题、药品不良反应、用药差错及药品滥用等。《三级综合医院评审标准实施细则》(2011 版)中要求,医院应实施药品不良反应和用药差错报告制度,建立有效的药害事件调查、处理程序。医疗机构应建立药品不良事件报告信息平台,建立药品不良反应与药害事件监测报告管理的制度与程序,制定鼓励药品不良反应与药害事件报告的政策。

(一) 用药差错分级及上报

用药差错是指用药的过程中任何可能导致用药不当或对患者造成伤害的、可以避免的事件。与药品不良反应不同,用药差错是可以避免的事件。差错隐患是指潜在的用药差错,具体是指在医嘱/处方、调剂或用药过程中,在给药之前,由其他医务人员或患者查出并纠正的错误。

1. 用药差错分级　用药差错是医疗差错的重要原因之一,主要包括给药剂量不当、使用错误药品和给药途径错误。根据美国安全用药研究所用药差错报告系统的分级方法,按患者机体受损害程度将用药差错分为 9 级(A~I)。其中,A 级为无损害,B~H 级有损害,I 级为死亡。

2. 用药差错报告内容及特点　用药差错报告的内容包括差错说明、问题调查、药品以及患者情况。用药差错报告系统应至少具有以下特点:

（1）信任：用药差错报告系统必须赢得报告者的信任，消除报告者的顾虑，使其不必担心差错发生后被不公平的评判或处罚。

（2）保密：必须对报告者的身份、差错涉及的人员以及事件的地点保密，以保护其利益，免受不当的困扰。

（3）简洁明确：注意报告的格式和长度；对事件的叙述性描述应把重点放在事件的细节，简要而真实。

（4）反馈：医院必须对报告做出积极、快速、有效的反馈。

（二）药品不良反应上报及主动监测

我国约有 75% 的患者用药是经医生处方得到，且有 75% 的药品不良反应报告来自医疗机构。医疗机构不仅是诊断、治疗疾病的主要场所，也是药品不良反应产生和防治的主要场所，还是药品不良反应监测和报告的主要场所。在医疗机构建立和完善药品不良反应监测与报告管理制度，优化其运行程序，对我国药品不良反应监测与报告工作开展有重要意义。

1. 药品不良反应上报　医疗机构药品不良反应和药害事件监测委员会全面负责药品不良反应监测与报告的总体部署和安排，常设办公机构在药学部门，负责药品不良反应的日常信息收集、整理、核实、分类及保存等。药品不良反应上报可通过直接填写药品不良反应上报表或登录药品不良反应信息平台完成。报告任何可疑的药品不良反应是医生和药师的职责。

全面、持续的药品不良反应上报系统包括对药品不良反应的监测、检测、评估、记录、报告和干预机制，监测高风险患者群体药物治疗的安全性，并推动对专业人员实施有关潜在不良反应的教育反馈。药品不良反应上报应着重于导致不良反应的问题，并实施积极的改进措施。药品不良反应监测方法分为：

（1）自愿报告系统：也称自愿呈报制度，是一种自愿而有组织的报告制度。医生在诊治患者过程中，当认为患者某些症状可能为某种药品所致时，即可填写 ADR 报告表，通过相关的程序呈报给监测机构。该系统通过将大量分散资料的收集、积累、分析、反馈，对各种药品的安全性有较全面的认识，尽早发布用药警示信息，指导临床合理用药。

（2）医院集中监测系统：以医院为单位，由医生、护士和药师共同合作，在一定时间内根据研究目的详细记录药品的使用情况、ADR 发生情况，是有目的地针对某种（或某类）药品的 ADR 的发生率、频度分布、易致因素等进行的。医院集中监测可分一般性全面监测和重点监测。一般性全面监测是指在一定时间内对所有住院患者进行 ADR 的全面监测，可以得到各种药品的 ADR 情况及其发生率。重点监测是对某种肯定的或不能肯定的 ADR 做重点监测，目的是为了查清药品是否存在着某种 ADR 及其发生率。

2. 药品不良反应主动监测　药品不良反应主动监测系统是借助计算机信息化技术、基于触发器原理和文本信息识别技术、大数据挖掘技术，围绕电子医疗数据库开展的药品不良反应监测。能够通过连续的预先设定程序收集 ADR 信息，达到全面获取 ADR 数量的目的，具有病例基数大、病历资料翔实、快速灵活等特点，满足了医疗档案电子化的大趋势，不仅能得到真实世界准确的 ADR 发生率、进而获得相关风险评估数据，也能够转化临床提供用药风险的预警预测，为高水准安全风险评价奠定基础技术工作。相对于被动监测，药品不良反应主动监测是通过连续、有组织的计划，确定在既定人群中出现不良事件的完整数量。主动监测需要事先制订详细的监测计划,包括药品不良事件的收集方案,并通过实施计划,达到全面、完整收集药品不良反应的目的。主动监测的方法是不固定的,比较获得认可的主动监测方法包括集中监测计划、处方事件监测和注册登记。

（1）全面触发工具:2003 年,美国健康促进研究所建立全面触发工具(global trigger tool, GTT)。GTT 是通过在审查病历过程中,使用触发器有目的地定位病历中与不良事件有关的内容,然后进行分析确定不良事件的方法。2009 年,推出第 2 版 GTT 白皮书,共推荐 53 个触发器,分为护理、用药、手术、重症监护、围生期和急诊 6 个模块。

（2）药品不良反应主动监测系统流程:药师根据医生对常见药品不良反应的处置,在触发器界面进行初步设定;医生开具用药医嘱,后台自动记录该信号并汇总医嘱推送临床药师。临床药师查阅患者病历进行医嘱确认。具体操作流程,以药物过敏反应为例:根据 HIS 系统患者使用抗过敏药物情况(如氯雷他定等)、异常实验室指标(如血小板降低、白细胞减少等)和关键文本信息提取(如皮疹、腹泻和过敏等)确定触发条件,追踪药物过敏反应。目前,通过该方法追踪的药物过敏反应准确率约为 10%。根据信息系统大数据结果进一步凝练指标,可提高阳性率;针对严重 ADR 或发生严重 ADR 的药物进行跟踪;针对药品的典型 ADR 开展相关监测,如利奈唑胺与血小板减少、万古霉素与肾功能异常、阿托伐他汀与转氨酶异常、吉西他滨与贫血等;针对 ADR 发生率高的药品,如化疗药物血液系统 ADR 监测,以上方法均可有效提高追踪准确率。

第五节　特殊管理与重点管控药品

一、特殊管理药品

《药品管理法》规定国家对麻醉药品、精神药品、医疗用毒性药品、放射性药品实行特殊管理。各级医疗单位使用特殊药品必须按照国务院颁发的有关法令、法规严格管理。

（一）麻醉药品与精神药品

麻醉药品是指具有依赖性,不合理使用或者滥用可以产生生理依赖性和精神依赖性(即成瘾性)的药品、药用原植物或者物质,包括天然、半合成、合成的阿片类、可卡因、大麻类等。精神药品是指作用于中枢神经系统使之兴奋或者抑制,具有依赖性,不合理使用或者滥用可以产生药品依赖性的药品或者物质,包括兴奋剂、致幻剂、镇静催眠剂等。精神药品分为第一类精神药品和第二类精神药品。2008 年 1 月 1 日,国家食品药品监督管理局、原公安部、卫生部联合颁布的《麻醉药品品种目录(2007 年版)》和《精神药品品种目录(2007 年版)》实施。其中麻醉药品共 123 种,精神药品共 132 种。

医疗机构应依据《中华人民共和国药品管理法》《麻醉药品和精神药品管理条例》和《处方管理办法》等法律法规要求,建立麻醉药品与精神药品管理委员会。该委员会负责制定本院麻醉药品和精神药品管理制度,贯彻落实麻醉药品和精神药品的日常管理工作,定期组织专项检查,定期组织人员开展专项学习。

（二）医疗用毒性药品

医疗用毒性药品,系指毒性剧烈、治疗剂量与中毒剂量相近,使用不当会致人中毒或死亡的药物。《医疗用毒性药品管理办法》规定了 39 个品种,包括中药毒性药物（28 种）和西药毒性药物（11 种）。

医疗机构使用毒性药品,必须根据《医疗用毒性药品管理办法》和《管理毒药、限制性剧药暂行规定》等国家法律法规,结合本机构特点,制定毒性药品的储存和保管、领发、报残销毁和使用管理制度,在各环节严格贯彻落实,并定期监督检查。

（三）放射性药品

放射性药品分两类:一类为放射性核素本身是药物的主要成分,如碘化钠中的 ^{131}I,是利用 ^{131}I 本身的理化特性达到诊断和治疗的目的;另一类是放射性核素标记物,通过被标记药本身的代谢过程来体现。根据《药品管理法》有关规定,国务院 1989 年 1 月发布《放射性药品管理办法》。

医疗机构使用放射性药品,需持有《放射性药品使用许可证》,使用过程必须符合国家放射性核素卫生防护管理的有关规定。被核素标记的化合物必须是药厂生产或经卫生行政部门批准可供人药用的。使用过程中,发现问题应及时通知厂商,随访患者,向有关部门报告。

放射性药品一般均有半衰期,不用的放射性药品必须妥善处理,使其放射性达到国家允许标准。常用处理方法包括放置衰变法、埋存法、稀释法、沉淀法、吸附法、离子交换法。

二、重点管控药品

除国家法律法规规定的特殊管理药品,医疗机构还应对易导致患者用药风险的高危药品、易因使用不合理引发细菌耐药公共安全事件的抗菌药物及不合理使用率较高、导致患者医疗费用超支的辅助用药等进行重点管控。2011 年,世界卫生日的主题是"抵御耐药——今天不采取行动,明天就无药可用"。随着抗菌药物使用增加及细菌耐药情况日益严重,世界各国卫生管理部门均加强了对抗菌药物使用的监管。人口老龄化程度增加,国民医疗费用支出占 GDP 比例呈现逐年升高的趋势。国家医保管理部门从控制医疗费用总体支出的角度,在保证患者必需用药的基础上,对价格较高、疗效不确切的药物严格监控,2016 年 6 月,原国家卫计委发布的《关于尽快确定医疗费用增长幅度的通知》,要求从严管控辅助用药。提升医保基金的使用效率。

（一）抗菌药物

2012 年,原卫生部颁布《抗菌药物临床应用管理办法》。该办法中要求,二级以上医院在药事管理与药物治疗学委员会下设立抗菌药物管理组,其他医疗机构设立抗菌药物管理小组。抗菌药物管理组组织、实施、监测、评估和反馈医院各科室、医务人员使用抗菌药物情况,提出干预和改进措施,持续改进质量,促进医院抗菌药物合理使用。《抗菌药物临床应用管理办法》（2015 版）明确要求,各级各类医疗机构要建立抗菌药物临床应用分级管理制度和医疗机构抗菌药物遴选、采购、临床使用、监测和预警、干预与退出全流程工作机制。抗菌药物临床应用遵循"安全、有效、经济"的原则。

1. 抗菌药物分级管理制度　根据抗菌药物特点、临床疗效、细菌耐药、不良反应、当地经济状况、药品价格等因素,将抗菌药物分为非限制级使用、限制使用与特殊使用三类进行分级管理。

2. 抗菌药物临床应用管理　加强购用管理,建立遴选和定期评估制度。同一通用名称抗菌药物品种,注射剂型和口服剂型各不超过 2 种。具有相似或相同药学特征抗菌药物不得重复列入供应目录。

3. 严格医生和药师资质管理　对不同级别医务人员使用不同级别抗菌药物资格进行限定。初级专业技术职务任职资格医生,具有非限制使用级抗菌药物处方权;中级专业技术职务任职资格医生,具有限制级抗菌药物处方权;高级专业技术职务任职资格医生,具有特殊使用级抗菌药物处方权。药师经培训并考核合格后,可获得抗菌药物调剂资格。

4. 抗菌药物使用特征　医疗机构和医务人员应当严格掌握使用抗菌药物预防感染的指征。预防感染、治疗轻度或者局部感染首选非限制使用级抗菌药物;严重感染、免疫功能低下合并感染或者病原菌只对限制使用级抗菌药物敏感时,方可使用限制使用级抗菌药物。严格控制特殊使用级抗菌药物使用,特殊使用级抗菌药物不得在门诊使用。

5. 建立抗菌药物临床应用情况报告和细菌耐药监测体系　医疗机构应当建立本机构抗菌药物临床应用情况排名、内部公示和报告制度。按照要求对临床科室和医务人员抗菌药物应用情况进行汇总,向上级卫生行政部门报告。非限制使用级抗菌药物临床应用情况,每年报告一次;限制使用级和特殊使用级抗菌药物临床应用情况,每 6 个月报告一次。定期发布细菌耐药信息,建立细菌预警机制。

（二）高警示药品

1996 年,美国用药安全研究所(ISMP)首先提出高警示药品的概念。ISMP 将使用不当会对患者造成严重伤害或死亡的药品称为高警示药品。高警示药品引起的差错可能不常见,而一旦发生则后果很严重。高警示药品目录不是一成不变的,需根据药品不良反应情况做调整。2003 年,ISMP 第一次公布了高警示药品目录,并在 2007 年、2008 年进行了两次更新。ISMP 确定的前 5 个高警示药品分别是胰岛素、阿片类药物、注射用浓氯化钾或磷酸钾、注射用抗凝药和高浓度氯化钠注射液(>0.9%)。

1. 高警示药品管理　高警示药品应设置专门的储存药架,设置专用警示标识,不得与其他药品混合存放。高警示药品使用前,要进行充分的安全性论证,有确切适应证时才能使用,并且需要利用医院的信息系统提交医嘱前提示医生,要求确认是否使用、剂量是否合理等。调配高警示药品要双人复核,确保发放准确无误。病房或诊室备用的高危药品要专人管理、专用标识、使用要双人复核并签字。要加强高警示药品的不良反应监测。

2. 高警示药品常见风险因素及防范　用药管理系统不完善、医护人员交流不充分(字迹潦草、语言表述不清)、缺乏相关药学知识导致的用药混淆、药品相似等因素,均是导致高危药品用药差错的风险因素。广泛使用计算机辅助医嘱系统和临床决策支持系统,临床药师积极参与监督高警示药品使用、加强患者用药知识培训、使用条形码和自动药品分发等新技术、严格遵守临床诊疗指南和操作规程、使用标准的治疗方案等措施,均可提升高警示药品使用的安全性。

（三）辅助用药

辅助用药是指有助于增加主要治疗药物的作用或通过影响主要治疗药物的吸收、作用机制、代谢以增加其疗效的药物,常用于预防或者治疗肿瘤、肝病以及心脑血管等重大疾病的辅助治疗。2015 年 6 月,原国家卫生计生委下发《国家卫生计生委关于落实完善公立医院药品集中采购工作指导意见的通知》。该通知中明确提出:医疗机构应该建立处方点评和医生约谈制度,重点跟踪监控辅助用药、医院超常使用的药品,明确医生处方权限,处方涉及贵重药品时,应主动与患者沟通,规范用量,努力减轻急性、长期用药患者药品费用负担。

1. 辅助用药管理的复杂性　辅助用药在不同使用条件下,其作用和意义不同,有些药品在某些科室或疾病治疗中是辅助的,而在另一些疾病治疗则是必需的。根据目前的医疗发展现状,已经明确命名的疾病中,可以通过药物治疗得到有效控制或者治愈的疾病仅占已知疾病的 60% 左右,另外 30% 多的疾病是没有明确的药物可以治疗的。对于这些尚无明确药物可以治疗的疾病,有些药品具有一定的疗效,这些药品是否属于辅助用药难以明确界定。一些成分不明、作用机制不确切的中药也使得辅助用药的管理难度更加复杂。

2. 辅助用药管理　目前,国家对于辅助用药如何管控尚未制定指导性文件。越来越多医疗机构辅助用药的管理实践证明,对辅助用药实行分类管理,在保障患者必须用药基础上,可显著降低药品治疗费用。辅助用药的分类管理,具体措施包括:

（1）根据药品临床疗效、适应证是否明确、不良反应发生率以及药品价格等因素,对辅助用药进行分类。对于分类属于临床适应证广泛,药品价格昂贵的辅助用药,严格控制使用。

（2）规定辅助用药的医生权限。根据医生权限,使用不同类别辅助用药。

（3）药事管理与药物治疗学委员会定期督导检查辅助用药临床使用情况,对辅助药品消耗及用药进行统计分析,及时发现问题并改进。

与常规药品相比,特殊药品和重点管控药品的使用和管理难度更高。特殊药品的管理存在较大风险性,而重点管控药品的管理由于政策法规的暂时缺位,管理的复杂性提高。医疗机构应充分发挥药事管理与药物治疗学委员会的管理职责,建立健全各项药事管理制度,做好特殊药品和重点管控药品的管理工作。通过加强监督检查,及时发现工作中的问题。通过医疗机构多学科间和医院医护药人员的协同努力,促进特殊管理和重点管控药品管理质量的持续提升,切实保障患者用药安全、有效、经济。

第六节　药物临床试验管理

一、药物临床试验管理信息平台建设

20 世纪 90 年代,发达国家已经开始研发药物临床试验信息化管理系统。该系统的应用解决了药物临床试验过程中大量数据的人工收集、录入、核查、整理等需要耗费大量人力、物力和时间的问题,并确保了临床试验数据的真实性、准确性和完整性。药物临床试验信息化管理具有以下优势：确保临床试验数据采集及时性、准确性及可溯源性，提高数据管理的效率；可以统一规范管理各类临床试验数据资源；缩短临床试验数据交互的时空差距，更及时发出 SAE 的警告信息，促进受试者风险管理；减少临床试验数据采集及处理过程中非客观因素的干扰；实现各级管理部门对临床试验的实时监控。药物临床试验流程，见图 12-5。

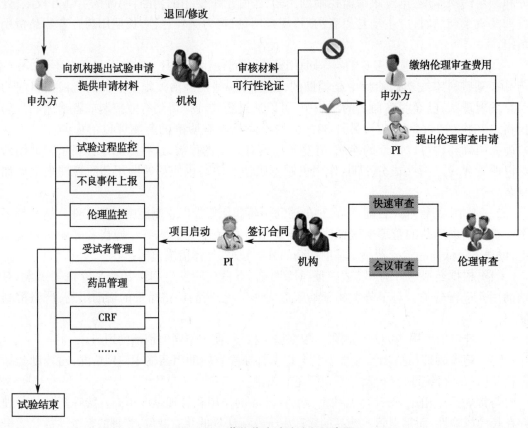

图 12-5　药物临床试验流程示意图

（一）试验项目信息管理

试验项目信息主要包括项目的基本信息、试验设计信息、经费信息、试验药品基本信息等。试验机构应对项目信息进行管理及维护，使参与临床试验的所有研究者能全面了解该试验项目，共享资源，促进沟通和交流。

（二）试验受试者信息管理

试验项目研究者应对入选受试者的相关信息进行管理及维护，包括受试者入组情况、药品发放情况、随访情况、不良事件、严重不良事件的发生情况等，使相关人员能随时查看及监管，对突发事件能做到及时应对。受试者筛选入组时，在医院系统中建立受试者与试验项目的关联，项目管理系统与医院 HIS 系统进行数据对接，将受试者门诊挂号或住院号等相关信息进入项目管理系统，受试者信息从 HIS 自动导入项目管理系统，保证受试者一般信息采集的规范、快捷。对于健康志愿者，进行身份证及指纹采集后关联至项目管理系统。通过信息管理系统可以及时获取受试者试验前、试验中的门诊病历、住院病历、体检报告,查看试验过程中的合并用药信息及检验、检查结果。当试验中出现严重不良事件、不良事件时,研究者及时在系统 AE/SAE 列表项中填写不良事件或严重不良事件的症状、体征、实验室检查,损害出现的时间、持续时间、程度、处理措施和经过等。受试者在系统中的状态包括筛选、剔除、在研、脱落及试验结束,根据试验方案设定受试者时间窗,并于在研后启动随访计划,根据随访计划通过短信方式提醒受试者按时进行随访,当受试者超窗后,系统自动将受试者进行脱落处理,确保试验结果准确性。另外,设置试验项目短信随访与受试者交互问题,通过受试者回复系统进行判断,当出现异常时通知研究者进行相应处理。

(三)试验药品信息维护

试验药品管理流程,见图 12-6。系统中设置"临床试验药品管理"模块及制定 GCP 药房,对试验用药入库、出库、发放、回收、销毁等信息进行实时记录,基于物联网实现对存放药品的环境进行监控和报警。管理者或相关人员可以通过此系统查询试验药品的相关情况,及时对试验药品的情况进行监管。试验药物经药师验收后登记入库,GCP 药房设有温控装置,实时监控温湿度,保证药品按临床试验方案要求进行储藏。对于药品的发放,当受试者行动方便时,受试者凭身份证和指纹取药;当受试者行动不便时,凭研究者指定研究护士的身份识别证明确认取药,护士床边发药必须对受试者进行身份确认。对于药品的回收,需由研究者申请药物回收数量,药房根据申请进行确认,同时生成药品返还申办方或进行销毁报表。

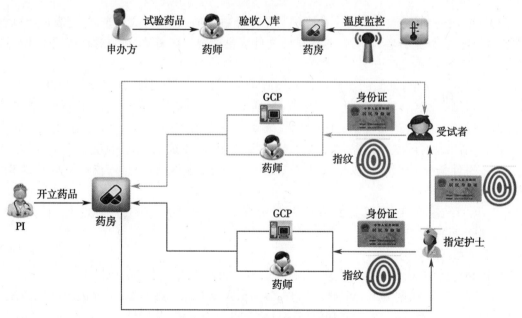

图 12-6 试验药物管理流程示意图

(四)研究者信息管理系统

建立研究者权限及信息模块。只有经过 GCP 培训后拥有 GCP 证书,且在本研究机构具有行医资格的研究者和经过授权或批准的相关人员方可进入该系统,针对试验项目的不同、专业不同、研究者不同,在系统管理功能下,由机构办公室进行用户及角色的维护,授权参加试验的研究者,未经授权的医护人员不得登录本系统。

二、"三级质控"管理模式

在开展药物临床试验过程中,要建立"三级质控"体系和"三级质控"标准操作规程,细化质控内容,多层次全方位地对临床试验进行质量控制,规范开展临床试验。

(一)第一级质控

专业科室的主要研究者负责组织研究人员进行 GCP 及试验方案的学习,监督临床试验遵循试验方案和 SOP,并指定一名研究者作为专业质控员。专业质控员须具有相应医学专业技术职称,对试验方案和各项制度具有透彻认识,可以对临床试验的开展进行内部质量控制,对试验过程中出现的问题进行及时纠正或答疑。其工作内容包括:对知情同意书的签署、临床试验的实施、临床试验的记录、临床试验药品的管理、档案资料的管理、仪器的使用、不良事件的报告和处理。

(二)第二级质控

机构办公室设置专职质控员,即机构质控员。机构质控员须具有医学、药学或相关专业学历,熟悉《药品管理法》《药品注册管理办法》《药物临床试验质量管理规范》以及药物临床试验的各种指导文件,熟悉本院管理模式及 SOP,经过相关技术培训和 GCP 培训。机构质控员须对药物临床试验全过程进行质控检查,督促研究人员遵循试验方案,协助监察员做好访视工作,并负责协调参与试验各相关科室之间的配合,保证试验顺利进行。具体工作程序:

1. 临床试验前的质控检查　检查项目是否经过立项评估、形式审查、伦理委员会审查并获得伦理批件,是否签订协议,临床试验文件资料是否交接清楚,是否对临床试验药品进行验收并记录,熟悉试验方案和流程。

2. 临床试验进行期间的质控检查　知情同意书签署是否规范、真实;受试者是否符合方案标准而筛选入组;随机过程是否规范;各项实验室检查是否按照方案执行;受试者是否按照方案执行治疗并进行随访;是否及时、准确、规范填写 CRF 和研究病历,各项数据和实验室检查结果是否可溯源;药品是否按照规定领取、储存、发放、使用、回收、返还并做相应记录;不良事件是否按规范处理、记录、报告;临床试验档案文件是否完整;仪器的使用、维护、校准是否有记录等。

3. 项目结题质控　临床试验结束后,机构质控员将对该项目实施结题检查。检查内容与试验进行期的质控相同。

(三)第三级质控

机构办公室主任作为第三级质控人员,监督一级和二级质控员的质控工作。在临床试验前对所需提供的文件资料进行形式审查,签署形式审查综合意见表;了解正在开展的临床试验进度,及时掌握和反馈信息,协调解决试验中出现的问题;临床试验结束后,审阅总结报告,掌握临床试验的质量和完成情况。

三、伦理审查管理

(一)伦理委员会人员构成

《药物临床试验质量管理规范》第六十八条规定:"机构伦理委员会是由医学专业人员、

法律专家及非医务人员组成的独立组织,其职责为核查临床试验方案及附件是否合乎道德,并为之提供公众保证,确保受试者的安全、健康和权益受到保护。该委员会的组成和一切活动不应受临床试验组织和实施者的干扰或影响。"

（二）伦理审查管理

临床试验伦理审查参考《药物临床试验伦理审查工作指导原则》,包括伦理委员会的组织与管理;伦理委员会的职责要求;伦理审查的申请与受理;伦理审查;伦理审查的决定与送达;伦理审查后的跟踪审查;伦理委员会审查文件的管理模块,对伦理审查的全过程进行了较详细的规定,具有较好的操作性。伦理审查管理,见图12-7。

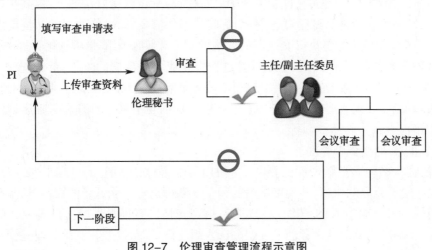

图 12-7　伦理审查管理流程示意图

四、研究人员管理

（一）研究人员资质与职责

《药物临床试验质量管理规范》第十九条指出,负责临床试验的研究者应具备下列条件:

1. 在医疗机构中具有相应专业技术职务任职和行医资格。
2. 具有试验方案中所要求的专业知识和经验。
3. 对临床试验方法具有丰富经验或者能得到本单位有经验的研究者在学术上的指导。
4. 熟悉申办者所提供的与临床试验有关的资料与文献。
5. 有权支配参与该项试验的人员和使用该项试验所需的设备。

研究者必须详细阅读和了解试验方案的内容,并严格按照方案执行。另外,研究者应了解并熟悉试验药品的性质、作用、疗效及安全性,同时也应掌握临床试验进行期间发现的所有与该药品有关的新信息。

（二）研究人员培训和考核体系

对参与临床试验的医师、护士、技师、药师等各级人员进行 GCP 及试验技术培训,培训应包括平时培训、项目启动前培训及试验中培训,还应组织相关人员参加院外 GCP 和临床试验相关技术培训班并进行考核,使从事临床试验相关人员的 GCP 知识和临床试验技能不断更新,为保证临床试验质量打下坚实的基础。同时加强主要研究者对临床试验相关指导原则的培训,使主要研究者在临床试验准备阶段熟悉相应的指导原则和临床试验方案设计规范,科学设计试验方案,对药品及器械的安全性、有效性和不良反应进行科学评价。

五、受试者管理

(一)Ⅰ期临床受试者管理

Ⅰ期临床试验必须保障受试者的权益与安全,受试者招募方式应经伦理委员会审查。Ⅰ期临床试验受试者多为健康成人,如需选择特殊人群,如儿童、老年人、孕期妇女、患者或其他弱势群体等进行研究,应有合理的理由,并采取相应保障措施。试验开始前,应使受试者充分知情并签署知情同意书;试验实施中,应保持与受试者良好沟通,以提高受试者的依从性,及时发现不良事件。试验过程中,知情同意书如需要修改,修改后的知情同意书必须经伦理委员会审批,并再次获得受试者的知情同意。Ⅰ期临床试验信息化管理平台中"受试者的管理"模块协助研究者在临床试验过程中完成大量数据的收集、录入、核查、整理等工作,确保了临床试验数据的真实性、准确性、完整性及可溯源性,提高了研究者对临床试验方案要求的依从性,大大避免了漏查、漏记等现象,同时也有助于管理者对临床试验的进度与质量管理。

(二)Ⅱ~Ⅳ期受试者管理

《药物临床试验质量管理规范》第八条指出,在药物临床试验的过程中,必须对受试者的个人权益给予充分的保障,并确保试验的科学性和可靠性。受试者的权益、安全和健康必须高于对科学和社会利益的考虑。伦理委员会与知情同意书是保障受试者权益的主要措施。Ⅱ~Ⅳ期临床试验信息化管理平台中筛选入组受试者时,需要在系统中建立受试者与试验项目的关联,保证受试者一般信息采集的规范、快捷。试验中出现严重不良事件、不良事件时,研究者应及时在系统中填写不良事件或严重不良事件的症状、体征、实验室检查,损害出现的时间、持续时间、程度、处理措施和经过等。研究者可随时查看受试者入组进度以及受试者治疗、不良反应发生情况,全面了解临床试验进展情况。

六、试验药品管理

试验用药是指用于临床试验中的试验药品、对照药品或安慰剂。试验用药的管理是药物临床试验管理的重要环节,合理、安全、高效的试验用药管理是临床试验结果科学可靠、受试者安全的有效保证。药物临床试验管理规范明确规定,试验用药品须有专人管理,且仅用于该临床试验的受试者,其剂量和用法必须严格遵照实验方案,试验用药的使用记录应包括药品的接收、储存、发放、回收、返还或销毁等。

(一)药品接收

药品管理员在接收药品时首先要确认接收的药品是否是该临床试验项目用药,药品的运输过程是否按照要求进行,是否完好无损,是否在有效期内,药品的名称和批号是否与药检报告一致,药品的剂型、包装和标签等是否与试验方案一致。试验用药品确认无误后,填写试验药品登记表进行详细记录,登记接收的日期,药品名称、编号、数量、批号、有效期、储藏条件等。

(二)药品储存

试验用药品的管理模式主要有三种:中心药房模式、专业科室管药模式、中心药房和专业小药库相结合的管理模式。试验用药品的储存需实行专人、专柜、专锁、专册管理。为确保药品的安全和质量,药品管理 SOP 中规定非临床试验授权人员不得接触药品,并根据方案中规定的储存条件存放药品。SOP 中规定常温存放的药品温度控制在 10~30℃,阴凉存放的药品温度不超过 20℃,冷藏存放的药品温度控制在 2~10℃;药品储存环境相对湿度应保持在 45%~75%。如果药房的温湿度超出规定的储存范围,药品管理员必须及时做出处理,确保药品的储存符合要求。

(三)药品发放

试验用药品只能用于该临床试验的受试者。药品管理员在进行发药时首先对受试者的身份进行核对,确认该受试者是该试验的入组病例,受试者可持研究者开具的专用处方取药,研究者应在处方中注明项目编号、受试者编号、受试者姓名缩写、发放的药品编号及数量。药品管理员应严格按照研究者开具的处方进行发药并填写药品发放登记表,详细记录药品发放时间、药品编号、药品数量、药品批号等。药品发放过程中不可破坏药品的随机性,试验药品如有破损或丢失时应做好登记并注明原因。

(四)药品回收

要求受试者将每次剩余的试验用药品回收至药房,药品管理员负责清点,并询问受试者有无丢失或者多服、漏服等情况,做好登记,写明应还药品数量及实际还药数量,计算受试者的依从性。回收的剩余药品和空包装应单独存放。

(五)药品返还或销毁

试验结束后,药品管理员应对所有剩余药品和回收药品及空包装进行再次清点,并返还给申办方。药品返还时,药品管理员和申办方要对药品的返还数量进行仔细核对,确保药品的接收数量与药品的使用数量和回收数量一致,填写药品返还记录表,并签名和填写日期。试验用剩余药品的销毁必须严格按照销毁的 SOP 进行操作。

药物临床试验是对新药的有效性、安全性进行评价,筛选安全、有效、质量合格的药品,为新药的审批上市提供重要的依据。提高药物临床试验的质量及进行规范化的管理可以保证临床试验数据和结果科学、可靠、准确、完整,并在保障受试者安全的同时保护其权益。International Conference Harmonization–Good Clinical Practice(ICH–GCP)和我国《药物临床试验质量管理规范》(Good Clinical Practice, GCP)都对临床试验质量管理做出明确要求。近年来,许多跨国药物公司在中国建立药物研发中心,中国已成为国际药物临床试验研究基地的重要组成部分,规范药物临床试验的实施并提高试验质量变得至关重要,进行临床试验的机构应按照 ICH–GCP 和 GCP 要求规范管理流程和操作规程、强化管理环节、加强信息平台建设,以保证药物临床试验科学、规范和安全。

附件 12-1　中国医科大学附属盛京医院药学部组织架构简介

中国医科大学附属盛京医院是一所大型综合性现代化数字化大学附属医院,医院药学部门的服务也涵盖了从传统的药品调剂到临床药学服务、药学相关教学、研究的全部领域。药学部门设置规范、齐全。组织架构图,见图 12-8。

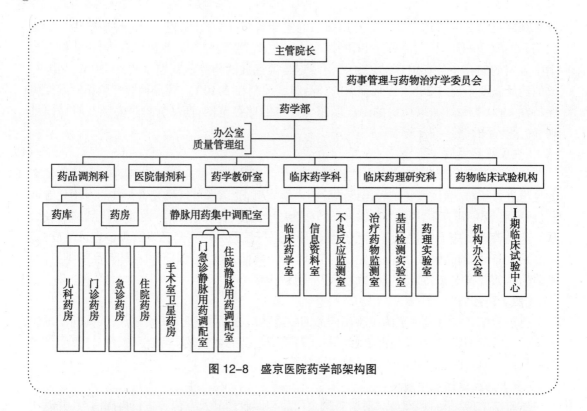

图 12-8　盛京医院药学部架构图

附件 12-2　中国医科大学附属盛京医院全程可监控数字化创新药物临床研究技术平台

　　新药的临床评价是新药在人体(患者或健康志愿者)进行的确定试验药物的疗效与安全性的系统研究,是以证实或揭示试验药物的作用、不良反应而进行的探索性试验,是评判一个药物是否安全、有效的最终环节。这一环节研究的规范与否、结果是否真实可靠,将直接关系到人民的生命健康安全和产业化的顺利推行。目前,我国的临床试验在研究水平、研究质量、规范程度、信息化建设等方面还存在很多问题。

　　针对新药临床试验中存在的问题,中国医科大学附属盛京医院进行了全程可监控数字化创新药物临床研究技术平台的建设和开发,见图 12-5、图 12-7、图 12-9、图 12-10。该平台符合国际试验规范,将临床新药试验设计进行数字化转换,建立管理(一级)和应用(二级)两级 GCP 网络技术平台,多个二级平台独立运行,且统一由一级平台管理,实现客观数据全部客观获得,通过一级平台与二级平台之间的数据交换和传输,完成一级平台对二级平台临床试验全过程的质量监控。两级平台全部数据信息化,数据流具有交互功能。基于授权的两级平台访问、使用和监控,保证临床试验按照设定的流程,全程、实时在指导、监督、调控下进行。建立数据中心,实现国际规范的统计分析计划和试验数据统计;建立符合国际标准的人体生物医学伦理审查和管理体系,通过一级平台全面监督临床试验过程。这一 GCP 技术平台建设,使我国的新药临床试验,真正实现科学、准确、真实、可靠。

　　该平台是基于计算机网络的两级平台,具有以下技术特点:①所有临床试验相关的流程、环节和质量都是按照符合国际规范的临床试验要求设计,保证了试验的科学性和先进性;②所有临床试验相关的数据全部存储在平台上;③所有存储的数据都有研究者的电子签名和受试者的指纹读取,保证试验数据的真实性和完整性;④只有在前一个环节的所有操作充分完成后,后一个环节的操作才能够继续,消除了流程中的人为因素;⑤所有临床试验数据都可查询、统计和分析,为临床试验全过程提供了有效的质量监控手段;⑥客观数据全部客观获得,如标本检测数据、受试者指纹读取以及受试者电子日记卡书写等,最大限度保证整个试验过程中数据的真实性,减少人为差错;⑦两级平台通过计算机网络实现实时的通信,保证数据传输的及时性。数字化、信息化所具有的技术优势,使多个零散的环节和操作组成一个封闭的数字链条,将链条上的临床试验数据量化,操作规范化,流程标准化,过程完整化,从而达到质量可控,过程和结果准确、可靠。

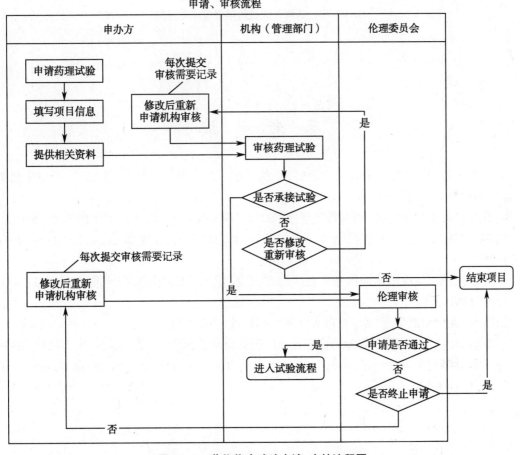

图 12-9　药物临床试验申请、审核流程图

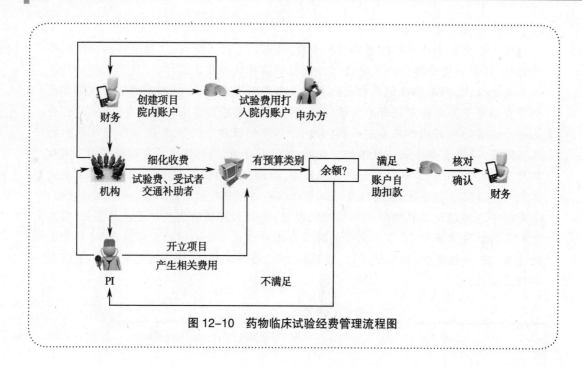

图 12-10　药物临床试验经费管理流程图

（菅凌燕　何晓静）

参 考 文 献

1. 中国药学会医院药学专业委员会. 医疗机构药学工作质量管理规范. 北京：人民卫生出版社, 2014.
2. 美国卫生系统药师协会. 药房管理规范（2012-2013 版）. 北京：人民卫生出版社, 2014.
3. 洪钢. 促进我国第三方药品物流发展的监管对策研究. 中国药事, 2014, 28（11）：1191-1195.
4. 李惠莹, 云雄. 供应链协同服务平台系统在医院药库中的应用. 医药导报, 2014, 33（10）：1398-1401.
5. 张晓乐. 现代调剂学. 北京：北京大学医学出版社, 2011.
6. 刘新春, 米文杰, 马亚兵. 静脉药物配置临床服务与疑难精解. 北京：人民卫生出版社, 2009.
7. 菅凌燕, 何晓静. 国外医院医药学信息化发展及对我国的启示. 中国信息界（e 医疗）, 2014, 11：60-62.

第十三章 医疗设备采购与管理

医疗设备是医院实施诊断和治疗不可或缺的重要组成部分,随着医院级别提高,设备依赖程度就越高,不论是诊断还是治疗都离不开设备支持,为了保证医疗诊治水平不断提高和完善,通过采购不断更新和添置新设备是医院管理的重要内容之一,同时保证采购的设备能够正常运行,并发挥应有的效益,是本章主要阐述的内容。

第一节 医疗设备管理概述

医疗设备管理是医院管理体系的重要组成部分,是医疗质量管理的重要一环。科学、规范化管理好这些设备,使其充分发挥应用的效能,保障医疗质量和医院运行安全,体现成本低、综合效益高的现代管理要求,有效服务于医院最佳效益总体管理目标。

医疗设备管理就是运用现代管理理论、管理技术和方法,紧密围绕设备与临床的内在联系,以安全有效为起点,以质量管理为核心,强化技术管理和应用管理于医疗设备寿命全周期的整个过程[1]。它是技术管理与经济管理密切结合的全面动态管理。

一、管理特点

1. 法制性 医疗设备管理是涉及法规、政策较广泛的一种管理活动,受到多行业监督监管,关系到行业作风和廉政建设。

2. 全过程 结合技术、经济诸方面管理,对设备生命全周期实施全程、全方位管理和追求周期费用最经济合理的综合管理。

3. 标准化 执行医疗设备管理相关标准和规范,建立标准操作流程,将各种制度、规范、流程等管理手段有效的整合,使之在一个管理体系内互相促进、互相监督及持续改进。

4. 信息化 医院数字化医疗设备的广泛应用和信息化网络建设为医疗设备管理在计划申报、采购审批、固定资产、运行监控、报修维修、效益分析等方面提供了良好的应用平台,逐步完善实现全过程信息化管理,无疑将使医疗设备管理效率和水平迈向新的台阶。

二、管理基本原则

1. 装备合理 装备的设备需与医院规模、功能定位、区域服务需求、诊治量、人员技术力量等方面相适应。

2. 经济适宜 购置前对需求进行评估和技术论证,在设备使用周期内进行成本效益分析,对设备购置成本和运行成本进行有效地控制,使资金使用效益最大化。

3. 技术先进 就是要时刻关注医学技术发展动向,适时引进先进技术设备,促进医院发展和诊治水平提高。

4. 安全有效　医疗设备使用效果好坏直接关系到患者健康和生命安全,在管理过程中须始终把设备安全的有效性和可靠性放在首要位置,保证设备进入临床使用的技术风险可接受,达到预期诊断、治疗目的。

5. 保证质量　设备质量是服务于医院的根本,是安全有效的保证,是发挥利用率和效益的基础,是全过程管理的核心。

三、健全管理体系

医疗设备是医院重要资产,具有种类多、技术性强、购置投入大、使用周期长等特点;在采购、使用、技术保障各环节质量管控涉及众多科室和人员,管理难度大。

健全医疗设备管理体系,建立由院长为主任,医疗、护理、设备管理及相关职能部门负责人为组员的医疗设备管理委员会,在统一领导下,分级负责,明确责任及考核目标。其主要职责为贯彻执行国家相关法规、方针和政策;完善设备管理制度和职责,对采购计划综合论证和审批;组织协调相关科室关系;对临床在用设备应用质量监督检查等,全面领导医疗设备管理工作。

加强设备采购工作的专项管理,成立由招标采购主管院长为组长,纪委、院办、财务、临床、设备管理职能部门负责人组成医疗设备采购领导小组,负责组织开标与评标、百万以上贵重设备采购前再次论证、遴选招标代理机构,对采购结果及采购过程发现的问题及时在院长办公会上进行反馈,纪委对采购全程进行监督等。

遵循归口管理,医疗设备管理部门负责医疗设备日常运行和管理,融合技术与职能管理双重功能,强化质量控制和应用管理于临床准入与评价、临床应用、技术保障全过程闭环管理。

第二节　医疗设备概念及分类

一、医疗设备与医疗器械

医疗设备也有称医学设备、医用设备、医疗仪器设备等。广义解释是指用于医学领域中有显著专业技术特征的物质与装备的总和,包括器械、设备、软件、器具、材料和其他物品。国务院颁布的《医疗器械监督管理条例》中称为“医疗器械”,并有明确定义,即指直接或者间接用于人体的仪器、设备、器具、体外诊断试剂及校准物、材料以及其他类似或者相关的物品,包括所需要的计算机软件。

医疗机构通常将列入固定资产管理、依靠电能或者其他能源,需要维护和质量控制使其保持功效的医疗器械称为医疗设备,即狭义上的“医疗设备”,以区别耗材及其他类似的物品。本章所探讨的全过程管理都是围绕“医疗设备”来展开,因此,需注意政策法规与行业管理在概念上的差异[2]。

二、分类

行业分类是原卫生部于 1999 年发布按设备属性和用途进行分类与代码,2000 年《医疗器械监督管理条例》颁布,国家规定对医疗器械按风险程度实行分类管理。了解分类体系便于从不同专业角度和不同技术层面充实设备管理内涵和侧重点，便于信息数据资源交汇共享[3]。

1. 依据使用风险程度分类　《医疗器械监督管理条例》规定，国家对医疗器械按照风险程度实行分类管理，分类目录由国务院药品监督管理部门依据医疗器械分类规则，由国务院卫生行政部门制定和调整。做为国家法规确定的分类标准，该条例对做好医疗设备质量管理，保障安全使用具有重要指导意义。

医疗器械根据使用安全性分为三类：

Ⅰ类：是指风险程度低，通过常规管理可以保证其安全、有效的医疗器械。

一类医疗器械实行备案管理。国产医疗器械向所在地市药监局申请备案、进口医疗器械向国家药监局申请备案。

Ⅱ类：是具有中度风险，需要严格控制管理以保证其安全、有效的医疗器械。

二类医疗器械实行产品注册管理。国产医疗器械由省药监局审批、发给注册证；进口医疗器械由国家药监局审批、发给注册证。

Ⅲ类：是具有较高风险，需要采取特别措施严格控制管理以保证其安全、有效的医疗器械。

三类医疗器械实行产品注册管理，由国家药监局审批、发给注册证。

2. 依据临床用途分类　医疗设备按临床使用用途分为诊断设备类、治疗设备类、辅助设备类三大类。

（1）诊断设备类：包括影像检查设备、功能检查设备、内镜检查设备、五官科检查设备、病理诊断设备、临床检验设备、专科特殊设备等。

（2）治疗设备类：包括病房护理设备、手术设备、放射治疗设备、理化治疗设备、透析治疗设备、激光治疗设备、急救设备、其他类（如微波、高压氧舱）等。

（3）辅助设备类：如消毒灭菌设备、血库设备等。

第三节　医疗设备采购管理

本节主要从盛京医院医疗设备采购管理流程为例，阐述医疗设备采购管理的相关方面内容。

流程：临床上报年度购置申请－设备管理部门汇总并评估论证－编制全院采购计划初稿－设备管理委员会综合论证审核－根据财务年度预算－形成全院采购计划修改稿－院长办公会讨论－医院职代会通过－形成年度采购计划定稿－分期分批通过医院信息化系统上报预招标项目审核审批－政府采购平台上报政府采购审批－卫生主管部门审批－政府采购办审批－确定采购方式－委托招标代理机构－政府采购平台发布招标信息－确定开标日期－出售标书－成立评标小组－开标确定中标人－政府采购平台公示中标结果－签署合同。

一、申请

临床各科室年度购置申请（单价万元及以上）都需通过医院办公化系统按要求的时间

内统一上报。申请表内容包括：申请科室、申请人、申请日期；生产厂家及规格要求（三家）、数量、价格估算、经费来源；设备用途（先进、常规、科研）；技术力量；安装条件；临床使用范围；设备现状（数量、档次、更新、新增）；有无收费标准；上一年检查（例数、收入）；预期社会效益和经济效益；单价大于30万元附可行性论证报告。

二、评价与审批

设备管理部门将各科室申请汇总后进行分析评价，为下一步领导决策提供可信、正确的信息。

1. 需求评价　包括新购设备是否具备使用条件和技术力量、物价收费、是否使用耗材及耗材价格、运行成本、预测利用率、效益目标等；原有设备增加或更新的调查了解设备在用情况、数量、功能利用、使用年限、技术状况、是否影响到正常工作、是否增加床位、上年度利用率和效益回收等。

2. 技术评估　包括设备档次、性能指标、技术性、安全性、预算价格是否合理、投入成本、维护成本、使用寿命、效率效益等。

3. 大型设备　根据区域配置规划要求和现有设备数量及功能状况，对单机日常检查利用率、科研需求、先进技术对学科和医院促进作用、人员技术条件、机房及配套设施、投入及运行成本等方面并结合上年度成本效益分析，充分评估可行性、必要性和设备需要配置的功能档次。将分析评价和预测情况汇总，制订初步年度计划方案，提交设备管理委员会。

4. 审批　设备管理委员会结合医院上年度财务报告，确定本年度可以用于购置设备的资金预算后，依据经济合理、技术优先、资源共享原则和医院运行、发展需要，进行综合论证和择优筛选，提交院长办公会讨论，医院职代会通过，形成医院医疗设备年度购置计划。

三、上报政府招标采购

依据财政部《政府采购品目分类表》，按照各地区政府采购管理部门规定的达到一定单位价值的医疗设备均通过政府招标采购。对年度采购量大，在计划执行中需按临床需求轻、重、缓、急分期分批整理上报，合理安排时间和间隔，避免财务资金集中使用。

1. 采购前院内审批流程　通过医院办公化系统上报本次需批量采购项目清单，经招标分管院长、院长审批，纪委、院办、财务负责人知晓，使院领导及相关人员清楚医院近期要采购设备的项目和内容。

2. 院内审批流程通过后，通过政府采购平台上报政府招标采购审批流程。

3. 采购方式　医疗设备招标所采用的采购方式，政府采购主管部门一般是依据申报采购项目预算价格大小来审批确定。政府采购规定公开招标、竞争性谈判需委托招标代理机构进行，询价采购可由采购单位自行组织。单位自己组织采购无论从标书制作、招标信息发布渠道等都难做到完善，医院最好也将询价采购委托招标代理机构按规范程序去做。

4. 招标投标法规定招标人有权自行选择招标代理机构。如何选择招标代理机构也是采购管理环节的一个程序和规范问题，医院可采取由招标采购小组组织对进入政府采购供应商库内获得资格审核的多家供应商进行公开遴选招标，择优选取几家招标代理机构轮流为医院执行招标代理服务业务。

四、制定招标文件

招标文件固定格式及通用条款由招标代理公司按照相关法规、政策文件要求去规范制作,医院需提供技术参数、配置要求和设备说明(交货期、交货地点、验收标准、售后服务、付款条件、评标办法)等内容,制定技术参数需把握规则和需求、质量和价格之间的关系,是有难度但又必须努力做好的一项技术工作。

1. 制定技术参数前准备

(1)确定设备档次、国产或进口:依据医院规模、科室实际需求及计划预算资金多少来综合确定。

(2)对具备相应档次的各家产品进行摸底和商谈;了解市场有代表性用户购买情况,特别是对技术、质量、售后等方面的反映;分析比较各厂家同档次技术规格、配置和性能及同档次与高端、低端之间有何差别;大型设备可邀请各厂家进行授课介绍产品。

(3)参考医院以往采购过或同类产品的参数配置和价格情况。

(4)单价百万元以上设备在制定参数前应经过招标领导小组集体论证后制定。

2. 制定技术参数和招标要求　申请科室按实际工作需要提供技术参数和配置标准,设备管理部门审核及做必要的补充或修正。

(1)由于医疗设备的特殊性,医院规模和专业技术特长不同及不同使用人员都可能站在不同需求角度提出不同的要求,给公正制定参数带来困难。因此,应强调满足实际工作需要为原则,合理或慎用 * 号项。

(2)大型设备在制定参数时,应限定各家都具有的对应档次和必需的统一配置,对某些独有特点或软件功能不应过分强调,充分引入可比和竞争。

(3)经过前期调研和市场摸底,制定合适的最高限价,往往会取得事半功倍的效果。

(4)通用性能的多数医疗设备宜采用低价评标法,大型设备、有特殊需求的设备可采用综合评分法,依据具体的实际情况合理选择。

(5)制定大型设备国际招标文件,应要求生产厂家直接投标,并在配置中将需要的配套设施(或为第三方产品如高压注射器、机房精密空调、屏蔽装修等)包含齐全。打包采购不仅具有好的价格优势,针对中标方一家统一售后也可避免各第三方在衔接上或发生故障时相互推脱责任或扯皮。

(6)大型设备准备购买续保服务在编制招标文件中应同时明确。保修价格一般设为中标价的百分比(如 CT 含管球和探测器的全保修服务小于中标价的 8%,不含管球小于中标价的 5%,磁共振含磁体、冷头、液氮、屏蔽装修全保修服务小于中标价 5%。),根据具体情况合理制定。将保修价格与设备中标价绑定,可同时获得设备中标价格低保修价也低,避免设备质保期满后再与厂家商谈保修的劣势地位,同时也省略了按规定对购买保修服务和更换高价值配件也需进行政府招标采购的程序。

五、出售标书

投标商根据招标公告中合格投标人资格条件要求,携带盖有公司公章的"三证"等证件复印件,到指定的招标代理机构购买标书,招标代理机构应认真审核其真实和有效性,必要时通知采购人共同审核,符合资格条件后方可出售标书。

六、评标与谈判

评标时认真审查各家资质和信誉,依据厂家技术白皮书或技术检测报告及公开发行的产品彩页对参数应答表逐项进行核对,严格质量技术标准;使用科室负责人作为本单位评审专家,依据规则结合临床需求给予合理评价;竞争性谈判时要善于利用医院影响力、付款优惠条件等优势和谈判技巧争取好的价格及尽量长的质保期。

七、签订采购合同

招标程序完成后,应及时签订采购合同。合同标准文本由招标代理机构制定,院方须认真核对政采审批编号、货物名称、规格型号、数量、中标价格、验收标准、付款方式、质保期、服务承诺、配置清单、技术资料、明确到货期、到货具体地点、谁负责卸货搬运等细节,与招、投标文件、谈判结果和成交通知书一致后正式打印出具。合同一式五份,由设备管理部门负责人签字后统一报送院办登记,再经招标主管院长、院长签字或有关部门会签后盖合同章。合同返回招标代理机构一份备存。

第四节　医疗设备运行管理

医疗设备运行管理包括安装、培训与验收管理;资产与档案管理、使用安全控制与风险管理、经济与效益管理、报废与审批管理。

一、设备安装、培训与验收

1. 安装前准备　大型设备安装前严格按照厂家提供的图纸、技术要求认真准备,改扩建机房涉及工程较大的由设备管理委员会组织协调,设备管理部门需多和使用部门、后勤部门协商沟通,按期保质保量完成。前期准备主要包括环评、机房、供电、地线、上下水、气源、网络等。

2. 安装调试　开箱安装前,由设备管理员、分管临床科室维修技术人员、厂家工程师及使用科室人员共同按合同和配置清单认真核对规格、设备及附件数量、合格证、说明书;查看外观、生产日期、序列号、标识等并填写安装验收报告单相关记录部分,安装及调试由厂家派出有经验的合格工程师进行,对各项技术功能逐一调试。

对列入国家《检验检疫机构商品目录》内的进口医疗设备到货时,由外贸公司或院方及时联系海关商检部门,外贸、厂家、用户共同配合商检进行现场开箱查验,商检通过后方可进行安装,商检证明纳入设备管理档案。

3. 用前培训　使用前,须对操作人员和设备技术人员进行培训,操作人员应对关键技术尽快熟悉和掌握,技术或功能较复杂的另安排时间进行专题培训,设备技术人员应了解常见故障处理方法。培训报告需记录时间、地点、参加人员、培训内容、再次培训时间并签字与安装验收报告一并存档。

4. 技术验收　设备验收由使用科室负责人、设备管理员及维修技术人员、厂家工程师组成验收小组共同进行验收并签署验收报告。技术验收包括功能配置及性能指标检测,不具备检测手段的申请质量技术监督部门来检测,发现质量不合格要及时登记,要求退换或索赔,确保验收的设备符合出厂标准。

5. 对需要试用、借用的医疗设备,须由申请科室主任填报申请表,经医疗部门审核理由及安全风险预评估,同意后,由设备管理部门审查"三证"及相关资质,真实、有效并安全风险再评估,各部门都同意签字后才能进入临床安装使用;对临床试验设备,需经过医院伦理委员会集体讨论,充分评估受试者权益和风险,并具备国家认定的专业检测机构出具的质量检测合格报告,集体通过后方可进入临床试验。

二、资产与档案管理

1. 资产管理　新设备验收后,及时办理入出库手续,在每台设备合适位置黏贴唯一身份识别条形码,保证一物一码,全程跟踪。应用医院信息化管理平台资产管理模块,对医院医疗设备固定资产各类信息进行全面、动态管理和实时监控;方便、快捷按使用科室、医教研用途、风险等级、资产折旧等分类查询及在用、待用、已报废分户管理和分析统计等功能;使用科室可依据管理权限查阅、核对本科室资产状况。资产账目管理由财务下派相对固定人员,每月向财务上报新增设备、科室间设备调配后变化调整及维修消耗清单,核对出入库、金额折旧、报废等与财务总账一致性。定期对设备资产进行清查核对,做到账、物、资金相符,保证资产安全完整和使用科室准确,是开展质量安全管理和效益分析评价的必要条件。

2. 档案管理　单价万元以上设备应纳入档案管理,并逐步建立、完善设备电子档案。设备管理负责人应协助档案管理专职人员及时收集、整理和录入。对设备档案编号立卷,建立检索目录。

设备档案包括购置申请、可行性论证报告、请示及批复、政府采购审批表、招投标文件、评标报告、中标通知书、合同及配置清单、廉洁协议、发票及真伪查询复印件、开箱单、装箱单、说明书、操作手册、合格证、安装调试报告、培训报告、验收报告、维护保养报告、维修报告、检测报告、保修合同、图片、影音等全过程形成的文件资料。

应将全部纸质档案内容制备电子档保存,方便日常查阅及信息化系统应用。年度购置形成的档案材料在次年初移交院档案室规范管理,办理交接手续。

三、使用安全控制与风险管理

在用医疗设备风险管理贯穿于安装验收、临床使用、保障等管理的始终,对风险进行分析、评估和控制,确保临床使用的安全性和有效性[4]。因此,须加强设备临床使用安全控制和风险管理意识,加强对临床设备安全使用的宣教,建立设备安全使用制度、安全检查制度、报告制度和安全监测记录,掌握设备应用质量安全情况并及时反馈于临床,征求使用科室意见,定期对应用质量安全情况进行评估和总结,对发现的安全隐患制定应对措施及时改进。

1. 资质管理及培训　加强使用者的操作培训是降低医疗设备使用风险的有力措施。对入职人员根据不同专业岗位实行资质管理;新员工在临床实习阶段及入职时岗前基本技能培训使之具有一定的操作基础;在新设备安装时对使用人员应用培训;设备应用过程中医疗、护理部门定期组织急救设备规范使用示教、比赛和考评;设备管理部门针对不同科室和设备特点请厂家技术人员进行再培训等,通过多种培训途径使操作人员能够对设备熟练掌握、合理规范使用。

2. 新设备在使用前按操作手册制定操作规程及使用注意事项,严格按规程正确操作;大型设备、特种设备持证上岗,高风险设备使用前检查设备功能是否正常;大型贵重设备建立使用操作记录和安全责任人;由护理部统一明确病房护士长即为本科室设备管理员,负责本单元设备明细与管理部门一致、监督日常保养、应用质量状况、申请报废等管理工作,保持与设备管理部门及时沟通,协助设备清查盘点,轮转时要对本科室设备台数、应用状况认真交接。

3. 对高风险设备严密监管、监控 对各 CU 急救设备、生命支持设备、高压氧、高压灭菌器等制定运行监控记录表,各科室分别由对应技术人员进行日巡视,征求使用科室意见和建议,并详细记录应用质量安全情况。

4. 设备管理部门设置质量管理员,检查内部预防性维护保养、维修、巡视制度执行、各种记录及时记载等情况;检查使用科室日常保养、操作记录、使用管理制度落实等。定期将检查情况小结,在科室内部进行反馈评价,针对问题提出改进措施并组织落实。

5. 确定科室设备使用管理目标 为确保设备安全规范使用,提高利用率,达到预期效益管理目标,对成本、折旧、利用率纳入科室全成本核算管理;将应用质量、技术效益、安全使用纳入科室绩效考核和星级科室评比,也是再申请购置可否获批的参考依据。

6. 不良事件监测 以维修人员分片负责制组成全院监测网络,告知临床使用科室及时报告可疑不良事件重要性,临床各科室应指定专人负责对不良事件收集、整理和上报,在诊疗过程中发现医疗器械不良事件时,应立即停止设备使用,报告给设备管理部门。设备管理部门应及时安排相关人员进行调查、收集、分析和评价,在事件发生 24 小时内登录省市药监局网站,按《医疗器械不良事件报告表》中要求内容准确填写直接上报,同时报告给医疗管理部门。设备管理部门应将调查情况和监管部门界定情况的风险程度及时向使用及相关科室通报,以引起警惕,避免再次发生或决定是否暂停、终止高风险设备使用。

四、经济与效益管理

经济与效益管理目的是以合理的投入,发挥设备最大使用效率,延长设备使用寿命,获得尽可能大的经济效益和社会效益,促进医院可持续健康发展。包括投资论证决策、采购、使用、运行维护、资产折旧等,是全过程管理重要内容。

1. 每年对医疗设备特别是大型设备使用情况及成本效益进行量化、评价和分析[5]。客观地评价经济管理状况,为科学化管理好设备提供依据,为医院领导"再配置"决策提供参考意见。

2. 成本效益分析采用年投资收益率=(年纯收入 ÷ 投资总额)×100%。年纯收入为总收入(年检查例数 × 相应收费)减去所有相关运行成本(折旧费、房屋水电费、维护费、人力成本等)。年检查例数可直观反映设备利用率,是重要评价指标。医院信息化建设和完善,为成本效益分析获取相关准确数据提供了便利。

五、报废与审批管理

1. 申请与鉴定 医疗设备报废由使用科室提出书面申请,说明报废原因,设备管理部门负责人组织技术人员及使用科室负责人,依据报废标准做出报废鉴定,认定可以报废的填写一式三份《行政事业单位国有资产处置审批表》。大型贵重设备报废先通过有资质的专业机构检测认定后按程序执行。

2. 审批与处理　设备报废申请表经财务部门审核后报主管院领导审批,报废数额50万元以下经上级卫生行政主管理部门审批,财政部门备案;50万元以上经国有资产行政管理局审批。经批准同意报废的设备,由设备管理部门收回按国家有关规定处置,并及时办理设备报废财务处理手续,建立报废设备残值账目,报废残值收益全部留作补充、更新设备之用。

第五节　在用医疗设备质量技术管理

在用医疗设备质量技术管理包括人员、风险管理及质量检测、预防性维护保养与维修、计量管理。

一、人员

维修技术人员是质量技术保障主体,近年来具有生物医学工程、自动化、计算机等专业背景毕业生陆续充实到技术管理队伍,有效改善了技术队伍层次和自主维修能力。重视对技术人员培养和职业素养提升,不断学习新技术,开展内部技术交流和多渠道培训,在工作实践中不断增强设备质量控制和管理能力。

二、在用医疗设备风险管理和质量检测

1. 设备在临床使用中,使用人员及维修技术人员要充分认知风险是普遍存在的,具有客观性、不定性和危害性等特征[6]。风险产生主要原因有设备本身在设计、生产过程中存在的某些"缺陷";临床使用操作不当;设备在使用中出现故障;维护保养、性能监测不到位,设备带病工作;设备电气、机械等安全性引发的安全事故等。

通过风险认知,结合设备本身具有的结构特点、使用方法、临床功能及预期目的、历史故障记录、不良事件历史记录、监管部门或厂家特殊要求等进行风险评估,以此来确定设备风险等级,依据风险等级制订有针对性保养计划、维护周期和频次及合理贮备可能更换的易耗品和备件。

2. 质量检测　设备管理部门应组织技术骨干建立以医疗设备控制项目为主题的质量控制小组[7]。用单位自身具有或厂家具备的专业检测工具,联合厂家开展对风险高、数量多的高频电刀、呼吸机、麻醉机等应用质量进行年度检测及修后用前的质量测试。通过数据汇总、分析评价,了解应用质量和维修状况,指导后续保养和预防性检修。

三、建立以保为主、保修并重的三级维护保养制度

1. 日常保养由临床科室保养人完成,包括开机前交接班记录、外观检查、旋钮位置及是否有松动、插头插座有否氧化或接触不良、管路及各种连接线连接是否正确、清洁、润滑、紧固等,无法处理的及时与设备维修技术人员取得联系。

一级保养由维修人员配合科室保养人完成,有计划地进行电气安全检查插头、连接线有无老化破损、接地是否良好;机械部分清洁、润滑、紧固;进行内部清洁、清洗过滤网及有关管道,局部解体检查和调整;通电检查各指示灯、各功能设置、各项报警是否正常;内置电池

充电不足督促及时充电、按说明书要求定期更换耗材和及时更换性能下降的配件。

二级保养为预防性维修,根据设备风险评估,运行规律和磨损情况,有计划制定维修周期,由维修人员对仪器设备主体部分进行解体检查和调整,更换达到磨损限度的零件,以减少故障发生提高设备完好率。

2. 对维护保养中遇到的问题要加强研究和改进,要从单纯以时间周期为基础的保养制度,逐步发展为以设备实际技术状态为基础的保养制度。从静态管理发展为动态管理,开展设备状态监测工作,从预防维修向预知维修过渡。

维修技术人员每次维护保养后,应认真填写维护记录单,包括设备名称、条码号、序列号、使用科室、执行时间、维护内容、再次保养时间等。维护记录需有临床使用人或护士长签字确认,维修负责人定期检查。

四、维修管理

1. 临床通过信息化系统报修(短信提醒),维修人员要及时到位给予解决,因技术或配件原因一时无法修复要及时告知临床原因。维修流程包括报修科室、故障现象、设备地点、报修时间、响应时间、维修过程、更换部件、修复时间、相关性能检测等在维修系统要详细记载,对每月统计维修量、评价服务、开展故障技术统计分析确定下步预防性维修重点留有详细记录资料。

2. 对自身技术能力无法修复的及时联系厂家技术人员进行维修,保证维修质量和配件质量。

3. 购买保修合同的设备依据保修合同,监督检查厂家及时维护保养和维修执行情况,保修厂家需于每年底将保养、维修及更换部件资料汇集成册,交由设备管理部门备案保管。

4. 对于运行多年或使用频率高的设备,通过预防性维护、维修、质量检测难以维持其效能,向临床科室提出更新建议,有计划性地加快设备更新周期。

五、计量管理

1. 设备管理部门应设专(兼)职人员负责计量检定工作,建立计量设备管理台账和清单,根据计量法有关规定配合计量测试部门对医院在用医用计量设备进行周期检定和校准,这是由专业测试人员完成的一种严格质量确认形式,具法制强制性,是质量控制的最后一道防线。第三方检测服务是今后医疗设备质量控制的发展方向[8]。

2. 组织临床科室按规定时间及时将小件器具设备送至设备管理部门进行集中检定,较大型设备提前通知临床科室安排好患者占机时间以保证检定人员下科室检定顺利进行。检定合格的规范黏贴标有检定日期的合格证标签,经检定不合格的设备不得继续使用,经再次检修仍不能恢复精度可申请报废处理。每年检定报告分类管理纳入设备管理档案。

第六节　设备付费与保证金管理

付费是依据招标文件及采购合同付款条件的约定,向卖方支付货款的经济管理活动。付款条件与医院经济运行状况有关,也关联到供方投标价格和参与投标积极性,因此,在制定招标文件时,须将采用何种付款条件(付款期限、是否分期支付或预付定金)等明确说明,以免在签订合同时引起不必要的争议。

一、人民币内贸合同

坚持先到货、后付款原则,在设备安装验收合格、稳定运行后,厂商提供发票3个月内付款。

二、外贸合同

采购大型设备外贸合同对方需收到信用证后才能发货,要预付一定比例定金。进口货物通过委托外贸代理公司运作,需对预付定金及外贸进行必要的风险管理。

1. 采购不能获得国家政策允许减免税的进口大型设备时,在招标文件中要求投标人一律采用人民币报价(如必须外币报价,也同时报出即时折合人民币含税价格),使中标价格以人民币形式固定下来。外币报价存在汇率波动及不同外贸代理商代理费不近一致等因素,使最终人民币结算价格与中标外币价难以用固定比率计算。

2. 由卖方选择外贸公司　采购大型医疗设备应要求生产厂家直接投标,国内几家大型外资企业都与有一定规模医院有良好的合作关系,外资企业内部管理也相对规范,由中标生产厂商来选择他们之间有良好合作、信誉好的进口代理商,签订买方、卖方、外贸代理方三方协议,并在合同条款中明确各自担当的责任和义务,由买、卖双方共同分担外贸风险。

3. 签人民币内贸合同　现在很多大的外资企业都在国内注册有某某贸易发展公司或投资公司,并公司内部具有外贸代理权,同时很多省市已开放人民币结算贸易,可与中标厂家直接签人民币合同。

三、发票管理

设备验收合格后,厂商提供发票需同时附有盖有公司发票专用章的发票领购本或发票真伪查询复印件,查验发票公司名称、开户行、账号、设备名称、金额及数量须与合同内容一致,报账发票经设备管理部门经办人、负责人签字报财务主管院长、院长审核签字后,将发票附采购合同、出库票据一并送财务部门。

四、保证金管理

依据质保期年限,一般留取5%~10%质保金;待设备验收合格满一年后支付,以利质保期内对卖方售后服务约束和缺损零配件的及时更换与维修。

(高丽达)

参 考 文 献

1. 于京杰,陈锐华,汤黎明,等. 医疗设备管理在医院管理中的地位和作用. 中国医疗装备,2008,23(11):66-67.

2. 谢松城,徐伟伟. 医疗设备管理与技术规范. 杭州:浙江大学出版社,2004.

3. 赵自林. 医院管理学/医学装备管理分册. 第2版. 北京:人民卫生出版社,2012.

4. 袁丹江. 医院医疗设备管理务实. 北京:人民卫生出版社,2011.

5. 许敏光,侯羿,等. 医院医疗设备成本效益分析. 中国医学装备,2013,10(3):59-60.

6. 段书,李怡勇,李涛. 医疗设备风险管理与质量控制. 医疗卫生装备,2014,35(2):139-140.

7. 余奎,曲哲,孙宝军,等. 医疗设备质量控制管理把控环节的探讨. 医疗卫生装备,2014,35(8):130-131.

8. 李运琪. 医疗设备使用管理与质量控制的探讨. 临床医学研究与实践,2016,1(19):155-156.

第十四章 医疗耗材采购与管理

医疗耗材尤其是高值耗材,是目前医疗机构在日常运营过程中使用频繁的产品,直接影响医疗机构的医疗质量和运营质量,受到各国的高度重视。我国从新中国成立至今,先后通过多部管理办法及条例,规范医疗耗材在临床的使用及相关管理,目前正在进行的商业改革、医保支付改革、医疗体制改革也都包含或涉及医疗耗材,因此,回顾历史发展、分析当前最新管理模式成为本章的重点。

第一节 市 场 概 况

我国医疗机构的整体医疗装备水平还很低,随着经济的发展医疗耗材的更新换代将会大大加快,也必将促进医疗诊治水平的极大提高。

目前医疗器械行业发展存在着四个有利因素:

1. 国家产业政策大力扶持。

2. 市场空间的持续释放。

3. 消费水平的提升,医疗安全意识的增强。

4. 行业逐步规范化发展。

在以上四个行业发展的有利因素的影响下,我国医疗器械市场已成为继美国和欧盟之后的世界第三大医疗器械市场。但国内医疗器械企业以中小企业为主,集中度低。行业内大部分企业的研发投入不足,技术水平低,高值耗材市场整体以进口为主,价格偏高,见图14-1。而2009—2015年中国医疗器械进口额医疗器械进口产品主要以高端诊疗器械为主,见图14-2。

随着现代医学加快向早期发现、精确定量诊断、微创和无创治疗、个体化诊疗、智能化服务等方向发展,对医疗器械领域的创新发展不断提出了新的需求。对中国的医疗器械制造工艺、新材料应用、研发水平、营销网络势必产生巨大影响,促使我国医疗器械产品从中低端向高附加值的高端产品转化。

同时随着我国人口老龄化的加剧以及扶持政策力度加大,医疗器械市场规模正不断扩大。重点产品如影像、免疫、疫苗、生化、血透、监护、高端耗材与植入及家庭康复用品等,研发与投入有望突破。

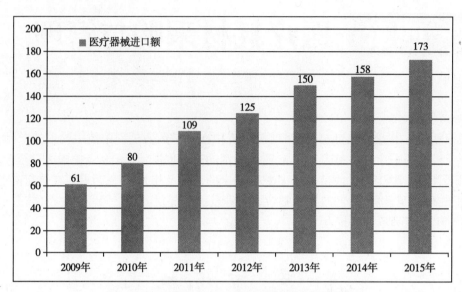

图 14-1   2009—2015 年医疗器械进口额统计表

注：来源于中国海关统计数据。

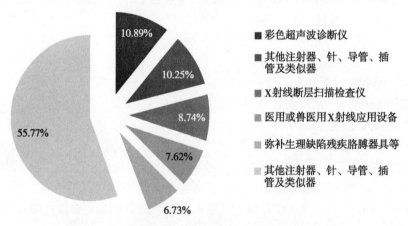

图 14-2   2009—2015 年中国医疗器械进口额分类图

注：来源于中国海关统计数据

第二节   医疗耗材概念及临床常见分类方法

一、医疗耗材概念

医疗耗材是指单独或者组合使用于人体的仪器、设备、器具、材料或者其他物品，包括所需要的软件；其用于人体体表及体内的作用不是用药理学、免疫学或者代谢的手段获得，但是可能有这些手段参与并起一定的辅助作用；其使用旨在达到下列预期目的：①对疾病的预防、诊断、治疗、监护、缓解；②对损伤或者残疾的诊断、治疗、监护、缓解、补偿；③对解剖或者生理过程的研究、替代、调节；④妊娠控制。

通常我们将医疗器械分为三类管理：

一类：通过常规管理足以保证其安全性、有效性的医疗器械。

二类：对其安全性、有效性应当加以控制的医疗器械。

三类：植入人体，用于支持、维持生命；对人体具有潜在危险，对其安全性、有效性必须严格控制的医疗器械。

医疗器械通常包含医疗耗材、设备和检验试剂等。

我国实行的医疗器械分类方法是分类规则指导下的目录分类制，分类规则和分类目录并存。一旦分类目录已实施，应执行分类目录。执行分类规则指导下的目录分类制。参照国际通行的分类，从严掌握。使用风险是制定产品分类目录的基础。分类目录尽可能适应管理的需要，有利于理顺监督管理，做到科学合理。

（一）常见医疗器械分类：

1. 按照医疗器械分类目录：

01. 6801 基础外科手术器械

02. 6802 显微外科手术器械

03. 6803 神经外科手术器械

04. 6804 眼科手术器械

05. 6805 耳鼻喉科手术器械

06. 6806 口腔科手术器械

07. 6807 胸腔心血管外科手术器械

08. 6808 腹部外科手术器械

09. 6809 泌尿肛肠外科手术器械

10. 6810 矫形外科（骨科）手术器械

11. 6812 妇产科用手术器械

12. 6813 计划生育手术器械

13. 6815 注射穿刺器械

14. 6816 烧伤（整形）科手术器械

15. 6820 普通诊察器械

16. 6821 医用电子仪器设备

17. 6822 医用光学器具、仪器及内镜设备

18. 6823 医用超声仪器及有关设备

19. 6824 医用激光仪器设备

20. 6825 医用高频仪器设备

21. 6826 物理治疗及康复设备

22. 6827 中医器械

23. 6828 医用磁共振设备

24. 6830 医用 X 射线设备

25. 6831 医用 X 射线附属设备及部件

26. 6832 医用高能射线设备

27. 6833 医用核素设备

28. 6834 医用射线防护用品、装置

29. 6840 临床检验分析仪器

30. 6841 医用化验和基础设备器具

31. 6845 体外循环及血液处理设备

32. 6846 植入材料和人工器官

33. 6854 手术室、急救室、诊疗室设备及器具

34. 6855 口腔科设备及器具

35. 6856 病房护理设备及器具

36. 6857 消毒和灭菌设备及器具

37. 6858 医用冷疗、低温、冷藏设备及器具

38. 6863 口腔科材料

39. 6864 医用卫生材料及敷料

40. 6865 医用缝合材料及黏合剂

41. 6866 医用高分子材料及制品

42. 6870 软件

43. 6877 介入器材

该分类方法适用于所有产品的分类及界定产品的管理模式,对于生产企业及经销商业都有规范作用,有利于医院对外（即产品选择及采购）管理。是目前医疗机构最基本的产品筛选模式。

2. 按照使用科室及特性划分

01. 有源手术器械

02. 无源手术器械

03. 神经和心血管手术器械

04. 骨科手术器械

05. 放射治疗器械

06. 医用成像器械

07. 医用诊察和监护器械

08. 呼吸、麻醉和急救器械

09. 物理治疗器械

10. 输血、透析和体外循环器械

11. 医疗器械消毒灭菌器械

12. 有源植入器械

13. 无源植入器械

14. 注输、护理和防护器械

15. 患者承载设备

16. 眼科器械

17. 口腔科器械

18. 妇产科、辅助生殖和避孕器械

19. 医用康复器械

20. 中医器械

21. 医用软件

22. 临床检验器械

该分类方法更适用于对内（即医院内部科室）使用管理。目前我国对于医院进行三类分类管理,针对不同级别、专科或全科医院,该分类都能够灵活管理,适用于医院内部管理或院内招标采购。

（二）医疗器械分类判定表

医疗器械分类判定表见表 14-1。

表 14-1 医疗器械分类判定表

		接触人体器械								
		暂时使用			短期使用			长期使用		
	使用状态 使用形式	皮肤/腔道（口）	创伤/组织	血液循环/中枢	皮肤/腔道（口）	创伤/组织	血液循环/中枢	皮肤/腔道（口）	创伤/组织	血液循环/中枢
无源医疗器械	1 液体输送器械	Ⅱ	Ⅱ	Ⅲ	Ⅱ	Ⅱ	Ⅲ	Ⅱ	Ⅲ	Ⅲ
	2 改变血液体液器械	—	—	Ⅲ	—	—	Ⅲ	—	—	Ⅲ
	3 医用敷料	Ⅰ	Ⅱ	Ⅱ	Ⅰ	Ⅱ	Ⅱ	—	Ⅲ	Ⅲ
	4 侵入器械	Ⅰ	Ⅱ	Ⅲ	Ⅱ	Ⅱ	Ⅲ	—	—	—
	5 重复使用手术器械	Ⅰ	Ⅰ	Ⅱ	—	—	—	—	—	—
	6 植入器械	—	—	—	—	—	—	Ⅲ	Ⅲ	Ⅲ
	7 避孕和计划生育器械（不包括重复使用手术器械）	Ⅱ	Ⅱ	Ⅲ	Ⅲ	Ⅲ	Ⅲ			
	8 其他无源器械	Ⅰ	Ⅱ	Ⅲ	Ⅱ	Ⅱ	Ⅲ	Ⅱ	Ⅲ	Ⅲ

	使用状态 使用形式	轻微损伤		中度损伤		严重损伤	
有源医疗器械	1 能量治疗器械	Ⅱ		Ⅱ		Ⅲ	
	2 诊断监护器械	Ⅱ		Ⅱ		Ⅲ	
	3 液体输送器械	Ⅱ		Ⅱ		Ⅲ	
	4 电离辐射器械	Ⅱ		Ⅱ		Ⅲ	
	5 植入器械	Ⅲ		Ⅲ		Ⅲ	
	6 其他有源器械	Ⅱ		Ⅱ		Ⅲ	

续表

非接触人体器械				
无源医疗器械	使用状态 使用形式	基本不影响	轻微影响	重要影响
	1　护理器械	I	II	—
	2　医疗器械清洗消毒器械	—	II	III
	3　其他无源器械	I	II	III
有源医疗器械	使用状态 使用形式	基本不影响	轻微影响	重要影响
	1　临床检验仪器设备	I	II	III
	2　独立软件	—	II	III
	3　医疗器械消毒灭菌设备	—	II	III
	4　其他有源器械	I	II	III

二、临床常见分类方法

在临床中根据医疗机构的管理需要,常将医疗耗材根据历史沿革和科室的实际使用情况,狭义定义为医用器械、医用耗材和医用设备两部分,由设备科和器械科分别管理,在某些特大型医院由于管理精细化的要求,由物资管理工作部进行管理。

医用耗材(medical supplies):即医院用的消耗很频繁的配件类产品。

医用器械:医院经常使用的无源性的辅助性产品。

医用设备:相对于医用器械类的有源性的大型产品。

本章只分析医用耗材及器械。医用设备在其他章节中单独论述。

1. 医用耗材分类方法　临床使用上常按照价格分为高值和低值两类。

(1)高值耗材定义及临床特点:

1)定义:医用高值耗材一般指对安全至关重要、生产使用必须严格控制、限于某些专科使用且价格相对较高的消耗性产品。

2)特点:促进新技术的推广;提高临床科室医疗技术。

(2)低值耗材定义及临床特点:

1)定义:医用低值耗材一般相对于高值耗材而言。泛指临床不需要患者负担,由医院提供的各类型产品。同时价格较低。

2)特点:维护医院日常运营需要。

但该分类方法只是对于产品大体分类,方便于医院内部医保核算和科室内核算,不作为对外部招标采购的依据。

2. 医用器械分类方法　临床中常根据器械的来源分为科室常备器械、外来器械和植入性器械。

(1)科室常备器械:临床中需要日常使用并在科室内保存的常用产品。常见的如手术器械等。

（2）外来手术器械：临床中使用频率较低不需要科室内保存或需要经过消毒才可使用的产品。如：骨科专用手术器械，介入科专用手术器械等。

（3）植入性器械：在手术中需要植入人体的产品。

3. 根据产品生产企业的生产地点　大体分为国产医疗器械和进口医疗器械。

第三节　医用耗材采购管理

一、医用耗材临床使用工作意义

新中国成立以来，我国陆续颁布相关法律法规，用以加强医疗耗材的管理，规范采购、使用、追溯等关键环节，用以降低医疗事故的发生率，提高诊疗质量。对提高全民健康水平，促进医疗进步具有重大意义。尤其采用新耗材以后，许多疾病得到了相应的诊治，提高患者生存质量，降低致死和致残率，但同时也有一定的费用的增长，因此加强医用耗材的管理意义重大。

目前在用的医用耗材有以下几个特点：

1. 医用耗材占比高　近年来，医疗耗材始终保持20%以上的增长，是公立医院业务中的重要组成部分，也是公立医院业务支出增长最快的部分。随着分级诊疗和医药分开工作的推进和各项措施的落实，公立医院业务支出中的医疗耗材占比将进一步提升，甚至将超过药品支出。

2. 临床诊治必需方法和手段　随着科技的迅猛发展，患者更加倾向于采用先进的方法治疗疾病，如微创手术或介入手术，可极大提高患者生存质量并延续生命。已成为必不可少的医疗手段。

3. 引领和助推医疗技术发展的重要因素　当前医疗领域各项新技术的发展离不开新材料的使用，原有治疗手段无法治愈的疾病通过新技术、新材料的应用已经可以进行有效的治疗，医疗耗材产品在疾病诊治中的重要性日益突出，助推医疗进步。

二、医用耗材临床采购管理的目的

1. 以耗材管理促医疗技术快速发展，以医疗技术发展促管理水平再提高　目前我国大型综合性医院将新材料、新技术的管理和使用作为医院日常管理最核心的环节之一，通过引进耗材、器械等促进诊疗技术的提高，同时加强医院间、地区间和国家间的合作，目前已经取得了巨大的成果，几乎所有优秀的医用耗材和治疗方法在我国都得到了广泛的使用和推广，促进了我国医疗技术水平的提高。而与此同时，新技术的使用和推广也要求医疗机构加快自身的改革和发展，不断适应临床的需要，要有相应的管理措施对特殊耗材器械进行管理，尤其通过信息化、物流化的推广，使医院的库存降低，损耗下降，降低运营成本。

2. 兼顾供需双方的合作关系，起到桥梁和纽带作用　医用耗材和器械作为物质载体，连接起医院和国家主管部门、商业供货商等多方合作的基础，而耗材主管部门则成为国家经济活动和医疗公益活动的关键节点。在严格遵守国家各项制度的情况下,如何保证医疗的公益性,医疗机构运营的平稳性,以及同商业供货方的经济合理性,是目前摆在各医疗机构耗材主管部门的新课题。只有明确自身的定位,才能履行好自身的职责。

3. 减少不必要环节,规范耗材使用合理性,降低医疗费用 通过耗材主管部门的统一管理,合理采购,可以降低目前居高不下的医疗费用,也是目前我国医疗改革的重要方面。目前许多管理理念先进的医院纷纷借助计算机技术开展信息化管理,引进 VPN 管理,使用 HIS 系统,闭环管理模式,着力打造现代化的医疗管理方式。

4. 突出医院职能部门对于医疗产品的监管作用 新中国成立以来,我国的医疗水平得到长足的发展,但依然存在一些矛盾,如:价格问题,性价比问题以及个别产品供应不足的问题等。因此,医院职能部门必须承担起相应的社会责任,遵照各种法律规定,监督管理好各个供货商业的采购及医院内的销售活动,确实做到从临床出发,以患者健康为目的,合理治疗。

三、医疗耗材采购模式

医疗耗材采购模式主要分为国家或地区主导的大型院外采购和医院自主采购两种。目前医院采购同国家及地区采购相结合,严格依照执行国家的采购目录。

1. 国家或地区主导的大型院外采购 我国幅员辽阔,地区经济发展不平衡。各地区医疗水平、治疗手段、医保支付额度不尽相同,因此医疗耗材使用种类及数量有很大的不同。针对这种情况,国家阳光采购和省级招标采购成为日常医疗器械采购的主体,规定医院使用的医疗器械目录的主要内容。

优点:基础性、权威性、政策性和广泛性的特点,基本满足各地区、各类型医院的基本日常运营需求。

不足:差异化不明显,无法满足专业需求,同时对于专科医院指导性不足。对于市场新出现的产品的推广有时滞性。

2. 单体医院采购 我国现行的医院等级制度将医院划分为不同级别。不同医院承担不同医疗责任,对于重点三级甲等医院及担负医疗教学科研任务的大型综合性医院,需要不断引进新的医疗耗材开展各项工作。针对此种需要,医院根据科室特点及学科发展需要,开展院内临时招标采购。

优点:灵活、快速、针对性明显,满足医院或科室的特殊要求和高端治疗需求。同时跟踪分析新产品的使用情况,并反映给相关部门,有利于国家大数据管理,方便国家或相关部门对医疗机构进行日常运营监管。

不足:局限性,单体医院的医疗耗材采购目标是服务本单位的使用,很难适用于广大地区和不同类型的医院。可能存在过度医疗的风险,需要及时把控。

以上两种采购方式互为有机补充,基本可以满足我国绝大多数地区医院的日常运营需要。

3. 地区或联合体带量采购 目前我国医疗机构也出现规模化、集团化的趋势,往往规模较大,采购医疗耗材的种类、数量、金额也较大,具备了同生产厂家或区域代理谈判价格的能力。这种机构多采取集中招标采购的模式,通过竞价降低采购成本。

而一些小型医疗机构或药房,多采用大物流批发、配送的形式,其渠道和模式同药品大物流大批发相同。未来此种情况将越来越普遍。

四、招标采购流程

1. 地区采购（省级阳光采购和挂网招标采购）　以省级为单位，每个地区在每个采购周期中（一般为1年）对批量耗材进行采购，政府公布采购目录，各厂家申报价格，最终通过竞价确定此次采购目录。在公布采购目录之前，需要商业企业自行申报配送资格，在目录确定后医院可以进行院内采购。

2. 单体医院院内采购　使用的耗材主要分为沿用省市主管部门招标结果和医院自主采购两种方式。

（1）沿用省市主管部门招标结果：目前各省及地区政府部门逐步加大集中采购的力度，开展集中招标和阳光采购，公立医院基本沿用招标结果。是常见的采购方式。

（2）医疗机构自主采购：各医疗机构会根据自身特点和需求进行自主采购，用以满足快速变化的临床需要和教学需要。主要有批量采购、一次性大量采购、补充招标采购等多种方式。

批量采购：是指医院日常所需的高值产品，或临床所需的新技术等产品，采用批量采购方式，满足本次所需的产品数量。并对于使用新产品后的治疗情况或科研情况进行评估，酌情给予继续采购或停止采购。

一次性大量采购：主要是指医院日常所需的低值产品，因不可抗拒原因出现停货或供货不及时的情况，医院应当根据实际需要，采用询价比质的方式，集中大批量采购。待满足临床需求后再理顺供货流程，并至少保证2家供货企业提供产品。

补充招标采购：大型综合性医院对招标后出现的新产品新材料，新技术及更新换代产品，根据临床实际需求进行不定期的补充招标采购。

五、医疗耗材在医院内部的使用管理

医疗耗材采购进院后，进入管理和使用环节。我国医疗机构的耗材管理分为三个历史管理阶段：

1. 人工记账管理阶段　医院最早实行人工记账管理模式，但因为效率低下，目前已逐步淘汰。但个别医院和科室为了管理方便仍有部分产品采用此种方式记账。

2. 计算机化管理阶段　医院将使用的产品录入计算机系统，减少人工成本，同时提高管理效率，方便产品的历史追踪和购入评估。但存在收验货不及时准确，发票开具随机等问题。

3. 闭环信息化管理阶段　目前最为先进的管理模式，依托先进的计算机网络和管理理念，整合优化医院内各部门资源，实现了医疗耗材全流程闭环管理，是目前最为先进有效的医疗耗材管理办法。具有收验货及时，发票开具准确的优势。

第四节　高值医用耗材付费管理流程

高值耗材因其价值/价格高昂，使用方式相对特殊，使用科室针对性明显，成为医院管理的核心内容之一。付费管理也成为供应商和医院之间最为重要的管理环节。因此，高值医用耗材管理的核心理念是：动态监控，数据准确，付费及时，闭环管理。

管理思路围绕："监控、协调和制衡"来进行。即：由器械科牵头,在产品招标、采购、付费等环节进行监督和总量控制,从产品入院的源头进行数据化管理,在科室使用过程中进行物流监控,避免过度医疗的发生。并协调临床科室和医保物价等科室的信息沟通,保证产品的正常使用。同时在付费环节和各供应商进行有效沟通,保证供货和付款良性循环。而产品在临床使用的过程中,可以自发检查产品和临床的匹配度,只有符合临床经济学,且使用安全有效的产品才能得到有效的利用,这样临床科室反过来制约器械科采购的行为,监督器械科必须采购高质量的产品来满足临床各科室的需要。

通过以上的管理流程保证医院内部各科室之间处于良性动态平衡之中,更加利于医院的合理发展。

管理方法："闭环管理"。

一、高值耗材付费流程

1. 科室在 HIS 系统中,将采购需求通过电子邮件发送给医院主管耗材采购部门。

2. 采购部门确认采购需求整合进 VPN 系统,符合院内招标或特批结果的,发邮件或电话联系供货商供货。

3. 供货商登录院内计算机系统(VPN 系统),按照采购需求打印高值耗材条码,将条码和耗材送至使用科室。

4. 使用科室验收无误接货。

5. 当科室将耗材实际使用后,扫描耗材条码完成对患者收费,此条记录计入科室耗材使用记录并算入科室当月耗材成本。

6. 月末计算机中心通过 HIS 系统,统计全院各科室耗材使用情况,经财务部门和耗材采购部门核实无误后,通过 VPN 网站发给各供货商。

7. 供货商根据当月实际耗材使用情况开具发票至耗材采购部门进行发票录入。

8. 发票录入后统一送交至财务科,财务科再次核实确认无误,返款至供货商。

高值耗材闭环付费管理模式,见图 14-3。

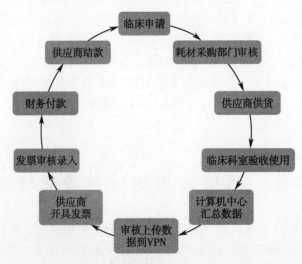

图 14-3　高值耗材闭环付费管理模式

二、高值耗材闭环付费管理意义

通过闭环管理使耗材采购更加方便、快捷，能够满足快速变化的治疗需求。避免医院库存积压和意外损耗。供货商可以根据医院实际需要提供产品，并保证供货及时。极大提高了工作效率，实现零库存。

第五节　低值医疗耗材付费管理流程

低值耗材因其价值/价格相对低廉，使用方式相对简单，基本为全科室使用，成为医院管理的基本内容之一。其费用占比直接影响医院的日常运营，因此付费管理也成为医院控制成本的重要环节。

因此，低值医用耗材管理的核心理念是：安全库存，动态监控，数据准确，付费及时，闭环管理。

管理思路围绕："费用总额控制、临床使用安全、产品预计前瞻性"来进行。即：由器械科牵头，在产品招标、采购、付费等环节进行价格和总量控制，从产品入院的源头进行数据化管理，在科室使用过程中进行物流监控，避免产品库存不足的发生。保证产品的正常使用。同时在付费环节和各供应商进行有效沟通，保证供货及时和付款良性循环。

在不同时间段保证产品库存满足临床的需要。

管理方法："闭环管理"。

低值耗材分为可收费产品和不可收费产品两类，分别有不同的管理方式。

一、低值耗材闭环付费管理（低值不可收费产品）

1. 管理流程

（1）临床将使用需求通过 HIS 系统发送至物资仓库或消毒供应中心。

（2）消毒供应中心和仓库根据库存情况选择发货或将需求转发至院内采购部门。

（3）采购部门确认采购需求符合院内招标或特批结果，发邮件或电话联系供货商供货。

（4）供货商将发票和耗材一起送至仓库，仓库验收无误收货，同时录入发票办理入库，此时耗材已计入医院采购成本。

（5）入库后耗材发送给使用科室，同时从 HIS 系统中完成出库，计入科室耗材成本。

（6）发票统一送交至采购部门，无误后上交财务。

（7）财务最后审核发票确认无误，返款至供货商。

低值耗材闭环付费管理（低值不可收费产品），见图 14-4。

2. 管理特点　低值耗材储存于一级库中，分为无菌用品和有菌用品两个存放地点。由库管员负责发货及调货，其采购管理流程有如下特点：

（1）常备耗材可由科室在其二级库中设置警戒线和补货数量，一旦库存数量不足，系统会自动发出调货申请至计算机中（也可由护士长手动操作）。

（2）微机操作员每天根据送货安排打印当日送货科室请领单，交由送货员。送货员持请领单到库房或消毒库领取耗材并送至科室。

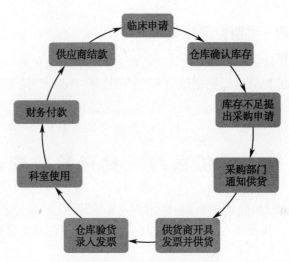

图 14-4　低值耗材闭环付费管理流程（低值不可收费产品）

（3）如库存不足，库管员通知物资管理工作部采购员，由采购员将采购信息整合进 VPN 系统，安排厂家送货。

（4）厂家携带发票和所送耗材至仓库或消毒库交由库管员，库管员签字收货，并将发票交由微机操作员实施入库。

二、低值耗材闭环付费管理（低值可收费产品）

1. 低值耗材闭环付费流程（低值可收费）

（1）科室将采购需求整合进入 HIS 系统中，通过电子邮件发送给医院主管耗材采购部门。

（2）采购部门确认采购需求整合进 VPN 系统，符合院内招标或特批结果的，发邮件或电话联系供货商供货。

（3）供货商登录院内计算机系统（VPN 系统），按照采购需求打印低值耗材条码，将条码和耗材送至使用科室。

（4）使用科室验收无误接货。

（5）当科室将耗材实际使用，扫描耗材条码完成对患者收费，此条记录计入科室耗材使用记录并算入科室当月耗材成本。

（6）科室统计耗材使用情况，通知供货商开具发票。

（7）供货商至耗材采购部门进行发票录入。

（8）发票录入后统一送交至财务科，财务科再次核实确认无误，返款至供货商。

低值耗材闭环付费流程（低值可收费），见图 14-5。

2. 管理特点　低值供货商负责发货及调货，其采购管理流程有如下特点。

（1）产品管理参照高值可收费产品。

（2）临床科室负责产品的验收使用。

（3）每月临床科室统计数据，通知供货商按照数据开具发票。

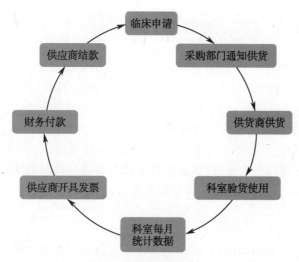

图 14-5　低值耗材闭环付费流程 (低值可收费)

三、低值耗材闭环管理的意义

低值耗材是支撑医疗机构日常运营的最基本要素,并且是医疗机构日常支出最重要的方面之一。采用闭环管理降低低值医疗耗材的使用成本,可以提高医疗机构自身财务效率,节省医疗机构运营成本,同时可以有效减少仓库管理人员,提高管理效率。

第六节　医疗耗材管理的未来趋势

1. 临床路径的规划　我国正在不断完善临床路径的制定,希望以此规范疾病的治疗和降低就医成本,避免过度医疗减少不必要的药品使用和检查,这势必影响到医疗耗材的使用,未来也会有相当多的检查手段列入治疗路径中,会对现有的医疗耗材的数量和品种造成直接的影响。

2. 医疗耗材管理职能部门作用延伸　管理职能部门不但肩负着作为耗材审核、采购、监控的第一部门,同时也肩负着反馈临床使用情况给政府相关部门的任务,是国家了解医药市场及临床治疗效果的纽带和关键环节,责任重大。

大型综合性医院尤其作为医疗教学单位,随时承担国家教学课题,医学生的培养和下级医院医生的再培养,医院的每项工作和采取的措施都具有不可估量的影响意义。因此,医疗耗材管理部门既要完成日常医院内部的各项工作,更要有开阔的眼界肩负起社会和政府相关部门赋予的工作,这样才能真正有效做到核心的医疗耗材采购部门的精髓。

3. GPO 采购模式　该采购模式是指由第三方商业采购公司,即集团采购组织 (Group Purchase Organization, GPO),收集归类各医院的购买需求,代表医院与器械供应商谈判,通过竞价招标的方式订立合同,医院根据合同购买相关产品。随着我国的"两票制"的推广,相应的集团化的采购模式会逐步增加。

附件14-1　盛京医院高值耗材闭环管理流程

在医院的医疗器械采购中,医疗耗材划归职能科室管理(如物资管理工作部)负责,并实行耗材闭环管理。其管理分为三大部分:职能闭环管理、采购闭环管理、付费闭环管理。

1. 职能闭环管理　物资管理工作部同医院其他部门密切联系,保证医疗耗材使用符合国家各项规定,满足临床需求,收费合理,数据准确,结款及时;临床科室通过医疗耗材与其他职能部门紧密互动,保证各种医疗需要能够得到支持和保证。物资管理工作部在申请、审批、招标和采购等环节起到核心的作用,并且保证以上环节进行闭环管理,见图14-6。

2. 采购闭环管理

(1)采购闭环管理的基础:采购闭环管理需要精细的字典管理和完备的档案制度管理,以及严格的使用制度管理。

医疗耗材产品字典是院内的最主要的耗材产品管理依据,物资管理工作部通过建立详细的供应商档案,审核供货商各项经营资质,建立完备的产品字典。对符合医院要求并且没有不良供货记录的供货商录入医院供货商资料库,在字典中录入产品信息,然后进入临床使用,见图14-7。

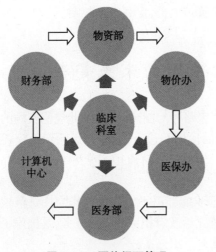

图14-6　职能闭环管理　　　　　图14-7　采购闭环管理

(2)采购闭环管理方式分析:自主采购管理内容,根据临床实际情况,医疗耗材使用有多种管理方式。

1)单次审批:对于某已中标产品,因价格过高或医保不能报销等原因,需要控制使用量,避免过度医疗,院内规定进行单次审批使用(一次一审批)。

2)限科使用:对某产品,原由某科室提出需求,并经该科室专家组论证后提出招标采购且中标的产品,入院后规定限定在该科室使用。

3)跨科使用:对于某已中标且限定于某一科室使用的产品,其他科室经过专家了解论证后可以在本科室使用,并提出需求申请,按流程审批通过后,可以跨科使用。

4）扩科使用：对于多次跨科使用的某一中标产品，经科室提出常规使用申请，按流程进行审批通过后，可以进行扩科使用。

5）特殊审批：阶段性招标后出现的新产品新材料新技术及更新换代产品，临床经过专家组论证后，在用已招标产品不能替代的，使用科室可以提出单次使用特殊采购申请，按流程审批（相关科室审核、院领导审批，通过后可以进行短期应急性采购）。

6）未中标产品小额采购：单价不超过1万，年采购额不超过5万的耗材，临床科室在中标产品断货等情况下可以申请临时采购一批。同时考虑是否需要重新招标。

7）三新项目：国家或各部委下发专项资金用于采购某些科研项目所需耗材，由物资管理工作部审核供货商资质及价格，经医务部同意后方可采购供临床使用。

（3）采购申请审批管理流程（审批流程闭环管理）：科室提出新的医疗耗材的使用需求，由相关科室组织专家组集中论证，在院内信息系统中申报；物资管理工作部评定审核专家论证结果后上报医务部；医务部依据临床可行性上报主管院长审批。审批流程见图14-8。

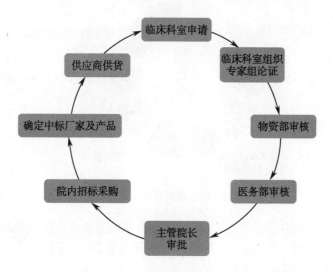

图14-8 采购申请审批管理流程

3. 医疗耗材闭环采购管理特点 耗材管理特点主要分为高值和低值两方面。临床需求不同，管理各有侧重。

高值耗材作为提高医疗诊治质量的重要手段，在管理中突出实用性，注重新产品引进，保证医疗资源的有效合理利用。新产品临床使用后，要强化跟踪反馈机制，对产品的使用做到细化、量化管理。其中高值耗材管理办法已成功实现了高值耗材的零库存管理。

（1）高值医用耗材闭环采购流程

1）临床科室将采购需求通过电子邮件发送给医院主管耗材采购部门。

2）采购部门确认采购需求符合院内招标或特批结果,发邮件或电话联系供货商供货。

3）供货商登录院内计算机系统(VPN系统),按照采购需求打印高值耗材条码,将条码和耗材送至使用科室。

4）使用科室验收无误接货。

5）当科室将耗材实际使用,扫描耗材条码完成对患者收费,此条记录计入科室耗材使用记录并算入科室当月耗材成本。

6）月末计算机中心通过HIS系统统计全院各科室耗材使用情况,经财务部门和耗材采购部门核实无误后,通过VPN网站发给各供货商。

7）供货商根据当月实际耗材使用情况开具发票至耗材采购部门进行发票录入。

8）发票录入后统一送交至财务科,财务科再次核实确认无误,返款至供货商。

通过以上闭环管理,极大提高了工作效率,实现零库存。高值医用耗材闭环采购流程见图14-9。

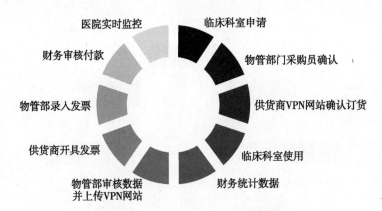

图14-9　高值医用耗材闭环采购流程

（2）高值耗材闭环管理的意义:高值耗材无疑是未来医疗技术革命的最重要方面之一,采用闭环管理不但可以节省医疗机构运营成本,同时符合医疗机构和医疗耗材行业发展的趋势。其意义在于:

1）耗材采购更加方便、快捷,能够满足快速变化的治疗需求。

2）临床根据实际使用情况申报计划,避免医院库存积压和意外损耗。

3）供货商可以根据医院实际需要提供产品,并保证供货及时。

4）财务审核准确,避免呆死账的产生。

高值耗材是医疗机构日常运营的基础,通过闭环管理降低库存和运营成本是管理的核心环节。

4. 医疗耗材采购闭环管理的意义　医疗耗材闭环管理系统,对系统中所有产品都是可溯源、监控,可以随时调整使用情况,每个环节都可根据实际需要进行变化和应对,避免积压、断货等情况的发生,保证医院的正常运营。

5. 医院医用耗材管理经验总结　综上所述,医院依托大数据管理和各科室全面开展信息化办公的基础上,成功地实现了服务患者每年增加,但医用耗材在医院成本支出中所占的比例连续 5 年下降,并且每年医院都有新技术新产品的推广在临床应用,保证患者治疗的同时,始终保持医疗水平在东北地区处于领先地位。核心内容为以下几方面:

（1）建立并完善全院信息化系统,每个科室都建立信息化终端,确保医院的每个活动都有记录并在计算机系统中运行,每个环节都可控。

（2）每个科室都明确各自的责任和权利,并且每个科室都在管理中环环相扣,做到信息反馈。

（3）以职能部门为龙头,依托 HIS 系统,建立 VPN 数据,以产品为媒介,管理医院运营的各个环节。

（4）通过完善的供应商管理系统,保证医院所使用的各种医用耗材的供应及时、安全,同时兼顾社会效益,合理降低医疗费用,降低患者负担。

（5）立足医院的高平台,从行业发展的角度,提供一种先进的管理方法及理念,为各级领导部门对行业管理和决策提供有益的参考。

（孙德钢）

第二篇

人力资源管理

医院是劳动密集型服务行业,人力资源的重要性超出任何其他领域。随着社会发展,人力成本成为医院主要成本,更加突显了人力资源配置的重要性。本篇通过阐述医院内部的各类关系,来分析人力资源的价值,通过科学的剖析人力资源配置的思考点,阐述如何通过合理的人力资源配置确保医院良性运行。

第十五章 人力资源与人力资源管理

人力资源是生产要素中的决定因素之一,一个企业、一个事业单位,尤其像医院这样的劳动力密集型、提供特殊医疗服务的社会机构,对于人力资源的要求尤为突出,人力资源管理也更加重要。医院的发展、建设、运行成败的决定因素是人力资源管理。

第一节 人力资源的概念

经济学把为了创造物质财富而投入于生产活动中的一切要素通称为资源,包括人力资源、物力资源、财力资源、信息资源、时间资源等,其中人力资源是一切资源中最宝贵的资源,是第一资源。现代企业人力资源管理的对象是组织所拥有的人力资源,这个人力资源不是简单的人,而是能够为组织使用并创造财富的人;因此,要研究人力资源管理,必须首先对人力资源的概念进行明确界定。由于不同的学者从不同的角度来对其进行界定,因而各自界定的概念呈现出较大的差异。从内涵的角度来看,国内外学者主要是将人力资源作为一种特殊资源来进行研究,主要观点如下:

彼得·鲁克(Peter Drucker)1954 年在其《管理与实践》一书中提出了"人力资源"这一概念。他指出,人力资源和其他所有资源相比较而言,唯一的区别就是它是人,并且是经理们必须考虑的具有"特殊资产"的资源。伊万·伯格(Ivan Berg)认为,人力资源是人类可用于生产产品或提供各种服务的活力、技能和知识。内贝尔·埃利斯(Nabil Elias)提出,人力资源是企业内部成员及外部的与企业相关人,即总经理、雇员、合作伙伴和顾客等可能提供潜在合作与服务及有利于企业预期经营活动的人力的总和。雷西斯·列科(Rensis Lakere)提出,人力资源是企业人力结构的生产和顾客商誉的价值。苏珊·E·杰克逊(Susan E. Jackson)、兰德尔·S·舒勒(Randall S. Schuler)在《管理人力资源:合作伙伴的责任、定位与分工》一书中指出,人力资源是组织可以将其看做能够为创建和实现组织的使命、愿景、战略与目标作出潜在贡献的人所具备的可被利用的能力与才干。国内学者郑绍廉则主要从整个社会经济发展的宏观角度来对人力资源进行界定,广义上人力资源是指能够推动整个经济和社会发展的具有智力劳动和体力劳动的人们的综合,它应包括数量和质量两个方面。这一观点在国内的宏观人力资源问题研究中,具有一定代表性。从狭义上讲,一个组织的人力资源是指组织所拥有的用以制造产品和提供服务的人力。人力资源的最基本方面,包括体力和智力,从现实应用的状态,包括体质、智力、知识、技能四个方面。

人力资源的特征,是指人力资源所具有的特殊性质,是其他资源所不具备的特殊素质,是人力资源科学性、实践性的表现。基于不同的角度,目前有关人力资源特征的分类主要如下:①基于人力资源与其他资源相比较的角度,中国台湾省学者黄忠英提出了人力资源所具有的主要特征,具体包括:人力资源属于人类所特有,具有不可剥夺性;存在于人体之中,是一种活的资源,具有生物性;其形成受时代条件的制约;在开发过程中具有能动性;具有时效性;具有可再生性;具有智力与知识性。②从人力资源的形成与发展角度,人力资源具有如下特征:人力资源生成过程的时代性;开发对象的能动性;使用过程的时效性;开发过程的持续性;闲置过程的消耗性;组织过程的社会性。③从人力资源作为一种资本的角度来进行研究,人力资本相对于财务资本具有如下特征:高价值创造,高风险投入的资本;自我经营、自我扩张的资本;经营复杂、收益难以计量的资本;人性化的资本。

随着全球化竞争和知识经济时代的到来,人力资源日益成为企业的第一资源和竞争优势的基础的观点已经受到管理学家、企业家和管理实践者的普遍认同。人力资源已经成为形成组织核心竞争力的根本。

归纳起来看,人力资源是人类的特殊属性,根本是人的属性,即由智力、体力、技能决定资源的价值,同时人力资源的价值受环境、时间影响,能够在环境和时间要素平衡上,最大限度地发挥人力资源的智力、体力和技能,就实现了最佳的人力资源管理。这个过程是复杂的,因为管理者和被管理者都是人力资源,之间又有管理和平衡,是一个多维度的相互影响的开放体系。

第二节　人力资源管理的内容与意义

一定数量的人力资源是保证组织运行的必要的先决条件。一般说来,充足的人力资源有利于组织的发展,但其数量要与组织工作量相适应,若超过组织工作需求,不仅消耗了大量组织资源,且多余的人力也无法为组织利用,对组织的发展反而产生不利影响。做好人力资源管理工作,对组织的发展具有重要意义。

人力资源管理作为一种职能性管理活动的提出,最早源于工业关系,社会学家怀特·巴克(E. Wight Balkke)于 1958 年出版的《人力资源功能》一书,该书首次将人力资源管理作为管理的普通职能来加以讨论。巴克主要从 7 个方面说明为什么人力资源管理职能超出了人事或工业关系经理的工作范围。具体包括:

人力资源管理职能必须适应一定的标准,即"理解、保持、开发、雇佣或有效地利用以及使这些资源成为整个工作的一个整体"。

人力资源管理必须在任何组织活动的开始就要加以实施。

人力资源管理职能的目标是使企业所有员工有效地工作和取得最大的发展机会,并充分发挥和利用他们所有的与工作相关的技能从而使工作达到更高的效率。

人力资源管理职能不仅包括和人事劳动相关的薪酬和福利,还包括组织中人们之间的工作关系,这些都是人力资源所处的环境,将直接影响人力资源的效率。

人力资源管理职能和组织中各个层次的人员都息息相关,直至 CEO。

人力资源管理职能必须通过组织中负责监督他人的每一个成员来实现。直线管理者(一线管理者)在期望、控制和协调等其他活动方面承担着基本的人力资源职能。

合格的人力资源的管理结果所关注的一定是组织和员工根本利益的同时实现,完全的平衡和同等程度的满意是不可能的,努力实现两者的平衡,是管理者努力的目标。在公立医院中要平衡的就是医院发展和员工利益的矛盾,平衡好的,内部和谐、医院发展;平衡不好则内外交困。

随着人力资源管理理论和实践的不断发展,当代人力资源管理的各种流派不断产生,国内外学者从不同侧面对人力资源管理的概念进行阐释。美国著名的人力资源管理专家雷蒙德·A·伊诺等在其《人力资源管理:赢得竞争优势》(第5版)一书中指出:人力资源管理是指对员工的行为、态度以及绩效会产生影响的各种政策、管理实践以及制度的总称。苏珊·E·杰克逊、兰德尔·S·舒勒在《管理人力资源:合作伙伴的责任、定位和分工》一书中提出:人力资源管理是采用一系列管理活动来保证对人力资源进行有效的管理,其目的是为了实现个人、社会和企业的利益。加里·德斯勒(Gary Dessler)、曾湘泉在《人力资源管理》(第10版·中国版)一书中提出人力资源管理是指获取人员、培训员工、评价绩效和给付报酬的过程,同时也关注劳资关系、工作安全与卫生以及公平事务。迈克·比尔则提出:人力资源管理包括会影响到公司和雇员之间关系(人力资源性质)的所有管理决策和行为。中国台湾省的著名人力资源管理专家黄英忠则提出:人力资源管理是将组织所有人力资源做最适当的获取、开发、维持和使用,以及为此所规划、执行和统治的过程。国内著名学者赵曙明则将人力资源管理界定为:对人力这一特殊的资源进行有效开发、合理利用和科学管理。中国人民大学彭剑锋教授认为:人力资源管理是根据组织和个人发展的需要,对组织中的人力这一特殊的战略性资源进行有效开发、合理利用与科学管理的机制、制度、流程、技术和方法的总和。

人力资源管理,是指在经济学与人本思想指导下,通过招聘、甄选、培训、报酬等管理形式对组织内外相关人力资源进行有效运用,满足组织当前及未来发展的需要,保证组织目标实现与成员发展的最大化的一系列活动的总称。就是预测组织人力资源需求,做出人力需求计划、招聘选择人员,进行有效组织、考核绩效、支付报酬,进行有效激励,并结合组织与个人需要进行有效开发,以便实现最优组织绩效的全过程。

学术界一般把人力资源管理分为六大主要模块:人力资源规划、员工招聘与配置、培训与开发、绩效管理、薪酬福利管理、劳动关系管理。

一、人力资源规划

人力资源规划是根据组织的发展战略和经营计划,评估组织的人力资源现状及发展趋势,收集和分析人力资源供给与需求方面的信息和资料,预测人力资源供给和需求的发展趋势,制订人力资源招聘、调配、培训、开发及发展计划等政策和措施。其目标包括:得到和保持一定数量具备特定技能、知识结构和能力的人员;充分利用现有人力资源;能够预测组织中潜在的人员过剩或人力不足;建设一支训练有素、运作灵活的人员队伍,增强组织适应未知环境的能力;减少组织在关键技术环节对外部招聘的依赖性。

二、员工招聘与配置

员工招聘是按照组织人力资源规划和岗位任职资格的要求把优秀、合适的人招聘进来,把合适的人放在合适的岗位。常用的招聘方法有:招聘笔试和面试,笔试内容一般包括:基础知识、基础理论、专业知识、专业理论、拓展知识与理论,根据需要可以增加外语能力测试等;面试内容包括:表达能力测试、情景模拟、心理测试、技能测试,根据需要可以增加外语交流测试等。员工招聘必须符合国家有关法律、政策和利益,本着公平、客观、平等原则,确保录用人员的质量。一般来说,新录用人员必须通过岗前培训和考核,取得相应岗位执业资格后才能上岗工作。

三、绩效管理

绩效是调动人力资源积极性的根本要素之一,涉及内容广泛,此部分内容将在第四篇中单独论述。

四、培训与开发

培训与开发是指组织通过学习、培训、教育、引导的手段,不断提高员工的工作能力、知识水平和潜能发挥,最大限度地使员工的个人素质和能力与工作需求相匹配,从而促进员工现在和将来的工作效率的提高。其主要目的是通过提高员工的工作能力,提高工作效率水平;增强组织或个人的应变和适应能力;提高和增强员工对组织的认同和归属感。

医疗专业技术人员的培训与开发,受到医学专业发展特点的影响,做好在职培训和继续教育工作尤为重要。医疗机构通过为员工提供全职业生涯的发展规划,实现个人成长与组织发展相互统一,组织全体成员分享共同的目标、价值观和使命感。共同的身份和命运归属感把员工成功凝聚在一起朝着共同目标前进,从而使员工主动做好自我管理并承担起肩负的责任。

医疗专业技术人员培训内容主要包括:医疗相关政策法规,三基三严,信息与计算机技术,医院文化与福利,医院相关规章、制度、流程等内容。

五、薪酬福利管理

薪酬是指一个组织针对所有员工所提供的服务来确定他们应当得到的报酬总额以及报酬结构和报酬形式的一个过程。在这个过程中,组织就薪酬水平、薪酬体系、薪酬结构、薪酬构成以及特殊员工群体的薪酬做出决策。薪酬管理主要通过激励发挥作用。激励是组织通过设计适当的外部奖酬形式和工作环境,以一定的行为规范和惩罚性措施,借助信息沟通,来激发、引导、保持和规划组织成员的行为,以有效地实现组织及其成员个人目标的系统活动。

医院薪酬管理必须遵循的原则包括:支持组织发展战略,有利于提高医院核心竞争力——向核心岗位倾斜;支持员工能力发展——向优秀员工倾斜;鼓励关心爱护集体——向积极员工倾斜。薪酬福利制度制订的步骤有制订薪酬策略、工作分析、薪酬调查、薪酬结构设计、薪酬分级和定位、薪酬制度的控制和管理。

六、劳动关系管理

劳动关系是指劳动者和用人单位在劳动过程中建立的社会经济关系。劳动关系管理就是指传统的签合同、解决劳动纠纷等内容。通过规范化、制度化的管理,使劳动关系双方(组织与员工)的行为得到规范,权益得到保障,维护稳定和谐的劳动关系,促使机构稳定运行。劳动合同是劳动者与用人单位确立劳动关系、明确双方权利和义务的协议。

综上,制订人力资源规划,通过招聘实现人力资源配置,完善培训制度不断提升员工知识储备和技能,制定积极向上的绩效考核评价体系和充分反映绩效的薪酬体系,以及通过劳动关系管理实现人力资源管理科学化。

第三节 人力资源管理的方法

既然做好人力资源管理工作对组织的发展具有重要的意义,那么就必须了解一些常用的人力资源管理方法。岗位分析,又称职务分析,是人力资源管理中一项重要的常规性技术,是整个人力资源管理工作的基础,是实现人力资源管理各项职能的基本管理技术。工作分析是借助于一定的分析手段,确定工作的性质、结构、要求等基本因素的活动。人力资源管理者必须通过岗位分析来选拔和任用合格人员;制定有效的人事预测方案和人事计划;设计积极的人员培训和开发方案;提供考核、升职和作业标准;提高工作和生产效率;建立先进、合理的工作定额和报酬制度;改善工作设计和环境;加强职业咨询和职业规划等。

在医院管理中必须注重按类别、按产出、按学科、按绩效等管理人力资源,才更加有助于医院形成积极向上的文化氛围。

1. 按类别管理 根据医疗机构中的岗位类别,如:专业技术岗位(包括医生、护士、技师等)、行政管理岗位、工勤岗位等,对相关人员进行分类管理。这种管理模式的优点是简单易行,易于执行;而且在不同群组内比较绩效,相对合理,容易平衡和管理。缺点是忽略了不同类别岗位之间的内在联系,对医疗机构工作运行的整体性缺乏认识,不利于机构整体发展规划目标的分解落实。所以在类别管理中,必须考虑不同类别之间的平衡,才能保证人力资源管理的合理性。

2. 按产出管理 主要根据不同独立运行科室的经济产出指标进行人员管理,高产出科室重点投入人力资源,低产出科室减少人力资源投入。这种管理模式的优点是主要以经济指标为导向,有利于保障医疗机构经济运行和优势学科发展。缺点是容易使管理者忽略医疗机构的公益性,忽略了一些低产出却必不可少的专业发展,不利于医疗机构中新兴专业的培育与发展。所以即使按照产出管理人力资源,也要按照医院的长远规划、未来发展来平衡高产出、低产出,甚至负产出专业之间的关系,才能保证医院可持续良性发展。

3. 按学科管理 无论专科医院还是综合医院,其设立和运行都有明确的学科设置要求。由于不同学科的工作内容、服务对象、考核指标不尽相同,所以学科间人力资源管理方法、模式、考核指标也不同。而对于医疗机构来说,这些学科都是必须设置的,在按照学科管理人力资源的时候,就必须综合考虑医院整体的平衡,保证必需科室的建设。在人力资源配置过程中,按照不同的学科特点和需求进行配置,而不能单纯按照学科的收益或投出产出比进行人力资源配置,这样才能有效保证医院的正常运行和发展。

4. 按绩效管理 根据医疗机构中最小独立核算单位的绩效指标考核结果进行人力资源管理。通过完善的绩效考核指标体系,根据单位时间内各单位医疗、教学、科研、职业道德、行业作风、党风廉政建设等考核指标的完成情况,进行不同级别、不同类别的人员调整,实现整个医疗机构绩效最大化。这一管理方法的优点是能够涵盖机构发展中需要的各项绩效指标,形成各独立单位和机构整体相协调、相统一的管理与激励机制。缺点是体系复杂,对考核周期和实效性要求较高。除了需要较为完善的信息化系统支持之外,还需引入常用的绩效管理方法支持,如:平衡计分卡、关键绩效指标 KPI、目标管理考评体系、360 度考评体系、第三方调查体系等。一旦建立起良好的绩效评价体系,并以此来管理人力资源,就能够实现内部团结、均衡可持续发展的战略目标。

第四节 医院人力资源管理与改革

医院作为特殊的组织机构,除了前三节所述人力资源管理理论体系外,还需考虑卫生行业人力资源管理的特殊性。

卫生人力资源是指为了实现提高全民健康水平,延长健康寿命和提高生活质量为目标的全面国家卫生规划所需要的多种资源中的一种资源。他们是受过不同卫生职业培训,能够根据人民的需要提供卫生服务,贡献自己才能和智慧的人力资源。卫生人力资源包括已经在卫生服务场所工作的卫生人员,以及正在接受培训,达到一定的学历或技术水平后将被分配到卫生服务场所工作的人员。卫生人力资源除具有人力资源的特点外,还具有以下特点:培养周期长,培养受多种因素的干扰,是有情感有思维的卫生资源,资源组合是复杂和不断变化的,培养和管理过程复杂等。

全国性的人口老龄化将产生更多的卫生保健服务需要,卫生人力资源短缺现象将会持续存在,而同时,医疗机构将会有更多的人退休,医院必须采用更多的激励措施使员工提供更优质高效的服务。这对于医院人力资源管理工作提出了更高的要求。

目前,随着我国对非公有制医疗机构的支持政策不断完善,虽然非公有医疗机构在数量上已经超过公有制医疗机构,但在床位规模、人才资源和学术影响力等方面,公立医疗机构仍占据较大比重。公立医疗机构的性质属于国有事业单位,我国事业单位改革正在逐步推进,现尚未正式取消公立医疗机构事业编制,所以大部分卫生人力资源仍按照事业单位规定实行编制管理。

根据事业单位编制管理规定,每个行政事业单位都会由机构编制部门根据单位的工作量的多少核定这个单位需要多少人来做事,这个多少人就是编制数。根据原卫生部《综合医院组织编制原则(试行草案)》(1978 年)规定,300 床位以内的医疗机构,编制数为 1:1.3~1.4;300~400 张床位编制数为 1:1.4~1.5;500 张床位及以上医疗机构编制数为 1:1.6~1.7。现行事业单位编制数量管理限制了医院人力资源发展与科学配置,对医院的发展产生一定的制约作用。

目前,我国医疗机构的人力资源管理现状良莠不齐,存在较突出的问题有:没有把人力资源管理作为一项战略性工作,全员聘任制的执行不彻底,人力资源配置盲目性,缺乏有效的考核机制,缺乏有效的激励机制,缺乏人力资源管理专业团队等。

随着医院信息化水平的发展进步,为医院人力资源管理改革提供了良好的基础,医院人力资源管理工作产生较大改进。表现在以下几个方面:

一、管理方式发生转变

通过建立人力资源信息化数据库,将人力资源库与临床信息相关联,则大大地拓展人力资源管理的功能,实现准确配置、客观评价、实时监测的目的。

二、工作流程精简

随着科学管理思维的建立,在信息化平台上实现了流程简化,精准度提高的目的,从而大大地提高了人力资源管理工作效率。

三、管理成本降低

随着基础信息、社会信息的公开透明,先进管理工具的引进,在提高管理效率的同时,大大地降低了管理成本。

四、培训与考核模式创新

随着经济水平的提高,培训投入得到增加,有效丰富和创新了培训模式与内容,并使考核过程高效精准。

医疗机构要通过改革不断实现人力资源与组织机构的共同效益最大化目标,做好医院人力资源管理工作,管理者应坚持的 6 个用人基本原则是:

1. 把合适的人放在合适的位置上。

2. 把合适的平台给合适的人。

3. 让好高骛远的人做实事。

4. 让做实事的人有远大的理想。

5. 没有不能用的人力资源。

6. 发现员工的长处,并让其充分发挥。

"木桶理论"常常被用于人力资源管理,作为团队建设的主要思考点,即:消灭落后,拉齐团队整体能力。然而,在团队建设的实际操作中,"手"的理论才是管理者应该更加关注的,即:在任何一个团队中有强者也需要弱者,有大拇指、示指、中指、无名指和小指的手才是和谐的,每个手指都有其存在的价值,并发挥着各自的功能,需要集体的时候,攥起拳头才更有力量。

(郭启勇　郭传骥　廖　伟)

第十六章 医院临床人员构成与配置

临床人员是医院人力资源的主要构成部分,也是保证医院医疗水平、医院运行、医院发展的根本力量,如何调整好临床人员的构成与配置是医院发展的基础,是每一位医院管理者都应该关注的核心内容。

第一节 医院人力资源概况

医院是由各种专业、能力不同的人员组成的一个群体,做好人力资源配置是人力资源管理的基础,简单地说就是将合适的人放在合适的岗位上,真正做到适才适所。医院人力资源包括内容广泛,通常按照岗位类别可以分为临床人员、后勤人员和管理人员。

医院临床人员根据岗位工作内容的不同可以划分为医生、护士和技师等,又可以根据部门性质不同分为临床科室和支撑科室。临床科室是面向患者实施诊断和治疗的部门,如:急诊科、内科、外科、妇产科、儿科、传染科、耳鼻喉科、眼科、皮肤科等。由于医院性质和需求的不同,可以分别设置,比如:妇产医院可以只设置妇产科、儿童医院只设置儿科,综合医院由于规模不同也可以增减临床科室的种类和数量。支撑科室则是指通过医疗设备和物资,为临床科室工作提供辅助诊断、物资支持的部门,如:放射科、超声科、核医学科、检验科、输血科、病理科和药学部等。支撑科室又称为医技科室或医辅科室,是医院运行不可或缺的部门,这些科室里面同样有医生、护士、技师,但是根据工作性质和内容的不同,有着各自不同的构成比例。

医生、护士、技师的专业技术水平主要依靠毕业后的培养来提高和加强,尤其是医生的职业化和规范化培训近年来得到长足的发展。原卫生部在 1993 年和 1995 年分别印发《关于实施临床住院医师规范化培训试行办法的通知》和《临床住院医师规范化培训大纲》,此后全国各地逐步开展不同规模、不同水平的住院医师规范化培训的前期探索。2009 年《中共中央国务院关于深化医药卫生体制改革的意见》明确提出"建立住院医师规范化培训制度",住院医师规范化培训被提到了重要的议事日程,制订符合新形势需要的住院医师规范化培训标准成为深化医改的重要工作。同年,原国家卫生计生委委托中国医师协会组织全国专家制订了《住院医师规范化培训标准(试行)》,并不断征求意见修改完善。2010 年《国家中长期人才发展规划纲要(2010—2020 年)》规定"开展住院医师规范化培训工作",为推进住院医师规范化培训制度建立工作提供了有力的保障。

2013 年 12 月 31 日,原国家卫生计生委等 7 部门联合下发《关于建立住院医师规范化培训制度的指导意见》(国卫科教发〔2013〕56 号),2014 年 8 月 22 日,原国家卫生计生委发布《关于印发住院医师规范化培训管理办法(试行)的通知》(国卫科教发〔2014〕49 号)。根据文件精神,到 2015 年,各省(区、市)全面启动住院医师规范化培训工作。到 2020 年,基本建立住院医师规范化培训制度,所有新进医疗岗位的本科及以上学历临床医师均接受住院医师规范化培训。"5+3"是住院医师规范化培训的主要模式,即完成5年医学类专业本科教育的毕业生,在培训基地接受3年住院医师规范化培训。医生在选择进入专科之前,必须经过3年时间完成住院医师规范化培训,才能成为真正的医生,并且在2021年以后,医学毕业生没有完成规范化培训不能直接进入临床科室当医生,更没有职称晋升的机会。

医院后勤人员根据具体工作内容可以分为基本建设人员、维修维护人员、安全保卫人员、卫生保洁人员、餐饮服务人员等。2003年,原国家卫生部发布《关于医疗卫生机构后勤服务社会化改革的指导意见》;2015年,国务院办公厅发布《关于城市公立医院综合改革试点的指导意见》。这一系列政策文件的发布,有力地推进了我国公立医院后勤服务社会化的进程。随着医院后勤改革的推进,越来越多的医院将后勤服务经营人员、相应资源成建制地从医院行政管理系统中分离出来,组建成自主经营、独立核算、自负盈亏的后勤服务实体——后勤服务中心;或者直接委托第三方物业服务公司承担医院后勤保障服务工作。后勤服务社会化了,医院后勤人员数量大幅度减少,但后勤服务管理的核心还是医院自己的管理团队,医院成立专业的后勤管理部门——后勤保障部,工作内容转变到发挥后勤管理职能,外包公司则是提供专业的技术、流程和服务,以提高服务质量和效率,降低服务和运行成本,提高医院效益,减轻病人负担,保证医院的发展和稳定。

医院基本建设管理部门与后勤服务管理部门可以分别设置,也可以合并为一个部门一体化设置,笔者认为一体化设置更加有利于建设完成后的延续性管理。安全保卫人员主要是按照内部公安的职能设置,承担着维持正常诊疗秩序,负责医院消防安全监控,重点部门安全保障等任务。医院后勤社会化主要是指非核心业务的社会化,即使社会化水平达到较高的程度,但是安保人员管理、消防监控等核心业务,原则上还是由医院的人员来承担更能保证安全责任制的落实。

在现代化医院中,后勤管理专业人员的需求将越来越大,以保证医院后勤、基建和安保的正常运行。其中,后勤管理和基建管理专业人才相对较多,招聘难度较小。但是专业的安保管理人员招聘常常成为医院招聘的难点,因为专业学历教育人数比较少,医院招聘这部分专业人才就需要参与市场竞争。

医院行政管理部门主要包括以党办为龙头,党政工青组成的党群部门和以院办为龙头的行政部门,两大部分组成。这些部门的工作人员构成了医院管理人员团队。医院行政管理内容涉及医疗、教育、科研、办公室、护理、人事以及财务等多部门多专业管理,行政管理人员工作因此具有了事务多、矛盾多、责任大等特点。由于医院管理的专业内容繁杂,所以管理人员的知识结构、专业来源也相对复杂。医院行政管理效率的高低,直接影响医院管理的水平,影响医院全局的发展,正因如此,在医疗市场竞争日趋激烈的环境下,就要求医院行政管理人员要具备更强的服务能力,更高的服务意识,更积极的进取精神以及更勇敢的开拓精神。

医院管理者应当具备不断学习和把握国家方针、政策的调整与变化,具备判断医学事业发展方向的前瞻性能力,熟悉医院情况,具有应对复杂局面、处理应急事件、控制医院全局的能力,同时,掌握政策法规,具备一定的管理知识,而这些是非医学专业出身的职业管理者很难完全具备的。我国现阶段的国情决定了医院管理需要这种综合型的管理人才。医学专家具有丰富的临床经验,更加了解医院工作的特殊性,更能把握医院管理的精髓,为社会提供更加优质的医疗服务。而没有从事过医疗工作的职业管理者,难以真正了解医院和准确把握医务工作者的思想动态。所以,当前医院管理人员主体仍来自于医生、技师、护士的专业群体,通过岗位培训、自我学习来胜任医院行政职能部门的管理岗位。近年来,诸多医学院校开始培养社会医学与卫生事业管理专业的学生,以满足医疗机构逐渐增加的对行政管理人员的需求。这也成为医院管理专业化人员的另一主要来源。

在行政管理中,医疗业务管理是主线,这一部分的管理干部主要来自医生和护士,少部分来自技师和药师。目前较少采用社会直接招聘模式,主要以院内人员调动完成这一部分的人力资源配置。医学信息与病案管理人员配置,常通过招聘医学院校医学信息或图书情报专业毕业生来满足需求。财务部门作为医院资金管理的主要责任单位,一般从社会公开招聘专业财务人员,作为财务部门人力资源中的骨干。其中,医院收费人员招聘要求必须取得专业的会计上岗证,建议招聘时优先选择有本院员工推荐函的人选,以确保医院流动资金安全。

医院的其他部门,如计算机中心、图书馆、实验室等部门的人员,则可以从院内其他岗位调转,也可以从社会直接招聘。随着现代医院信息化水平的不断提升,计算机中心越来越需要计算机软硬件专业的毕业生来完成工作。而这一专业的社会人才储备相对充足,可以通过公开招聘来满足工作需求。医疗设备维修人员一般为生物医学工程或者在专门从事设备维修的技师中选拔。图书馆和实验室一般是大学附属医院的特殊配置,来保障医院在医疗任务以外的教学与科研工作,这里的工作人员可以招聘医学信息专业毕业生和从事实验研究的硕士、博士生。实验室技术员可以从技师中招聘。

根据《中共中央国务院关于深化医药卫生体制改革的意见》中"稳步推动医务人员的合理流动,促进不同医疗机构之间人才的纵向和横向交流,研究探索注册医师多点执业"的要求,2009年原卫生部印发《关于医师多点执业有关问题的通知》,并在部分地区先行试点。2011年原卫生部又发出通知扩大医师多点执业试点范围,鼓励医务人员到基层和农村地区执业。2011年3月起北京开始实施《北京市医师多点执业管理办法(试行)》。2017年4月1日起,国家卫生计生委公布了《医师执业注册管理办法》,鼓励医师多点执业。

在实际工作中,由于医生不是社会自由人属性,而是机构属性,医院为医生的技术发展和继续教育投入了大量的人力、财力和物力,搭建平台培养专业的技术人才以不断提升医院的诊疗技术水平,进而满足患者的就医服务需求,提高医院的核心竞争力。而且,中国的医师执业、护士执业及未来的技师执业,除了资格认证之外,还需要工作单位注册才能够开展相应的技术服务,这样一方面保护了医院的利益,另一方面保证了医疗过程的责任主体是医院。所以,在当前的体制下,医生真正成为自由人的道路还很漫长。

实践证明,医院面向社会直接招聘胜任岗位的专业技术或管理人员,常常成本高、忠诚度不够,不一定就是最合适的。所以,从应届本科、硕士和博士研究生中招聘后备人才,通过在职的岗位培养、学习提高,预期之内实现岗位胜任来满足医院的管理和运行需求,才是符合医院发展人力资源需求的最佳方式。

第二节 医院临床人员构成与比例

我国医院由于历史原因常常是一种粗放型的人员配置,大多数人员是一个岗位定终身。通过管理形成合理的人才配置架构,人才之间才能实现结构方面的互补,人才的集体效用才可以真正发挥。

根据原国家卫生部《医疗机构基本标准（试行）》规定，二级综合医院每床至少配备0.88名卫生技术人员，每床至少配备0.4名护士；三级综合医院每床至少配备1.03名卫生技术人员，每床至少配备0.4名护士，工程技术人员（技师、助理工程师及以上人员）占卫生技术人员总数的比例不低于1%。本标准为医疗机构执业必须达到的最低标准，是卫生行政部门核发《医疗机构执业许可证》的依据。

医院临床人员根据岗位工作内容的不同可以划分为医生、护士和技师等。由于专业的不同，服务内容的不同，医护技等人员也有不同的配置比例。从医院总体来分析，假设医生数量为1的话，护士数量一般是医生的1.5~2倍，技师数量则是医生的0.5~1倍。从具体专业需求来看，内科、外科、妇产科、儿科等临床一线科室，医生与护士的人数比例一般在1:2左右，有重症抢救的专业，护士人数比例要更高一些。以门诊患者为主体的科室，如：皮肤科、发育儿科、心理科等，护士比例可以适当下调。以长期住院患者为主体的专业，如：康复科等，康复技师需求量比较大，需要明显上调技师比例，护士比例也有明显上升。

支撑科室又称为医技科室或医辅科室，则根据科室性质不同有不同的人员需求比例。由于我国制度规定技师、护士没有资格出具超声诊断报告，所以超声科人员只能以医生为主。放射科的大型影像检查设备需要符合资质的技师来操作，而医生通过影像资料来为患者出具诊查报告，所以在放射科医生与技师比例约为1:1，而医生与护士的比例只有1:0.2~0.3。检验科的标本检查操作等主要由技师完成，一些医院建立独立的采血中心，也可以由技师承担采血任务，所以检验科人员主要由技师构成。药学部人员则由药师组成，几乎没有医生和护士。

第三节　医院人员构成比例与意义

医院的中心工作是医疗，所以人力资源配置应该以医疗工作为核心，在任何一个医院首先要保证支撑科室（医技科室）配置，因为这是保证全院各临床科室正常工作的综合服务平台，具体配置人数根据服务量适当调整。对于三甲综合医院来说，这些部门基本上都要求24小时运行。

根据原卫生部《综合医院组织编制原则（试行草案）》，在医院的编制总人数中，行政管理和工勤人员占总编制的28%~30%，其中行政管理人员占总编制的8%~10%；卫生技术人员占总编制的70%~72%，在卫生技术人员中，医师、中医师占25%，护理人员占50%，药剂人员占8%，检验人员占4.6%，放射人员占4.4%，其他卫技人员占8%。

按照《中华人民共和国劳动法》的要求，劳动者每日工作时间不超过八小时、平均每周工作时间不超过四十四小时，用人单位应保证劳动者每周至少休息一日，通常要休息两日。按此标准分析，一个24小时值班岗位至少需要4.2人。所以，医院如果开设急诊，则急诊每一个24小时岗位都需要至少配置5名员工；重症医学（ICU）科室是同样的人力资源配置；放射科、检验科等科室则基本以2人为基本值班单元；医院水电等重要设备操作岗位每个班次必须以2人为基本值班单元。一般临床科室的夜班人员配置可以根据工作量适当下调。

随着现代医院管理手段的不断进步，以及医院信息化建设水平不断完善，医院行政管理和工勤人员的数量得以大大降低。根据工作实践,在临床人员配置满足工作需求的基础上,至少按照医院总人数的 10%~15% 的比例配置后勤、机关管理人员,才能够保证医院运行。如果完全实施了后勤服务社会化,则只需要 5% 左右的非临床人员(后勤、机关)就能够保证医院运行的需求。后勤人员的配置数量根据购买社会服务的程度所决定。

行政管理部门的大部制管理,也会节省人力资源,比如:将医务科、门诊部、住院部、信息科(病案室)、医患关系协调办等部门合并成一个医务部,实行医疗大部制管理等,会节省人员的配置数量,提高工作效率。

另一方面,医院信息化的程度也会直接影响医院的人力资源配置,尤其是机关和后勤部门的人员数量。医院的信息化建设较为完善,医疗信息系统和办公自动化系统的引进和充分利用等,可以减少行政管理的人员配置数量,有效提高医院运行和管理效率,反之就要增加人力资源配置保证医院运行。

第四节 如何调整人员构成比例

随着医院管理模式和手段的不断发展与进步,以及宏观政策与医院外部环境的不断变化,医院管理者必须适时对人力资源的流动进行动态管理,包括对人力资源的流入、流出和组织内的流动进行动态管理。适时动态调整医院人员构成的目的包括:有效地控制成本增长;有效地保证合理的绩效体系运行;实现各学科基本均等的医疗工作量和相似利益分配;在保障运行的基础上,实现最小的非临床人员配置,提高人力资源利用效率。为了实现这样一个目标,必须实时动态地不断调整医院内部的人员构成。

医院在实行人员调整之前,必须合理规划医院未来的发展目标,制定完善的人力资源战略规划,客观分析医院当前的人力资源状况,尤其是核心部门的人才队伍建设情况,对医院未来 3~5 年的学科发展制定详细的发展规划,明确各部门、各专业的人员,医生、护士、技师、管理、后勤等不同类别、不同职称、不同岗位人员的调整目标。

医院人力资源动态管理的方法主要包括:

首先,控制人员数量增长,尤其在招聘新员工时,严格控制需要降低构成比例的岗位数量。这样可以在保证内部运行稳定的基础上,通过控制不同岗位的人员增量来动态调整。

其次,通过医院内部岗位轮转,轮转后留任的方式,将多余的人员调整到需要的岗位。例如:护理垂直管理模式,由医院的护理部直接负责整个医院护理管理系统,护理部有全院护理人员的管理、分配、使用、薪酬分配、奖惩、提升使用等权利,更加有助于实现护理人员的动态调整。

第三,通过调整医院学科设置与岗位设置,实现管理调整人力资源配置比例。复旦大学医院管理研究所所长高解春评价:"学科既是医院结构的'细胞',也是医学活动的'载体',同时还是医院管理的'基石'。"随着医学学科细化与融合趋势的加快,及中国公立医院改革的持续深入,中国医院学科设置的原则和趋势都面临着巨大转变。医院管理者若想缓解运营压力,并在激烈的市场竞争中赢得患者口碑,就要对医院学科定位和规划不断做出适时的调整。这一学科调整和岗位调整的过程,也是人力资源配置科学化、高效化的过程。

第四,通过退休不补充人力,或者少补充人力的模式,实现人员比例调整。例如:医院后勤社会化的改革进程中,逐步减少医院后勤人员比例,逐步把后勤人员的工作职能由具体后勤服务转变为后勤管理。在降低人力成本的同时,保证医院发展运行稳定。

附件 16-1　盛京医院人力资源配置原则

　　医院定岗定编的分析方法主要有比例定员法、效率定员法、岗位定员法、设备定员法以及职责定员法等人力资源配置方法,综合运用更为合理。其中基于编制床位数的比例定员方案、基于工作量的人员配比方案是最常用的。行业规范中对于岗位管理人员配置的要求也常常通过人员床位比例来表述。在盛京医院进行各年度用人计划分析时,按开放床位数对各科室人员配置情况的历史数据进行测算分析是常规工作,除科室梯队建设规划、人才培养需求外,医床比是制订科室用人计划预测的重要依据之一。比如:外科、内科、重症监护病房就是三类有代表性的岗位,他们各自的岗位工作内容不同,床位配置数量不同,床位周转率不同,每床位所需医疗护理工作量有很大差异。外科的医床比在 0.25 左右,内科的医床比在 0.23 左右,而重症监护病房的医床比则达到 0.8 以上。相同学科的不同病房(病区)间的医床比差异更有意义,往往是决定年度用人计划取舍的重要因素之一。比如:普通外科的平均医床比在 0.21 左右,其中乳腺外科病房因床位调整,目前医床比只有 0.13,因此在未来的人员配置计划中将重点考虑乳腺外科病房的人才引进和培养。

（郭启勇　郭传骥　廖　伟）

第十七章 | 医院行政与后勤人力资源配置

医院根据人员不同的分工,有管理、后勤和临床人员的区别。在医院的正常运行中,三者都不可或缺,谁也离不开谁。管理决定方向,帮助协调;临床决定内容,工作的核心;后勤则是医院所有工作的基础和保障。"管理职业化,后勤社会化,临床专业化"是目前各医院发展的趋势。医院管理和后勤部门是顺利开展临床工作的保证,也是医院成本支出的重要组成部分,如何合理配置医院管理与后勤人力资源是管理者必须认真考虑的问题,目标是在保证医院高效运行、可持续发展的前提下,实现管理和后勤人力资源配置最小化。

第一节 医院管理与后勤人员的概念

医院管理人员泛指医院人力资源中除去临床和后勤人员之外的所有人员,通常分为党群系统和行政系统两个工作体系。管理团队是医院运行的指挥系统,人员配置合理与否,对于医院的运行效果有直接影响。根据原卫生部《综合医院组织编制原则(试行)》规定,医院实行党委(总支、支部)领导下的院长分工负责制。行政体制应按照减少层次、精干有力、发挥效能的原则,实行两级制。党政齐抓共管,形成合力,才能推进医院良性发展。医院行政管理部门主要由以党办为龙头的党政工青组成的党群系统和以院办为龙头的行政系统两大部分组成。

党群系统一般由纪委、党办、组织、宣传、监察、工会、共青团、离退休办公室等职能(部门)组成,是医院党群组织建设、发展的中坚力量,也是医院运行监督、检查的领导机构。党群系统工作人员可以由非医疗专业人员构成,比如:管理、传媒、人文科学等专业人员,但党群系统主要领导岗位一般仍由临床专业骨干担任,或行政系统领导同时兼任。

行政系统是医院业务运行的主导部门,一般以院办牵头,包括医疗管理(医务、门诊、住院、护理、预防、院感、信息、医患关系协调)、科研、教学、财务、人事、审计等职能(部门),是推进医院日常工作、突发事件处理、社会公益性任务执行的主要组织者和责任人。行政系统工作人员通常由临床骨干转岗、调任,有时也可以直接招聘医院管理和公共管理人员。另外,很多医疗机构的宣传部门也承担公共关系职能,审计、监察等部门都属于跨行政和党群双系统工作。

医院行政管理部门是在医院党政领导班子的直接带领下开展工作。一个好的医院班子,一定是党政同责、一岗双责、齐抓共管,才能真正实现医院良性运行和可持续发展的目标。医院领导干部既要承担业务工作、确保各项目标任务的完成,又要承担党风廉政建设和反腐败工作,确保队伍廉洁高效,通过多层次,多角度和卓有成效的协调联动,实现业务工作和党风廉政建设的同步发展,实现做事、管人、促廉相结合,实现提高工作水平和保持队伍清正廉洁相协调。

各管理部门人员的重要作用就是协调和沟通的功能,进行机构内外的联系,在领导班子的带领下对医院的运行工作保驾护航,保证医院各项党政业务的目标得到顺利实现。所以不断加强医院管理人才队伍的建设和培养也是医院日常管理工作的重要组成部分之一。

广义的后勤是指包括所有支撑医院运行的非临床系统,包括基础建设、能源供应、维修、保洁、安全等。后勤人员服务质量的好坏能够直接体现医院管理水平的高低。随着医院的不断进步和发展,社会服务量的提升和床位规模的扩大,各种消耗随之增加,对后勤服务的依赖性越来越大,对后勤保障工作的要求也越来越高。2003 年,原国家卫生部发布《关于医疗卫生机构后勤服务社会化改革的指导意见》;2015 年,国务院办公厅发布《关于城市公立医院综合改革试点的指导意见》大力推进了我国公立医院后勤服务社会化的进程。后勤服务社会化程度不断提升,医院物联网建设和后勤信息化水平不断进步,医院自身的后勤人员数量大幅度减少,后勤人力成本大大降低。除少部分核心工作仍保留由医院后勤人员承担之外,大部分后勤人员的工作内容转变为对后勤社会化服务质量的管理和监督。所以,后勤人员越来越需要通过招聘相关专业人才来完成,让专业的人员做专业的事,逐渐降低医院后勤运行成本,提高医院效益。

除了管理和后勤人员之外,医院还有一部分科室可以称为保障系统,比如:计算机中心、图书馆等。保障系统人员的主要工作是为医院从管理到医疗,从临床到后勤各项工作提供保障服务。随着现代医院信息化水平的不断提升,医院几乎所有部门的工作都依靠计算机中心人员来提供保障。所以,有的医院由医疗管理者担任计算机中心领导,管理全院服务的信息平台,计算机中心工作人员则主要由计算机软硬件专业人才组成。图书馆是专业知识的摇篮、知识储备的仓库,是医院技术进步和人才培养的重要保证,对于教学医院、科研型医院来讲更是不可或缺的部门。图书馆工作人员通常选用医学信息专业人才。

第二节　管理人员配置标准与管理

根据原卫生部《综合医院组织编制原则(试行草案)》,在医院的编制总人数中,行政管理和工勤人员占总编制的 28%~30%,其中行政管理人员占总编制的 8%~10%。虽然卫生行政部门有比例范围要求,但是实际工作中,由于受到医院信息化水平和医院组织机构设置的影响,各医疗机构的管理人员配置不尽相同。

医院管理人员配置的根本原则是在保证医院良性运行的基础上,实现管理人员配置最小化。高效、精悍的管理团队是保证医院良性运行的根本,管理不是人多就能管好,管好的前提是人尽其责、互为备份,让所有的工作流程形成闭环管理才是最重要的。在医院管理过程中,一些特殊或临时性的工作,可以采用人员动态管理的模式,短期抽调人员形成工作组,待工作完成后及时解散,以降低人力成本,提高人力资源利用效率。

医院管理人员的配置标准为:

首先,要保证医疗管理人员的配置,这样才能保证医院的医疗质量管理,保障医疗安全和正常的运行。

医院在管理机构设置上必须按照卫生行政部门的统一规定来设置。比如:2006 年原卫生部发布的《医院感染管理办法》规定,住院床位总数在100张以上的医院,应当设立医院感染管理委员会和独立的医院感染管理部门。对医务部实行医疗大部制管理,则可以节省部分管理人员的配置数量,提高工作效率。实现护理垂直管理需要强有力的护理部,这也要求保证护理部的人力资源配置。

其次,保证人、财、物管理部门的人员配置,是医院能否良性运行的保障。

人力资源部负责全院的人力资源配置、考核与评价,是医院落实绩效考核的责任部门。在保证人力资源部人员配置数量的同时,保证质量更为重要。人力资源部主任一般选择临床骨干人才通过岗位培训、自我学习后来担任更为合适。

财务部负责全院所有资金运行和管理,一般由财务专业人员组成。2017年5月19日,原国家卫生计生委、财政部和国家中医药管理局联合下发《关于加快推进三级公立医院建立总会计师制度的意见》,提出2017年底,所有县和前四批城市公立医院综合改革试点城市的三级公立医院必须设置总会计师岗位;2018年底,全国所有三级公立医院全面落实总会计师制度。其他有条件的公立医院应当设置总会计师岗位。医院管理者除落实总会计师制度之外,重要的是要将医院所有的资金管理统一在财务部,所有重大资金使用,财务部负责人必须参与并提出意见。

物资管理根据物资种类的不同,一般由四个部门来分别管理。后勤保障部负责非带电操作的医用设备(如:车床台架等),以及桌椅板凳更衣柜等一般生活用品的采购、管理与维修保养;医疗设备部负责所有带电的医疗设备采购、管理、维修保养;医用耗材采购部则负责所有医用耗材采购和管理;计算机中心则负责所有信息化相关设备的采购、管理和维护保养。这些物资管理主要部门的工作涉及医院的成本管理和运行效率,需要选择对医院忠诚、严格自律的骨干人才担任负责人,一般不直接从社会招聘。

第三,保证党群系统人才队伍的配置建制和人员素质是非常重要的。

党的十八大提出了以改革创新精神全面推进党的建设新的伟大工程,全面提高党的建设科学化水平的明确要求。党群系统人才队伍在医院管理体系中是必不可少的中坚力量,坚持和保证党的领导的同时,优秀的党群人才队伍是医院文化建设的需要,也是医院内部评价和监督体系的责任人。所以,保证党群系统人员配置和人员素质水平,对正确把握医院发展方向,维护医院发展稳定,树立风清气正的工作氛围等发挥着重要作用。

总之,医院管理人员配置数量一般不少于总人数的5%,也不应多于总人数的10%。合理的机构设置和人员配置对于医院运行是非常重要的,原则是让每一位管理人员都要明确自己的职责,承担合适的工作量。医院管理者应根据工作量和岗位职责合理配置管理人员,实行动态管理并不断改进,使其接近完善。

第三节　后勤保障人员配置标准与管理

根据原卫生部《综合医院组织编制原则(试行草案)》,在医院的编制总人数中,工勤人员约占总编制的20%。在实际工作中,医院后勤人员配置数量与后勤社会化程度有很大的关系。

如果没有实行后勤社会化购买第三方服务,仅餐饮服务就需要占用约10%的人员配置。其他后勤服务还需要约10%的人员配置,主要在7×24小时运行维护的岗位。如:变电所、污水处理、氧气站、空调控制、电梯运行、锅炉房等设备设施,都需要保证不间断运行。每一个岗位至少需要 4 名专业人员轮值,综合起来将占用非常可观的人力资源。再加上安保监控、餐饮服务等岗位,后勤服务需要一个庞大的人员队伍。所以,为了有效降低后勤人力成本支出,改进后勤服务质量,提高工作效率,更好地实现预算管理,大力推进后勤社会化,购买第三方服务,都是医院管理者的最佳选择。

国务院办公厅发布的《关于城市公立医院综合改革试点的指导意见》有力地推进了我国公立医院后勤服务社会化的进程。通过社会化购买第三方服务后,后勤人力资源配置将主要用于后勤服务质量监督与管理。通过招聘本科以上的水暖、机电、土建等专业人员形成后勤管理队伍,逐渐替换原来医院工勤人员,是目前后勤改革的根本方向。后勤信息化建设和医院物联网技术的应用,也将大大降低后勤人力资源的需求。利用现代化的信息技术和远程电子监控设备,对于那些需要 7×24 小时监控的重要岗位进行连续监控,制定突发事件报警流程,也有助于实现后勤高效管理,降低后勤管理运行成本。

对于计算机中心人力资源的配置,取决于医院管理者对于医院信息化建设工作的定位。医院信息系统的建立与升级完善,不应是医院自身员工来完成和实现的,而是由第三方软件服务公司来承担的专业工作。医院计算机中心人员的核心工作是搭建桥梁——搭建临床一线与软件开发工程师对话的桥梁;搭建第三方软件服务公司与医院发展需求的桥梁。这样的岗位定位,决定了计算机中心并不需要大量的专业人员,类似于后勤服务的社会化,能够有效降低医院成本、提高工作效率和服务质量,根本目标是保证医院稳定高效运行。

图书馆相对于医疗服务是锦上添花,更是医院科学研究和继续教育必备的保障设施。即使对于没有教育和科研工作硬性需求的普通医院,建立图书馆也会为员工成长提供精神食粮,成为医院文化的集散地,也很有建设价值。但是,要投入适当的人力资源配置,满足为临床等专业人员提供查询、索引和评价的需求。

第四节　管理与后勤人员评价

在医院管理中,管理与后勤人员的评价是最难的,主要原因是很难量化,也很难单纯利用满意度指标实现评价。

管理由于内容繁多,方法和目的不尽相同,不能一概而论;甚至有些职能部门的主要任务就是指标管理,比如:医保办;有些部门主要以惩罚作为主要的管理手段,比如:医院感控管理。但是这些部门又是医院非常重要的管理部门,所以如何评价管理人员,一直是医院管理的难点。

目标绩效考核是管理人员评价中最常用的方式之一。对于医院管理和后勤人员通过年初制定工作量化目标,年底对目标进行考核,结果用于评价个人和所在部门的工作质量。把被管理对象或服务对象的满意度作为考核指标,也是非常有价值的另一种考核评价方法。如果得到被管理对象或服务对象的认可,当然就是对管理人员最好的评价。但是,满意度评价必须与目标绩效考核相结合使用,满意度评价才有价值。

360 度考核是一种公认的能够较好评价管理者的考核模式。通过对被考核者的上级、同级、下级采用标准化问卷的方式,获得意见和评价,同时结合被考核者对自身的评价问卷,四个方面评价结合在一起就形成了360度考核。如果标准化问卷的问题做得足够客观、准确,最大化规避答题者的主观思维对结果的影响,或者通过增加被考核者的上级、同级、下级答题者的数量来降低个别评价结果的不客观性,整合四个方面的考核结果基本能够客观反映被考核者的工作状态和能力,甚至其思想和品质。所以,360度考核方法可以作为医院管理人员的重要评价手段。

在医院中,对后勤人员的评价和对管理人员的评价存在类似的难点,但是后勤人员的评价要相对容易一些。因为设备是否正常运行、能源保障的应急能力、出问题后的恢复或修复速度、维修成本管理等后勤服务质量,可以作为考核的客观指标用于评价后勤人员。同时,也可以引用上述对管理人员的评价指标,如:目标绩效考核、满意度指标对后勤人员进行评价和考核。后勤人员的主要工作职责就是保证医院正常运行,尤其对于那些需要 7×24 小时监控的重要岗位,其人力资源配置是岗位制而非基于具体工作量。这需要通过岗位责任制来评价其工作的价值,在没有处置突发事件时也需要认真评价其赋闲时的工作状态。因为我们希望后勤不出问题才是最重要的,运行平稳就是最大的工作目标。

附件 17-1　盛京医院各类人员比例

截至 2016 年底,盛京医院共有员工 6774 人,其中医生 1951 人(占 28.80%),护理 3309 人(占 48.85%),医技 719 人(占 10.61%),职能 244 人(占 3.60%),保障 438 人(占 6.47%),后勤 113 人(占 1.67%)。临床卫生专业技术岗位(医生、护理、医技)合计 5979 人,占 88.26%,非卫生专业技术岗位合计 795 人,占 11.74%,见表 17-1。

从表中可见,5 年中员工总数、医生人数、护理人数、医技人数增加幅度较大,对应的人数比例小幅上升;职能人数和保障人数小幅增加,对应比例小幅下降;后勤人数逐渐减少,对应比例明显下降。5 年中各类人员增长率为员工总数增长 19.22%,医生人数增长 26.12%,护理人数增长 19.72%,医技人数增长 21.04%,职能人数增长 10.41%,保障人数增长 1.62%,后勤人数增长 –9.60%(负增长)。

表 17-1　医院 2012—2016 年各类人员的数量和比例变化

年份/人数/比例	总数	医生	护理	医技	职能	保障	后勤
2012 年	5682	1547 (27.23%)	2764 (48.64%)	594 (10.45%)	221 (3.89%)	431 (7.59%)	125 (2.20%)
2013 年	6080	1646 (27.07%)	2973 (48.90%)	651 (10.71%)	241 (3.96%)	446 (7.34%)	123 (2.02%)
2014 年	6401	1812 (28.31%)	3093 (48.32%)	682 (10.65%)	254 (3.97%)	428 (6.69%)	132 (2.06%)
2015 年	6551	1908 (29.13%)	3164 (48.30%)	703 (10.73%)	234 (3.57%)	425 (6.49%)	117 (1.79%)
2016 年	6774	1951 (28.80%)	3309 (48.85%)	719 (10.61%)	244 (3.60%)	438 (6.47%)	113 (1.67%)

　　盛京医院的人员构成以卫生专业技术人员为主体,职能保障人员作为辅助支撑,后勤人员严格控制,几乎是只出不进。2006年,医院引进社会专业公司参与医院后勤服务保障工作,后勤服务保障社会化,提高了医院后勤服务效率和质量,同时也为医院节省了大量的人力成本和管理成本。

　　附注:上述人员分类中,"职能"是指在行政职能部门,如医务部、护理部、人力资源部、财务部、教务部、科研与学科建设部等,从事管理工作的岗位。"保障"是指为临床医疗、教学、科研工作提供支撑、保障服务工作的岗位,如消毒供应、收费、图书馆、计算机中心、实验室等。"后勤"是指为保障医院正常运行提供后勤保障服务的工作岗位,如后勤保障部、餐饮服务中心等。

（郭启勇　郭传骥　廖　伟）

第三篇

财务管理

　　医院原则上都应该是非营利机构,公立医院尤其不应该逐利,但是没有良好的财务运行就不可能有医院的良性运行,没有良好的财务运行结果,就更不会有良好的医疗服务。随着社会发展,越来越强调医院的财务运行,通过良好的预算管理、成本控制,使医院财务在略有结余的前提下良好运行,是财务管理的目标。随着社会发展,百姓对于不同医疗服务的需求日益增加,逐渐出现了营利性医院,当然营利性医院主要营利点是通过提供非医疗技术的差值服务内容获得更多利益,即或是营利性医院,财务管理也要遵循医院收入、支出的相关性关系。

第十八章 财务运行

随着新医改方案逐步出台与实施,医疗服务也面临着新的机遇和挑战,医院运营管理也必将从传统的政府主导模式向更符合医疗事业发展规律的科学管理模式转变。医院的良好运行,离不开科学的管理制度、方法和手段。而医院的财务管理,在医院管理中是非常重要的一个环节。财务管理要有效发挥支撑、保障和引导的功能作用,同样离不开科学的制度、方法和手段。

第一节 财务管理概述

一、医院财务管理的概念

医院财务是指医院在提供医疗服务过程中所涉及相关的财务活动以及由此形成的财务关系,根本是资金流动的全过程。财务管理是针对这种财务活动和财务关系所运用的各种管理方法和手段,使资金合理、顺畅流动,并产生一定的结余,用于医院建设与发展。其中,医院的财务活动是指医院的资金在运营过程中的所有活动的总称,医院的财务关系是医院财务活动中的参与主体之间的关系。财务预算管理、成本控制、会计核算、资金管理、内部控制和资产管理等模块,围绕资金流动管理构成了医院财务管理的主要内容。

资金流动管理包括医疗服务收费、收费组成和相互关系、所有支出和支出科目相互关系,其中主要关注可变收入和可变成本,尤其是人力成本和运行成本控制,收入和支出以及相关科目的合理的比例和合理的关系,是维系医院正常运行和发展的保证。

二、医院财务管理的目标

1. 目标 无论营利性医院还是非营利性医院,财务管理的目标都应该是使医院价值最大化、医院的资产能够保值、增值,在财务管理中,应该有效控制医疗成本,以合理的价格为社会提供优质的医疗服务,保证医院持续正常运营的同时,最终实现医院的可持续发展。

2. 任务 依法组织收入,有效地规范收支,加强财务风险防范,努力节约支出,正确安排和合理使用资金;严格执行国家有关法律、法规和财务规章制度,确保资产安全;逐步完善医院的财务管理制度,包括医院的会计制度、预算管理制度、成本管理制度、内控制度、固定资产管理制度等;认真编制和严格执行财务预算;利用先进的信息技术,强化财务成本核算;加强各业务流程的监督;改进财务分析和财务报告系统,积极推进绩效考核方法,完成目标管理。

3. 要求 医院财务管理的基本要求:真实反映医院经济活动,以实际发生的各项经济业务和合法的凭证为依据,进行会计计量、编制财务报告;正确核算医院的成本;履行监督、检查医院经济活动的职责；医院主要领导重视会计管理工作，让会计人员参与经济决策；以资金管理为核心，采用价值管理的观念来指导医院各项管理活动，协调各项经营活动，从而全面反映医院经营成果和最终绩效。

4. 职能　会计职能是指会计在经济管理中所具有的功能，它是伴随着会计的产生而同时产生的，是随着会计的发展而发展的。现代会计的职能是核算、监督和参与经营决策。

（1）核算职能：主要是利用会计本身特有的方法，将复杂的经济活动通过归集、整理、分析，形成一系列有效的数据，为管理者提供财务信息。会计主要是从数量方面反映各部门的经济活动情况，通过一定的核算方法，为经济管理提供数据资料。对实际发生的经济活动进行核算，要以凭证为依据，有完整和连续的记录，并按经济管理的要求，提供系统的数据资料，以便于全面掌握经济活动情况，考核经济效果。

（2）监督职能：主要是利用会计资料和信息反馈对经济活动的全过程加以控制和指导，包括事前、事中和事后的监督。从本单位经济效益出发，对经济活动的合理性、合法性、真实性、正确性、有效性进行全面监督，以便改善运营或预算管理，合理使用资金，提高经济效益。

（3）参与决策职能：是从各种备选方案中选出最优方案，决策在现代医院管理中起着重要的作用，正确的决策可以获得最大效益，决策失误将会造成重大损失与浪费。决策必须建立在科学预测的基础上，而预测与决策都需要掌握大量的财务信息，这些资料都必须依靠会计来提供。决策管理是运用各项会计信息，进行决策分析，做出最优决策，取得最佳的经济效益。决策需要会计参与，这是由会计工作的对象和作用所决定的。会计反映经济活动过程和成果，只有会计参与了决策，决策才不会陷入盲目性。

三、医院财务管理的特点

医院财务管理作为财务管理的一个分支，较企业财务管理更复杂。其一，因为医院医护人员对患者提供的医疗服务，大部分要体现医务人员的医疗技术服务价值，"医疗服务项目、诊察项目"具有不固定性和繁杂性；其二，患者病种繁杂，个性化因素众多；其三，由于医院的药品、卫生材料的流转品种多、速度快、保管难度大，对物流管理系统要求高，使医院财务管理更加复杂。对于企业来说，生产流程相对标准、产品品种相对固定，财务管理相对简单。

公立医院和非公立医院财务管理本身都应以最少的成本和投入获得最大的社会效益和经济效益。公立医院的财务管理首先要实现社会效益最大化，其次才是经济效益最大化；因此，公立医院财务管理的特征是遵循国家的相关制度和依据的前提下，彰显公立医院的公益性本质，既要保证经济效益最大化，更要保证社会效益最大化。非公立医院也应以此为根本原则，如果不按照这个原则去经营，在医院运行管理过程中同样也会出问题。

公立医院是中国医疗服务体系的主体，是政府拥有并纳入财政预算管理、由政府提供运营经费的医院。公立医院作为承担政府医疗卫生职责的载体，为民众提供免费或低费用的医疗服务，可以理解成国立医院、国营医院、国家出钱办的医院。医院对国有资产承担着直接的经营管理责任，要建立健全一套行之有效的完整的管理制度，优化资产配置，做到物尽其用，提高资产使用效率。要定期组织清查核资，做到家底清楚，防止资产流失，确保国有资产的安全与完整。

公立医院是带有公益性质的医疗机构。企业以营利为目的，而医院尤其公立医院是公益性事业单位，承担着为社会提供卫生医疗资源的任务，两者性质的不同决定了财务管理的出发点有所差异。企业做财务决策的出发点是成本最小化、利润最大化,而医院在成本最小化的同时,还要考虑社会效益,如果成本最小化与社会效益矛盾的话,还要把社会效益放在第一位。例如在保留还是削减医疗服务时,如果经过分析,削减医疗服务会减少成本提高收益,但该医疗服务的患者需求很多,如果削减的话会给患者带来不便,此时医院应把社会效益放在第一位,保留该医疗服务,同时想方设法降低不必要的耗费。

公立医院,作为我国医疗体系的主体,肩负着提供基本医疗卫生服务、满足公众健康需求的重任。公立医院的职能和定位是实现公益性,落实社会责任。为此,当前的新医改和公立医院改革提出了公立医院坚持公益性的总体目标,这也为政府在公立医院管理中的角色定位指明了方向。

医院实行"统一领导、集中管理"的财务管理体制。就是医院的一切财务收支活动在医院负责人及总会计师领导下,由医院财务部门统一管理,财务统一领导、集中管理是提高医院财务管理水平的基础,也是完善医院内部控制的先决条件。

2017 年 7 月 14 日,《国务院办公厅关于建立现代医院管理制度的指导意见》(国办发〔2017〕67 号),第二条第(六)项也明确指出:健全财务资产管理制度。财务收支、预算决算、会计核算、成本管理、价格管理、资产管理等必须纳入医院财务部门统一管理。建立健全全面预算管理、成本管理、财务报告、第三方审计和信息公开机制,确保经济活动合法合规,提高资金资产使用效益。公立医院作为预算单位,所有收支纳入部门预算统一管理,要强化成本核算与控制,逐步实行医院全成本核算。三级公立医院应设置总会计师岗位,统筹管理医院经济工作,其他有条件的医院结合实际推进总会计师制度建设。加强公立医院内部审计监督,推动注册会计师审计工作。

第二节 财务运行体系

财务管理是医院经济管理工作的核心,医院的经营活动必须以会计核算为依据,通过预算控制,分析评价经营成果,加强成本管理,建立有效的激励与约束机制,提高运营效率,最大限度地为社会提供优质、高效、低耗的医疗服务。

一、预算控制

预算管理,指医院财务部门通过组织全院各部门依照医院的发展规划以及业务活动开展情况编制预算,并对执行情况进行分析和总结。随着新医改方案的出台,明确了医院财务管理就是要对财务、会计管理制度的完善,以及对预算管理的严格控制。所谓的医院预算,它包括了收入预算以及支出预算;它是根据医院自身的实际情况,如收入计划、支出计划或是未来目标,按照相关规定,进行制定。

医院预算管理不论是对内还是对外都有诸多好处。在医院内部,它能确保收支平衡,严格遵守国家卫生政策,有效防范财务危机,并能提高财务管理水平;在医院外部,它能使政府相关部门更好地对医院进行监控,对医院成本进行评估。新医疗改革确定要加强县级医院的全面预算管理,医院的全面预算不光是一种预期,更是引导医院在未来发展经营的一种手段。

医院要做到预算的精细,避免预算执行偏差太大,以不追加、额外少为基本原则,预算要结合医院对资金的使用情况、目前所处发展情况以及未来规划等实际制定,预算一旦制定不得随意修改。在编制预算时应遵循收支平衡、收支一条线、以收定支的原则,按照重点明确、统筹兼顾的方法进行编制。

二、成本管理

成本管理是指医院通过成本核算和分析,提出成本控制措施,降低医疗成本的活动。成本管理是由成本核算、成本分析、成本控制等各个方面有机组成的统一体系。实行成本管理,有利于医院摸清家底,加强绩效评价,合理控制费用,提高服务效率。

医院成本核算是管理部门制定宏观经济管理政策、财政补偿政策、医疗收费定价与医保等政策的科学依据。加强成本核算,强化医院经济管理是当前进一步深化医药改革的要求。为此,有必要从全成本核算入手,研究如何建立医院经营管理体系及政府对医院经济管理的评价体系,并进行医院全成本核算经济管理信息系统在实施中的标准化研究。

医院全成本核算是依据医疗服务过程的各项耗费进行分类、记录、归集分配和分析报告,提供相关成本信息的一项经济管理活动。医院成本控制的目标是按预定的成本限额标准进行成本和费用开支、计算分析,及时纠正偏差的管理行为。推行全成本核算对加强医院管理、医疗服务价格调整和财政补助模式的不断完善具有积极意义。

医疗机构和卫生监督部门应加强对医院服务的监督,严格控制医疗成本,规范医疗行为,防止重复检查、过量处方和药物滥用等行为,以提高服务质量,促进补偿机制。

三、会计核算

医院会计核算也叫会计反映,它是以货币为主要的计量尺度,对会计主体的资金运行进行的反映。会计核算主要是指对会计主体已经发生或已经完成的经济活动进行的事后核算,是会计工作中记账、算账、报账的总称。合理组织会计核算是做好会计工作的一个重要条件,对于保证会计工作质量、提高会计工作效率、正确及时地编制会计报表、满足相关会计信息使用者的需求具有重要意义。

医院要建立健全会计核算的管理制度体系,建立健全会计核算工作的相关管理规章制度,对会计核算的方法和手段进行改革和创新,形成科学合理的会计核算管理制度体系。要不断地在实践中总结经验和吸取教训,根据国家颁布的相关医院会计准则,结合实际工作需要,及时调整适用于本医院的相关会计制度。加强对会计人员的职业素质培训,提高他们的业务水平。建立和完善会计核算的监督管理机制,全方位地加强对医院内部会计人员、管理人员的管理和监督,完善会计核算的管理监督机制,加大对会计核算的监督力度。同时,建立和完善科学、合理的监督奖惩评估机制,确保会计核算的准确、完整、真实、科学、有效。

四、资金管理

医院财务管理是医院管理的核心,资金管理又是医院财务管理的核心。资金是医院业务活动得以持续运行的基本保证,是医院经济管理和财务控制的核心,是医院各项活动得以持续进行的基本保证,医院对资金的运用能力不仅成为评价医院整体竞争能力、医院发展潜力、社会效益和经济效益评估的重要指标,而且直接关系到医院的生存和发展。

加强对医院资金的管理,目的就是提高医院资金的使用效益,更好地弥补医院经费不足,使医院管理更加科学化、规范化,促进医院各项建设的健康可持续发展,并为医院管理者提供全方位的信息,从而创造更好的经济效益和社会效益。在新医改形势下,加强资金管理已成为摆在医院面前的重要课题,它关系到医院的稳定运行与能否持续发展,关系到医院的声誉和广大患者的切身利益。医院要想在竞争中脱颖而出,要做到行业标杆,必须对资金进行科学管理,使其在正常运转下能为医院带来效益,促进医院的健康发展。

五、内部控制

内部控制是指为了提高会计信息质量,保护资产的安全、完整,确保有关法律法规和规章制度的贯彻执行而制订和实施的一系列控制方法、措施和程序。医院内部会计控制一般指医院在内部财务管理中,通过制定规范的制度,防止医院运行过程中出现资产流失以及玩忽职守贪污舞弊等行为的控制手段。内部控制是财务管理的重要组成部分,有效的内部控制制度能够防止意外事件或不良后果的产生,保证业务活动有条不紊地进行,保证医院经济健康发展。

医院要加强对医院财务评估与监督,对财务内部控制过程中发现的问题要及时进行消除和弥补,确保医院财务内部控制的严密和完善。建立一系列医院内部会计控制制度,可以有效保证医院业务活动的顺利进行,确保国家有关法律法规和医院内部规章制度的贯彻执行。促进医院财务管理的科学决策,保证医院各项工作的健康有序进行,对医院参与市场竞争,具有重要的现实意义。

六、资产管理

资产是指医院占有的、在法律上确认为其所有、能以货币计量的经济资源的总和,医院资产包括国家拨付的、按照规定自购的,以及接受捐赠等方式形成的。医院资产是医院从事医疗活动并实现发展战略的物质基础,表现形式为流动资产、固定资产、无形资产。其中,流动资产包括现金、药品和应收账款等,固定资产包括建筑物、医疗专业设备、办公设备和其他等。

医院资产管理是医院提升经济效益的途径。医院应建立健全资产管理制度,有效防止资产的流失,促进资产的保值增值,从财务管理角度强化资产管理,为医院的核心医疗活动提供有力支持,从而能为提升医院的经济效益创造最优化的条件。新医改中所涉及的相关内容,就是要医院增强对固定资产的管理,将资产利用率最大化。避免购置不适合医院发展的不必要大型医疗设备,尽量减少不必要的开支,避免资金浪费。

第三节　财务人员分类与管理

建立财务统一管理下的会计核算和成本核算机构,实现财务管理和成本核算工作高效统一,是保证医院财务管理工作顺利运行的前提。

医院的财务管理机构应当是高效集中的,即财务部门的财务人员要集中统一领导,财务资金信息和决策信息高度集中,这种组织结构和管理方式,将有利于医院财务信息的共享与互通,有利于医院领导做出科学正确的决策,有利于医院运行的协调一致、高速有效,最终将对提升医院的核心竞争力起到非常好的改善促进作用。

一、医院财务组织架构

随着医疗卫生体制改革的不断深入,国内许多大型综合性医院承担的医疗、教学、科研业务也越来越繁重,医院财务部门作为综合性管理部门,要充分发挥财务管理与监督作用,结合医院实际,建立一套高效、有序的财务架构层级,以最大限度地发挥财务人员的工作积极性、主动性和创新性,为实现医院的经营目标助力。财政部和卫生计生委联合颁布并于2012年正式执行的新《医院财务制度》中,明确提出了医院应设立专门的财务机构,并健全财务管理制度,完善内部控制机制。根据相关法律法规的规定,结合医院的实际情况可设置独立的会计核算单位——财务部。根据业务种类和岗位设置,可在财务部下设置不同及不相容的岗位,如:出纳岗、会计岗、财务岗、预算岗、成本岗、审核岗、资产岗、工资岗、票据管理岗、会计档案管理岗和收费岗等。医院财务组织架构,见图18-1。

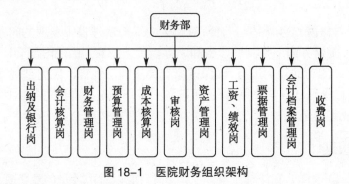

图 18-1　医院财务组织架构

对不同岗位建立不同的岗位职责:
(1)现金及银行出纳岗职责。
(2)会计岗位职责。
(3)财务岗位职责。
(4)预算管理岗位职责。
(5)成本核算岗位职责。
(6)审核岗位职责。
(7)资产管理岗位职责。
(8)工资及绩效岗位职责。
(9)票据管理岗位职责。
(10)会计档案管理岗位职责。
(11)收费员岗位职责。

二、会计人员管理制度

会计人员是会计工作的直接承担者,他们的职权、地位、素质和专业能力与水平直接影响着会计工作的质量。我国政府一直重视对会计人员的培养和管理,并初步形成了一套会计人才评价、选拔和培养机制。

（一）会计从业资格管理制度

财政部于 2005 年 1 月 22 日就发布了《会计从业资格管理办法》（财政部令第 26 号），2012 年 12 月 6 日"中华人民共和国财政部令第 73 号"修订了实施 7 年的《会计从业资格管理办法》，并将修订后的《会计从业资格管理办法》自 2013 年 7 月 1 日起施行。办法第四条明确了"单位不得任用（聘用）不具备会计从业资格的人员从事会计工作。同时指出：不具备会计从业资格的人员，不得从事会计工作，不得参加会计专业技术资格考试或评审、会计专业技术职务的聘任，不得申请取得会计人员荣誉证书。将会计从业资格证列入会计法中，《会计法》第三十八条规定，从事会计工作的人员，必须取得会计从业资格证。另外规定，担任单位会计机构负责人（会计主管人员）的，除取得会计从业资格证书外，还应当具备会计师以上专业技术职务资格或者从事会计工作三年以上经历。

随着会计制度的改革和贯彻落实国务院推进"放管服"改革工作部署，进一步转变职能、转变观念、提高认识，加大职业资格许可和认定事项清理力度，不断降低人才负担和制度成本。2016 年，根据国务院常务会议精神和《国务院关于取消一批职业资格许可和认定事项的决定》（国发〔2016〕68 号），会计从业资格被列为建议取消的职业资格事项。2017 年 11 月会计证已被正式取消，初级成为会计人员的入门证书，取消会计从业资格涉及到修订《会计法》，需要依照法定程序提请全国人民代表大会常务委员会修订相关法律。

（二）会计专业技术职务资格管理制度

为了完善会计专业技术资格考试制度，科学、客观、公正地评价会计专业人员的学识水平和业务能力，财政部、人事部共同修订了《会计专业技术资格考试暂行规定》和《会计专业技术资格考试暂行规定实施办法》，将会计专业技术资格分为初级资格、中级资格和高级资格（高级资格实行考试与评审结合的评价制度）。会计专业技术资格实行全国统一组织、统一考试时间、统一考试大纲、统一考试命题、统一合格标准的考试制度。初级资格考试科目为：初级会计实务、经济法基础两科目。参加初级资格考试的人员必须在一个考试年度内通过全部科目的考试。中级资格考试科目为：中级会计实务、财务管理、经济法三个科目。会计专业技术中级资格考试以两年为一个周期，参加考试的人员必须在连续的两个考试年度内通过全部科目的考试。为了鼓励和调动会计人员的积极性，尊重会计的科学性，国家在会计人员中实行了专业技术资格考试制度。其优点是：

1. 这一制度克服了过去评聘中的指标有限、论资排辈等不利于会计人才成长的现象，建立一种更为客观公正的评价体系，选拔会计人才，提高会计人员素质，充分调动和发挥了广大会计人员的积极性和创造性，这也是我国专业职称制度改革的需要。

2. 会计专业技术资格考试是国家级的考试，是在国务院职称改革领导小组统一领导下进行，由人事部、财政部共同负责组织的，实行"七个统一"，即统一领导、统一考试大纲、统一考试教材、统一评分标准、统一规定合格分数线，由人事部、财政部共同颁发统一印制在全国范围内有效的资格证书。

3. 实行资格确认与职务聘任分开，通过考试取得的会计专业技术资格不受职务岗位指标的限制，不与工资待遇挂钩，单位以岗位需要量，按德才兼备的原则择优聘任，为社会提供了许多可供选择的会计人才。

4. 考试适用于所有从事会计工作的人员，即符合考试条件的国家机关、企业、事业单位的会计人员都可报名参加考试。它覆盖全社会，每个符合相应条件的会计人员都有机会。

这不仅扩大了参考人员的范围,为广大财务人员提供成才的机会,而且增强了会计专业技术资格考试制度的科学性和合理性,使其更具操作性和实用性。

(三)会计人员继续教育制度

《会计法》规定:"会计人员应当遵守职业道德,提高业务素质。对会计人员的教育和培训工作应当加强。"会计继续教育,是对会计人员不断进行知识、技能更新和补充,以拓宽和提高其创造、创新能力和专业技术水平,完善其知识结构的教育,是对会计人员进行的终生教育。这一规定体现了两层含义:

一是会计人员必须遵守职业道德,提高业务素质。会计人员作为负有特殊职责的从业人员,应当具备良好的业务素质和较强的政策观念和职业道德水平,敬业爱岗,热爱本职工作,熟悉财经法规,依法客观公正地从事会计工作;同时,要根据经济和会计发展的要求,不断更新知识,增强业务技能,提高为单位生产经营管理服务的能力,更大地发挥会计的职能作用。

二是各级财政部门、主管部门、单位负责人应当重视会计人员的教育和培训,为他们提供良好的接受继续教育的条件和环境。应当支持会计人员参加会计继续教育活动,督促他们更新知识,提高能力,发挥作用,为保证单位会计资料的真实、完整打好人员素质基础;会计人员更应主动参加继续教育活动,提高业务素质,并在工作中严格遵守职业道德,做到敬岗爱业、熟悉法规、依法办事、客观公正搞好服务、保守秘密,认真做好会计工作。

(四)会计人员评优表彰奖惩制度

《会计法》中规定,对认真执行本法,忠于职守,坚守原则,做出显著成绩的会计人员,给予精神的或物质的奖励。

第四节　医院管理者的财务管理

在现代医院发展中,医院管理者需要应用有效财务战略来实现自身内部经济的长足运营,在经济管理上促使管理者转向精细科学管理,医院管理者、决策层养成财务战略思维的能力,尤其是在医院这种具有特定服务能力的经济组织,更需要运用财务战略思维提高医院的财务管理效力。

一、医院财务战略思维概述

财务战略思维主要是指基于医院内部财务控制、加快资金运转、通过科学筹资及合理投资以确保医院内部和谐统一的财务管理思路。财务战略思维促使管理者从长远看医院发展,具有精细化、逻辑缜密等特点,保证医院财务管理制度的有效执行,达到医院财务战略决策目标。医院财务战略思维根据不同情况,可划分为不同的战略类型,从而在医院物质基础、资金利用率、员工激励等多方面给予保障,最终提升医院财务管理效力,实现医院健康发展。

医院管理者看财务不能只看一个个具体的数字,这不是管理者的思维。管理者看财务数据,不仅要看数据之间的结构或数字之间的逻辑关系,更应该注重看数字的内涵。医院管理者对医院的整个经营状况要有大体的了解:首先有整体意识,了解和把握医院的收支结余情况、资产规模、每个阶段的医疗收入情况等;了解运营中现金的需求量、各时期的固定成本、变动成本等。通过对财务基本数据的分析,整体把握医院运营情况。

一个好的医院管理者,应该对财务提供的数据及数字的变化具有敏感性,能够通过数字变化关联与此项目有关的其他方面的变化。因此,一个管理者财务理念的建立,首先要有数字的观念,数字观念实际上是通过数字变化找到解决与此数据相关的其他问题突破点,从而去解决问题;其次,要有系统性分解的思维,系统性思维是由上往下把问题分解着去思考,从中找出影响因素,实现管理目标。

医院的财务管理工作,不仅仅是核算、监督,而是将财务战略思维运用在整体医院运营过程中,通过战略实施细则的制定及执行,为医院的长远发展提供保障。

二、医院财务战略思维的运用

(一)运用财务战略思维强化医院内部控制

良好的内部控制有助于医院规避运营风险,提升医院财务管理效力。因而,医院应运用财务战略思维,强化医院内部控制。

医院应设立内控部门和岗位,负责组织协调单位内部控制的日常工作和对风险的日常监控;对单位内部重大决策、重大风险、重大事件和重要业务流程的控制并提出重大风险管理解决方案,落实相关部门或岗位的内控整改计划和措施。

财务部门要注意不兼容岗位的分离,避免由一名工作人员负责整个资金业务流程的掌控,要定期执行岗位轮换制度。严格执行资金授权审批制度,构建完善的信息化资金管理系统,从而保证资金的合理利用。财务部门应结合当前医院实际情况,培养会计人员战略性思维,促进医院财务管理目标的进一步实现。

科学化的财务管理理念和方法是推行医院内部控制体系的关键。因此,在医院各部门相互配合和决策层参与执行的过程中,对于推行科学合理的内部控制体系具有巨大作用。良好的内部管理体系,可以提高医院员工的工作效率和执行力,而且还可以降低医院的额外支出和运行成本。在制定医院内部控制管理制度时,必须结合医院实际,使内部控制具有可行性。

(二)管理者通过资金流向,掌控医院运行

医院的现金流量以各种形式贯穿于医院经营活动的始终,这种形式包括设备、药品、卫生材料、应收应付账款等,现金流犹如医院的血脉,在医院的各种活动中流转。

医院财务管理者应定期向医院管理者及时准确提供资金流向信息,使管理者关注开展医疗活动产生的现金流量,把握现金流向,保证医院正常运行。

财务部门定期做财务分析,每月向院长汇报医院经济运行情况,医院管理者通过数据分析,调整经营思路,为适应国家医疗改革发展战略和医院经营管理做决策。

医院的资金来源可以按照现金流做分类:

1. 开展业务活动产生的现金流量 指医院开展医疗服务活动、财政基本补助、财政专项补助、开展科教活动产生的现金流量。

2. 开展投资活动产生的现金流量 指医院固定资产构建和对外投资及处置活动产生的现金流量。

3. 开展筹资活动产生的现金流量 指医院举借、偿还负债及支付利息产生的现金流量。

附件18-1 盛京医院财务管理架构和时间报表案例

财务部向院长报送资金情况表：

每日报送资金流日报，见表18-1、表18-2、表18-3；每月报资金流月报，每年报资金流年报，同表18-3；同时每月做财务基本数据分析，见表18-4，具体格式如下：

表18-1 现金流量日报表（总表）

日期：　　月　　日 单位：万元

序号	资金账户名称	现金流入额	现金流出额	可动用银行存款余额
1	医院基本账户			
2	财政集中支付			
3	其他账户			
	合计			

表18-2 银行贷款、承兑汇票变更表

日期：　　月　　日 单位：万元

项目	上期余额	本期增加	本期减少	余额
银行贷款				
承兑汇票				

表18-3 现金流量日（月、年）报表（明细表）

编制单位：盛京医院　　　　　　年　　月　　日 单位：元

序号	项目	金额
一、	业务活动产生的现金流量：	
1	开展医疗服务活动收到的现金	
2	财政基本支出补助收到的现金	
3	财政项目补助收到的现金	
4	从事科教项目活动收到的除财政补助以外的现金	
5	收到的其他与业务活动有关的现金	
	业务活动现金流入小计	
6	发生人员经费支付的现金	
7	购买药品支付的现金	
8	购买卫生材料支付的现金	

续表

序号	项目	金额
9	使用财政项目补助支付的现金	
10	使用科教项目收入支付的现金	
11	支付的其他与业务活动有关的现金	
	业务活动现金流出小计	
	业务活动产生的现金流量净额	
二、	投资活动产生的现金流量：	
1	收回投资所收到的现金	
2	取得投资收益所收到的现金	
3	处置固定资产、无形资产收回的现金净额	
4	收到的其他与投资活动有关的现金	
	投资活动现金流入小计	
5	购建固定资产、无形资产支付的现金	
6	对外投资支付的现金	
7	上缴处置固定资产、无形资产收回现金净额支付的现金	
8	支付的其他与投资活动有关的现金	
	投资活动现金流出小计	
	投资活动产生的现金流量净额	
三、	筹资活动产生的现金流量：	
1	取得财政资本性项目补助收到的现金	
2	借款收到的现金	
3	收到的其他与筹资活动有关的现金	
	筹资活动现金流入小计	
4	偿还借款支付的现金	
5	偿付利息支付的现金	
6	支付的其他与筹资活动有关的现金	
	筹资活动现金流出小计	
	筹资活动产生的现金流量净额	
四、	汇率变动对现金的影响额	
五、	现金净增加额	

表18-4　盛京医院财务基本数据分析表

单位:万元

项目 ＼ 时间	上一年		本年		本年:上一年 绝对数	本年:上一年 相对数	本年:上一年 绝对数	本年:上一年 相对数
	当月数	累计数	当月数	累计数	当月数	当月数	累计数	累计数
一、总收入								
1. 财政补助								
其中:(1)财政基本补助收入								
（2）财政项目补助收入								
2. 医疗总收入								
其中:(1)医疗收入								
其中:药品收入								
（2）体检收入								
（3）其他收入								
3. 科研项目收入								
二、数量指标								
1. 门诊量（次）								
2. 出院人数（人）								
3. 平均住院日（天）								
4. 床位利用率（%）								
5. 每门诊人次收费（元）								
6. 每床日平均收费（元）								
7. 出院者平均医药费（元）								
8. 药品占收入比（%）								
9. 资产负债率（%）								
10. 病床周转次数（次）								

（孙远玲　孙可文）

第十九章 成本分析

医院成本不同于企业的成本,企业生产的产品是看得见、摸得着的实实在在的有形产品,它可以有统一的产出标准。而医院的成本是为患者的康复,提供的是隐性的医疗服务,且这种服务成本很难有统一的产出标准,也没有统一的成本支出标准,即便是患者患有相同的病症,由于患者个体差异等原因,其医疗服务成本也存在着不同的差别。所以医院成本既体现企业成本的经济属性,又体现着医疗服务的公益属性。在满足医疗质量条件下的医疗成本降低是医院成本管理控制的目标。

第一节　概念及分类

一、医院成本的概念

医院成本是医院为开展医疗服务活动而发生的各种消耗。主要包括人力成本(工资津贴、绩效、加班费等)、物料(药品费、卫生材料费、低值易耗品)、设备、房屋(折旧、维修费)、管理运行(水电煤等能源)消耗等。

二、医院成本的分类

医疗成本应包含治愈患者,满足患者需要所支出的全部医疗服务费用、药品费用、卫生材料费用和管理费用等。医院成本的分类并没有统一的理论标准,必须根据核算目的和成本管理的不同目标,选择适合决策需要的成本分类方法。

按管理层次不同,医院成本可以划分为以下四个层次:即医院总成本、科室成本、治疗组成本和医生成本;按照核算对象的不同,医院成本可以分为诊次成本、床日成本、项目成本和病种成本;按成本与服务量的关系可分为固定成本、变动成本和混合成本;按成本核算的相关性和责任可分为直接成本和间接成本;按照成本是否可以控制,可分为可控成本和不可控成本。这里所说的可控与不可控并不是绝对的,在制定科室的成本考核指标时,应该考虑科室可以控制的成本,对于科室无法控制的成本,应该由医院管理层根据医院发展规划和战略去实施,不能将其作为科室的考核指标。科室成本是通过科室成本核算来完成的,是医院总成本核算的细分,也是医疗项目成本核算和病种成本核算的基础,因此进行医院全成本核算的关键是建立和完善科室成本核算。

不同的成本,根据其不同的成本习性来分析掌握其控制管理的重点,并找到与之相适应的成本控制方式,才能进行有效地控制和管理。

第二节 成本管理

一、成本管理的重要性

将医院医疗资源与成本数据结合起来，给管理者展示其中的相关性，更能引起管理者的直观感受，给决策提供更贴切的支持。

医院管理者如果缺乏对医院内外部环境分析，对医院战略目标不明确，对经济管理缺乏明确的战略导向，会导致医院内部管理模式混乱。如：成本管理中实物管理与价值管理脱节，成本管理与全面预算管理、绩效管理脱离，导致医疗服务流程与管理流程冗余，资金占用率较高，医疗资源利用效率低下。

随着新医改的纵深推进，医院都面临着外部政策环境变化的巨大挑战，分级诊疗模式的构建、鼓励和支持非公立医疗卫生机构发展的政策使得公立医院也面临的行业竞争日趋激烈，而取消药品加成、医保总额预付、事业单位养老金制度改革等政策使得公立医院的收入来源变窄，运行成本持续增加。面对新形势，医院要想生存与发展，必须想方设法压缩开支，加强成本管理；全面拓展成本管理的深度与广度，实行全成本管理，对全部成本要素实现全员全过程控制。同时要加强相关的制度、流程建设，建立财务管理信息化共享平台，培养成本管理人才。只有全面、科学、有效的成本管理作为支撑，才能起到提高医疗卫生资源使用效率及效果，在新形势下，应尽快转变管理模式，改进和优化成本管理方法，加强成本控制，走精细化的成本管理道路，是当前医院内部管理的迫切需要。

二、成本管理的手段

医院成本管理的各个环节中，成本核算是基础支持，成本分析是关键手段，成本控制是核心理念，降低医疗服务成本是最后的落脚点。

（一）成本核算方法

医院成本核算要结合医院自身特点，逐步形成以医疗项目为核算对象的完全成本法和变动成本法、以作业为间接费用归集对象的作业成本法、以病种为核算对象的病种成本法等。同时，需要提高医院的市场竞争力，在成本核算的基础上采用标准成本法、责任成本法等，以更好地实现成本控制目标。核算方法与战略目标密不可分，核算方法要体现战略意图。

（二）成本分析手段

医院成本分析可供选择的技术方法有很多，医院可根据分析的目的，分析对象的特点，自身管理的需要和主管部门的要求选择不同的技术分析方法，分析成本形成及产生差异的原因，寻求降低成本的措施。按照分析内容和频率，成本分析可以分为常规分析和专项分析，常规分析是对医院常规经济运行情况进行分析，而专项分析是针对医院战略规划制定、重大经济事项决策等展开的成本分析。

（三）增强成本控制意识

一直以来，公立医院在我国医疗市场占据主导地位，公立医院的优势竞争地位使得其成本控制意识淡薄。随着医疗卫生事业的发展,在新一轮医疗卫生体制改革的背景下,财政补偿机制尚未完全建立、激烈的市场竞争环境下,医院管理者必须转变理念,通过建立标准成本、定额成本、目标成本等预算控制手段,对成本的事后核算分析向事前和事中控制转变,让预防性成本控制理念贯穿成本管理的全过程。

第三节　成本分析

医院成本分析主要指对医院运作成本的组成内容及成本水平、影响成本的变动因素进行详细的分析,进而制定一个可以有效降低成本的对策。

一、成本构成分析

根据我国医院财务制度,可以将医院成本分为 7 大类:①人力成本,包括基本工资、各种津贴、社会保障费、其他工资福利支出、对个人和家庭的补助支出等;②卫生材料费;③药品费;④固定资产折旧;⑤提取无形资产摊销;⑥提取医疗风险基金;⑦其他费用,包括办公费、差旅费、水电费、物业管理费等。

成本构成分析,从各类成本占总成本比例的角度出发,分析医院成本构成的合理性。这种分析对于医院管理者是安排下一年度预算指标的重要依据,同时通过与国家、地区层面同级医院的指标进行对比,合理调整医院战略规划目标。

二、成本趋势分析

成本趋势分析是对各类成本指标若干个连续期间的报告资料进行的比较分析,说明成本变化过程及其发展趋势,找出成本变化规律,便于分析影响成本变化的因素及关键控制点。趋势分析的方法有定基趋势分析、环比趋势分析等。定基趋势分析是指将本期数据与基期数据进行对比分析,环比趋势分析是指将本期数据与上期数据的对比分析。

三、成本横向分析

成本横向分析是对同一学科不同病房之间、同一病房不同治疗组之间的成本指标进行的横向对比,旨在找出两者之间的差距和存在问题。同时,横向分析不能只局限于医院内部的科室之间、治疗组之间,需要与同类别、同规模的医院进行对比,这种横向比较分析能在更大范围内发现自身的长处和不足,提升竞争优势。

四、成本配比分析

成本按照其性态属性可以划分为变动成本和固定成本,成本配比分析主要是对医院变动成本部分与收入的配比角度出发,考核变动成本增减变化和合理性。

成本配比分析按照层次不同可以分为院级成本配比分析、科室级成本配比分析、治疗组成本配比分析。成本配比分析的范围应主要针对卫生材料和药品成本两大物耗类支出。分析指标包括卫生材料成本占医疗收入比、药品支出占医疗收入比,通过同类科室、同类治疗组之间的横向对比分析控制不规范诊疗行为的发生,通过建立标准成本配比指标,并将实际指标值与标准值进行对比,及时纠正成本超支行为。表 19-1 和表 19-2 以某医院两个骨科病房为例,分别进行了趋势分析和横向对比分析。

表 19-1 第一骨科病房 2015 年 6 月趋势分析

项目	2014 年 6 月	2015 年 5 月	2015 年 6 月	同比	环比
一、收入(元)	350 707	370 075	438 565	25.1%	18.5%
二、可控成本(元)	281 188	278 164	323 562	15.1%	16.3%
其中:卫生材料成本(元)	157 001	162 475	192 027	22.3%	18.2%
三、结余(元)	40 705	38 374	53 240	30.8%	38.7%

表 19-2 骨科 2015 年 6 月横向分析

成本项目指标	第一骨科病房	第二骨科病房
可控成本收入比	87.8%	87.6%
其中:人力成本收入比	11.9%	9.2%
材料成本收入比	42.9%	48.8%
其中:一次性材料收入比	42.2%	48.2%
结余收入率	8.5%	8.9%

通过趋势分析,第一骨科病房可控成本的同比和环比增长都低于收入增长,结余的同比增长和环比增长都有大幅上升,但是卫生材料的趋势增长高于可控成本的趋势增长,说明该科室应加强卫生材料的成本控制。

通过两个科室之间的横向对比分析,两个骨科病房的可控成本收入比指标基本持平,但仔细观察成本结构发现,第二骨科病房材料成本收入比指标高于第一骨科病房近 6 个百分点,人力成本收入比低于第一骨科近 3 个百分点,说明第二骨科成本结构明显不合理。

通过成本横向分析,能够发现科室之间、治疗组之间的成本差异,找到降低成本的途径。

(赵洲娜)

第二十章 投入产出分析

投入产出分析,是研究经济系统各个部分间表现为投入与产出的相互依存关系的经济数量方法。大型公立医院通过对资产的投入产出分析,可以及时了解卫生资源的配置及利用情况,优化资源配置,提高生产效率,为医院管理层做出科学的决策提供数据支持。

第一节 基建项目投入产出分析

一、财务维度评价

基建项目的投入产出分析要以量化指标考核为主、定性指标考核为辅设置项目绩效评价指标,包括目标设定、勘察设计、招投标、建设程序、质量管理、资金到位率、预算执行率、财政专项拨款执行率、工程成本节支、单项工程和分部工程验收、基础工程和主体结构工程优良率、概算执行、超概算审批、资金支付、会计信息质量、工程审计、竣工财务决算编制、改善就医环境面积、单位建筑面积造价、新增门急诊人次、新增出院患者人数、次均门诊费用、人均住院费用、平均住院日、百元固定资产业务收入、患者满意度、经验总结推广等。综合考虑项目不同实施阶段的特点和医院实际情况,以及项目的复杂多变,按实际情况对指标灵活取舍,指标权重动态调整。

二、非财务维度评价

医疗服务能力是指以病人和一定社会人群为主要服务对象,以医学技术、设备、诊疗环境为基础服务手段,能够提供实际医疗产出的、非物质形态的服务的最大程度。

医疗服务能力包含的主要要素,即医院资源配置、技术人员、工作效率与效果、医疗诊治能力与医疗技术水平等。

医疗卫生领域建设项目要严格按照区域卫生规划和国家有关建设标准,合理确定项目建设规模和内容。如:三级综合医院应具有相适应的床位规模、诊疗科目、结构合理的卫生技术人员,以满足三级医院服务功能、技术水平及管理要求。

项目要严格执行相关建筑技术规范,坚持规模适宜、功能适用、装备适度、运行经济和可持续发展。

设备配备与医院服务功能相匹配,能够满足临床诊治疑难重症以及开展医疗技术等服务需求,确保功能适用,防止资源浪费。

在床位规模上,按照国家规定规模及标准。如:三级综合医院外科床位数占医院实际开放床位数比例应≥30%。重症医学科(含所有专业ICU)的床位数占医院实际开放床位数比例应在2%~8%之间。

第二节 投资投入产出分析

根据医院所提供的医疗服务的特殊性,本部分所讨论的资产包括两个部分,一部分是会计资产,即医院拥有或控制并以货币及历史成本作为计量基础、可以为医院带来经济效益的静态资源总和;另一部分是会计报表以外的其他自然资源与社会资源,如科研资源、人力资源、医院品牌等,虽然这些资源不一定全部可以用货币进行确切计量,但是对其进行投入产出分析对增强医院核心竞争力以及提升医院未来价值具有重要意义。

一、会计资产的投入产出分析

适宜进行投入产出分析的医院会计资产主要包括土地、大型医疗设备等。

(一)土地的投入产出分析

企业土地指的是现阶段被企业所使用的,用来作为企业日常生产经营活动的场所或者作为企业一项生产资料投入到生产经营中去,最终能为企业创造效益或者潜在效益的土地。企业土地投入产出的影响因素实质上主要包括:土地投入强度和土地产出状况两个方面,主要涉及的指标,见表 20-1。

表 20-1 土地投入产出基础指标

总目标	准则层	指标层	计算方法
企业投入产出评价指标体系	土地投入强度	单位面积企业固定资产投资	固定资产总投资 / 土地面积
		单位面积企业职工数	职工总人数 / 土地面积
	土地产出水平	单位面积营业收入	营业收入总额 / 土地面积
		单位面积利润总额	利润总额 / 土地面积

(二)大型医疗设备的投入产出分析

大型医疗设备通常是指具有高技术水平、大型、精密、贵重的仪器设备。大型医疗设备投资具有投资金额大、资金周转期长的特点,加之医院服务的对象及病种来源具有很强的随机性,使得大型医疗设备投资的回收具有风险性。医院管理部门应将大型医疗设备购置当作一种投资,对医疗设备进行全成本核算,对经济效益进行合理预测,以达到以下目的:一是在购置前对项目进行经济评估,避免投资一些投入高而市场需求量又不大的或是使用中消耗性支出过大的项目;二是对全院各部门的申请购置项目进行统一标准的预测分析,进行项目的排队,优化项目结构,提高资金利用率。

1. 财务管理角度的投入产出分析 对于大型医疗设备的分析,财务管理角度主要采用静态投资分析法和动态投资分析法。

(1)静态投资分析法:此方法分析时不考虑资金的时间价值。

1)投资回收期法:回收期是指设备投入使用后,以每年取得的净收益来回收初始投资所需的时间。投资回收期越短,资金回收的速度越快,投资的风险越小。如果某一项目的投资均集中发生在建设期内,投产后一定期间内每年经营净现金流量相等,且其合计大于或等于原始投资额,可按以下简化公式直接求出不包括建设期的投资回收期:不包括建设期的投资回收期(PP^)=原始投资合计/投产后前若干年每年相等的净现金流量,包括建设期的投资回收期(PP)=不包括建设期的投资回收期+建设期。

2)年平均投资报酬率法:年平均投资报酬率法是通过测算各投资方案的年平均投资报酬率,来评价投资方案优劣的一种非贴现方法。年平均投资报酬率是指某一投资方案的年平均利润与原始投资额的比率,是反映投资项目的获利能力的一个相对数指标。年平均投资报酬率=年利润或年平均利润/原始投资额×100%。

(2)动态投资分析法:动态分析法是在分析时充分考虑投资的时间价值,长期投资的时间因素是影响投资的重要因素,因此动态分析法是比较理想的分析法。

1)净现值分析法:是指按设定折现率计算的设备投资现金流入量的现值与现金流出量的现值之间的差额。若净现值>0,表示该设备投资项目的报酬率大于预定的贴现率,即方案可行;反之,则项目的方案不可行。净现值=未来现金净流入量现值-初始投资额现值。

2)内含报酬率法:是指使未来报酬总现值刚好等于原始投资额时的折现率,或者说是使投资方案净现值为零的贴现率。内含报酬率法是根据方案本身内含报酬率来评价方案优劣的一种方法。内含报酬率大于资金成本率,则方案可行,且内含报酬率越高方案越优。在对大型医疗设备投资进行分析评价时,可以把两种分析方法结合起来运用,使分析评价的结果更客观、更科学。

2. 资产增值性角度的投入产出分析　大型医疗设备数量上的增长是资产增值性的一个重要方面,是医院拥有核心竞争力的一个必要条件,但不是充分条件,它只反映资产增值性的静态情况。由于大型医疗设备的投资会增加医院的成本,占用医院大量的流动资金,因而,大型医疗设备的增值性更为重要的是它的利用程度、效率及其所创造的价值。

作为固定资产的大型医疗设备的增值性,可以通过一些指标来衡量,如:①大型医疗设备投资增长率;②大型医疗设备更新率;③每百元设备投资的业务收入;④每百元设备投资的收支结余。

医院的医疗设备作为医院主要的劳动工具是医疗水平的重要标志,对医院资金运行效率与效益发挥着基础作用。医疗设备上的巨额投资在培育医院核心竞争力、促进医院战略发展的同时,也有可能带来一些问题,如:一是由于推动大型医疗设备正常运行的流动资产不足以及医疗设备使用效率低、周转速度慢,导致医疗设备的相对过剩,从而降低了总资产的收益率;二是由于对市场的估计不足,资产配置过度,造成资产闲置、固定资产的绝对过剩;三是大型医疗设备占用资金成本即机会成本过高。在总收入不变的情况下,巨额的医疗设备投资带来的巨额的折旧费用会导致医院的利润减少,进而增加医院的经营风险。

为解决以上问题,我们提出医疗设备投资最小化的方法,即在不影响医疗业务的同时,尽量减少资产占用,使同等业务量上实现更多的收益。实现医疗设备投资最小化的途径包括出售闲置的医疗设备、将医院闲置的医疗设备作价对外投资以及租赁。大型医疗设备投资需要先支付大量现金,且成本补偿时间长、风险大。租赁可以对冲以上风险:一方面,租赁可以解决资产使用问题,实现现金流入与现金流出同步,降低经营风险和财务风险;另一方面,从医疗设备投资上释放出来的现金可以弥补流动资金的不足。

医疗设备投资最小化的作用表现在:①减少固定成本,盘活资金,降低经营风险;②加速资产周转,提高利用效率;③减少对外融资,提高收益能力;④提高资产质量;⑤偿还债务,优化资本结构,降低财务风险;⑥改善医院相关收益指标如总资产报酬率、净资产收益率,履行公立医院管理者的职责,保证医院的适度盈利,实现国有资产保值增值。

二、医院科研资源、人力资源、品牌营销的投入产出分析

医院的科研资源、人力资源等是财务报表以外的表外资源,虽然这些资源不一定全部可以用货币进行确切计量,但是对其进行投入产出分析对增强医院核心竞争力以及提升医院未来价值具有重要意义。

(一)科研资源的投入产出分析

科技资源是科技活动的物质基础,医院科研投入是科研的根本动力,科研产出对各学科的发展具有重要作用。

医院的科研投入包括有形投入和无形投入,有形投入主要包括人、财、物的投入,无形投入主要是医院相关政策及科研工作环境等,目前针对科研投入的研究主要集中在有形投入的研究上。有形投入有人力、财力(经费、信息)、物力(仪器设备、科研工作场所、消耗的水电暖)等。考虑到全部指标计算的复杂性,目前难以收集且很难做到准确,而人力和经费投入相对比较明确,较易收集,故本文采用“人力投入”和“经费投入”这两项指标作为“科研投入”的一级指标,其他指标忽略不计。人力投入按参加人的“职称”划分权重,考虑到课题负责人在课题中的重要作用,又加上其本人的“学历”一并作为“人力投入”的计算。所以“人力投入”分为“学历”和“职称”两个二级指标。“经费投入”主要指医院获得的各级课题所获得的经费和医院投入到科研平台建设方面的费用(专门用于科研研究的设备购买、图书资料及检索网络的建立的费用、院内项目的自筹经费、发表文章的版面费及各种科研奖励费)。

“科研产出”有许多方面,包括公开刊物发表论文、专著、科技成果、专利和人才培养情况及创造的经济收入等。一般研究课题2~5年为一周期,最常见的产出为学术论文和人才培养,其次是专利和成果,专著和经济收入一般周期较长,考虑到指标的长期性和广泛代表性,采用了6个中的5个方面作为产出指标,把经济收入体现在相关方面,如成果转化后获得的经济效益,这起到了鼓励成果转化、创造经济收入的目的。所以科研产出分为“学术论文”“科研成果奖”“科技著作”“专利”和“人才培养”5项指标。综上所述,科研资源投入产出基础指标,见表20-2。

表 20-2　科研资源投入产出基础指标

基 础 指 标			
科研投入	人力投入	职称	高级职称
			中级职称
			初级职称
		学历	博士
			硕士
			本科

续表

基 础 指 标		
科研投入	经费投入	科研设备
		单位资助项目
		外来项目配套经费
		科研奖励
		图书资料及数据库建立
科研产出	学术论文	SCI 收录期刊
		国内核心期刊
		正规省级以上非核心期刊
	科研成果奖	省级科技进步奖
		市、厅级科技进步奖
		院级科技进步奖
	科技著作	主编
		副主编
		合著
	获得专利	发明专利
		实用新型
		外观设计
	人才培养	培养硕士生人数
		培养博士生人数

（二）人力资源的投入产出分析

医院人力资源包括投入、运行、产出三个方面。投入，就是人力资本，一支结构合理、团结合作的卫生技术人员队伍和管理人员队伍是形成医院核心竞争力的基础和关键。合理的人员结构一般包括年龄结构、学历结构、职称结构、人员素质等评价要素，它除了反映人力资源整体基本状况外，还反映人力资源持续发展的潜力；运行，就是把资源转化为绩效的人力资源管理能力，主要有人力资源吸引、投资等评价要素；产出，就是人力资源绩效，包括工作效率、医疗质量、科技创新、经济效益、社会效益等评价要素。

1. 人力资源投入——人力资本 人力资本是通过对人的投资而形成的，是凝集在人体中的使用价值，迅速增值的知识和体力存量的总和，是知识资本中最具活力的部分。人力资本包括人力资源的数量、素质和结构，主要通过素质指标来反映人力资源作为资本的价值创造力。人员素质指标主要从技能结构比和学历结构比来体现，两者在反映人力资源质量的同时也可以反映人力资本的结构特征。技能结构比包括高级职称人数占卫技人员数比例、高级职称人数占管理人员数比例、接受管理专业培训人数占管理人员数比例；学历结构比包括本科及以上人数占管理人员数比例、硕士及以上学位人数占卫技人员数比例。青年业务骨干人数占高级职称人数比例是技能结构比和学历结构比相结合的指标。

实践证明,医院卫生技术人员的能力与水平决定了医疗技术创新能力的强弱,医院管理人员的能力和水平决定了医院反应能力、经营管理能力和组织协调能力的强弱,医院全体员工的整体素质和能力决定了医院核心竞争力的水平。

2. 人力资源运行——人力资源管理　人力资源是医院核心竞争力的基础,但只拥有这种资源是不够的,还必须通过一定手段将这种资源的作用发挥出来,即要通过人力资源管理来系统地利用和开发这种资源。本文从人力资源管理能力中比较重要的人力资源吸引能力、投资能力两方面入手,进行评价。

(1)人力资源吸引:强有力的人力资源吸引是增强人力资本的前提,是医院留住内部人才、吸引外来人才的基础,为提升医院核心竞争力提供支持。人力资源吸引涉及经济、教育、科技、文化、环境等方面内容,本文主要从品牌形象(社会环境、科技吸引)、培训机会(教育吸引)、组织凝聚力(文化吸引)三方面进行评价。

1)品牌形象:医院品牌是由医院技术创新、经营管理、市场营销、文化等能力形成的公众对医院技术、服务、管理等综合能力的认同。良好的品牌形象、较好的品牌号召力意味着医院强有力的社会地位,能刺激公众对医院产生良好的行为,利于吸引顾客、吸引所需的专门人才,增强医院核心竞争力。

2)培训机会:培训是吸引的一种措施,是吸引人才、凝聚人才的重要手段。医院是知识型员工聚集的地方,知识型员工关心的不只是物质待遇,更关心个人今后的发展,希望得到良好的培训机会。因此,培训机会的多少是评价医院能否留住内部人才,吸引外部人才的重要方面。

3)组织凝聚力:组织凝聚力是医院精神文化和吸引、激励机制是否有效的体现,反映员工对医院工作环境和实现自身价值的认可度。常用流失率来反映人力资源流失状况,衡量人力资源结构稳定性。

(2)人力资源投资:人力资源投资是人力资本存量保值、增值的有效途径,反映对医院人力资本的投资和开发力度。对人力资源相关方面进行投资能使员工更快地掌握新技术,将先进技术尽快转化为生产力;还能使员工的创新能力得到提高,增强员工解决问题和独立工作的能力。本文分别从物质、培训、文化三方面来衡量医院对人力资源的投资力度。

1)物质激励:物质利益激励的地位比精神激励更具基础性,是最直接、最有效的激励手段。有效的物质激励有利于人力资源的稳定,有利于发挥人力资源的积极性和工作热情。医院可以通过全员人均总收入、全员人均福利、年末表奖经费占医院业务收入比例三项指标来反映对人力资源相关薪酬、福利等的激励程度。

2)培训投入:由于人力资源具有价值的自我贬值性,存在人力资源的自然损耗和人为损耗,因此,只有对人力资源进行不断的教育、培训,才能保持并提升人力资本价值,实现人力资本价值的增加。医院可以通过年培训费占医院业务收入比例、年全员人均培训费这两项指标对培训投入进行评价。

3)文化投入:医院文化是医院知名度、美誉度和信任度的反映,是医院核心竞争力的体现。文化投入是衡量医院在文化建设方面的投资情况,体现医院对文化建设的重视程度。实践证明,活动是医院文化的有效载体,医院文化建设是在各种活动中潜移默化地把医院所倡导的价值观、精神理念传递给员工。因此,医院可以选取年文体活动经费占医院业务收入比例这一指标对文化投入进行评价。

3. 人力资源产出——人力资源绩效　人力资源绩效是人力资源管理绩效水平的体现，是医院整体绩效的重要组成部分。本文从工作效率、医疗质量、科技创新、经营管理、社会效益几方面选取指标评价绩效情况。

（1）工作效率、医疗质量：医疗质量是医院生存与发展的源泉，工作效率反映员工的技术水平和熟练程度。提高工作效率要以保证医疗质量为前提。分析医疗质量和工作效率，对于提高医疗、服务水平，提升总体绩效有重要意义。医疗质量可以从诊断、治疗、院内感染几方面评价，工作效率可以从门诊工作量、病房工作量几方面评价。

（2）科技创新：科技创新能力越强，成果越突出，其医疗技术的质量、性能及服务的水平就越高，医院参与市场竞争的应变能力就越强。发表论文的数量和质量反映医院整体医疗和科研水平以及医院科研产出能力；科研成果综合反映医院现有的科研活动产出的水平和质量；科研立项和新技术审定反映创新能力的结果和水平。

（3）经营管理：实力雄厚且发展走势良好的医院，其经营管理能力较强，利于其核心竞争力的形成和保持；但一旦业务总收入呈下降之势，说明医院运作的某一方面出现问题或者宏观环境出现变化，这样医院核心竞争力必然居于劣势。因此，经营管理能力的现实状况对医院核心竞争力的强弱起着重要作用。本文选取的指标包括药品比例、年人均业务收入。人均业务收入能够体现医院经济效益状况，药品比例的评价有利于促进医院合理用药、合理创收。

（4）社会效益：高水平的医疗技术使医院在技术层面取得成功，但更重要的是将拥有的技术层面展现在为患者服务的市场层面。只有拥有患者的信赖，才能拥有社会效益，社会效益的取得也就意味着经济效益的增长。本文选取年出院病人人均费用，是从费用水平角度对医院的社会效益进行评价；患者满意度、医疗纠纷千人投诉率反映医院的服务水平。

（三）品牌营销的投入产出分析

从医疗技术的发展来看，医疗技术日趋同质化，某种医疗技术在市场中领先的时间可能只有1~2年，依靠单一的技术壁垒来获取竞争优势有时非常困难，所以，医院可以像企业一样树立品牌意识，建立医院品牌，注入医院的文化理念，因为医院品牌的建立可成为竞争优势的重要组成部分。

本文从营销的角度来讨论品牌建立的资源投入，常用的营销工具有：

1. 网络营销　建立完善的网站信息，其内容主要是以宣传医院科室与专家为主，以医疗知识为辅；同时设立在线咨询平台，以满足消费者就医咨询的需求；在各地区主要门户网站上发布相关链接广告，来获取更多的网络营销客流量；以在线咨询的方式，将网站中的浏览者转化为医院准消费者。

2. 事件营销　通过公共事件的宣传，达到扩散医院的知名度的目的。此类营销的方法主要包含两种：一是与一些社会团体、社区开展合作，比如通过妇联举办"妇科疾病大普查"，和残联联合开展"残疾人健康体检"等活动；可以和医院周边的社区联系，为社区的居民免费健康体检，扩大医院的品牌知名度和美誉度，吸引更多的患者前来就医；二是通过热点话题，对经济困难的患者给予医疗救助，博得广泛的关注。

3. 地面营销　直接或间接与社区潜在消费者接触，例如：社区义诊服务、免费身体检查、健康咨询、开通社区转诊渠道以及派发医疗优惠卡等。

通过以上品牌营销方式，可以提高患者满意度和医院品牌美誉度，医院可以通过患者投诉率、患者满意度、患者推荐度等指标来衡量品牌营销的效果。

　　总之,虽然我国目前公立三级综合性医院不能以营利为目的,但医院的经营管理者却承担着国有资产的保值和增值义务,而营利能力是投资者资本保值和增值的关键。投入产出的营利能力既是医院业绩的主要表现形式,更是医院是否具有核心竞争力的重要标志。投入产出增值质量通常体现在结余的形成、结构以及结果三方面。即结余形成是否来自医院的核心业务,结余组成是否合理,结余是否与相应的现金流匹配。核心竞争力除表现为盈利外,还要求结余结构合理。医院的核心业务是投入产出的主要来源和形成过程,具有核心竞争力并不断发展核心竞争力的医院,投入产出增值将表现为持续增长。在投入产出质量分析时还要求医院将成本管理与医院核心竞争力的培育综合考虑,不能以降低成本费用作为成本管理的唯一标准。分析投入产出的合理性应以是否有利于增强医院核心竞争力为标准,传统的医院成本管理只重视表面上的成本,如卫生材料、业务费、药品费、管理费用等,而忽视了隐含的战略成本,如内部结构、医院规模与环境、文化品牌建设、市场营销、员工激励、人才培养等,因此它不能全面揭示医院成本的真正构成,导致管理层不能有效地进行战略决策,以牺牲核心竞争力为代价而降低成本费用是一种错误决策,投入产出的管理要与医院核心竞争力的培育综合考虑。

第三节　药品和耗材成本管理

　　药品与耗材是医院向患者提供医疗服务过程中,用于治疗疾病所储存的特殊商品和材料。随着科技的进步,临床使用的药品及耗材品种逐渐增多,这部分成本在医疗服务过程中所占比重逐渐增大,因此加强药品及卫生材料采购、入库、使用的管理是医院成本管理的重点。按照国卫体改发〔2015〕89号《关于控制公立医院医疗费用不合理增长的若干意见》要求:要将控制公立医院医疗费用不合理增长作为深化医改的重要目标和任务,要求坚持总量控制、结构调整,控制医疗费用总量增长速度,合理调整医疗服务价格,降低药品和耗材费用占比,要求力争到2017年试点城市公立医院百元医疗收入(不含药品收入)中消耗的卫生材料降到20元以下、药占比(不含中药饮片)总体下降到30%左右。

　　医院在精细化管理实践中,经过运营分析,发现了很多制约精细化管理的瓶颈问题。比如,以卫生材料消耗为例,以往各科室的材料领用,患者使用、收费记账与剩余材料管理均互相脱节,形成了耗材管理的漏洞。供应商把耗材入到医院仓库后,就成为医院的资产,医院就要定期给予供应商结算,这样对于耗材利用不上的,就必然造成医院资源的浪费。高值耗材管理由过去的以领代耗,转变为医务人员根据医嘱扫条码后,将使用的高值耗材收费后,再履行资产入库手续与供应商结算。实现了真正价值意义上的"零库存",不仅降低了保管成本和损耗成本,也缓解了耗材支付的资金压力,真正实现"以耗代领",当月成本全额计入的管理方法,收入与成本在时间上匹配,卫生材料消耗得到了有效的控制。

　　对于医院药品管理,每周对合理用药情况进行通报,建立药物使用统计分析制度、药品监控制度、专题会议制度、处方点评制度,对临床各科室的用药比例核定基数,将药品比与科室质量控制结合并与绩效考核分配挂钩。成立督导专家组,对医师诊疗用药行为进行全程监督,分析各个科室用药情况,对不合理用药突出的科室、治疗组和个人,提出合理化改进建议，以增强医师合理用药意识。

利用信息化手段，对处方实时监控，利用电子处方和电子医嘱系统，临床药师对全院的处方进行实时监控和审核、严格每张处方用量和单人用药频次。超过 200 元的大处方、单人用药频次超过 2 次的及时在医师医嘱界面预警，必要时，经过科室主任、医务部审核后方可使用。

医疗行业按照国家医改政策要求，未来医院收入端有下降压力，国家取消药品加成、逐步取消以药养医是既定方针，医院的药品及卫生材料成本将逐步下降，目前二级和三级医院药品收入占比 40%。未来医院收入将依赖医生资源带来的诊疗的增长。

（段春阳　李梦晗）

第二十一章 运行效率分析

运行效率是考察资金是否能在医院所需最低可能成本下,来维系医院经济的正常运行。

第一节 医院运行效率分析的原则及内容

一、医院运行效率分析的原则

医院运行效率分析应坚持社会效益优先,兼顾经济效益原则。在医院财务制度改革之前,多数医院开展经济运行分析的数据主要来源于成本核算,核算结果用于绩效分配,成本核算分析对象以科室为主,分析内容也仅限于收入、成本指标。随着医院信息化程度的提高,医疗服务过程中产生的大量数据为医院运行效率分析提供了可靠依据。

二、医院常规运行效率分析的内容

1. 实际成本与标准成本的比较分析,一方面可以帮助医院找出差距,提高管理水平;另一方面可以反映由于医疗服务中的不合理因素给社会增加的经济负担。

2. 成本与收费的比较分析,可以为评价医院医疗服务的效益,制订合理收费标准,理顺医院补偿机制提供可靠的依据。

3. 医疗收入、成本内部构成分析,可以找到总成本的影响因素,通过因素分析法分析各种因素的影响大小,对降低成本,提高效益具有重要的意义。

三、医院经济运行的特点及关注的问题

(一)医院经济运行的特点

1. 财政补助水平较低,主要靠医院自身收入维持运转。

2. 药品收支结余依然是医院补偿的重要来源。

3. 医疗服务定价过低,政策性亏损严重。体现人力价值的检查服务收费价格普遍低于成本。

4. 医院收支规模不断增大,经济管理压力较大,全国公立医院形成三高一低的态势:

(1)药品耗材占比高(国际 15%~20%)。

(2)诊疗支出高,百元收入的医疗支出(不含药品收入)比例偏高。

(3)管理费用高,管理费用占业务支出的比例高。

(4)人员支出低,人员支出占业务支出的比例偏低。

因此,要求医院内部经济管理应由粗放管理向精细化转变。

(二)医院经济运行应关注的问题

医院管理者在医院经济运行中,应该关注收支结构的变化、关注各项指标所占的比重,

同时要关注以下财务绩效指标。

1. 偿债能力

$$资产负债率 = \frac{负债总额}{资产总额}$$

企业 50%，公立医院不宜过高，30%~40% 为限。

$$流动比率 = \frac{流动资产}{流动负债}$$

2. 盈利能力

$$业务收支结余率 = \frac{业务收支结余}{医疗收入 + 财政基本补助收入 + 其他收入}$$

$$总资产周转率 = \frac{医疗收入 + 其他收入}{平均总资产}$$

反映资产利用效率的指标：

$$存货周转天数 = \frac{365 \times 平均存货}{医疗业务成本中的药品费、卫生材料费、其他材料费}$$

周转天数越少，说明周转越快，存货每完成一次周转，在存货上投入的资金就会为医院带来一次现金流入。

3. 现金流量分析　重点关注开展业务活动产生的现金流量能否满足偿还流动负债的要求：

$$现金流动负债比 = \frac{开展业务活动的现金净流量}{流动负债}$$

比率越高，说明医院偿付流动负债的能力越强。

$$业务活动现金流量比 = \frac{开展业务活动的现金净流量}{医院现金净流量}$$

重点关注这个指标一段时期内的波动情况，连续低于 80%，则现金流在未来容易发生断裂。

$$收入现金比 = \frac{开展业务活动的现金净流量}{业务收入}$$

反映业务收入带来现金流量的能力，比率越高说明收入转化为现金流量的能力越强。

4. 社会效益指标　指标设计对公立医院要体现公益性。改善就医环境、增强医疗救治能力、治愈率、好转率、病死率、入院诊断符合率、次均费用、人均服务量、患者满意度、均次能耗、管理费用占比、资产利用率等。

财务管理要树立挑战"管全局"的战略任务，挑战"管资金"的现实需要，挑战"管医院"的重点任务，实施绩效管理，落实医院管理的绩效指标管理。

第二节　资源优化配置效率分析

国务院办公厅印发《全国医疗卫生服务体系规划纲要（2015—2020 年）》（以下简称《规划纲要》），明确了合理确定全国 2020 年医疗卫生资源总量标准。综合考虑人口总量、老龄化、城镇化等因素,结合全国床位数的历史变化趋势,借鉴经合组织(OECD)国家人均GDP与我国2020年水平相当的千人口床位数,提出到2020年每千常住人口医疗卫生机构床位数控制在6张。大力发展非公立医疗机构。从床位标准、设备购置以及政策扶持等方面对社会办医给予支持,明确了到2020年按照每千常住人口不低于1.5张床位为社会办医院预留规划空间,同步预留诊疗科目设置和大型医用设备配置空间,同时鼓励公立医院与社会力量以合资合作的方式共同举办新的非营利性医疗机构,个体诊所的设置不受规划布局限制等。

在每千常住人口医疗卫生机构床位数指标不足的情况下,通过平均住院日与床位利用率两个指标可以分析医疗资源利用效率和医疗服务质量。这两个指标是评价病房工作效率、考核医院资源利用效率的重要指标。在一定时期内,在保证医疗服务质量的情况下,最短平均住院日情况下的最高床位利用率,是平均住院日与床位利用率的最佳平衡关系。建立学科平均住院日标准,利用学科之间平均住院日的差别,对医疗资源在学科之间进行配置,是提高医院资源利用效率的方法。

表21-1是某大型综合医院内科各学科某年平均住院日及床位构成情况,医院管理层决定下一年内科系统增加床位100张。100张床位在学科之间如何分配,各学科历史平均住院日指标将作为重要考虑要素。

表 21-1   内科系统平均住院日及床位构成情况

科室	床位数	平均住院日	床位比例
风湿免疫科	180	11.6	15.0
呼吸内科	150	14.8	12.5
内分泌内科	200	12.4	16.7
肾脏内科	120	10.5	10.0
消化内科	160	11.0	13.3
心血管内科	240	8.2	20.0
血液内科	150	14.1	12.5
合计	1200	11.4	100.0

通过表21-1可以看出,内科系统中肾脏内科120张床位占内科系统的10%,但其平均住院日10.5却排在整个内科系统的第二位,因此在增加床位的决策中,应该将肾脏内科作为首选学科。同时还要考虑疾病分布情况及市场需求、医护配比等进行综合决策。

第三节   学科精细化运营效率分析

一、床位效率分析

床位利用情况是医院床位配置的重要依据,是衡量医院工作效率的重要指标。合理的分析床位利用情况对于提高医院经济效益,增强服务能力具有十分重要的意义。病床工作效率指标是将平均住院日和床位周转次数结合起来反映病床工作效率的重要指标,一般用于衡量不同医院间的工作效率,结合指数分布图对医院内部各科室工作效率进行评价,避免了床位周转次数和床位使用率过于单一的缺陷。

二、人力资源效率分析

人力资源(HR)是社会各项资源中最关键的资源,合理配置和使用人力资源,提高人力资源投入与产出比率,对医院提高工作效率会产生重大的影响。按照三级医院服务能力标准,人力资源卫生技术人员配置标准要求:

1. 卫生技术人员与实际开放床位之比≥1.2:1。
2. 医师与实际开放床位之比≥0.5:1。
3. 护理人员与实际开放床位数之比≥0.65:1。
4. 医护比≤1:1.56。
5. 临床药师配置 根据《医疗机构药事管理规定》,至少配备5名临床药师。

医院人员配置的目标就是把各类人员分配在最能发挥他们专长的岗位上,做到人尽其才、才尽其用。因此,按照现有人员能力和特点进行分类,考察现有人员的使用情况,从中可以分析组织架构内现有人力资源的实际使用情况和效果。如通过纵横向分析(列出各职位对岗位的人数),找出当前人力资源实际使用率和寻找造成实际浪费的可能性,从而需要进行人力资源的调节,避免出现从直接到间接的人力成本浪费。

三、科室财务运行指标分析

任何单一指标都无法对科室经济运行的全貌做出准确评价,建立科学精细化的科室经济运行质量评价指标体系,能够客观地反映科室经济发展质量的优劣,为医院科学决策提供依据。

按照责任成本的管理理念,考虑到科室的经济性质,病种结构等,将临床科室和医技科室建立不同的指标评价体系。临床科室是医疗活动的主要载体,其工作效率和经营能力是医院经营发展的根本。临床科室经济运行评价指标,见表21-2。

表21-2 临床科室经济运行评价指标

评价项目	评价指标	计算方法	评价目的
工作效率	人均门诊量	门诊量/医生数	医生完成门诊量水平
	人均住院量	住院人数/医生数	医生完成住院量水平
	床位周转次数	出院人数/实际开放床日	床位使用效率
	平均住院日	出院患者实际占用床日/出院人次	床位使用效率
经营能力	每门诊人次收费	门诊收入/门诊量	门诊人均收费水平
	每床日收费	住院收入/实际占用床日	床日均收费水平
	每出院病人费用	住院收入/出院人次	出院病人人均收费水平
	每医生结余	结余/医生数	每医生结余水平

续表

评价项目	评价指标	计算方法	评价目的
经营能力	每床结余	结余 / 床位数	每床结余水平
	预算收入执行率	实际收入 / 预算收入	预算收入执行情况
	预算支出执行率	实际支出 / 预算支出	预算支出执行情况
成本管理	每门诊人次成本	科室门诊成本 / 门诊量	门诊人均成本水平
	每出院人次成本	科室住院成本 / 出院人次	出院病人人均成本水平
	药品成本收入比	药品成本 / 医疗收入 $\times 100\%$	药品成本控制能力
	材料成本收入比	材料成本 / 医疗收入 $\times 100\%$	材料成本控制能力

　　医技科室是医院技术水平和医疗服务能力的关键支撑,医技科室的投入主要集中在检查设备和检查耗材,而大型医疗设备的投入可能会带来巨大的成本负担。因此医技科室的运行效率指标应侧重医疗设备的使用效率和成本控制方面,医技科室经济运行评价指标,见表 21-3。

表 21-3　医技科室经济运行评价指标

评价项目	评价指标	计算方法	评价目的
工作效率与质量	人均工作量	工作量 / 医生数	医生人均工作量水平
	每工作量操作时间	操作时间 / 工作量	医生工作效率
	检查阳性率	阳性人次 / 总检查人次	设备利用效率
经营能力	门诊检查收入比	门诊检查收入 / 门诊收入	门诊检查收费水平
	住院检查收入比	住院检查收入 / 住院收入	住院检查收费水平
	每医生结余	结余 / 医生数	每医生结余水平
	预算收入执行率	实际收入 / 预算收入 $\times 100\%$	预算收入执行情况
	预算支出执行率	实际支出 / 预算支出 $\times 100\%$	预算支出执行情况
成本管理	材料成本收入比	材料成本 / 医疗收入 $\times 100\%$	材料成本控制能力
	材料成本占比增长率	本期材料占比 - 对比期材料占比	材料成本控制能力
设备运营	百元设备收益率	设备结余 / 设备原值 $\times 100\%$	设备创收能力
	设备老化率	设备累计折旧 / 设备原值 $\times 100\%$	设备新旧状态
	设备保修维修费比例	设备保修维修费 / 设备原值 $\times 100\%$	设备维修频率

第四节 运用平衡计分卡修正的效率分析指标

一、平衡计分卡的研究背景

宏观层面,国家下发医疗机构改革系列文件强调要建立医院科学化管理制度,其中医院运行效率分析管理是科学化管理的主要内容。微观层面,随着医疗卫生改革的不断推进,医疗行业竞争日益激烈,医院运行效率分析水平高低,直接影响医院战略发展和未来竞争力。

我国现行的医院运行效率分析还停留在分析考核阶段,没有上升到战略导向层面。在此背景下,需要构建一套医院运行效率分析模式支撑医院运营发展,为学科精细化运营效率分析提供数据支持,同时,以运营效率分析为助推器,推动医院资源优化配置。

二、平衡计分卡的研究意义

(一)理论意义

1. 构建支撑医院运行效率分析模式,引入旨在建立全方位的运行模式的核算思想,实现医院运行与会计信息化核算一体化,并将运行分析与绩效考核有效对接。

2. 改进医院运行管理模式,引入战略绩效思想,并结合平衡计分卡对原有的考核责任中心的绩效管理模式加以修正。

(二)现实意义

从全要素、全层次、全动因等方面实现医院效率分析,为绩效考核提供可靠数据,对进一步实现医院的精细化管理,提高医院的经营管理水平有着重要的现实意义。

三、关键绩效指标法

关键绩效指标(KPI)通过对医院内部流程的关键指标进行设置、取样、计算、分析,衡量医院整体水平、效率和流程实现程度的一种目标式量化管理指标,是把医院的战略目标分解为医院级、科室级、职工级别三层次可操作目标的工具。

平衡计分卡(BSC)从财务、客户、内部经营流程、学习与成长四个层面出发,通过因果关系将医院的战略转化为可操作内容的框架,并将组织战略目标逐层分解,细分至最终形成可以指导个人行动的绩效指导和目标。传统关键指标法与战略导向运营效率分析差异比较,见表21-4。医院平衡计分卡考核指标,见表21-5。

表21-4 传统关键指标法与战略导向运营效率分析差异比较表

比较对象	传统关键指标法	战略导向运行分析	传统指标法的改进思路
运行管理目标	以考核和评价科室责任利润为目标	以医院战略为目标,运行管理同医院经营目标相协调	需要引入战略管理思想
眼界	狭隘(仅考虑短期考核指标)	广泛(考虑长远战略目标)	需要选取兼顾短期、长期目标的考核指标

续表

比较对象	传统关键指标法	战略导向运行分析	传统指标法的改进思路
效果	暂时性、直接性	长期性、间接性	需要注重绩效管理产生的长期性与间接性效果
考核内容	过分注重财务业绩指标。忽视非财务指标	从内部流程、患者满意度、财务维度和学习成长四方面选取考核指标	需要考核财务业绩的基础上,选择多维度运行考核指标
关注重点	关注对结果的评价。过分重视取得和维持短期财务结果	重视运营过程管理、实时反馈	需要形成运营管理循环,而非停留在单一的运行考核环节
运行效率管理视角	注重结果的事后指标考核,反映医院过去的经营情况	强调运行管理过程,包括医院发展计划、实施、评估、反馈的全面效率管理	需要从事后的指标考核提升到全面运行效率管理

表 21-5   医院平衡计分卡考核指标

维度	二级指标	三级指标	评价标准
财务维度	经济效率	成本收益率	成本收益率 =(收入 - 成本)/ 成本 ×100%
		百元收入材料耗用率	材料费用 / 业务收入 ×100
	病人负担	药品比例	计算公式:药品收入占总收入百分比 = 药品收入 / 医药收入
		人均门诊费用	计算公式:人均门诊费用 = 门诊收入 / 门诊次数
		人均住院费用	计算公式:人均住院费用 = 出院结算收入 / 出院人数
患者维度	病人信任度	病员满意率	反映病员对医院服务(医疗效果、护理质量、收费水平)的认可程度
		门诊病员增长	计算公式:门诊病员增长率 =(门诊病人数 - 去年同期门诊病人数)/ 去年同期门诊病人数 ×100%
		住院病员增长	计算公式:住院病员增长率 =(出院病人数 - 去年同期出院病人数)/ 去年同期出院病人数 ×100%
	零缺陷管理	病员投诉次数	考核有效投诉病人人数,以无投诉为考核点。服务和医疗方便的投诉都是统计范围。反映医院的行风建设情况
		医疗赔偿额	用于有效控制医疗事故赔偿额度

续表

维度	二级指标	三级指标	评价标准
内部流程	服务效率	危重病人抢救成功率	抢救成功数/危重总人数
		工作量	考核医技科室工作量
		门诊人次	考核门诊科室工作量
		平均住院天数	病床使用床日/出院人数
	服务质量	住院综合指标	考核住院科室综合指标,详见质控办科室考核准则
		临床路径使用率	考核临床路径执行情况
		诊断符合率	考核诊断符合率情况
		甲级病历率	计算公式:甲级病案率=抽查甲级病例数/抽查病例数。考核甲级病历和运行病历的综合情况。反映医院的医疗规范程度
		病人治愈好转率	考核各科室病人好转情况
		住院病员护理满意度	科室住院科室病人满意度
		医技综合质量	考核医技科室综合质量,详见质控办考核标准
		门诊综合指标	考核门诊科室综合质量,详见质控办考核标准
		护理质量	考核各科室护理质量,详见护理部考核标准
学习成长	科研技术	科研立项及获奖情况	考核科研立项情况
		论文发表情况	考核各科室论文发表情况
	员工成长	带教人数	考核各科室带教人数
		继续教育	考核各科室继续教育情况
		人才储备	考核各科室人才储备情况
		日常管理	考核各科室日常管理情况

　　平衡计分卡的四个层面之间存在因果关系和驱动因素。医院的产出要适应患者的需要,为患者提供高质量的医疗服务,才会得到了患者的承认,吸引更多的患者就医,这样既能产生社会效益,同时能增加收入提高自身竞争力。医院要达到患者满意度,必须调整内部医疗流程,提高科研的投入,创新医疗方式与过程手段,或是提高医院医疗质量和医技水平、提高医院整体的运行效率。只有做到了质量、效率的统一和提高,才能使患者满意度大大提升,为患者提供更及时、安全、周到的治疗,形成一套科学的服务模式后,医院的成本就

可以大大降低,从而病人的费用也会相对地减少。达到内部流程的改善,优质的医疗服务和高效的运作,离不开医务工作者和辅助人员的配合,以及对工作的积极性、主动性和创造性,这些涉及医院学习与成长层面的考核和科研水平的持续提高。医院学习与创新能力的持续提高,同时,想要让员工充满积极性、主动性,离不开员工收入的配比,这就又回到我们最基本的层面上——财务层面。所以,我们可以得到平衡计分卡四个层面之间因果关系为:学习与成长因素(医生满意度,医生技术科研能力等)决定了内部流程因素(医疗创新、医疗质量、医疗效率等),内部流程因素又支持着客户因素(患者满意度、病人忠诚度等)与财务因素(收入增长与成本降低等),客户因素又决定了财务因素,财务因素又决定着员工满意度。

医院的财务政策和运营管理目标也并非以财务收益最大化为导向,而是多种目标共同作用的结果。医院的运行分析确实需要综合平衡多方面的目标,医疗服务作为技术密集型工作,不同岗位的价值很难用一种维度来进行量化评价。这些都是我们所说的"精益化运营"的手段之一。财务部作为"精益化运营"的重要支持部门,除了要给医院决策层提供综合运营分析之外,还要在每季度末向各临床科室主任反馈经营指标分析,帮助科室突破发展的瓶颈,在同类科室的比较平台上找到不足,借鉴兄弟科室发展思路,寻求增长点,为患者提供更优质的服务。医院在设定运行控制目标时,需要精准界定清楚医疗业务成本和管理费用,努力做到医疗业务成本最优以及剔除人员经费后的管理费用最低,医疗业务成本的底线是必须保证医疗质量安全和诊疗效用最优。

附件 21-1　盛京医院效率分析案例

医院围绕科室运行"价值",从以病人为中心的视角来分析,围绕实现患者医疗服务的价值最大化,做到在严格节约管理费用,同时不增加太多医疗成本的情况下,最大限度地来整合医疗资源。从价值实现的角度看,医院科室运营分析着力于以下三方面:"精细化核算""精益化运营"和"精准化改善"。

在全面完整的核算数据基础上,利用医院先进的信息化手段,做多维度的分析,看数据背后的深层次规律,就是我们通常说的"数据挖掘"。

医院的科室运行指标分析有它的特质,比如固定成本高、用人成本也很高、间接成本很多且不易分摊,好的医院必须要有高端的专家型人才、精密尖端的大型设备,科室众多而且分类复杂,这些都给医院的成本核算增加了更高的难度。在医院新会计制度中对科室成本核算及分析做了明确的要求。国家卫生发展规划中也强调:"要加强实施成本核算与控制,引导医院主动控制成本,进行单病种医疗质量控制,建立体现医院公益性、高效率的精细运营管理新机制"。所以全面、真实、准确地掌握医院的科室成本信息,让科室成本核算真正成为合理收费、持续改进的准绳,成为科室及医院管理者的决策依据,就显得尤为重要。因此,我们说,建立科室核算新机制,也是符合当前医疗改革的时代特点的。这个新要求的核心就是,我们所说的科室"全成本核算"。医院总成本应为直接医疗成本与财政、科研教学成本之和。在科室成本核算的基础上,进行项目核算,病种核算,同时也可以核算诊次成本、床日成本,最终要形成规范化诊疗方案成本。

医院全成本核算的路径是一个逐步精细化的过程,就是要从科室成本核算,到项目成本核算,进而再细化到病种核算。盛京医院在领先的信息化支撑下,充分借助临床路径的开展,积极尝试项目和病种成本的核算。这个方法可以为医疗改革推行的总额预付制提供科学的依据。

精细化的科室核算也要求医院成本管理做到精细化的分类。在绩效考核中占主导地位的可控成本的管理,我们把可控成本细分为"用人成本、材料成本、设备成本、交叉成本、其他成本"。其中交叉成本体现了医院内部各科室之间提供的有偿服务,医院按照"使用资源的科室支付成本,提供资源的科室得到收入"的理念,既提高全院各科室的劳动效率,又有效控制了无效成本。

科室运营效率分析围绕"精益化运营"的三个主体。基于不同角色的不同需求,提供相应的成本分析策略:第一,直接应用主体——人力资源主管和财务主管的需求。第二,是临床应用主体,是通过过滤和搜索对科室有用的数据信息,结合本科室临床服务特征,帮助临床主任做出明智的决策响应,更科学的运营改进。第三,就是战略决策主体,要以全成本核算的数据来支持。精细化运营管理理念,用数据来驱动院内资源优化分配。把精细化核算的结果与绩效考核中的数据分析结合起来,把各科室放到不同的绩效维度中去。对于科室的运营的考核情况放在坐标系中,按照科室效益增长率和结余率两个空间维度进行考核。注重科室的成长性和学科发展潜质,着眼点不仅放在科室价值当年的实现上,更注重科室各项指标的进步性,给进步大的科室更多的扶植,达到院内资源的合理配置。以科室上一年的收入、支出平均值为基准值,按增收和节支的增减比例进行效益指标的排序;以科室业务量的全貌和每工作量取得的单位价值排序,以效率促效益,从而达到效率效益的全面提升。

对同类科室间的运行指标进行横向之间的对比分析,根据科室不同年度之间的运行指标计算本学科的标准指标。将科室的实际运行指标与标准值进行对比,及时查找分析差异产生的原因,指出科室在运行过程中出现的偏差,使科室工作方向有的放矢。

我们认为,在各种纷繁复杂的数据分析当中,针对绩效管理运营,多维度的排序比较分析是既简单有有效的分析手段。下面我们来看一系列的比较排序的运行指标分析。

1. 首先分析全院各二级学科收入发展情况及构成比以及门诊、住院收入构成比及各月同期收入对比情况。以"收入中值"为分界线,对数据进行了二级学科收入排名。

2. 对二级学科人力成本收入比、材料成本收入比、一次性耗材收入比以及全院这三个指标的情况。

3. 对三级学科进行同类科室的对比分析,对各科室可控成本收入比相对值的同期对比,并反映各月成本均衡控制的走势。

以上进行的分类分析反映科室主要指标的全院排序、二级学科排序、同类别三级学科排序情况以及同院均值的比较情况。通过科室各种运行指标进行排序是比较法中既简单又直观而且有效的方法，难点在于围绕成本管理的指标维度设计。通过同类科室的排序对比，让科室迅速找到成长进步的突破口。通过对可控成本收入比进行比较，要加强成本控制，特别是材料成本的管控。通过对科室每床净收入的排名进行排序分析，从更深层更合理的指标看科室运行情况，提出科室改善的关键因素，例如不同科室存在不同的解决方案：提高床位利用率、缩短平均住院日、降低药占比等途径来提高科室运行效率。通过以上的一系列的排序结论，还要驱动院内有限资源的优化分配，细化科室的资源重组。

4. 科室主要运行指标分析 选取参与排序的主要指标有：床位利用率、平均住院日、药品收入比、可控成本占收入比，其中包括人力成本占收入比和材料成本占收入比。值得关注的是平均住院日与盈亏的关系，称为亏损补偿系数。随住院天数的增加，亏损病人比重随之上升，这里强调的是比重而不是绝对值，亏损补偿系数会越来越高。

对于科室运行核算的精准化改善4个目标：一是成本核算与会计核算一体化。也就是避免数据重复录入，建立平衡勾稽关系。二是引入了全成本核算思想。将与医疗活动有关的直接成本和间接成本都纳入核算范围，进行全要素的成本核算。三是推进三层次成本核算。运用作业成本法，建立院、科室、项目三层次成本核算。四是按照科室效率增长率和结余率两个空间维度考核科室发展潜质，合理配置院内资源，统一责任会计中的可控成本和全成本核算的口径。

建立一个多维度坐标系：按照科室效益增长率和结余率两个空间维度进行考核。注重科室的成长性和学科发展潜质，着眼点不仅放在科室价值当年的实现上，更注重科室各项指标的进步性，给进步大的科室更多的扶植，达到院内资源的合理配置。以科室上一年的收入、支出平均值为基准值，按增收和节支的增减比例进行效益指标的排序；以科室业务量的全貌和每工作量取得的单位价值排序，以效率促效益，从而达到效率效益的全面提高。科室运行指标分析给科室决策管理层提供综合运营分析的建议，向各临床科室主任反馈经营指标分析，帮助科室突破发展的瓶颈，在同类科室的比较平台上找到不足，借鉴同类可比科室发展思路，寻求增长点，为科室更好的运行提供可以借鉴的解决方案。

科室运行分析核算是一种体现着智慧的管理会计范畴，我们认为科室运行指标分析应该特别强调"进入数据"这个方向，管理科室数据与核算科室数据之间不是等价的，而是存在巨大的差别。我们应该在分析数据的基础上着重对科室的运行提出运行改善的目标。例如每一家医院都有相应的管理成本，一般都整体列入"管理费用"科目核算，在传统的成本核算中，"管理费用"科目似乎就只与行政管理成本相关，但实际上这些管理费用确实都是行政管理部门在使用么？显然不是。以"培训费"来讲，基于业务医疗活动的培训、基于执业药师的培训和基于人力资源管理的培训都纳入"管理费用"核算并无区别。成本费用笼统的核算归集，无法清楚体现投入产出关系，应打破这种核算方法，增强科室控制成本的责任感。

总之,医院的科室运营管理的新常态,就应该是伴随着精细化核算、精益化运营的持续改善提升,其实就是"成本管理驱动"。科室全成本管理也是医院科室的经济管理、绩效管理的重要切入点,要用它来规范医院科室运行的各项工作。我们科室运行指标分析工作的未来,也应该是在做好会计核算工作的基础上,逐步向以科室全面预算管理、科室成本管控、科室内部控制为核心的管理会计工作转变。

(孙远玲 段春阳 赵洲娜)

第二十二章　运行成本控制

医改对医院经济运行提出了规范性要求,包括维护公立医院公益性、调动职工积极性、破除以药养医机制、控制公立医院医疗费用不合理增长、抑制公立医院规模盲目扩张,落实财政补助政策等。

对医院管理者来说要转变思维,仅仅依靠医院规模、设备、药品收入来维持运营的时代已不适应形势发展的需要。医疗水平和质量提升与医疗运行成本下降将是医院改革管理的重点,这也意味着医院要在开展医院经济运行分析时,将相关指标结合起来分析,主动控制成本、规范诊疗行为,提高服务质量,降低群众医疗负担,更具科学、合理地推进医院全面、协调和可持续发展。

第一节　基本支出成本控制

一、能源成本控制

医院能源成本是指保障医院基本运行支出的水力、电力、煤、天然气等,能源成本一般占医院总支出的 3%~5% 左右,这部分成本属于公共支出范围,很难将成本责任落实到具体科室。因此,必须在医院层面对能源成本进行总体控制。

能源管理系统,是对医院能源消耗情况进行自动化数据采集和实时动态监测、控制、统计、综合分析的处理系统。通过能源管理系统从已有的分项计量系统通过标准接口网络协议获得相关能耗数据,并且结合建筑面积、内部功能区域划分、床位数据、人员数据、用水点统计、设备功率统计、运转时间等客观数据,实时反映医院整体能源运行的现状和能耗结构,准确评价建筑的节能效果和能耗趋势。经过一定时间的数据积累,可从日常耗能的环节本身发现问题,同时作为制定医院能耗定额考核的依据,作为提出整改建议的依据。通过运行,能完善能源管理流程,进行能源消耗的数字化、精细化管理,减少能源管理环节、提高运行管理效率,减少能源浪费和支出费用。医院可以依自身管理需要,利用系统提供的自定义参数、权重系数和汇总的强大数据库形成对财务数据和成本运行数据进行再分析,利用数据仓储技术、精算学等理论研究,从而获得经济数据预测结果,为医院经济运营服务。

通过对医院空调运行的成本分析,对科室空调成本影响的因素主要有建筑面积、科室床位、使用人数、使用时间和设备状态。在对能源成本进行控制时,需要从成本产生的整个流程中寻求黄金分割点。从空调设备产生的成本流程看,涉及采购成本、维修成本、电费成本。单从空调的维修成本角度,降低维修成本的最有利手段是产品不断的更新换代,但医院的采购成本就会大幅上升,同时因为新设备更加节能,电费成本又会降低,所以,成本控制应该着眼于整个成本产生的过程。通过能源管理系统对全院能源消耗情况进行实时监控,同时对能源消耗大户安装水表、电表进行重点监控,增强全员成本控制意识。

二、其他基本支出成本控制

(一)设备维修费成本控制

设备维修成本不同于卫生材料和药品成本,卫生材料和药品成本的产生与医嘱相关,绝大部分成本可以通过加价收回,但设备维修成本是医院纯粹的支出,无法通过医疗活动予以弥补,是成本控制的重点关注对象,医院控制比例在医疗业务支出 2% 以内比较合理。

设备维修成本的关键控制点在于在维修成本和保险支出寻求平衡点。依托于充分的数据平台,管理部门才能在满足临床需要的同时在购买维修还是购买保险之间做出正确的决策,医院方才能与供应商协商议价。依托于完善的数据,医院管理者需要统计以下信息,设备自带维保期间、医院购买维保期间、累计维保费用,这样方便相关决策者在购买维修服务还是购买保险之间做决策。

(二)物业管理费成本控制

医院实行社会化物业管理之后,医院与物业管理公司之间形成了委托代理关系,物业管理公司代表医院为病人服务,其工作态度和质量直接影响患者满意度,因此医院必须要建立完善的监督管理制度,对物业管理费成本支出进行控制。医院实行物业管理社会化后,应设立"物业管理办公室",并配备责任心强、有医院管理经验的人员对物业服务进行考核与监督,制定物业考核评分表、检查记录本、科室反馈意见表等,对物业服务公司的工作情况实行随时检查、定期考核,使物业服务与医院要求协调一致、强化管理效能,物业服务费控制在医院医疗业务支出的 1.5% 之内。

(三)办公行政经费成本控制

医院办公行政经费一直是成本管理的薄弱环节,大部分医院管理者关注医疗服务活动过程中产生的成本,对办公行政经费重视不够。医院应对职能科室领用的材料种类进行规范,如职能科室禁止领用清洁用品、被服用品。并对办公行政经费建立数量标准,利用 HIS 系统对职能科室材料领用的数量进行分析和控制,也让职能部门负责人对部门的材料消耗情况做到心中有数。

第二节　物耗成本控制

一、卫生材料成本控制

卫生材料,是指医院在给患者提供医疗服务时所需耗用的各项医疗器械、手术用的卫生材料、诊疗用的卫生材料等,又分为可收费材料和不可收费材料。卫生材料的消耗是医院两大物耗成本中,仅次于药品的第二消耗大类。而卫生材料,特别是高值耗材由于数量巨大、品类规格繁杂,且单品价值高、临床应用风险大,成为医院管理的重点和难点。随着取消药品加成政策的推进,医院加强药品成本控制的意识愈加强烈,但对卫生材料成本的控制也应该引起医院管理者的重视。

建立高值耗材管理平台,利用条形码技术完成可单独计价收费高值耗材的追溯管理,同时按照实际已经收费的高值耗材与供应商进行结算,节省资金成本及仓储成本。通过可单独计价收费高值耗材管理平台可以统计某一具体科室高值耗材的同期对比使用情况,某种高值耗材在不同科室之间的使用情况,及同期对比情况。医院层面的卫生材料成本核算和控制需采取"预算管理、成本核算、比例控制"的方法,用卫生材料支出占医疗收入的比例进行宏观成本控制。即计算该学科上一年度卫生材料支出占医疗收入比例的平均值,作为新一年度该学科所有病房支出控制比例。

二、药品成本控制

一直以来,医院在药品零售环节上处于双向垄断地位,医院对药品成本的控制意识不强。在取消药品加成的政策条件下,药品已经不能给医院带来结余,药品作为医院医疗行为的辅助治疗手段,必须加强对药品成本的控制。

药品成本包括以下几种:

(1)采购成本:是指采购药品支付的资金成本。

(2)储存成本:是指药品从进入医院到患者使用完毕期间保管所耗费的成本。

(3)物流成本:是指药品从离开供应商仓库到被使用消耗完毕过程中的搬运、运输、调配以及退货等产生的成本。

(4)人力成本:是指药品在配送、使用过程中所耗费人力的成本。药品在流转的各个环节均产生成本,除采购成本是直接显性成本容易被重视外,其他在药品上耗费的成本都属间接成本,容易被忽略。

物耗成本在医院整体支出中占较大比重,对这部分物耗成本的控制,不仅应着眼于事后的分析,更应该从战略发展角度对这部分成本在医院整体成本构成中所占比例做出规划,目前物耗成本占综合医院总支出的比例在49%~60%之间,随着医疗卫生体制改革的深入,这个比例还要逐步降低争取控制在40%左右。

第三节 资本性支出成本控制

一、基建项目成本控制

医院基建工程项目成本管理是一个错综复杂的系统工程。长期以来,传统的医院工程项目成本管理水平相对较低,出现了盲目决策、设计浪费、招标漏洞大、项目随意变更、竣工结算失真等问题,浪费了大量的医疗卫生资源。为此,要透彻分析当前医院工程项目在成本管理上存在的问题和漏洞,积极采取措施,既要在技术上保证质量和进度,又要在经济上控制成本支出,以最低而合理的目标成本获得最大的社会效益和经济效益。

医院基建项目成本管理是在最大程度满足医疗功能的前提下,通过广泛的市场调研、资源的合理配制、工程项目的精心设计、施工环节的严密管理和建设成本的有效控制,以期达到符合医院规模要求和资金状况的项目成本目标。目标成本法基本原理和核心程序契合医院基建项目成本控制的要求,具有成本控制理论上的可行性、可靠性,也有医院工程项目成本管理实践中的可操作性。目标成本法在医院工程建设中应用的关键环节就是如何将确定的目标成本真正落到"实处",对此必须通过前有预测、中有控制、后有分析,使项目成本始终处于可掌控状态。

（一）目标成本法下的事前成本控制

1. 立项阶段的成本控制　目标成本控制是医院目标成本管理的重要环节,特别是基建项目立项决策其准确与否是实施合理目标成本控制的基础。在立项决策时,只有以合理的成本为基础,才能在工程项目实施中杜绝"三超"现象的发生。

2. 设计阶段成本控制　设计阶段是决定医院工程项目目标成本管理成功与否的关键。对此,应择优选择设计单位,通过自审、初审、复审等多种形式审查,甄选出符合目标成本的最优设计方案。

（二）目标成本法下的事中成本控制

事中控制是将工程设计图纸上的目标成本真正转化为工程建设过程中的生产成本,并通过持续改善,把工程建设成本控制在目标成本内。

1. 基于供应链管理的成本控制　在医院工程项目建设中的供应链管理,实则也是工程项目成本链管理。因此要加强各个环节管理,尽量减少项目变更和履行违约等成本支出。

2. 基于跨职能管理团队的全程成本控制　在医院工程建设中组建横向的跨职能团队是工程目标成本控制的关键,这些跨职能团队包括施工、招标、采购、基建、财务、审计、监理等职能部门,团队之间要相互依存、相互协调、相互促进,共同提升对目标成本的控制能力。

3. 施工阶段的成本控制　这一阶段成本控制的主要工作是加强现场管理,包括:实行效益奖励制度,调动现场管理人员的积极性;严格审核工程变更,减少现场工程签证。

（三）目标成本法下的事后成本控制

做好竣工决算的编制与审核工作,是事后成本控制的重点。项目竣工结算的成本控制也是一个压缩成本的过程,医院应选择实力强、信誉高、业绩好的工程决算审计单位,审核出客观真实的建设成本。

二、设备投资成本控制

医院的大型设备是保证医院医疗工作正常运行的物质基础,是医疗质量和诊断水平的保证,也是医院医疗水平的标志,在医院建设中发挥着重要作用,其配置与管理的科学性、先进性、合理性关系到医院的医疗质量及核心竞争力的提高。因此,科学地引进大型医疗设备,是医院管理部门的重要工作。

对医疗设备投资的成本控制应重点放在设备购置投资前的可行性分析和投入使用上,运用管理会计的工具方法对设备投资的净现值、内含报酬率对设备投资的可行性进行预测,运用投资收益率法、投资回收期法和本量利分析法对设备的成本效益进行分析,根据分析结果对医疗设备在院内的资源配置进行决策。

（赵洲娜）

第二十三章 人力成本分析与管理

第一节 人力成本的构成

对医院而言，人力成本是医院成本的重要组成部分。医院人力成本主要由取得成本、开发成本、使用成本与离职成本构成。其中：取得成本是医院在招募录用员工的过程中所发生的各种支出，包括招聘、选择、录用、安置员工产生的相关成本，是基础性成本；开发成本是为了使新入职的员工熟悉其在医院的工作内容以达到工作岗位的要求，或为了提升员工的职业技能而开展或参加培训所发生的支出，主要包括岗前培训成本、在职培训成本、脱产培训成本，属于激励性成本，能够增加员工的价值，具有增值性；使用成本是指医院使用员工的过程中而发生的各种成本，包括维持成本、奖励成本、调剂成本与保障成本，具体体现为员工的基本工资、绩效津贴、社会保险费、住房补贴、福利费、医药费与其他为了员工更好地进行当前的工作而产生的支出，使用成本是医院人力成本中最主要的组成部分；离职成本是医院员工主动或被动离开工作岗位而产生的成本，包括离职补偿成本、离职前低效成本等。

第二节 人力成本调整

人力成本占总支出的比例，没有一个放之全国皆准的比重。医院的专科方向、地区差异、发展战略、发展阶段对人力成本占总支出的比例都有不同影响。因此合理确定人力成本的构成比重需要财务部门和人事部门加强沟通，根据现有人力成本占总支出的比例，调整人力资源管理的各项制度和政策。

绩效工资总量核定是指医院对人力成本与绩效考核的预算和控制，目前医院员工收入构成中，国家政策性工资所占比例较低，绩效工资所占比例较大。医院在进行绩效工资总量核定之前，需要对其影响因素进行深入的分析，这些因素包括外部因素（法律、法规、社会生活成本变化和医院运营环境变化等）和内部因素（医院人力资源政策、医院目前绩效水平、医院人力资源状况和医院改革状况）。

绩效工资总量核定的基础是医院的长期发展战略，在医院收入一定的情况下，医院高层管理者会在医院员工的绩效工资、设备更新、基本建设、高新技术投入、学科建设等方面进行权衡，各项投入之间是此消彼长的关系。绩效工资总量核定在一定程度上反映了医院高层领导者和医院文化对人力资源的态度和战略思想。严格地说，提高职工积极性比维护公立医院公益性还重要，没有积极性就没有公益性。提高医务人员工作积极性，一方面能够使医务人员因提供更多更好更优质的医疗服务而获得相应的物资和精神回报，另一方面医务人员为了获得充分的物资和精神回报，必然主动地提供更多更好的医疗服务。在医院财务指标上体现提高职工积极性,有职工生活待遇和工作量两个指标。提高职工生活待遇,可将人员经费占医疗业务成本比重的调整和在职职工年人均工资性收入两个指标结合起来一并考核。对于如何看待人员经费占医疗业务成本比重这个问题,若从降低成本角度出发,其比重越低越好;若从反映职工积极性角度出发,其比重越高说明医护人员生活待遇越高。目前从医改角度评价,主张提高其比重。

综合医院人员经费占医疗业务成本比重偏低,专科医院偏高,其原因是专科医院卫生材料,药品费用所占比重偏低,倒逼人员经费所占比重提高。人员经费占医疗业务成本比重,往往有一定的隐蔽性,所以要结合在职职工年人均工资性收入指标一起来分析。

由于医院规模和经济效益不同,使医院之间在职职工年人均工资性收入差别很大,通常综合医院人力成本占业务支出比例为 30%~40% 比较合理。

第三节　人力成本分配

医院的员工可以主要分为四大类,临床服务类人员、医疗技术类人员、医疗辅助类人员与行政后勤类人员,他们的工作产生了人力成本,是人力成本分配的对象。在进行人力成本分配时,要遵循按劳分配、效率优先、兼顾公平的原则,综合考虑岗位责任、工作风险、技术含量等多种影响因素,制定科学合理的分配标准。在进行人力成本分配时,可以从以下几个方面进行考量。

一、人员的结构

医院应适当减少中间的管理层次,横向加宽管理幅度,使人员结构呈现扁平化的特征,这样决定人力成本分配的就是员工的知识、技能与工作绩效,以其作为驱动来设定人力成本水平,具有级别少、幅度大、灵活性与适应性强的特点,而原来多层级结构下主要用来决定人力成本分配标准的职位与头衔的窄带薪酬制度将迎来改进。

二、服务的质量与效率

医院在进行人力成本分配时,应将医疗技术作为重点依据,构建与医疗服务质量、效率相匹配的人力成本分配制度。对于一家综合性公立三甲医院而言,其承载着患者更多的希望与信任,承担着重要的社会责任,医院定位也是涵盖各种类型疾病的诊治,因此医疗技术水平对于医院而言是十分重要的。员工医疗技术的价值需要通过所提供的医疗服务的质量与效率来衡量,最终通过人力成本来体现。

三、工作的职责

对于医院而言,临床服务类人员与医疗技术类人员,是医院的一线人员,主要包含医生、技师与护士三类,在进行人力成本分配时,应考虑其工作的主要职责,合理确定分配系数。对于医疗辅助类人员与行政后勤类人员,虽然不直接为患者提供医疗服务,但是其所开展的工作间接参与了临床工作,对于这些非直接医疗工作应与临床工作的内容、难度、工作量进行比较,确认合理的分配系数。

第四节　人力成本管理

人力成本管理对于医院的长远发展有着深刻影响,医院的一切经营活动都离不开人,因而医院如何进行人力成本管理具有十分重要的意义。人力成本管理不是要简单地削减工资、福利等支出的绝对数,更不能克扣员工的工资、福利,过分强调其绝对数的降低,要正确把握人力成本管理的方向,既要不断调动职工积极性,又要科学地进行人力成本管理,实现人力资源的高效利用与有效激励,切实提高人力成本的使用效益。人力成本管理包括人力成本核算、人力成本预算、人力成本控制与人力成本分析四个方面。

一、人力成本核算

对人力成本进行计量时,通常采用历史成本法,这是人力成本核算中最基本的方法。在该方法下,对医院产生的各项人力成本依据实际支出情况进行计量,能够客观反映人力成本。人力成本核算是人力成本管理的起点,人力成本管理以人力成本核算为基础,通过人力成本核算这种货币化的计量方式将人力成本进行分类、归集,进而准确地反映出医院的人力成本支出情况,为未来制定人力成本管理政策提供根本依据。

二、人力成本预算

医院的人力成本预算要遵循医院的战略发展目标与人力资源规划目标,基于不同的人力成本项目,进行当期、中期与长期的人力成本预算,并确认其是静态的还是弹性的,来满足医院不同的预算需要。在进行人力成本管理时,要重视人力成本预算工作。科学合理的人力成本预算有利于医院从整体上把握人力成本情况,能够有效地分析人力成本使用效率,进而达到控制人力成本的目标,有效地降低人力成本与提高人力成本效率。

三、人力成本控制

医院人力成本控制是对各项人力成本的发生及其支出数额进行把握与调节,实现用最少的人力成本达到最佳的效果。医院应对各项不同的人力成本进行分析,确认其中的可控成本与不可控成本,并对可控成本进行重点管控。医院若想对人力成本进行有效控制,第一要建立人力成本控制的观念,加强人力成本控制意识;第二要制定人力成本预算制度,认真执行人力成本预算;第三要合理设计工作岗位与人员工资薪金水平,减少无效的人力成本。

四、人力成本分析

人力成本分析是通过人力成本核算的数据,与人力成本预算进行比较,评价人力成本控制效果。医院人力成本效益分析包括历史成本效益分析与未来投资效益分析。其中,历史成本效益分析将人力成本数据与消耗该人力成本产生的价值进行比较,分析其效益;未来投资效益分析测算医院在人力资源投资项目上的现金流入与流出量,来进行投资效益分析。

第五节　激励机制

随着经济的发展,医改的推进,人力成本管理的重要作用日益凸显,激励机制成为影响员工工作积极性与促进医院发展的重要因素,因此,应用科学理论,制定合理的薪酬激励实施方案十分必要,这不仅能够提升医院人力成本管理水平,还能促进医院高效运转。在这些科学理论中,公平理论与期望理论可以被应用到医院人力成本管理中去,有助于建立科学、合理的激励机制。

一、公平理论

公平理论是由美国心理学家约翰·斯塔希·亚当斯(John Stacey Adams)于1965年提出的,该理论认为人能否受到激励,不仅受到他们得到了什么的影响,还要考虑他们所得与别人所得是否公平。即医院的员工所做的工作取得回报时,员工不仅关心自己取得的薪酬的绝对数,还关心其薪酬的相对数,员工会通过比较来判断自己的薪酬是否合理,这种比较将会影响员工对管理者的信任度,最终影响员工的工作质量与效率。医院当中员工存在的薪酬比较,一方面是上下级薪酬的比较,另一方面是同级薪酬的比较,因此医院在进行绩效分配时,应合理控制不同等级员工的薪酬差距,同时对于同级的员工在绩效分配时要遵循公平的原则,使得员工在情绪稳定的状态下工作,实现人力成本合理支出,进而使人力成本的效用最大。

二、期望理论

期望理论是由北美著名心理学家和行为科学家维克托·弗鲁姆(Victor H. Vroom)于1964年提出的,该理论认为人总是渴求满足一定需要,并设法达到一定目标,目标在未实现时表现为一种期望,反过来又对个人是一种激发力量。医院的绩效考核最终给员工带来的效价,这是员工最关心的,是激励员工的关键。当员工取得的实际结果大于期望时,在正强化的情况下,员工会受到激励,有助于提高员工的积极性,能够增强员工的信心;反之,当员工取得的实际结果小于期望时,在正强化的情况下,员工会感受到失望,会削弱员工的积极性;当员工取得实际结果等于期望时,一般来说,也会对积极性的提高略有帮助,但是若之后再无后续的激励,则积极性难以再得到提高。医院对员工的激励,通常体现在薪酬上,但医院仍可通过非物质性的鼓励政策来对员工进行激励,例如医院可以塑造良好的医院文化,完善员工的晋升机制,为员工创造学习与成长的机会等。医院科学地应用期望理论,能够使人力成本的支出发挥更大效用。

附件 23-1　盛京医院人力成本比例变化简介

盛京医院人力成本占总支出的比例从2007年的22.1%,十年间上升到27.5%,年均上升0.5个百分点;人力成本总支出2014—2016年的同比增长超过10个百分点,大大高于工作量指标的增长。2014—2016年盛京医院工作量指标及同期对比,见表23-1。2007—2016年盛京医院人力成本占总支出对比,见表23-2。

表 23-1 2014—2016 年盛京医院工作量指标及同期对比

项目	2014 年		2015 年		2016 年	
	数量	同比增长 %	数量	同比增长 %	数量	同比增长 %
门诊量（人次）	3 487 307	5.9	3 664 354	5.1	4 177 817	14.0
实际占用床日（床日）	2 072 747	8.1	2 107 731	1.7	2 217 773	5.2
手术例数（例）	93 136	11.9	96 973	4.1	109 596	13.0
收治病人数（人）	198 499	11.7	206 567	4.1	229 107	10.9
职工人数	6775	4.4	6863	1.3	7099	3.4
职工人均月工资性收入	12 161	6.0	12 801	5.3	14 521	13.4
人力成本支出（万元）	117 043	10.4	136 061	16.2	155 771	14.5

表 23-2 2007—2016 年盛京医院人力成本占总支出对比

年份 项目	2007年	2008年	2009年	2010年	2011年	2012年	2013年	2014年	2015年	2016年
人力成本占比（%）	22.1	22.5	23.2	23.5	23.6	25.1	24.6	26.3	27.8	27.5

（孙远玲 关 爽）

第二十四章 预算编制与预算管理

预算是医院法人治理结构下的游戏规则,是与医院战略相配合的战略保障体系,与医院业务流,资金流、信息流以及人力资源流的要求相一致的经营指标体系。预算不是最终目的,预算管理不是数据的罗列,而是医院战略和经营绩效之间的联系工具,涉及医院内部各个管理层次的权利和责任安排,通过相应利益分配来实现内部管理与控制机制。

第一节 预算管理的概念

预算是一种系统方法,用来分配医院的财务、实物和人力资源,以实现医院既定的战略目标。医院可以通过预算来监控战略目标的实施进度,有助于控制开支,并预测医院的现金流量与结余。预算是计划工作的成果,是决策的具体化,是有效控制医院运行的依据。预算是控制支出的工具,也是使医院资源达到最佳配置的一种方法。

预算管理是指医院为了实现预定期内的战略规划和经营目标,按照一定程序编制、审查、批准的,对预定期内经营活动的总体安排。预算管理是利用预算对医院内部各部门、各单位的各种财务及非财务资源进行分配、考核、控制,以便有效组织和协调医院的经营服务活动,完成既定的经营目标。可以说预算是将来组织营运的准绳,并用以控制将来营运进行的一种财务计划;是任何未来成本的估算;是任何有关人力、物力及其他资源运用的有系统的计划。由此可见,预算本身不是目的,而是充当一种在医院战略与经营绩效之间联系的工具。预算体系在分配资源的基础上,衡量与监控医院及各部门的经营绩效,以确保最终实现医院的战略目标。从医院治理的角度来看,预算管理是一种与医院治理结构相适应,涉及医院内部各个管理层次的权利和责任安排,通过这种权利和责任的安排,以及相应的利益分配来实现内部管理与控制机制。

全面预算管理是医院内部兼具控制、激励、评价等功能为一体的一种综合贯彻医院经营服务战略的管理机制,处于医院内部控制的核心地位。预算体系在资源分配基础上,主要用于衡量和监控医院和各部门的经营服务绩效,以确保最终实现医院战略目标。

第二节 预算编制的方法

预算的编制方法有很多,大致可分为按照出发点特征不同的固定预算法与弹性预算法,按照业务量基础数量特征不同的增量预算法与零基预算法,按照预算期的时间特征不同的定期预算法与滚动预算法,按照预算项目的确定性划分为确定预算与概率预算法。各种方法都是在预算发展过程中形成的,每种都有自身的优缺点和适用范围,医院应该根据自身的业务特点,选取适合的预算编制方法。

一、固定预算法

固定预算也可称为静态预算,是编制预算中最基本的方法。它是指在编制预算时,只根据预算期内正常、可实现的某一固定的业务量水平作为唯一基础来编制预算的方法。该预算方法使适用于医院平稳运行时期固定成本预算的编制,如人员经费、社会保障费用等参照上年执行数编制下年预算数。这种方法优点为过程简单、易理解、易掌握、省时省力。缺点是它虽然保留了上年度预算的合理性,但同时容易将上年度经费开支不合理延续到新年度财务预算中,大大削弱了财务预算的科学性。

二、弹性预算法

弹性预算又称动态预算法,它克服了固定预算法的缺点,不再是只适应一个业务量水平的一个预算,而是能够随业务量水平的变动而调整的一组预算。按成本习性的要求,将费用分为固定费用和变动费用,在一定范围内,固定费用保持不变,变动费用则随业务量的增长而成正比例变化。因此,在编制弹性预算时,只需将变动费用部分按业务量的变动加以调整即可。本法适用于编制全面预算中所有与业务量有关的预算项目。

三、增量预算法

增量预算又称调整预算法,是指以基期成本费用水平为基础,结合预算期业务量水平及有关降低成本的措施,通过调整有关费用项目而编制预算的方法。这种方法具有简单操作的优点,但是可能导致无效费用开支项目无法得到有效控制,形成不必要开支合理化,造成预算上的浪费。增量预算适合于影响因素简单和以前年度基本合理的预算指标编制。在运用中应详细说明增减变动的原因,这样才可以在减少工作量的同时保证预算数据的准确性与合理性。

四、零基预算法

零基预算是不考虑以往会计期间所发生的费用项目或费用数额,而是一切以零为出发点,从实际需要逐项审核预算期内各项费用的内容及开支标准是否合理,在综合平衡的基础上编制费用预算的方法。这种方法不受现有费用项目的限制,也不受现行预算的束缚,能够调动各方面节约费用的积极性以及有利于促使各基层单位精打细算,合理使用资金。零基预算采用的是一种较典型的以上下结合式预算编制程序,充分体现了群策群力的精神,既能促使人们充分发挥其积极性、创造性,又能迫使人们精打细算,从而提高卫生资源的使用效率。但是从零开始对预算项目的发生数进行观察、分析和确定,花费时间和精力较大,可能会存在一定程度的主观性,容易引起部门之间的矛盾。零基预算适合于以前年度可能存在不合理因素或者潜力比较大的预算指标编制,而且零基预算的使用周期不应过短,否则会增加工作量。

五、定期预算

定期预算法是以固定不变的会计期间(如年度、季度、月份)作为预算期间编制预算的方法。采用定期预算法编制预算,可以保障预算期间与会计期间在时间上配比,便于依据会计报告的数据与预算的比较,考核和评价预算的执行结果。定期预算适合于固定资产、部门费用、咨询费、保险费、广告费等预算的编制。合理使用定期预算,可以减少预算编制的工作量。

六、滚动预算法

滚动预算也称为连续预算和永续预算,是将预算期与会计期间脱离开,随着预算的执行不断地补充预算,逐期向后滚动,使预算期始终保持为一个固定长度(一般为 12 个月)的一种预算方法。滚动预算方法的理论依据是人们对未来的了解程度具有对近期把握较大,对远期把握较小特征。滚动预算能够保持预算的持续性,有利于结合企业近期目标和长期目标,考虑未来业务活动;使预算随时间的推进不断加以调整和修订,能使预算与实际情况更相适应,有利于充分发挥预算的指导和控制作用。具体来说,滚动预算包括逐月滚动、逐季滚动、混合滚动。逐月滚动是指在预算编制过程中,以月份为预算的编制和滚动单位,每个月调整一次预算的方法。这种方法编制的预算比较精确,但工作量比较大。逐季滚动方式是指在预算编制过程中,以季度为预算的编制和滚动单位,每个季度调整一次预算的方法。这种方法比逐月滚动工作量小,但精确度较差。混合滚动是在预算编制过程中,同时以月份和季度作为预算的编制和滚动单位的方法。

七、确定预算

确定预算是指编制预算时,有关变量以稳定不变的数值表达,并据以编制预算的方法。确定预算法是直接预测预算的期望值,适用于预算期稳定的指标编制。此方法的合理使用可以减少预算编制工作量。

八、概率预算法

概率预算是根据客观条件对在预算期内不确定的各预算变量做出近似的期望值估计,估计他们可能的变动范围以及出现在各个范围内的概率,再通过加权平均计算有关变量在预期内的期望值的一种编制方法。由于在预算期内市场变化较大、变量很多,很难对于这些变化进行准确的预测。所以概率预算就是分析在预算范围的可能性,计算综合的期望值。这种预算方法也适用于预算期变化大的预算指标编制,也适合长期预算的编制。

第三节　预算管理的作用

一、明确医院目标,规划医院发展全面

预算能够引导和控制医院的经济活动,使医院以最经济有效的方式来实现预期目标。通过对于预算执行情况的管控,随时发现问题,及时采取措施,纠正偏差,避免经营活动的漫无目的、随心所欲,以及资源的浪费。所以全面预算具有规划、控制、引导医院的经济活动有序进行、以最佳的经济方式实现预定目标的功能。

二、科学化医院运营决策,提高医院资源的使用效率

全面预算直接体现医院运营对各种资源的需求,反映各种资源的使用效率。全面预算作为医院资源配置的起点,医院结合自身资源状况、权衡利弊后科学地编制全面预算,能促进医院资源有效使用的最佳化,达到节约开支、避免资源浪费、规避运营风险的目标。

三、量化各责任中心的预算目标,提高管理水平

全面预算能够将医院预算目标层层分解到各职能部门和临床科室,能细化落实到医院运营的每个环节中,通过责任中心预算分解和绩效考评机制,调动医院员工主动参与管理的积极性,与管理者一起关注医院发展,促进医院管理水平的提高。

四、促进各部门的沟通与协调,提高工作效率

各个部门因其职责不同,往往只能做出本部门最好的计划,但是以医院作为一个整体来看,这个计划就不一定是最完善的、最能合理达到资源最佳配置的。而全面预算却能做到这一点,在全面预算的协调与平衡下,各个职能部门可以朝着共同的战略目标前进,互相协调、统筹兼顾,达到医院各种资源的最佳配置。有效监控各部门的经济活动,提高管理效率。

五、使各级各部门的工作业绩能够得以正确评价

全面预算作为财务活动的行为标准,使各项活动的实际执行有章可循。以全面预算标准作为各部门责任考核的依据,将责任人的业绩考评与预算目标结合起来,成为奖勤罚懒、评估优劣的准绳,更能体现现代医院管理的公平、公正。

第四节　预算管理的必要性

一、适应医疗市场发展的需要和行业制度的要求

新《医院财务制度》要求医院要实行全面预算管理。原国家卫生计生委 2015 年 4 月 2 日颁布的《关于公立医院预决算报告制度暂行规定的通知》(国卫办财务发〔2015〕17 号)中要求,医院所有收支应当全部纳入单位预算。卫生计生行政部门有关预算管理规定,预算单位根据事业发展规划和目标,结合年度工作计划编制年度预算报告,同时还对预算编制方法、编报要求、资产管理、执行管控、预算分析、预算绩效等方面提出了明确的管理要求。

二、公立医院改革的需要

在现代医院管理制度框架下,政府需履行对公立医院的资金投入、资源配置及监管职能,公立医院需通过科学管理,维护公益性,调动积极性,保障可持续性的目标,保质保量地完成提供公共服务的社会职能。政府可在公立医院实施全面预算管理的基础上,结合部门预算实现对公立医院财政投入和资源配置的管控。公立医院则借助全面预算管理,将发展战略目标以货币量化的方式进行规划、落实,合理统筹安排调度人、财、物等资源,有效降低

成本,提供符合公益性要求的公共产品。

三、完善医院内部管理机制的需要

公立医院经历了一段"投资拉动型"的快速成长期后,出现了一系列内在问题,不能够再通过增床位、投设备、引人才这种外延式发展模式解决。在社会资源有限性和经济下行压力的现实背景下,大型综合性医院通过运用质量控制、流程优化、经济运行管理以及信息化支撑等方法,探索解决公立医院发展中的一些瓶颈问题,收效明显。全面预算体系的构建,使医院发展方向和战略更具可及性和持续性,使医院能够动态掌握拥有资源的总体水平,合理调配各种资源。严格把控资金流向和流量,提高经济决策及审批效率,进一步提高医院经济管理科学化、精细化水平。同时,全面预算管理体系能够有效控制成本,减少浪费现象,减轻患者负担,为医院实现社会效益和经济效益的"双赢"提供重要保障。另一方面,随着医疗市场的不断活跃,医疗服务支付方式日趋多元化,临床医学技术的不断进展,科研成果的不断转化,教学模式的不断革新,医院的经济业务变得异常复杂,为适应医院经营管理活动的灵活多样性,充分体现医院各级责任主体的责、权、利关系,引导医院业务部门主动参与经济管理活动,增强财务透明度,将预算管理方法推进至医、教、研等基层业务科室和职能部门势在必行。

四、实现战略目标的需要

医院的战略目标需要预算管理来实现,医院管理只有站在战略的高度考虑未来发展,才能从宏观把握方向,思考全局,规范医院的运营和发展。在医院整个管理体系中,预算管理与医院的战略规划、战略执行、战略评价都密不可分。一方面在医院战略规划的前提下,围绕着医院战略目标的实现来进行预算管理控制,为预算提供一个可供遵循的依据。另一方面战略目标通过预算的形式得以固化和量化,各责任中心的预算责任逐层分解落实,确保医院战略目标的顺利执行。同时,在战略实施过程中,管理者可以通过对预算执行进度的跟踪及分析,结合医院内外部环境的变化,及时修正调整战略。可见,战略与预算管理有机结合是医院预算控制的必然趋势。

五、医院财务管理水平提升的保障

新医院财务、会计制度实施后,医院在预算和成本等方面的财务管理水平明显提升。医院将科室成本核算工作推向了更加精细的层级,精细准确的成本核算数据为全面预算管理模式的推进创造了可能性。

第五节　预算管理的内容

一、预算目标的确定

拟定预算目标和明确预算编制目的是做好预算编制的前提。预算不是孤立存在的,而是战略在年度计划中的数字化体现,公立医院的预算编制应以战略为导向,紧密结合医院发展规划确定预算目标,将预算目标作为预算编制的指导目标,作为预算编制指引方向。医院应在详尽分析内外部环境的基础上,结合以前年度预算的执行和完成情况,制定整体财务目标,包括业务收入目标、成本控制目标、经济效益目标等。医院总体目标的制定既要考虑到事业发展,又要考虑自身实际情况,核定在职和离退休职工人数、门急诊人次、床位编制和实有病床数,计划年度政策性支出因素的标准或定额等基本数字,根据年度事业发展计划、预算年度收支的增减因素,如新增床位、新进大型医疗设备和计划进行的大型修缮等,对资金的需求和对收支的影响,以及医改政策对医院收支的影响,测算编制收支预算。

二、编制预算

无论采取什么预算编制方法,都应按照"自上而下、自下而上和上下结合"的方式。"自上而下"能保证医院发展的总体利益需要,"自下而上"能提高科室的主动性和职工的积极性,"上下结合"能够有效地保证总目标的实现,达到总体平衡。

(一)预算编制流程

医院根据主管部门批准的医院预算和预算管理制度要求,提出下年度总体预算目标,确定预算编制政策。召开由各部门参加的预算编报会,部署医院预算编制任务。各临床科室根据本部门下一年度工作计划编制科室预算并通过预算管理平台报至归口职能部门,归口职能部门根据本部门的业务特点组织编制本部门预算,根据授权上报预算申请并经相关领导审批后上报财务部,对重大项目预算要提供可行性分析报告,此步骤为"一上"。财务部听取和征求各方面的意见,对各部门上报的项目预算进行初审,对不符合要求的项目预算与部门沟通;汇总各部门的项目预算,编制医院的收入和支出预算。预算草案由财务部报分管财务工作的院领导审批后,提交党政联席会议讨论。将经党政联席会议讨论后的预算草案,返回各职能管理部门进行预算调整,此步骤为"一下"。将经党政联席会议通过的预算提请预算管理委员会及职工代表大会审议。将经职工代表大会通过的预算上报到卫生计生委及财政厅审批,根据审批后的预算金额再次调整医院预算,此步骤为"二上"。将财政厅审批后的预算指标在系统中下达使用并以院发文件的形式存档,各部门按批准的预算遵照执行,此步骤为"二下"。

(二)预算项目编制方法

收入预算编制:收入预算应包括医疗收入、财政补助收入、科教项目收入和其他收入四大类。医疗收入应由医务部门以目标医疗业务量和平均收费水平为基础,综合参考其他因素编制。财政补助收入预算可由财务部门以财政部门预算批复为依据编制。科教项目收入预算分别由科研管理部门和教学管理部门按照预算年度中标科研课题和开展教学项目获得资助资金为基础编制。其他收入预算应按照收入类别,逐项由各归口管理职能部门分析预测编制。

支出预算编制:应在收入预算的基础上,按照"收支平衡"原则,建立以业务预算、资本预算、财务预算为基础的综合预算支出体系。其中,业务预算和资本预算是医院预算控制的重点。

业务预算按照收付实现制原则,根据医院开展业务的具体项目,由预算归口管理职能部门编制。具体来说,医务部门负责根据预计医疗业务量、医疗工作效率目标、医药费用控制目标编制医疗收入预算,同时对医疗经费使用和医疗风险基金使用编制支出预算;保卫部门负责停车收入、支出预算编制;人事部门负责有关人力资源支出预算。各归口部门预算编制要建立支出预算项目库,规范预算项目代码、名称、归口管理部门、内涵等内容,避免项目重复、交叉和预算执行时模棱两可,也便于后期的分类汇总分析。原则上公立医院根据各自的实际情况确定预算项目库后不做大的调整,每年预算编制时仅根据实际情况适度增减项目。还要建立定额标准。医院应对预算项目根据历史经验数据和下年度预算目标,提出年度预算定额标准,作为归口管理职能部门编制预算时的依据,进而从总体上保证预算编制的准确性,避免预算松弛。最后,要划分预算项目属性。编制预算时应根据预算与实际支出之间的关系划分预算项目属性,为预算执行和预算考核奠定基础。不同属性的预算项目,预算执行与预算考核阶段的管理重点不同。有些预算项目强调实际支出与预算的匹配,应考核预算执行率,如人员经费、药品费、设备购置费等项目应作为刚性预算项目。有些预算项目强调预算节约率,预算是实际支出的上限,应考核预算结余率,如三公经费、办公费等项目应作为非刚性预算项目。

资本预算主要包括基建项目投资预算、设备采购预算和大型修缮项目预算,涉及跨年度的项目应分年度编制项目预算。医院应制定相应的项目管理办法,凡纳入资本预算项目的,均要求进行可行性论证,对项目收益和支出进行评估,逐步建立滚动项目预算库,以杜绝项目选择的随意性和降低决策失误的可能性。

财务预算是在以上两项预算的基础上,调整编制资产负债预算、收入费用预算与现金流量预算,主要用于预测相关财务指标,一般不用于预算控制。财务预算的重点是在预算信息系统中设置取数逻辑,而不需另行编制。

三、预算审批

预算草案上报后,预算的审批就成为关键。在对预算草案进行批准时,不能以管理层可接受的满意程度为条件。否则,将违背客观规律,不符合预算管理的本质要求。为了使预算能真正起到细化医院管理的作用,预算的审批应注重预算草案的编制依据是否与医院发展目标一致;预算编制的内容是否完整;预算指标的计算方法或确定原则是否与医院预算制定规定的原则和方法相吻合。也就是说,预算审批应注重预算编制内容、编制过程和方法的合理性,而不能只注重预算结果。因此,医院管理层应成立"预算审批小组",其成员由与预算编制相关部门的工作人员组成,对预算草案进行综合审核,决定是否批准预算草案。

四、预算执行与控制

在预算指标下达后,就成为医院经济运行所遵循的基本准则,在执行过程中应做到有效控制和信息的及时反馈。对专用设备、一般设备、物资采购和大型工程项目的建设要建立严密的审批程序,严格按照预算执行。财务部门应将每月财务报表中反映的各业务部门费用情况及时反馈,控制资金支出。总之,各预算项目实际发生值与预算计划值的差额应控制在一定的比例内。

预算控制能使职工对医院所倡导的预算目标形成统一的认识,并为之努力工作,有助于增强职工的凝聚力。预算控制是否有效可直接影响医院预算管理目标的实现,做好预算控制可以从收入的完成情况、药品及卫生材料的控制情况、人力成本的控制情况以及运行成本的控制情况等方面着重监管。

五、预算调整

医院年度预算一经确定,原则上不得进行调整。在实际执行中,由于国家医疗政策的变化或者一些突发情况的发生,致使实际情况与预算目标发生存在巨大差异时,可以进行预算调整。预算调整的主要风险是:预算调整依据不充分、方案不合理、审批程序不严格,可能导致预算调整随意、频繁,预算失去严肃性和"硬约束"。因此,医院应当在有关预算管理制度中明确规定预算调整的条件及相关流程。

预算调整应当符合医院发展战略、年度经营目标和现实状况,重点放在预算执行中出现的重要的、非正常的、不符合常规的关键性差异方面。预算调整方案应当客观、合理、可行,在经济上能够实现最优化。

六、预算分析

为了保证预算目标的顺利实施,财务部门应定期编制预算分析报告,同时向预算执行部门进行反馈。针对预算执行偏差,财务部门应与预算执行部门分析原因,提出解决及改进的措施或建议,及时总结经验与教训,从而提高全面预算的编制水平,提高预算的准确性与权威性。

在分析执行偏差中,还应区分是制定预算过程中存在的内在问题还是政策性调整的外部原因。同时,医院还需建立一套符合公众和社会需要的考核指标体系。考核指标体系的建立可以加强绩效透明化管理,通过信息公开,建立良好的激励机制,给医院外增推力和压力,促使其提高效率,节约成本,控制费用,优化服务。

七、预算考核与奖惩

以预算为基础的考核评价是预算管理的硬约束,如果没有预算为基础的考核,预算就会流于形式,失去控制力。

为了调动各部门和医务人员参与预算管理的积极性,提高服务质量与效果,医院必须建立预算绩效考核制度,根据事业发展计划和年度预算目标确定评价指标,对医疗业务收支预算、项目支出预算、管理费用预算等执行情况、执行业绩和预算管理工作进行绩效评价,确认责任部门预算管理业绩,将预算评价结果与年终医院绩效评价相结合,奖惩到位。通过预算绩效考核,医院不仅可以充分发挥工作人员增收节支的潜能和积极性,强化收入和岗位职责、功能,还有利于建立以服务质量为核心、以岗位责任与绩效为基础的考核、激励制度。医院应选择有代表性的指标来考核预算执行效果,针对不同部门考核重心和指标应有所区别,财务指标主要有业务收入支出完成情况、药品所占比例、资产负债率等;非财务指标有门诊人次增长率、住院病人增长率、床位周转率、平均住院天数、门诊平均收费水平、出院病人平均医药费等;成本中心主要考核成本费用的节约额、成本降低额和降低率。另外,医院应定期对科室的实际与预算的差异进行分析、评估,考评中要求明确责任,明确区分预算执行中的可控与不可控因素,科学引导管理人员按既定方针完成预算任务。

第六节　预算管理的不确定性

一、预算绝对值的不确定性

医院预算目标的制定既要考虑事业发展,又要考虑自身实际情况,还受国家政策及医疗改革等诸多不确定因素影响,在编制收支预算时,医院预算收入和预算支出在绝对值上存在不确定性。

(一)医疗业务量的不确定性

医疗收入是以目标医疗业务量和平均收费水平为基础的,门急诊人次和住院病人的多少,将直接影响收入目标的实现,这个因素至关重要且不可控。医院可以借助门诊开诊数量和实有病床数估计门诊和病房的工作量,但医院的医疗服务水平、知名度和患者对医院的满意度都会影响前来就诊的人数,所以要做到准确估计医疗业务量是有一定难度的。

(二)医疗保险结算差额的不确定性

根据医院会计制度的要求,医院同医疗保险机构结算时,医院按照医疗服务项目收费标准向患者收取的应收医疗款金额与医疗保险机构实际确认的支付金额不同而产生的差额,需要调整医院医疗收入。随着医疗体制改革的深入、医保政策的完善与推广,结算差额对医院收入的影响将不断上升,但如果想准确预估医保结算差额水平,也是十分困难的。

(三)取消药品加成政策带来的相关不确定性

尽管取消药品加成后影响医院收入的部分将会由调整医疗服务价格、增加政府补助、降低医院运行成本等多方承担,但医疗服务价格的制定、政府补助的支持力度和资金到位情况,并非医院凭借一己之力就可以准确预计的。

(四)医疗赔偿的不确定性

医疗赔偿通常是根据历史经验数据来估计,但实际执行过程中,医疗赔偿受病因差异、病种差异、患者个体差异等诸多不确定性因素影响,所以很难对医疗赔偿做准确的预计。

(五)医疗欠费的不确定性

医院本着救死扶伤的人道主义精神实现公益性的社会职能时,三无病人形成的医疗欠费也会对医院收入和支出造成一定影响。

(六)其他不可预见因素带来的不确定性

一些临时性、突发性公共卫生事件对医院收入和支出的影响也无法预计。

二、预算各项目占比的相对稳定性

尽管预算管理在绝对值受到诸多不确定性因素影响,但收支预算编制也并非无迹可寻。在收入方面,医疗收入的主体地位不能动摇,医疗收入仍是总收入的主要组成部分。医疗收入占总收入的比重如果明显下降,则要及时分析预算编制基础,查明原因,否则将会影响医院预算目标的实现。在支出方面,预算归口管理职能部门根据历史经验数据和下年度预算目标编制各自的支出预算时,应考虑各项支出占总支出比重,特别是业务支出中各项支出的比重。比如,药品费占业务支出的比例一般不高于40%,材料消耗占业务支出的比例一般控制在20%左右,人力消耗占业务支出的比例一般不高于30%,运行成本占总支出的比例一般控制在8%左右,办公费用等其他经费开支占业务支出的比例一般控制在2%左右。各项目占比的相对稳定性有助于预算管理部门编制预算时,合理安排支出预算和资金需求,从总体上保证预算编制的准确性和医院事业发展目标的实现。

附件 24-1　盛京医院预算闭环管理案例

当今医疗环境的不确定性,迫使医院必须建立一个将医院战略目标迅速转化为执行能力的体系以应对目前的医疗环境。预算正是这样一个连接战略目标与战略执行的管理工具,盛京医院用科学信息化手段,健全机构、完善制度、固化流程、强化监控,构建了符合自身特点的预算管理体系,在保证了预算有效实施的同时,形成了严格的预算闭环管理。盛京医院全面预算闭环管理过程,见图24-1。

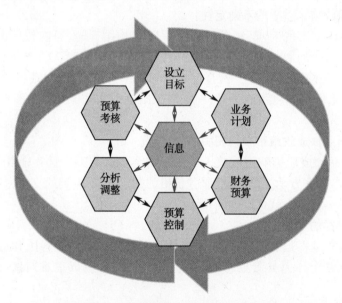

图 24-1　盛京医院全面预算闭环管理过程

一、下达 2017 年预算目标

财务部按照上级主管部门及财政要求,于2016年9月末召开预算编制动员会,依据预算管理制度,结合医院的长期发展战略及目前的医疗政策及形式等因素,确立了2017年医院预算各类总目标,包括收入总目标、支出总目标等。同时规定了预算科室的上报时间及预算上报要求。

二、预算的编制

(一)收入的编制

1. 业务收入预算的编制　预算采用零基预算编制方法,医院各三级学科通过对科室往年历史数据分析,结合2017年的科室发展情况及服务价格变动、医疗新项目的发展及国家医疗政策形势等因素,编制本科室 2017 年收入预算。收入预算分为门诊收入预算及住院收入预算。以某产科编制收入预算为例,见表 24-1。

表 24-1 近三年科室门诊量及门诊费用数据表

年度	科室	门诊量(人次)	门诊收入(元)	每门诊人次收入(元)
2014	某产科	33 500	6 767 000	202
2015	某产科	35 000	6 930 000	198
2016	某产科	36 000	7 200 000	200

结合医疗市场变化趋势,预测 2017 年因二胎政策的放开门诊量增幅约 8%,因物价调整人均费用约为增加 5%。

2017 年门诊量预算指标 =36 000×(1+8%)=38 880(人)

2017 年门诊人次收入预算指标 =(202+198+200)/3×(1+5%)=210(元)

2017 年的门诊收入 =38 880×210=8 164 800(元)

该科室近三年出院人次及每住院人次收入,见表 24-2。

表 24-2 近三年出院人次及每住院人次收入

年度	科室	出院人次(人次)	住院收入(元)	每住院人次收入(元)
2014	某产科	3500	17 150 000	4900
2015	某产科	4000	19 560 000	4890
2016	某产科	4200	21 000 000	5000

2017 年因科室增加床位,出院收入将增加 10%。此 2017 住院收入预算如下:

2017 年出院人数预算指标 =4200×(1+10%)=4620(人)

2017 年每住院人次收入 =(4900+4890+4500)/3=4930(元)

2017 年住院收入预测 =4620×4930=22 776 600(元)

该科室根据上述的情况,填写科室 2017 年收入预算表,见表 24-3。

表 24-3 科室 2017 年收入预算申报表

科室名称:某产科

指标名称	门诊	住院
业务量预测(人次)	38 880	4620
每业务量收入预测值(元)	210	4930
科室收入预测(元)	8 164 800	22 776 600

科室负责人: 填报时间:

2. 财政补助收入编制　财政补助收入分为基本支出补助收入与项目支出补助收入。基本支出补助收入可以根据财政对于医院在职、离退休人员的补助标准和享受补助人数进行估算,项目支出补助收入按照医院项目计划上报审批结果填列。

3. 科教项目收入预算编制　编制科教项目收入预算是要根据医院科教项目申报及上级部门经费批准的可能性进行综合分析填列。

4. 其他收入预算的编制　医院的其他收入主要包括进修培训收入、食堂收入、租金收入、投资收入等内容。预算编制时应根据各个明细项目的各年收入以及该项目的增长预计进行分析填列。

（二）支出的编制

1. 业务支出编制

（1）人员费用:由人力资源部编制,人力资源部根据 2016 年的人均工资情况、2017 年人员变化情况以及国家的工资政策变化,对 2017 年人员费用进行预算。

（2）水费、电费、医院取暖费用:由后勤保障部编制,后勤保障部根据往年各项目的使用情况,结合医院整体规划对于相关项目的影响,进行预算编制。

（3）药品支出及卫生材料支出:由财务部以及相关采购科室共同编制。该数据需要参照国家相关政策要求,依据药品及卫生材料支出占医疗收入的比进行预算。

（4）维修费:维修费依据维修物品的种类不同,分别由计算机中心、后勤保障部和医疗设备部归口编制。

（5）其他业务支出项目:由各归口部门根据预算年度实际需求进行编制。

2. 资本性支出

（1）设备购置:预算科室按采购物品种类向归口部门提交设备购置明细单。计算机中心、后勤保障部和医疗设备部作为归口部门,负责汇总并提交财务部。专业设备汇总表,见表 24-4。

表 24-4　专用设备汇总明细表（部分）

申请科室	设备名称	数量	单价（万）	预算总价（万）	设备类型	类别
内分泌科	神经血管治疗仪	2	20	40.00	常规设备	新增
心内科	主动脉球囊反搏泵（IABP）	1	30	30.00	常规设备	新增
血液内科	移动层流消毒罩	2	4	8.00	先进设备	新增
急诊科	纤维支气管镜	1	10	10.00	先进设备	新增
急诊科	无影灯	1	15	15.00	常规设备	更新

（2）基本建设:基本建设的归口部门为后勤保障部,后勤保障部根据本年各个项目的施工建设情况以及医院的总体规划,制定 2017 年医院的基本建设情况。

3. 财政项目补助支出预算　对于2017年财政部补助支出需要分为两部分,一为上年度财政结余的支出预算;二为本年收到财政资金的支出预算。以上两种情况均按照财政资金批复的预算文件进行预算。

4. 科教项目补助支出预算　其预算方法可参考财政项目补助资金。

三、预算申报与审批

各预算科室及归口部门在预算管理平台中填报收入、支出预算,财务部对各部门上报的项目预算进行初审,对不符合要求的项目预算与部门沟通,汇总各部门的项目预算,编制医院的收入和支出预算。预算草案由财务部报分管财务工作的院领导审批后,提交党政联席会议讨论。将经党政联席会议讨论后的预算草案,返回各职能管理部门进行预算调整。将经党政联席会议通过的预算提请预算管理委员会及职工代表大会审议。将经职工代表大会通过的预算上报到卫生计生委及财政厅审批,根据审批后的预算金额再次调整医院预算。将财政厅审批后的预算指标在系统中下达使用并以院发文件的形式存档,各部门按批准的预算遵照执行。

四、预算的执行控制

预算执行过程是将总体目标落实到各个部门并要求其按照预算开展相关的业务活动。预算的执行,应由单位主管领导负责,由各预算执行部门具体负责组织实施。

盛京医院通过信息化平台对预算管理进行实时监控。将政府采购申请程序与预算相结合,真正实现从业务的最前端做到预算控制。对需要招标采购的项目,申请人需要先在办公网中引用预算项目,进行网上招标采购计划申请,再经过院内专家论证以及政府网采购审批,形成最终招标采购计划。信息化平台将采购金额在预算中进行预扣,有效杜绝了超预算项目及无预算的项目情况的发生。在实际发生支出时,根据合同内容将预扣款转化为实扣款。此外,各预算单位可以通过信息化系统实时查询本科室预算执行情况,及时查找偏差原因。

五、预算的调整

原则上已经批复的预算是不允许各个预算部门进行预算调整的,但是由于国家医疗政策的变化或者一些突发情况的发生,致使实际情况与预算目标发生存在巨大差异时,可以进行预算调整。应由有关部门在预算系统中提出申请,经部门主管院长、医院院长、财务部审批后予以调整。

六、预算分析

年初财务部对上一年预算执行情况进行分析,针对预算执行偏差,财务部门应与预算执行部门分析原因,提出解决及改进的措施或建议,及时总结经验与教训并编写预算分析报告。对于有利于收入的增加以及支出节约的因素,进行肯定与推广。对于支出的不合理因素,在下一年度预算中应进行控制,从而提高预算的编制水平,提高预算的准确性与权威性。通过预算执行结果分析,对预算管理工作的质量和效果、预算执行与效率、预算资金使用效益进行综合考核与评价,为决策者优化下一年度预算支出结构,加强财务管理,提高资金使用效率提供依据。

七、预算考核

盛京医院根据部门预算编制难度、执行情况、调整追加预算情况等方面制定了预算执行考核办法,每年根据考核办法对各预算执行情况进行打分,并以此评选出"预算管理先进单位"给予嘉奖。

（段春阳　赵弘博　朱剑玲）

第二十五章 资产与资产清查

医院资产是医院的重要管理内容之一,盘点好资产掌握家底,是每一位管理者必须清楚做到的,在清查资产的基础上,才能管理好资产,才能真正做到投入产出比的分析,本章介绍的资产与资产管理对于医院管理者是非常重要的内容。

第一节 资产的种类

资产是指医院占有或者使用的,能以货币计量的经济资源,包括财产、债权和其他权利。资产按其流动性(资产的周转,变现能力)分为流动资产和非流动资产。

一、流动资产

流动资产是指可以在1年或者超过1年的一个营业周期内变现或被耗用的资产,主要包括库存现金、银行存款、短期投资、应收及预付款项、存货等。应收及预付款项是指医院在开展医疗业务活动中形成的各项债权,对公立医院来讲,包括财政应返还额度、应收票据、应收账款、其他应收款等应收款项和预付账款。其中财政应返还额度是指实行国库集中支付的事业单位,年度终了应收财政下年度返还的资金额度,即反映结转下年使用的用款额度。

二、非流动资产

非流动资产包括:对外投资,固定资产及累计折旧,在建工程,无形资产及摊销,待处置资产损益等。其中:医院固定资产是指使用期限超过一年,单位价值在1000元以上(其中:专用设备单位价值在1500元以上),并在使用过程中基本保持原有物质形态的资产。单位价值虽未达到规定标准,但是耐用时间在一年以上的大批同类物资,作为固定资产管理。

医院固定资产分四类:房屋及建筑物、专业设备、一般设备、其他固定资产。图书参照固定资产管理办法,加强实物管理,不计提折旧。

一般来说,医院固定资产有以下几个特点:

1. 可长期使用。
2. 购入金额高,运营风险高。
3. 体现医院的医疗科研水平。
4. 报废处置残值金额低。

第二节　资产的日常管理

一、流动资产的日常管理

（一）货币资金的日常管理

货币资金主要包括现金和银行存款。医院对于货币资金的管理严格按照《现金管理暂行条例》和《银行结算办法》进行管理。

货币资金管理主要由医院财务部门进行管理。为了更好地管理货币资金,财务部门要有严格的职责分工,设立审核人员加强货币资金的管理,实施会计人员定期轮岗制度,降低舞弊现象的发生。

1. 现金管理

（1）库存现金由出纳人员每天进行日常现金盘点,编制现金日记账,确保库存现金与现金日记账余额相符,且不定期由财务审核人员和财务主管参加现金盘点与监督。

（2）严格控制库存现金限额。出纳人员必须严格遵守库存限额要求,及时将每天超出的数额送存银行。

（3）医院取得的各项收入由财务部门及时入账,防止被人获取使用。

（4）门诊与住院收费处收取的现金当日存入银行,财务部定期或不定期进行监督检查。

（5）医院的各项支出需严格管理,必须按照《现金管理暂行条例》且由医院规定具有授权审批权限的负责人签字,经财务人员审核方可支出。

2. 银行存款管理

（1）按照国家规定开立银行账户,办理相关存款、取款及转账结算业务。严格遵守银行的相关规定,接受银行监督。

（2）任何转账业务需按照医院规定,经过有审批权限负责人的审批及财务人员对相关票据的审核,符合规定后才可转账汇款。

（3）医院所有支票由财务部严格管理、签发。领取支票需按照医院严格规定,经审批通过方可领取。领取者需妥善保管支票并及时向财务部报账。

（4）财务专用章和法人名章由不同人员保管,空白支票与财务章印也由不同人员进行管理。

（5）银行出纳定期进行银行存款日记账与银行账单核对,每月编制"银行存款调节表",核对医院银行日记账和银行存款调节表的差异,确保账目无差错。

（二）应收款项管理

1. 财务部人员对于所有应收款项需做到及时核对,及时催收,防止拖欠,减少坏账形成。

2. 对于无法收回的应收款项,分清原因,按照规定进行坏账处理。

（三）预付款项管理

1. 预付款项需按照规定,经各部门领导审批,和有审批权限的院长签批,财务部人员核查无误后方可预先支付。

2. 对于预付款项,财务人员定期检查核对,严格监督管理。

（四）存货管理

医院的存货品种数量繁多,为了有效全面地管理和控制存货,可采取 ABC 库存分类管理法进行管理。医院通过 ABC 分类管理法将药品、卫生材料、低值易耗品和其他材料等按照其重要性分为 A、B、C、三类进行分类管理。

A 类:品种数量少但占用资金多的库存物资。对于这部分存货需要进行重点管理,从计划、采购到入库层层把关,尽可能增加订货量减少库存量。

B 类:品种数量多、占用资金多的库存物资。对于这部分存货可采取一般控制管理,做到定期检查盘点即可。

C 类:品种数量繁多且单价较低的库存物资。对于这部分存货可适当加大进货数量,对总量进行控制即可,6 个月或一年进行一次清查盘点。

存货日常管理需要注意的三个方面:

1. 采购　根据医院规定的采购制度,采购人员按照需求,对相关物资进行采购。

2. 入库　由仓库管理员对采购的物资进行检验,检查物资在数量、单价、品种、规格上是否与发票,运单及合同上规定相符。检查无误后登记入库,并将入库单、发票和运单等相关材料送交财务部入账。

3. 出库　各科室领用物资需填写领物条,经相关科室领导签字审批后,到物资管理部门进行领用。

二、固定资产的日常管理

（一）固定资产预算管理

为了更好地合理利用资金购入固定资产,加强固定资产的管理,应建立固定资产预算管理制度,科学合理地分配和使用医院预算资金。固定资产预算管理分为三方面:

1. 固定资产的预算编制　固定资产使用部门根据固定资产的需求,每年按照规定时间将申请预算方案提交给资产管理部门,经资产管理部门核实情况、商榷后编入全年预算方案,进行预算审批。

2. 固定资产的预算审批管理　资产管理部门将预算方案提交预算管理部门审核后,提交给医院院长办公会及医院预算管理委员会审核通过,最后将审核通过的预算方案下发到各相关部门。

3. 固定资产预算的执行管理,其中包括两个方面,一是固定资产采购要在相关采购手续齐全的情况下,严格按照批复的预算执行;二是发现预算超额或者预算方案外需另行采购的固定资产,要按照医院相关规定申请,经审批同意后方可进行手续办理。

（二）日常使用管理

1. 建立健全固定资产日常管理制度,确保各部门做好日常管理。

2. 各使用部门配备资产管理员管理固定资产,对本部门固定资产的日常使用,其他部门外借等状况进行管理。

3. 一旦发现物品丢失或者损坏,要及时上报资产管理部门,资产管理部门查明丢失或者损坏的原因并作相应处理。

4. 资产管理员每年进行一次全面的固定资产清查,确保资产账目准确。

（三）固定资产处置

医院固定资产处置是指医院对占有、使用的固定资产进行产权转让或者注销产权的行为。处置方式包括出售、转让、对外捐赠、报废报损及货币性资产损失核销等事宜。根据《事业单位国有资产管理暂行办法》（财政部令第 36 号）规定，医院固定资产处置需经审批程序后，按照规定经相关主管部门进行审批后方可进行统一处置。

三、建立固定资产信息管理平台

在建设数字化医院的背景下，建立固定资产动态信息管理平台，对及时掌握资产结构、提高资产利用率、增强资产管理时效性与准确性等方面发挥了重要的作用。

1. 按照国有资产管理信息化要求的授权范围，建立固定资产信息管理平台，全程记录固定资产从购置、验收、维护、保管、流转、处置、盘点等信息。固定资产信息管理平台的建立让资产管理部门与财务部账务管理部门、科室使用部门基于同一个平台，信息共享，资产管理部门可以查询全院资产情况，资产使用部门可以进行科室资产台账查询。资产变动时，使用部门将固定资产的变动信息及时上报，资产管理部门根据上报情况，将信息准确地录入资产管理信息系统。

2. 固定资产信息管理平台利用信息化手段有效嵌入内控控制风险点，保证资产的购入申请、出入库管理、调拨、报废等资产状态及存放地点清晰可查，责任审批明确，资产信息数据完整清楚。各资产使用部门可以通过资产信息管理平台系统查询自己本部门的固定资产信息，如有差异及时上报资产管理部门进行调整，保证固定资产时时跟踪的动态管理。

3. 通过固定资产的动态管理，及时全面地掌握各部门固定资产的配备和使用情况，及时调配固定资产，提高固定资产使用效率。

4. 财务部通过使用财务软件进行固定资产卡片管理，可实现对固定资产卡片的计算、分类、汇总、统计、查询、折旧等功能，并生成相关会计凭证和财务报表等，实现了财务部对固定资产的数据跟踪管理。

第三节　固定资产的报废及清理

一、申报报废固定资产需满足以下条件之一

1. 超过使用年限且无法使用。
2. 技术、设备需更新换代。
3. 严重损害，无法正常使用。
4. 虽未超过使用年限，但实际工作量超过其产品设计工作量，继续使用易发生危险的。

二、报废资产的处理审批

1. 当固定资产严重损坏，没有维修价值时，由固定资产使用部门向固定资产管理部门提出报废申请。

2. 固定资产管理部门根据资产的实际情况组织资产报废鉴定,提出处理意见,对确实没有维修价值的,填写"资产报废审批表",财务部汇总,并报经院长审批后,报主管部门和省机关事务管理局审批。

3. 资产处置的审批权限,人民币 50 万元以下(不含房屋建筑物、土地、车辆)报主管部门审批。对于房屋建筑物、土地、车辆及单位价值或者批量价值在人民币 50 万元(含 50 万元)以上的资产处置,由使用单位提出申请,经主管部门审核并提出意见后,报省机关事务管理局审批。对于单位或批量价值在人民币 1000 万元以上的国有资产处置由省机关管理局提出审核意见后,上报省政府。

第四节　资　产　清　查

资产清查是在一定范围和具体时间、地点进行的,为了合理地组织财产清查,正确地使用财产清查的方法,必须对财产清查进行科学地分类。

1. 财产清查按清查的范围不同,可分为全面清查和局部清查　全面清查是指对所有的财产进行全面的盘点和核对。它涉及医院资产的全部,包括:货币资金及有价证券、存货、固定资产、投资和债权债务等。全面清查的范围广、工作量大、清查时间长、涉及人员多。

为不影响正常生产经营活动,全面清查只在下列情况下进行:①为确保年终决算会计信息的真实和准确,在年终决算时;②按国家规定进行清产核资时;③事业单位主要负责人调离或离任时。

局部清查是指根据需要对事业单位的部分财产进行盘点和核对。由于全面清查耗时长、任务量大,难以经常进行,因此医院时常采用局部清查。

局部清查一般在下列情况下进行:①存货中流动性较大或易发生溢余或损耗的,除在年终决算时进行全面清查外,还在每月、每季轮流盘点或重点抽查;②贵重物资至少每月清查盘点一次;③库存现金由出纳员在每日结账时自行盘点一次;④银行日记账每月应与银行对账单核对一次;⑤各种债权债务每年至少核对 1~2 次。

2. 财产清查按清查的时间不同,可分为定期清查和不定期清查　定期清查是指按照预先计划安排的时间对财产进行的盘点和核对。如医院出纳人员每日对库存现金进行盘点;银行出纳人员按月核对银行日记账和银行对账单;年末、季末和月末结账时,对库存物资进行盘点。定期清查可以进行全面清查,也可以进行局部清查,多数情况下,年末进行全面清查,季末和月末进行局部清查。

不定期清查是指事先并无规定的清查时间,而是根据实际需要临时决定对财产进行的盘点和核对。一般在下列情况下进行:①财务部门负责人对于库存现金要进行不定期的盘查;②财产物资和现金保管人员更换时;在财务主管的监督管理下,交接人员现场清查盘点一次财产物资或现金;③发生自然灾害和意外损失时;④监管部门对医院进行审计查账时;⑤按规定进行临时清产核资时。不定期清查通常为局部清查,如有必要也可进行全面清查。

附件 25-1　盛京医院资产闭环管理流程简介

盛京医院采用科学信息化管理手段,以健全机构、完善制度、固化流程、强化监控,构建了符合自身特点的固定资产闭环动态管理体系。

1. 建立"一物一码"实现条码化管理。

2. 通过固定资产的动态管理,及时全面地掌握各部门固定资产的配备和使用情况,及时调配固定资产,提高固定资产使用效率。

3. 通过系统的数据查询功能,使管理者掌握固定资产的基本信息、使用情况、核算办法、折旧情况等。为资产管理的分析与决策更加科学化提供保障。

具体实施办法:将资产管理信息系统与 EMR 对接,使科室及管理部门实现以下功能:

(1)资产领用申请。

(2)资产转科申请。

(3)查询本科室资产分布情况。

(4)资产库查询所属资产全员分布情况。

(5)管理层查询全院资产分布情况。

附件 25-2　盛京医院资产清查

为了全面规范和加强行政事业单位国有资产管理,推进资产管理与预算管理、财务管理相结合,根据《财政部关于开展全国行政事业单位国有资产清查工作的通知》(财资〔2016〕2号),《转发财政部关于印发行政事业单位资产清查核实管理办法的通知》(辽财资〔2016〕85号)和《关于印发2016年辽宁省省级行政事业单位资产清查工作方案的通知》(辽财资函〔2016〕117号)文件要求,为了全面摸清医院资产情况,推进资产管理,预算管理与财务管理相结合,盛京医院于2016年开展全面资产清查工作,资产清查以2015年12月31日为清查基准日。

一、资产清查目标

1. 对医院的基本情况、财务情况以及资产情况等进行了全面清理和核查,真实、完整地反映单位的资产和财务状况,加强上级部门对医院的监督管理,促进资产管理与预算管理相结合。

2. 通过本次清查,建立和完善了行政事业单位资产管理基础数据库,充实了行政事业单位资产管理系统。

3. 建立资产管理与预算管理、资产管理与财务管理相结合的工作机制,为编制年度预算、加强资产收益管理、规范收入分配秩序创造条件。

4. 根据资产清查发现和暴露的问题,全面总结经验,认真分析原因,研究制定切实可行的措施和办法,建立健全省级行政事业单位国有资产管理制度。

二、资产清查工作程序

（一）准备阶段

首先《关于印发 2016 年辽宁省省级行政事业单位资产清查工作方案的通知》（辽财资函〔2016〕117 号）文件要求，结合医院实际情况，制定符合本医院的资产清查方案。

其次进行账务核实，财务部会计列出账上各项资产分发给各资产管理部门和资产使用部门。

（二）自查阶段

1. 库存现金由出纳人员在结账后进行清查盘点，并在财务审核人员和财务负责人的监督下进行；

2. 银行存款由银行存款出纳人员核对银行日记账和银行对账单，出具银行余额调节表；

3. 应收应付及预收预付款项由会计人员与对应供应商进行对账，金额较大出具对账函，确保准确无误；

4. 固定资产和存货由各使用部门组织人员进行实地盘点，对照账面数据填报资产明细表及资产盘盈盘亏表。

（三）复核阶段

由资产管理部门和财务部门组成清查小组，对各单位申报的资产清查材料及数据进行实地复核。

（四）汇总阶段

将所有实际盘点的资产明细表和资产盘盈盘亏表汇总整合，并按照财政要求完成资产清查及资产报表在行政事业单位资产管理信息系统进行资产的录入、审核、汇总、报送工作。

（五）上报审批

按照辽宁省机关事务管理局发布的《关于省直行政事业单位资产清查核实处理有关问题的通知》要求，将经过第三方审核认证的材料上报省机关事务管理局进行核查审批。

（六）账务处理

依据上级审批意见，按照医院会计制度规定，做相应账务处理。

（孙远玲　段春阳　贾　婧）

第四篇

绩效管理

绩效管理是医院管理的根本措施和重要工具，随着社会的进步，医院管理者在不断探索科学的绩效管理方法，以促进医院管理水平的不断提升。医院绩效考核，包括医疗绩效考核、科研与教学绩效考核、管理绩效考核，绩效与满意度的关系及绩效考核与内部和谐，尤其满意度考核是非营利性机构的主要考核模式。

第二十六章 绩效考核的原则

任何一个集体,如果没有激励机制,就不可能形成良好的竞争氛围,也就不可能有事业的发展。绩效考核是激励机制中最重要的一环,建立绩效考核体系,并确保实施和落实,奖励对事业发展有益的人和事,弘扬积极向上的氛围,是医院良性运行和发展的保障。

第一节 绩效管理和绩效考核的概念

绩效管理,是指各级管理者和员工为了达到组织目标共同参与的绩效计划制订、绩效辅导沟通、绩效考核评价、绩效结果应用、绩效目标提升的持续循环过程,绩效管理的目的是持续提升个人、部门和组织的效率,最终实现组织目标。

虽然概念上是共同参与,但在实际工作中,绩效管理的核心是管理者,制定规则、决定方向的仍然是管理者,因此管理者必须清楚地认识到自己的责任,并认清绩效管理的意义和作用。当然,管理者不是指某一个人,而是一个团队,这个团队包含人力资源管理、业务管理(医疗管理)、科教管理、党务管理、宣传管理等所有涉及医院整体运行的管理团队。所有团队成员都要参与和制定绩效管理的规则和标准,因为绩效管理规则和标准必须围绕医院的整体战略目标和业务发展方向来制定,并不断调整,使其适应医院运行和发展的需要。制定了绩效管理规则和标准以后,必须让员工充分认识、理解和认同,才能确保执行。有些规则和标准是约束性的,有些是激励性的,要通过不同的手段和机制才能确保实施和落实。对于约束性内容常常以惩罚性措施进行考核落实,确保底线。对于激励性指标则通过奖励性手段鼓励先进的模式,让大家学习,形成更广泛的行为。

绩效考核作为绩效管理的重要组成部分,是根据员工个人需要达成的绩效标准,对其在当前以及过去的绩效进行评价。究其本质,绩效考核通常包括以下三方面内容:制定工作标准;根据标准,对员工的实际工作绩效进行评价,即考核过程;为激励员工消除绩效缺陷或者继续保持优良的绩效水平而向员工提供反馈[1]。

绩效考核是一项系统工程,涉及战略目标体系及其目标责任体系、指标评价体系、评价标准及评价方法等内容,其核心是促进组织抗风险能力、运行效率和获利能力的提高及综合实力的增强,其实质是做到人尽其才,才尽其用,使人力资源作用发挥到极致。明确这个概念,就可以明确绩效考核的目的及重点。组织制定了战略发展的目标,为了更好地完成这个目标,需要把目标分阶段分解到各部门各人员身上,也就是说每个部门、每个人都有任务。绩效考核就是对组织人员完成目标情况的一个跟踪、记录、考评和反馈。

医院的绩效考核非常复杂,它的复杂性在于业务的复杂性和人员组成的复杂性,不仅仅是临床(内外妇儿传、眼耳鼻喉口腔等)的服务对象和工作内容的复杂性,还有不同岗位(医生、护士、技师、管理、后勤等)和人员属性、受教育程度的复杂性。这些复杂性带来的医院绩效考核的难度,甚至形成了只把课题、SCI文章等容易量化的科研指标作为专业技术人员职称晋升和评优的评价标准。如何建立科学、合理、全面、可执行的医院内部的绩效考核评价体系是一项极其艰巨的任务,它需要每一位管理者都必须认真思考,并勤于实践。这也是一件医院管理者必须去做的事情,因为它是规范员工行为、调动员工积极性和创造性的重要管理方法,也是医院良好运行和持续发展的重要保障。同时绩效考核还可以对岗位胜任度进行评价,把合适的人放在合适的位置上,才能发挥最大的作用。

第二节　绩效考核的方法

绩效考核在理论和实际操作层面可以分为三个层次,第一层是以医院为考核对象,第二层是以科室为考核对象,第三层是以员工为考核对象。以医院为考核对象的绩效考核,可称为外部绩效考核,一般由国家卫生主管部门或第三方行业协会(委员会)制定标准和规范,相比经济效益,更加注重社会效益。以科室和员工为考核对象的绩效考核,可称为内部绩效考核,由医院根据自身战略发展目标和外部绩效考核指标制定标准和规则,在注重经济效益的同时,兼顾社会效益。

由于各国国情和卫生体制的差异,不同国家对于医院的绩效考核(外部绩效考核)方法各有侧重。英国为了解决公费医疗带来的看病难问题,将考核重点放在了提高医疗质量和服务效率上。美国由于医院资产所有权和经营权的分离,更侧重对医疗机构管理要素的考核,如患者满意度、患者安全、服务质量和效果、效率和财务指标、医疗项目的协调稳定性等。欧洲则强调以病人为中心,关注质量改进。国际上关于医院绩效考核开展了许多研究,并建立了比较成熟的考核框架和模式,国内目前还没有建立对医院绩效考核统一的指标体系和评价方法,还需要管理者在新医改新形势下不断的尝试和探索。

国内医院常用的绩效考核(内部绩效考核)方法有关键业绩指标法(KPI)、目标管理法(MBO)、平衡记分卡(BSC)和360度绩效评估法。林林总总的考核方法被使用,并不断被发明设计出来,但只有适应医院自身文化和现实发展情况的考核方法才会真正有效。医院的绩效考核方法中,按考核指标分类,可分为惩罚指标管理和奖励指标管理两大类。

惩罚指标管理,就是以在工作中需要制止的事件和行为为惩罚指标进行考核,并给予相应的惩罚措施。比如:没有及时完成医疗核心指标(病历首程书写、会诊制度等)、医疗差错的出现、医患纠纷、负面报道等。按事件数量、严重程度、影响范围、应对态度、整改效果来制定惩罚措施,控制惩罚力度。惩罚指标管理的目的是管住底线,确保基础医疗质量和医院基本运行条件,相当于社会管理的法律标准,触犯法律就要被处罚。

奖励性指标则比较宽泛,也比较容易制定,最简单的是按数量指标进行奖励,奖励超过平均线之上的科室和个人。由于服务对象(患者)的繁杂性和疾病的复杂性,不同的数量指标常常不能一概而论,但是考虑上质量、成本等因素,经过矫正后的数量指标,则可以简单快捷地用于绩效考核。除去数量指标外,满意度指标也是一个重要的奖励性指标,尤其对于不能用数据指标来考核的科室,可以使用满意度指标来评价。但是,如果不计成本的话,理论上满意度可以接近100%,所以如果使用满意度考核指标,必须兼顾成本,也就是资源的投入。没有成本控制的满意度提高,对于医院运行来讲是没有价值的,只有不增加成本而提高满意度,才对医院的运行和发展有价值。

奖励性指标一定要在平均线上制定。医院内部作为一个闭合体来看,一定要在固定奖励成本的前提下,进行奖励指标调整,即一块蛋糕你能切多少,主要在于你比别人做得好多少,而不是与自己比进步了多少。这样在控制成本的基础上,永远有前 25% 被奖励,而奖励的额度是从后 25% 的份额中拿出来的,这样就形成了互相竞争、奖勤罚懒、奖优罚劣、循环式上升的态势。

有时候也可以使用在一定范围内适度公布数据的形式来实现考核目的。在知识分子高度集中的医院,这常常是非常有效的办法——尤其是对主任的考核,因为对于知识分子来讲,很多时候面子比金钱更重要。

我国公立医院在 20 世纪 80 年代末 90 年代初引入绩效考核这一概念,绝大多数医院都在学习和实践中建立了自己的绩效考核方法,但大多局限在对科室绩效的考核,较少将绩效考核与医院战略发展目标、医院文化和价值观相结合,过多关注经济效益,忽视了社会效益。随着新医改的不断发展和深入,绩效考核的内涵也从关注医疗效果和医疗服务产出,逐渐转向关注医院的社会功能和公益性,并强调医院的整体运营。

医院绩效考核的评价指标,要涵盖医院运行的所有主体内容,不能仅使用医疗指标和经济指标,还要包括文化建设、患者满意度、员工满意度等内容,避免以偏概全、以点概面,同时不要忘记成本管理和成本控制,这样才能构建对医院运行和发展有价值的绩效考核体系。

绩效考核应以奖励(激励)为主,惩罚为辅,因为惩罚只能形成约束,而不能形成积极向上的动力和氛围。根据医院的运行发展情况、人均收入、社会平均收入等因素,动态地调整奖励和惩罚的力度和额度。因为如果没有一定比例的变化,就不能够形成有效的激励和约束。

绩效考核还要有普惠制的基本数据指标,以保障员工的基本收入。这在医院的绩效考核体系中非常重要,因为这样能够保证员工队伍的总体稳定和弱势群体的满足与自豪感。

此外,在绩效考核过程中,管理者要做到公正和坦诚。如果科室或员工绩效表现不佳,而管理者又不够公正和坦诚的话,那么任何一种考核指标和方法都是没有实际效用的。一些科室或员工本来有机会改正不良的管理模式和职业行为,或者找到更适合自己的职位,但却可能在很长一段时间中都陷入停滞状态[1]。

第三节　绩效考核的意义与作用

1. 通过绩效目标的逐级分解和考核,促进医院战略目标的实现　将绩效考核目标与医院整体的战略目标相结合,并逐级分解到各科室和具体人员,目的是使分解目标更明确,在一定程度上可量化,可执行,并且在一定时间范围内可实现,这符合目标管理的 SMART 原则,也是通过绩效考核来实现医院整体战略目标的具体方法和途径。

2. 通过绩效考核实现合理分配,提高员工的主观能动性　在任何一个集体或机构中,当然也包括医院,如果干多干少一个样,干好干坏一个样,那就是平均主义大锅饭,必然消磨员工的积极性和工作热情。这样的医院不可能有未来,更谈不上发展。所以在医院内部必须建立一个合理的绩效考核机制,鼓励做得好的,做得多的,并实施奖励;惩罚做得差的,做得少的,并给予惩罚。通过科学有效的绩效考核机制,推动公平合理的赏罚分配机制,才能提高员工的主观能动性,才能保证医院的良性可持续发展。

同时,要避免陷入绩效主义陷阱。不能为了考核而考核,为了评价而评价,要始终明确我们在绩效考核中面对的主体之一是人,而人是有温度的,不仅仅是量化出来的数据,也无法通过完全被量化来做出考核评价。

3. 通过绩效考核促进上下级沟通和各科室间的相互协作　绩效考核是人力资源部门的核心工作之一,主流商业管理课程,如 EMBA、MBA 及 CEO 必读 12 篇等,均将绩效考核方法的设计与实施作为职业经理人的一项重要人力资源管理能力要求包含在内。但在实践中,绩效考核通常是由各级各类主管部门,而不是仅仅由人力资源部门来完成的。在绩效考核过程中,各职能主管部门需要互相协作才能完成考核工作,被考核的科室中的上下级人员需要不断沟通才能实现绩效行为和绩效成果的改进。绩效考核使得各科室和科室中的人员在工作中互相咬合衔接得更加紧密,医院运行也更加平稳顺畅。

4. 通过考核规范工作流程,提高医院的整体管理水平　流程决定效率,流程影响效益,这是管理学的观点。好的工作流程能够保障医院安全高效地运转,能够规范员工的业务行为和管理行为。差的工作流程则会问题不断,降低效率,耗费资源。所以工作流程也是绩效考核的主体对象之一,要通过合理的、不断调整完善的绩效评价体系,识别出差的工作流程,或工作流程中的缺陷环节,及时给予反馈和纠正,奖优罚劣,持续改进。

5. 通过评价员工的工作绩效、态度、能力和素质,帮助员工提升自身工作水平和综合素质水平,从而有效提升医院的整体绩效和整体员工素质。

对于员工个体来说,成长才是硬道理,对于医院集体来说,发展才是硬道理。当员工目标和医院目标结合在一起,达成协调一致的时候,员工个体的成长汇聚必将推动医院的发展,医院发展后又可以为员工提供更大的舞台和更多的资源,反过来促进员工个体的成长。这是一个良性的正向螺旋,而贯穿并支撑这个螺旋的轴心,就是凝聚了医院文化和价值观的绩效考核体系。

一个机构、一所医院必须明确什么是好的、被鼓励的行为,什么是坏的、被禁止的行为,建立条例清楚、赏罚分明的良好工作氛围,才能保证内部和谐的环境和外部良好的竞争力,这一切都要依靠绩效考核评价体系来完成。通过绩效考核评价来规范员工的工作行为,通过规范员工的工作行为来形成员工的工作习惯,通过形成员工的工作习惯来塑造医院整体的个性和品牌,从而最终影响和决定医院的发展和命运。

附件 26-1　盛京医院绩效考核体系

盛京医院的绩效考核体系,是以绩效评估(achievement evaluation,占 60%)为基础,人文化服务评价(behavior assessment,占 20%)和成本管理(cost control,占 20%)为支撑的绩效考核评价体系,简称 ABC 考核评价体系。

绩效考核评价由医院院长牵头,其他院领导辅助,各职能部门参与执行,包括党委、团委、组织部、纪委监察、人力资源部、财务部、医务部、护理部、医疗保险工作部、预防保健办公室、院感管理办公室、物价管理办公室、科研与学科建设部、教务部等管理职能部门。

绩效考核的指标项目包括医疗工作量(门诊人次、出院人数、手术量等)、医疗运行(平均住院日、床位利用率、药品比例等)、门诊质量(病历书写、处方管理、诊断书管理、预约挂号、出勤纪律等)、病房质量(病历质量、核心制度执行、抗菌药物管理、临床路径等)、预防感染管理、医保管理、物价管理、安全管理、科室管理(医疗、教学、科研等)、医德医风、患者满意度(投诉和表扬)、宣传报道、整改反馈等,涵盖所有医院运行的主体内容。各项指标项目根据医院运行的实际情况和发展的战略方向,被赋予不同的权重分数,并根据需要不定期调整。

(郭启勇 路振宇)

参 考 文 献

1. 加里·德斯勒. 人力资源管理. 第 12 版. 刘昕,译. 北京:中国人民大学出版社,2012.

第二十七章　医疗绩效考核

绩效管理（performance management）是当代一种先进的管理思想和方法，是指各级管理者和员工为了达到组织战略发展的目标共同参与的绩效计划制订、绩效辅导沟通、绩效考核评价、绩效结果应用、绩效目标提升的持续循环过程[1]。绩效管理的目的是为了战略目标持续提升个人、部门和组织的绩效。面对医疗体制改革的社会背景，医院开展绩效管理活动已经迫在眉睫。越来越多的医院管理者已经意识到绩效管理的重要性，并将绩效管理理念和方法应用到医院管理过程中。从管理学的角度看医院绩效，它是组织期望的结果，是组织为实现其目标而展现在不同层面上的有效输出，它包括部门绩效、个人绩效和组织绩效。从经济学角度看，绩效与薪酬是员工和组织之间的对等承诺关系，而薪酬是组织对员工所作的承诺。目前我国很多医院的绩效管理还是很局限的，主要表现在：就整个绩效管理系统而言，医院现行绩效管理是不系统、不完整的。制订正确合理的绩效管理方案不仅对医院良好的运营至关重要，而且可以对医师诊疗行为发挥积极的导向作用，有利于医院医疗质量与效率的提升[2,3]。

医院绩效管理是现代医院管理工作的重要内容，是医院管理者、各部门和职工就工作目标与如何达成目标形成承诺的过程，也是管理者与职工不断交流沟通的过程。医疗是医院存在的根本价值，没有医疗就没有医院，只有充分理解医疗的特殊性，才能保证医疗的正常运行，从而实现医院的正常运行。因此我们认为，医疗绩效管理是医院绩效管理的核心。

医疗绩效管理是一系列让被管理者（包括医院、医疗相关部门、医护人员）完成设定任务的管理过程，它包括三个层次：医院、部门和员工。同时，医疗绩效管理又是一个完整的系统，在这个系统中，医院、医疗相关部门和医护人员全部参与进来，通过沟通与反馈的方式，将医院的战略、部门的职责、管理的方式和手段以及医护人员的绩效目标等医疗管理的基本内容确定下来。如前文医疗篇所述，医疗安全和质量控制是医疗管理的核心，因此在本章节中，将从医疗工作量、医疗质量、医疗服务量的角度，通过医疗绩效考核的目的、指标、考核方式几个方面，分别阐述医疗绩效考核。

第一节　医疗绩效考核目的

医疗运行是医院最主要、最常规的核心工作，是医院存在的意义和基础。维持医疗过程平稳、安全地运行是医疗管理的首要目标。实施有效的医疗绩效考核，能够引导医院各临床科室、医疗支撑科室及医护人员不断地改进自己的行为，发挥主观能动性，提高工作绩效，从而全面提高医院的运行效率和服务水平。医疗绩效考核有其重要的意义和作用。

一、有效保障全院目标一致，医疗管理者提升管理水平

通过医疗绩效考核让医护人员意识到自己的日常工作与医院的远大目标紧密相关，使员工充分感受自身医疗工作的意义和价值，从而有效地激发医护人员从事医疗工作的成就感和使命感，主动自觉做好工作。通过医疗绩效考核，不仅是用来管理医护人员的，更是用来激励员工积极性，从而挖掘工作潜力的。

医院的医疗管理部门是进行医疗绩效考核的实践者，是医疗标准的制订者，是工作与质量绩效的记录者、考核者、评价者，在医疗绩效考核实施的整个过程中都发挥着积极的作用。通过医疗绩效考核的逐步推进与持续完善，可以不断提升医疗管理者的判断能力、沟通能力、组织能力、协调能力等，从而反过来保障医疗绩效考核的公平准确，保证医院医疗工作的高效运行和长远发展。

二、强化医疗质量管理，促进医疗技术水平的提高

医疗质量是医院工作的生命线，是医院赖以生存和发展的关键，是医院管理中最核心、最重要的部分，是医疗技术、管理水平和医德医风的综合反映。将医疗质量指标纳入医疗绩效考核，可以给医院管理者提供全面医疗质量管理技能和工具，同时促进医疗技术水平的提升。

根据不同医疗岗位的责任、技术的复杂和承担风险的程度、医疗工作量的大小等不同情况，将管理要素、技术要素和责任要素一并纳入医疗考核，考核结果不仅可以体现效益绩效的按劳分配，还能引导和调动优秀的医疗人才投入到医疗技术改进和医疗服务提升的积极性，挖掘他们的潜力。通过完善的绩效考核激励机制，来吸引高素质的技术人才进入医院，为未来的发展储备力量，占领医疗技术的制高点。

三、持续改善医疗服务，不断提高患者满意度

医疗行业是一个相对特殊的服务性行业，它肩负着保障人民健康和生命安全的重大责任。医院工作人员提供的医疗服务直接关系到患者疾病的治疗效果，关系到患者满意度。医护人员直接接触病患，只有具备规范的诊疗技术、文明的服务与沟通才能为患者提供优质的医疗服务。将医疗服务水平纳入医疗绩效考核，可以改造医护人员的组织行为，发挥员工积极性，自觉改进服务态度、规范诊疗行为，变被动服务为主动服务，提高患者满意度，从而进一步持续改善医院医疗服务。

四、提供良好沟通平台，改善员工与医疗管理者关系

医疗绩效考核是医院绩效考核的一部分，医院绩效管理作为一个完整的系统，是各个环节环环相扣、相辅成成、缺一不可的。沟通则是医疗绩效考核与医院绩效管理中极为重要的一环。

通过沟通，使与绩效考核有关的每名员工包括医疗管理者自身都能获得所需的信息，信息在管理者与员工之间得到共享，把管理者与员工紧密联系在一起，及时发现问题和解决问题。通过沟通，让管理者及时了解医护人员的状态和想法、工作的进展等，以便制订工作计划和绩效目标，并及时进行调整完善，提高管理效率和管理准确性。通过沟通，为医护人员

提供信息,让员工及时了解管理者的目标规划、评价标准,并获得鼓励与动力,从而提高工作效率和医疗水平,员工和医院医疗管理的目标一致,从而最大限度地发挥其能量和才华,为医院的长远发展作出更大贡献。

总之,医疗绩效考核具有重要的意义,通过建立医疗考评标准,确定绩效考核内容,有效组织实施,并不断完善医疗绩效考核过程,从而将医院的长期战略与近期行为合理地结合起来,提高医疗团队的战斗力,有利于医院的可持续发展。

第二节 医疗绩效考核指标

一、医疗绩效考核指标的设计

在医疗绩效考核中,指标的设计相当重要。根据"80/20"定律,对事物总体结果起决定性影响的是少量的关键要素,即主要的工作,包括付出时间多、执行数量大以及与工作职责密切有关的内容。而"木桶理论"则认为少量的"瓶颈"因素,对事物的结果起着决定性作用。有效地进行医疗绩效考核指标设计,使所设计的指标能够真实地反映被考核对象的能力与业绩,是影响考核质量的一个关键环节[4]。医疗绩效考核的指标设计过程,主要是寻找和选定要考核的关键绩效指标,然后再进行量化。目前医院绩效的重点由注重业绩指标,逐步转变为关注医疗质量的提高、医疗服务态度的提升、医疗成本的控制、医院社会效益等的综合评价。绩效考核要有良好的沟通和交流平台,考核不是绩效管理的终点,而应是下一轮的起点。

设计医疗绩效考核指标,首先要明确医院的战略目标与发展规划,制定医院目标关键点的绩效考核。依据院级绩效考核建立医疗绩效考核;并对各相关医疗部门的绩效考核进行分解,确定相关的要素目标,分析绩效驱动因素(技术、组织、人),确定实现目标的工作流程,确定部门医疗考核指标体系。最后,按照岗位职责制定不同岗位医护人员考核的要素和依据。

二、医疗绩效考核指标的内容

医院绩效评价考核指标应包括:工作效率、医疗质量、服务质量、成本效益、病人负担水平、发展创新指标等内容。医院绩效考核评级,反映衡量医院考核期内绩效目标的完成情况,通过考核可以提高医院整体竞争力,促使医院工作的短期目标与长期目标相联系。进行医疗工作绩效综合评价,参与评价的一级指标主要包括:社会经济效益、医疗工作总量、人均工作量、工作效率、医疗工作质量几方面。其中医疗绩效考核指标主要包括医疗工作量、医疗质量和服务质量几方面。具体如下:

(一)医疗工作量绩效考核指标

非手术科室医疗工作绩效考核指标,二级指标包括:人均门急诊人次、门急诊人次增长率、每门诊医生日均门诊人次、急诊重症及抢救人次、药品比例、护理级别、医师人均会诊人次、医师人均抢救危重病人数、医师人均查房人次、医师人均入院人数、医师人均出院人数、医师人均担负住院床日数、住院患者增长率、平均病床周转率、实际病床使用率、出院者平均住院日等。

手术科室医疗工作绩效考核指标，二级指标包括：人均门急诊人次、门急诊人次增长率、每门诊医生日均门诊人次、急诊重症及抢救人次、药品比例、护理级别、医师人均会诊人次、医师人均抢救危重病人数、医师人均查房人次、医师人均入院人数、医师人均出院人数、医师人均担负住院床日数、住院患者增长率、平均病床周转率、实际病床使用率、出院者平均住院日、手术人次、手术分级及数量、三四级手术数量、手术占台时长、医师人均手术分级及数量、床均手术分级及数量等。

（二）医疗质量绩效考核指标

门诊诊断准确率、平均住院日、治愈好转率、入院与出院诊断符合率、住院三日确诊率、危重病人抢救成功率、手术前后诊断符合率、死亡率、院内感染发生率、并发症发生率、临床与放射线诊断符合率、医技检查阳性率、病历质量、核心制度执行情况、抗菌药物管理、临床路径管理等。

（三）服务质量绩效考核指标

门诊患者满意率、住院患者满意率、表扬信件人次数、批评信件人次数、医疗纠纷发生数、科室间满意度等。

三、医疗绩效考核指标确定的原则

在绩效考核中 SMART 原则是在工作目标设定中，被普遍运用的法则[5]。具体到医疗绩效考核，SMART 原则可以分解为如下几点：

1. 具体　S 就是 specific，意思是设定医疗绩效考核目标的时候，指标是具体的，也就是目标不可以是抽象模糊的。

2. 可度量　M 就是 measurable，就是目标要可衡量，要量化。指标需要有成本核算，不能量化的指标，要描述细化、具体，可操作。

3. 可实现　A 是 attainable，即设定的目标要高，有挑战性，但是一定要是可达成的。

4. 现实性　R 是 relevant，设定的目标要和岗位的工作职责相关联。不论是与过去比，与预期比，与特定参照物比，与所花费的代价比较，都有可操作性，现实的、可证明的、可观察的。

5. 时间性　T 是 time-bounding，对设定的目标，通过努力在适度的时间内可以实现，要规定什么时间内达成，有明确的时间要求。

第三节　医疗绩效考核方式

在管理学上，绩效评价的方法有许多种，其中包括，图形等级量表法、交替排序法、配对比较法、硬性分布法、关键事件法、描述性表格法、行为锚定等级评价法、目标管理法等，如前所述。

以目标管理法为例，要求医疗管理人员与医护人员共同制定一套便于衡量的具体工作目标，并定期共同审查其目标完成情况。建立一套实用的目标管理计划，需要医疗管理人员与员工一起共同制定目标，并定期向他们提供反馈。医疗绩效考核实际工作中，需要根据医院各类人员的专业特点和工作性质将拟考核的内容分解为不同的项目指标，通过对各个项目的考核来确定总的考核结果。比如对医院管理人员的考核可从组织领导能力、决策能力、协调能力、表达能力、对医院的忠诚度以及群众的信任度等方面进行考核。对医生的考核可以从专业资历、业务能力、技术水平、工作业绩、科研成果以及医德医风等方面进行考核。

一、医疗工作量指标绩效考核方式

医疗绩效考核指标中的医疗工作量指标，包括人均门急诊人次、门急诊人次增长率、每门诊医生日均门诊人次、急诊重症及抢救人次、药品比例、护理级别、医师人均会诊人次、医师人均抢救危重病人数、医师人均查房人次、医师人均入院人数、医师人均出院人数、医师人均担负住院床日数、住院患者增长率、平均病床周转率、实际病床使用率、出院者平均住院日、手术人次、手术分级及数量、三四级手术数量、手术占台时长、医师人均手术分级及数量、床均手术分级及数量等指标。

医疗绩效考核首先是工作量的考核，这类指标比较容易统计和获得，也是各级医疗管理部门进行医院评价经常使用的指标。但是医疗工作量也有不同的量和不同品质的量。对于医疗工作量的考核，不应只考核人次数，也要考核疑难重症数量，以及如何界定疑难重症的问题。医疗绩效考核使用的可量化指标，要既能反映科室总体收治患者的疑难程度（即近似地反映科室诊疗技术水平），又能以具体量化方式纳入到医疗绩效考核体系中，从而正面引导科室在大力缩短平均住院日、提高工作效率的同时，确保医院整体医疗技术水平不致降低，或有所提升。在医院整体医疗工作量的考核方面，目前 DRGs（Diagnosis Related Groups，诊断相关分组）研究就提出两个很重要的评价指标：医院权重工作量和病历组合指数；在对不同医院实际承担工作量和医疗技术水平优劣对比中起着重要的作用。所谓"医院权重工作量"是指在医院实际出院人数的基础上引入反映医院医疗技术指标 CMI 值后得出的一个修正的出院人数。这一出院人数较之未修正前更能反映不同医院实际承担的工作量[6]。

医疗绩效考核中对于手术工作量的考核，也不应只进行单纯的手术人次的数量考核，而应该同时包括手术的分级情况，以及各级手术的人次；就要具体有效落实手术分级制度，实现手术分级的规范化标准化。手术分级是指将各种开放性手术、腔镜手术及麻醉方法依据其技术难度、复杂性和风险度，将手术分为不同级别，一般分为四级：一级手术是技术难度较低、手术过程简单、风险度较小的各种手术；二级手术是技术难度一般、手术过程不复杂、风险度中等的各种手术；三级手术是技术难度较大、手术过程较复杂、风险度较大的各种手术；四级手术是技术难度大、手术过程复杂、风险度大的各种手术。依据取得执业医师资格的手术医师的卫生技术资格、受聘技术职务及从事相应技术岗位工作的年限等，规定手术医师的级别，从事相应级别的手术。

现代医院管理体系由于信息化系统的逐步完善，可以帮助医院管理者及时得到准确的数据，有了及时准确的数据以后，才能进行合理的医疗绩效考核与评价。通过信息化系统的数据挖掘，可以准确统计各项工作效率指标，精确到每个医护人员，精确到每项医疗工作的工作量和成本核算。通过给每个医疗操作如手术操作、护理操作等进行合理的量化后，能够得出每个考核单元，从医院、临床科室、治疗组到医护人员个人的绩效考核与评价。医疗绩效考核从门诊、病房的医嘱、处方启动，逐步向医疗全过程拓展。从而实现医疗、护理等不同范畴的绩效实现。

二、医疗质量指标绩效考核方式

医疗绩效考核指标中的医疗质量指标,包括门诊诊断准确率、平均住院日、治愈好转率、入院确诊率、出院与入院诊断符合率、死亡率、院内感染发生率、并发症发生率、临床与放射线诊断符合率、医技检查阳性率、病历质量、核心制度执行情况、抗菌药物管理、临床路径管理等指标。这类医疗质量指标以往的评价存在很多不足,通常是一种粗放型评价模式,主要根据工作经验积累形成,缺乏稳定性和可靠性;指标往往只单纯注重医学指标的应用,主要倾向于对医疗的终末质量进行评价,缺乏对医疗过程质量控制的评价,使得指标评价体系的可信度不高;缺少对环节质量的评价;缺乏对出现同样结果的过程的适宜性的分析;注重量的高低,而忽视质的提高。

现代医院管理体系由于信息化系统的逐步完善,医疗质量绩效考核指标的相关数据也可以更加及时、准确的得到。医疗质量绩效考核方法可分为定性评价方法和定量评价方法。定量评价效度、敏感度高,客观性强,操作简便,是医疗质量绩效考核的主要方法,指标体系是医疗质量绩效考核的重要和主要组成部分。考核评价指标的内容、广度直接关系到医疗质量的管理以及医疗水平的高低,医疗质量量化考核评价以统计学方法为基础,针对不同性质,不同意义的指标进行无量纲化处理,科学确定权重系数,最终得出考核与评价结果。

《三级综合医院医疗质量管理与控制指标》(2011 年版)列出 7 大类指标:住院死亡类指标、重返类指标、医院感染类指标、手术并发症类指标、患者安全类指标、医疗机构合理用药指标、医院运行管理类指标。通过信息化系统的数据挖掘,可以准确统计各项医疗工作的质量指标,包括病历质量、核心制度执行情况、抗菌药物合理使用、临床路径完成数量与质量等,通过给每个医疗质量考核指标如未签名病程记录、查房记录、会诊完成及时性等进行合理的量化后,能够得出每个考核单元,从医院、临床科室、治疗组到医护人员个人的医疗质量绩效考核与评价。

三、医疗服务质量绩效考核方式

医疗绩效考核指标中的服务质量指标,包括门诊患者满意率、住院患者满意率、表扬信件人次数、批评信件人次数、医疗纠纷发生数、科室间满意度等。患者满意度是医疗考核的重要内容。只有在完成医疗工作量的同时,提高医疗质量,实现住院总死亡率、新生儿患者住院死亡率、手术患者住院死亡率等指标的降低,实现住院患者出院 31 天内再住院率、非计划 24 小时再次手术发生率等指标的降低,实现院内感染及手术并发症减少,患者安全提升,实现合理用药,提高重症抢救成功率,才能切实提高患者满意度,实现医疗服务质量考核的提升。

服务质量指标的量化绩效考核,可以通过医疗服务科室的各种满意度调查,包括门诊患者满意度调查、住院患者满意度调查、追踪问卷、出院患者电话回访、科室间满意度调查等进行综合绩效考核。考核内容按照临床科室、医疗支撑科室等不同的工作内容与岗位职责进行。

服务质量的绩效考核包括门诊及病房的医德医风内容,包括:医护人员服务态度,医疗科室组织学习文明服务规范情况,医护人员着装整齐、遵守劳动纪律,做好医患沟通、认真履行告知义务(告知患者看病所需费用、疾病诊断、应做检查和用药、治疗方案、病情变化应注意事项、特殊检查履行的手续和流程等),科室推出人文服务新举措等。

医疗服务质量绩效考核中的表扬包括:表扬信,锦旗,患者通过各种渠道的满意度调查反馈的点名表扬,在各种新媒体、卫生电话热线等的点名表扬,在国家、省、市各级检查中表现突出受到表扬等。

对于上述医疗服务质量指标,医院可以制定相应的量化考核指标体系,科学确定权重系数,最终得出考核与评价结果。

第四节   自反馈式考核模式

一、自反馈式医疗绩效考核模式

自反馈式医疗绩效考核模式,首先利用医院电子病历中的基础数据和医疗行为过程,设计作为自反馈式医疗考核的节点。将系统自动检索到的质控缺陷,通过现代化网络技术反馈给相关具体责任人即医护人员,从而形成自我约束和管理。医疗管理人员在可以控制和选定的自反馈式医疗考核的节点进行全程监控,可以合理调节反馈力度,从而形成良性循环。这一现代化信息化的考核模式,利用自反馈式管理机制,可以有效实现诊疗行为的实施者及时自行管理自己的行为,从而最大限度保障医疗安全和医疗质量。

二、检验危急值的自反馈式医疗绩效考核

医疗管理部门定期检索检验危急值的自反馈绩效考核情况,对于没有在规定时限内回复短信、没有及时填报电子病历系统危重报告,给予反馈患者处理意见的情况,进行汇总统计。通过对自反馈考核指标进行合理的量化后,就能够得出每个考核单元,从医院、临床科室、治疗组到医护人员个人的自反馈指标绩效考核与评价结果。

三、自反馈式医疗绩效考核的应用实践

1. 自反馈式医疗绩效考核在病历质量管理中的应用实践   通过设立电子病历自动质控项目,每天对全部在院病历自动运行质量检查,包括基础病历书写质量和核心制度执行情况,形成缺陷报表,以短信和消息的形式,发送到各级经治医师手机,提醒和督促及时改进和纠正缺陷。医疗管理部门定期统计质控缺陷与质控短信发送情况,结合出院患者的相关信息,进行统计分析和绩效考核。通过对自反馈病历质量考核指标进行合理的量化后,就能够得出每个考核单元,从医院、临床科室、治疗组到医护人员个人的相应指标绩效考核与评价结果,纳入绩效考核体系,及时进行公示,从而达到基础医疗质量持续改进的目的。

2. 自反馈式医疗绩效考核在门诊工作效率中的应用实践   随着医院信息化建设的不断完善,每位门诊出诊医生完成接诊、完成门诊病历、开立检查及化验等常规工作,系统将自动统计出诊医生的工作效率指标,包括就诊人数、开立检查检验数量、医生出诊纪律、门诊病历书写等指标,给医生本人的手机号码推送相关工作效率信息短信,让医护人员及时了解自己的工作情况,从而最大限度的发掘潜力,提升工作效率。医疗管理部门定期统计自反馈门诊工作量考核指标,给予合理的量化与权重系数,就能够得出每个考核单元,从临床科室、治

疗组到医护人员个人的相应指标绩效考核与评价结果,纳入绩效考核体系。

四、自反馈式管理中责任人、系统的价值和意义

如果把质量控制从纸质基础升级成一个信息化、网络化的系统,那么就能够将质量控制做得更准确、更精确。利用先进的三网融合(有线网络、无线网络和电话网络)技术实现了跨网络、设备的统一通信(三网共享一套业务平台)。三网融合平台不仅稳定可靠,还确保了业务数据的无缝衔接,使质量控制更及时、更便捷。三网合一是自反馈式管理的基础,具有重要价值。

自反馈系统是对于重要节点进行监控。通过利用电子病历中的基础数据和医疗行为过程形成反馈的节点,利用现代化网络技术可以把重要节点上发现的问题反馈到责任人—医护人员,形成问题的传递;责任人则需要及时进行干预并在系统中给予反馈,使这个节点的问题消失。自反馈模式还有一个特点是,按照发生问题的严重程度,对应责任人的级别进行逐级反馈,如果没有按时反馈,会上调反馈责任人级别,增加扣分力度;根据不同的质量管理项目扣除相应责任人不同的分值,扣除的分值会和绩效考核挂钩,所以各级责任人—医护人员对于反馈系统的信息都会格外认真对待,形成自我约束和管理。自反馈管控指的就是这样一个发现问题 – 推送问题 – 责任人解决并反馈问题的管理模式。

管理人员在可控制和选择的节点监控,调节反馈力度,形成良性循环。管理者可以通过不断地调整使监控的节点适合医疗管理的发展和运行;如果某一节点问题逐步消失,说明这个错误医护人员已经不再经常发生,就可以取消,调整成其他容易发生问题的节点进行重点监控。利用自反馈式管理机制,最大限度地使治疗的实施者管理自己的行为,最大限度保障医疗安全和医疗质量,实现医疗质量事中管理的闭环过程。

综上,自反馈式医疗绩效考核模式建立在信息化建设成果基础上,切实可行,同时这一考核体系也根据相关医疗管理规定,不断进行调整与完善。医疗绩效考核是为了提高医护人员工作成绩和效率,使医院获得更好的发展。医疗绩效考核指标的制定,应针对现存的问题以及对医护人员绩效考核想要达成的结果制定,要考虑到医院的现行状况,要讲究循序渐进,充分考虑到医院及医疗科室的具体情况,考虑医护人员的心理承受能力和态度,避免目标不切合实际情况,使员工失去努力的信心。同时,绩效考核是一个持续改进的过程,绩效指标也要与时俱进,根据医疗管理制度与规范要求,不断提升与完善。

附件 27-1 盛京医院医疗质量量化绩效考核体系简介

盛京医院建立科室医疗质量量化绩效考核评价体系,以病房为管理单位,每月进行评价考核。这一量化绩效考核评价以统计学方法为基础,针对不同性质,不同意义的医疗质量指标进行无量纲化处理,科学确定权重系数,最终得出绩效考核与评价结果。

医疗质量量化绩效考核项目包括:

1. 核心制度执行情况 会诊完成情况、交接班完成情况及三级医生查房完成情况等。
2. 自动及人工质控平台 包括出院病案合格率、质控缺陷及质控短信扣分、医院质控组质控专员扣分等。

3. 抗菌药物的合理使用　包括住院患者抗菌药物使用强度、住院患者抗菌药物使用率等。

4. 临床路径完成情况　包括病种数量、入径数量、完成数量及完成率、完成质量、定期总结、分析、整改、成效等。

5. 医疗运行指标：包括平均住院日管理、合理用药等。

6. 专项检查项目包括：危急值回复率、疑难死亡病例讨论、手术开台时间（手术科室）、重症报告、药品不良反应报告、非计划再次手术、一类切口抗菌药物使用、合理输血检查等。

通过信息化系统的数据挖掘，可以准确统计各项医疗工作的质量指标，得出每个考核单元，从医院、临床科室、治疗组到医护人员个人的医疗质量绩效考核与评价。医疗质量量化考核评价建立在信息化建设成果基础上，切实可行，涉及医疗质量相关各个环节，医疗管理部门每月考核、实时监控、全程控制，科室明确具体的考核标准，从而加强自我约束、自我管理，医疗质量量化考核结果定期通报，及时反馈，促进医疗质量管理的规范化。同时，医疗质量量化考核系统通过持续改进的 PDCA 循环，来发挥相关绩效评价在医疗管理中的作用，是一个不断完善的考核体系。

（卢　岩）

参 考 文 献

1. 陈杰, 王羽. 经营管理分册. 第 2 版. 北京: 人民卫生出版社, 2011.

2. 任真年, 宋炜, 张国荣. 现代医院卓越绩效考评与管理. 北京: 中国协和医科大学出版社, 2012.

3. 王宁, 付文娣, 任会娟, 等. 绩效管理对医师诊疗行为的影响. 现代医药卫生, 2017, 33 (11): 1750-1751.

4. 张英. 医院绩效考核指标的设计, 中国卫生质量管理, 2004, 11 (4): 38-41.

5. 张龙. 浅谈医师绩效考核指标体系的设计. 人才资源开发, 2009, 09: 98-99.

6. 周瑞, 陈仲强, 金昌晓. DRGs 相关指标值在医院绩效考核分配体系中的应用. 中国医院管理, 2011, 31 (2): 10-11.

第二十八章 科研与教学绩效考核

第一节 科研、教学考核的目的

附属医院集医疗、教学、科研三大功能。提供优质的医疗服务,满足人们的医疗需求是医院的主要职能,是医院工作的主体。科研和教学工作以医疗工作为中心展开,并为医疗提供服务,是医院工作的两翼。

科研工作是医疗和教学工作的助推器,医学的发展离不开医学理论和实践研究。尤其是近年来,随着循证医学、转化医学、精准医学等学科概念的兴起和发展,科学研究在医院发展过程中担当着越来越重要的作用。医学科学研究是医学可持续发展的基础,是保证和不断提高医疗质量的需要,也是现代医院发展的一项重要任务。医院从来就是开展医学科研的基地,是否开展科学研究、科研课题、科技成果和科技人才的多少以及科研水平的高低已经成为一所现代化医院不可缺少的标志。学科建设和人才培养已经成为医院提升医疗水平的动力源泉。

教学工作则是医疗和科研工作的前提和基础。医学的发展离不开医学人才,而医学教学是医学人才培养的重要途径。无论是临床知识还是研究成果都需要通过教学来传授并进一步传承,从而促进医学知识的传播。教学作为医院强化内涵建设、增强核心竞争力,实现可持续发展的重要载体,在临床综合医院,尤其是大学附属医院中起着重要的作用。公立医院的医学教学是提高卫生人力素质,保障卫生人力资源的基础性工作,是优化医学教育资源,调整医学教育结构,推进医学教学改革与发展,解决卫生人力供需矛盾的重要手段。

医疗、教学与科研是附属医院发展的"一体两翼",三者之间是相辅相成、相互促进的。能否协调好医教研三者之间的关系直接关系到附属医院乃至整个医疗卫生事业能否持续健康、稳步发展。制定科学合理的科研、教学工作评价体系,对科研、教学工作进行客观的评价;制定严密的科研、教学绩效管理制度,对科研、教学工作成绩给予肯定和合理的激励,对于促进科研和教学工作具有重要的意义,对于高层次医学人才的培养具有重要的意义,对于医院的高水平持续发展具有重要的意义,并最终为提高优质的医疗服务这一根本奠定坚实的人才基础。

第二节 科研、教学考核指标

合理制定科研、教学考核指标,才能真正达到科研、教学绩效考核的目的,促进教学工作的开展。科学有效的绩效考核应该将定性与定量指标相结合,使之具有可衡量性及可操作性[1]。教学绩效指标需遵循 SMART 原则[2]，即绩效指标应该是具体（specific）、可衡量（measurable）、可达到（attainable）且与其他指标具有一定相关性（relevant）、具有明确截止期限（time-bound）的指标。考核指标通常通过文献研究法、调查法、访谈法、Delphi 法[3]、360 度评价法和 KPI（key performance indicator）法[4]来加以选择并综合评价科研、教学绩效水平。

一、科研考核指标

医院科研绩效评价主要包括科研投入和科研产出两方面的指标，科研投入指标包括：科研人才、科研经费、科研团队、科研项目、学科平台、实验平台、学术兼职等指标，科研产出指标包括：科研论文、科研成果、专利等。

研发人员工作成果的考评标准，通常是通过对研发任务进行层层的分配与目标确认，要求每个人根据其所承接的任务，给出自己的工作计划。考核工作是审核其工作计划的合理性，并且根据其工作计划，而对其工作业绩进行考核。而且在考核中，考核主体要多元化，兼有项目组内外人员及被考核者自身的评价。

二、教学考核指标

我们将教学考核指标分为三个维度（一级指标），包括教学工作量维度、教学工作质量维度和教学贡献维度。教学工作量维度是以一个班级的中文理论授课课时作为衡量日常教学工作量的一个基本标准系数，其余教学工作量均按此进行标准化处理。

教学工作质量是指教师在进行教学活动时的产出，包括是否能使学生快速、准确地掌握所学知识以及教师自身的产出，包括教师是否通过参加教学活动使自己的教学能力得到进一步提升，从而达到不断改进教学水平的目的。具体而言就是不同人员对教学活动的评价。包括督导专家评教，同行评教，管理部门评教和学生评教。

教学贡献指的是教师在课程建设、教学课题、教学论文及教学获奖等方面所产生的教学成果，并对学院的学科发展所带来的不同程度效益。

1. **教学工作量**　教学任务包括五年制本科生、七年制（包括八年制）研究生以及留学生班教学工作。教学内容包括理论课、课间实习、生产实习、七年制第二次临床实习、临床技能培训。教学工作量主要指不同专业教学任务经过标化后的理论课和实习课学时数。

2. **教学质量**　主要是对理论课和实习课教学及教学活动进行不同层面的评价，包括学校督导团评价，学院管理层评价，学院同行评价和学生评价，并根据评价分数分级进行赋分。

3. **教学贡献**　主要针对教学课题、教学论文、教材编写、教学成果、教学质量工程项目、继续医学教育项目、教学活动获奖等进行相应程度的赋分。

第三节　科研、教学考核方式

一、科研考核方式

1. **科研指标量化管理**　以三级学科（或病房）为量化单位，按照人员职称级别及导师

（博／硕）的不同给予不同的量化加权值，分别计算量化单位年度需要完成的科研业绩的权重。具体需要完成的科研业绩目标数取决于医院年度整体目标，全院科研业绩年度增长以N%计算。医院每月从各科室绩效中扣除1.5%，年末按照各科室完成情况进行统一返还，从而将科研业绩完成情况与绩效挂钩，也与年末科研评优挂钩。同时为更好地鼓励和激励量化单位完成年度绩效目标，以科研指标为基础，结合上年科室完成情况对各量化单位给予不同程度的科研经费支持。

2. 科研奖励管理　医院根据医院发展的不同阶段，制定和完善科研奖励管理办法，年末一次性对获得突出科研成果的老师给予奖励，使个人科研业绩也能在绩效中体现出来。对于科研业绩较突出的人员（约占全员的10%），科研奖励成为绩效中非常重要的组成部分，甚至可以超过全年绩效水平，从而达到鼓励科研人员的目的。

二、教学考核方式

1. 教学工作量考核　个人教学工作量的考核主要是教务部根据年度内教学课表安排的理论课和实习课的学时数标化后进行计算；科室教学工作量则是将科室内个人教学工作量累计。

2. 教学质量考核　对理论课和实习课的质量考核主要是根据学校督导团，学院教学管理人员，学院同行和学生根据教师授课评价表来进行评分。对于教学活动参与度及质量主要是通过教务部根据各科室或个人的教学活动记录及抽查结果进行评分。

3. 教学贡献考核　按照教学贡献考核指标，由教师在年底自行上报，并经教务部审核后进行赋分。

三、教学考核结果

通过教学考核指标的量化赋分及排名，在绩效、医院和学校年终教学评优以及职称晋升方面给予相应的奖励，在一定程度上激励了教师的教学积极性，主动性和创新性，提高了大学附属医院的教学水平。

第四节　学科考核要点

学科作为医院医疗运行、科学研究、医学人才培养的载体，制定合理的综合考核方式有利于明确学科定位，评估学科发展态势和发展潜力，对于医院及国家、地方卫生计生委等制定学科发展目标和规划有重要的意义。学科发展涉及平台建设、人才培养等多个方面，以科研教学为中心的学科考核要点成为评价学科发展的重要手段。学科整体考核要点主要包括以下几方面：

1. 平台建设　学科平台是学科发展的阶段性成果，是学科在若干方向或领域教学科研发展的成果体现。医院的学科平台主要涉及以下领域：

（1）重点实验室及工程中心：分为国家级、部级、省级、市级及专业机构的重点实验室、工程中心等。

（2）临床研究平台：包括药物临床试验资格认定专业，干细胞临床研究机构等。

（3）临床医学研究中心，分为国家级中心、分中心、区域中心等。

（4）住院医规范化培训基地。

（5）重点学科。

（6）国家卫计委重点专科。

2. 学科投入　学科投入是学科开展科技活动、进行人才培养的前提和基础，学科投入主要包括获得各级各类科研项目、人才培养资金以及获得各渠道产学研资助资金等情况。

3. 成果产出　包括在科研和教学活动中产出的论文、著作、成果奖、专利、召开的学术会议，举办的培训班等。在医疗工作中形成的指南和规范也是某个学科领域重要的成果。

4. 人才队伍建设　包括学科杰出人才和团队，学科带头人及骨干，研究生导师队伍，住院医规培人数，研究生培养情况等。

考核要点中平台建设、人才队伍建设考核的是学科一段时期内的积累和沉淀；科技投入和成果产出更易考核学科短期的提升和进步。医院及各级管理部门可以结合实际情况对于学科的考核要点赋予不同权重，制订切实可行的考核方案，并根据学科发展态势适时调整，为医院整体发展提供有效的考核评价手段。

（于宏　李慧）

参 考 文 献

1. 张黎，杨光耀，季湘年. 综合医院临床教师教学绩效考核模式研究. 西北医学教育，2015，23（1）：145-147.

2. 吴佳莹，SMART. 原则在医院岗位综合目标管理中的应用. 现代医院，2013，13（5）：1-3.

3. 陈园园，朱滨海，唐大龙. 应用德尔菲法构建三级综合性医院医教研综合质量评价指标体系. 中国医药，2015，4：35-37.

4. 彭剑锋. 以 KPI 为核心的绩效管理. 北京：中国人民大学出版社，2003：40-53.

第二十九章 管理绩效考核

管理是组织运行的核心，一个机构、一个医院，管理是灵魂，所有管理考核是考核中最重要的内容之一，也是最困难的部分。建立以公益性质和运行效率为核心的公立医院绩效考核体系，完善考核机制，是建立现代医院管理制度的重要内容。随着医院对临床及医技科室绩效分配方案的不断深入探讨与指标细化，从体系到细节都已较为成熟，医院职能管理科室的绩效分配评价还有待进一步完善。

第一节 管理绩效考核目的

医院职能管理人员是指在医院中通过参与组织、协调、监督其他人的活动以达到医院目标的行政管理人员。医院的职能科室管理涉及面广，关系到医院医疗、护理、医技、设备、后勤保障、党建与医院文化建设等多方面，医院职能管理部门作为医院运行的中枢环节和执行系统，是医院决策的具体执行层、推动层，在医院运行中发挥着承上启下的作用，其效能的高低，在很大程度上将影响医院整体运营的效率和效益。但职能管理部门工作存在协调组织频繁、工作内容难以量化、工作结果可控性差等特点，每个职能科室的性质不同，工作职责和服务群体均有所区别，对其进行绩效考核存在一定困难。当前对医院职能科室的绩效多为按照管理人员职务、职称等级进行分配，导致职能科室员工工作积极性和主动性不足，存在办事效率低、部门之间推诿、临床及医技科室满意度偏低等不良现象。因此，如何建立一套切实可行的职能管理人员绩效评价体系，实施职能科室管理责任精细化，让医院发展战略能够有效贯彻到每个部门和环节中，真正实现职能管理人员"优劳优得"的绩效分配理念，从而建立科学、高效的医院内部运行机制，这是医院管理学科的一项重要研究内容。

职能部门实行绩效管理，其根本目的在于通过绩效评价发现并改进医院管理中存在的问题，激励员工持续改进，进而推动组织绩效的提高，帮助医院实现战略目标或规划的持续发展。

职能管理部门实行绩效考核，有利于促进管理效能的最大化。绩效考核就是对某一主体的工作进行全面的评价，管理人员可以及时准确地发现在医院管理中的薄弱环节，及时采取措施主动调整和完善组织结构、管理流程或工作制度等，使医院资源得以优化。职能管理人员绩效考核的重点是考查医院职能管理人员的工作能力、工作态度、工作制度的遵守情况和工作效果等内容，以便了解职能管理人员的工作能力和工作潜能，激励职能管理人员全身心投入管理工作中，为医院的高效运转及社会职能的发挥起到保障作用。

职级部门实行绩效考核，有利于促进员工提升个人发展空间。通过对管理人员实行绩效考核，让员工明确自己的成绩，增加团队归属感；认可自己存在的不足，通过规范行为、有效培训等措施提高个人素质，拓展发展空间，从而更好地实现医院发展目标。

职级部门实行绩效考核,有利于加强医院的全面质量管理。近年来,提高质量已经成为组织绩效的一个重要目标。通过实施对职能管理部门的履职情况和监管效果的分析和评价,推动职能管理部门对临床及医技科室进行医疗质量关注,找出临床及医技科室其存在的不足,督促医院全面持续的质量改进,从而提高医院运行管理水平。

第二节 管理绩效考核指标

医院的运行管理是一个系统的运作过程,职能管理人员的工作是保障医院运行与管理的关键环节,起到组织计划、参谋辅佐、服务保障作用[1]。由于各职能管理科室具有其独特的岗位职责,承担相应责任的工作任务,工作量及难易度难以统一量化,因此,各职能管理部门需要明确管理人员岗位职责,进行管理岗位工作分析,对职能管理部门的绩效考核以定性考核为主,建立以工作质量、效率和满意度为核心的绩效考核指标体系,调动管理人员的积极性,努力提升医院运行效率,推动医院科学发展。

一、建立职能管理部门绩效考核指标体系的基本原则

所谓绩效考核的指标体系指绩效考核过程中考核主体所要考量的、与考核对象的工作情况相关的事项。科学的考核指标体系的确定,决定了考核结果的合理性。

1. 主客观指标相结合原则 医院管理实践中,大都用主观性指标对行政科室绩效进行评价,应适当加入客观指标,以提高绩效评价指标体系的有效性。

2. 可度量性原则 在筛选指标过程中,尽量做到能量化的量化。

3. 可比性原则 建立绩效评价指标体系的最终目的就是使各科室绩效考核具有可比性。

4. 可获得性原则 必须保证绩效指标的评价内容是可以获得的,是有依据的。

二、职能管理部门绩效考核指标体系构成

一般而言,公立医院职能管理人员的绩效考评指标体系可以从以下几个方面考虑:重点工作任务、岗位任务、工作态度、岗位胜任特征指标、科室满意度、否决指标等部分[2]。根据不同岗位职责,将指标再分解成若干细化指标。

1. 重点工作任务指标 是指上级相关组织特别交予医院职能管理人员的非临时性事项,这些事项并非医院开展正常业务活动所需要从事的事项,大多属于上级行政管理部门指导或监管医院运行与管理所需要掌握的工作内容,需要职能管理人员在不固定的时间段内完成。对重要任务的考评是绩效考核的重要内容,这项考评指标的执行,将能促使考评人员全面掌握行政管理人员应对突发事件和非常规任务的能力,对全面评估行政管理人员在组织机构的作用具有重要意义。

2. 岗位任务指标 是对医院年度战略目标按照管理层级逐层分解(医院战略目标、部门/科室目标、个人工作目标)后获得的,也是根据医院各部门(科室)工作说明书中的岗位职责、工作内容归纳提炼的指标,是对医院职能管理人员在执行其岗位任务过程中的表现及其成果进行考核,是医院绩效考核的重要方面。岗位任务是职能管理人员承担的主要任务,

其具有经常性的特点,贯穿于职能管理人员工作的全过程,全面展示职能管理人员的综合素质和工作能力。

3. 工作态度指标　在现代医院管理中,对医院核心管理制度的贯彻执行,除了要求管理人员具备高超的专业技术,还要求其认真对待工作,杜绝差错的出现。因此,严谨的工作态度成为考核医院职能管理合格与否的重要考量因素。该类指标与其他考评指标的区别是不论岗位高低、能力大小,考评的内容基本一致,如工作认真程度、责任心、勤勉努力程度等。

4. 岗位胜任特征指标　该类指标是根据员工的岗位胜任素质,如工作知识、解决问题的能力、学习能力等综合提炼而成。

5. 科室满意度　根据本科室的工作内容和工作职责,向服务对象发出调查问卷,通过服务对象的感知体验作出服务评价。

6. 否决指标　该类指标是医院根据所提供的医疗、教学、科研等工作特点而设立的医疗安全、教学事故、科研诚信及医德医风等方面的指标,如果这种指标所对应的工作出现问题,将会给医院、教职工、患者、学生等带来不良影响或后果。

职能管理部门在绩效考核时,注重完成项目的工作情况,兼顾与其服务的满意度挂钩,绩效管理部门定期向临床科室开展对职能管理部门的满意度调查,根据满意度调查评分情况奖励或处罚。同时,绩效分配还要与年度预算、成本控制紧密结合。绩效分配的基础标准以临床科室平均奖金的一定比例为基线逐级调整系数比例。

职能管理部门实施绩效考核的医院,需要不断健全完善医院规章制度及工作流程。执行工作规章制度是职能管理人员的份内职责,对公立医院职能管理人员的岗位任务的考评,即是考核其在执行各项工作制度中的表现,这项考核在总分中应占据较大的权重。

绩效评价指标体系的建立不是一蹴而就的,而是在实际应用中,不断完善、不断更新指标体系的。

第三节　管理绩效考核方式

每种绩效评价方法都具有一定的科学性和合理性,但同时又都有自己的特性和适用条件。

1. 根据指标类别不同,可分为评议和考核两种形式。

评议是针对定性指标所采用的考评方法。重点工作任务指标、岗位任务指标等一般都采用这种考评方式。

考核是针对定量指标所采用的考评方法。如科室满意度指标等。

2. 根据考评和被考评者的关系不同可分为6种形式:上级考评、下级考评、同级考评、外部考评、跨级考评和自评。

目前,国内医院对职能管理人员的绩效考核主要是借鉴国外企业管理的思想和方法,如关键绩效指标法、关联绩效法、360度评定法、平衡计分卡法等。360度绩效评估法是广泛应用于管理人员的考核方法,主要是通过直接上级、间接上级、同级、下属和自己进行全方位的评估,克服单一评价主体的局限以更全面了解职能管理人员的绩效,综合得出一个较为客观的评价。在现实评价中,根据评价主体对被评价者工作了解程度不一,关系地位不同,还可以设置不同的权重系数。各个医院也可以根据自身特点采取一种或多种考核方式。由于在考核过程中因主观或客观的原因会产生一定的误差,所以要不断探索和改进考评实施方法。

3. 对医院中层职能管理部门干部实施绩效考核的意义　工作绩效是关于对员工寄予的种种期望,以及旨在促使员工提高工作绩效的连续目标导向计划的一种具体描述。工作绩效包括任务绩效和关联绩效[3]。任务绩效,是指与工作产出直接相关的,能够直接对其工作结果进行评价的这部分绩效指标。工作绩效是与具体职务的工作内容密切相关的,同时也和个体的能力、完成任务的熟练程度和工作知识密切相关的绩效。关联绩效,一般认为,是相对任务绩效而言,游离于职务说明书之外的行为绩效,包括职务奉献、人际促进两方面指标。

医院职能管理部门干部在医院管理实践中承担着核心的骨干作用,管理干部的决策力、执行力、创造力及其他组织领导能力,对医院的运行管理与发展建设有很大的推动作用,因此,我们关注对中层管理人员实施绩效考核,不仅要关注任务绩效,即不仅要关注各项行为、技能和结果,还要关注导致各项行为的内在因素,或是可能带来潜在绩效的因素,即要考虑到关联绩效的更多内容。中层行政管理人员是要通过影响他人(主要是下属)来完成自身工作,其工作结果不能完全体现管理者自身的真正绩效。所以,在医院中层行政管理人员评价指标选择上,单纯地以结果为导向,即单纯以任务绩效为导向是不合理的,还应该加入关联绩效指标。

第四节　管理团队考核要点

医院管理工作是作为一个整体存在的,医院管理工作的展开,需要各个部门和各个管理人员在立足自身岗位的基础上进行通力合作,相互配合,共同将管理工作做好。落实到个人的绩效考核确实强化了职能管理部门员工的本职行为,增强了员工之间的竞争氛围,却在无形中淡化了大家的合作意识和团队精神的培育。对于个人绩效考核的结果,往往与职能部门管理人员的岗位聘用、职称晋升、个人薪酬挂钩,然而,如果过分强调个人的绩效考核,往往容易忽视周边绩效问题,不利于团队部门目标的实现[4]。因此,建构合理的基于团队奖励的绩效考核机制,鼓励员工共同合作,成员之间相互信任,是医院管理层制定职能管理部门的绩效政策时应该考虑的。

从团队内部合作的角度考虑,管理者在制定职能管理人员考核制度时,应当根据各个岗位的具体情况,适当加入一些与团队绩效和流程相关的指标。通过团队绩效目标及相关工作流程将具有不同能力结构的人融合在一起,量才用人,任其所长,形成团队成员互促共赢的局面,实现管理绩效的最大化。同时,管理团队中的绩效评价应倾向那些善于在团队中与他人合作并表现出色的个体。作为团队成员,这些人会培训新成员、分享信息、帮助解决团队中的冲突;但是,团队也不能忽视个人贡献,应当综合考虑个人贡献以及为团队作出的无私贡献。

管理团队绩效考核机制的考核指标应当异于管理人员绩效考核的考核指标。如上所述,管理人员绩效考核的考核指标主要包括重要任务、岗位任务和工作态度等指标,而管理团队绩效考核的指标则主要为重要任务、岗位任务以及团体内部的协作机制运行情况等指标。

　　从医院的全局角度看,在职能管理部门引入能够反映团队贡献的团队绩效评价指标,能更有效地促进医院战略目标的实现。同时加强对团队负责人的绩效考核,把个人利益升华到团队利益,有利于建立优秀的医院职能管理干部队伍,提高医院的整体管理水平和能力。

（林　巍）

参 考 文 献

1. 贾晋,杨红艳,张淑杰,等. 医院科室协同管理体系的结构探究. 中国医院管理,2014,34(9):63-64.
2. 陈利坚,郭航远. 医院行政多科室合作管理模式的探索与思考. 中国医院,2016,20(5):60-61.
3. 周密,赵西萍,李徽. 个人关联绩效与团队知识转移成效关系研究. 科学学研究,2007,25(3):505-510.
4. 周德宽. 论公立医院行政管理人员的绩效考评. 现代医院,2012,12(12):117-119.

第三十章 绩效管理与满意度考核

绩效管理作为医院管理中最重要的环节之一,有效的绩效管理是促进医院发展、提高医院效益的重要环节。提到绩效管理,就涉及一个理论,即利益相关者理论,该理论认为医院追求的是利益相关者的整体利益,而不仅仅是某些主体的利益[1]。在企业管理界,重视利益相关者利益已经成为世界各大企业管理者的共识。目前,我国公立医院的利益相关者基本可分为:医院内部员工、患者、政府等。医院在运行管理中不仅要重视保持自身的可持续发展,同时更应该要注重广大利益相关者的利益,即注重维护员工的利益和患者的需求,满足公共利益的需求。公立医院的绩效评估指标体系建设、绩效评估的执行与反馈的全过程中都要关注到利益相关者的整体利益,这样,公立医院才能获得持续的发展、全面的发展。利益相关者满意度调查作为绩效管理中一个可量化的指标,为绩效管理提供有力支持。

满意度是现代社会发展中医院发展所需要参考的重要指标和参数。作为患者,对医院提供的医疗卫生服务及其相关服务的直接感知结果;作为员工,对医院和员工自身相关方面的感知结果,对于提高患者的就医感受、提高员工凝聚力和归属感,提升医院管理水平和效率、打造医院服务品牌等方面都有着十分重要的作用。为提升医院管理、优化医生与患者关系、提高患者满意度、赢得患者忠诚及增强医院综合竞争力提供有效的管理工具和强劲的发展动力。

第一节　满意度的概念与意义

1. 满意度研究的产生　1965 年,美国学者 Cardozo 首次将"顾客满意"概念引入商业领域[2],服务质量研究在西方国家逐渐兴起,企事业单位认识到服务质量的重要性,开始接受和应用服务质量方面的市场调查。

在企业营销过程中,由于开发一个新的用户比维护一个老客户的成本要高出许多,同时一个老的用户对组织利润的贡献要远远高于一个新的用户。用户的口碑、购买消费的示范效益及其对本品牌产品的增加使用或对本品牌其他产品、业务的购买消费,对于组织的持续发展而言,是非常有意义的事情。因此,维护与提高老用户的忠诚度是组织持续发展的关键所在,客户满意是客户忠诚的基本条件,因此,满意度研究被提上议程。

2. 满意度概念　满意是一种心理状态。Kotle(1994)将满意定义为:"满意是指一个人通过对一个产品的可感知效果(或结果)与他的期望值相比较后,所形成的愉悦或失望的感觉状态。"如果用数字来衡量这种心理状态,这个数字就称为满意度。满意度是消费者消费事前期待与实际评价关系,它超越了"品质"的概念,突出的是无形的服务,重视顾客的心理感受。

目前国际主流的医院满意度调查,有两个代表:GANEY 和 HCAHPS[3]。

GANEY:美国医疗咨询机构,超过 7000 家医院使用 GANEY 医院满意度测评方法。在美国,满意度测评是医院日常管理的一部分,测评主要由第三方调研公司独立操作,医院根据满意度数据管理和提升服务水平,改善患者体验,提高市场竞争力。GANEY 是根据患者就医流程,对各个服务环节进行评价,包括入院、病房、膳食、护士、检查治疗、探访者 / 家人、医生、出院、个人问题及整体评价等部分。

HCAHPS:Hospital Consumer Assessment of Healthcare Providers and Systems Survey,是 CAHPS(消费者保健计划评估调查,1995 年在 AHRQ 的资助下在全美国正式展开)中的医院评估部分。全美国各家医院每年都被列入 HCAHPS 医院满意度测评计划中。一方面,政府及商业保险组织把 HCAHPS 满意度排名作为拨款金额多少和定点医院选择的主要根据之一;另一方面,民众根据公开的 HCAHPS 满意度排名数据,来选择就诊的医院。HCAHPS 是提炼出患者最为关心的方面进行评价,包括护士沟通、医生沟通、医院环境、责任心、疼痛控制、用药沟通、出院说明及整体评价等。

3. 满意度的分类及意义　我国卫生行政部门于 1985 年开始进行患者满意度调查,在中国仍然还处于起步阶段,绝大部分是医院内部自己操作,在门诊、病房发放问卷访问,或病人出院后进行电话回访,问题比较简单,调查主要目的是规范员工的行为,改善患者需求。近年来,随着社会的发展,满意度调查作为不断提升医院管理水平和能力,满足患者服务需求、提升患者就医感受的重要方法,越来越受到医院管理者和医疗卫生行业管理部门的重视。医院满意度按服务对象分类有患者满意度、员工满意度和社会机构满意度。

患者满意度是指患者对医院医疗服务及其相关的非医疗服务(如对患者个人的尊重、医院基本设施质量等)的满意程度,也是患者对医院服务的直接体验和亲身体会。患者满意是治好病、服务好和少花钱之间的平衡,是患者对医院和员工提供医疗技术服务和人文化服务的直接性认可,是医院存在和发展的基础。持续的患者满意度调查会促进职工从技术水平和服务意识双方面自觉提高,在医院管理中具有重要的价值。以患者为中心的价值取向和思维模式,使医院管理的重心放在善于发现和了解患者的需求,这对于根据患者需求优化资源利用、全面评价医疗服务质量、进行医院内部绩效考核等都具有参与意义;患者会将他们的感受通过口碑传播给其他的人,提高医院的形象,为医院的发展不断地注入新的动力。

员工满意度是指员工实际感受与其期望值相符合的程度,包括员工对组织文化、个人成就与成长、工作本身以及薪酬福利等方面的满意度。员工满意度是员工对其需要已被满足程度的感受。员工满意是员工的一种主观的价值判断,是员工的心理与生理两方面对环境因素的满足感受,是员工期望与员工实际感知相比较的结果。员工满意度为员工的绩效评估提供准确的依据。医院所有的管理活动和管理制度都是服务于医院的管理和绩效,管理的出发点和归宿点是人,员工也是医院管理当中唯一活的和能动的因素,组织的活性和组织活动能力强弱由医院全体员工决定;通过员工满意度调查来了解员工的心理状态,调查活动起到上下沟通的作用,有助于培养员工对医院的认同感、归属感,不断增强员工对医院的向心力和凝聚力;员工满意度调查是从员工的角度来审视医院的管理、管理制度、组织状况和管理者水平等医院运行管理方面的状况,推动员工为医院管理和发展建言献策、参与民主管理的积极性,提高医院民主管理水平。

　　社会机构满意度是指相关政府部门、省市内同级医院或合作伙伴等对于本医院的医疗卫生服务是否满足相关群体的需要、愿望、目标及其满足程度的一种关系认知与情感体验。社会机构满意度是评价医院社会效益、品牌效应和社会影响力的有力工具。正确地对待社会机构满意度所反映的问题，对于坚持社会主义办院方向，及时调整医院公益性的社会需求，保持医院健康发展都是有益的促进作用。

第二节　满意度考核指标及调查方式

一、满意度考核指标

　　作为医院绩效考核指标的一部分，满意度考核指标从患者、员工和社会相关机构的不同角度为评价医院管理、服务人民健康提供量化的科学依据。满意度考核工作可以根据具体情况和实际需要进行月考核、季考核、半年考核和年度考核，将考核结果作为绩效考核内容之一。

　　1. 患者满意度指标构成　患者满意度指标包括医院就医环境、就医流程、就医结果、医护人员服务态度、后勤保障、医疗费用、技术水平等，体现出以患者为中心的价值取向和思维模式，医院管理的重心放在善于发现和了解患者的需求，根据患者的需求和期望确立对医院服务满意的关键因素，建立改进服务的优先顺序，可以有效合理利用有限资源，提高患者满意度，改善患者就医感受，促进医院质量管理体系的持续改进。

　　2. 员工满意度指标构成　员工满意度指标包括：员工的工作环境，工作分配，薪酬福利，晋升空间，发展空间，院方管理，员工的忠诚度、认同感和归属感，医院前景以及对院方的期望，体现出员工的个人价值及成长需求，员工对医院管理、医院发展战略的关注程度，根据员工满意度指标指导和调整医院管理政策，发挥对员工的激励作用。

　　3. 社会机构满意度指标构成　社会机构满意度指标包括医院上级主管行政部门、省市内同级医院、合作伙伴等对本院医疗服务的质量、医疗设备的先进程度、医护人员的医疗技术水平等方面的评价。社会机构满意度是衡量医院品牌及声誉，反映医院社会影响力的有力工具。

二、满意度调查方式

　　满意度调查方式根据调查主体不同分为外部调查和内部调查。

　　1. 外部调查　调查主体是专业调查机构，如信息咨询公司等，由医院聘请其对本医院进行系统、全面的满意度调查，称外部满意度调查，又称第三方满意度调查。第三方满意度调查为医院进行调查的主要内容是站在第三方立场，公正、客观进行医院综合满意度调查调研，第三方满意度调查公司进行具体的满意度评测包括：确认满意度调查指标体系、调查活动的群体、样本数量、满意度调查的问卷设计、安排访问员进行实地访问、收集访问信息、进行数据整理、提交数据分析报告及个别需要改进意见和建议，用来帮助医院了解患者和员工满意度情况及其需求，并且采取针对性的政策，来提高医院服务能力和管理能力。

　　2. 内部调查　内部调查是医院自行发起的，对患者、员工进行的满意度调查。患者满意度调查包括门诊患者满意度调查、住院患者满意度和出院患者满意度调查。医院还可以根据工作岗位和工作职责不同，进行医院内部的科室间满意度调查，如临床一线科室对医疗辅助科室或医技科室的满意度调查，临床科室对机关、后勤或保障科室的满意度调查，通过科室间满意度调查，能够促进科室间的沟通与协作，提高为患者、为员工服务的质量和水平。常态化的内部满意度调查，可以定期得到量化数据，作为医院绩效考核的依据。

3. 满意度调查方式　目前，无论外部满意度调查还是内部满意度调查，均需要合理设置满意度调查项目，突出科学性和实用性。调查时采用面对面调查、电话随访、入户随访、医院前置机、网络答题等形式，参与调查人员需要经过培训，增强规范性和科学性。对于上级医疗卫生行政机构而言，使用统一的医院满意度评价标准，可增强医院间的可比性。

4. 满意度问卷设计　满意度调查问卷必须依据调查目的来确定调查的内容。因此满意度调查的目的提供了设计问卷的思路，将调查目的转化为问卷上的问题，呈现给被调查对象。一般是提问后的回答以选择题为主，回答时按一定的梯度排列，国际上普遍使用的为5个梯度或7个梯度李克特量表（如非常满意、满意、一般、不满意、很不满意为5个梯度），这样计算出的满意度较为科学合理。问卷的后面一般设立少量开放题，即鼓励被调查者发表不同的看法，提出建设性的意见或建议。

第三节　绩效管理与满意度的关系

绩效评价指标体系建设过程中应该充分尊重利益相关者的利益，在绩效评价执行和反馈过程中，通过员工满意度调查和患者满意度调查促进员工、患者的全面参与，医院相关部门针对发现的问题及时改进和完善，真正发挥绩效管理的监督和激励作用，最终改善医院的运行管理活动。

1. 员工满意度 – 患者满意度　没有满意的医务人员，就没有满意的医疗技术服务。让病人满意，首先要让员工满意。提高患者满意度的实施者是医院员工，当对员工形成有效的内激励[4]时，员工会主动发挥积极性和创造性，主动寻求让患者满意的各种服务方法和艺术。对工作、对组织文化、个人发展空间及薪酬福利满意的员工更有可能表现出友善和乐观，并积极回应患者的需求。

2. 内部员工满意度的重要性　内部满意是和谐的根本。当员工对自己所处医院的工作环境和所从事的工作感到满意时，会具有较高的认知评价和积极的情感反映，从而引发较高的工作热情，更加积极、主动地投入到工作中去，创造出高效、良好的工作成绩；合理的薪酬、舒适的工作条件、和谐互助的组织氛围，不仅有助于激发员工的工作动机，而且员工会表现出高的出勤率和低的离职率，为工作顺利开展提供了良好的支持；满意度较高的员工往往更易于管理，更乐于助人，更遵守组织规则，更倾向于利他行为，表现出更高的敬业度。

3. 员工满意度与工作绩效　员工满意度与绩效之间不是简单的因果关系，两者交互作用。一方面，工作满意度作用于绩效。当员工的工作满意度较高时，整体而言对其工作比较喜欢，从而表现出更高的关联绩效。同时，对任务绩效也会产生积极的正影响。另一方面，绩效作用于工作满意度。良好任务绩效的取得不仅是对员工工作能力的肯定与认可，是自我实现的重要表现形式，而且与之伴随的往往是更大的工作自主权、更具挑战性的工作、更好的个人发展空间。对于任务绩效而言,外在工作满意度导致任务绩效,而任务绩效导致内在工作满意度;对于关联绩效而言,内、外在工作满意度共同导致关联绩效的积极变化。同时,内、外在工作满意度共同作用于整体工作满意度,引起整体工作满意度的积极变化;任务绩效、关联绩效共同作用于整体绩效,引起整体绩效的积极变化;整体工作满意度与整体绩效之间呈现出一定的相关性,但是这种相关性或关联程度受第三变量的影响,其中组织分配制度(包括报酬与绩效相关性和分配公平性)是目前研究最为广泛,并且被认为影响最为显著的变量[5]。借鉴影响变量论的观点,在通常情况下,整体工作满意度与整体绩效之间相关性较弱;当报酬与绩效高相关时,整体工作满意度与整体绩效之间的相关性随之提高;当报酬与绩效高相关,且分配公平时,整体工作满意度与整体绩效之间将具有较强的相关性。

4. 患者满意度与绩效　据统计,没有机会提出抱怨者重购率为9%,提出抱怨并得到解决者其重购率达到82%[6]。满意患者最有可能再次选择医院的医疗服务,同时为医院创造更大价值。通过患者满意度调查,医院在为患者提供医疗服务的同时,还会得到一些建设性的意见,而且患者由于对医院、对专科或者医生的好感逐渐转化为对医院品牌和声誉的信任,会吸引更多就医者,这部分被吸引就医者有可能成为医院的忠实患者,从而形成一个良性循环。患者满意度是衡量和评价医院绩效管理的重要指标之一,患者满意度不仅能够反映医院的医疗质量、患者的认知与信任程度,还能反映医院的管理质量与水平。把患者满意度指标体系纳入医院绩效管理,对加强医院管理、激励员工工作、增进医患关系有重要参考价值。患者满意度与绩效考核关联,对于员工,激发内在动力;对于科室,体现科室主任、护士长的管理水平,激励科室之间竞争;对于医院,促进医院管理水平提升,更加突出了医院"以患者为中心"的人文关怀。

附件 30-1　盛京医院全方位满意度调查体系

十几年来,医院始终坚持完善全方位满意度调查反馈体系。对患者,进行门诊患者满意度、住院患者满意度及出院患者全员电话回访调查,收集患者各方面意见和建议,推动医疗服务质量的持续提高;对员工,进行科室间满意度互评,不断提高服务水平和服务质量。引入外部调查,连续十三年第三方社会满意度调查,对医院开展患者、员工,以及社会机构等群体的满意度调查,主动寻求客观专业的外部评价,自外向内查找自身服务短板,了解需求,采纳建议。

在长期的医院管理实践中,医院逐步形成了被广大员工认同且共同遵守的管理体系,即自反馈式管理体系、评价体系和绩效分配体系。自反馈式管理体系,体现对内以员工为中心、以人力资源为轴线的内部信息系统建设,对外以患者为核心、以电子病历为轴线的医疗网络的建设;评价体系由服务明星与标兵加星级科室评比组成;绩效分配体系以绩效评估为基础(60%),以人文化服务评价(20%)和成本管理(20%)为平台。完善的运行机制保证了医院绩效管理体系的全面实施。

满意度调查的分值取各临床科室能够进行的所有满意度调查的加权分值,包括门诊患者、追踪问卷、出院电话回访、科室间满意度调查,根据科室性质不同,如纯门诊科室、门诊加病房科室、辅助科室等,将科室分类,将每类别所开展的满意度调查由专家咨询法得出不同满意度调查的权数,最终得到某科室的满意度加权综合值,再按10分标准折合进入星级科室评比体系。

医院开展全方位的满意度调查把握了提高服务的四个关键环节,一是通过各种渠道的满意度调查收集来患者在就医过程中的体验,时时把握患者对服务的期望;二是及时发现医务人员在提供医疗服务时存在的问题,通过对员工教育和培训带来更优质高效的服务;三是从患者角度得到医院在运行过程中设备设施或服务流程中的问题,及时改进完善;四是坚持对服务品质进行测评,即通过医院的星级科室评比体系,每月PDCA,持续改进质量体系。

（林 巍）

参 考 文 献

1. 付俊文,赵红. 利益相关者理论综述. 首都经济贸易大学学报, 2006, 2: 16-21.
2. 于洪彦. 顾客满意度涵义诠释. 中国统计, 2003, 9: 50-51.
3. 孙星河,谢高强,赵一飞,等. 患者住院满意度调查简易问卷的编制与评价. 中国医院, 2014, 18（1）: 77-80.
4. 王学东. 论强化内激励与提高高校教师工作积极性. 扬州大学学报（高教研究版）, 2005, 9（5）: 26-28.
5. 杨倩,冯佳慧,郭亮. 人岗匹配度对员工工作绩效的影响研究. 西安工业大学学报, 2015, 35（3）: 227-234.
6. 曹川贝,谢望丽. 患者满意度调查在医院管理中的应用. 海峡药学, 2015, 27（2）: 242-244.

第三十一章 绩效考核与团队建设

绩效考核的目的是激励员工和团队积极向上，形成竞争态势，促进事业发展；如果没有程度、内容的把握，则容易造成内部的不和谐，形成恶性竞争，反而带来事业倒退。如何在绩效考核中平衡考核内容、激励程度和广度，兼顾弱势群体、劣势岗位、必需岗位等因素，在确保内部和谐的基础上，建立起科学、良性、可持续发展的绩效考核体系。

第一节 绩效考核与内部竞争的关系

绩效考核是通过奖勤罚懒、鼓励先进、批评落后等方式，实现调动团队、个人的积极性，从而达到提高效率和效益的目的。如何制定考核目标，如何平衡各个环节的考核数据，需要管理者认真思考，尤其是医院内部业务繁杂、人员属性之多超过任何一个经济体和运行机构。

在医院绩效考核中，首先应该聚焦临床医生，制定、评价医生的评价指标是核心，在考虑门诊量、住院量等基本诊疗数据的基础上，要体现急难重症抢救水平和责任，同时要考虑工作的特殊性，如：手术科室和非手术科室、儿科与成人科室、有家属看护和没有家属看护的科室、自由活动的患者和不能自由活动患者的差别等，还要体现毕业年限、职称与职务的差别，尽管做相同工作，由于毕业年限、资历、学历、职称的不同，是否担任主任都可以有差别，当然差别多少，要体现政策调控与发展的需求，比如：医院重症医学比较薄弱，就可以对重症医学的指标进行调整，以体现重症医学的倾斜鼓励，同样可以对急诊、儿科等人员不足的科室、岗位进行绩效倾斜政策的调整。通过倾斜政策的调整，在医院内部形成科室间竞争，实现了医院内部学科之间的均衡发展和内部竞争平衡。医院在医生队伍里面还有科研、教学业绩的考核，鼓励科研业绩好或教学成绩突出的医生最好的办法是奖励，通过奖励鼓励有为者突出展示自己的才华，在总的绩效程度平衡上一定要平衡医疗绩效的力度，才能既形成内部竞争，又保持医院整体的平衡。

护士是另外一个大的群体，甚至是医院内部最大的一个群体，通过绩效考核形成内部良性竞争模式是非常重要的。在充分考虑医生绩效考核的基础上，通过护理团队垂直管理改革，实现内部按照工作量和质量的绩效考核体系。护理绩效比医生绩效考核简单，首先通过工作数量的考核形成基数，然后根据岗位特色、护士本人特色形成绩效调整因素，就会形成良好的内部竞争态势。形成工作量大、风险大、责任大的岗位收入高，工作量小、风险小、责任小的岗位收入少的格局，内部竞争就形成了，当然还要考虑到护士毕业年限、专科护士、是否是护士长等因素进行微调，从而达到实现内部竞争的目的。

技师团队是第三个重要的临床团队，主要集中在放射、检验、药学等岗位，绩效考核相对简单，首先考虑工作性质有无特殊要求，比如：上岗证，然后通过完成的工作量和服务质量进行考核,就可以实现内部竞争的目的。同样要另外考虑毕业年限、学历、工作、教育年限和资历等因素进行调整。

机关后勤最为复杂,如何形成内部竞争是关键。由于很难制定数量指标,所以常常通过满意度进行考核,根据满意度考核调整分配,形成内部竞争。中层干部团队是医院的骨干和支柱之一,所以他们的绩效额度应该与同年龄从事临床工作相同或者略高的比例,才能形成管理、后勤队伍的稳定。另外,要充分考虑到各部门的成本管理,不能利用成本的提高,来实现满意度提高,这对于医院的管理是非常不利的。

第二节　绩效考核与沟通平台

绩效考核指标制定不能充分民主,一定要从医院整体的角度去制定标准,对不同工作性质的科室要有调整和倾斜,但是对于一个科室和一些相同工作性质的科室一定要通过沟通,实现被考核者和考核者之间的平衡。作为考核者希望用最小的成本完成最大的效益,被考核者则希望用最小的成绩获得最大的收益,所以两者间通过沟通形成平衡是非常重要的。

沟通平台有几个层面:第一,绩效管理部门和科室间的沟通常常是被动的,因为科室对绩效的不满意,通过沟通实现双方的平衡,是最常见的沟通平台。第二,通过职代会、干部会的原则沟通,实现互相理解和支持是主动沟通平台,也是最重要的沟通平台。第三,相同科室由于不平衡的绩效带来内部不平衡的沟通,也是一个常见的沟通模式,这需要在相同的比较模式下,取得各自的认可,实现沟通平衡。

在实现数量质量考核的基础上,还有满意度考核模式,这个模式的沟通平台则更为重要。服务与被服务,有意见需要表达的平台等,这个平台需要管理者定期为双方(服务方与被服务方)或多方搭建沟通平台,让被评价者知道问题所在,从而不断改善;让评价者在平台上提出有效的问题,同时也要给被评价者说明和反驳的机会。

沟通平台是绩效考核中期、后期不可或缺的形式,通过这个平台不断完善绩效考核的模式,在内部形成良性竞争的基础上,实现双赢、多赢,使医院管理不断完善,使医院效益不断提高。

第三节　绩效考核与内部和谐

和谐是保持发展的前提,没有和谐就没有发展,管理者一定要把握这个管理的基本原则,在构建和谐环境的前提下,开展绩效考核。

在制定绩效考核指标的过程中,必须要考虑到工作性质的差别:手术与非手术、患者状态神智清晰还是不清醒等,也要考虑到工作量多寡的原因,通过能力能改变还是不能改变的数量,这样才能平衡内部绩效考核的合理性和均衡性。

在个人考核过程中,除去学科外,还要考虑个人受教育水平——学历、职称,还有任职,这些都将影响绩效数据的比较,而这些涉及一个人群的稳定,护理队伍、技师队伍,甚至管理团队也是同样。

在绩效考核中,除去完成工作的数据之外,一定要关注成本考核,但是成本考核中需要去掉被考核者努力也不能改变的数据,或者改变幅度比较小、不足以形成考核差异的项目,比如:房屋面积、电费等,因为这些指标常常是医院管理者调整的,而非科室、个人能够影响的。然而人力成本一定要进入绩效考核成本里面,因为对于医院发展和成本管理都是非常重要的数据,科室管理者必须参与,成为考核指标的目的就是希望科室管理者和护士长一定和医院管理者共同管理,才能真正地控制好成本。

绩效考核形成内部竞争机制,通过奖勤罚懒、弘扬正气、形成积极向上的氛围,从而拉动医院各项事业的发展,但是在考核过程中一定不要破坏和谐的内部环境,才能真正实现绩效考核的目的——使医院进入可持续发展的轨道。

医院内部是一个集合体,任何一个学科、科室和人的绩效,必须考虑到集体,在集体内部形成既有竞争又和谐的绩效考核体系,才是有价值的。钱不一定越多越好,合理的占比才是最好的绩效考核体系。

第四节　绩效管理与组织核心价值观

绩效管理是为实现组织目标服务的,把实现组织目标作为绩效考核的根本出发点,贯穿于整个工作过程,并不只是对业绩的考核。

核心价值观是用来引导日常决策的方向,以确保组织目标的实现。当人们有了共同的目标和核心价值观,就可以有效地朝着共同的目标前进,同时可以做好自我管理并承担起责任。可见,绩效管理与核心价值观都是用于实现组织目标的,绩效指标体系设计的合理性会影响员工的行为,如果医院管理者重视某一方面,将这方面的产出结果与绩效挂钩,就会使得员工关注考核指标。因此,绩效考核就是一种政策导向作用,直接激励员工如何去做。

组织与个体是一个互相选择、互相磨合的关系。优秀的组织会吸引优秀的员工加入;而优秀员工的加入会为组织注入新的生命力和活力。从一位员工入职开始,这个组织的文化、管理者所倡导的核心理念、周围老员工的行为处事,无不潜移默化地影响着个体的成长;从而被影响、被带动到员工内心认可、产生责任感、使自己投入到医院想做的事情中,做符合医院价值取向的事,这是医院文化培育人、塑造人的过程,也是一个受组织文化浸染、与组织文化共生的过程。

共同的核心价值观能够产生强有力的影响,目前许多组织采用文化管理,实质上就是采用基于核心价值观的管理,即利用组织的价值观来指导员工如何从事他们的工作。医院的核心价值观是医院文化最核心内容的体现,是医院最为推崇的理念。如:一个重视人本主义的医院重视员工、关注员工,其员工与员工之间的关系一定是和谐友善的,员工对患者也是"以患者为中心",为患者提供人性化、专业化的服务,树立良好的医院形象和社会口碑。如何将医院的核心价值观贯彻到每位员工并深入人心?最有效的方法就是利用绩效考核引导员工去实践、体验,不断调整自己与团队之间的差异,使自己的行为和观念更符合团队的价值取向。将医院的核心价值观、医院的管理理念落实到绩效考核的具体指标上,坚持持续的计划 – 执行 – 检查 – 行动(PDCA),推动核心价值观从员工内心引导外在行动,坚持绩效管理从制度的角度约束员工行为向组织目标接近,两者相互作用,形成良性互动。

附件 31-1　盛京医院的星级科室考评体系

在全院医疗、医技、医辅、保障和职能科室中开展星级科室评比活动,以病人为中心,建立一整套包括了对门急诊质量、病房医疗质量、护理质量、医技质量、后勤服务质量的管理,重在全面提高医疗服务质量,促进医院运行效率。该体系在医院办公室网上实行全面网络化管理,通过输入信息、系统汇总、责任反馈、整改提高,强调让医生、护士、医院管理者、病人及其家属,乃至社会共同参与到医院管理活动中来,持续地、不间断地收集患者、员工意见建议,对质量管理持续改进,成为将患者、医务人员和医院各科室运行紧密联系起来的有效载体。

1. 组织机构的建立　医院成立由职能科室负责人、医院党总支书记共同组成的星级科室评比委员会,负责星级科室评比工作的组织实施。参评科室为医院临床科室、医技科室、机关职能科室及后勤保障科室。星级科室评比委员会在医院党政领导班子直接领导下,重大事件上报领导班子解决。

2. 考核管理机制的运行　通过星级科室评比体系设置的 16 个模块,即病房医疗质量、门诊医疗质量、护士质量、公安安全管理、医保管理、物价管理、预防管理、医院感染管理、批评投诉、表扬加分、宣传报道、工作量、整改反馈、满意度调查、医德医风管理和科室管理,依据《医院星级科室评比细则》每月组织对临床各科室进行考核。实行月考核、季评比、季奖励的滚动管理方式。将临床参评科室按学科设置分组,月考核结果按累计总分各组排序,每个季度评比出各组的前 15% 为三星级科室,前 25% 为二星级科室,前 35% 为一星级科室,并与季度绩效挂钩。年末,对科研、教学等周期较长的项目增设年终一次性加分、扣分项目,对于在医疗、教学、科研或医德医风建设等方面出现重大差错的科室实行年终表彰一票否决。累计 12 个月总分在各组排名前 15% 的成为五星级科室,给予年终表彰奖励。

3. 持续质量改进,多部门协作的运行机制　星级科室评比实行月例会、月检查、月反馈、月整改、月公示制度,每月整改反馈多达 2000 余项,全部网络化管理;围绕提高医疗服务质量、医务人员工作作风、改善就医流程与环境等各方面内容在全院开展星级科室评比,依据科室工作性质,细化、量化评比标准,使评比内容达到了全方位、广覆盖,并将星级科室评比和绩效考核相结合,形成独具特色的医院管理体系。每月各相关责任科室针对缺欠和问题及时拿出整改措施,在办公网上向全院反馈,通过网上的时时动态管理,持续改进的良性循环,使医院医疗服务工作形成立体交叉体系,使医院运行管理工作得到持续健康发展。

4. 网络化星级科室评比体系　利用网络平台建立起一个快捷方便的沟通反馈平台,评比体系内的各模块从多角度反映问题,涉及参评的每个科室,同时又在各科室的共同监督之下,信息真实、公开、透明。被评部门及时查找服务缺陷,提出整改措施,提高工作质量、改善服务效能,以提高内部评价成绩和患者满意度。星级科室评比体系建立起有效的医院内部沟通和约束机制,职能科室通过解决问题加强职能部门之间及临床科室的沟通和协作,成为促进科室管理、提高医院运行管理效率的重要手段。

（郭启勇　林 巍）

第五篇

学科建设与人才培养

医院作为人才积聚的领域,学科建设和人才培养是根本,什么是人才?如何构建人才成长的环境?如何确保人才在和谐竞争的环境中成长?是每一位医院管理者要思考的首要问题。

第三十二章 学科设置与医院运行

学科建设是医院建设和持续发展的基础,是医院建设与发展的驱动力,是一项带动医院全局的基础性工作。学科建设的水平直接反映医院的整体实力、学术水平和管理水平。要实现医院可持续发展,必须建设一批高质量、有特色的优势学科,提高医院科技创新能力,增强医院核心竞争力。

第一节 学科的概念

学科,相对独立的知识体系,指人类的活动产生经验,经验的积累和消化形成认识,认识通过思考、归纳、理解、抽象而上升为知识,知识在经过运用并得到验证后进一步发展到科学层面上形成知识体系,处于不断发展和演进的知识体系根据某些共性特征进行划分而成学科[1]。学科有若干种含义。第一种含义是学术分类。指一定科学领域或一门科学的分支。如自然科学中的化学、生物学、物理学;社会科学中的法学、社会学等。学科是与知识相联系的一个学术概念,是自然科学、社会科学两大知识系统(也有自然、社会、人文之三分说)内知识子系统的集合概念,学科是分化的科学领域,是自然科学、社会科学概念的下位概念。第二种含义是指高校教学、科研等的功能单位,是对高校人才培养、教师教学、科研业务隶属范围的相对界定。学科建设中"学科"的含义侧重后者,但与第一个含义也有关联。

医学,是通过科学或技术的手段处理人体的各种疾病或病变的学科,是从解剖层面和分子遗传层面来处理人体疾病的高级科学。它是一个从预防到治疗疾病的系统学科,研究领域大方向包括基础医学、临床医学、法医学、检验医学、预防医学、保健医学、康复医学等[2]。

医院内的学科主要指临床医学范畴,一般来讲包括以下学科:

(1)内科学(含:心血管病、血液病、呼吸系统病、消化系统病、内分泌与代谢病、肾病、风湿病、传染病)。

(2)外科学(含:普外、骨外、泌尿外、胸心外、神外、整形、烧伤)。

(3)儿科学。

(4)老年医学。

(5)神经病学。

(6)精神病与精神卫生学。

(7)皮肤病与性病学。

(8)影像医学与核医学。

(9)临床检验诊断学。

(10)护理学。

(11)妇产科学。

（12）眼科学。

（13）耳鼻咽喉科学。

（14）肿瘤学。

（15）康复医学。

（16）运动医学。

（17）麻醉学。

（18）急诊医学。

（19）口腔医学。

第二节　学科设置

医院根据专业性质区分可以分为综合性医院、专科医院、教学医院、研究型医院等。按医院规模和服务对象区分，可以分为一、二、三级，每级又分甲、乙、丙三等。不同性质的医院在医疗服务、社会担当、科学研究、医学人才培养方面承担着不同的任务。

无论是医院的规模、专业性质的实现都与医院的学科设置密不可分。医学学科的划分中多习惯采用按人体系统和器官来划分的方法，这样划分出的学科呈层次结构，其根部或出发结点为医学，一级结点为基础医学、临床医学和预防医学，其终极结点为单一学科。终极结点的上一层结点，为具有密切关系的两个以上学科构成的综合性学科专业[3]。例如，在临床医学结点下，可将外科学分为普通外科、心胸外科、神经外科、泌尿外科、骨科、烧伤科等，而普通外科则又可分为胃肠外科、肝胆外科、肛肠外科等。可以说胃肠外科、肝胆外科、肛肠外科为单一学科专业的高一层次上的综合性学科专业。因而，单一学科专业与综合性学科专业的划分是相对的，它是随着医学科学技术的发展和人们对客观世界认识的不断深入而不断变化的。一般来说，在一级学科临床医学下设置内、外、妇、儿等二级学科，在二级学科下再设置呼吸内科、消化内科、心血管内科等三级学科。随着专业化发展和疾病精准诊治的需求，在三级学科下还可设置亚专业方向。集医疗、教学、科研等功能于一体的现代化大型综合性医院除了基本的医疗服务功能外，还需担当医学人才培养、科学研究等社会责任，因此在学科设置上还应满足其科研、教学功能的需求。可以通过设置教研室的方式，统一协调某一个二级或三级学科下的师资资源，完成某一个专业方向的教学需求。对于科学研究来讲，又需要对某种疾病或某种疾病的某个特殊表型进行重点研究，因此为了支持科学研究，医院在学科设置上有突出的亚专业设置，更有利于临床资源的集中和科学研究的开展。现代化大型综合性医院的学科设置需要全面协调，注重功能效应，突出优势学科，综合学科和专业学科有机结合，以最优化的设置满足医疗、教学、科研等多方面的需求。学科设置是相对的，它随着医学科学技术的发展而不断变化。

为了实现医院整体的快速发展，医院还可以通过建设学科群，开展以疾病为中心的多学科合作，建设学科交叉平台等方式促进学科共同发展。例如以围生期各个阶段疾病防控为主的围产医学学科群（包括妇科、产科、新生儿科、新生儿外科等）。以创伤治疗为主的创伤学科群（包括小儿骨科、创伤骨科、脊柱外科、手足外科等）。以神经系统疾病防治为主的神经疾病学科群（包括小儿神经内科、神经内科、神经外科等）。这类学科设置不仅便于一类疾病的多学科合作诊治模式的开展,更有利于依托学科群的优势开展临床研究以及培养医学科学人才。

第三节　学科与医院运行

医院是一个同时具有学术特征和行政特征的组织,医务人员既属于某一学科和研究领域,又属于某一行政组织。因此,医院的组织结构呈现出由学科和行政两条主线构成的矩阵结构,这种独特的组织机构使医院的管理体制和运行机制变得错综复杂。学科作为医院服务的重要载体,是医院运行的基础,学科设置、学科发展水平、学科人才储备及发展潜力与医院的运行及发展密切相关。

一、学科是医院的基本元素,是医院运行的载体

医院的临床功能单元是各个临床科室,医院的科室是根据医院的任务、环境、条件、资源、分工等因素及医院管理的要求,综合考虑而划分的,设置医院业务技术科室首先要兼顾学科专业的情况。在大型综合性医院的业务技术科室中,往往是一个科室对应一个学科,而在一个中、小型医院中,则往往可能是一个科室对应两个甚至两个以上的相关学科,学科成为了医院、科室实现其职能的基本平台,是医院运行的基本元素,医院依托学科实现管理,医务人员也依托学科救治患者,进行学术交流。合理的规划和设置学科方向,是医学发展及医院业务建设的一种趋势。

二、学科设置和分布直接影响着医院的服务对象和范围以及职能的实现

医院根据服务对象和范围一般分为专科医院和综合性医院。对于儿童医院、口腔医院、眼科医院等专科医院来讲,医院的学科主要围绕专科疾病的诊疗目的进行设置,对于综合性医院来讲,学科设置则需满足各个疾病领域的基本就医需求。根据医院的服务对象和范围合理设置学科,有利于医疗工作的开展。除了基本的医疗服务职能之外,很多大型综合性医院还兼具着医学人才培养和科学研究的职能,而这些职能的实现离不开学科设置,例如内外妇儿等二级学科的设置有利于医学本科生人才的培养;呼吸内科学、心血管内科学、普通外科学等三级学科的设置对于医学专业人才的培养又至关重要。

三、学科水平决定医院的水平和定位

学科特色及水平不仅是一所医院的医疗特色所在,也是一所医院的生命所在。一所医院,如果有一个或几个独具特色的学科,这所医院就能在一定区域产生影响,就能在医疗市场竞争上立足。只有高水平的学科,才可能聚集一批高水平的教授,建设高水平的基地,形成浓厚的学术氛围。只有高水平的学科,社会才能对其产生认同感、信任感。由此可见,没有一流的学科,不可能建成一流的医院。

四、学科人才储备和发展潜力是医院发展的决定因素

医院的发展离不开优秀的医学人才,包括学术带头人、中青年人才等,人才是医院发展

的关键因素,高素质的人才队伍是医院发展的基础,而人才的培养离不开一流的学科发展水平。医院的重要特点是事业单位与学科组成的矩阵结构。一方面,医学人才在医院的科室中活动;另一方面,他们又活跃在与国内、国际密切相联系的学科领域。医学人才与医院、社会的联系主要通过学科。

医学是不断发展的,人类的需求也在不断变化,医院及学科唯有不断调整学科结构,提高学科水平,催生新的学科生长点,才能适应社会变化和医学发展的需求。学科的发展是一个动态的过程,布点开始,研究方向从一个到多个,然后形成独立学科,进一步变成成熟学科。一个学科如果没有发展潜力,就不可能走向成熟,相反,可能在长期的停滞中逐渐走向衰亡。学科的发展潜力决定着医院是否能够不断发展壮大,如果一个医院的主体学科的发展潜力缺乏,而又没有及时地调整发展策略,则医院必将在日益激烈的竞争中面临淘汰。

第四节　学科发展

学科发展和建设既受内动力作用,又受外力作用。内动力指学科逻辑地自主发展的规律,外力主要指社会需求。学科发展既要顺应医学不断进步的自然规律,也要满足社会需求,并符合国家、各级管理部门的政策导向。同时,学科发展与建设是医院品牌、声誉、地位的基石,是医院管理、质量、业务的抓手,也是各级管理部门制定行业发展规划的依据。学科的发展不仅包括提高学科质量和水平,也包括增加和构建新的学科,还包括改造、调整甚至取消一些无社会需要或无生命力的学科,最终使整个医院的学科形成一个优化的生态系统。

医院学科发展首先要坚持"有所为,有所不为"的重点发展原则。每个医院的学科发展都存在优势学科与相对弱势学科并存的现象。辩证唯物主义认为,均衡发展只能使事物保持渐进态势,不可能获得大的突破;非均衡发展才能使事物发生质的飞跃,取得事半功倍的效果。任何一所医院其资源无疑是有限的,如果医院在分配资源方面对所有的学科一视同仁,齐头并进地搞学科建设,势必造成资源配置分散,无法促进学科建设发生质的突破。为此,学科建设应该突出重点,对医院重点学科、重点方向、重点带头人、重点基地等给予优先建设和倾斜投入。

在学科发展规划中,分清主次,突出重点,实施非均衡发展战略是十分必要的。任何一所医院不可能在每个知识领域都拥有最好的资源,居于领先水平。一所医院要成为一流医院,最好先在一两个学科领域取得突破,达到一流水平,然后再带动其他学科的整体水平。事实上,世界各大医疗机构无一例外都是因为在某个或几个学科上处于世界领头地位,而并非所有学科都是一流。因此,在学科建设中,每一医院都有必要明确自己的建设重点,通过若干重点学科的建设带动整个医院学科水平的提高。尤其是在经费投入有限的情况下,医院学科发展更要坚持"有所为,有所不为"的原则,分清先后,按轻重缓急决定投资比重[3]。假如资金分散使用,面面俱到,只能导致资金利用率及效率不高,哪个学科也发展不好,哪一个方向也建设不好。医院应该把有限的资金投入到研究方向明确、优势特色突出、学科梯队整齐、结构合理、教学和科研水平较高、基础条件较好的学科。

诚然,实施学科重点发展战略,并不意味着可以置其他学科于不顾,医院的学科建设还必须积极发展多学科群。从生态学的角度看,如果一所学校的学科结构布局不合理,仅有少数几个重点学科,不仅不能形成高水平的整体办学实力,而且这些重点学科本身的发展也会受到其他学科发展水平的钳制。况且,重点学科建设的目的绝不限于重点学科本身,还在于它的示范、辐射作用,在于它带动一般学科和新兴学科的发展。因此,医院应该按照"区分层次、分步发展、突出重点、整体推进"的原则对学科进行规划与建设,通过重点学科的建设,最终带动全校整体学科水平的提高。

其次,学科发展要坚持突出特色的原则。学科特色是学科发展和建设的根本所在。虽然医院的学科都是根据国家的学科目录进行设置的,但是不同医院的同名学科一般都具有不同的特色。一所医院,如果有一个或几个独具特色的学科,这所医院就能在一定区域产生影响,就能在医疗市场竞争上立足。医院的学科建设要注重培育自己的特色学科,竭力形成学科特色。这种特色可以是在某一些领域,也可以是某一些方面,甚至还可以是在某一点上。

再者,学科发展还要秉承系统性原则,学科建设是一项涉及医院多个部门的工作,包括医疗、教学、科研、人才、方向、学术交流、基本条件等多个要素,这决定了学科建设的复杂性。因此,医院必须将学科发展与建设看做一项系统工程,协调好各个相关职能部门之间的关系,尽可能减少冲突,形成一致的合力。从学科建设的要素来看,必须将医院的学科建设放在一个完整、综合的系统中来开展,综合考虑系统中相互联系、相互依存和相互作用的要素,根据系统的整体性、相关性和有序性来发展相应的学科。同时,各级管理部门在制定区域政策与发展规划中,也充分考虑整个区域学科发展的系统性原则,保证区域行业的整体协调发展。

(李　慧　郭启勇)

参 考 文 献

1. 林海音,郑明进. 学科分类与代码. 北京:中国标准出版社,2009.
2. 王康宁. 加深对临床医学的了解志向于医学事业. 医药卫生:文摘版,2016,10:00214-00214.
3. 易利华,唐维新. 医院科室管理学. 北京:人民卫生出版社,2009.

第三十三章 人才与医院

人才是任何一个行业的核心,医院更是这样。医院的人才是由医生、护士、技师、后勤和管理人员组成,人才需求不论从质量还是数量都远远超过其他行业。作为医院管理者,不仅要认识人才的重要性,更要理解和认识人才的真正内涵,最重要的是把握如何培养和使用好人才。

第一节 人 才 观

什么是人才?这正是人才观的核心。天生我才必有用,其实说的就是人才观。任何人都可以成为人才,关键是是否被放在能够发挥自己才能的位置上。岗位人才是企业、医院最主要的人才,即适应该岗位,能圆满完成该岗位工作,并且能够创造性地完成该岗位工作的人,就是这个岗位的人才。比如,不会做手术的外科医生,即或有博士学位、教授职称,在外科的工作岗位上也不能叫人才;反之在能够依法执业的基础上,不论从数量还是质量上考核都能够圆满胜任手术岗位的工作,不论是大专、本科、硕士还是博士学历,都是人才。

我们常常把学位、职称、课题、文章作为评价人才的标准,但这些标准不应该是唯一的,它只是偏重于科学研究能力的评价标准,是医院人才评价标准的一部分,不能作为所有人才的通用标准。比如:护士岗位,输液操作、护理操作做得好,就是好护士,急救抢救操作熟练到位就是好护士,好护士就是人才。技师也是一样。作为医生,第一职责是看病,其次才是教学和科学研究,所以医生的评价标准首先应该是临床诊治水平,临床工作完成得好,才是人才;当然如何评价临床工作做得好,这是难题,准确、客观的评价手段是最为重要的,现在可以依靠信息化依靠大数据实现这样一个评价目标。

后勤、基建、机关岗位人才则是需要强调岗位胜任能力。比如,一名后勤的水暖工能够迅速解决漏水问题就是人才;一名基建人员能够把握好现场施工质量和速度就是人才;一名机关职员,即或是只接电话,能够反映机关的工作态度,圆满完成各项任务,并且得到服务对象的表扬和认可就是人才。

对于人才的认识是最重要的,因为只有认识人才,才能培养人才和引进人才,才能制定针对人才的相关政策,使人才发挥更大的作用,为组织所用,为组织创造最大价值。

从另一个角度看,不能或者绝不能仅仅把博士、杰青、长江学者乃至院士当人才,更重要的是抓住人才的普遍性、通用性和价值性,才能正确地发现人才。当然杰青、长江学者和院士是科技人才、关键人才和品牌人才,但绝不是唯一人才。

第二节　医院人才与医疗人才

医院人才指的是医院层面的人才。这一部分人才需求,根据医院的情况、层次不同是有所不同的;医院人才是给医院提高层次、创造品牌、带来影响的一部分人才,或者叫高端人才。大学附属医院的医院人才目标可以定位在院士、长江学者、杰青等高层次人才。但是普通医院,尤其是二级医院要定位明确,不一定要引进这样的高层次人才,否则引进了人才,人才烦恼、医院烦恼、群众烦恼,造成内部不稳定,得不偿失。所以明确而实事求是的医院人才定位是医院管理者应该认真思考的,绝不能人云亦云,盲目追求高端人才,追求对自己医院用途不大或者说没有用的人才,仅仅是为了牌子,就是错误的认识。

医院的主业是医疗,所以人才观应该由医疗入手开始思考。首先是各个临床专业的人才配备,包括护士和技师;其次是支撑部门(医疗技术部门)的医生、技师;第三是后勤专业人才,最后,但也是最重要的是医院的管理人才。

各个临床专业人才配备,首先需要分析医院的定位,其中包括医院的各种属性:综合医院还是专科医院、三级医院还是二级医院、医院位于二线以上城市还是三四线城市,疾病以急重病为主还是慢性病为主,本地区的常见病、多发病是什么等。充分考虑这些因素才能完成临床专业人才的合理配备。

支撑部门人才配备,则要考虑临床专业设置,比如手术科室为主则要多配备影像检查和病理医生和技师;内科为主的话,则要多配备检验科技术人员等;不论内科为主还是外科为主,超声科都是对人才配备数量和质量要求较高的学科。支撑部门人才合理配备对医院非常重要,因为支撑部门是为全院所有专业服务的,支撑部门的强弱可以直接影响临床专业的运行和发展。

后勤工作常常被忽视,其实后勤对医疗运行同样非常重要。因为后勤是医院运行成本的主要形成部门,当然也就是控制医院成本的主要部门。而后勤运行的核心是后勤管理人员,要改变后勤工人的思维,树立后勤管理思维,配置专业人员才能实现管理目的,实现在确保运行的基础上最大限度地降低成本。

管理人才,即管理干部,在公立医院里常常受管理岗位职级、职数限制,须通过考核由上级任命,尤其是医院院级管理干部,影响因素会很多,但是我们一定要清楚地知道管理人才是医院运行和发展的根本保障。如何定位医院管理,如何定位管理人才的来源是最为重要的。目前管理人才的来源无外乎两种途径,来自于临床专业或来自于管理专业——MBA毕业人才。在中国和大多数国家的医院,尤其是公立医院,医院院长和主要管理者仍然主要来源于临床医生。

第三节　人才培养与引进

人才培养与人才引进是两种不同思维的人才观。培养人才需要较长时间和投入,但是这些人才的归宿感和忠诚度较高,当然也不排除被别人作为人才挖走;而引进人才短平快且总体成本节省,但是可能带来水土不服、忠诚度不高,有奶便是娘的现象常见,是机遇和风险并存的做法。

如何培养人才是管理中的难点,人才培养方式也很多,如:创造环境自我成长、派出去学习进修、在职学位培养、提拔为主任培养等。培养的模式和方法很多,也要根据人才需求、专业成长需求和医院整体情况来决定。

人才引进则更要综合考虑。引进国家级一流人才,还是省内、市内、区域内人才,还是某一方面的专业人才,都是人才引进,但差别巨大。人才引进首先要明确目的,为了更多的病人引进人才的话,引进区域内人才是最好的选择,为了医院上档次做品牌,则引进国家级人才是最好的选择。人才引进同时要考虑引进科室的需求和人员的状况,绝不能造成引进了人才压死了自己培养的人才的情况,也不能出现引进一位专家扰乱了一个科室甚至一个医院的结果。

一所成熟的医院一定要以自我培养人才为主、人才引进为辅的原则来培养和引进人才。如果是一所新医院,人员构建都是来自四面八方,则可以自由度比较大的引进人才。关键是一定要知道:人才不是越多越好,最好的团队像只手,各个手指形态不同功能不同,有带头人、有跟着干的人才能形成团队。引进人才的目的是打造团队,首先需要考虑打造能够解决临床问题的团队。当医院发展了,需要品牌建设和更大的影响了,则需要引进科学研究型人才。作为医院来讲,即或是科学研究型人才也应该引进临床科学研究型人才,而不是基础科学研究型人才,这样才能真正促进医院发展,而不是为了研究而研究。

第四节　人才考核与激励

人才考核是人才培养和人才引进不可缺少的重要环节,培养的人才是否有价值,引进的人才是否有真才实学,必须通过有效的考核机制来完成评价。针对各类人才应建立与之相适应的考核办法,才能实现考核目的。

临床人才考核似乎简单,只需要分析医疗工作的质和量就可以,其实不然。在基本工作量的基础上,一定要体现创新、体现团队作用、体现专业间的合作、体现担当和引领作用。因为我们培养和引进的临床型人才一定是病房和科室的主任、副主任岗位,这些是最基本的考核指标。长远指标要看科室人才梯队建设、人才培养方案和效果、专业在区域内、国内地位等中长期发展指标。

支撑部门人才考核比临床科室人才考核更复杂,因为专业内容差别比较大,要分别设置不同的考核指标。有些指标使用简单数据就可以,比如工作量和临床满意度,新技术应用应作为支撑部门人才另外一个重要的考核指标。当然中长期发展考核指标和临床人才考核相同。

科研人才考核指标常常主要包括研究课题数量和质量、发表文章尤其是 SCI 文章的数量和质量及科研成果与奖励的数量和质量等。另外,不要忘记科研人才的研究方向的凝练、研究与临床的关系密切程度、研究成果转化等医疗研究的特殊性,也要加以考核和引导。同时,不要忘记科研团队建设和研究人才梯队建设也应列为重要考核内容。

后勤人才不应像临床、支撑和科研人才一样考核,主要应该关注业务掌握和工作担当的考核上,尤其是自己培养的人才,要更加注重实践和实践中的能力提高;引进人才则要更加注重责任担当的考核。

管理人才考核和后勤人才有些相似,只是在考核业务掌握和担当的基础上,还要关注如何能够保持和被管理部门,或者称作服务部门之间的协调与和谐,岗位轮转的适应和学习能力等等。引进人才同样要关注担当,同时考核其与周围人、周围科室、服务部门的协调能力及和谐程度等。尤其是担任管理干部的各系列人才采用360度考核等全方位评价是非常有效的。

同时,自我培养人才和引进人才的同等对待是非常重要的,一定不能因为引进的人才而损害自己培养人才的感受和待遇,同时也要保证引进人才和自我培养人才的相同环境,才能够形成协调发展的格局。

第五节　人才竞争与和谐发展

只要有两个及以上相同工作、相同岗位的人就会有竞争,人才的发展、学科的发展、医院的发展也要在竞争的氛围中才能实现,所以良好的竞争氛围,是优秀人才成长环境的重要一环。

竞争促进发展是众所周知的。如何构建竞争的环境是管理者必须要思考的,尤其是如何在和谐环境下构筑竞争环境,实现互相竞争,又互相促进的环境才是最重要的。

首先,一定要明确竞争的目的是什么。竞争的目的是互相促进和激励并更高效实现目标,而不是两个和尚担水吃,三个和尚没水吃。最简单的做法是划小管理单元,让人才有发挥主观能动性的空间,让管理者能够明确考核范围和责任。比如在一个病房里,可以专门划出来一个治疗组,进行单独考核,如果有空间的话,还可以将一个病房拆分成两个病房或病区,进行单独管理、单独考核。即或是单纯的科学研究也可以实行PI(责任人)管理制度,形成独立的科研团队,实现独立管理、独立考核的目的。当然这样单独设置的管理单元,要符合医院的一体化管理的思维和理念,按照标准分别管理,而不能因人设机构、因人设病房。

其次,适当使用保护式管理与考核。这种情况常常是自主培养的人才或者引进的人才还没有担任正职,而在副职或者被管理的岗位上,这个时候要单独设置名称,给予特殊政策,再根据给予的政策,进行考核。当然这个考核是针对个人的,比如制定手术目标(如果是按照技术培养和引进的人才)、获得的课题数量、发表文章的数量和质量等相关指标进行考核。指标制定一定要有时间长度,如果是引进人才应该以三年为期,而不是一年就要出成绩,即或是自主培养的人才,也不应急功近利的考核,一定要有时间长度,才能既给人才压力,同时也能使这些压力成为人才成长的动力。

第三,整体使用比较式考核模式,即把人才的考核标准制定在同类人员的基本标准之上50% 左右,这样不论是自己培养的人才还是引进的人才,都容易制定标准,但是前提是已经有成才的榜样。比较式考核标准常常是对于青年人才的培养目标,是对引进人才的基本要求,否则很难实现内部的平衡和稳定。

竞争与和谐,看似矛盾,其实不然。在一个医院、一个科室,只要是一个限定的范围,如果不能保证和谐的竞争,势必造成内部的混乱、排除异己,甚至带来人才流失、科室实力下降,所以如何在竞争中保持和谐是一个课题。

首先,人才的成长环境必须公平。给每一位员工提供相同的工作、学习、成长的平台,这样自我成长起来的人才,才不会被嫉妒和恨,而是被羡慕,因为是在相同平台上成长起来的。而对于引进人才的考核指标一定要比自己提供的平台上的人才高,才能服众。

其次,公开考核指标。公平竞争人才岗位也是一个重要做法,内部人才能公平获得培养和发展机会,人才培养的特殊政策和支持才能获得大家的认可。同样对于引进人才的业绩公开也是必要的,一则给引进人才压力,二则也是让大家认识引进人才的价值,三则带来更好的促进作用。

第三,注重宣传人才的价值和他们的特殊贡献。让周围人、同事、同行乃至他们的竞争者知道他们的价值,这对于互相帮助与支持是非常重要的。

第四,要教育人才、教育杰出贡献者。思想上要认识到对于集体你不是唯一的,而集体对于你却是独一无二的,这样才能摆正位置,获得群众和竞争者的支持和认可。

(郭启勇　路振宇　廖　伟)

第六篇

后勤管理

　　医院后勤是医院运行的重要保障部门,医院的正常运转不仅是医疗正常进行,机关正常运转,还有安全的后勤运行。实际上,医疗运行和医院管理都和医院后勤的保障密切相关,建筑是否没有损伤,机电设备是否正常运转,保洁服务是否到位等等都涉及医院的运行是否顺畅,提升后勤管理水平以适应现代医院发展需求。

第三十四章 后勤服务保障与管理

　　所谓兵马未动粮草先行,一所医院没有良好的后勤服务保障就不可能顺畅运行,后勤保障是支撑医护人员的生活、工作必需的条件,同时也是医疗流程顺畅运行的前提。后勤服务保障安全、质量、效率、成本影响并制约着医院运行和发展。后勤成本是医院运行成本中的重要部分,也是不可或缺且不能持续减少的成本,医院管理者应该有保持一定比例后勤成本支出的思维,才能保证良好的后勤服务,从而保障医院的正常运行。做好医院后勤服务保障与管理工作,首先要做好服务,在服务过程中强化管理,服务过程中要注重服务保障安全、服务保障质量、服务保障效率。在服务保障与管理工作中,要坚持两手抓两手都要硬,要把服务与管理工作有机结合在一起,服务过程要讲安全、要讲质量、要讲效率、要讲成本;管理要讲精细化、专业化、规范化、标准化、科学化、信息化、人性化。总之,后勤服务保障与管理工作是医院管理工作的重要组成部分,是医院医疗、教学、科研等项工作的重要支持系统和保障系统。后勤保障质量与保障安全已成为医疗基础质量的基本元素。强化并提高后勤服务与管理、全面提升服务保障过程中的安全、合理地降低医院运行成本应该是医院后勤人义不容辞的责任和义务。作为医院管理者特别是后勤管理人员,要想做好医院后勤服务保障与管理工作,首先要清醒地认识到当前医改对医院产生的影响(对医院运行过程中成本费用的影响),同时也要掌握医、教、研等项工作对后勤服务保障工作的需求程度,还要了解病人和医务人员在诊断、治疗、康复过程中和医务人员在工作过程中的需求变化暨医学模式的发展及变化对医院服务保障工作的客观要求。

第一节　后勤服务保障的范围及其内容

　　医院后勤服务保障内容广、范围多,可以说除了医院核心业务医疗、教学、科研工作以外,非核心工作绝大部分工作均属后勤保障范围,每个医院的后勤保障工作的范围和内容虽有所不同,但是大致分成以下六大项。

一、能源供应(水、电、气等)的平稳运行保障及其成本控制

　　为医院医、教、研提供水、电、气等能源运行保障,注重水、电、气能源运行成本的管理。

　　能源供应可以说是医院平稳运行的决定因素之一,一切的医、教、研行为都需要水电气等能源供给的保障,能源供应出问题会直接造成医院运行的延滞、停顿甚至瘫痪。能源消耗的支出也是医院运行支出的主要构成之一,是医院后勤支出比重最大的一项,而且能耗支出的费用是一笔无法持续下降的费用,但是可以通过技术手段和管理手段减低比例,使能源结构更为合理,在费用降低的同时减少对环境的污染。因此医院能耗的管理是后勤工作最重要的内容之一,是后勤工作的重中之重,也是后勤工作中可以挖掘潜力最大的部分。

二、建筑房产及机电设备运行维护与保养管理

它包括:电力系统、热力系统、空调及通风系统、给排水系统、电梯系统、医用气体系统、物流系统等的维护保养与房屋的修缮和改造管理。医院的建筑及配套设施是承载医院运行、能源供应及消耗、开展医教研工作的硬件平台。通过定期维护、检查、保养,保持各支撑系统的安全高效运行,也是后勤日常工作的主要内容。另外各系统的突发故障处理、应急事故的处理、系统的跑冒滴漏处理等也是后勤主要需解决的问题。医院建筑是大家公认的最为复杂的公共建筑之一,建筑及配套设施繁杂,绝对数量大,系统节点多,专业化程度高,这也给后勤服务保障提出了严格的要求,是医院后勤工作需要持续完善和提高的原动力。

三、财产及物资保障管理

它包括固定资产的保值与增值管理,后勤保障类、维修用的材料及家具等物资的管理,房产与土地的使用管理及建筑物、构筑物资料的管理。医院建筑、配套的运行设备设施、家具物资等都是医院的固定资产,资产随着时间的推移会折损、流失,减值,那如何能够延长建筑和设施的使用寿命,使医院资产价值保值,把必需折损减少到最低程度,减少不必要的损失和浪费,同时通过资产的维护、盘活、再利用使资产增值,是后勤工作的责任和义务。

四、基本建设及维修改造工程的管理

它包括医院基本建设的前期策划准备及各种手续的办理,参与工程设计与招标、施工组织、竣工验收与结算管理,基建投资及建设成本的控制、技术档案管理等。医院的基本建设不是医院的必需支出,但是为了医院持续发展,更新、扩大医院建筑、新建楼房是医院发展的重要手段,进入21世纪以来,我国医院迎来了快速发展的机遇,很多医院开启了改扩、新建的大幕,工程建设又是一项专业化、系统化的复杂工作,需要医院后勤投入巨大的精力。另外,即使不进行大规模的基本建设,医院的发展需要,也要常常进行一些建筑局部改造、设备大修、重新装修、科室调整等工作,这也是医院后勤需要参与的一项重要工作。

五、第三方服务单位管理

它包括第三方服务保障全过程的管理(后勤服务外包项目的服务安全、质量、效率监管、外包服务成本的测算、服务外包风险的管理)、物资供应的管理、职工及病人餐饮服务供应管理、汽车运输服务的管理、室内、外环境卫生管理。随着医疗模式的发展,社会专业化分工的形成及医院自身发展的需要,越来越多的社会专业化服务单位参与到医院后勤运行维护等工作中,部分医院还尝试把医院后勤服务功能完全剥离,由社会化服务单位完全承担。后勤职能及工作重心由"以做为主"逐步转变为"以管为主"的职能变化,后勤的管理工作需要强化,直接服务功能弱化,后勤主要工作变为对社会化服务单位的监督、考核和评价反馈。这种新形式的发展、新模式的出现需要医院后勤快速的适应。

六、安全保障管理

它包括消防系统设施、设备的维护及防火、防盗、防破坏的管理;病人及家属、职工人身、

财产的安全管理;安全生产管理;危险品管理;停车场管理等。安全保障是医院运行安全的重要支撑,是后勤工作必须保证的底线。人们逐渐认识到,后勤服务保障中的安全保障是医院运行安全的基础和前提,是后勤工作的核心工作。安全保障要提升到医院战略的高度,需要上到医院管理者下到普通员工全员都参与和支持。安全保障不能狭义地理解为"防火防盗防医托",它应该是医院整体安全的保障,是涉及人身、财产、文化、精神的全方位的安全保障和管理,而后勤作为一个重要的参与部门更侧重于建筑安全、设备设施安全、医疗环境安全、医患人身安全等保障工作。

第二节　后勤服务保障在医院运行中的作用及重要性

作为医院后勤管理者应当明确,医院的运行安全不单单是医疗诊治行为的安全,更是医疗安全运行、科教研安全运行、支撑保障安全运行等的整体安全运行。这种安全应该是从病人踏入医院大门到离开医院大门的全过程安全,这种安全包括病人的诊断、治疗、用药、用血等,还应包括医院建筑设施、设备安全、人身安全、财产安全、消防安全、用餐安全、水能源安全、机电设备运行安全等。保障病人安全不仅仅是医务工作者的责任,后勤人员应承载着更多安全责任,在安全第一的原则下,监管保障质量的责任,在监管服务保障的安全和质量的过程中还要注重其服务效率的责任,保障其提供的服务是优质、高效、低耗,提供人性化的服务,这理应成为后勤义不容辞的责任。同时,作为一名医院后勤管理者,认识和理解后勤服务保障所从事的工作,不能单从后勤服务视角审视后勤工作,后勤服务意识和管理理念要适应并满足医学模式不断发展的需要,必须更多地从安全和医学整体环境下多纬度地看待后勤服务保障工作,后勤服务保障工作承载医院总体上的运行安全,可以负责地说,后勤保障质量是医疗基础质量的基本元素,后勤保障工作中的安全,是医疗安全的前提和基础。这就要求医院后勤管理者必须牢固树立安全第一的意识、必须充分理解并学习掌握后勤工作的特点,明确认识后勤保障的技术性、专业性、连续性、社会性。医院后勤是医院运行与发展不可缺少的重要支持保障系统。

一、能源供应安全是医院安全运行的命脉所在

后勤保障为医院的运行提供安全不间断的水、电、气保障,这种保障是医院正常运行的前提和基础,这种基础保障对医疗安全是至关重要的,可以理解为后勤保障质量与保障安全直接影响医疗质量与医疗安全,后勤保障质量与保障安全是医疗基础质量的基本元素。作为一所现代化医院,后勤水、电、气等能源保障供应是医院不可缺少的重要环节之一,承载着医院安全和正常运行的使命。

二、建筑房产维修、改造及机电设备运行维护与保养管理是后勤服务保障与管理工作的重要组成部分

机电设备的每一个系统都承载着全院运行安全和运行保障的重任,每一个系统都好像

是人体中的某一脏器或器官,一旦某一系统损坏,就会使全院运行受到严重的影响,甚至造成全院运行的瘫痪。

比如,变电所是供电系统的核心部位,如果这一核心部位出现严重故障,就会导致全院的各项工作被迫停止;供热或制冷系统出现故障,就会导致它所负责供应区域环境质量的下降,严重影响医疗工作的正常进行;电梯系统的大面积故障,就会造成人流、物流的混乱,影响医院的运行;给排水系统故障,就会影响病人及职工的正常生活,甚至造成营养中心及消毒供应中心的停运;供气及负压吸引系统大面积故障或停运,就会造成手术部、ICU等医疗工作无法正常开展,甚至危及病人的生命。总之,机电设备各系统的运行状态影响并决定着医院运行状态,它也是医院运行过程中的重要支持和保障系统。房产及固定资产类的(医用车、床、家里、门、窗)水电气维修改造也是医院运行中常出现的问题,这类问题能否及时处理并解决直接影响整体保障质量,所以说,房产维修、改造及机电设备的维护与维保工作在医院运行中所起到的作用渗透医疗工作的每一环节和过程。患者的诊断、治疗与康复离不开医护人员,同时也离不开在为医疗服务过程中的水、电、气、冷、暖、衣、粮、住、行、用等方面的服务和物资保障。

三、财产及物资保障管理

医院的财产和资产管理是医院管理工作中的重要组成部分,作为后勤来讲它承担医院总支出的近 1/4,同时又承担着对支出部分的使用管理和资产管理的职能,作为一名管理者在对财产和物资管理中首先要从医院战略管理角度出发,用战略成本的视角审视医院的财产及物资管理,在这一过程中要把成本管理的思维和理念融入到服务与管理工作中,决不能只讲服务不讲成本,更不能把管理工作与成本控制对立起来。大型固定资产的投入(改、扩、新建项目)与医院运行中的水、电、气、能源成本控制是后勤财产及物资保障工作中的重点,后勤的财产和物资管理及成本控制是医院后勤服务保障工作的重要组成部分,对医院总体运行起到保值、增值的作用。

四、基本建设和维修改造的管理

一般来讲医院最大的投入就是基本建设及大中型维修改造的投入,基本建设投入事关医院的生存和发展,影响医院的经济效益、社会效益和医院学科建设和发展。因此医院的改扩新建不论是前期的策划准备、规划设计、招投标、施工全过程管理等都会对医院的运行产生重要影响。因为基建及改造的复杂性,投入的巨大性,以及需要大量社会人员和组织的临时参与,造成后勤工作的复杂性及巨大的风险隐患,是医院管理者和后勤管理者必须引起重视的工作。

五、后勤服务社会化的影响

现代医院后勤保障已经突破了传统意义的后勤保障,"医院办后勤、医院办社会"已成为历史,引进社会专业公司参与医院后勤服务保障工作将是医院后勤服务保障工作的主流。构建一个与社会化服务保障模式相适应的管理团队,组建一个具有较高文化素质和懂技术、会管理的专业化团队,是医院管理者迫切需要解决的问题。医院后勤服务与管理的标准化、规范化、专业化、科学化、精细化是医院后勤管理所面临的首要问题和后勤发展必然趋势。

做好医院服务外包中的风险控制暨外包企业的选择、质量标准的制定和监管、服务成本的控制等直接关系着后勤服务质量的高低。

后勤服务保障为医院医、教、研各项工作提供最基础的服务，为患者诊断治疗、康复提供人性化的必要条件，为医护人员工作、生活提供有力保障，为医院可持续发展提供优质、高效、安全、低耗的服务保障。在服务保障与管理工作中要遵循"把问题留给自己，把时间留给医护人员，让医护人员有更多的时间为病人服务"的指导思想和原则，后勤服务保障工作应该以此为准则开展各项工作。要想做好服务保障工作必须要充分理解并认识到，运用信息化手段加强对后勤保障机电设备的运行安全监控，强化并实施后勤服务保障工作中的安全技术管理、安全服务管理，确保运行安全是后勤服务保障工作的基础和前提。加强运行中的能源管理，达到安全运行、节能高效，强化医院运行中的后勤成本控制，引领医院建筑的规划、设计、施工、运行向绿色医院迈进是医院管理者必须认真思考的问题。

第三节　后勤服务保障应关注的主要问题

医院后勤保障工作肩负着极其重要的职责，作为一名医院后勤管理者首先要有一种责任感、使命感和紧迫感，要充分了解在后勤保障总体工作中，其核心工作是什么、基础工作是什么、重点关注是什么。

后勤保障工作中安全与质量是医院后勤保障工作的核心；做好机电设备运行与维护及日常零星维修是后勤保障工作的基础；制定科学、系统、专业的外包服务质量标准并实施有效的考核与监督机制是全面提升服务保障质量安全的、最有效方法和手段；做好改扩新建项目的评价，从改扩新建项目的规划、设计和项目可行性研究工作为切入点，实施战略成本管理，把成本控制与管理前移是降低医院项目投资和降低后勤运行成本最有效方法和手段；强化节能降耗、降低后勤运行成本是当前和今后工作中的重要组成部分。

做好后勤服务保障与管理工作，首先要关注以下几个方面：保障人员素质和能力的管理；保障运行质量的管理；保障过程的服务管理；保障过程的成本管理；保障全程中的安全管理。

一、人员素质和能力的管理

先管人、后管事，再让人管事；让每一个人都想事、做事，让专业的人做专业的事；让每一件事都有人管，让专业的事由专业的人管，这是后勤人员管理的基本思路。在后勤保障工作实践中，首先强化对人的管理，根据人的能力、水平、素质来分配工作，同时通过培训、锻炼、再学习来提高人员素质和能力。有一些办法，这里介绍给大家，以资借鉴。

1. 因历史遗留问题，现有医院后勤仍有一部分老同志、老职工（大部分是院内有正式事业编制的职工），这一部分人中大部分文化水平不高。在后勤工作的实践中首先让文化水平不高，年龄偏大的人员充实到运行班组，负责对运行设备的值守看护和一少部分维修工作。

2. 选择有一定实践经验同时又有一定责任心的正式职工担任运行班组的班长，负责日常运行和简单维修工作。

3. 从社会或大学毕业生中招聘既有一定理论基础又有一定实践经验的技术人员和管理人员充实到管理岗位,所招人员的专业均为后勤对口的专业,如土木工程专业、给排水专业、污水净化专业、采暖通风专业、电气自动化专业、能源热动力专业、机械制造专业等,让他们从事技术及管理岗位,分别担任某一系统的主管,负责该系统的服务与管理工作,逐步带动和提升后勤人员的整体素质。

4. 选择具有较强沟通协调能力、有团队精神、掌握一定专业技术的人员充实到核心管理层,综合协调、解决并处理日常服务保障过程的维修项目,主要职责是强化后勤与临床一线沟通与协调服务。

5. 选择责任心强、懂技术、会沟通的人员负责对第三方服务保障工作进行全方位的监督、指导、服务、协调。

合适的人放在合适的岗位上就是人才,在医院后勤工作分配和实施中,这一点得到充分体现。

二、保障运行质量管理

在管理好人、用好人的基础上,应重点看人如何管理好事上,在管理中是否按流程做事、是否按标准管事(针对不同的岗位制定服务流程、管理流程、质量标准、相关规章制度及预案)。

运行服务保障是后勤整体服务保障与管理工作的重中之重,在运行服务保障工作中,应该强化对后勤保障工作中的各系统机电运行设备的管理,特别是机电运行设备的安全技术保障和安全服务管理;加强后勤保障运行设备质量的监管、安全机制的建设,完备后勤保障运行设备应急管理措施及事故处置预案,并实施医院后勤保障运行设备的科学化、标准化、规范化管理;进一步加强运行设备引进的可行性调研,对运行设备进行技术评估和效益评估,充分考虑运行设备的先进性、稳定性、安全性、经济性和系统的开放性;还应该加强对运行设备使用人员、维保人员、管理人员的岗前培训,使之读懂并了解运行设备的结构、性能、安全基础知识,掌握日常维护常识;加强运行设备的维护保养,纠正重使用、轻维修保养,注重运行设备的预防维保,做好设备使用和维保记录;加强运行设备的档案管理及设备的计量管理和认证,定期对计量设备进行检测和认定;建立健全以运行设备使用、维保、管理为核心的管理规则,对大型重要运行设备要专人管理,实施设备使用、管理违规追究制。

在运行设备管理过程中,寻求预防对策,还应该注重与主管部门及第三方机构的沟通和交流及第三方的监督。比如主动请安全监督部门检查、指导医院锅炉、压力容器、电梯设备的维保、安全工作;请供电部门检查、指导高低压设备运行和线路供电安全工作;请生产或销售企业单位参与维修、检查后勤保障系统设备的维保工作;请公安、消防部门检查、指导"三防"工作和普及消防知识等等。加强后勤运行保障系统设备质量与安全管理,重点是安全技术保障、安全服务管理和安全管理机制建设。

三、强化运行服务管理

强化服务管理,既要看服务过程又要看服务结果。医院后勤服务保障工作是一项很烦琐的工作,医院作为一个特殊的场所,后勤服务保障工作在服务过程中,一要看服务的安全性,二要看服务质量,三要看服务效率,四要看成本,五要看对医疗工作的影响,六要看对病人诊断治疗及心理、行为、生理和对医务人员的工作影响,所有这些都要在服务过程中考虑到。

在强化服务管理过程中,重点在于对服务质量标准的制定和修改,如在对第三方服务保障过程中的每一项服务工作标准都认真审核并修订,明确服务标准和服务质量考核标准,并把服务标准和服务考核标准作为招投标文件的重要内容及作为服务合同的重要组成部分。在对物业服务监管过程中,在室内、外保洁服务,导诊、导乘服务,物流配送,布草洗涤,膳食供应,安保秩序维护,房产及固定资产及空调、电梯等机电设备维护与维修等服务项目上实行全过程的服务监管,这种全过程的监督,不仅体现在质量上还体现在医院作为特殊环境的感染的防控上、服务流程上、病人及医护人员满意度上、服务时效上、成本控制上,特别是零星维修工作中,把维修质量、维修完成时间,被维修人员对物业维修人员满意度等都列为服务过程的考核内容。同时在服务保障过程中,坚持走出去、请进来的指导思想,不断完善和持续提升服务质量,请卫生监督和环保部门检查、指导营养中心的食品卫生法规执行效果、医院供水质量监测、污水水质处理监测、医疗废物处理等工作。强化安全服务管理应主动请专业服务机构对保障项目进行安全咨询、安全评估、安全方案设计、事件响应和定期维护、安全培训等综合服务,并与之建立长期的"战略合作伙伴"关系,这有利于提高后勤保障质量和保障安全水平。

四、强化运行成本管理

成本管理在后勤服务保障与管理工作中具有极其重要的作用。医院的成本除医用耗材、医疗设备、人力成本以外,后勤的水、电、气、能源消耗运行成本和第三方服务保障成本占有相当大的比例,因此,对后勤服务保障运行成本的控制显得尤为重要。控制运行成本,首先医院管理者要从医院战略管理角度出发,要用战略成本管理的理念来指导成本的管控。仅从后勤角度说,首先要控制服务保障的人员成本,特别是后勤第三方服务保障成本的测算(服务过程材料消耗测算、服务人员数量及人均人力成本测算等),使服务品质与服务价格互成正比。其次加强对水、电、气等机电设备系统管理,防止跑、冒、滴、漏,让机电设备的运行能耗与所作的功成最佳比例,避免大马拉小车、小马拉大车。第三,合理确定能源消耗与舒适度比例关系,区别对待不同区域不同舒适度的要求。第四,合理选购物资品牌,使价格与质量及需求三者协调统一。

五、强化运行安全管理

在后勤保障工作的实践中,要关注服务保障过程中的安全管理,根据保障项目的不同特点,重点加强保障系统内部的质量与安全管理,这种管理包括各个项目的技术层次管理、安全服务管理、安全策略管理、安全机构管理、操作流程安全管理、设备系统安全管理、设备技术档案安全管理、应急预案安全管理等。在整体的后勤保障工作中,后勤保障应该建立安全有效风险评估机制,针对保障环节、部位,特别是对机电设备、压力容器设备进行风险预测,分析潜在的影响安全保障的风险因素,根据预测和分析制定应急预案。在风险评估中,重点解决保障工作交叉环节和影响医院安全运行的大中型设备的保障中存在的问题,将安全意识贯穿在技术、服务和管理的全过程。

从医院层面上看,医院管理者要加强医院安全管理工作领导,建立健全院内安全管理工作的组织机构,设立专职的安全管理人员,对重要岗位、部位、人员进行重点监督和管理,并制定相应的规章制度。建立治安综合治理领导小组、后勤安全保障技术小组、安全保障服务小组、安全保障管理小组、后勤保障应急管理措施及事故处置预案小组、院压力容器安全小组、院医疗废物安全管理小组等不同形式和内容的院职能部门和科室三级安全管理组织,明确各项安全管理责任人。

实施优质、安全、高效、低耗的后勤服务保障工作,必须使医院安全管理工作系统化。实行高层决策、统筹安排、分工协作、逐级负责的全方位强化机制。后勤保障应重点强化安全技术保障、安全服务管理、安全管理机制的建设和安全有效的风险评估机制,制定并完善后勤保障应急管理措施及事故处置预案,建立全院性的医院安全管理委员会,使安全工作有计划、有部署、有检查、有考核、有奖惩,形成全院安全工作一盘棋。后勤服务保障工作,单纯依靠技术进步来改进和保障医院安全是不够的,还必须建立医院安全保障安全文化氛围,因为医院所有的员工对待医院安全的共同态度、信仰和价值取向对安全管理很关键。建立一支强大的有主人翁责任感的团队,建立快捷、安全信息反馈通道,开展面对面的安全工作交流,建立长期有效的、以保障医疗安全为主体的行政查房制度和后勤保障服务查房、巡视制度,对全面提高后勤服务保障质量与安全是十分必要的。

第四节　后勤服务保障与管理工作的探索与实践

未来医院的建设与发展将面临机遇与挑战并存,理清思路、把握机遇、迎接挑战将是每一位医院管理者必须面对的问题,作为一名医院后勤管理者,必须把后勤服务保障与管理融入医院战略管理之中,了解医院后勤未来发展趋势、审时度势,用科学发展观的理念指导医院后勤工作。现代化的医院后勤服务保障与管理的趋势将体现以下几点:首先后勤人才的引进与培养将是确保医院正常运行的根本和前提。其次引进社会专业公司参与医院后勤服务保障工作实施社会化服务保障将是发展趋势。第三,构建信息化监控平台实施一体化集中管理服务保障模式和监管模式是未来后勤服务的重要手段。第四,实施信息化、精细化管理,合理监控后勤运行成本,确保医院水、电、气、能源消耗在良性轨道上健康发展。

一、构建一支具有较高业务素质和文化素质同时又具备专业技术和管理才能的复合型人才将是后勤管理者的主要任务之一

后勤人才建设是现代化后勤管理的重要前提,现代化的医院服务保障工作要求有高标准的专业管理。作为医院管理者要重视医院管理人才的培养,人的素质决定了起点高低。以往后勤就是一个大杂家,往往临床科室不要的人或无法胜任本职工作的人都往后勤安排,造成后勤人员臃肿、人浮于事。这种现象仍然在许多医院存在。在现代化医院后勤服务保障与管理工作中,我们的管理者必须转变这种观念,决不能把谁也不愿要的人随意安排在后勤。从目前医院后勤管理团队人员成分来看,后勤人员知识结构与分布存在主要问题是:管理人员中懂得医学知识的人占极少数;掌握工程技术人员极少;缺乏专门管理专业的人。

医院后勤服务保障与管理工作同医疗、教学、科研管理工作一样都具有相同的管理属性,由于后勤工作在医院整体工作中属于非战略流程,因此,它的工作和管理方法、手段长期不被重视,并且在卫计委机构设置中也没有与之工作相对应的监管部门,由于上述多种原因的存在影响并制约着医院后勤服务保障与管理工作的发展。近几年来,医院管理者对后勤保障与管理工作有了新的认识,医院后勤服务保障与管理工作的重要性也为广大医护工作者逐渐认同和理解。医院自身发展和建设的客观需要,特别是医院整体运行中的安全服务与安全管理工作的主客观要求,要求医院后勤服务保障与管理工作必须上层次、上水平、上质量。因此,后勤服务保障与管理必须建立同医疗、教学、科研相对应的现代化的后勤标准、模式、体系、流程等。

后勤的人才培养和后勤信息化建设是医院人才、医院信息化的重要组成部分。因此,作为医院管理者在医院整体发展和建设中,决不能忽略医院后勤工作在医院总体工作中的地位和作用,后勤服务保障与管理工作必须纳入到医院总体发展和建设之中,在整体工作中重视后勤专业技术人员的引进和培养及使用,重视医院运行中后勤保障安全的管理,重视医院整体运行中的后勤运行成本的控制与管理,重视后勤信息化建设在医院安全运行中的保障作用,医院后勤是医院重要的支持和保障系统。

随着现代化、智能化医院建筑的使用,医院后勤服务外包工作的不断深入开展和后勤保障工作的自身需要,后勤管理团队必须具有懂专业技术又会管理的复合型人才来对社会化保障单位的服务质量进行全面的监督、指导、服务、协调。

二、医院后勤服务保障社会化将成为医院后勤服务保障的主旋律

近几年医院后勤改革与后勤服务保障工作的实践证明,医院后勤服务保障社会化是医院后勤管理工作的一场伟大变革,它改变了几十年来医院后勤服务保障工作的传统模式,即"医院办社会、医院办后勤"的理念,是医院管理体制和机制上的创新。通过社会化使医院逐步建立起新型社会化、专业化的市场服务体系,医院后勤服务保障社会化将成为医院后勤保障的主旋律。同时,医院管理者也必须保持清醒的头脑,在社会化服务保障工作的进程中,应高度关注外包企业的选择、关注外包服务成本的测算、关注外包服务质量标准和服务质量考核标准的制定及应对外包企业服务风险控制的预案等。

三、以现代化的信息技术为手段,建立统一的自反馈式的后勤保障与服务一体化管理平台,实现科学化、专业化、标准化和精细化的后勤管理

目前,许多医院仍把后勤保障系统的工作又按专业的划分分别由不同的科室来独立服务与管理,一般情况下大致分为,后勤保障部、动力维修中心、基建办公室、第三方服务管理办公室,这些科室相互独立,有的医院由一名副院长主管,有的医院由二名副院长分别管。有的医院后勤保障部只管房产维修和外包服务的监管。有的医院动力维修中心只管与动力相关的运行与维护(给排水、电、气;电梯),基建办公室只负责医院的建设。

医院应将动力维修中心、基建办公室、第三方服务管理办公室统一组成一个大部暨后勤保障部统一管理,在后勤院长的领导下对后勤保障工作实施一体化服务管理。管理大部制是医院提高管理效率的一个重要手段,有了医院大部制管理体制,在这种体制下整合了后勤

系统的服务中心、动力维修中心、基建办和物业办,在这种大部制的框架下再成立一体化集中管理服务保障中心服务中心,就实现了现代化医院后勤管理的架构。

　　传统的后勤"一家一户分散式服务与管理"到后勤保障部"一号通、一站式"集中管理服务保障与中心的构建,为医院后勤自反馈式监控体系的建立奠定了基础。在"一号通、一站式"服务中心设置统一监控信息平台,监控平台信息的统合,使大家对平台的数据信息监控与日常管理服务保障工作无缝隙对接,这种对接方式,在了解整体服务保障的全过程,当某一环境出现问题的时候,后勤员工可以利用信息平台来发现问题,是服务流程问题、还是人员职责不清、还是技术问题,针对问题逐一理清,在理清问题过程查找问题的症结在哪里,针对症结开药。

四、日趋合理的后勤成本管理是医院良性运行的必要保证

　　在监控成本消耗过程中,决不能以牺牲医疗工作的正常需求为代价控制成本,也决不能降低舒适度和降低服务标准来降低后勤成本。成本控制必须在确保安全运行和满足医、教、研正常消耗的条件下来管控成本。要充分利用医院整体信息化建设平台管控好资产的投入与产出比,充分利用后勤信息化综合监控平台管控运行成本,发现问题及时管控是非常必要的。

　　管理者应该对服务保障与管理工作每月都利用进行系统的总结与分析,使这种自总结与分析形成常态化,这种总结与分析应涵盖后勤保障工作所有的内容。随着反馈、总结与分析工作的不断完善,后勤工作将越来越顺畅、实发应急事件越来越少、医疗对后勤服务保障投诉越来越少、对后勤服务保障工作的表扬越来越多、医护及病人对后勤满意度越来越高、医院运行成本的消耗也逐渐下降。

　　管理流程科学化、管理途径专业化、管理模式信息化、管理细节标准化、管理体系精细化将成为未来后勤保障工作的趋势。

> ### 附件 34-1　盛京医院后勤一号通介绍
>
> 　　盛京医院后勤服务保障"一号通一站式"服务保障与集中管理模式,实现了后勤服务保障服务项目的有效整合,缩短了服务流程,提高了后勤保障的整体服务质量与管理水平。体现后勤服务保障工作的"把问题留给自己,把时间还给医务人员,让医护人员有更多的时间为病人服务"的指导思想,是新形势下探索医院后勤服务保障与管理工作的有益探索。
>
> 　　一、"一号通一站式"服务保障与集中管理模式探索
>
> 　　1."一号通一站式"的概念　"一号通"是将常用的各种通信号码(手机、寻呼机、办公电话、语音信箱)统一为一个新电话号码,对外只需提供一个通信号码,就可以将多部话机有机结合起来,消除了多个通信号码带来的通信障碍,该业务又称商务一号通。
>
> 　　后勤服务保障"一号通一站式"服务,尽量减少烦琐的服务过程,以最短的时间提供优质的服务,为前来办事的医护人员带来方便快捷。它避免了医务人员面对后勤服务"一对多"造成的推诿和扯皮现象,实行类似于医疗的"首诊负责制"的制度。

2. 后勤保障"一号通一站式"集中管理服务模式的逻辑框架　后勤保障"一号通一站式"服务模式的逻辑框架需要通过"前台（一号通）与后台（一站式）"的功能设置及前台与后台的双向互动来实现。这种逻辑框架模式体现后勤服务保障工作重心的转移，即自身的被动式服务向以病人为中心、以临床一线为中心的服务转移。"一号通一站式"服务模式的前台提供后勤保障职责范围内的静态服务，它接收临床一线服务需求（网上申请、电话申请）和各类服务项目的信息同时，还要为临床一线提供个性化、多元化的动态服务，同时还要承担服务结果的反馈等职责。后台则在规范化、标准化的基础上实现其业务服务与管理形式的一体化暨后勤保障服务需要改变传统的以职能为中心的、分散化管理模式进而创设一体化的后台集中管理模式。

3. "一号通一站式"集中管理服务模式的具体措施　统合电话号码、整合服务资源。"一号通一站式"服务不仅仅是形式和内容的变化，更是质的提高，从理论上讲，"一号通一站式"服务实质是服务的集成整合，也是服务流程的整合与服务内容的整合。

受人力资源的限制，医院从社会化保障单位中精心选拔了十名大专以上文化的年轻同志作为前台服务人员。从原有的后勤保障队伍选拔具有丰富的服务与管理经验且具有较强沟通与协调能力的人，与社会化保障单位的主要管理人员共同组成后台，形成前后与后台联动办公。

医院后勤服务保障"一号通一站式"服务前台，在提供其职责范围内的静态的公共后勤服务保障信息的同时，还要针对不同医疗科室和不同的病人服务需求，提供多元化的、动态的服务保障（以医院信息化平台为依托）。即前台提供服务需求的接收还要提供服务结果的信息反馈和服务质量的调查职责。而后台则要求各保障项目组织之间，在规范化、标准化的基础上实现其业务服务的一体化，既有分工负责、又协同一致地完成服务需求的处理。改变以传统的职能为中心、分散化、单打一的服务与管理模式，探索一体化的后台后勤服务保障管理模式。

二、"一号通一站式"信息化监控与管理平台建设有机结合在一起，实现信息资源共享，人员管理统一调度和协调

后勤服务保障一号通是以一站式服务模式为依托，它主要完成以下几项任务：

1. 通过一号通信息平台与医疗科室进行双向沟通　以医院信息建设为基础，多渠道接收服务需求信息，分别对信息进行分类、检验与分析。其中，双向服务与沟通是以医疗科室对后勤服务保障的需求为主线，如需维修服务时，了解并记录维修内容、时间、地点、报修人等重要信息，同时将上述信息发布给指定的维修人员，待维修工作结束时，迅速将信息转给前台接收人员，接收人员将结果反馈给报修人员并了解维修质量、效率、态度等，与此同时，前台接收人员将每一步骤的过程与结果通过网络系统仅反馈在后台 LED 显示屏上，后台人员可动态地监控每一项维修工作的进展。如遇维修困难，后台则对该问题进行事件化管理。

2. 对于物资申请，申请科室可从医院办公网下载申请表并填写种类、数量、规格、型号传送到一号通，由"一号通"完成报批和物资的配送。

3. 对于特殊的个性化预约服务项目,前台与后台联动服务,准确回答服务的需求,减少交叉环节和过程。对患者提出的服务需求,在能力范围内提供优质、低价的服务保障。

4. 充分利用医院信息化网络建设,监控后勤保障范围内水、电、气供给和给水、排水量及水温、室温、空调、冷库等大型机电设备的运行。通过监控提高设备运行安全,并及时将设备运行状态信息反馈给相关责任人,该信息监控与"一号通、一站式"服务中心在管理模式上是一套人马、一体化管理、统一协调、调度、指挥。比如:信息监控中心通过监控平台发现水、电、气、机电设备运行中出现异常报警,如氧气管道本端压力不足报警、地沟跑、冒、漏水报警、深冻冰箱异常报警等,"一号通一站式"服务中心立即指挥调度维修人员立即赶往现场"诊疗处理"。"一号通一站式"服务中心整合后勤信息平台,实行的是集中统一监控、统一协调、统一调度指挥,它是医院后勤服务中心、信息中心、调度中心、指挥中心、监控中心。该中心的一体化服务与管理模式对提高后勤保障质量与保障安全起到了决定性作用。同时,对水、电、气及机电设备运行数据监控与储存并建立服务保障信息库,为实施后勤保障工作规范化、标准化、科学化、精细化提供理论依据,以及为院内相关职能部门全成本核算提供标准数据统计。通过医院信息平台对水、电、气等机电设备的监控为医院改扩新建提供战略成本信息,为医院战略发展奠定基础。

5. 事件化处理是指一号通一站式服务按着后勤服务保障各团队的工作流程和工作职责,协调后勤与全院各科室之间的沟通与协调,主要体现以下两点:协助后勤各团队及相关职能部门按事件化管理及自反馈式管理的要求,修订并完善各项工作制度及流程;协助后勤服务保障各团队及相关职能部门各项工作按标准流程运作,使机关、后勤更好地为病人和临床一线服务。

三、"一号通一站式"集中管理服务模式实施效果

盛京医院"一号通一站式"服务实施以来,据不完全统计,接待服务需求与服务信息反馈约达 1560 件/天,其中维修服务与服务反馈 400 件/天,物品申请服务反馈 40 件/天,预约服务服务 100 件/天,病人服务 1000 件/天(申请夜间陪护床占 90%),应急处理突发事件 0.15 件/天,服务投诉 2 件/天,事件化处理与服务反馈 20 件/天,代办服务与服务反馈 10 件/天。"一号通一站式"服务项目开展六年来,医务人员、病人对后勤服务满意度从原来的 76% 上升到 92%,为了确保"一号通一站式"服务的实施,先后制定、修改、完善规章制度 19 项,其中 9 项围绕"一号通一站式"服务实施。

(刘学勇　巴志强　陈阳)

第三十五章 后勤成本控制

后勤成本是医院运行成本的重要组成部分。成本管理是未来医院运行的核心竞争力，在医疗成本、人力成本不断上升的今天，后勤成本管理愈显重要；如何在保障医院医、教、研正常运行的前提下，管理好后勤成本，是每位管理者都要认真思考的问题。

2015年11月6日国家卫计委等5部门联合印发了《关于控制公立医院医疗费用不合理增长的若干意见》(以下简称《意见》)，《意见》提出，要加强预算约束，强化公立医院成本核算；建立以成本和收入结构变化为基础的价格动态调整机制，建立以病种付费为主，按人头、按服务单元等复合型付费，逐步减少按项目付费；强化医疗机构内控制度，推进医保支付方式的改革，建立医疗机构和医务人员规范诊疗行为的内在激励机制等8个方面的具体要求，同时要求将费用控制情况与公立医院基建设施投入、设备购置投入、院长年度绩效考核和院长任期考核范围以及医务人员评优、评先、晋升、聘用、绩效工资分配等绩效考核挂钩。在深化医改的大形势下，医院经济运营中的成本核算特别是后勤运行成本核算显得更加关键。

第一节 后勤成本的主要构成

医院后勤运行成本的管理是医院成本管理的一个重要组成部分，医院对后勤成本的管理必须放在医院战略成本管理的大框架下，用多纬度的思维来处理医院后勤成本。成本的管控质量影响医院的可持续发展，应引起医院管理者的高度关注。医院后勤成本主要包括以下几个方面：

一、能源消耗成本

能耗支出是保障医院正常运行的基本成本，它包括水、电、汽、油等支撑医院运转的基本能耗支出。

能源消耗是大型城市医院后勤运行成本中较大的一项，每家医院都会涉及的成本。因此作为医院后勤管理者必须充分了解医院能源消耗的种类、构成及医院能耗方面存在的问题，对于提高后勤管理水平、降低医院后勤成本具有积极的作用。目前，从中国医院协会后勤专业委员会了解的数据来看，我国医院在能源使用方面，医疗设备、医院照明、电梯、空调等系统以电力能源为主，其中有32%的医院使用天然气，3.1%的医院使用柴油，27%医院使用煤，目前这些形式的能源主要应用于锅炉系统为医疗提供蒸汽和热水及采暖等，北方城市医院用煤大于南方医院。受环保要求的控制，一大批北方医院在改扩新建中也从用煤改为用气。

从后勤管理专业委员会调查数据来看,2006 年中国医院总用能面积 5 766 765.2 平方米,总能耗 253 264.8 吨标煤,单位面积能耗 0.044 吨标煤,单位面积电力消耗 123.46 千瓦时;2007 年总用能面积 5 879 579.56 平方米,总能耗 370 413.48 吨标煤,单位面积能耗 0.063 吨标煤,单位面积电力消耗 142.61 千瓦时;2008 年总用能面积 4 255 579.97 平方米,总能耗 242 568 吨标煤,单位面积能耗 0.057 吨标煤,单位面积电力消耗 77.63 千瓦时。从上述几年数据统计可以看出,我国医院单位面积用能指标总体升趋势,2007 年与 2006 年同比增长 31.7%。2008 年由于统计数据不全无法进行同期对比,但从趋势上看其能源消耗也呈上升。2007 年与 2006 年单位面积用电指标也同比增长 15.5%;2007 年与 2006 年单位面积燃气指标同比增长 12.3%,2008 年与 2007 年同比增长 29.95%;单位面积燃煤指标也呈上升趋势,2007 年与 2006 年同比增长 35.5%;单位面积热水指标也呈上升趋势。医院在运行成本消耗中,能源消耗成本占后勤总成本的近 1/2。因此,加强能源成本的核算与管理具有极其重要的作用。

从数据分析来看,全国大部分医院都存在着下列问题,这些问题的存在影响医院运行成本的降低,值得关注并深思。

1. 能源消耗逐年增高,在相同的气候带内医院用能总消耗逐年递增,其中,医院单位面积能耗会高于其他公建 20%~40%。

2. 从调查了解的情况来看,绝大多数医院没有进行能源诊断、没有系统进行节能改造,只有少数单位开展节能工作但仅仅限于使用了单项节能产品。

3. 缺乏能源审计和系统的能源改造实施方案;缺乏节能检测方法和计量方法;缺乏节能技术和技术人员;缺乏对合同能源管理的理解和认识。

二、人力成本

后勤的人员占医院总员工数的比例没有严格的限制。据《2016 中国卫生和计划生育统计年鉴》的资料,截至 2015 年,中国各类医疗卫生机构从业人员总数为 10 693 881 人,其中工勤技能人员为 782 487 人,占从业总人数的 7.31%。医院后勤人力成本占医院总人力成本的比例也大致符合这一数据,随着对医院服务高品质需求的不断增加,这一比例可能还要进一步扩大。

随着医院后勤服务社会化的服务模式逐渐得到认同和普及,后勤大部分的服务人员转移到第三方服务单位之中,这些人员的费用支出也应是后勤人力成本的重要构成部分。

三、维护成本

医院运行的维护主要包括满足医院正常运行过程中的建筑物、构筑物以及机电设备管道的维护、保养成本,如锅炉、电梯、空调主机、车辆等。

医院建筑是最复杂的公共建筑之一,建筑物的本身体量一般都比较大,随着生活水平的提高,建筑的室内外装饰装修程度也从单一的涂料大白发展到多品种的建筑材料使用、多工种的建筑施工工艺应用。对建筑本身的及时维护和修理是延长建筑寿命的重要工作。另外,医院建筑的配套设备设施十分繁复,表现在种类多样,数量巨大,结构复杂。医院建筑本身就是多系统融合的一个复杂综合体,这一综合体的维护、保养工作量之巨大可想而知。

有一个重要问题需要提醒医院管理者,就是改扩建工程的质保和建筑的维保是两个完全不同的概念。质保是建筑、设备系统的质量保修期,是指生产单位或采购安装单位在一定时期内对其生产内容的质量担保,即一旦出现质量问题给予无偿的退换或修理,并承担相应的损失。维保是对服务对象的定期检查、巡视、维护。维保对象不一定是有质量问题的,且大多是没有质量问题的,通过定期的、持续的维护来保证服务对象的正常运转和延长使用寿命。维保工作不是生产安装单位的必须履行的责任和义务,通常需要额外支付费用。举个简单的例子,我们使用的家用汽车,厂家通常会对整车或关键部件提供3~5年的免费质保,是指厂家无偿承担这部分质量责任,但这不是说3~5年内厂家都会给你免费保养汽车,你还必须额外地定期对汽车进行零部件的检查,耗材的更换等,这是对汽车的保养,是为了汽车能正常运转而不至于出故障或提前报废。

实际工作中,我们经常听到医院管理者讲,新楼有一年的质保期,这一年不需要再找维保单位,就逼着施工单位管,这是一种主观臆断。当然在实际工作中,确实有很多施工单位迫于结算的压力或能在后续工程中取得院方的好感而迫于无奈提供免费的维保,但是因为没有责任和义务的压力,没有合同的制约,投入维保的力量和维保的质量都难以达到理想效果,对医院而言反而是一种损失。

四、日常运行中的损耗成本

如固定资产折旧、常用非固定资产类的维修耗材和一部分单价在5000元以下的医用车、床、台、架、冰箱、电视等。

五、医院运行中服务成本

主要指第三方(社会化)服务保障的利润要求和一小部分耗材,如物业服务中的保洁卫生耗材,维修过程中的300元以下维修材料等。

六、对固定资产进行改、扩、新建所投入的成本等

这主要是指医院内部的改扩建,以及新的医院或新的分院的建设等。还包括对原有建筑的局部改造、重新装修等,这也是医院后勤成本的一项重要支出。基本建设本身就是大投资、大支出的工作,改扩建或局部改造看似量没有基建那么大,但因为医院整体的体量和特殊的需求以及近年来医疗需求的飞速增长,累积起来,一所医院每年用于改扩建及大中型改造所支出的费用也不是一笔小数目,应该引起管理者的重视。

第二节　影响后勤运行成本的主要因素

影响后勤运行成本的因素有很多,就中国医院发展尤其是医院后勤发展的实际情况来说,最根本的影响因素在于人的主观因素,即传统观念束缚,尤其是医院管理者对医院后勤定位的科学认识。多年来,在医院领导者眼中,医院后勤是附属单位,是医院家属、闲置人员

的"收容站",医疗不好安置的人员,机关裁撤的人员,医院员工家属无法安置的人员,总之其他部门不愿意接收或无法对口安置的人员统统安排到后勤,这直接导致了后勤人员素质的参差不齐,影响了后勤管理的效率,也直接导致了后勤运行成本的高涨;对后勤管理的对象范围界定,繁杂、包罗万象,只要是医疗不管的都划给后勤管,很多医院后勤还保留着"总务"的名头,而对后勤管理内容与医疗科室、医辅科室、机关职能科室的联动机制的科学建设却很少关注,事情"兜住了"就行,支出有"名目"就行。后勤是"救火队""消防员",把家管好了就行,成本暂时顾不上!长期的对后勤定位的不准确、不科学、不规范,造成了医院后勤不重视成本控制的现状,这样的认识不改变,不把医院后勤管理提升到和医疗管理同等重要的地位,医院后勤成本的科学管理只能是"空中楼阁"。

影响医院后勤运行成本的客观因素也很多,也是我们应该合理考虑的。大致包括以下几个方面:

一、人员素质与人力成本

后勤人员的素质和水平是后勤管理效率的核心要素,是后勤成本控制的关键。人员的素质、能力包括后勤管理人员的素质和能力、后勤基础服务人员的素质和能力。后勤管理者首先应该提升自身素质,不断学习,才能紧跟时代步伐,才能带领后勤员工挖掘后勤管理的潜力;而基层员工的素质决定了制定的政策、制度、措施能否坚决地执行到位。

随着改革开放的深入发展,整个社会的人力成本都在不断上升,后勤的人力成本也在逐年提高。人员的工资在不断增长,各种福利保障在不断增加和提升绝对数额。改善人民的收入水平和生活品质是我们国家发展的根本目标,这同时也给医院发展带来了成本增加的压力。

医院规模(床位数、门诊量、住院量、手术量、医疗设备用电量)的不断扩张,要求后勤队伍不断扩大,但是占比相对变小,可以降低后勤运行成本。

二、物品价格与品质

同样的,不止人力成本在逐年增加,社会物价水平也是在逐渐提高的。各种原材料、成品设备、备件,整装系统的价格都是在逐步变化的,计划经济体制向市场经济体制转变的过程中,物价水平的变化也是最直接的影响,这也直接带来医院后勤成本的变化。

另外,人民生活水平的提高,医院经济实力的提升,都对后勤服务的硬件设施提出了更高的品质要求,设备除了完好无损外,我们更加注重效率是否提高,材质是否环保,是否经久耐用,是否更易保养维修,这些都直接地影响到后勤运行成本。

三、服务品质与成本

同解决了温饱,就有更高层次的精神需求、文化需求一样,对后勤运行医院也不再只满足于解决基础需求,也要上升到品质需求层面,更要追求硬件设备的品质、后勤服务的品质。原来的被动服务也变为更多的主动服务,事后服务更多被预约服务、预防服务所取代,原来业余的服务要被专业化的服务取代,后勤服务要向规范化、标准化、精细化、科学化服务目标转变,这些也会带来后勤保障成本的变化。服务品质的提升还体现在广大患者与家属对就诊的室内外环境的更高需求,这就要求后勤部门要投入更多的预算去增加空间的改造和室内外的绿化等。

四、设备故障与管理疏忽造成的跑冒滴漏

随着建筑的使用,设备出现老化、破损是正常的现象,每一次的故障或多或少的都会带来水电气等资源的无谓流失。跑冒滴漏在医院后勤是一个非常常见的现象,更多的是因为管理的疏忽和不到位或者不关注而造成的,"滴水成河",长期的跑冒滴漏,积累下来对运行而言也是一笔不小的成本损失。

因为医院建筑及配套设备的复杂性,多系统的故障防范是后勤成本控制的重点,是可以深度挖掘和改善的管理节能点。表面的跑冒滴漏还容易被发现和制止,隐蔽的泄漏更应该是防范的重点。受建设成本的制约,我国医院建筑和其他城市建筑一样有一个通病或者称作隐患,就是表面光,内部烂,地上建筑辉煌,地下管线简陋。很多楼内管线是隐蔽在棚内、墙壁内,出现漏点难以及时发现和处理,很多地下管线采取的是直埋方式,没有地沟或者综合管廊,难以及时检修和发现问题,甚至有的地下管线常年处于渗漏状态而无人发觉。这些都是影响后勤运行成本的"死角",发现和消灭这些"死角",使之处于后勤人员和系统的监控之下是控制后勤成本的难点。

五、能源消耗

前文说过,能源消耗支出是后勤成本的重要部分,所占的比重也是最大的。影响能源消耗的因素也很多,如市场价格,能源供应的形式,能源消耗系统的运行状态,能源供应对重点部位的冗余保障等。

我们知道,医院能耗中占比最大的是空调系统及电力系统的能耗,在医院前期建设过程中选择何种空调、通风形式,供热形式对后期能耗的运行是起决定作用的。传统的市政热网统一供热,成本较为固定,但是供热的效率不高,效果不好,又很难满足医院的特殊需求。采用自建锅炉,虽然效果有了保证,但是受到环保的制约。单纯从能源转化形式来说,虽然没有全国性的统计数据支持,但就经验来说,燃煤依然是成本最低的一种能源,但是污染也最严重,能量转化效率也是最低的;天然气或液化气成本次之,但是污染少,能量转化效率稍高;选用热泵系统成本最高,污染最少,能量转化效率也最高,但是受地质条件的制约较大,场地的制约也是个问题。水源热泵系统在能耗比上是最合适的能源,但是政府对地下水的利用有着严格的限制,另外随着使用时间的延长,回灌水的效率在逐年降低,需要更多的回灌井才能维持运转;空气源热泵是目前能量转化效率最高的系统,但是受技术条件的制约,前期投入成本过高,且无法大面积应用。所以无论选择什么样的能源供应形式,保持能源供应系统始终处于稳定良好的运行状态都直接关系到后勤运行成本。

六、其他因素

影响后勤运行成本的因素还包括,医院所处的地理等环境因素影响医院的运行成本;第三方外包服务单位的服务能力和管理水平;医院建筑规划、设计的科学性、先进性、合理性;医院招标的后勤设备、原材料价格与品质的选择;医院成本核算方式、方法影响后勤运行成本;医院对能源的管理是否采取科学的能源诊断,是否有系统的节能改造方案和检测方法,

是否有具体的能源审计,是否有专门的节能技术管理人员等。

总之,影响医院后勤运行成本的因素是多方面的,但作为医院管理者决不能以降低成本为代价来牺牲医院的运行安全,也绝不能以降低成本为代价降低病人对环境的客观需求。

第三节 后勤运行管理成本控制的重点及方法

前面分析了医院成本的构成要素和主要影响因素,可以得出结论,医院后勤运行是医院运行中的重要组成部分,如何能通过高素质的后勤管理团队建设,解决以往后勤运行中存在的问题,提高运行管理和后勤服务效率,降低能源消耗,控制运行成本,从而为医院运行提供坚实的支撑? 下面几点供参考。

一、通过外部招聘、内部培养专业人才,建立高效管理团队,并形成梯队建设

怎样能建立一支专业化的高素质的后勤管理团队? 这是医院领导和后勤管理者都在思考的问题。高素质的队伍首先是要有信念,守纪律,对医院忠诚守信,以院为家,有主人翁责任感;其次应该有学历,有文化,有才能。医院选人用人应坚持德才兼备,以德为先。仅靠外部招聘和引进也是不够的,后勤从自己的员工队伍中培养、选拔一批有经验、好学上进的员工充实到班组管理岗位,成为业务骨干,后勤的老员工虽然学历不如新来的大学生,但是有着多年积累的丰富的实际工作经验,更重要的是有多年的工作经历,他们伴着医院一起发展、成长,对医院有着深厚的感情,对医院忠诚可靠。通过以老带新,新老结合,外部引进和内部挖掘,医院逐渐打造出一支作风过硬,实力稳定,年龄结构合理的后勤管理团队,为助力医院腾飞打下坚持的组织基础。

二、完善招标流程,通过竞争降低材料、设备、维修价格

计划经济向市场经济转变带给医院最大的冲击就是要用市场的眼光去看运行,用市场的手段去管运行。材料、设备、服务等价格的波动,影响着后勤的采购成本,医院坚定不移地执行招投标制度,对材料设备采购、维修改造工程、第三方服务单位选择一律进行公开招标,通过投标单位公开公平合理的竞争去降低采购成本。医院成立专门的招标采购领导小组,对医院所有的招标工作包括后勤采购招标进行统一管理,在医院内部建立了与政府采购办联网的可以实时监控的标准招标室,审计、财务、纪检监察等部门参与招标全过程,对一切采购行为进行同步录像和监控,有效避免了暗箱操作等营私舞弊的行为。在流程管理上,通过网上审批,手机办公等手段,既保证了采购流程的全过程覆盖监督,又提高了审批流程的效率,使所有参与者随时随地可以第一时间对招标过程进行参与和互动,也最大限度节约了时间成本。

三、通过社会化服务,提高后勤管理的专业化程度,降低运行成本

医院后勤的服务范围和服务内容因为医院的快速发展而迅速扩大,原有的管理模式面对新的发展形势的挑战需要及时调整和变革。社会分工的越发细致化也影响着医院管理的模式,近年来医院后勤引进第三方服务单位,利用社会优质资源实现后勤社会化服务取得了良好的效果,使医院后勤逐渐向专业化、规范化、标准化的目标迈进。实践证明,通过引进托管公司这种社会化服务的模式,实现了运行风险共担,专业资源互补,提高了后勤管理适应医院快速发展的步伐,在提高后勤服务标准和质量的同时,也有效地控制住了后勤运行成本。

近几年,医院还尝试新的节能降耗合作模式,不失时机地引进合同能源管理的节能模式,借助社会专业公司的力量,降低医院运行能耗,达到双赢的效果。合同能源管理的实质就是以减少的能源不合理消耗费用来支付节能项目全部成本的一种节能业务方式。合同能源管理方式能够充分利用社会资本和专业力量减少医院在节能方面的人、财、物的投入,是目前较为有效的合作节能方式。利用合同能源管理的契机,促进医院后勤信息化能源监控平台的加速建设,首先对中央空调运行进行全天候的监控。

四、利用信息化手段,建立统一的后勤管理支撑平台,整合资源,提高效率,降低成本

合同能源的合作模式、后勤能源监控平台显现的成果,坚定了医院建设后勤综合支撑管理平台的信心。信息化管理、智能化管理是后勤管理发展的必然阶段,既是信息社会快速发展的外部需要,也是医院后勤改革的内部需要。利用现代化的信息网络系统和先进的计量设备,将耗能设备的数据实时传输到机房,实施耗能数据自动采集、自动录入、自动报警和自动统计分析,实现医院能源消耗全方位监控只是第一步,下一步是对后勤一站式服务、建筑设备信息监控、物资管理等进行全方位的信息化升级改造,最终建立融合医疗信息化、物联网等多系统融合的综合管理平台,来进一步提高后勤的管理效率,充分地利用医院各种资源,提升后勤服务品质,合理控制医院运行能耗,降低医院运行成本。

五、对基本建设、大中型改造进行一体化管理,引进专业单位进行安全、质量、成本的全方位控制

对于医院后勤成本支出中的另一项重头戏,基本建设和大型维修改造,通过政府主管部门、设计院、监理公司等专业机构的共同参与,通过审计的全程监督来保证建设和维修改造的公平合理以及成本的合理支出。既不能违反规律的一味低价,从而使合作单位和医院遭受共同损失,也不能因为不了解规律,不按规律办事而花冤枉钱、花大头钱。对于医院的维修改造项目同样如此,医院把维修改造仿造基本建设项目同样的管理方式,在维修改造工程上实行公开招标,引入设计院专业设计,引入监理公司进行专业监督,让审计部门全程参与,实现基建、维修一体化管理,开始时看似多花了一些初期投入的费用,但长期看,规范了管理行为,杜绝了无谓损耗和浪费,同样也有效控制了建设和改造的成本。

在新建医院时应该注意,医院的总体规划中,注重新、老建筑服务的设备之间的连接

和相互转换及新老建筑之间人流、物流、信息流的相互关联,特别是水、电、能源设备供应系统、地下管网铺设应缩短工程管线之间的距离,便于减少能源消耗。对水、电、气、污水处理等基础设施建设从总体规划角度出发,为医院未来建设留有发展空间。同时在改扩新建的规划设计中,选用节能的原材料和节能降耗的机电设备,注重医院建筑中的智能化和信息化,将智能化的建筑理念引用到医院建筑中,通过采用建筑方案优化及系统的合理设置,将高质量的服务与高效的管理有机结合,以期达到节约人力、物力,降低成本和消耗的目的。

总之,医院后勤运行成本的监控和能源管理工作直接影响医院社会效益和经济效益,同时也关系到医院预算资金的使用和管理。科学、准确的预算资金管理对医院的发展和建设至关重要。医院的管理者要充分理解并认识到,后勤运行成本的高与低,不仅仅是后勤人的问题,它是多种综合因素组合而成,其中后勤的信息化建设、后勤团队的人员素质、技术、责任心、专业化服务与管理是影响后勤运行成本的重要因素。

第四节　战略成本管理在后勤成本管理的应用

所谓战略成本管理,也就是从医院未来运行和整体发展角度,看医院后勤成本管理。有些目前看是浪费,但是为了未来发展是必需的投入;有些目前看是一笔很大的一次性投入,但是从长期运行看是节省运行成本。这些思维需要决策者有高瞻远瞩的战略眼光,从全局性考虑去看待后勤管理和发展。

一、战略成本管理的特点

医院战略成本管理方法是将医院成本管理置于战略管理的空间,从战略高度对医院及其与之关联的成本行为和成本结构进行分析,从而创造竞争优势,以达到医院有效地适应外部环境变化的目的,是一种兼具全面性与前瞻性特点的成本管理方法,比传统的成本管理具有突破性的比较优势。它谋求成本优势,目的是帮助医院提高整体经济效益和社会效益,确立竞争战略,从战略高度对医院成本行为和结果进行全面的分析、控制、评价和改善。战略成本管理要求医院的成本管理从成本维持与改善转为立足于预防。战略成本管理方法可使医院进行新项目研发时,对项目环境、位置、市场定位和经营规模等一系列具有源流特质的成本运营进行综合性评价,它特别注重项目的经济评价、社会评价等,它可从源头上控制不良成本消耗的发生。战略成本管理具有长期性、全局性、外延性、创新性、经济性和科学性等特点。

二、战略成本管理在医院改新建中的应用

医院管理者对医院后勤成本的思考,特别是基建大型项目的投入,必须从医院未来战略发展的角度出发来看待投入和产出,必须用战略成本的思维方法来认真分析。这些年医院的改扩新建的投入,都取得了良好的经济效益和社会效益,带动了学科建设和发展,提升了

医院的整体实力,得到了国内外同行的好评,这得益于医院领导班子的高瞻远瞩和尊重经济发展过程规律,一切从实际出发,实事求是的工作作风,得益于各级领导的支持、全院教职工的凝心聚力。希望医院管理者都能用战略成本的理念和思想指导医院成本的管控,为医院的可持续发展提供动力支持和运行保障。

（刘学勇　巴志强　陈　阳）

第三十六章 医院安全管理

医院安全管理是指通过对医院有效和科学的管理,保证医务人员在提供医疗服务和患者及其家属在接受服务的过程中,不受医院内在不良因素的影响和伤害。

本章介绍的医院安全管理,是狭义的安全,包括防火、防盗等治安类安全。这些安全对于医院来讲,一旦发生是伤筋动骨的影响,如何防止治安事件的出现?如何杜绝火灾的发生?是每位医院管理者必须时刻不能忘记的要务。

第一节 医 院 安 全

医院是一个救死扶伤、治病救人的医疗场所,又是一个对外开放程度很大的、特殊人群密集的治安管理复杂场所。来院人员有就诊患者、探视的亲属和陪护人员甚至还有社会闲杂人员,由于巨大的人流量和特殊的人群结构,给医院安全管理工作带来了不小的难度。基于场所、人群的复杂程度,医院安全管理工作有一定的特殊性和复杂性。

一、医院安全管理与医院发展的辨证关系

首先,要认识到安全管理是无处不在、无时不在,不分单位大小,安全遍布每一个工作环节,安全与医院的发展密不可分。领导重视与否,与科室和医院的发展息息相关。其次,安全管理与医院员工自身素质的提升与安全有着密切关系。抓好医疗基础质量,提升员工素质,医护人员技术过硬,可以避免事故的发生。第三,基层领导安全意识与安全管理有重要的相关性。医院安全管理工作做好,科室领导安全意识强,对科室成员的养成式教育和培训是医院安全管理的重要的组成部分。员工有较强的安全意识,事故发生就少。第四,要把安全管理纳入医院评比考核中去,是鼓励和规范科室管理的有效手段,增强医院员工的安全意识,密切个人与安全利益,以他律变为自律,有效地减少事故的发生。第五,医院安全文化氛围将直接影响安全管理。从日常管理来看,医疗管理部门抓安全管理多种形式。特别是各层次人员"技能大赛"比拼,以丰富多彩比赛形式,促进"人人讲安全,事事讲安全,时时讲安全"的安全管理文化氛围。第六,事前预防和事后处理对于安全管理同样重要。安全管理事前抓,是预防,可以让安全工作做扎实地,医院科室会得到稳步发展,事后抓,是处理、事故一旦形成,结果是医院和科室发展的停滞。两种抓法结果大相径庭。"防范胜于救灾"就是这个道理。

二、医院保卫部门职责与管理范围

根据政府关于治安保卫工作的法规及公安机关的规定,结合本院实际情况提出具体贯彻意见,并在院领导统一部署下组织实施。负责治安、消防、公共安全、交通秩序、就诊秩序

管理等保卫工作,制订职责范围内的各项治安保卫制度,落实具体防范措施。配合有关部门在全院职工中开展遵纪守法"四防"教育,提高职工的法制观念和防范意识。加强院内治安管理,加强重点部门的保卫工作监督,确保安全。对来院的实习学生、研究生、进修生、实习生、规培生、物业公司、临时工、外来施工队伍等临时来院人员的治安管理,还有日常治安保卫工作任务。从上述职责可以看出安全保卫工作人员,工作范围贯穿在全院的各项工作中,是负责医院整体的安全管理的执行者。

第二节　消 防 安 全

一、医院火灾的特点

医院火灾发生会带来巨大损失和社会影响。医院是人员高度集中的公共场所,不仅有病人和病人家属,还包括医护人员和后勤人员等,一旦发生火灾,极易出现摔伤、踩踏、烧伤、熏呛导致死亡等威胁和危害人民生命安全的事件发生。同时医院火灾扑救难度大。医院有大量的住院患者,他们属于弱势群体,一旦发生火灾,这些行动不便的患者很难逃生,尤其是正在手术患者和抢救的危重患者、骨外科患者,又多为高层建筑,疏散困难,对于这些人员的救援增加了极大难度。医院建筑主体部分有门诊区域、病房区域、手术室等,辅助治疗部分有放射、理疗、病理、生化检验、药房等医技科室,后勤供给和仓库、停车场、配电房、锅炉房等,大部分建筑连成一片,一旦发生火灾,即便是在医院平面图的指引之下进行扑救也是十分困难的。再加上医院各部位功能多,火情复杂。大型医院内存放着大量的化学药品与带有放射性的物品。而对于这些化学物品以及放射物品,需要采用干粉灭火剂进行扑救,且这些物品在燃烧的过程当中,会产生大量的浓烟,令人窒息死亡,随时都有发生剧烈爆炸的危险。一旦发生火灾火势蔓延迅速。大型医院内部配置大量的现代化医疗设备,输电线路密布,且存在着纯氧、棉花、纱布、被褥等易燃的物品,如果发生火灾,火势蔓延的速度极快,数分钟之内明火或是浓烟将会充斥着整个建筑物内,能见度非常差,容易造成人员恐慌,出现踩踏事故,严重威胁着医护人员以及患者的生命安全。

二、医院消防安全管理现实状况

医院建筑密集,就医人流量大,大型设备集中,压力容器、化学试剂、被褥、纸张等易燃易爆物品多,加之住院患者大多行动不便,若发生火灾,社会影响较大。我们曾有过深刻的历史教训:2005 年 12 月 15 日 16 时 45 分,吉林省辽源市中心医院发生特别重大火灾事故,过火面积达 5714m²,造成 40 人死亡,94 人受伤。这起事故是新中国成立以来全国发生在卫生系统的最大的火灾事故。

三、消防安全管理在医院中存在的普遍问题

1. 医院领导消防意识淡漠,消防知识与技能掌握不足　医院领导对消防安全认识不足,重视医疗业务,抓医院经济效益,重医疗技术人员配置,忽视安保力量配置,对保卫部门人员配置不足,使保卫部门人员分身乏术,使医院消防安全工作不能正常运行。认为消防工

作是保卫部门的事情,采取了能拖则拖、能省就省的敷衍态度。

2. 消防疏散通道的问题 城市医院尤其是三甲医院,门诊、住院的人数持续增加,诊室人员拥挤,床位不足,病区走廊加床,楼道内堆放废旧医疗设备及其他杂物多,很多科室认为疏散通道较宽,占用一部分不要紧,这与日常消防管理的要求显然相互矛盾。一旦有火灾发生,拥挤的人群加上就医患者有部分行动不便,导致人群疏散速度缓慢,疏散通道过于拥挤等问题。这些特殊情况均给消防人员控制火势蔓延、扑灭大火带来了较大困难。

3. 医院的安全管理处于上下脱节 院领导班子高度重视安全,院领导在各种会议上、重大节假日、敏感期间都会反复告诫、强调医院消防工作的重要性。但部分科室主任只知道抓业务,抓效益,错误认识"安全就是保卫部的事,科室安全是护士长的事,和我没有关系",把科室的安全推给护士长管理。保卫部门组织消防培训和演练多由护士长召集护士和个别医生参加。医护人员由于人员少,工作量大,整天忙于繁重的医疗工作而忽视消防安全,存在消防意识淡薄和自防自救能力较低的现象。

4. 患者消防安全意识薄弱,存在侥幸心理 患者及家属把注意力集中在患者诊疗与照顾上,往往对消防安全麻痹大意,认为消防安全是医院的事,与己无关。而且家属素质不一,随意吸烟和乱扔烟头的现象时有发生,有的患者还在病房偷偷使用电器,容易出现消防意识淡薄引起火患的情况。

5. 医院的高层建筑给消防安全留下先天隐患 近年来,随着医院的发展,各大医院多为高层建筑,建筑内有大量的住院患者,他们属于弱势群体,这些行动不便的患者,尤其是正在手术患者和抢救的危重患者、骨外科患者,一旦发生火灾,这些人员的逃生难度极大。

6. 政府消防部门监管不到位 随着社会经济的快速发展,城市各行业的高楼大厦如雨后春笋,但政府消防管理部门的发展明显落后于建筑的速度,出现管理失控的局面,管理人员和管理目标严重失衡,消防部门本应要紧紧围绕贯彻实施《消防法》和《医疗机构消防安全管理九项规定》来主动作为,积极配合医院、上门帮扶、统筹协调,会同辖区医院建立完善消防安全综合治理机制。而现在却是"只检查,不指导",用新法规对照旧建筑,以检查下整改,规避责任,使单位的安全管理无所适从。

7. 医院内部消防安全管理意识缺失 由于管理问题导致的主要火灾隐患,医院建筑未按有关法律规定经消防审批擅自改、扩建,由于改变原建筑格局,造成有的消防通道、消防分区改变,成为不符合有关规范要求的建筑。

四、提高大型医院消防安全管理工作水平的对策

针对上述大型医院消防安全管理所存在的普遍问题,提高大型医院消防安全管理工作水平需要从完善消防应急管理制度、加大消防应急管理宣传、配备先进的消防技术等方面着手,全面提高大型医院消防安全管理工作水平,根据本单位消防工作的特点、难点,落实管理责任严格管理,形成自己的消防管理模式,确保安全。

首先,领导提高认识,健全医院安全管理机构。《医疗机构消防安全管理九项规定》中明确规定,法人单位的法定代表人和非法人单位的主要负责人是单位的消防安全责任人,对本单位的消防安全工作全面负责。医院作为消防安全重点单位,应确定由院长担任医院的消防安全责任人,对医院的消防安全工作全面负责。要想把消防工作落实到每个部门、每个

岗位、甚至每个人的具体环节上,必须实行明确的防火安全责任制。其次,要贯彻"谁主管,谁负责"的原则,由下至上签订责任状。执行消防工作"预防为主,防消结合"的方针,医院根据责、权、利相结合的原则,结合医院实际情况应科学合理地制定安全管理责任状,并逐级签订,上至医院领导,下至各科室、部门,从消防安全角度对每个科室及职工的行为作出严格规定,从而使消防工作一级抓一级,层层落实,人人负责,形成一个科学、规范的网络体系。第三,大力开展消防安全和灭火全员培训和演练。医院作为消防安全重点单位,医院新参加工作的员工进行消防安全培训,使他们明确工作人员组织疏散病人的法定职责,熟知本单位本岗位的火灾危险性和防火措施,掌握有关消防设施的性能、灭火器材的使用方法以及报火警、扑救初起火灾及逃生自救的知识。使人人对"三懂三会"有更深刻的理解。协同医院人力资源部利用医院每年组织的全员培训增加消防常识培训和灭火器实战操练,达到参训员工,人人懂消防知识,个个会使用灭火器,安全保卫部进入医疗科室指导应急疏散预案的制定和疏散演练,每位员工都能熟练操作消防器具,能够科学有效地组织灭火、疏散与逃生,达到"四个能力建设"的要求。

五、把握安全管理原则、完善安全管理细节

医院人员密集的公共场所,随着医院不断发展,门诊量不断增多,较大的人员流动,带来了许多不安全的因素。要求医院管理者牢牢树立"安全第一"的思想,将安全生产工作放到尊重生存权、尊重人权的高度,本着对社会、对职工、对患者、对家属负责任的态度,明确责任,狠抓落实。时刻做到居安思危,警钟长鸣,防患于未然。以下两点是原则:第一,舍得投入,医院在消防基础配套设施外,每年投入200余万元专项资金,用于设施更新维护和日常保养,为消防安全提供了有力保障。第二,选择资质优良消防维保服务单位,24小时在院内值班,对系统设施每天进行打点式巡逻检查并及时维护,确保火灾报警、自动喷水灭火、灭火器等系统设施时刻保持完好状态。

六、安全保卫部探索创新消防安全管理模式

1. 建立微型消防站,实行"一站、分区、二队"的责任管理 "一站"——微型消防站,是组织协调管理落实各项消防工作的指挥中心。"分区"——将院区按其分布和使用功能划分若干个管理区域,每个区域设1名消防专管员和1名安全宣传员,每天对辖区进行巡逻宣传,各区队长每周对辖区组织一次巡查。安全保卫部门每月对医院组织一次普检,随时对微型消防站和分区进行抽查或检查。做到日日有巡逻、周周有巡检、月月有检查、适时有抽查,及时消除安全隐患。"二队"——义务消防队和科室灭火队,义务消防队白天一次出动不少于30人,夜间不少于15人,并配发防火服、呼吸器等灭火防护器具,随时准备扑灭初级火灾疏散人员。

2. 科室安全管理细致分工,培训和现场演练并行 落实"谁主管,谁负责","谁值班,谁负责"。全院各科室以科室为单位建立治保小组并设立1名安全员,负责本部门班前班后的安全检查。

3. 加强对重点部位管理 杜绝以往的重明火轻高温检查方式,对医辅科室的治疗仪、频谱仪等高温仪器作为重点检查,对检验科、病理科的易燃易爆化学试剂的存储使用加强管理。医院值班留宿人员较多,乱接电源、烧水、做饭、取暖等违规使用电器时有发生,安全保

卫部不定时进行检查,发现使用电磁炉、电炒勺、电热毯等一律收缴。应确保宿舍安全。对高压氧、氧气站提出严格的明火控制要求。餐饮中心燃气灶及燃气管路经常进行检查,要求餐饮中心每6个月专业清洗公司对油烟机、烟道进行清洗,并做好清洗记录,并定期开展消防培训和灭火演练。

4. 严格外来施工队伍的管理　应该制定《医院安全管理条例》和《医院外来施工队伍管理规定》,要求医院雇工单位在某项施工要建立安全员制度,安全员要对施工现场安全负责,施工需要动火必须由施工主管部门安全员到现场检查确认现场无可燃物,布置好灭火器,开具"动火证",经现场检查符合防火要求时方可动火施工。安保部门本着"动火必办证,无证必停工"的原则加强施工动火管理。

5. 改变原有的安全检查模式,使安全隐患从容整改　安全检查是解决安全隐患的重要手段,但以往都是在重大节日前会同相关科室领导进行安全检查,虽然检查出隐患漏洞,但节日也临近了,只能等到节日过后再去整改,这样人们都在忐忑中过节。将集中安全检查变为月检,每月定期完成安全检查,发现的安全隐患可以得到从容的整改时间。

6. 动员一切力量做好安全工作,提供第三方服务的物业公司全员参与　随着医院的快速发展,后勤社会化,医院的维修、保洁、导诊、电梯、空调、食堂等项服务由物业公司和维保单位打理,上述人员的工作场所渗透在医院的每个部分。安全保卫部对物业公司各个部门进行消防知识培训,对物业的维修人员、保洁员、卫生员、导诊员、电梯员建立安全员制度,在作业中及时发现、报告、处置自己管理区域的安全隐患。

7. 加强防火宣传,增强就诊患者的消防安全意识　对住院患者及家属在办理入院时,进行禁止室内吸烟、乱扔烟头、使用电器等防火安全提示,各区域安全员根据患者住院周期,住院期间每周由安全宣传员提醒一次,门诊就诊患者及家属由保安员边维持秩序边进行安全提示,增强外来人员的安全防范意识。对患者违章使用电器做暂时扣留,待患者出院时返还,很好地控制了火灾隐患的发生。

8. 强化安全管理责任,建立激励奖惩机制　安全管理纳入医院的星级科室评比,对表现突出的科室和个人给予适当加分等奖励,激发员工参与消防安全工作的热情。

对存在隐患的科室下达限期整改,并给予扣分及免去评选先进资格且与绩效工资挂钩等处罚。

第三节　人员及财产安全

医院属于公共复杂场所,每天万人以上的门诊量,进出人员层次复杂、流动量大、社会闲散人员在医院藏身过宿,寻机作案。在院内、门诊、病区经常发生患者财物被盗、被骗等各类型的刑事案件,由于医疗资源分配不均衡,城市大医院的知名教授便成为黄牛趋利的目标,每当知名教授出诊日,黄牛便蜂拥而至,严重扰乱了正常的医疗秩序。

在医院的医疗服务过程中,发生的患者的死亡、伤残,造成医院与病人家属的纠纷,停尸、扯横幅、上访事件是医院最头痛、最棘手的事情。病人家属寻衅滋事,大动干戈,伤医案件时有发生,严重影响到其他病人的治疗和医院正常办公秩序。

根据这一特殊情况,建立涉医案事件防范联动机制。医院的安全保卫部、医院关系协调办公室、驻院警务室等部门要建立涉医案事件联动机制,对尚未化解的医患纠纷要及时会商研判,对可能发生个人极端行为、风险程度高的科室要布置保卫力量重点值守、巡控,严防发生案件。

根据原国家卫计委和公安部文件精神在医院建立警务室,与医院安保部门区域管理组合署办公的,安保部要求区域管理组长与科室无缝衔接,收集患者异常信息,把收集到的信息与医患关系协调办公室、警务室驻院民警形成"部、办、室"共同研判的氛围,做到早发现、早介入、早控制,降低医院出现的许多纠纷。在重点易发纠纷科室安装一键式报警,要求安保人员快速反应,保护医护人员安全。

医疗管理部门加强科室人员的普法教育工作,让医护人员懂得自己的权利和应履行的义务,学会用法律武器来保护自己,用法律手段来处理医疗纠纷。

医院根据国家《企业事业单位内部治安保卫条例》建立医院安全管理委员会,院长担任主任。下设科室治保小组在安保部区域管理组长的指导下落实防火、防盗、防破坏、防治安灾害性事故的措施,主要负责以下工作:

1. 门诊部、物业导诊人员协调合作,负责向患者及家属宣传、解释医院挂号就诊制度;医护人员有责任向住院患者及家属告之医院有关消防安全和治安管理的相关规定,解释病房探视制度、陪住制度等,提醒患者自行保管好贵重物品,预防火险、治安案件和其他安全事件发生。

2. 医院保卫人员协同保安与驻警应经常巡视各诊疗区域,必要时协助警方对可疑人员进行盘查,维护医院诊疗秩序和院区安全,配合公安部门进行案件侦查和处理。各单位在发生刑事、治安案件时,立即向安全保卫部或"110"报警,并保护好案发现场。

3. 深入开展调查,密切掌握单位内部的治安动向,及时制定相应的防范对策,做好内部矛盾调解工作,做好处理医疗纠纷和群体事件的保卫工作。

4. 做好学生、实习生、规培生、进修生、临时工、物业公司、外来施工队伍的管理工作,建立临时档案登记备案,并进行治安、消防培训,经考核合格后,方可上岗。

5. 医护与保卫人员在院内遇有酗酒闹事者、非正常举止行为等特殊人员,及时通知安全保卫部或驻警人员,共同做好安全防范工作。

6. 遇到突发公共医疗卫生事件(车祸、食物中毒、群体性医疗救治等),或影响医疗秩序事件时,医护人员及时与安全保卫部联系;保卫人员应迅速到场,维持秩序,保证医护人员全力投入诊疗救治工作中。

7. 医疗科室使用保管的贵重精密仪器、设备及毒麻药品、放射性元素,应落实专人、专柜保管,双人双锁严格执行交接登记制度。保卫部门登记备案(人防)。存放贵重精密仪器、设备、毒麻药品或放射性物质贵、重物资的房间加固门窗(物防),增设安防设施(技防)进行防护。

8. 各单位责任人应教育职工正确使用计算机,不得利用计算机网络,发布一切可能影响医院声誉或危害国家安全的任何信息。医院重点要害单位、涉密单位、重要岗位,一律不得录用有违法犯罪记录的合同人员。

9. 对医院确定的重点要害部位,无专人值夜班的应实施定点守护,保障夜间重点要害部位的安全。对本院职工在工作区内,因人身财产安全受到侵害而求助的,应积极实施保护措施。

医院治安安全工作是一项重要工作,关系到患者、家属及广大医护人员。人人重视治安安全工作,发现不安全因素及时排除,发现不安全事件及时报告,及时整改。明确职责,责任到人。确保医院财产和医护人员安全。

第四节 交 通 安 全

推行服务＋管理的管理模式,做好交通秩序管理:环境秩序管理涉及范围广泛,但就其管理区域与管理性质划分可以分为交通环境秩序管理、就诊医疗环境秩序管理与公共安全管理,在工作标准上也不是一成不变的,所有的工作都是围绕医院发展需求、医疗水平提高、方便患者为出发点,去不断完善和改进工作标准,提高管理水平。工作重点是在服务上,满足各个群体需求,解决各个区域存在的问题,让各个群体在享受服务的同时接受管理。

一、协调交警做好医院周边交通秩序管理

管理人员不但要保证医院门前没有车辆乱停乱放,还要适时地对医院周边道路进行巡逻,与交警部门沟通协调保持医院周边的交通畅通,这样保证医院院区车辆进得来出得去,提高医院车位的使用率,保证医院急诊急救绿色通道顺畅。

二、细雨润无声,服务＋管理践行安保新理念

本着"以患者为中心"的理念,医院的交通管理不局限于车辆的摆放和车场管理,管理人员根据患者需求,要熟知医院楼宇功能和医疗科室位置当好患者的引导员,为门诊的平诊患者车辆指定等候区域,对出院和入院行动不便的患者与临床建立相应的沟通渠道,开辟专用通道,车辆即停即走,保证患者在医疗区域就近上下车。为急诊急救患者开辟绿色通道,保证急诊急救患者在到达院区后在最短的时间到达就诊区域。在停车场工作区域设置轮椅等设施为患者提供人性化服务。

三、和谐交通提供者,优质服务的传递者

职工车辆避免与患者车辆交叉,安全保卫部与交警部门沟通为员工开辟专用通道。安全保卫部的车辆管理不局限于管好秩序,还可以运用信息化手段为员工提供换证、保险、处理违章、检车提示服务,增加员工的归属感。

四、规避《公众责任》事故,保险提供保障

公共安全事故的不确定性和所造成的损失无法预估,比如电梯故障、公共设施不完备造成患者摔倒致伤、违规作业造成的人身伤害、公共停车场车辆受损等造成人员伤害和财产损失,为了伤者的合法权益,未雨绸缪,医院在商业保险部门购买了《公众责任险》和《停车场管理责任险》。在发生公共安全事故后,安全保卫部会启动相应的险种,按流程进行处理。

第五节　医院安全新理念

建立安全管理平台,使安全管理渗透到医院发展的各个环节。依托医院的强大的网络环境,建立首个医疗行业安保管理平台。

一、安保平台建立的目的

医院的安全管理涉及医院各个环节,在日常的管理中呈现点多面广,管理资料和数据分散的问题,无法提供有效的数据资料支撑,不能真实地体现一个单位的安全状况,安保平台的建立为进一步做好安全管理工作提供技术支撑。

二、安保平台要实现的功能

通过现代化的科技手段将看似零散的安全工作进行分类与相应的法律法规、规章制度和工作标准相结合,使日常的安全管理工作实现信息化系统化的量化式管理。通过安全管理软件进行综合分析与评估,找出存在问题与不足,及时下达安全工作整改通知,确保医院安全运转,为医院的发展保驾护航。

三、安保平台实现的目标

利用信息化,对安保的"四大系统"消防、监控、报警、车管整合管理,完成院内110报警中心的接警登记、协调警力、处置事件等功能。通过短信、微信、APP平台实现管理者和事件处理的无缝衔接,实时处理和协调突发事件;通过平台实时、真实地反映各项工作的状态,并根据状态实现最佳配置和调整,以应对各种突发事件,使医院实现安全平稳状态下顺畅运行。

(刘学勇　车军)

第三十七章 后勤现代化

现代化是和当代社会、经济、技术、思维相符合的统称,医院后勤现代化是强调医院发展建设中,要和医疗技术服务同样强调、同样重视才能实现医院后勤现代化;今天的医院后勤现代化主要体现在后勤信息化、各种流程的科学化、运行成本管理效益最大化上。

医院管理者要想关注医疗技术、先进医疗设备和医学人才一样,关注后勤技术革新和人才培养,因为后勤是医院最大的成本中心,如果在保证良好运行的基础上,实现成本最小化,就会给医院带来更好的运行。

第一节 后勤现代化的定义及意义

一、现代化医院与后勤现代化的概念

什么是现代化医院,目前学术界尚未形成统一的认识,有人理解为是高度智能化的,有人认为是高度信息化的,也有人理解为运用现代管理理论和方法进行运作的医院,还有人认为管理水平高、诊断水平高、治疗水平高,有现代化的人才、现代化的建筑设备、现代化的医学检查设备、现代化的实验室与科研成果,并有较高水平的学术论文与著作等"三高""四有"的医院或四个一流暨一流管理、一流的技术、一流的设备、一流的服务的医院。现代化医院应体现出与科技进步和社会发展相同步,以当代前沿科学技术为平台,坚持"以病人为中心、以员工为根本,满足并适应现代医学模式发展需求"为核心理念,向人民群众提供现代化医疗技术与医疗服务的医疗机构才能称为现代化医院。

医院后勤现代化是指在日常服务保障工作各环节中,采用先进的信息化技术和智能化应用,以现代化的管理理念和规范的管理制度为医院运行提供优质、高效、安全、低耗服务的后勤服务保障可以称为现代化医院后勤。医院后勤现代化不仅仅是将医院现有后勤管理程序和模式数字化、网络化,而是从根本上实行后勤服务保障与管理现代化,将管理措施和技术手段相结合,构建一套以信息化平台为基础的医院运行支撑管理体系,同时不断吸收并引进优秀的管理理念和实践经验,使之具有科学化、专业化、信息化、标准化和精细化特点的管理方式、方法。

现代化医院与现代化后勤两者之间是相辅相成、缺一不可的。现代化后勤管理不能脱离现代化医院建设而独立发展,抛开现代化医院谈后勤现代化是空谈;现代化医院必须有现代化的后勤服务保障与管理作支持,才能保障现代化医院正常运行。医院后勤现代化是在现代化医院基础上建立的后勤服务保障与管理体系,其体系内涵和外延应包括:管理流程的科学化、管理途径的专业化、管理模式的信息化、管理细节的标准化、管理体系的精细化。还包括管理人才的专业化、医院建筑的智能化、设施设备的自动化、服务保障的社会化、服务环境的人性化等。所谓后勤现代化管理,其实质是通过运用程序化、标准化、精细化、数据化、

信息化的方法和手段,对服务保障过程中各相关环节、部门进行精准、高效、协调和持续的运行服务保障管理。具体的包括:

1. 管理流程科学化 是指在后勤管理运营流程设置中,从流程的"5W-H(WHY)、对象(WHAT)、地点(WHERE)、时间(WHEN)、人员(WHO)、方法(HOW)"、PDCA(Plan 计划、Do执行、Check 检查、Act 行动)闭环流程等方法,遵循科学化设计理念,借鉴优秀后勤管理设计流程,结合医院自身数据和资料,制定科学合理的运营管理流程并不断完善,以达到让计划制订切实可行、任务下达迅捷清晰、任务落实有据可依、任务追溯有据可循的高效管理效果。

2. 管理途径专业化 一是指管理团队的专业化。在后勤部分社会化向全面社会化转变的过程中,使用专业的人才和专业的管理队伍,可达到后勤管理事半功倍的效果。对医院自身的后勤服务人员,进行专业化绩效考核,鼓励后勤干部做专业领导,要求既要有理论依据,又要有专业管理经验。人才是实现医院后勤服务提升的关键。二是指管理方法的专业化。除了专业人才和队伍的引进,也要注意管理方法的专业化改变。对于技术型后勤服务(配电、空调、锅炉等)、部分服务型后勤服务(餐饮、被服、医废等)和部分管理型后勤服务(资产、仓储等)管理形成专业的管理办法。

3. 管理模式信息化 是指通过将后勤管理中分散的、孤立的信息流电子化、数字化,从而进行信息的汇总处理,形成信息链、信息网,改变传统的信息模式,克服传统信息传递滞后、载体复杂、容易出错等缺点。以互联网思维处理信息化的数据,告别传统思维,通过处理分析统计各个职能部门的信息数据,实现后勤管理高效运行。

4. 管理细节标准化 是指从各个角度规范化、标准化管理需求,各个流程、需求越规范、越标准,在满足管理流程科学化的前提下,管理的成本也就会越低。从部门制度标准、岗位要求标准、服务操作标准、现场管理标准、紧急事件处理标准等方方面面进行标准化,可充分提高管理效率,有助于技术经验延续,方便人员培训,通过管岗、管人,达到管事的目的。

5. 管理体系精细化 是指管理事物分解量化,具体准确快捷的管控,解决每个问题,满足客户需求,持续改进。后勤管理体系应如同一台精密的机器,要求在每个系统和事物细节的处理上精准而妥当,是以"精、准、细、严"为特征的全面管理体系。精细化的实现在于:复杂的事情简单化、流程标准化、内容定量化、手段信息化。

二、后勤现代化的目的和意义

后勤服务保障与管理现代化是现代化医院建设和发展的需要,一个现代化的医院运行,必须有一支与现代化医院发展相适应的保障团队提供优质、高效、安全、低耗的服务保障作支撑。后勤服务保障是医院服务价值链中不可缺少的环节之一,在医院整体的管理系统中,医院后勤管理有着不可替代的作用,直接影响医院整体运行安全和医疗质量、医疗安全。后勤现代化是医学模式发展的客观需求,传统意义上的自我服务、自我管理,各自分散的、独立的保障模式无法满足对现代化医院的服务保障需求。

后勤现代化是以信息化为手段,利用计算机技术、网络通信技术、自动化技术等信息技术,改善后勤服务保障与管理模式,为医院运行提供优质、高效、安全、低耗的服务保障。后勤现代化不能简单地理解为后勤信息化,更不能把后勤现代化及后勤信息化建设理解为后勤部门的全部工作,它是现代化医院信息化建设的重要组成部分。后勤信息化不仅仅是水、电、汽等能源监控,还包括设备运行、维护与保养的监控、资产运行监控与管理、预算、物资和成本的监控管理、后勤整体运营质量与安全的管理、维修管理等。后勤信息化建设可以进一步优化后勤服务保障工作流程,进一步提升后勤服务保障质量和保障安全、进一步深化后勤保障工作的精细化、标准化、科学化和规范化,为现代化医院发展和整体运行提供"动力"的支持和运行"机制"的保障,其中最为重要的是为医疗安全提供有力的安全保证和科学、合理地降低医院运行成本。

第二节   后勤现代化的方式和手段

如何实施后勤现代化管理,采用何种方式和手段一直是广大医院管理者不断探索的课题。充分发挥数字化、信息化的优势,建立符合医院现代化管理的现代化后勤管理模式,使这种服务保障与管理模式满足现代化医院运行的需求,是后勤现代化建设的重要一环。在后勤管理现代化流程和制度的建设中,加强后勤人员的思想建设,统一医院管理者对后勤现代化的认识;加强建立具备现代化管理知识和专业技能的管理人才、专业人才队伍的建设;加强以信息化为基础的集约式、自反馈式的后勤综合管理平台的建设;加强对社会资源的利用,实现以社会化服务为依托的后勤管理方式的转变是实现后勤现代化的重要方式和手段。

一、统一思想,加强认识,提高后勤队伍的凝聚力和战斗力,建立一支高素质、有文化、有能力的后勤团队是后勤现代化建设的基础

管理是指管理主体组织并利用其各个要素(人、财、物、信息和时空),借助管理手段,完成该组织目标的过程。管理行为核心的要素还是人,管理团队的素质是决定管理成败的关键。不管是传统的管理方式还是新型的现代管理模式,最终决定因素还是管理团队的建设。对于医院后勤管理的现代化建设,高素质、高学历、高能力的后勤管理者以及专业化的人员队伍组成的后勤管理团队也是关系后勤管理成败的基础。而管理团队对后勤现代化管理的思想认识是否统一,是否具备团结协作的凝聚力和坚定高效的执行力将直接决定后勤服务的品质。

后勤现代化不能理解为有了现代化的高精尖设备和专业的技术人员队伍就具备了现代化的条件。后勤管理的现代化建设只有与先进的管理理念和规范的管理制度相结合,让整个的管理团队理解、消化并融入日常工作中,上下齐心,管理才能取得预期的效果。科学的管理理念指导后勤的信息化建设,利用信息技术实现管理运行的简单化,提高管理团队的执行力,才能提升管理水平,提高管理效率,将管理理念落到实处。后勤信息化建设是现代化后勤管理工作的有利抓手,信息化建设如果没有先进的管理理念和思想作支撑,没有高水平的管理团队去应用,信息化建设就失去意义,成为了摆设。

二、建设集中式管理平台及信息化监控平台和自反馈式管理平台三位一体的综合管理平台是后勤现代化建设的重要手段

以后勤"一站式"统一集中服务管理思想和信息化技术为依托,培养专业化技术和管理人员,建立后勤综合管理平台是提高后勤现代化水平的重要途径。科学、合理地监控医院运行成本的消耗、监控运行中的环境参数、监控建筑及机电设备运行状态,并在此基础上构建

一个服务保障与管理的自反馈系统监控平台将是现代化后勤服务保障与管理的重要手段。

现代化的后勤保障已经突破了传统的各自独立的保障模式,近几年后勤保障工作的实践使我们体会到,集中管理平台及信息化平台和自反馈式监控平台建设应该是现代化后勤管理的发展方向。现代医院后勤信息化建设,是为保障医院整体运行安全和医疗安全而采取的数字化管理手段,后勤信息化建设是管理理念、服务理念与 IT 技术相互融合以及通过网络技术、云技术、物联网技术等对管理流程进行整合并创新的动态过程。后勤信息化建设通过数字化手段可以有效及时掌握医院运行中的需求和发现服务保障过程中的问题,以问题为导向进一步改善并提高服务保障质量和安全,形成服务保障全过程的闭环式管理,从而有效地保障整体运行安全,有效地控制运行成本的浪费。

医院在后勤信息化建设过程中,应坚持以集中统一服务管理平台和设备运行信息监控平台与自反馈式管理平台有机组合成一个系统平台暨"一号通一站式服务保障与集中统一信息监控平台",实施统一一体化服务、调度、监控、指挥。创新性地将 PDCA 循环管理理论与信息技术结合起来,探索建立医院后勤综合支撑管理平台,将 BIM 可视化技术与医院的建筑全生命周期的管线、机电设备、水电气运行参数、运行状态等项系统参数结合起来,以设备与楼宇自动化为数据支撑,集成安全监管、工作流程自动分配等来建立医院的可视化、集成化、智能化的管理体系,与传统的医院后勤管理模式相比是一个挑战。

后勤集中服务保障模式是在全国医院后勤服务行业的一项革新,"一号通、一站式"服务模式整合了维修、维护、机电设备运行、物业服务等后勤所有服务保障与管理项目和内容,并为医院个性化拓展陪护、加床、洗涤以及快递等生活辅助服务预留了定制空间。医护人员拨打一个电话即可满足综合报修、预约服务、查询信息等服务需求,并实现了流程管理、信息回馈和服务评价的闭环式管理。在此基础上我们也探索拓展一号通平台的功能,将建筑设备设施运行状态监控、医院能耗、综合告警、物资管理等后勤工作内容都融合进来,进一步完善后勤工作流程中的自反馈式体系,让系统能够自动巡检工作完成情况并给出反馈报告,对故障进行提前预警和及时告警,并自动监测故障处理结果和医护人员的满意程度。相信通过一体化的监控平台的建设,医院后勤现代化的建设将迈上一个新的台阶。

三、充分利用社会优质资源,推进后勤服务社会化,促进后勤服务向科学化、专业化、规范化、标准化、精细化的现代化目标迈进

生产力的发展促进了生产关系的变革,促进了各领域社会分工的细化。医院的发展也不能脱离社会发展的潮流,更应该学会利用社会进步过程中形成的优质服务资源。历史的原因造成医院后勤发展的欠账太多,完全靠医院自己去革新和调整必然要医院投入巨大的人力、物力和精力。后勤服务社会化是医院后勤发展的方向,也是社会发展的必然趋势。利用社会上有经验的、成建制的服务团队助力医院后勤管理,不仅仅会迅速提高医院后勤的规范化、专业化水平,而且通过竞争优选,可以挤出运行成本的水分,可以有效地降低医院运行的成本,提高运行效率,促进医院后勤走向现代化的发展道路。

另一方面,引进社会化服务单位,也可以有效地分散医院的运行安全风险,强化医院运行安全,让专业化的公司承担复杂的后勤保障,也可以让医院管理者更专注于医疗行为管理和医院的整体发展。

第三节　现代化后勤管理与医院运行

医学模式是一种关于医学整体发展的概念模式,一般是指人们的医学观和医学思维方式以及医疗卫生体制结构的构建,是人们对人类生命、健康和疾病的根本观点和总体的看法,也是各个历史时期具体医疗活动和医学研究活动的总指导原则。医学模式的形成和演变是一个历史过程,不仅同医学自身的发展密切相关,而且与社会政治经济、科学、科技、文化密切相关。它的核心是医学观,包括人体观、生命观、健康观、疾病观、诊断观、治疗观、预防观和医学教育观。它是由各个时期医学发展水平、医学研究的主要方法和思维方式决定的,与各个时期社会、经济和科学发展的总体状况及哲学思想紧密联系。它形成以后,又反过来对各个时期的医学研究、医疗卫生工作、临床诊治及医学教育产生强大的能动作用,作为医院后勤管理者,必须认识到医学模式的发展及变化也必将引起医院建筑环境与功能和后勤服务保障模式发生变化。

医学模式的变化会对卫生体制带来深刻的影响和变化,这一点是无疑的,医院作为卫生系统的重要组成部分,医疗流程及与之相关的为医疗服务保障的后勤服务保障必须适应并满足医学模式发展的需求。一定历史时期医学模式的变化与发展都会影响医疗服务功能的变化,这种变化不是一蹴而就的,它必然要经过量变到质变的一个过程。

神灵医学模式和自然哲学医学模式由于受所处时代生产力和科学技术以及人类的认知能力的限制,它对医疗技术、设备、环境和服务保障能力和水平来讲几乎是没有要求且根本无法提出要求。而生物医学模式发展在 20 世纪 50~70 年代,是工业社会背景下的产物,随着生产力、科学技术的进步,人们开展了以防治疾病为中心的卫生革命,从这时期开始人们对医院的建筑布局、流程、环境和后勤服务保障工作有了基本要求,这种要求体现在有专门看病的门诊、治疗的病房、手术的房间、取药的药房,男、女患者病分室,有专科、专病的门诊和病房,要求必须有清洁的水、良好的电力、能源作保障。满足治病过程中的基本保障,有床住、有饭吃、满足温饱即可以,对环境品质需求没有特殊要求。对于这一时期的后勤服务保障模式来讲,没有提出特殊需要,医院只要满足病人的基本需要即看病治疗即可,医院对于运行成本及后勤成本也没有引起关注。

进入 20 世纪 80 年代,随着生产力、科学技术的进步,人们对疾病的认知又发生了深刻变化,主张认识健康和疾病不应只是局限于生物学领域,必须扩展到社会领域;不能只在生物属性上来认识健康和疾病,必须从生物的、心理的、社会的等多方面因素的结合上来综合地认识人类的健康和疾病,同时要注意理解病人。这一时期,人们对医院的诊断、治疗、康复之外的软环境又有新的要求和变化,这种变化除了在医疗技术、设备和检查手段上明显的提升以外,对医院建筑环境与功能、布局与流程上又上升一个高度,这一时期对后勤服务保障模式要求吃饭要讲营养,可以单点单作,8 人间的病房要变成 4 人间病房,手术室有中央空调供应,氧气瓶变成了集中汇流排统一供氧,庭院种花养草了,电力供应由一路供电逐步向二路供电发展,病房大门开始有专人看守,病床由直板床开始换成可调节高低的单摇床,木质床头桌被替换为复合塑料桌等。进入 20 世纪 90 年代和 21 世纪初期,与此相对应的后勤服务保障方式也发生了深刻的变化,要求夏天不热,室内有了风扇、24 小时集中不间断冷热水供应、吃饭要营养配餐、房间要有一定的温湿度控制、24小时不间断供电，还必须双路供电，氧气瓶被取消变成集中供氧，负压吸引、压缩空气是病房的标配，门诊有扶梯、病房有垂直梯，个别医院病房可以有1~2个单间病室，病室有电视、冰箱。随之而来的医院运行成本也不断增加，医院管理者和后勤管理者都开始逐步感受到医院的运行成本的压力。

近十年生活水平的快速提高和医疗事业的飞速发展，使得病人对医院环境品质的要求越来越高，关注点不仅仅在吃、住、行上，他们对医院要求从进入大门开始至离开医院大门的全过程提供高品质的服务保障。医学模式在发展变化过程中，医疗工作是主体，要有高超的医疗技术同时又要有高科技的医疗设备，与此同时病人及其家属对医院软环境的要求与日俱增，表现在病人及家属希望医院建筑公共空间设置应满足病人对医院总体空间的使用需求，病房、门诊、检查、候诊、康复过程中满足病人生理、心理和行为的需求，还要求医院要充分考虑病人对空间环境的响应度，对不同的空间类型提供多样支持。为顺应医学模式发展的需要，许多医院纷纷改扩新建，在规划和设计中，医院逐渐有了花园、庭院，有了喷泉，楼内有了商店、咖啡厅、书吧，儿童门诊有游乐设施，要求一人一诊，独立的病室，恒温、恒湿的中央空调供应，为了保障病人的安全要求三路供电、二路供水，绝不允许停水停电，有专人打扫房间，有专人为病人陪检、导诊，人们的隐私得到了尊重和保护，网上预约挂号看病、化验、检查报告自动手机反馈等。这一时期医院管理者们更加关注空间环境对病人的生理、心理和行为的影响，顺应医疗流程，防止和控制交叉感染等，医院的能耗和维持医院服务能力的后勤支出比例越来越高，大家也开始研究医院的节能环保，成本控制，医院的运行成本成为医院管理者关注的重要内容。

医学模式的转换引起医院组织结构及医院科室划分的系统化、专业化、精细化，也导致了医院建筑环境与功能的差异化和运营模式及后勤服务保障模式的改变。不同时期的医学模式影响着不同时期医院建筑的环境与功能，同时也影响着后勤服务成本的变化。进入信息化时代，人们不仅关心医院的医疗质量、医疗技术，同时对医院建筑环境与功能、布局与流程及医院的后勤服务保障质量提出了更高的要求，医院建筑环境与功能，后勤服务保障要体现人性化、家庭化、庭院化、数字化，而这一切都必然需要大量前期经济投入和后期运行成本增加。

现代医院建筑和后勤服务保障模式满足了现代医学模式中病人对医院建筑环境与功能的需求，实现了满足人类生理需要、安全需要、社会需要、尊敬需要和自我需要，符合现代医学模式发展的需要。现代医院后勤服务保障工作已经渗透到医疗工作的每一环节、每一过程，医院建筑空间布局、流程、水、电、气能源保障，电梯、空调及智能化建筑系统的运转、建筑色彩、灯光、空气洁净度、温湿度、衣、食、住、行、用等都影响着患者的病理、生理、心理、情感和行为。医院建筑及环境要求更为智能化、人性化，这种智能化医院建筑设施、设备的运行需要专业化的技术人员和管理人员来维护，而这种服务保障已经突破了传统的、单一的后勤服务保障模式，与过去保障内容、范围、性质有着本质区别，这种区别体现在现代医院后勤服务保障与管理工作的科学化、标准化、规范化、专业化、系统化、精细化、现代化、人性化。这种服务保障模式的变化，必然影响后勤服务保障与管理理念的转换，而理念的转换归根结底就是传导责任。这种责任意识要求医院后勤管理者要把服务与管理转成动力，这种动力就是保障安全、保障质量、保障效率、有效地控制成本。

面对医学模式的发展，医院在强化医疗技术服务和医疗装备配置水平的提升过程中，应该清醒地认识到医院后勤服务保障与管理模式必须改革,必须与高品质环境需求、环保需求相适应,践行绿色医院思维,提高成本管控意识。这种思维要落实到医院建筑的改扩新建中,还要落实到服务保障相关环节中。医院的改扩新建工作,始终要坚持"以病人为中心、以员工为本、人性化服务、人性化改扩新建"。

附件 37-1　盛京医院后勤信息化平台介绍

一、盛京后勤可视化智慧运维平台的设计

盛京医院的后勤可视化智慧运维平台设计既集成了常见后勤信息化中使用的Web 应用和移动 APP 应用,又强调了 BIM 的可视化优势,可以简单地归纳为:统一数据、统一业务、多种呈现。其逻辑结构见图 37-1。

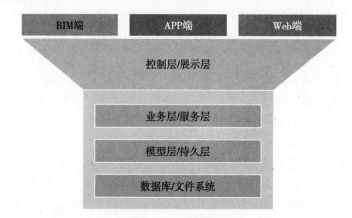

图 37-1　逻辑结构

对于同样的后勤事务,根据不同人员的使用需求在不同的用户界面呈现不同的内容。但底层使用共同的业务逻辑以保持系统的一致性,同时使三种展现方式有机互动,各自发挥其长处。

系统使用面向服务的体系结构(service-oriented architecture, SOA),整体设计为一个松耦合、分布式的系统。做到数据全面统一、子系统全面解耦。各种不同的后勤业务由不同的子系统实现,但由平台提供统一的支撑,统一管理。同时对于后勤产生的数据,由平台提供大数据分析的功能产生分析报告,指导后勤的自我改进。平台从底层数据统一建模,与南京天溯合作进行了设备、空间、人员的统一编码,使得各业务间的互动和调用有了一个共同的基础。

在此公共业务的基础上,BIM 使用其独有的三维优势,建立了空间、管线、回路、设备之间的关联关系。使整个医院在 BIM 模型中像一个有血有肉的活体,所有管线的流向如同血脉,回路的覆盖如同关节,采集器如同神经末梢,空间结构如同骨骼。整个系统在统一的可视模型中活动,为后勤运维提供强力的支撑。

二、平台的部分应用效果

盛京医院的后勤可视化智慧运维平台目前正处于研发落地的关键阶段,已取得一些阶段性的应用效果,以下结合实例介绍一些已落地的应用方式。

1. 统一数据、统一业务、多种呈现的框架达成　平台底层架构建设已经实现,采用统一建模的方式为后勤涉及的人、地、物进行编码,再使用统一封装对上层提供能力中心。上层各类业务子系统分别处理后勤的不同业务需求,并通过统一门户对外提供用户接口。用户接口同时支持 Web 网页、手机 APP、BIM 模型。以下就是当前建设阶段的三端情况:

（1）Web 端:见图 37-2。

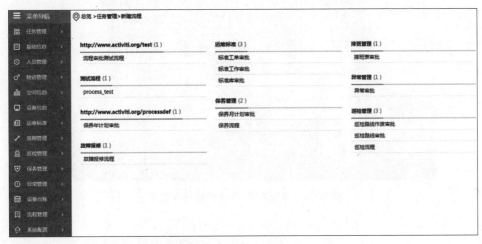

图 37-2　Web 端

（2）APP 端:当前进展见图 37-3。

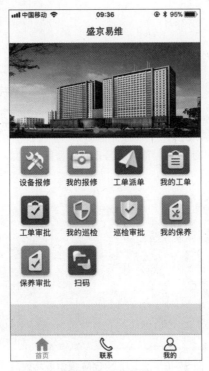

图 37-3　APP 端

（3）BIM 端：盛京医院目前直属的南湖、滑翔、沈北、本溪四大院区都已建模完成，四个院区的 BIM 模型展示效果见图 37-4~ 图 37-7。

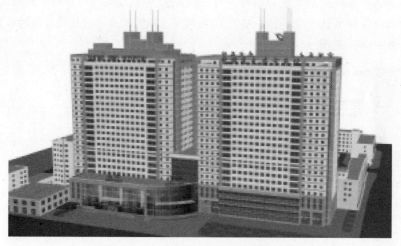

图 37-4　南湖院区 BIM 模型展示效果

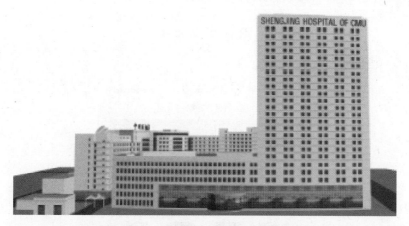

图 37-5　滑翔院区 BIM 模型展示效果

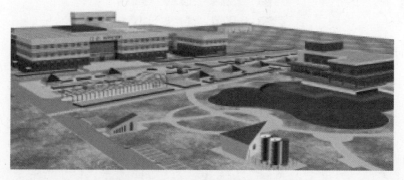

图 37-6　沈北院区 BIM 模型展示效果

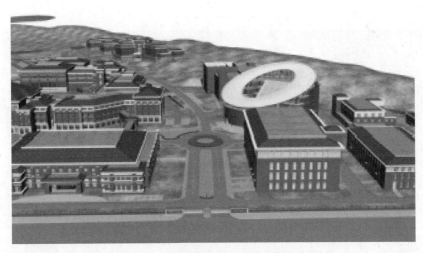

图 37-7　本溪基地区 BIM 模型展示效果

2. 设备和开关作用区域展示　在 BIM 模型中通过点选相应的设备和开关,能够看到设备和开关作用的区域。图 37-8 为在 BIM 中点选空调的冷热水供水阀门,相应地显示出该阀门的作用区域,在工程作业中能清晰地确定如何提前通知相应的部门;在报修故障定位中能快速地找到相应的关键节点。

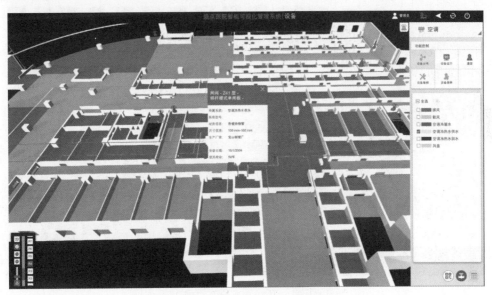

图 37-8　点选空调冷热水供水阀门

3. 管道分布及气液的流向可视化　盛京的 BIM 模型清晰地呈现了装修后隐藏的管线,并且对管线中气体和液体流向完全可视化,以动画的形式展现。以此支撑故障报修中快速查找上下游相关环节。对于漏水、空气异味等常规问题的定位可以起到有效的辅助作用。新风流向见图 37-9、空调供水流向见图 37-10。

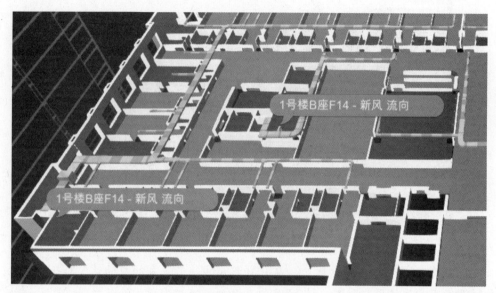

图 37-9　新风流向

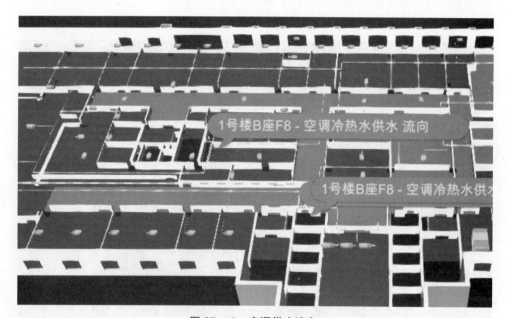

图 37-10　空调供水流向

4. 告警及作用区域可视化　对于设备关联的告警信息,在 BIM 中可以呈现其作用的区域,在设备出现可能的隐患时,后勤相关的部门可以提前预警及通知相应的科室和部门,提前引导作用区域的医患人员转移。当具体事件发生时,也可以及时调动周边的人力支援。图 37-11 为 BIM 中测试告警发生的情况的效果。

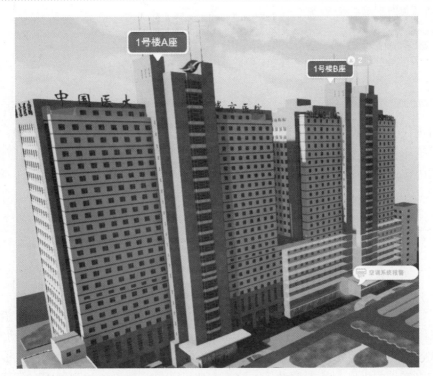

图 37-11　测试告警发生情况效果

（刘学勇　巴志强　陈　阳）

第三十八章 基本建设

一所现代医院不断地调整完善医院建筑、格局是发展过程中必要的一个过程,这个过程中的重要工作就是基本建设,如何能够高质、高效、合理成本地完成基本建设,是每位管理者都关心的内容。

第一节 基本建设的主要内容和阶段构成

基本建设一词,最早源于俄文,20 世纪 20 年代初期,前苏联开始使用这个术语,指的是社会主义经济中基本的、需要耗用大量资金和劳动的固定资产的建设,以区别流动资产的投资和形成过程。1952 年我国国务院规定:凡固定资产扩大再生产的新建、改建、扩建、恢复工程及与之连带的工作为基本建设。医院基本建设就是指建设单位利用国家预算拨款、国内外贷款、自筹基金以及其他专项资金进行投资,以扩大再生产、改善医疗服务条件为主要目标的新建、扩建、改建等建设经济活动。医院建设应该符合基本建设的普遍规律,同时因为医院的特殊性带来其建设内容的复杂性,医院基本建设还要充分考虑医疗运行的规律。

一、医院基本建设的定义及分类

医院基本建设的内容主要有:第一,建筑安装工程,包括各种土木建筑,配套设备设施装配,道路工程,园林绿化工程等。第二,设备购置,主要是指建设过程中需要的设备、工具和器具购置等。第三,与前两项相关的其他工作如勘察、设计、科学研究实验、征地、拆迁、试运转、生产职工培训和建设单位管理工作等。

(一)建设项目的组成

建设项目的组成按照建设项目分解管理的需要可将建设项目分解为单项工程、单位工程(子单位工程)、分部工程(子分部工程)、分项工程。

1. 单项工程 一般指具有独立设计文件的、建成后可以单独发挥生产能力或效益的一组配套齐全的工程项目。单项工程的施工条件往往具有相对的独立性,因此一般单独组织施工和竣工验收。如:医院建设中的一座独立的门诊楼,病房楼,甚至一个锅炉房等都是单项工程,可以简单地理解为单独立项的一栋或几栋建筑。

2. 单位工程 是单项工程的组成部分。医院建筑一般情况下指一个单体的建筑物或构筑物,民用住宅也可能包括一栋以上同类设计、位置相邻、同时施工的房屋建筑或一栋主体建筑以及附带辅助建筑物共同构成的单位工程。建筑物单位由建筑工程和设备工程组成,近年还细分出来室内外精装修工程等。单体建筑以外的园区的室外工程,按照施工质量评定统一标准划分,一般分为包括道路、围墙、建筑小品在内的室外建筑单位工程,电缆、线路、路灯等的室外电气单位工程,以及给水、排水、供热、煤气等的建筑采暖卫生与煤气单位工程。

3. 分部工程　是按照工程结构的专业性质或部位划分的,亦即单位工程的进一步分解。当分部工程较大或较复杂时,可按材料种类、施工特点、施工程序、专业系统及类别等分为若干子分部工程。例如,可以分为基础、墙身、柱梁、楼地面、装饰、金属结构等,其中每一部分称为分部工程。

4. 分项工程　是按主要工种、材料、施工工艺、设备类别等进行划分,也是形成建筑产品基本部构件的施工过程,例如钢筋工程、模板工程、混凝土工程、门窗制作等。分项工程是建筑施工生产活动的基础,也是计量工程用工用料和机械台班消耗的基本单元。一般而言,它没有独立存在的意义,它只是建筑安装工程的一种基本构成要素,是为了确定建筑安装工程造价而设定的一种产品。如砖石工程中的标准砖基础,混凝土及钢筋混凝土工程中的现浇钢筋混凝土矩形梁等。

了解建设项目的构成,有利于建设单位有针对性地对建设项目进行管理和控制。对于有自主管理能力的建设单位,也可以按照单位工程或单项工程来分别选择施工单位,从而节省建设资金。

（二）建设项目按投资主体分类

按投资主体可分为国家投资项目、地方政府投资项目、建设单位自筹资金项目和各类投资主体联合投资项目等。随着改革开放的深入,很多新的投资建设模式进入人们的视线,因医院的公益性决定了医院不以营利为目的,但是随着人们生活水平的逐渐提高,对优质医疗服务的需求出现井喷式的增长,医院建设经历了一个高速发展期,随着医改的深入,大型医院的扩张受到了一定限制,但整个医疗机构尤其是优质医疗机构的稀缺自然造成人们对医院建设的不可抑制的投入,吸引着大批投资人的关注,希望能在医院建设过程中分一杯羹,而政府又苦于对医疗投入的资金有着巨大缺口,因此各方都有合作的需要,出现了多种投资方式的探索。这里对目前比较流行的 PPP、BT 等模式做一简单介绍。

1. PPP（Public-Private-Partnership）模式,即"公共部门 – 私人企业 – 合作"的模式　当前,资金瓶颈是工程项目投资建设中面临的最大难题之一,在基础设施、公共服务建设领域中更是如此。20 世纪 90 年代后,一种崭新的融资模式 PPP 模式在西方特别是欧洲流行起来,在公共基础设施领域,尤其是在大型、一次性的项目,如公路、铁路、地铁等的建设中扮演着重要角色。一般而言,PPP 融资模式主要应用于基础设施等公共项目。首先,政府针对具体项目特许新建一家项目公司,并对其提供扶持措施,然后,项目公司负责进行项目的融资和建设,融资来源包括项目资本金和贷款;项目建成后,由政府特许企业进行项目的开发和运营,而贷款人除了可以获得项目经营的直接收益外,还可获得通过政府扶持所转化的效益。

PPP 模式是一种优化的项目融资与实施模式,以各参与方的"双赢"或"多赢"作为合作的基本理念,PPP 模式的组织形式非常复杂,既可能包括私人营利性企业、私人非营利性组织,同时还可能包括公共非营利性组织（如政府）。合作各方之间不可避免地会产生不同层次、类型的利益和责任上的分歧。

PPP 模式近年在医院建设项目中逐渐开始试点应用,其目的是要解决政府在公共服务领域长期投入不足的问题。但是在实际应用过程中,因为医院的公益属性,决定了其不可营利性,如何让投资企业"见利"而又不"忘义",是需要研究的课题。现阶段,投资方主要以医院运行后的收入分成或在建设中的参与建安工程或材料供应为主要的资金回报形式。

2. BT(Build-Transfer)即建设-移交融资模式 系指根据项目发起人通过与投资者签订合同,由投资者负责项目的融资、建设,并在规定时限内将竣工后的项目移交项目发起人,项目发起人根据事先签订的回购协议分期向投资者支付项目总投资及确定的回报。通俗地说,BT投资也是一种"交钥匙工程",社会投资人投资、建设,建设完成后"交钥匙",政府再回购,回购时考虑投资人的合理收益。采用"BT"模式建设的项目,所有权是政府或政府下属的公司;政府将项目的融资和建设特许权转让投资方;投资方是依法注册的国有建筑企业或私人企业;银行或其他金融机构根据项目的未来收益情况为项目提供融资贷款。

BT模式的缺陷主要包括:

(1)BT项目建设费用过大:采用BT方式必须经过确定项目、项目准备、招标、谈判、签署与BT有关的合同、移交等阶段,涉及政府许可、审批以及担保等诸多环节,牵扯的范围广,复杂性强,操作的难度大,障碍多,不易实施,最重要的是融资成本也因中间环节多而增高。

(2)BT方式中的融资监管难度大:BT项目的分包情况严重。由于BT方式中政府只与项目总承包人发生直接联系,建议由项目企业负责落实,因此,项目的落实可能被细化,建设项目的分包将愈显严重。

(3)BT项目质量得不到应有的保证:在BT项目中,政府虽规定督促和协助投资方建立三级质量保证体系,申请政府质量监督,健全各项管理制度,抓好安全生产。但是,投资方出于其利益考虑,在BT项目的建设标准、建设内容、施工进度等方面存在问题,建设质量得不到应有的保证。

面对这些缺陷,各地政府的掌控能力是比较差的,政府在BT投资建设项目在由计划经济向市场经济的转轨的过程中,仍不同程度地存在着一部分项目管理在政府有关部门内封闭运作,有时甚至出现违反建设程序的操作。由于我国BT诞生的时间短、经验少,是新生事物,因此,最基本、最重要的是要有明确的合同法律保护,同时,在管理上,对项目的投资概算、设计方案的确定,工程质量的检验以及财务审计都应从法律上确定政府权力。但目前,我国尚没有关于BT的专门立法,所以更应加快立法步伐。

二、建设工程项目管理模式

建设工程项目管理是为了实现工程建设预定目标,通过一定的组织形式,用系统工程的观点、理论和方法对工程建设从投资决策、建设准备、施工建设、竣工验收以及售后服务的全过程进行计划、组织、指挥、协调和控制等活动,以便有效地利用人力、物力、财力、信息、时间和空间资源,以最低消耗获取最佳经济效益、社会效益和环境效益的过程。

现阶段的常见的建设工程项目管理模式有三种:一种是传统的项目自管管理模式,一种是项目代管管理模式,一种是技术顾问部管理模式。医院建设也基本遵循着三种模式。

(一)传统的项目自管管理模式

传统的项目自管管理模式是指建设项目业主方依靠自有的人力资源管理工程建设项目

的模式。这种管理模式按照工程项目的划分建立的项目式组织架构。组织架构有利于利用业主现有资源和条件,实现行政协调,纵向管理比较顺畅。这种模式在实际医院建设项目管理中应用很广泛,一般为建设单位的基建部门负责管理医院的工程基本建设项目。人员成本比较低,但由于医院是由从事医疗管理为主的单位,基建部门从事建筑专业的人员不多,所以造成管理效率差,人员素质差强人意。

这种项目业主方自营管理工程建设项目的模式存在以下的不足:

1. 业主直接委托设计单位、施工企业和监理单位开展工程设计、施工建设协调和工程安全质量监督。业主组织机构直接行使对项目的管理。业主既是投资主体,又是项目的管理主体,承担了项目的所有风险。

2. 工程建设各个阶段、各个部分之间的界面管理工作量大而复杂,业主组织机构需要较庞大的管理机构和较多的管理人员。

3. 因项目管理工作量大,对项目管理人员的素质,特别是项目管理领导者素质要求高(很多医院单位的基建分管领导往往都不是从事建筑专业的),各管理层面的高级专业技术管理人员要求高,而业主内部往往很难做到这一点,导致项目管理出现混乱局面。

4. 很多医院基建部门都是跟随建设项目组成的部门,工程项目建成后,项目管理人员存在"转岗分流"的后顾之忧,造成工程管理队伍不稳定的局面,难以培养和形成高素质的专业工程管理队伍。

(二)建设项目代管制管理模式

建设项目代管制是指项目业主通过招标的方式,选择社会专业化的项目管理单位(代管单位),负责建设项目的投资管理和建设组织实施工作,项目建成后交付使用单位的模式。但是代管制在我国发展时间较短,缺少足够的经验和完善的制度体系。推行建设工程代管制中,代管项目责任划定、风险回避、从业企业素质管理资质等相关问题存在的不足之处,随着项目的运作也逐渐暴露出来。

这种项目管理模式主要的问题有如下几个方面:

1. 代管单位的法律地位不明确,代管单位,责任、权利、义务含糊不清等。代管实践过程中,无法得到各级政府和建设相关管理、备案部门,如规划、建委、环保、消防、质检等方面的认可,实际操作过程中遇到很多困难,在办理各种工程建设手续的过程中,其身份难以被有关行政管理部门认可,造成工作很难开展。

2. 由于很多建设单位在实施建设项目代管制管理模式中,代管单位与建设单位的主体利益切入点不同,造成管理意见纠纷较多、投资失控严重、工期拖延等情况,由于各地对代管单位的资格条件和市场准入要求比较模糊,对代管单位的资质认定、等级划分等没有明确的标准和依据。以至目前代管行业鱼目混珠,许多工程咨询公司、工程监理、建设工程管理的经验不足,不能满足项目管理的综合素质需要,如果管理不到位,会出现很多超投资、超标准、拖工期的现象,还会引出挪用资金、拖欠工程款等问题。工期一拖再拖,投资一加再加。

3. 虽然目前的项目管理从业人员有一定专业水平,现场实践经验较多,可是普遍对医疗知识不了解,综合协调管理能力较弱(医院的医疗建筑往往存在各种复杂专业综合穿插等问题),尤其是招标投标,合同管理,造价控制,经济、商务、管理、法律等方面知识和能力存在不足,并且代管制企业的人员组织结构不合理,考核机制也尚未健全,缺少专门培训机构。

在国内很多建设单位代管制管理的结果就是花钱不讨好,没有达到应有的效果。

(三)技术顾问部项目管理模式

技术顾问模式在国际建筑市场上已经相当成熟,在缩短工期、降低工程费用、提高工程质量等方面为投资者创造了极为明显的效益。技术顾问部集中了建设项目几个关键部位顶尖级的管理人员,有效整合项目实施过程中最优秀的人力资源配置,项目管理按项目班子精干化、项目经理职业化、技术干部专业化的要求组建项目部,实现项目的精干高效运转。与此同时,要广借外力,有效整合社会人力资源为我所用。根据施工需要可聘任国内相关知名专家担任长期顾问,对重大技术难题进行咨询论证把关;根据现场专业需求可临时招聘部分技术人员,以应急需;从项目招标投标、施工和设备采购合同,工程施工的三大目标控制,以及处理好与各类内外协调和现场监理、施工、设计的关系,借用各类资源和力量对实施项目施工技术把关,负责业主对项目实施的各种咨询和代理管理。

技术顾问部项目管理模式集成了先进的管理理念和高效的管理机制,集中了传统管理模式和项目代管制的优点,避免了这两个管理模式的弊端,最显著的优势:

1. 项目的各项管理活动均受业主直接掌控,业主可对顾问部管理各重要环节进行干预、指导、协调、可随时对顾问部的机构进行调整,使项目管理部专业化、科学化、高效化地运作。一方面解决了传统项目管理人员不专业,办事效率和效果差强人意的问题,另一方面克服了聘用代管公司管理难度大,敬业精神差,三大控制不在业主掌控之下,工期长、造价高、质量差的问题永远扯不清,为了种种利益和施工方共同对付业主的现象。

2. 专业科学 传统的组织机构人员构成机构臃肿,层次重叠,管理人员比例失调,影响管理效能和工作效率,很难实现专业化的人员配置,往往一个建设单位项目管理部门能配置1~2个相关的专业技术人员,造成项目的各个环节的专业技术人员的配置不能满足管理要求,办事效率低下,很多的是外行去管理内行,使管理的环节难以链接。而代管公司的人员配置只能是配置业内的相关人员,由于其机构的素质要求和经济利益关系,很难做到顾问部的业内中高级专业人员的高级配置。

3. 经济性,一方面由于其没有代管公司的复杂机构,要价偏高、效果有限,也没有传统的管理部的人员包袱问题,后期付出代价更多,顾问部是对建设方来说是最经济合理的一种模式,付出最少收益最大。其高效专业的管理给项目带来的更是大规模的节约项目投资,提高管理效率、增强投资收益的一种模式。

随着医院建设的快速发展,医院的基本建设及后勤管理越来越受到医院管理者的重视,引进和培养培养医院自己的专业工程技术和管理人员,越来越得到更多医院管理者的认同。另外随着信息技术的发展,医院后勤信息化的需求越来越迫切,工程管理人才受过高等教育,普遍素质较高,对信息技术更关注,更熟悉。而且经历过前期建设过程的磨炼,对医院建筑更熟悉,对后期运维更易上手,恰恰和后勤信息化的需求相吻合。所以在条件允许的情况下,医院可以借鉴技术顾问部项目管理模式,或借助专业的顾问公司,或在关键岗位聘用高素质的管理骨干,最终建立自己的专业管理团队,建设时作为建筑项目管理骨干,项目结束后,可以转到后勤管理岗位,更有利于建设、后勤一体化管理的建立。

三、建设项目阶段划分

医院建设项目基本建设程序是指在总体发展建设规划的基础上,对某一具体项目从决策、准备、施工安装到竣工验收、交付使用及后评估全过程中各项工作依次进行的次序,是工程建设的客观规律和内在要求,详见图38-1。各阶段所涉及的主要工作如下:

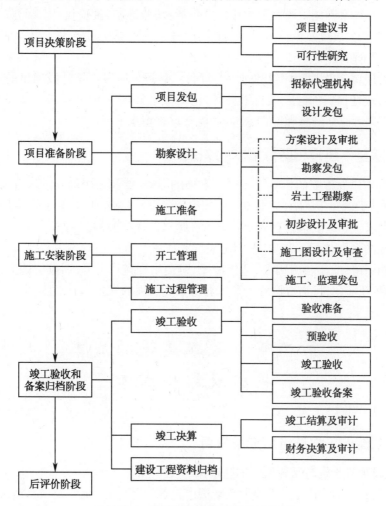

图38-1　基本建设程序及相关工作图

（一）项目决策阶段

项目决策阶段包括项目建议书和可行性研究两个部分。主要工作内容包括:项目建议书、可行性研究、地震安全性评价、环境影响评价、节能评估、社会稳定风险评估、办理用地预审意见及建设用地规划许可证等。

（二）项目准备阶段

项目准备阶段包括项目发包、勘察设计和施工准备三个部分。主要工作内容包括:确定招标代理机构,勘察、设计、施工、监理等单位以及与工程建设有关的重要设备、材料招标,方案设计及审批、初步设计(含工程概算)及审批、施工图设计及审查、编制招标文件(含工程量清单)、编制招标控制价及财政审评、项目报建(施工图审查备案及办理建设工程规划许可证、质量监督备案、安全监督备案、施工许可证)等。

（三）施工安装阶段

施工安装阶段主要工作内容包括:施工现场安全、质量、进度、造价等全过程管理以及中间过程及部位的隐蔽验收。

（四）竣工验收和备案归档阶段

竣工验收和备案归档阶段主要工作内容包括：验收准备、预验收、竣工验收、工程竣工结算及审计、竣工财务决算及审计、竣工验收备案、建设工程资料归档等。

（五）后评价阶段

后评价阶段包括效益后评价和过程后评价。后评价阶段不是建设项目的必要阶段，目前主要是在财政性投资的医院项目里进行，还没有完全推广，但其意义和重要性是肯定的，有利于医院管理者总结经验和教训，提高医院建设管理水平。

四、医院基本建设和医疗需求的关系

医院的基本建设首要的目的是为医疗发展的需要，要和人民群众的医疗需求及医院的医疗服务能力相匹配。医院的基本建设要杜绝为建设而建设、为争夺资源而建设的现象，不能盲目地求大求全。医院建设首先要符合所在地区的医疗整体规划需求，避免重复建设，以保证医疗资源的平衡分配。其次，医院建设要和医院自身的医疗发展需要、资源支撑能力、资金状况等相适应，立足自身需要，适当前瞻，避免出现盲目上马，后续资源无以为继，造成烂尾工程，避免超前建设，造成医疗资源闲置等不利局面的发生。

第二节 基本建设的成本构成及影响因素

一、医院建设工程造价构成及特点

（一）建设项目投资与工程造价的基本概念及特点

建设项目投资含固定资产投资和流动资产投资两部分，医院建设项目造价主要是指其中固定资产的投资。工程造价的构成按工程项目建设过程中各类费用支出或花费的性质、途径等来确定，包括用于购买工程项目所含各种设备的费用，用于建筑施工和安装施工所需支出的费用，用于委托工程勘察设计应支付的费用，用于购置土地所需的费用，也包括用于建设单位自身进行项目筹建和项目管理所花费费用等。总之，工程造价是工程项目按照确定的建设内容、建设规模、建设标准、功能要求和使用要求等全部建成并验收合格交付使用所需的全部费用。

工程造价最为显著的特征就是其动态性，任何一项建设工程从决策到竣工交付使用，都有一个较长的建设期，在这一期间，如工程变更、材料价格、费率、税率、利率、汇率等都会发生变化，这种变化必然会影响工程造价的变动，直至竣工决算后才能最终确定工程造价。

对医院基建项目来说，我国大部分的医院基建项目都是国有财政资金投资，要执行财政预算制度，即使是自筹资金，因为投资主体的性质为国有，也不能过多的超出总概算，所以在医院基建项目的造价管理中尤其要注意在整个建设过程中严格控制项目预算投资，解决好建设项目市场化运作和财政预算计划性控制的矛盾。

（二）工程造价构成

我国现行工程造价的构成主要划分为设备及工器具购置费用、建筑安装工程费用、工程建设其他费用、预备费、建设期贷款利息、固定资产投资方向调节税等几项。

其中较重要的是建筑安装工程费,也是工程投资中比重最大的一块。主要包括建设直接费、间接费、利润和税金；工程建设其他费用包括土地使用费、与项目有关的其他费用(如办理前期手续费用、后期验收费用等)、与未来经营有关的其他费用等；预备费包括基本预备费和价差预备费[1]。

建设项目工程造价具体构成见图 38-2。

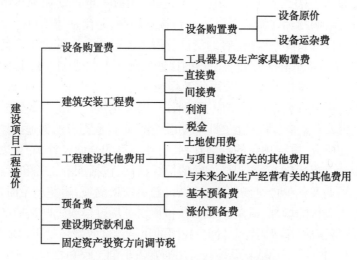

图 38-2　建设项目工程造价示意图

二、医院建设工程造价的特点

医院基建项目除了医院主体中的门急诊、病房、医技用房等,还涵盖了诸如诊所、妇幼保健、办公楼及一些特殊要求的建筑等,这些都属于民用建筑中的公用建筑的范畴,符合公用建筑的一般建设规律。从建设规模、影响力、重要性、复杂性上来说,医院主体建筑是医院基建项目的主要内容,也是最有行业特点、最有特殊性的内容。医院被称作"城市生命线"之一,除了在日常生活中要满足广大的患者就医需要和医护人员工作需要,在战争、自然灾害等重大灾难发生时,在城市主要设施瘫痪时,医院还要能发挥其救死扶伤的基本功能,作为城市的最后保障。所以医院建筑工程也被称为"城市生命线工程"。医院建筑首先要求坚固、结实、耐用,这是最基本的要求。医院建筑是公共建筑中较为复杂的建筑之一,因其特殊的安全要求、流程要求、环境要求、设备要求等,造成其工程内容的特殊复杂性,医院建筑除了有正常的主体结构、维护墙体、配套系统(中央空调、消防系统、弱电系统、冷热源供应、上下水处理、动力系统等)外,还要考虑到一些医院建筑专有的配套设备设施,如医用气体系统、消毒供应系统、医用废物处理系统、物流传输系统、手术部和重症监护室或特殊科研实验室要求的空气净化系统等等；还有因医护人员办公、教学功能而涉及的如图书馆、教育教学、食堂、多功能会议室及学术报告厅也有其特殊要求；大型的医疗设备的特殊要求也要考虑；随着医院信息化的发展,近年来楼宇自动化、物联网技术、医疗管理信息系统等也逐渐融入医院建筑中。可以说,医院建筑几乎涵盖了公共建筑的大部分要素,形成了其独有的内容复杂、流程严密、涉及多领域的特点,这也就决定了医院建筑工程造价内容的复杂性。

医院基建项目的投资造价控制应是贯穿始终的全过程控制,而不仅仅是施工中的造价控制。在前期策划阶段,应该科学合理地规划医院建设规模,优选设计方案,充分考虑到医院建筑的复杂性。医院基建项目通常都是使用国家财政资金,所以要把有限的资金用在"刀刃"上,不能盲目地追求标新立异,追求豪华装修。在资金有限的前提下,应该减少在室内外装修、装饰上的投资比重,增加在功能完善、流程合理、设备配置方面的投资比重,增加在医疗配套设备投入上的投资比重。在设计和招标中应该把投资控制和预算管理结合起来,通过限额设计,限额招标在源头上首先进行投资控制,避免基建项目施工过程中不断修改、变更造成超出投资概算。我国现有的设计院所中专门从事医院建筑设计的设计院所起步都比较晚,整体设计水平和医疗建筑市场的快速发展还不相适应,加上医院建设管理者通常不是主业从事建筑管理的主业人士,因此工程施工过程中发生的设计修改常常较多,这也是造成医院建筑工程造价变动的重要原因。所以,医院建筑的造价控制更要重视前期的规划、设计阶段,给相关专业单位以充足的时间和医疗使用科室充分的沟通。医院基建管理者要重视前期可行性研究,重视项目的合理规划,重视项目的全面设计,避免边设计边施工造成造价的大幅变动。招标前,就要制订详细的招标计划,包括配套工程和货物的招标计划,制定合理的施工周期及各单位进场施工的时机,避免缺项漏项,避免施工时发生冲突,避免因补漏造成的工程造价的增加,避免配套工程和货物进场过早或过晚造成的仓储和二次搬运及总分包配合产生的额外费用等。目前,我国的建筑设计收费还处于比较低水平的阶段,从投资比例看,用于项目前期策划、设计的费用通常占不到工程总投资的 5%,但是前期工作对工程总投资的影响力往往是最重要的,或者说,施工过程中增加的造价往往都是因为前期策划定位不准确、设计深度不足造成的。

在施工管理过程中,要充分预见医院建筑的特殊性,引入专业管理团队,合理安排工序,节省施工时间,减少成本损耗,避免返工造成的造价损失。引入审计全程监督,从合同管理、招标管理,到工程款支付、工程变更、材料选择及定价,直至工程竣工决算,充分发挥审计的第三方独立地位的优势,防止造价的不合理增加,实时监督预算超支情况,控制竣工决算审减额度。

第三节　基本建设的成本控制重点

医院工程建设的造价控制与一般公用建筑工程建设的造价控制是一致的,同时也要注意医院建筑的特殊性。加强工程造价控制和管理是一项系统工程,它贯穿于工程建设的各环节,切实加强建筑工程投资工程管理、严把设计和工程造价预结算关等是工程造价的控制的重点。在工程造价过程中充分运用科学的管理手段,合理有效地控制建筑工程造价是完全可行的。

如何控制工程造价或降低工程造价,作为一个建设单位主体的医院,应重点放在建筑工程的决策阶段,其次才是实施阶段。总结起来,医院可以从组织管理和技术管理两方面着手实施控制,同时要注意协调工程造价控制和医疗发展需要的平衡、基本建设的成本和环保节能成本的平衡、基建一次性投入和长期运行维护成本的平衡。

一、从组织管理上做到对工程造价的控制

(一)医院应完善工程管理及造价管理机构

医院要想降低工程造价,在条件允许情况下,应当引进专业管理人才,设立工程造价管理机构。该机构应掌握国家和行业部门在建筑工程中制定的法律法规及条例,掌握该领域的技术经济管理政策,精通工程管理及工程预结算技术,制定符合本医院的工程建设管理规章制度,主管本医院工程管理活动及造价人员行为。该机构应对本医院的工程立项做出初步经济分析和政策研究、为领导层立项决策提供依据,成为领导层决策的智囊团,以避免领导在工程决策中的失误。同时服务于所有立项工程的设计、施工及工程实施阶段的所有管理,并做好与各级政府管理部门的联系和协调工作。一个项目的决策失误导致的损失比工程本身的高估冒算、变更索赔等任何错误造成的损失都大,因而该机构的主要职责之一是如何保证项目决策的正确性,这是降低建设成本保证建设效益得以提高的组织保证。

如无条件自行建立管理机构,也可委托给具有相应资质的建筑工程专业事务所。可以在有大型建筑工程的年度里,将工程管理工作委托给具有相应资质的工程监理单位或工程造价审计事务所,这也可实现专业化管理、保证工程质量和合理控制工程造价,但是,需要另外支出委托费用。

(二)医院决策人要掌握一定的建筑知识和工程法律法规知识

医院的主要基建负责人要掌握一定的工程法律法规知识,以控制工程投资决策的大是大非,医院为了扩大规模,都不可避免地要对现有的医疗设备和建筑进行改造大修或维修活动,这些活动都将比较大地影响着医院的运营能力和经济效益,因此医院主要负责人对此均比较关注。但就现状来说,存在着一些项目为抢占优质医疗资源而开工仓促,以至于有的工程上马后出现大量的变更和返工,甚至建成后无法充分使用,导致有限的投资的巨大浪费,这大多是因为决策和设计阶段的失误。因而医院主要负责人应掌握一定的建筑知识,懂得建筑法、经济法。只有懂得了一定的建筑相关知识和法律法规知识后,才能做出合理的决策,避免决策失误给国家带来的经济损失。

(三)建立工程造价的监督约束机制,规范工程管理造价行为

只要是涉及政治或经济权力较大的部门和权力人都应当受到权力的监督以避免权力的滥用,医院的工程建设也是这样。因为工程建设管理部门是花钱较大的部门,发挥审计部门的作用,建立工程造价管理的监督约束机制,就显得非常必要,它是从组织上控制工程造价得到有效降低的重要保证。审计部门主要对工程造价管理部门所行使的职权是否作为或职权的滥用做出监督。在理论上审计部门应对工程决策到工程使用的全过程实行监督,但在实际中,由于内部监督权限的有限性和审计人员知识的局限性,很难对工程全过程管理进行有效的控制和监督,但可以把重点放在工程造价的审查上,在工程实施的全过程中,一切工程管理活动最终都要以费用形式反映在工程决算造价上,通过审查决算造价可以反映工程活动的全过程,查出哪些活动中的费用是该发生,哪些不该发生,找到错误的根源,从而避免今后的工程决策、管理活动再发生同样的错误。

二、从工程技术管理上做到对工程造价的控制

工程造价的技术管理体现在工程各阶段全程造价控制上。

（一）医院在投资决策、设计阶段对工程造价的控制

工程造价控制的关键在于前期的投资决策和设计阶段，而在项目做出投资决策后，控制工程造价的关键就在于设计。据统计，设计费一般只相当于建设工程全寿命费用的1%~2%，但这1%~2%的费用却对工程造价的影响度占75%以上。由此可见，设计阶段对整个工程建设的造价至关重要。因此，抓住设计这个关键阶段，是有效地控制建设工程造价的重要手段，它对降低工程造价可以起到事半功倍的效果。

1. 积极开展设计招标　通过设计招标和方案竞选，择优选择设计方案和设计单位，只有设计方案好、设计水平高的设计单位才能保证所设计的工程项目流程合理，建筑结构简单，工程造价低廉。

2. 运用价值工程优化设计方案　同一个建设项目，可以有不同的设计方案，从而有不同的工程造价，可用价值工程进行方案的比较。选择功能相同造价最低，或造价相同功能最优的设计方案。

3. 适当提高设计费用，奖励设计人员，从设计源头上降低工程造价　一旦设计概算形成后，建设方可以要求设计方在概算的基础上若能使施工图预算造价每降低1%，就奖励设计人员0.05%~0.1%的工程造价费用作为设计费，以调动设计人员的积极性，使得设计人员通过多一些计算，多画几张图，将平时一些类似的构件以最保守方式统一设计的断面和配筋在增加设计费用后分别计算，以减小断面或配筋，从而减少工程实体体积，降低工程造价。

（二）医院在招投标阶段对工程造价的控制

建筑工程采用招投标是降低工程造价的一个好方法。它比直接发包要降低造价15%~25%左右。通过招投标选择施工单位或材料供应商，这对项目投资、质量、进度的控制都至关重要。招标时应注意以下几点：

1. 招标工作应遵循公平、公开、公正、诚信的原则　招标前，应严格审查施工单位资质，必要时进行实地考察，避免"特级企业投标，一级企业转包，二级企业进场"等不正常现象，否则，对项目质量和投资控制都非常不利。另外，招标中要特别注意项目经理的选择，避免投标项目经理和实际实施项目的项目经理不一致。

2. 做好招标文件的编制工作　收集、积累、筛选、分析和总结各类有价值的数据、资料。对影响工程造价的各种因素进行鉴别、预测、分析、评价，然后编制招标文件。对招标文件中涉及清单和费用的条款要反复推敲，尽量做到"知己知彼"，以利于日后的造价控制。

3. 采用合理低价者中标　工程量清单报价与合理低价中标是建筑市场走向市场化的标志，是医院降低工程造价的好方法。但也不应绝对低价中标，以避免低于成本价的恶意竞争。所谓合理低价，实际上是施工方所让的利润。

（三）医院在合同中对工程造价的控制

医院应重视研究合同条款，特别是质量、工期、费用、违约争议处理等，都要考虑今后有利于降低决算造价。特别要考虑以后施工管理过程中可能引起的变更索赔，尽量在合同中把索赔款限制在最小的范围内。

（四）医院在施工阶段对工程造价的控制

1. 在施工阶段对工程造价的控制就是加强履约行为的管理,尽量避免工程索赔和工程变更,同时对施工方的违约行为做好反索赔准备。严格审核工程变更,就是从使用功能、经济美观等角度确定是否需要,否则尽量按原设计不变。对一些隐蔽工程确须变更的要现场核实,以减少不必要的工程费用支出,避免投资失控。要建立完备的现场签证制度,尽量避免一个人签了算的签证单,并认真做好隐蔽工程验收记录。

2. 做好工程预付款和进度款的审核,就是要根据合同要求和工程进度预付预结,避免投资失控。对经监理方确定的工程量,也要按合同约定的计价依据套用材料单价及费用定额进行核实支付。因为监理方不一定是工程全过程的参与者,他不一定了解全部工程合同的方方面面,因而,监理活动也就不能保证其完全正确性,必须复核。

（五）医院在工程结算阶段对工程造价的控制

该阶段是工程造价控制的最后阶段,也是较重要的阶段,其工作就是对工程竣工结算的审核。该项工作主要由工程审核人员根据合同、预算结算单、相关定额、竣工资料、国家或地方的有关法律法规为依据,对送审的竣工结算进行核实,也可以委托给审计事务所施行。由于建设工程预结算的审核是一项很繁琐而又很细致的技术工作,就要求审核人员必须具有一定的专业技术知识,包括预算技术、建筑设计、施工技术,并懂得一定的法律法规,具有较高的预结算业务能力。在工程结算的审核上,隐蔽工程的签证是审核的难点,且占可审工程造价的比重较大,由于它施工后就不能看到,只有依据相关资料及签证,且有些签证很不规范,具有较大的人为性,必须以有效签证作为结算审核的依据。据统计,目前施工单位提交的工程结算,一般都能核减 5%~15% 左右,有的甚至更多。因此,医院对施工单位的结算进行认真审核显得非常必要。

长期以来,我们习惯于把工程造价的控制重点放在工程建设的施工阶段。其实,从医院的建设经验看,更应把重点放在项目的决策、设计和招投标阶段,其次才是合同、施工和工程结算审核阶段。工程造价控制是集管理、技术与经济为一体的综合学科,只有做到各方面的综合管理,才能真正把工程项目的投资控制在预期的范围内[2]。

三、工程造价控制和医疗发展需要的平衡

前文已经讲过,医院基本建设是为医疗发展服务的,所以医院建设不能脱离医疗发展的需求去建设。同样,医院建设的造价控制也要以医疗实际需要为前提,既不能为控制造价而牺牲医疗功能,又不能超出医疗需要去盲目建设。

1. 医院建设项目要合理控制规模,简单讲就是要解决"门诊量、病床数"的问题 项目规模的合理选择关系着项目的成败,决定着工程造价合理与否。医院建筑,主要就是要确定门诊的规模、病床数的规模、医技设备的种类数量,设置科室的数量,同时要考虑医院为本项目的配套能力,如冷热源、医用废水及医疗垃圾的处理能力、物流供应能力及成本、电力供应、人员梯队建设等是否能够满足正常运营等。这样可以合理确定和有效控制工程造价,提高项目的经济效益,使医院的发展能够和自身能力及水平相适应。同时也须注意,规模扩大所产生效益不是无限的,它受到技术进步、管理水平、项目经济技术环境等多种因素的制约。项目规模合理化的制约因素有:

（1）市场因素:市场因素是项目规模确定中需考虑的首要因素。医院的服务区域范围,

服务的对象数量,服务的功能定位,服务区域的收入状况、医保水平等,都是影响因素。

(2)技术因素:医院的专业技术水平及医疗技术装备是项目规模效益赖以存在的基础,而相应的医院管理水平则是实现规模效益的保证。

2. 建设标准水平的确定 建设标准的主要内容有:建设规模、占地面积、医疗设备、建筑标准、配套工程、劳动定员等方面的标准或指标。建设标准是编制、评估、审批项目可行性研究的重要依据,是衡量工程造价是否合理及监督检查项目建设的客观尺度。

建设标准能否起到控制工程造价、指导建设投资的作用,关键在于标准水平定得合理与否。标准水平定得过高,会脱离我国的实际情况和财力、物力的承受能力,增加造价;标准水平定得过低,将会妨碍医疗服务水平,影响人民生活的改善。因此,建设标准水平应从我国目前的经济发展水平出发,区别不同地区、不同规模、不同等级、不同功能,合理确定。大多数医院项目应采用中等适用的标准,对少数三甲医院,可能引进国外先进技术和设备的,或少数有特殊要求的项目,标准可适当高些。在建筑方面,应坚持经济、适用、安全、朴实的原则,不能盲目追求成为区域"地标性建筑"。建设项目标准中的各项规定,能定量的应尽量给出指标,不能规定指标的要有定性的原则要求。目前原卫生部出台的《综合医院建设标准》,可以作为医院建设的执行标准,但标准是适用全国范围内医院的,给的指标都比较宽泛,具体的选择还是要医院和设计单位协商,依据自身特点实事求是地选定标准。

3. 工程技术方案的确定 工程技术方案的确定主要包括医疗布局方案的确定和主要医疗设备的选择两部分内容。

(1)医疗布局方案的确定:医疗布局是指门诊、病房及医技科室的配置,就医流程是否合理。评价及确定拟采用的布局是否可行,主要有两项标准:先进适用和经济合理。先进适用,这是评定流程的最基本的标准。先进与适用,是对立的统一,既满足目前的医疗需要,又要为未来的发展预留空间。经济合理,是指所用的布置应能以尽可能小的消耗获得最大的经济效果,要求综合考虑建筑所能产生的经济效益和医院本身的经济承受能力。

(2)主要设备的选用:在设备选用中,应注意处理好以下问题:要尽量选用先进的设备;要注意进口设备之间以及国内外设备之间的衔接配套问题,要注意进口设备与原有国产设备、建筑之间的配套问题;要注意进口设备与原材料、备品备件及维修能力之间的配套问题。

技术方案的选择,还要考虑工程技术因素。比如,主体结构形式的选择要和建筑体量相匹配,不要一味追求高大,一味追求领先,可以用砖混结构的非要用钢筋混凝土结构,可以用钢筋混凝土结构的,非要用纯钢结构,因盲目决策造成工程造价的浪费。外墙宜多选用涂料,而少使用幕墙,节省投资造价,减少运行维护成本。另外,在装饰方案与装饰材料的使用上,不要一味追求奢华、高档,应以优先考虑医患工作生活及就医舒适为主,而不要把医院装成高档宾馆,即首先要满足医疗基本需要[3]。

四、基建一次性投入和长期运行维护成本的平衡

近几年来,广大人民群众日益增长的对优质医疗服务的需求和优质医疗资源稀缺的矛盾日渐突出,全国医院建设经历了一段快速增长期,随着医院规模的扩张,医院建设和后勤运行的重要性也逐渐凸显,受到医院管理者的重视。如何平衡前期建设的投入和后期运行的成本也成为重要课题,医院的建设期要在技术方案、能源计量、材料选择等方面为后期运

行做好硬件准备。在技术方案上在保证使用功能的前提下,要优先选择后期能耗小的方案,如用断热窗替代传统的铝合金窗,减少玻璃幕墙等高耗能的维护结构,用节能灯代替传统荧光灯。布局方案上优先选取自然采光通风的方案。预先安装能源计量设备,为后期的能源监控做好硬件准备等。

五、基本建设的成本和环保节能成本的平衡

随着社会的发展,建设项目的绿色、环保逐渐受到人们的重视。项目的建设、生产和经营离不开一定的社会经济环境,项目的实施要考虑政策因素、燃料动力供应对环境的影响、运输及通讯条件对环境的影响以及技术方案和材料选择对环境的影响。政策因素包括环保政策、绿色建筑的评价、技术经济政策等,以及国家,地区及行业发展规划对环保的要求。燃料动力供应和运输及通讯方案的选择直接关系医院的建设成本,也是未来医院运行对周边影响最大的因素。医院建设要考虑到医院整个园区的规划,新旧建筑是否协调,就医人流是否会对周边交通带来巨大的通行压力等,医院建设要有社会责任,要对医护人员负责,要对就诊患者负责,还要对医院所处的周边环境负责,不能一味考虑医院自身的利益。只有协调发展,才能使投资获得最大的回报。

第四节　基本建设与"绿色医院"

"绿色医院"是指在医院的全寿命周期内对周围环境的有害影响较小,对资源的需求相对较少,但是在节省资源的情况下并不减少医院内部使用人员的良好体验,能够达到这样的目标的医院可以称为绿色医院。其核心是节地、节水、节材、节能,延长建筑的使用寿命。

在绿色医院的评价和推广方面,近年来也引起了国家的重视。2006年住建部发布了《绿色建筑评价标准》(GB/T 50378—2006)、《绿色建筑评价技术细则》(试行),2011年建设部、原卫生部联合制订了《绿色医院建筑评价技术细则》。《绿色医院建筑评价标准》GB/T 51153—2015刚刚通过审核颁布,于2016年8月1日开始实施。标准的制定和颁布给绿色医院的建设提供了依据和指导性的原则。

绿色医院建筑的功能是为患者和医务人员等提供健康、适用、安全和高效的适用空间,新版《绿色医院建筑评价标准》对绿色医院建筑室内环境提出了具体要求,每类指标均包括控制项(即强制性要求)和得分项,涉及场地优化与土地合理利用、节水与水资源利用、室内环境质量、运营管理、节材与材料资源利用、节能与能源利用等方面。根据绿色医院在不同评价项目上的得分可以将绿色医院进行不同的等级划分[4]。

一个设计合理的绿色医院,可以从以下三个层次进行分析:

首先是保护医院接触人员的健康。医院的室内空气质量、建筑材料、空间布局等对医院的患者、医务人员、访客都有着重要的影响。良好的医院环境可以帮助患者更快地恢复,减少住院时间,减轻患者负担,也可以提高医院病床的使用次数,增加医院接待能力。良好的医院环境还可以提高医务人员的工作效率。绿色医院的建设根本宗旨就是要求医院的建筑与环境能更好地保护医院使用者的身心健康。

其次保护周边环境的健康。相比普通的居住建筑,医院建筑对环境的影响更大。主要

体现在医院的单位能耗水平更大,占用城市资源,医院把能耗控制在一个合理的水平有利于减少城市的负担。在医疗过程中产生的医疗废弃物都是有毒的化学制品,这些化合物对周围社区的健康也有着巨大的影响。另外,现代城市大医院多布局在城市中心区域,虽然方便了周边居民就诊,但是也给医院周边交通带来巨大压力,大医院入院难、停车难几乎成了普遍问题,显然对周边居民也是一个巨大的干扰。

第三就是保护全球环境和自然资源。在全球化的今天,建在北方内陆的一所医院建筑所需的材料可能有来自南方的石材,也可能有来沿海地区的瓷砖。建筑似乎也越来越全球化,失去了往日的那种地方特色和民族色彩。这意味着建材产区不得不承受着环境破坏的巨大疼痛。所以环保主义者站在全球环保事业的角度,更愿意建筑的业主就近采用合适的建材。在医院建筑中除了使用环保材料外,更应该优先考虑使用本地材料及生产过程中对环境破坏少的材料[5]。

绿色医院的概念在最近几年才开始在我国流行开来的。国内学者在1997年就医院的发展方向提出了"绿色医院"的说法,但那主要是就医院建成之后与人的关系上进行的讨论,没有涉及医院建筑在其整个寿命周期(规划、设计、建造、运行、维护和拆解)内对环境的影响。随着人们对绿色建筑认识水平的不断加深,对绿色医院也有了更加立体更加深刻的认识。事实上,延长建筑的有效使用年限是最大的"绿色",在医院设计建造上,应该充分考虑医院自身的发展需要,适当前瞻,减少拆改,采用灵活的模块化的设计,适应医疗发展的需要,而不是一味追求"高大上",造成浪费,或者只使用了十几年的建筑就推倒重建。加强医院建筑设备的维护,尽可能地延长建筑的使用寿命。这是医院建设者和医院后勤管理者共同的责任。

附件38-1　盛京医院基建现场管理程序

1. 工程设计方案变动　提出修改意见(医疗部门提出改动须有医疗主管院长同意方可继续执行,后勤基建提出改动须有后勤基建主管院长同意方可继续执行)——施工现场管理小组组长组织相关人员讨论解决方案,并确认方案可行性及影响——报告后勤主管副院长决定(重大方案变动通报院长及院领导班子讨论决议,必要时召开现场办公会及时确认)——一般问题由基建管理小组发出技术确认单(重大问题设计院发出设计变更单)——各施工单位执行变更——施工单位提交现场签证单、图纸会审等资料,以备结算使用。

2. 工程现场技术问题协调、工序协调　现场提出问题——专业负责人协调解决并通知组长——无法解决的报告施工现场管理小组组长,组长组织相关人员讨论解决方案——仍无法解决的报告后勤主管副院长决定(重大问题报请院长及院领导班子决定,必要时召开现场办公会及时确认)——涉及造价变动的发出技术确认单(重大问题设计院发出设计变更单)——各施工单位执行。

3. 工程签证　涉及原招标清单内容没有体现的方案修改、材料变动、工程增减项等问题,施工单位提交现场签证单——监理工程师审查工程量并签字盖章——各专业负责人审查工程量并签字——现场管理小组组长审查并签字——后勤主管副院长审查并签字──内业负责人盖章并存档──签证生效作为结算依据,涉及价格确认的由第三方结算公司依据相关规定执行。

4. 甲控工程材料　采购单位推荐材料供选厂家(至少三个不同品牌以上)──专业负责人组织相关人员对推荐供选厂家初选并确认样品──报请院领导及相关使用科室负责人选择确认──样品封存──施工单位采购材料进场──监理及院方专业负责人按封存样品查验材料──施工单位向监理工程师履行报验手续──施工使用。

5. 工程款支付　根据合同约定,施工单位提交付款申请报告及完成产值预算──监理工程师审查工程量及施工进度是否符合事实并签字确认──院方专业负责人审查工程量及施工进度是否符合事实──管理小组组长提出建议──报请审计部门审核进度产值预算及确认付款额度──报请后勤主管副院长审查签字──报请院长审查签字──申请付款单位开具合格发票──报内页负责人履行财务相关手续──支付工程款。

6. 工程验收　具备验收条件后,施工单位自查合格──报告专业负责人检查合格──报告监理工程师检查合格──报告管理小组组长组织相关人员验收合格──报请相关政府部门验收──整理竣工资料归档。

(刘学勇　巴志强　陈　阳)

参 考 文 献

1. 夏清东. 工程造价──计价、控制与案例. 北京:中国建筑工业出版社,2011.
2. 黄锡璆. 中国医院建设指南. 第2版. 北京:研究出版社,2012.
3. 中国建设工程造价管理协会编. 建设工程造价管理基础知识. 北京:中国计划出版社,2007.
4. 田怀谷,肖平,刘颜,等. 对"绿色医院"建设和评价标准的再思考. 现代医院,2011,11(12):1-2.
5. 甘宁,罗蒙,朱永松,等. 绿色医院建设中面临的问题与对策. 中国卫生资源,2012,15(3):196-197+243.

第三十九章 后勤与基建的关系

医院后勤与基本建设是不可分割的两个重要组成部分,如何将两者融为一体,实现整体思维、运行思维的统一,才能保证基本建设和后勤运行的有机结合,从而保证未来的高效运行,所以作为管理者必须将这两者有机地结合起来,才能发挥更好的效果。

第一节 后勤和基建的关系

一、医院后勤和基建管理的现状

因为历史的沿革,医院的后勤和基建部门在科室设置上往往是分开的,一方面,基本建设管理和后勤管理有着各自的复杂性、特殊性和专业性。基建项目内容复杂,涉及专业众多,管理对象又主要是医院以外的队伍,参加建设的有医院管理者、第三方管理公司、各种施工队伍、材料商、中介服务机构,还涉及多个政府部门。医院的后勤管理虽然管理对象主要是内部职工,但是管理内容也是十分庞杂的,包括房屋建筑、设备管线、家具物资、车辆等。另一方面,医院后勤管理是一个常态性的工作,医院后勤可以说就是医院的大管家,吃喝拉撒住用行都需要后勤支撑,一刻不能停。而基本建设不是常年都有的,医院不可能年年搞建设,也不可能每个医院都搞建设。另外,医院基本建设投资都较大,一个上万平方米的建筑,投资资金都是以千万计的,资金的使用时间跨度长、涉及外部单位多,管理不善可能造成重大损失,所以从投资管理上也要求有专门机构去负责。

医院后勤、基建的特殊性,导致了各医院纷纷把后勤和基建单独设置科室,分管各自工作的状态。后勤作为常设部门负责医院的日常运行支持,基建作为建设管理部门主要进行基建项目的管理,没有建设项目时,也负责医院大中型维修改造项目的管理,以及基建项目的前期筹备、后期基建竣工资料管理等工作因为基建工作的不连续性,有些医院往往不常设基建部门,而是有项目时临时抽调、临时组建、建完解散。基建管理者往往不是专业从事建筑管理的专业人员,而是医院机关人员或其他管理岗位人员,大多是从事医疗管理的医护人员出身,对基建管理是边学边做,对建设规律缺乏深入了解。这也造成了医院建设项目规划不合理、匆忙上马、反复调整拆改、久拖不完、资金一再追加等问题。

随着医院规模的不断扩大以及医院安全不断受到人们的关注,医院后勤的工作量及重要性也日益增加,医院对后勤保障的要求也逐渐提高。后勤不再只是管吃吃喝喝、修修补补,设备管线的维修要求及时快速,还要最大限度减少对医疗运行的影响,物资的配备运输要求准确快捷,后勤的卫生保障、导诊导乘、安全保障要求更加专业细致等。信息化的浪潮同样席卷着医院后勤管理,随着医疗信息化的迅猛发展及普及,医院后勤的信息化却普遍落后于医疗信息化的脚步,成为信息孤岛,甚至成为医院发展的短板。相比更高服务质量标准要求,医院后勤的人力资源却严重与服务高标准不相匹配。长期以来,人们形成了一种错误观念,医院的后勤人员不需要太高素质,后勤工作无非是"喝喝茶、看看报,顺便通通下水道"。后勤成了安置医院员工家属的地方,后勤人员的主体多是工人,管理人员的主体也多是以工代干,后勤工作靠经验、靠心情,有的医院后勤甚至没有一台电脑,或者配了电脑也成了"游戏机"。至于医院的基建工作,常常与后勤无关,楼建好了,才和后勤发生关系。可喜的是,近年来后勤与基建工作逐渐受到医院管理者及后勤管理者的重视,后勤基建的一体化管理进入管理者的视线,逐渐成为管理者的共识。

二、后勤基建管理存在的主要问题

随着我国改革开放的发展,医疗行业也得到了发展的机遇,医改的深入进行,对医院管理、医院建设、医院的运行都提出了新的要求。以往的后勤基建分割管理模式中,存在着许多的弊端。

1. 在前期建设中往往对后期的运维管理不够重视,在方案设计、材料选择、节能降耗方面不够重视。比如,设计的侧重点往往在医疗功能房间,对后勤用房经常考虑不足,甚至没有考虑。在医疗单元里只考虑医护人员使用的房间,对保洁、保安、维修等后勤服务人员的房间需求经常考虑不足,在面积紧张、资金紧张时,首选的肯定也是压缩后勤用房。还有,很少设计者及医院管理者会考虑后勤工作流程的需要,比如在机房的设计上,不考虑值班人员房间,或者不考虑值班人员的工作环境,值班室往往是在机房一角隔出一点空间,有的干脆没有考虑值班室,都是需要后勤接手后自行改造。另外,在前期的材料选择、设备选择上,往往更重视管理者的喜好、资金的使用,而不考虑材料维护和更新是否在后期运行中更节能。

2. 后勤介入时间晚,许多后勤运行中发现的问题没能反馈给基建管理者,导致问题一再重复出现。一般的程序都是基建完成验收后,后勤接手运行,基建人员基本不了解运行的情况,或者没有运行管理的经验,这导致很多细节的设计没有吸收运行规律。而后勤管理者空有丰富的经验和教训,无法在前期建设中去应用这些经验,避免这些教训,只有在工程接手时才知道问题是否还是反复出现。而且医院建筑的复杂导致接手管理运行者需要一段时间后才能熟悉系统,发现问题。

3. 因部门分置,各自有各自的利益侧重点,责任难以明晰,在基建完成到后勤运行的交接过渡阶段,经常发生扯皮、推诿的情况,有些问题甚至久拖不决,工程完工几年了还依然存在。比如空调风机盘管的受冻漏水问题是经常能遇到的问题,从事后的现场判断上很容易就能发现漏水的原因是管道或盘管设备冻裂引起的,但是为什么冻裂,却往往成为后勤和基建扯皮的矛盾焦点。是设备保养不到位造成的?是空调的供水温度不足造成的?是盘管周边的环境保温封闭不到位造成的?是保温部位的保温损坏造成的?是设备选型错误,供暖量不足造成的?可能原因很多,如果双方一直推诿扯皮,空调得不到及时保养维修,最终影响的是医院的运行。

解决以上的问题及矛盾的主要措施,主要是在人力资源的优化配置及工作流程的无缝化衔接管理上着手。

第二节　后勤管理和基建管理的相互影响

要实现工作内容的无缝化管理,首先要实现医院后勤、基建管理人员的整合。理顺了人的关系,加以规范的制度化设计,才具备实现无缝化管理的条件。实际上,医院的基本建设和后勤管理关系是十分紧密的,是医院后勤整体保障的两个重要部分,在工作内容、工作程序、资源配置上是互相影响、密不可分的。

一、一体化管理的人力资源优化

实际上,基建管理、后勤管理在对管理者的要求是有很多相同之处的。

1. 专业性　基建管理的专业性,经历过医院建设的管理者会有深刻的体会,这种体会主要是因为建筑行业本身的复杂性、专业性给外行的医院管理者造成的种种困惑和困难。基建的复杂性和专业性贯穿在整个建设过程中。前期筹备、论证的专业性,报批手续的复杂,需要和多个政府部门打交道,而不是像医疗行业主要和卫生主管部门打交道。施工过程管理的复杂性,要控制不出安全事故,保证施工质量,还要保证施工进度,还不能超预算。各种机械设备、各类施工设施,各种建筑材料,各种施工工艺,多工种的施工工人,设计、施工、财务、审计不同的行业交织,让初次接触施工管理的医院管理者往往不知从何下手。单单一个施工图纸对没有经过系统训练的医院管理者而言就是天书,如何把医疗的需求完整、准确地体现在图纸中,又如何把图纸转变成一座实体建筑,事实上这是一个跨越多个界限,兼容多个行业的系统工程。期间的内容复杂多样,时间跨度长,涉及的知识面广。基建的管理者要熟悉基本建设的流程、涉及的法规、建筑本身的设计规则、施工组织规则,还要熟悉建筑经济。对医院建筑而言,医院建设的管理者除了了解建筑规律外还要了解医疗规律,这样才能更好地实现医疗建筑的功能需求。

正是医院建设的专业性、复杂性,延伸至后期的运行管理中,对后勤管理者的专业要求也是很高的。后勤一词来源自军队,我们常听到的一句话,现代战争实际打的后勤保障。对医院而言,这样一句话放到医院后勤也是不为过的,医院后勤是医院运行的重要支撑和基本保障。医院后勤的管理涉及医院建筑的健康无损、建筑设备管线的维护维修、家具物资的管理、水电气体采暖等能源供应的安全等,这里每一项都对管理者的专业性有着很高的要求。试想,一个不懂图纸、不了解建筑构造、不了解各种配套设备管线的性能和系统配置的管理者怎么能保障医院的安全运行呢? 近年来,医院后勤服务的社会化逐渐受到医院和管理者的重视和推广,对社会化单位的管理也成为后勤管理的一项重要工作。

基建及后勤管理对管理者专业性的要求是有相通性的,两者的管理对象相近,接触的主要工作是建筑水电气等,所以后勤与基建的管理工作是可以兼容并蓄的,后勤、基建引入专业建筑技术管理人才,既能够实现对基建建设的专业化管理,又能够保证后勤保障的专业化运行。而对两者实行一体化的管理更有利于发挥管理者的专业特长,减少人力资源的内耗。基建技术人员和专业管理者在项目结束后,就地转入运维管理,可以很快地就进入状态,对前期建设的了解更有利于在运维中快速反应,及时处置。而后勤管理骨干介入基建管理,同样可以把运维中发现的问题在建设过程中就给予消化解决,避免问题的重复发生。

2. 复合型,既懂技术又懂管理　实际上,即使是受过系统训练的专业工程师也仅仅是一名医院建设及后勤运行支撑中的技术人员,医院建设及后勤管理要求管理者既要懂技术更要懂管理。

医院基建的管理者首先应该了解基建的基本知识、一般规律,所以应该优先考虑从建筑行业里选拔受过专业系统训练的专业工程师选择。了解建筑常识,才能管好建设。但是只了解建筑技术,而不懂管理知识,那对基建的管理同样会陷入混乱。所以基建管理者应该是懂技术会管理的复合型人才,而且更加偏重于管理,否则陷入技术细节,不着眼于大局管理,也不能体现医院的建设意图,实现良好的管理效果。基建的管理者主要的工作是组织、协调各参建单位,整合各种资源,贯彻医院的管理意图,最终实现医院的建设目标。

同样的,医院后勤的管理者同样也要是多面手,要了解建筑、机电设备管线等知识,要了解家具建材行情,要了解车床台架等物资常识等,作为医疗运行的保障部门,管理者还要了解医疗运行的规律才能更好地了解医疗需求。而作为一名后勤管理者更要懂管理知识,经历过管理历程的磨炼。

后勤与基建对管理者素质兼容性的要求也是相通的。两者都需要专业性的技术知识,都需要是丰富的管理经验,实行后勤基建一体化的管理有利于管理工作的延续和互补。显而易见,培养一个既懂技术又懂管理的复合型人才是一个很长的过程,把这样的人只用于建设管理或只用于后勤管理都是一种浪费。

二、新形势下基建后勤与外部单位间的管理连续性

随着我们国家改革开发放的发展,基本建设逐渐形成了专业化分工合作的局面,从策划、调研、设计、施工、验收、监督、中介服务等形成了日趋细致的专业化分工,形成了一套完整的服务体系,并逐渐走向市场化。一旦有建设项目,各分工单位通过建设单位的组织,在政府部门的审核及监督下,合作完成一个基建项目。医院的基建也同样要遵守这个规则,同样需要医院组织协调各种外部单位来合作完成一个建设项目。基本建设因其本身的属性决定,每一个建设项目都是相对独立的,其参建单位都是社会化的独立的服务机构及个人,但是因其专业性,在建设过程中的优先了解,以及一些机电设备的专属性,对机电设备的后期维护常常都是由建设安装单位或设备生产单位来继续维护的,这就涉及后勤管理和基建建设的管理连续性问题。

比如中央空调系统,其中的主机部分因涉及控制程序的保密、配件通用性等问题,通常是由主机生产厂家来维护更为合适,而整个空调系统的维护当然安装单位更熟悉、更了解,行业内很多拥有机电安装资质的施工单位也是既承接空调系统的安装工程又兼营空调系统的维保,所以基建、后勤同样要和这样一个单位打交道。即使安装单位、维保单位不是一家,在工程结束后的一年质保期内,实际上,后勤部门也要和建设安装单位经常接触、核实、协调,而基建部门支付质保金的主要依据也是安装单位在这一年的过渡期内,材料质量、安装工艺是否出问题,是否能经受住后勤管理的全面检验。显然后勤、基建一体化管理就有利于对外部单位管理的统一性,消除工作交接的推诿和扯皮,保持建设和后期管理的顺畅。

近年来,医院后勤的社会化服务逐渐成为医院管理者共识,医院后勤管理逐渐由以往的

专注于服务内容管理过渡到对社会化服务单位的管理。而后勤的社会化服务单位,在现阶段,主要都是从基本建设行业单位通过多元化策略发展而来,毕竟医院建设对参建单位而言只是一次性的收入,而医院后勤的服务却是常态化的"金饭碗"。

医院基建管理者的核心任务是做建设者与医疗单位间沟通的桥梁,在保证施工安全与质量的前提下,把医疗的需求及医院管理者的建设思想用建筑符号表达出来,实践医院管理者的建设思维,同时把建筑设计师的意图完整准确地翻译给非建筑专业的医护人员和医院领导,使前后两者的意图找到最佳的结合点,从而完成一项建筑作品。

医院后勤的主要功能是保障医院运行的安全和可持续,是独立于医疗运行之外的医院安全保障,同时又和医疗运行密切相关,是医疗运行的重要支撑。所以后勤管理者的核心任务就是保障医院运行安全,同时要尽可能地保障后勤资源的可持续性,保证医院长远、可持续的发展。

医院基建任务本身就是一种社会单位为医院服务的行为,随着医院后勤服务社会化的实践和推广,医院基建与后勤管理性质逐渐趋于一致,都是面对组织社会化服务单位及资源为医院运行提供支撑保障的主要任务。

基于以上分析,医院层面上,把后勤和基建纳入一体化管理体系,有利于保障医院的安全运行,有利于优化行政资源,有利于实现无缝化管理目标,消除内耗。

第三节　后勤与基建一体化管理的模式探讨

一、后勤基建一体化管理的组织架构探讨

从建设角度看,医院基建管理是一次性的管理行为,管理行为相对独立,其主体内容随着工程结束而结束,结束后从人员到设备转入运行状态。从运行角度看,医院后勤管理是医院常态化的工作,与医院日常运行密切相关,医院的建设、改造、维修都是后勤管理的范畴。实施一体化的管理,从组织架构看,基建管理应纳入后勤的日常管理之中,人力资源应以后勤人员为主,这样有利于后勤基建工作的连续性,容易实现无缝化的管理目标。但是基建工作的特殊性又决定了,单单靠"后勤"部门一个娘家是无法完成全部工作的,很多内容需要调动全院的资源来配合。比如对外办理审批手续,可能涉及院办、院感、审计、财务等;前期设计同样需要医疗部门的配合,优化医疗工艺流程;工程的招标又涉及招标管理、财务、审计等;工程款的支付、结算涉及审计、财务等部门等,这就需要从医院层面有院一级领导协调,从架构设计上就需要保证基建管理与医院整体管理的互动和协调。

二、后勤基建管理的相互介入和融合

有了制度的保证,在具体工作上,后勤和基建的管理工作还要相互配合和介入,才能保证管理目标的实现。

在人员配置上,后勤的技术管理骨干及主要管理者也是基建的管理骨干。这就要求基

建管理者在建设中就要考虑后期后勤维护维修的成本和效率。以往是建完了就不管了，就交给后勤管理了，运维和基建管理者没关系，建设者当然就只考虑建的要结实、要漂亮，不出事故，用新技术、新材料、新设备是基建的成绩，至于是否能用得久，是否方便维修那是后勤的事。现在一体化管理了，建完了还得继续管理维护维修，那建设者自然就得考虑用的材料设备是否耐用，后期是否维修方便，既能方便买到配件，还不能太贵！否则在后勤管理考核中就要被扣分。对后勤管理者而言，以前是在建设期没有发言权，后期建完了，好坏都得接着，运维中发现的问题新楼建设一再重复出现，一肚子苦水没地方倒。现在基建人员是自己科室的主力，那就不单是要主动提建议的问题了，一方面要把后勤的管理经验融入前期建设中，甚至后勤要提前介入熟悉材料设备，另一方面还要支持基建的管理，基建结算往往滞后于项目使用，楼搬家了，基建管理的主体人员解散了，回到原来后勤岗位了，但是项目的后期结算配合、竣工资料整理等基建管理工作还是后勤的日常工作，退无可退。后勤管理和基建管理的责权利一致了，管理就顺畅了。

> **附件 39-1** 盛京医院后勤基建管理架构简介，见图 39-1
>
>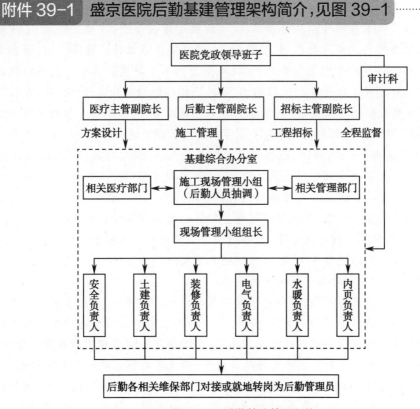
>
> **图 39-1 后勤基建管理架构**
>
> 　医院从 2003 年起逐渐进入一个建设的高峰期。为了适应新的发展形势的需要，医院在后勤与基建管理上进行了大刀阔斧的改革。2005 年医院取消了基建科的设置，配合医院的整体大部制改革，整合原总务科的资源，成立后勤保障部及基建管理办公室。后勤保障部作为医院后勤保障的核心，支撑医院的运行，把基建的日常管理也

纳入后勤管理的范畴,基建办的主要工作人员以后勤骨干为主构成。基建办作为一个临时性的机构,由分管后勤工作的副院长兼任基建办主任,由后勤保障部主任兼任副主任,成员以后勤人员为主,并根据项目建设需要,抽调涉及的医务、院办、财务、审计、院感控制、产业办等部门共同组成,对施工现场的管理由对基建办负责的现场管理小组实施。

有建设项目的时候,招标由招标主管副院长牵头,设计由医疗主管副院长牵头,建设由后勤主管副院长牵头,造价控制由财务主管副院长牵头,各部门在院领导班子统一领导下各司其职,共同完成项目建设。在项目前期筹备阶段,协调资源对应政府要求办理各种报批手续;在设计阶段协调院内医务部门配合设计院完成设计方案,组织征求医院员工的意见,整理后报请院领导班子审议,集体决策,实现对重大方案及重要事项的民主集中制决策机制;招标阶段,基建配合医院招标领导小组,由基建办出具技术要求,由招标领导小组操作,按招标法相关规定公开、公平地选定施工单位;在施工阶段,日常管理由现场管理小组负责,后勤部门介入先期建设管理,实现对建设项目的安全、质量、进度、成本各项控制的全面实施,实现医院建设意图;在竣工阶段,基建配合医院审计、财务部门完成工程验收、工程结算、项目决算等工作。这其中,医疗参与的前期设计,最大程度地考虑了医疗的需求,减少了因不了解医护需求产生的后期的拆改;以医院招标领导小组为主的工程招标,保持了招标的相对独立性,为实现招标的公平公正、预防腐败创造了制度条件;后勤引进专业建筑管理人才,结合运维管理组建现场管理小组负责施工过程的管理,实现了后勤基建管理的连续性,为工程完工后的顺利交接奠定了基础;财务、审计、监察部门的全程介入和把控,有效地控制了建设成本。这样一来,重大事项院领导班子集体决策,具体事项各部门分工协作完成,招标小组负责招标,后勤基建小组主要负责现场的实施和技术的把控,财务、审计负责工程款的控制,各部门各有分工侧重,又在院一级领导的统一协调下互相配合、互相制约和监督。垂直化的管理保证了管理的效率,多部门的分工合作和介入融合实现了无缝化的管理目标,避免了权利的过分集中,也有效地避免了腐败的滋生,专业建筑管理人才的引进又保证了基建管理和后勤管理水平的提升。

建设项目完成后,医疗入住,后勤接手建筑设备设施运行管理,基建管理人员回归后勤管理岗位,适宜新项目管理的继续抽调,需要参与已完建筑项目运行就地转入运维管理,既熟悉情况可以很快进入后勤管理角色,又保证了已完成建设项目质保监督、工程结算配合、后勤运维安全的各项工作的连续性,实现了后勤基建的无缝化管理。

盛京医院从2004年进入医院建设的快车道以来,在短短十几年的时间里,由原来的一个院区发展到三个院区一个基地,外市还有两个分院投入托管运行。完成新建、改扩建的医院建设项目十几项,建成的建筑累计面积近80万平方米,其中包括门急诊病房综合体、康复中心、体检中心、大型地下停车场、培训教学建筑、科研楼、实验楼、宿舍、办公楼等各种建筑形态。而医院后勤和基建的管理人员除了引进了14名具有本科学历的大学生外,总体管理人员数量不但没有增加,反而略呈下降趋势。主要原因,一是后勤社会化服务替代了后勤以往自行管理的部分管理内容,后勤管理者主要精力放在了对社会化服务单位的监督、考核以及主要建筑设备设施的安全运行上。更主要的是，通过优化人力资源的配置，实行后勤基建一体化管理，受过建筑工程专业训练的技术管理骨干通过后勤、基建岗位的轮转，成了既懂基建管理又懂后勤管理的多面手，基建管理和后勤管理岗位角色的就地转换，完成了基建后勤无缝交接的工作流程，减少了无效的摩擦和内耗，节省了无效工作时间，提高了管理效率，管理者才可以完成更多的管理工作。

通过多年建设经验和后勤管理经验的积累，借助于信息化等现代化的管理工具，医院的后勤和基建管理工作都验证了医院后勤基建一体化管理模式的可行性，在安全控制、质量控制、进度控制、成本控制等方面都取得了较好的效果。充分证明了后勤和基建进行一体化的管理，可以调动管理人员的积极性，明确管理者的责权利，提升管理效率，最终达到减员增效的管理效果。

当然管理的模式不是唯一的，后勤与基建的一体化管理是医院的一种探索，各个医院有着自身不同的特点和发展情况，不能机械地照搬和模仿，需要医院管理者实事求是地践行管理理论。也希望医院的管理经验和教训能给行业同仁以更多的借鉴。

（刘学勇　巴志强　陈阳）

第四十章 医院建设规模与运行中的能耗管理

医院根据所在区域的社会情况、医院的专业定位等制定合理、并且有一定未来性（5~10年）要求的规模是非常重要的，没有前瞻性思维和过度建设都是浪费，都是不可取的。

能源消耗是任何一个经济体都必不可少的成本，但是医院建设规模、服务规模、人员组成都将对能源消耗带来影响，合理的最低能耗比例是体系建设追求的目标，如何能够实现最佳的结构比，是管理者需要思考和决策的。

第一节 医院规模的确定标准

关于医院的建设标准，我国整体而言还有待完善。篇幅所限，这里我们主要探讨综合医院的建设标准。关于综合医院的建设标准目前国内主要参照的是2008年开始实施的建标110-2008《综合医院建设标准》（以下简称《标准》），该标准是在对全国约30个省、自治区、直辖市300所不同规模综合医院的调研基础上，对原建设部、国家计委于1996年颁布的《综合医院建设标准》进行了修订，是现在国内医院设计的主要参照标准。标准对综合医院的建设用地、建设规模等内容给出了指导性的原则。

该标准在总则中即提出了"综合医院的建设应符合所在地区城市总体规划、区域卫生规划和医疗机构设置规划的要求，充分利用现有卫生资源，避免重复或过于集中建设；综合医院的建设，应按照立足当前、考虑发展的原则，根据当地卫生事业发展规划的要求和建设单位的实际情况，切实做好项目论证等前期工作；综合医院的建设，应对院区进行总体规划，经批准后，根据需要和投资可能，一次或分期实施"这样的对医院整体规划的原则、实施步骤的指导意见。对综合医院的选址和用地指标也提出明确的要求。院址应满足医院功能与环境的要求，应选择在患者就医方便、环境安静、地形比较规整、工程水文地质条件较好的位置，并尽可能充分利用城市基础设施，应避开污染源和易燃易爆物的生产、贮存场所，尚应充分考虑医疗工作的特殊性质，按照公共卫生方面的有关要求，协调好与周边环境的关系[1]。

在实际应用过程中，由于我国医疗卫生事业的历史发展局限，加上改革开放以来，城市的迅猛发展，随着城市化进程的加快，城市人口急剧增加，对高质量医疗需求不断增多，而城市的交通却日益难以承受负荷，城市土地资源日趋紧张，导致很多原有的综合医院与周边环境关系日益紧张，医院周边交通堵塞、综合医院人满为患成为常态，同时新建医院又很难选择城市中心建设，原有医院改扩建也受到诸多周边环境的限制。即便如此，医院的建设规划还是应该坚持建筑布局合理、节约用地；满足基本功能需要，并适当考虑未来发展；功能分区明确,科学地组织人流和物流,避免或减少交叉感染这些基本原则。并根据不同地区的气候条件,通过调整建筑物的朝向、间距、自然通风、采光和院区绿化来达到相关标准要求,提供良好的医疗和工作环境,同时减少能源消耗。

综合医院的建设用地,包括急诊部、门诊部、住院部、医技科室、保障系统、行政管理和院内生活用房等七项设施的建设用地、道路用地、绿化用地、堆晒用地(用于燃煤堆放与洗涤物品的晾晒)和医疗废物与日产垃圾的存放、处置用地。关于用地的指标见表40-1,标准给定的是按床均占地平米数指标来考量,床均建设用地指标应符合表40-1的规定。同时还建议根据预防保健、教学科研等需求适当增加用地面积。根据目前城市发展的现状来看,在城市中心建筑密集区的医院很难达到《标准》内的用地指标要求,迫使这些医院向空中、地下要土地,高层建筑在城市大医院的频频出现是医院用地紧张的集中体现,给医患都带来了很多额外的压力。但是新建医院、建设在城市周边、新区的医院应该按照标准规定去执行。还有,很多城市特大型综合医院,床位数已超过2000张以上的,再按照此用地标准执行显然是不合适的,各医院应根据自身情况调整规划。

表40-1 综合医院建设用地指标(m²/床)

建设规模	200~300床	400~500床	600~700床	800~900床	1000床
用地指标	117	115	113	111	109

《标准》对新建综合医院的院区绿化也做了明确的要求,新建综合医院的绿地率不应低于35%;改建、扩建综合医院的绿地率不应低于30%。

关于医院建筑面积及各科室建筑面积的设计指标,《标准》也给出了指导原则。标准指出,新建综合医院的建设规模,应根据当地城市总体规划、区域卫生规划、医疗机构设置规划、拟建医院所在地区的经济发展水平、卫生资源和医疗保健服务的需求状况以及该地区现有医院的病床数量进行综合平衡后确定。盲目地追求扩大医院规模,会破坏区域的医疗服务平衡,挤占优质医疗资源,导致资源过分集中,给群众就医带来错误导向,加剧群众看病难的矛盾。同样的,一味追求经济,过分缩减建筑面积,也会给医院带来发展的瓶颈,随着时代的进步,医疗技术的发展也突飞猛进,医院不考虑未来的发展需求,新建的医院将很快就不能适应医疗新技术的发展,限制医疗服务水平的提升。所以综合医院建设一定要从医院实际情况出发,医院管理者应紧跟时代步伐,关注群众的医疗需求,在设计之初就考虑到,改善医疗条件的同时,适当预留发展空间。

综合医院的日门(急)诊量与编制床位数的比值宜为3:1,也可按本地区相同规模医院前三年日门(急)诊量统计的平均数确定。综合医院建设项目,应由急诊部、门诊部、住院部、医技科室、保障系统、行政管理和院内生活用房等七项设施构成。承担医学科研和教学任务的综合医院,尚应包括相应的科研和教学设施。对于有特殊需求的医疗用房,如磁共振成像装置、X线计算机体层摄影装置、核医学、高压氧舱、血液透析机等大型医疗设备以及中、西药制剂室等设施,应按照地区卫生事业发展规划并根据医院的技术水平和实际需要合理设置,用房面积单独计算。综合医院中各医疗用房面积《标准》给出了床均建筑面积指标,详见表40-2的规定。

表 40-2　综合医院建筑面积指标（m²/床）

建设规模	200~300 床	400~500 床	600~700 床	800~900 床	1000 床
建设面积指标	80	83	86	88	90

床均建筑面积指标作为综合医院建筑规模的总体控制指标具有一定的指导意义,以 1000 床医院为例,日门诊量宜控制在 3000 人次左右,总建筑面积宜控制在 9 万 ~10 万平方米之间。具体的建筑面积还要考虑医院所处的环境承受力,周边交通状况,当地医疗规划和医疗需求等。随着近几年医院建设的高度发展,人民对医疗环境提出了更高的要求,医院在提供基本的医疗服务之外,更加注重人性化关怀,在空间设计上也更加注重给医患人员更多的候诊、休闲空间以放松精神,缓解压力。另外,对区域中心医院、城市中心大医院而言,实际就诊量往往超出设计门诊量和住院量,在设计时也要考虑这一影响因素,适当增加床均面积,具体面积指标可参照医院近几年的门(急)诊量、住院量统计,依据实际情况适当调整。

综合医院各组成部分用房在医院总建筑面积中所占的比例,《标准》也给出了具体的指导,详见表 40-3 的规定。

表 40-3　综合医院各类用房占总建筑面积的比例（%）

部门	各类用房占总建筑面积的比例
急诊部	3
门诊部	15
住院部	39
医技科室	27
保障系统	8
行政管理	4
院内生活	4

综合医院内预防保健用房的建筑面积,应按编制内每位预防保健工作人员 20m² 增加建筑面积。承担医学科研任务的综合医院,应以副高及以上专业技术人员总数的 70% 为基数,按每人 32m² 的标准增加科研用房,并应根据需要按有关规定配套建设适度规模的中间实验动物室。磁共振成像装置等单列项目的房屋建筑面积指标,可参照表 40-4。

还以 1000 床医院为例,日门诊量宜控制在 3000 人次左右,总建筑面积宜控制在 9 万平方米,按照《标准》给定的各科室面积分别为,急诊 2700 平方米,门诊 13 500 平方米,住院部 35 100 平方米,医技科室 24 300 平方米,保障用房 7200 平方米,行政用房和生活用房分别为 3600 平方米。按照这一比例配置,一般而言,门急诊面积略为偏大一点,但考虑近年来较为流行的医疗街布局及大候诊空间的主流设计形式,门急诊区域面积也是合适的。而住院部面积按一个护理单元 50 床左右,2000 平方米是较为经济合理的,那住院部面积就稍微偏小一些。医技科室如为门诊、住院部分开设置,面积也是足够的,但显然是不经济的,在设计时可以考虑门诊、住院的检查项目资源共享,压缩部分面积,节省资源,节省出的空间给手术部、重症监护、体检、实验、教学等用房使用,可以更有效地利用空间。

表 40-4　综合医院单列项目房屋建筑面积指标（m²）

项目名称		单列项目房屋建筑面积
医用磁共振成像装置（MRI）		310
正电子发射型电子计算机断层扫描仪（PET）		300
X 线电子计算机断层扫描装置（CT）		260
数字减影血管造影 X 线机（DSA）		310
血液透析室（10 床）		400
体外震波碎石机室		120
洁净病房（4 床）		300
高压氧舱	小型（1~2 人）	170
	中型（8~12 人）	400
	大型（18~20 人）	600
直线加速器		470
核医学（含 ECT）		600
核医学治疗病房（6 床）		230
钴 60 治疗机		710
矫形支具与假肢制作室		120
制剂室		按《医疗机构制剂配制质量管理规范》执行

注：1　本表所列大型设备机房均为单台面积指标（含辅助用房面积）。
　　2　本表未包括的大型医疗设备，可按实际需要确定面积。

由于该建设标准修订于 2008 年，当时考虑适用于建设规模在 200~1000 张病床的综合医院新建工程项目。《标准》建议一般情况下，不宜建设 1000 床以上的超大型医院。确需建设 1000 床以上医院时可参照此标准执行。改建、扩建工程项目也可参照执行。目前看对一般的综合医院而言是适用并有指导意义的，对超大型医院而言，《标准》给定的指标略显不足，但是对特大型医院而言，可以采取优化设计，优化内部空间配置，比如对医技检查科室采取门诊、住院资源共享、行政用房、保障用房全院共享等，把更多的空间还给患者，为患者提供更为舒适的诊疗空间。

综合医院的建设应坚持以人为本、方便患者的原则，在满足各项功能需要的同时，注意改善患者的就医条件和员工的工作条件，做到功能完善、布局合理、流程科学、规模适宜、装备适度、运行经济、安全卫生。综合医院的建设应以医患需求为中心，优先考虑安全、适用和经济性，在可能条件下注意美观，而不应本末倒置，一味追求"高大上"或一味追求节省成本。综合医院宜以多层建筑为主，不应盲目追求成为城市地标建筑，为建高层而建，给医院运行带来巨大压力。门急诊楼、医技楼、病房楼等主要建筑的结构形式，应考虑使用的灵活性和改造的可能性。综合医院的建设，还应符合国家《城市道路和建筑物无障碍设计规范》（JGJ 50）的要求，从人性化服务角度出发，考虑服务对象的特殊性，如设置无性别卫生间等。综合医院的建筑物，建设时还应考虑后期运行节能的需要，符合国家建筑节能的相关标准。

综合医院的门（急）诊、病房、重症监护室、手术室、产房等部门的建筑设计还应当符合医院感染预防与控制的基本原则。总之，综合医院的建筑面积不能单纯以一个指标控制，应综合考虑各方面的需求，满足医疗功能需要，进而考虑人性化的空间设置。

需要说明的是，《综合医院建设标准》发布于 2008 年，近年来随着形势的变化，随着人民群众生活水平的日益提高，随着降低污染、建设"绿色建筑"的意识逐渐得到大家的认可，对医院建筑的节能降耗、低碳环保以及为患者提供更为舒适的就诊空间的需求更加受到人们的重视，医患人员也从单纯的关注医疗行为的有效性发展为更多关注就诊环境的舒适，就诊流程的便捷和医疗服务的质量等更为人性化的要求。例如，患者更希望挂号、就诊、取药、治疗等减少排队的时间，希望能有更宽敞舒适的候诊空间，希望医院在医疗之外能提供更多便捷的公共服务，像自助银行、简单的餐饮、水吧、WiFi、小型生活超市等等。另外，随着医疗技术的快速发展，医疗水平也在快速的发展和变化之中，新的技术和诊疗方式要求就医的流程、医院的管理都要与之相改变和适应，总之人们对医院的要求越来越高，除了基本的医疗需求外，人们希望得到更为人性化的医疗服务，更舒适的诊疗环境，更为低碳环保的就医模式。人们在认识到"绿色"生活成为必要需求的同时，也希望得到"绿色医院"的"绿色医疗"服务。

对于绿色医院的建设标准目前我国还没有制定，仅有对医院建筑的评价标准。住房城乡建设部于 2006 年发布了国家标准《绿色医院建筑评价标准》GB/T 51153—2015，并且自 2016 年 8 月 1 日起开始实施。

《绿色医院建筑评价标准》指出"绿色医院的建设与建筑评价应因地制宜，统筹考虑并正确处理其作为城市生命线、确保人的生命安全与建筑全寿命周期内，最大限度地节约资源，合理规划、精心设计、确保功能、遵守流程、安全配置各类设施、采取节能、节地、节水、节材等相关措施，最大限度地保护环境和减少污染；提供安全高效的使用空间，使之与自然和谐共生，满足医疗功能与建筑功能之间的辨证关系。"这里还仅仅是针对医院建筑提出的评价标准，绿色医院不仅仅是指绿色建筑，它应该是一个综合的概念，包含高效便捷的医疗运行、安全节能的后勤保障、及时准确的建筑运行维护、舒适优美的建筑环境等方面。相信建设绿色医院的概念必将得到大家的广泛认同，并将逐渐成为强制性的建设标准，从而实现医院建设环境效益、经济效益和社会效益的统一。"绿色医院"应该是以绿色医院建筑为基础，通过高效运行管理，降低运行能耗，提供优质医疗服务和安全低碳环保的医院运行，实现绿色医疗、绿色建设和绿色运行，让有限的人力资源、设备资源、时间资源、空间资源等产出最大效益，以提高医院对各种自然和社会资源利用率的可持续发展型医院。

"绿色医院"应该包括对医疗资源的有效利用、绿色医院建筑建设及运行、还应该包括绿色建筑环境。绿色医疗应该是对医疗资源的充分利用，合理配置医疗设备，规范医疗服务行为，提高服务质量，优化诊疗效率，防止过度检查和治疗，合理控制诊疗成本，从而减少无谓的人力、设备消耗，使患者能得到合理高效的医疗服务。绿色医院建筑是指在建筑的全寿命周期内，保证建筑的使用安全的同时最大限度地节约资源（节能、节地、节水、节材）、保护环境和减少污染，提供安全、健康和便捷的使用空间，并与自然和谐共生的医院建筑，除了在医院前期建设过程中注意环保外更重要的是在后期运行中合理降低能耗指标，提高医院运行效能是节约资源最有效途径之一，通过及时的维护维修来延长建筑的使用寿命也是最大的节能。同时绿色医院还应该注重绿色建筑环境的建设，即以患者及家属、医务人员为服务目标,合理创造、利用和控制医院建筑室内外空间共同营造的声音、采光、特殊射线、温度、湿度、空气质量、色彩等自然环境和人工环境[1]。

比如,通过调整公共空间和诊疗空间的面积配置比例来为患者提供更好的候诊空间;通过合理的流程设置让患者最大程度地在诊疗过程中减少无效往来奔波;通过信息化手段,增加自助服务、电话网络预约、诊间缴费等减少患者的就诊等待时间;通过医疗信息化系统的全覆盖,以及时控制和监督医护人员的诊疗质量和诊疗成本;通过绿色建材的使用,高新技术的应用提高医院建筑建设过程中的环保和安全性;通过新技术、新思维的应用最大化地利用自然采光和通风;通过减少设置大面积幕墙代之以断热窗来减少建筑能耗;通过室内外绿植、室内软装饰、空间色彩的合理配置等为患者提供更舒适的人性化的空间;通过后勤运行信息化平台提高后勤运行的效率,降低运行能耗,提高运行安全等。

第二节　医院建筑设计中资源配置

综合医院后勤的资源配置,这里主要是探讨医院的水、电、暖等能源消耗系统的配置标准,在安全运行的前提下,减少能耗,节约能源,降低运行成本得到最佳的能效比效果。医院作为复杂的公共建筑,目前大家认识较为一致,即医院建筑是资源消耗密集型建筑,能耗水平比一般的公共建筑更高。目前国内还没有权威的医院能耗水平的统计。部分社会第三方调查机构、行业协会等做过一些部分医院的抽样调查,得出的结论是趋于一致的,总结起来有以下几点。

医院的平均能耗高于一般性的公共建筑。这一方面是医院的特殊性造成的,24小时运行,设备管线配置复杂,安全要求高。另一方面我国的医院尤其是大中城市中心区域的综合医院,体量大,就诊人数、手术人数、看望陪同人员之多,世界独一。室内发菌量与室外大气含尘量大,造成能耗大。

医院的能耗以电力为主,其次是生活用水,再有就是燃煤和天然气。

在能耗设备中,空调系统的用能是占比最大的,尤其是近年来新建或改扩建的建筑,大部分采用了中央空调系统。还有一些耗能较多的是水系统、照明系统、电梯、电锅炉、消防、安保等。

相比医院巨大的能源消耗,我国医院后勤对医院能源的管理水平还比较落后,节能意识不强,普遍没有进行系统性的能源计量,没有能源数据的积累,运行管理还处在只关注安全,不关注成本的状态。而且,随着医院的发展,人民群众对就医环境的舒适度要求越来越高,医院的单位能耗还有逐年增加的趋势。近年来医院的管理者逐渐开始重视医院的后勤管理,认识到节能的重要性和必要性,节约能源、减少环境压力、降低运行成本成为大家的共识。

目前我国的医院建设标准主要还是依据公共建筑的通用建设标准,关于医院建设的专项标准也不断出台。医院设计主要参考的是《综合医院建设标准》建标 110-2008,《综合医院建筑设计规范》GB 51039—2014,《医疗建筑电气设计规范》JGJ 312—2013,《全国民用建筑工程设计技术措施　节能专篇　电气 2007》,《绿色建筑评价标准》GB/T 50378—2014 等。

前文提到,医院工程是"城市生命线工程",医院要作为城市的最后保障之一,除了在日常生活中医院要担负居民的健康保障外,在重大自然灾害、战争等发生时,医院的使用功能不能中断或需尽快恢复,在城市遭受重大损坏时,医院还要能够承担救死扶伤的基本职责。这就要求医院的建筑结构、设备设施要比别的公共建筑更加安全、坚固、可靠、耐久。所以对医院的设计而言,很多方面需要进行多备份、大储备的冗余设计,以保证医院运行的安全。在设备配置上,也需要进行冗余备份配置,以保证医院运行的不间断性或遭到损毁后迅速的恢复。就单纯的建筑使用功能需要以及节能需要而言,冗余配置是多余的,是浪费资源的,但对医院运行安全而言,多备份的设计是必需的,如何处理这样的矛盾,需要设计者和建设者共同努力,采取优化措施,在合理配置的基础上尽可能地减少不必要设计和无效设计,以节约资源,找到安全和节能的最佳结合点。

过去我们建设医院更多还停留在满足基础医疗服务功能上,没有过多的考虑个性化和人性化服务,建筑及环境的舒适性和能源消耗的平衡,也很少考虑后期维护的运行成本。在医院的改、扩、新建的过程中出现了一味追求大空间、大尺度,不分地域地大面积使用石材幕墙、玻璃幕墙,过分依赖中央空调等,造成后勤运行成本不断增加,维护困难,或者因维护不到位造成二次污染,设备使用寿命缩短等问题。绿色医院的发展需求,要求医院的管理者和建设者在医疗行为中要改变观念,变"治疗"为"服务",建设中要考虑运行成本和环保效益,运行中要考虑安全和节能的平衡。在医院建筑结构设计上,我国的抗震设计规范规定,学校、医院等乙类建筑即重点设防类建筑,应按高于本地区抗震设防烈度一度的要求加强抗震措施。提高一度设防,可能意味着要提高混凝土的标号,增大梁板柱等结构构件的截面尺寸,增加构件内的钢筋配比,采用更多的抗震、减震构件等等,这一点需要医院管理者重视,不要一味地要求缩减"粗梁大柱",一味追求美观,应该按照标准要求去配置。对设计者而言,规范规定有些是笼统的,如何选择方案应该仔细研究,应该从后期运行和节约资源角度给医院管理者以建议和选择余地,通过专业的优化方案找到性价比最高和资源利用最有效的方案。

对于医院建设所需的电力配置,规范规定,为保障医院内重要负荷的可靠供电,应保证由市政引来两路独立电源(双重电源),也就是说要分别来自两个不同的市政变电站,两路电源互为备用。同时三级医院还应设置应急柴油发电机组作为备用电源,且柴油发电机组的供油时间应大于24小时等。应急柴油发电机组主要是保障重点部位的应急使用,如急诊抢救室、重症监护室、手术室、计算机中心等。医院的用电负荷中以空调、照明负荷为主体,其中空调电制冷为用电负荷的45%~55%,照明为30%左右,动力及医疗设备用电为15%~25%。关于医院建筑用电负荷的设计指标,按照《全国民用建筑工程设计技术措施　节能专篇　电气2007》的相关条款建议,按照每平方米的消耗量控制,指标一般可以在40~70W/m^{2}之间选择,当然具体的设计指标应该根据建筑物内的具体配置以及不同建筑的使用功能需求制定。在设计之初就应该考虑后期运行的能源计量监视和节能措施的配合,如《绿色建筑评价标准》GB/T 50378—2014有关条款要求,应采用节能环保型干式低噪声变压器及其他电气设备;设置建筑设备监控及能耗监管系统,有针对性地对高能耗设备采取节能降耗措施等。

关于医院的生活用水以及污水处理的设计,既要考虑满足日常使用功能需要,又要注意节约水资源。为确保医院能正常运行,最好由市政环网引入两根相互独立的自来水进户管。为确保医院能不间断供水,还需要设置储水箱,其储水量需依据水源状况确定,通常取为医院设计最高日用水量的 0.5~1.0 倍。医院用水量大、对供水可靠性和水质要求较高,用水量主要包括门诊、病房、洗衣房、厨房、理疗等用水,对于综合医院通常以病床数量和单位病床综合耗水量指标估算上述水量。因各医院所处地域气象条件不同,故集中中央空调和设备补水需要另行考虑。国内外众多大中规模综合医院的综合日耗水量平均在 1000L/ 床左右,对于人口密集和经济发达地区的知名医院综合耗水量指标有的甚至为如上数值的 1.5~2.0 倍。《综合医院建筑设计规范》GB 51039—2014 中对医院生活用水量给出了定额指标,详见表 40-5。与其他公共建筑一样,医院污水设计排水量略小于其设计给水量,可按 0.9~0.95 倍设计给水量估算。通过选用优质的设备、管材、阀门、节水卫生器具,以实现节能、节水和减排。

表 40-5　医院生活用水量定额

项目	设施标准	单位	最高用水量	小时变化系数
每病床	公共卫生间、盥洗	L/(床·d)	100~200	2.5~2.0
	公共浴室、卫生间、盥洗	L/(床·d)	150~250	2.5~2.0
	公共浴室、病房设卫生间、盥洗	L/(床·d)	200~250	2.5~2.0
	病房设浴室、卫生间、盥洗	L/(床·d)	250~400	2.0
	贵宾病房	L/(床·d)	400~600	2.0
门、急诊患者		L/(人·次)	10~15	2.5
医务人员		L/(人·班)	150~250	2.5~2.0
医院后勤职工		L/(人·班)	80~100	2.5~2.0
食堂		L/(人·次)	20~25	2.5~1.5
洗衣		L/kg	60~80	1.5~1.0

为满足医院远期发展需要,在医院设计之初,作为使用方的医院需要与设计单位共同确定院区远期规划方案,使主要配套设施,如生活水泵房、消防水池和水泵房、污水处理站、核医学污水衰变池等设计能满足远期发展需求,使医院在为广大患者提供优质医疗服务的同时,肩负起社会责任,确保严格满足卫生防疫和环境保护要求。

关于医院的采暖、制冷及空气调节方面,各医院所处的气候带不同,也应该根据地域特点选择适宜的空气调节设施。现在人们对室内的空气环境质量要求日益提高,对环境的舒适度提出了更高的标准要求。但在考虑个人舒适性的同时更要考虑减少对地球环境的影响,尽可能地减少资源的消耗,注意节能减排。南方医院空调系统主要以夏季供冷为主,根据规模大小可采用集中中央空调、多联机空调,分体空调等。北方医院空调系统夏季供冷、冬季供热,根据规模大小可采用集中中央空调、多联机空调、分体空调等,同时需配备散热器、室内地热系统等采暖系统,还需兼顾过渡季供热。北方医院冬季若采用城市热网供热,因为医院采暖期要求较长,与市政采暖期不一致,所以最好另设过渡季备用热源,如燃气锅炉、空气源热泵、水地源热泵、蓄热电锅炉等。城市的知名大医院门急诊量较大,人员密度大,门急诊区域空调系统设计时,应适当提高新风量及夏季空调冷负荷。医院还有较多特殊科室,对温度、湿度、洁净度、风速等参数的要求不一致,使用时间不一致,空调系统应根据科室的特点分别设置,例如手术室、动物实验室应设计净化空调,核医学科室、检验科、传染科室等区域应设计独立空调通风系统,避免有害物通过风管道传播,检验科、消防监控室、计算机中心机房等因设备数量大,且一般集中布置,常常需要全年制冷,配置空调系统时应单独设计或加设排风系统。普通科室及病房采用集中中央空调系统时,应尽量避免采用全空气空调系统,以防止有害病菌通过空调系统大范围传播,可以采用风机盘管加新风排风系统。

一般医院空调系统设计时冷热负荷采用平方米估算指标来控制,夏季,病房及普通科室空调单位面积冷量指标可以在 $80\sim120W/m^2$ 间选择;门诊及人员密集科室可以选择 $130\sim200W/m^2$(北方医院取低值,南方医院取高值)。冬季,病房及普通科室空调单位面积热指标可以选择 $60\sim90W/m^2$,门诊及人员密集科室选择 $100\sim150W/m^2$(寒冷地区医院取低值,严寒地区医院取高值)。具体的指标选择还需要依据当地地区及医院以往能耗统计数据具体调整,同时还要考虑医院的不同规模、科室设置等各自的特点。

上述阐述的医院建筑设计指标中,涉及水电空调等的配置标准。在实际医院建设实践过程中,不同地域、不同类型、不同规模的医院选用的指标是不可能一概而论的。医疗技术的发展,医疗模式的变化,建筑技术和新型建材的不断出现和改进必然要求医院建筑的资源配置与之相适应。广大人民群众对医院优质服务的需求不断提高,对保护环境意识的不断觉醒,对医院运行成本控制的越发重视,更要求医院建设和运行符合"绿色医院建筑"的标准。

绿色医院建筑就是在建筑的全寿命周期内,最大限度节能、节地、节水、节材,保护环境和减少污染,提供健康、适用和高效的使用空间,并与自然和谐共生的医院建筑。《绿色医院建筑评价标准》中对绿色医院建筑评价的指标体系主要关注于医院的规划、建筑、设备及系统、环境与环境保护、运行管理等类指标,每类指标用控制项、一般项与优选项来区分其内容的重要性,通过打分的办法来评定绿色医院建筑等级。

对于节能与能源利用,要求更高标准的节能设计、可再生能源建筑的应用以及被动式节能技术的应用,兼顾围护结构和设备系统节能,被动式节能设计体现在充分利用自然通风、采光、遮阳等措施,鼓励可再生能源如地源热泵、太阳能光热及光电的利用,鼓励余热利用等。

对于节能的关注,体现在医院建设选址的场地优化及合理利用,强调土地的高效利用和良好的生态环境,比如土地集约利用,地下空间利用,用地安全与卫生,无电磁、有毒物质等危害;同时利用园林、绿化、可渗透式道路等营造舒适的室外环境;强调在规划设计时做好合理分区,科学规划,急救绿色通道设计等;强调传染病院、医院传染科病房、医疗垃圾暂存等考虑城市常年主导风向及对周边环境的影响并设置足够的防护距离。

对于节水,主要是重视水资源的保护,提倡高效用水,采取有力的节水措施,采用节水的卫生器具等,避免水资源的浪费。考虑到医院污水成分的复杂性,存在传染传播的可能性,为确保用水安全,仅强调合理收集利用优质杂排水。

节材主要是建筑材料资源的合理利用,包括利用建筑产业化技术、对建筑方案进行优化设计;提倡使用环保建材、可再生材料、可再利用材料;提倡使用本地建材,对医院建筑运行中所使用的化学品严格加以管理,避免对患者、员工、来访者以及周边社区造成健康危害;提倡对建筑垃圾进行回收利用等等。

环境保护已经是大家耳熟能详的名词,绿色建筑更要求室内外环境的健康、适用,采用隔声降噪措施,降低噪音污染;尽量利用自然采光和通风,强调室内舒适度的个人调节;通过医院建筑室内的色彩搭配调节病人的心理和生理状态,让医患对就诊环境更为适应;强调通过自然通风和设置可靠的排放系统对医疗过程产生的废气进行及时排放和处理等。

总之,医院建筑在满足基础医疗功能之外,更要注重患者的就医感受,建筑本身更为环保和低碳,医院的运行能耗要更为合理。

医院建筑运行及后勤资源的配置标准是否合适,是否最为经济有效,是否和医院本身的规模相适应,目前还没有全国范围的公开的权威统计数据来支撑决策,需要政府以及全行业的共同关注和探索来逐步完善。医院后勤能耗配置水平是否科学合理,实际能源消耗水平是否与理论设计值一致,是否达到了最高效率和最佳性价比,是否与医院自身的发展相匹配,是否能通过管理手段和技术手段来改进和提高,这些都是今后很长一段时间需要我们持续关注和不断实践探索的课题。

习近平总书记在全国卫生与健康大会上的讲话指出"推进健康中国建设,营造健康环境是基础。'受益而不觉,失之则难存',良好的生态环境是人类生存与健康的基本前提。按照绿色发展理念,实行最严格的生态环境保护制度,重点抓好空气、土壤、水污染的防治,切实解决突出环境问题,才能有效保护生态环境。继承和发扬爱国卫生运动优良传统,持续开展城乡环境卫生整洁行动,才能建设健康、宜居、美丽家园。"对医院而言,不但是保护人民身体健康的重要保障,同样是健康生态环境的组成部分,医院建筑更应该注重对良好生态环境的贡献,医院运行本身更应该践行绿色环保的理念,降低自身的能耗,减少对周边环境的污染。

第三节　医院实际运行中的能耗管理

医院建筑是高耗能建筑,普遍高于一般公共建筑,这是大家的共识。由于医院的特殊性,过去我们对医院的关注还只停留在医疗层面,很少考虑医院运行是否节能,同样也很少关注医院运行尤其是建筑运行的成本。在上一个十年的医院建设高潮中,因为经济条件的改善,我国医院建筑与 20 世纪末的医院建筑相比,在空间结构布局、建筑材料使用、室内外装修效果、建设速度等方面都有了长足的发展和翻天覆地的变化,随之而来的是医院的能耗也越来越高。近年来,医院的能耗控制和运行成本逐渐开始得到医院管理者的越来越多的重视,业内同仁开始积极探讨和研究医院节能的方法和策略。面对医院后勤管理存在的主要问题和矛盾,如何才能提升医院后勤对能耗控制的管理水平? 如何能够用更少的资源投入获得更好的服务保障? 医院建筑的实际耗能是否在合理的水平? 实际能耗与设计参数的差异有多少? 因为能源计量统计在医院中还没有大面积普及,笔者还没找到公开的全国范围的各类医院的能耗统计大数据。

空调是医院能耗中占比较大的一部分系统,不论空调还是医院能耗中其他的部分比如电能、水、医用气体等,在医院运行中都有着类似的规律,以上对部分空调系统的分析提示我们,医院的能耗,从设计到运行还有很大的可优化空间,通过技术手段和管理手段是可以实现降低医院能耗的目标的。

医院尤其是公立医院,虽然是公益性非盈利单位,但是在管理上也是可以借鉴企业管理的思维的。单纯就医院后勤运行而言,建筑物本身的维护、设备设施的维护是对医院固定资产的保值,用相对小的代价延长建筑及设备设施的使用寿命,相当于降低医院运行的固定成本;降低医院水电暖等的能耗水平,提高能源的利用效率,减少无谓的浪费和不必要的资源投入,既是对生态环境的保护,同时也是降低了医院运行的可变成本。关注医院能耗控制,关注医院运行成本管理,节能降耗,降低后勤运行支出在医院总收入和总支出中的占比,使后勤资源配置得到最大化的利用,这既是医院自身发展的需要,也是公立医院应该承担的社会责任。

医院的能耗管理应该从管理手段和技术手段两方面着手。管理手段就是通过制度建设、组织建设、宣传建设等把节能降耗管理提升成为医院运行的重要保障内容。技术手段就是利用新型设备、新的环保技术,信息技术建设及改造医院的建筑设施和建筑环境,从而实现资源的合理利用,减少无效损耗,提高能源利用效率。

管理节能首先要在医院树立全员节能的意识,加强节能宣传培训,引导良好的管理习惯。通过定期开展节能降耗的宣传工作,组织节能相关专题讲座,提高员工参与节能降耗的主动性。利用院内各种宣传板、分诊台、电梯广告等宣传媒介,利用手机、微信、微博、医院网站等新媒体全方位的对医患人员、管理人员进行宣教,从随手关灯、随手关窗等细节入手,加强巡视保证节能措施落到实处,让节能的理念深入人心,成为共识。节能降耗不仅是医院领导者的任务,不仅是后勤部门的责任,更是广大医务人员的共同的责任和义务,需要医院职工全员参与。从医生到护士、机关人员,从领导到基层人员,只有大家一起注意从点滴做起,积跬步以至千里,集小流而成大海,节能降耗才能得到推行和持续,才能见到效益。

另外,应该从医院层面建立以后勤部门为主,各部门参与的专门的能耗管理机构,把能耗管理做为医院运行工作的一个重要内容,通过机制体制的建设,来实现节能目标。其职责为负责单位能源综合管理的统一组织,部署、协调、监督、检查、推动节能工作;负责审核各部门及第三方服务单位制定的节能计划,并监督落实;负责制定和完善节能奖惩制度,加强能源消耗定额管理和考核工作,奖惩兑现;负责加强本单位能源计量审计工作,建立健全院能源消费统计和能源利用状况分析制度;负责落实本单位节能技术改造项目的实施,加大本单位节能新技术的推广应用力度,加快老旧落后设备设施的更新。

管理节能还体现在对建筑设备设施的及时维护保养,及时维修,以延长其使用寿命。前文说过,延长建筑的使用寿命是最大的节能。相比新型节能器具,节能技术应用,医院及医院后勤面对更多的是普通设备、传统技术,它们依然是医院运行支撑保障的主体和主力,那么让这些为数最多的普通设备设施能时刻发挥最佳的性能,使传统技术支撑的保障系统时刻保持最佳的状态,不产生额外的损耗,不缩短使用寿命,这就是最大的节能。所以作为管理部门和管理者而言,制定切实有效的保养计划,使之得到不打折扣的落实,对应急故障进行及时准确的处置,就是节能管理工作中最大的功劳。

新的材料、设备、技术实施时往往会带来初期投入成本的增加,作为医院管理者应学会算经济账,应该对医患需求、建设费用投入和运行费用节约进行综合对比分析,找到最佳平衡点。另外除了算经济账外,还得算"责任账",不能一味考虑节省成本,而无视对环境的破坏。节能降耗也是为子孙后代造福。

技术节能首先要实现对能耗的计量、能耗原始数据的采集。掌握医院的能耗水平,掌握医院的重点能耗区域、设备、设施,才能有针对性的进行管理和控制。现阶段在医院的能耗管理中,存在对能耗计量认识不足、计量标准设施和计量器具投入不足等问题,导致计量数据的准确性可靠性大打折扣。即使现阶段没有条件进行数据的自动采集和计量,在医院的日常运行中,也要做好能耗数据的记录,如每天及每月的水、电、油、气的能耗数量,大型设备开机时间和耗能数量等原始数据的采集记录,为医院能耗的运营分析和技术改造提供充分的依据。医院的 70% 以上能源都消耗在空调、锅炉、电梯、水泵、大型医疗设备上,医院的能耗管理应重点关注这些大型的动力设备、医疗设备的能耗分析,逐一分析大型设备的运行状态,查找能耗不合理原因,比较与设备理想运行状态差异,分析设备运行的合理性和经济性,计算设备的单机能耗水平等等。能源计量是需要一定量的人力、物力、资金的投入的,可以从大到小,从粗到细,从重点与区域到医院全覆盖,分布分区分阶段实施,以减轻前期投入的压力。

技术节能还应注意推广节能技术应用。在医院的能耗管理中,人员的节约用能在实际管理中,因具有很多不可控因素往往不能收到很好的效果,那节能产品的使用、节能技术的应用就更显得重要,可以保证从源头上实现节能的目的。比如在建设和改造中使用更为节能的节水卫生器具、节能灯具,使用太阳能、风能等清洁能源,使用能源转化效率更高空气源热泵机组等设备,使用可利用谷值电价的蓄水式锅炉等等。

利用信息化手段实现医院运行自动化安全保障,减少无谓损耗,其实质也是一种技术节能手段。对运行中的关键数据实时记录、实时监督、设定危机值,及时分析发现问题,系统及时自动反馈问题及整改结果,能实现最大范围的管理全覆盖和最大效率的自反馈管理。遗憾的是医院的信息化技术应用目前还主要集中在医疗管理上。

多年来,医院后勤因为诸多因素的影响,造成后勤员工普遍以工人为主,管理素质不高的现状,形成了只重安全不重成本的观念,养成了只保平安不顾消耗的习惯。从医院管理者到后勤管理者,首先在思想上就没有给予后勤管理应有的重视,关注的重点都在于如何保证运行的安全,没有更多的去关注安全运行的成本,没有更多的去关注是否造成了资源的浪费,是否加剧了对生态环境的污染,或者说对成本和环保的关注还是被动的,受社会大环境影响而被迫关注的。医院后勤的管理还是粗放的,低水平的。在政府层面的行业管理和标准制定上才刚刚起步,对医院运行的能源消耗数据在政府层面上几乎还查不到公开的权威统计数据,《绿色医院建筑评价标准》刚刚通过审核颁布实施,而目前尚没有绿色医院的建设执行标准和建筑设计标准发布,医院的节能管理降耗还有很长一段路要走。各医院对成本管理和能耗管理普遍还处于摸索阶段,基层管理人员对后勤成本管理的积极性还没有得到充分调动,一方面是制度还不健全,节能管理体系还没有建立起来,另一方面原有后勤人员老龄化、低学历现象严重,各医院普遍缺乏专业管理人才,新进的建筑专业的大学生待遇不高,在医院里又缺少建筑专业职称晋升通道,缺乏提升管理能力的动力。在硬件设施上,限于资金的压力及设计水平的制约,医院普遍没有配置建筑设备管线的智能化监控系统以及能源自动计量系统建设,对硬件的管理和能耗的管理基本还停留在关注被动维修、应急处置的"人浮于事"和运行记录、能耗记录的"纸上谈兵",后勤智能化信息化步伐还远远落后于医疗信息化的发展。

　　建立信息化管理平台整合资源,利用自动化设备采集能耗数据,实现对建筑、设备、管线、能源消耗的智能化数据采集、趋势分析、超限报警、故障定位是后勤能耗管理的基础。现代医院后勤管理的能耗系统设备复杂而多样,水、电、气、暖涉及的设备、管网成千上万,单纯靠人力巡查、管理已不能完全适应巨大的工作量要求,也必然影响管理效率,危及运行安全。而这些系统、设备产生的天量运行数据正是后勤能耗管理的核心内容,数据的准确、及时、完整的反馈和分析,是后勤管理工作的基础。能耗数据还应该和医疗数据相结合,单纯的用平米能耗指标来衡量建筑能耗水平是不够的,也是不科学、不完整的,不能真实准确的反映运行中的能耗是否合理。所以建立一套完整高效的后勤运行数据管理平台是十分必要的。

　　管理节能和技术节能是辩证统一、相辅相成的。医院的能耗管理要首先保证医院运行安全,要控制环境舒适度和能耗的合理比例,不能因节能而损害安全造成本末倒置,更不能因害怕损害安全而不去控制耗能的成本,因噎废食。

附件 40-1　盛京医院医院运行成本控制及节能降耗介绍

　　盛京医院近年来对医院运行的成本控制方法及节能降耗的策略也是在逐渐的摸索之中,这里仅以医院的一些案例做一分析,希望能给大家以借鉴。

案例一　我院南湖院区 1 号楼 B 座

　　位于城市中心区,周边人口密集。建筑面积 107 000m²,建筑高度 99.6m,设计日门急诊量 8000 人次,病床 1000 床,运行之初,门诊及住院量即达到超饱和。地下三层为停车场和设备机房,一~八层为门诊和医技区域,九~二十二层为病房区,二十三层为计算机中心,二十四层为检验科。空调设计冷负荷为 11 412kW(高区 5209kW,低区 6203kW),空调设计热负荷为 10 055kW(高区 3888kW,低区 6167kW),设计空调冷指标 107W/m²,设计空调热指标 94W/m²,我们这个楼是从 2010 年 3 月空调开始全面使用的,2011~2015 年空调冷热符荷实际使用情况,见表 40-6。

表 40-6　南湖 B 座 2011—2015 年空调冷热符荷实际使用情况

年份	设计冷负荷 (kW)		实际消耗冷负荷 (kW)		设计热负荷 (kW)		实际消耗热负荷 (kW)	
	高区	低区	高区	低区	高区	低区	高区	低区
2011	5209	6203	3958	5583	3888	6167	2799	4440
2012	5209	6203	3854	5520	3888	6167	2916	4625
2013	5209	6203	4063	5830	3888	6167	2682	4255
2014	5209	6203	4010	5892	3888	6167	2721	4317
2015	5209	6203	4089	5954	3888	6167	2760	4378

　　备注:1. 夏季 6 月 10 日~9 月 20 日;冬季 10 月 25 日~次年 4 月 10 日。

　　　　　2. -1~8 层为低区,9~24 层为高区。

说明：

第一，夏季，低区的实际消耗负荷占设计负荷的比例相对高区要大，因为低区为门诊区，人流量较大，检查设备较多，散热量较大，风机盘管和新风机组基本全开，高区23层为计算机中心，24层为检验科，其余全部为病房区，风机盘管全开，新风机组开的时间较短。冬季，低区和高区的实际消耗符合所占设计负荷的比例基本差不多，是因为冬季北方地区较为寒冷，为防止新风机组表冷器冻裂，高区、低区新风机组在室外气温较低时开启时间较短或不开。

第二，设计冷热负荷是按照全年夏季极端高温和冬季极端低温考虑的，所以会比实际使用负荷要大一些，另外随着楼的使用年限的增长及每年的室外气温不同，楼内局部区域会出现冬季较冷或夏季较热情况，例如门诊一层入口大厅、电梯厅等区域在2016年1月23日（室外最低气温−27℃）那天室内气温较低。

案例二　医院沈北院区急诊病房综合楼

位于沈阳城郊北部新开发区，周边人口相对较稀少，人口增长还没有达到规划目标。建筑面积46 173m²，建筑高度19.45m，地下一层为设备用房，一~四层为门诊和病房。设计日门诊量3000人次，因开诊刚刚一年，日门急诊量还不足1000人次。远期支撑病床2000床，目前仅开放床位750张。空调设计冷负荷为4635kW，空调设计热负荷为4340kW，设计空调冷指标100W/m²，设计空调热指标94W/m²，空调冷热符荷实际使用情况，见表40-7。

表40-7　沈北2016年空调冷热符荷实际使用情况

年份	设计冷负荷（kW）		实际消耗冷负荷（kW）		设计热负荷（kW）		实际消耗热负荷（kW）	
	门诊	病房	门诊	病房	门诊	病房	门诊	病房
2016	3585	1050	2581	597	3353	987	2514	740

说明：

由于门诊区人流量较小，夏季，1~4层的大厅区域的组合式空调机组开启时间较短，由于检验量小，检验科新风机组开启时间较短；冬季，为防止新风机组表冷器冻裂，新风机组开启时间较短。

由于病房区一层少数房间为临时办公使用，绝大部分房间未启用，夏季，此区域空调绝大部分关闭；冬季为防止房间内自来水、喷淋等管道冻裂，空调低温运行。

以上两个案例都是门急诊病房综合体，较为有代表性，可以一定程度上反映现在东北地区一般城市大型医院大型综合体建筑的空调能耗基本情况。主要差别是一个在主城中心区，已使用5年以上，人流超饱和；一个在新城郊开发区，刚刚投入使用，人流还未达到设计指标。反映出的问题主要是：

　　无论新旧，空调系统的实际消耗较设计耗能指标都小，中心城区冬季耗能最大时也才达到设计参数的70%~80%，全年平均耗能在设计指标的60%~70%左右。这主要是因为设计时是按照最不利的气候条件为设计控制指标，但是出现极热极寒天气的时间是很短的，这就造成空调设备大部分时间不是处于饱满负荷的状态运行的，设备还是存在闲置部分的。这提示我们在建筑能耗指标设计上还是有优化空间的。

　　沈北院区的建筑和南湖院区的实际能耗占设计指标的比例相差并不大，尤其是冬季，这是北方的寒冷气候决定的。但是南湖B座建筑的使用效率却远远大于沈北院区的门诊使用效率，那么能耗占总收入的比例南湖B座则远远小于沈北门诊，能耗支出产生的效益显然更大。另外也说明，医院建筑一旦运行，不管医疗运行状态如何，因为医院的特殊运行时间，医院的能耗水平基本是保持在一个比较平稳的状态之中。也就是说能耗支出在医院的运行支出中是绝对值比较固定的支出。

　　从中心城区的门诊和病房两个大的区域来看，夏季制冷季时，门诊的能耗更接近设计值的90%，病房的能耗相对较小，只占设计值的70%左右。冬季供暖季时，门诊病房的能耗比趋近于相等。市郊的院区建筑虽然不这么明显，但也基本符合这一趋势。分析认为，产生这一现象的主要原因在于门诊区位于低区，对外出口较多，医患的流动性更大，能耗增大的主要原因是开门开窗的散失，是一种无谓的浪费！冬季因为开窗开门少了，所以门诊病房能耗占比更为趋近。通过设置门斗，增加迷路设计，加强宣传和监督，减少开门开窗等管理措施也确实改善了门诊区的能耗水平，也就是说通过管理手段辅以适当技术措施，医院的能耗控制还有很大潜力可挖。

案例三　盛京医院能耗比指标介绍

　　盛京医院能耗比指标介绍，见表40-8。

表40-8　盛京医院能耗比指标

近五年全院单位门诊量水消耗对比（单位：立方米/人）				
年份	2012年	2013年	2014年	2015年	2016年
对比	0.86	0.87	0.90	0.85	0.78
近五年全院单位门诊量电消耗对比（单位：千瓦时/人）				
年份	2012年	2013年	2014年	2015年	2016年
对比	24.6	20.3	19.0	17.9	16.6
近五年全院单位住院量水消耗对比（单位：立方米/床日）				
年份	2012年	2013年	2014年	2015年	2016年
对比	1.455	1.417	1.505	1.501	1.452

续表

近五年全院单位住院量电消耗对比（单位：千瓦时／床日）				
年份	2012 年	2013 年	2014 年	2015 年	2016 年
对比	41.807	32.991	31.889	31.523	30.708
近五年能源消耗费用占全院总收入对比情况				
年份	2012 年	2013 年	2014 年	2015 年	2016 年
百分比	2.04%	1.90%	1.63%	1.46%	1.51%

（刘学勇　巴志强　陈　阳）

参 考 文 献

1. 戴明浪,王莉莉.浅谈医院的能耗管理.中国医疗设备,2013,28（11）:112-113.

第四十一章 后勤服务保障社会化

让专业的人做专业的事，是城市化建设中最为重要的一个环节，任何一个企业、一个单位、一个群体，做所有的流程，就会带来浪费和质量下降；精细化、专业化的社会分工带来高效和低成本是普遍规律，医院后勤服务在医院运行中就是这样一个领域。

医院的专业是医疗服务，后勤通过社会化运行，降低成本、提高效率是每一位医院管理者都需要思考和实践的。

第一节 后勤服务社会化的目的、意义

一、社会化的概念

社会化的本义是个体在特定的社会文化环境中，学习和掌握社会行为方式和人格特征，适应社会并积极作用于社会、创造新文化的过程，是人和社会相互作用的结果。社会化是社会对个体进行教化的过程，也是个体与其他社会成员互动的过程。把这一本义延伸开来，医院后勤社会化，是借用这一概念，把医院看成一个封闭的个体，医院后勤社会化可以理解为医院与社会其他组织和个体的互动、协作和融合的过程。

中国的改革开放，加速了城市化发展的进程、社会生产力的发展、科学技术的进步以及产业结构的调整，社会由以农业为主的传统乡村型社会向以工业（第二产业）和服务业（第三产业）等非农产业为主的现代城市型社会逐渐转变。这一过程包括人口职业的转变、产业结构的转变、土地及地域空间的变化，同时也带来了社会分工的逐步细化，传统的个体生产已逐步被社会分工协作替代，社会中的个体和组织日趋专业化和标准化，这给医院的发展也带来了机遇，使医院后勤参与社会分工，使社会组织和个体参与医院的运行服务保障成为可能。

二、医院后勤社会化的目的和意义

城市大型综合性三级甲等医院核心战略目标是为患者提供优质、满意的医学临床诊治服务，它是医院的核心业务，是医院持续市场竞争优势的来源，也是医院的战略性流程，它必须内部化。而非战略流程则应分析他们与战略性流程关系的密切程度，密切程度低的就可以社会化，密切程度高的，就应内部化或通过某种紧密合作关系做出安排。

我国公立医院属于事业单位编制，通过后勤服务保障社会化可以逐年减少后勤在编人员的编制，医院可利用人员编制引进医、教、研人才推动医院人事制度改革。后勤服务保障社会化可以降低有形资产消耗、减少运行成本和人员成本。后勤服务保障社会化的最终目的是提高医院的核心竞争力和创新能力，医院后勤服务保障社会化归根结底是医院管理体

制和机制上的创新,通过创新有效地摆脱有形资产的负担,扩大自己的无形资产。后勤保障社会化不仅是医院利用社会资源为医院发展服务,更重要的是要探索和总结如何寻找服务项目模式和建立一种与服务模式配套的服务质量监管体系,使医院在这种服务模式和管理体系下,集中资源优势开展高、精、尖医疗技术,为医院可持续发展提供动力支持和体制保障。

也要看到,后勤服务保障社会化的最终目的是提高医院的核心竞争力和创新能力,如果过分依赖于后勤服务保障社会化,虽可获短期的竞争优势,但自身却在后勤服务保障社会化过程中丧失创新能力和架构未来核心能力的机会。医院利用社会资源只是一个方面,关键要从中寻找一种模式即一种体系,在这种体系下,医院可专注于自己的主业,最终达到社会效益和经济效益的最大化。

医院后勤社会化的根本目的,就是要打破医院自身封闭的藩篱,医院可以通过市场竞争规则,选择最有利于自身要求的、最符合质量标准的服务品种,提高服务质量。后勤社会化也有利于提高后勤工人的劳动生产率,提高办院效益,降低服务成本,使后勤人员在市场机制作用下,充分发挥自己的工作积极性,提高工作效率。后勤社会化要通过计算成本、计算效率,让投入产出的利害关系来迫使医院后勤财力、物力加快流转,产生效益。医院也能够把管理工作重心转到医院的本职职能医教研发展上来,让原来庞大的后勤服务体系的各项巨额开支,各种闲置的储存物资和经费,节省下来用于医教研第一线的投入,同时组织管理后勤服务人员、物资而花费的大量精力,也可以转入医院发展所需的更重要的工作,比如整合医疗市场资源,发挥大医院的优势,带动区域医疗事业的平衡发展。

第二节　后勤服务社会化的基本方式和路径探索

医院后勤保障属医院核心业务的相关业务,属非战略流程,核心竞争理论认为,如果某一业务不能或者很难为竞争优势作贡献,那么就可以考虑外包(社会化)。后勤服务保障社会化不是外购,是两个合伙人的合作关系,医院不仅接受服务,而且要建立控制和考核机制,对服务流程进行监督和科学管理,使它向有利于自己的方向发展。后勤服务保障社会化的前提条件是某项业务存在专业化、规模化经营的供应市场,目前医院支持性业务中的餐饮服务、人员服务和非技术性的建筑及设施服务完全具备成熟的市场化前提条件,适宜后勤服务保障社会化,技术性的建筑及设施服务可部分社会化。而患者服务在我国尚不具备供应商市场,不宜社会化。

欧美及亚洲各国医院早已实施后勤服务保障社会化,根据诸葛立荣 RIVERWOOD 研究中心对美国伊利诺斯州的 293 家医院后勤外包服务调查,保洁运送服务占 71%,医疗器械服务占 62%,绿地养护服务占 59%,配餐服务占 57%,洗衣服务占 51%,设备运行与维护占 36%。其中,医院对上述外包服务的总体满意度分别为:满意 82%,较满意 13%,不满意5%。德国医院后勤服务社会化情况是,保洁、洗涤已全部实施社会化,餐饮服务及多种方式物业服务约占 60%。在调查的英国 52 家医院(总床位 30 201 张)后勤社会化服务中,保洁占 25%，餐饮占 57%，物业综合服务占 27%。中国香港公立医院后勤服务保障社会化与欧美国家相比有所不同。中国香港的措施是，医管局统一领导，强化对整个公立医院体系管理，合理配置资源，社会化服务总体目标明确，实施专业化、集约化等多种经营模式，后勤人、财、物统一调配，统一管理。中国香港医院后勤保障社会化绝大多数已独立于医院的行政隶属，其中营房设施、给排水系统、空调和通风设备、电气设施、电梯、消防系统、煤气供应系统、医疗气体供应系统、园林和绿化、垃圾处理等，都由政府专门的部门、公司或相应的机构承担。

目前，我国许多城市大型综合性医院后勤服务保障工作改革已取得阶段性成绩，大多数医院已开放了后勤服务保障市场，社会化进程、模式呈现多样性。有的医院后勤改革实现了规范分离，同社会接轨，形成了自我发展、自主经营、自负盈亏的独立法人的社会化企业的经济实体；有的医院实施一定的经费支持和政策优惠的半分离模式等；有的医院仍然没有走出自我服务保障模式。医院后勤改革的基本思路是"管办分离"，即把医院后勤管理职能和服务职能分离开来，让后勤服务参与社会分工协作。

医院后勤社会化改革的实践路径大致可以分为以下三大类：

一、引进社会上成熟的后勤服务公司，将医院后勤服务完全剥离

医院把后勤服务完全开放，通过公开、平等竞争引入社会一流专业服务公司，来经营和管理医院后勤业务，获得专业化、高层次、高质量的服务，即医院向社会购买后勤服务。这是医院后勤社会化最彻底的一种模式。

此种模式下，使医院领导可摆脱后勤繁琐事务的束缚，将大部分精力放到医疗业务拓展上。医院后勤管理职能科室从直接指挥调度生产转变为对社会服务公司的合同管理与服务质量监督上，使医院后勤真正走上专业集约经营、产业化发展的道路，实现医院和社会资本的双赢。同时，引进专业的服务公司后，可消化一部分后勤职工，逐步取消后勤人员编制。

当然，这种模式也有它的弊端。首先，目前社会上能够完全具备支撑医院后勤服务的公司还很少，也是一种稀缺资源，全面推广还不现实；其次，医院完全取消后勤的编制也要冒着很大的风险。前文对医院后勤的重要作用已有表述，后勤的运行直接关系医院的运行安全和运行成本，甚至可以说是医院运行的命脉之一。由自我管理变成商业服务，把命脉交到别人手上，一旦商业合作趋于恶化，将直接影响医院的平稳运行。而且医院原有后勤职工的安置也是一把双刃剑。这些需要医院在选择前做好充分的调研和预防。

二、把医院后勤部门全部或部分独立出来，成立实体公司或后勤管理集团

后勤服务整体转制，成立医院后勤企业实体，按现代企业制度，实行独立核算，自负盈亏，自主经营，这是后勤改制的一种改革模式。

改制后，原后勤部门的工作人员纳入新成立的后勤管理公司。新成立的后勤管理公司与医院是一种契约关系，公司与医院签订服务合同，医院按照服务内容的多少及服务质量的好坏结算费用。由于公司是完全独立的经济实体，在完成本医院的后勤保障服务工作的基础上还可以开发院外服务项目。实体公司既为医院后勤服务，又走向社会，参与市场竞争，增强企业活力，提高效益。

我国目前医院多为公益事业性公立医院，医院的属性还是以公益性为主，把后勤剥离，

实施企业化经营,可以提高员工的竞争意识,释放活力。为了增强竞争力,也可以成立区域医院联办地区性的后勤服务中心或后勤服务集团,使区域内医院后勤服务统一规划、统一布局、统一调度,降低服务成本。

但是也要充分考虑到,医院长期处于国有体制下运行,后勤职工的思想观念需要与市场经济的要求接轨,这必然要经历转世为人的痛苦的"生产"过程。后勤市场化不是包治百病的"神药",医院应该充分认识到它的风险和困难。没有了医院这个"奶妈"的庇护和照顾,后勤企业需要到市场的浪潮中去全力搏击才能生存和发展。而对医院而言,后勤公司毕竟曾经是自己的"儿子",如何突破体制和机制的束缚,如何处理"血浓于水"的感情,都是一种考验。

三、分解后勤服务功能,分别向社会专业公司购买保障服务

后勤保障服务主要包括:机电服务、保洁服务、绿化服务、保安服务、车辆管理服务、商业服务、餐饮服务、医疗辅助服务和投诉受理服务等,把医院后勤服务内容进行整合和分块,通过公开竞争,引进专业公司"分包"服务,促进院内其他后勤服务质量提升和成本下降。可以说是一种部分社会化的后勤改革模式。

医院将后勤服务功能中的保洁、物流、配餐、维修、安保等后勤服务内容通过统筹规划,分步分类委托管理,获得专业优势服务,充分利用社会公司的专业优势,在每个服务分项上享受到最优的服务。这一过程中后勤管理者可以同时学习社会企业的先进管理理念,专业化服务和文化,打破后勤服务"独此一家"做法,迫使医院后勤原有的职工及各类服务公司提升危机感和紧迫感,对推进后勤改革和探索后勤服务社会化也是一种尝试。这一模式对医院而言可以最大程度地减少安全风险,医院有较大的自主权,能更充分地发挥医院后勤管理的职能,又可以加快提升后勤服务水平,所以为很多医院所接受,成为目前医院后勤社会化最为普遍的一种模式。

无论医院后勤社会化改革选择什么模式,医院后勤工作的核心还是强化医院后勤的管理职能,提升服务质量,保障医院运行安全。面对繁琐复杂的后勤服务工作,后勤社会化改革任重而道远,需要国家在法规政策、人才培养、体制创新等方面给予更多的支持。探索具有自身特点的医院后勤社会化改革是一项相当复杂烦琐的工程,不能一味地模仿国外的管理模式,需要我们在实践中不断的探索,研究出一条适合自身的科学的社会化改革之路。

第三节　社会化服务单位管理方法及措施

一、社会化目标的确定和成本核算

确定后勤社会化改革的总体目标、分步实施,对后勤社会化服务保障模式、运行成本进行经济学的测算、分析、评估,是确保后勤服务社会化顺利实施的关键。制定后勤服务社会化的目标一定要结合医院自身发展的需求,目标尽可能量化、计划要切实可行。医院社会化服务保障工作,以后勤保障工作薄弱环节为切入点可以把社会化服务项目分解为若干分项,

比如水与电设施维保、房产、家具维修、室内外保洁、安全保卫、分诊、导诊、导检、导梯、送检、病人生活护理、电梯维保、空调维保等。

在拟定社会化服务项目后,对社会化服务项目实施成本核算,其基本原则为:

1. 抓住重点,摸清拟实施项目的底数(服务项目的消耗底数即管理底数、设备底数、改革思路底数、满意度底数)。

2. 确定社会化服务项目明细、数量、面积、人员指数,如机电设备按台件计算,保洁与房产维修按建筑面积计算,医疗服务相关项目按实际需求计算。

3. 拟定项目,对近几年所消耗的人员、材料等费用进行统计分析,提出拟定项目的年费用和今后几年费用增或减的调查报告。

4. 市场调研,了解近期外包项目所用材料费以及相关岗位人员工资。带着问题、疑问考察学习。根据调研结论查找前期策划准备工作中存在的不足,修订社会化方案与计划。

制定社会化服务保障目标和进行调查、分析数据结果非常重要,根据上述数据结果形成社会化服务保障目标的基准值,而基准值则是院方社会化服务保障工作的重要指标,是社会化前期策划准备工作中的重点。基准值的科学性、准确性决定并影响服务模式选择和服务质量的优劣。要充分认识到,后勤服务保障社会化不应简单地理解为降低后勤保障成本,而应重点强调社会化服务保障的效率和效果。

二、强化后勤管理意识,加强对社会化服务公司考核及合同约束

随着医院发展,床位、设备、学科等规模的扩大及现代化技术的引进,群众的医疗需要不断提高,医院后勤工作涉及的范围和知识面越来越广。开展后勤社会化改革,医院必须把各项服务项目的任务、要求、考核标准以及违约责任等内容逐一在合同书条款中明确,使社会化公司了解提供后勤服务的任务与要求,做到心中有数、目标明确。医院后勤保障工作注重效率、效果。人员数量在某种程度上决定了服务质量,特别是保安和公共区域保洁直接决定了医院环境与秩序的优劣,因此,参与公共区域服务与管理人员的数量多少尤为关键,务必定岗定编。

医院对后勤工作从直接领导关系转为向社会购买服务的关系,因而,对社会化公司考核和质控工作就成为医院后勤工作重要的管理职能。强化考核工作力度,完善质控体系就成为提升后勤服务质量的关键。医院应该成立对后勤服务质量进行考核和质控的专门机构,制订考核质控方案,使对社会化公司考核质控工作成为医院日常管理工作中的一个组成部分;其次应该制订切实可行、可操作性强的考核标准,考核标准应根据合同书的要求以及医院各个时期的工作重点进行修订并得到社会化公司的认可;医院要通过宣传引导和制度建设使医院职工和病人全员参与对社会化公司的监督和考核;医院应该建立与社会化服务公司的协调沟通和反馈机制,考核结果必须按合同条款对社会化公司实施奖扣并与服务费的支付挂钩。

三、社会化服务项目的管理和考核

1. 加强自身宣传教育,转变观念提高认识,适应新的形势 实施社会化服务首先要促使后勤自身员工转变观念,后勤要重新调整工作岗位和布局,要着重做好后勤职工的换岗和保持队伍的稳定。后勤服务保障社会化,加强对后勤职工宣传工作很重要。宣传工作应针

对不同群体开展,各级管理者对初期可能出现的问题要有充分准备,岗位变动与调整都会导致职工心理和行为的改变。如果不及时加以引导(包括临时工)就可能影响医疗质量和医疗安全。

通过宣传教育、培训等多种形式,使后勤职工明白,后勤工作的核心是构建与服务模式相配套的监管体系。全面提高后勤保障质量与保障安全,重点是制定服务质量标准和服务质量考核标准,提高管理水平,在管理中实施精细化、无缝式管理;难点是如何规避后勤保障社会化后所带来的风险管理即安全性和稳定性。在后勤保障社会化进程中首先要破除求稳怕变和留恋福利型保障的观念,强化依托社会办后勤和后勤保障商品化和货币化的意识;破除狭隘的利益观念,强化大局意识、服务意识;从被动服务型向管理创新型转变,管理思维模式强调哲理思维即系统思维、动态思维、创新思维、整合思维,变保姆式服务向监督、协调、服务监控管理转变。

2. 确定社会化服务项目的内容及相关细节 在确定服务项目后,首先应明确项目的明细。比如:分诊、导诊、导梯、导检、护理员、安保人员等,应根据院方岗位实际需求确定物业服务人员;大、中型机电设备维保费(空调、电梯),应根据设备台(件)数和使用频率、故障率、主要零配件的价格以及维保人员的数量作为维保费依据;房产维修(含家具及部分小型机电设备)应参考过去几年维修所用原材料费用和用以维护正常运转所需人力成本;人员配置和大型机电设备维修配件以及房产家具维修材料的确认应引起医院管理者的关注。如果上述问题不能准确认定,将会在日后管理中产生纠纷,影响后勤保障工作。认真研究外包企业所提供物业服务项目中各类人员的配比明细,一旦认定,须以合同形式确认。关注保洁和保安编制和人员配备,关注人均承担的任务量,确保人员配备与工作量成正比。明确正常维修项目以外的小水电改造费用结算方法,防止事前有意回避,事中以合同没有此项内容说明而拒不完成,导致医院保障成本增加进而影响后勤保障工作。实施后勤保障服务社会化后,后勤服务质量的监督已经突破了传统的医院内部管理,它是平等法人之间的契约关系,需要按市场经济规则运行,以契约方式明确双方的责权利,以合同为准则进行服务质量和服务流程的监督与管理。

3. 提供相互交流与学习的平台,使之形成紧密型的服务保障实体 社会化服务项目合作单位是"外人",如何能让外人和医院融为一体,携手共进是后勤社会化成功与否的关键。比如对第三方物业服务公司的管理,可以通过建立监控组织和网上监管平台、成立对口管理机构、制定服务质量标准量标准和服务质量考核标准等办法,使物业公司纳入后勤的统一管理体系。建立监控组织和沟通平台可以有力地保障院方的权利和义务,对提高后勤保障服务质量和保障医疗安全能起到决定性作用。在实施后勤保障社会化工作中,医院根据项目的不同选择不同的企业参与后勤保障服务,还应考虑如何统合这些工作中相互交叉的"外来企业",使得"外来企业"之间的相互配合更加顺畅,除了医院后勤内部管理必须顺畅外,应定期由物业管理部门组织服务保障工作协调会,解决在保障工作中相互交叉环节的问题。同时,把参与保障服务的各公司主要负责人纳入到后勤保障相关组织机构中,使他们成为组织机构中的一员,并承担相应的责、权、利,共同承担后勤保障工作中保障质量管理、保障安全管理、应急管理等项工作。协调会的定期召开,也为参与社会化服务单位提供了一个学习与交流的平台,可以相互取长补短,也可增强外来企业对医院后勤保障工作的理解和认识,实现医院服务文化与企业文化之间的交融。另一方面,各外来企业在服务与管理中的先进经验通过分析、总结、提炼,达到共识后可加以推广,有益于参与社会化保障的各单位在组织机构中承担相应的责、权、利(相互之间的检查、监督、评比、考核),有机地将参与社会化服务保障的各单位融合为一个整体,对整体提高后勤保障质量、保障安全和规避社会化保障负作用起到积极推动作用。

　　总之,实施后勤服务保障社会化,如何选择品牌企业参与医院后勤保障,如何科学地制定维保项目、范围、标准,如何科学准确地评估维保费用,如何使合同制定科学、准确、完整,如何构建质量监管体系,如何理顺后勤内部管理体制,如何持续不断地提高社会化保障服务质量,如何规避社会化保障项目所带来的风险,实现社会化进程中的安全性、稳定性,是新时期后勤保障工作的核心。社会化项目内在的服务与管理理念、院方对社会化项目服务质量深层次了解度,以及服务合同精细化程度、院方管理模式、理念及监督考核力度,是决定社会化服务质量优劣的关键因素。

附件 41-1　盛京医院后勤社会化实践

　　盛京医院后勤社会化改革主要采用的是将部分服务项目进行分解外包的模式。目前,承担盛京医院后勤服务保障工作的外包企业约 10 多家,在对 10 多家服务外包企业的管理上,针对不同企业同一服务保障项目,我们三个院区、一个基地仍采用同一套人马、同一个服务质量标准和同一个服务质量考核标准,分别在不同的院区同时工作。

　　实施后勤保障社会化后,医院物业管理办统合全院所有报修电话,建立全院"一号通"报修电话和网上报修平台,并指导物业公司成立综合维修部(工程部),承担全院除医疗仪器和计算机网络信息系统以外的全部维修工作,实施流动式预防性维修。"一号通"平台的建立不仅仅是信息的采集(收集)和信息的发布(指令),更重要的是对信息的实施效果情况的有效监督、检查和验收。

　　建立全院一号通报修电话和网上报修平台实施社会化保障服务后,医院成立了物业管理办公室,全面履行对社会化保障项目的监督、管理、服务、协调的职能。双方在合同制订过程中,明确服务质量标准和检查标准,并将服务质量标准量化(分值化),明确规定,凡服务质量没达到标准的,按对应的分值扣分,分值与物业服务费挂钩。在后勤服务保障工作中,主任定期召开三个院区、一个基地工作联席会,邀请第三方外包服务企业和后勤系统主要管理人员,就服务保障中存在的问题进行点评。每月定期安排系统内的(含第三方服务保障单位)人员,按着相互约定的服务质量标准和服务质量考核标准进行互检、互查、互评。每月"一号通、一站式"服务中心结合信息中心提供的医院运行中的各种数据、包括水、电、气能源消耗运行数据、预防维修、主动维修保养数据、日常服务质量抽查、检查、医护人员、患者对后勤服务质量的满意度、应急或突发事件的处理等进行的系统统计、分析并整理后对外包服务每一家进行综合测评并实施量化考核。量化考核是指针对不同的服务项目、内容都相应的给予分值,每一个大项满分 100 分,大项后面都跟着小项,小项后面有相对应的分值,完成好的满分,完成不到位的扣小项分值。

　　在实施过程中,物业管理办公室通过网络信息平台与科室护士长、主任及时沟通,第一时间了解物业服务中存在的问题,同时与院精神文明委员会进行针对物业服务质量为主题的医护人员及患者满意度调查,满意度分值与服务费挂钩。据医院近3年医患满意度调查统计显示,实施社会化服务保障后,连续3年社会化项目服务质量总体服务质量满意度均超过90%,其满意度值均高于第三方暨中国医院协会社会评估课题组对我院总体测评。医患满意度最高的项目是物业维修服务,连续3年超过93%。室内卫生保洁满意度低于总体满意度2%左右。3年总体维修保障费用低于自我保障费用,社会化服务保障总体满意度超过自我服务保障满意度近10%。

(刘学勇　巴志强　陈　阳)

第七篇

宣传与危机处理

医院宣传与危机处理伴行,在现实中,常常是公立大医院不重视宣传,民营医院过度宣传,这些不正常的现象造成社会对于公立医院和民营医院不正当的理解和认识;作为医院管理者,不论是公立医院还是民营医院,都必须重视医院正常的宣传,尤其是宣传形式、方法和口径,才能确保医疗领域的社会形象、百姓认知度,切实为社会稳定、人民健康做出我们的贡献,同时才能平稳、和谐地处理危机事件。

第四十二章 宣传形式

古人云"酒香不怕巷子深",然而现在却是"酒香也怕巷子深"。在我国社会主义市场经济不断变革变化大环境下,随着医疗卫生体制改革的不断深化,人们对于精神生活和医疗条件的追求日益加深,对社会各行各业的工作内容也提出了新标准和新需求。医院早已不只是简单的"救死扶伤"之地,医院的特性已经从提高治病救人的技术水平拓展到树立关怀健康的服务品牌。社会民众需要对医院和医疗技术有深入了解,医院内部职工需要集体主流文化引领,因此,作为连接医院、职工、患者的重要桥梁,医院宣传的作用就愈加突出。

医院宣传不同于广告中的商品宣传,由于医疗活动直接关系到人的生命安全和健康保障,其宣传内容的客观性和敏感性都必须有严格的要求,简单地采取商业广告宣传手段往往不能被受众信服,甚至会因夸大其词而给医院带来负面影响。当前社会,人人活在舆论中,人人也是新闻的制造者。因此寻找合适的宣传形式对于医院,特别是公立医院来说就十分重要。这就要求医院宣传工作要顺应时代潮流、医院发展和百姓需求而不断开拓创新形式和手段,紧紧抓住舆论引导的主动权,对内树立正确的舆论风气,对外展示良好的医院形象,充分利用全方位宣传载体,构建合理的宣传格局。本章我们就来谈谈医院的宣传形式。

第一节　宣传形式的特点

按照传播载体划分,媒体经历了四个时代,即报纸、广播、电视、网络(如社区、论坛、QQ等)。这其中,以2005年为模糊接线,2005年前,属于传统媒体阶段,传播方式主要依赖纸媒、广播和电视。随着互联网的逐渐普及,2005年后,媒体逐渐过渡到了网络媒体阶段,传播方式依赖于网络的BBS和博客。

随着智能手机的普及,媒体在2010年后进入了自媒体阶段,相对于传统媒体中的"纸质媒体、电视媒体、PC端网站",这个时期的媒体被称为"新媒体"。据中国互联网协会和国家互联网中心的调查,中国手机网民规模达7亿,也就是说近半数中国人已接入互联网,已占中国人口的半壁江山,新媒体塑造了全新的社会生活形态,上网,已经是一种生活态度。

一、纸质媒体

报纸是我们最熟悉的新闻媒体,也是传播领域中最古老的手段之一。自19世纪末现代报纸在我国出现以来,近一个世纪的时间,报纸一直是人们生活中接收新闻消息最重要的传播渠道。院报也是最广泛和最重要的对内宣传形式,它既是院内思想文化建设的阵地,也是职工沟通交流的平台,更是反映医院文化和面貌的窗口。院报的前身是板报,通过文字和简单的图画来传达上级组织和医院最新的政策和消息。在我国的大部分医院中,板报是最早出现的宣传形式,后逐渐改良为纸质印刷的院报。各个医院院报版面和期刊数不一,但都坚持着基本原则:具有正确的舆论引导,翔实的报道内容,贴近院内职工的实际工作,真实反映医院的发展面貌。报纸的优点在于可互相传阅,信息普及度较高,不受时间地点的限制;受众人群广泛,对传达的内容容易理解;篇幅没有限制,可以通过文字和图片充分进行深度加工;易于保存,便于归档管理;制作过程简便,对于新闻时效性要求不高。因此,院报目前依然是大多数医院最主要的内部宣传形式。与院报相比,医院内部杂志具有内容更加丰富,可读性强,阅读时效性长,便于保存传递,印刷精美等优势。医院杂志内容更加丰富,针对性强,在更加全面及时地报道医院新闻的同时,增加了深度采写和人文的宣传。一份出色的内部杂志,是医院常更常新的名片,是对内宣传和对外交流的重要窗口。

二、电视媒体

进入 21 世纪前十年,随着社会转型的不断升级,人们生活节奏加快,更加需要全面立体化的传播体验。此时,新技术新媒体也进入了普通百姓生活中,电视早已成为生活中不可或缺的信息娱乐工具,摄像机、数码相机广泛普及,具有照相摄像功能的智能化手机占领市场并迅速成为人手必备的通讯工具。传统的纸质媒体已难以满足人们的需要,逐渐走向没落。与此同时,随着我国城市医院现代化步伐不断推进,医院宣传在医院文化中的作用愈加凸显。如何探索既有效果又富有特色的医院宣传形式,成为了众多医院不断思考的问题。在以上诸多因素的驱使下,影音媒体成为了医院宣传的主力军。

说起电视媒体与医院的历史,老一辈医院职工还停留在电化教育时期。20 世纪 80 年代摄像技术广泛应用于各个行业,各大医院,尤其是大学附属医院利用摄像手段拍摄视频课程和专题片,主要用于学生上课观看和各级组织举办的电视片展览、交流和比赛。

通过实践我们看到,将电视媒体应用于医院宣传,有其自身的优势:

1. 形象生动　相较于纸质媒体,电视媒体将图像、声音、文字等表现形式集于一身,声色并茂、直观生动地让受众得到信息,在吸引受众注意方面也具有优势。

2. 信息可信度高　正所谓"有图有真相",电视媒体的图像语言将信息直接地展现在大家眼前,绕过大脑理性思考直至观众内心,大大强化了真实性。

3. 感同身受　电视媒体中出现的人物形象和事件都来源于职工身边,十分贴近工作生活,看到熟悉的人和场景,职工认同感和归属感更加强烈,也可以通过手机、摄像机等自己的设备参与拍摄,为电视提供素材。

4. 受众群体更加广泛　电视媒体可以通过会议视频、网络视频、门诊候诊区电子屏、病房自助查询机电子屏等多种途径进行观看,解说和画面相结合的方式,对观众文化程度要求不高,扩大了宣传受众群体的数量。

同时,在实践中,我们也看到了电视媒体在医院宣传中存在的不足:

首先,运营成本较高。建设医院内部电视台需要大量的资金投入,包括专业设备购买、更新,搭建演播室,设立播放渠道等费用。

其次,对从业人员专业性要求较高。因为电视节目自身的特点,不仅要求从业人员具有较强的文学功底,还要求同时具备采访、摄像、摄影、剪辑等专业技能。目前很多医院宣传部门的人员都是由医学专业者兼任,没有传媒知识基础,困难较大。

与纸媒相比,电视媒体需要借助设备进行播放,难以携带和流动,在新闻的时效性上也无法达到迅速传播。

电视媒体虽然并不适用于我国所有医院的实际情况,但代表了医院宣传形式的创新和尝试,并标志着医院宣传已经同步于社会主流宣传形式潮流。

三、网络媒体

现今全球进入到了信息化时代,也被称为"信息爆炸时代"。在报纸、广播、电视等传统媒体影响力逐渐下降时,取而代之的是以网络为传播途径的电脑、手机等电子媒体的迅速崛起。

网络在信息传播上具有以下优势:

1. 传播速度快,时效性强　网络传播速度可达每秒钟千兆,完全省去了传统媒体在印刷、发行等方面的时间损耗,受众可同步接收最新讯息,这是传统媒体无法比较的优势。

2. 受众群体广　据中国互联网络信息中心发布的第 38 次《中国互联网络发展状况统计报告》显示,截至 2016 年 6 月,我国网民规模达 7.1 亿,其中手机网民规模达 6.56 亿。巨大的网络市场为医院的推广宣传提供了广阔的空间。

3. 资源丰富,信息关联性强　输入关键词,瞬间就可以搜索到上万条与之关联的信息。

4. 互动性强　人人既是新闻的受众,又可以成为新闻的传播者,还可以成为新闻的制造者。

网络对医院宣传来说既是机遇,更是挑战。尤其在我国,近年来医患矛盾新闻频出,通过网络炒作渲染后影响更大,医疗行业的声誉严重受损。大众时刻对医院的行为进行监督和评估,这就需要医院媒体能够时刻把握网络新闻动态,通过网络的力量捍卫医院的话语权,坚持正面引导,牢固树立医院的正面形象。

对于医院来说,门户网站不仅是提升医院形象的重要窗口,也是便民就医的重要渠道。据调查显示,目前我国 80% 以上的三级甲等医院都建立了自己的官方网站,但大部分网站只显示了医院主页和介绍等简单信息,且没有进行及时更新,使得医院网站无法发挥其功能。作为综合大医院的官方网站,其宣传内容必须是全方位的,既能让来访者了解医院最新动态,又能充分体现医院网站为患者的服务性和互动性,达到最佳的宣传效果。

通过医院网站的宣传形式,实现了内部宣传和对外宣传的结合,方便了更多患者就医,增加了医院的经济效益,扩展了医院宣传领域,树立了良好的公众形象。

四、新媒体

新媒体最主要的表现就是"两微一端",即微博、微信和手机客户端。在传统媒体时代,媒体传播基本是单向的,而新媒体的传播却可以说是病毒裂变式的、呈几何级数增长式的。新媒体是当今时代最热门也是最主流的信息媒介,人人都有麦克风,人人都是记者,人人都是新闻传播者。这种媒介基础凭借其交互性、自主性的特征,使得新闻自由度显著提高,传媒生态发生了前所未有的转变。

新媒体传播的优势:

(一)公民性

新媒体是通过多对多形式的"对话"从而完成 N 级传播,美国《时代》杂志对新媒体的定义更是生动而形象:所有人对所有人的传播。与传统媒体需要机构和官方组织进行单向传播不同,在新媒体时代,每个人都是记者和媒体,他们用手机记录并进行微博和微信传播,这种具有点对点互动传播能力的新媒体开始成为社会舆论的新信息来源。

（二）及时性

传播速度，是信息的重要价值所在，很多时候，滞后的信息会让信息失去价值。传统的报刊媒体传播一般需要 1~2 天，而电视媒体的周期也是以小时为单位，而微信、微博作为崭新的媒体主体，传播速度十分迅速，用户可以第一时间将所见所闻进行分享，在信息时代的今天，这种信息的及时性传播就显得弥足珍贵。一个不争的事实是，有些事情，在社会化媒体的推波助澜下，传播的速度令人惊讶几乎达到了一夜之间传遍天下的地步。当遇到一些突发事件，传播的及时性更是传统媒体无法企及的。

（三）无成本

传统媒体时代，报纸需要发行、广播电视需要录制，传播成本可以说是巨大的。而在新媒体时代，由于传播介质是手机，任何人都可以通过手机发布信息，因此传播成本几乎为零。比如某一信息，从信息源到 N 个张三到 N 个李四到 N 个王五到 N 个赵六，这根链条，理论上可以无限延长，并且理论上可以呈现出倍数的病毒式传播效应。而且，最重要的是，从信息源到 N 个张三、李四、王五、赵六，成本消耗几乎为零。

新媒体传播的弊端：

首先，因为网络隐匿性的特征，话语权被泛滥使用，相关法规政策未能及时出台，许多媒体或个人为了追求新闻吸引眼球或宣泄个人情绪而蓄意进行虚假宣传，导致了许多自媒体信息可信度低。

其次，新媒体时代，信息一旦发布，便不能完全删除或者修改。发布的信息可以通过转发、截屏等手段被保存下来，任何形式的推送页面都会被留存发布痕迹，从这个角度上说，新媒体时代的信息传播是不可逆的，是无法删除的。

第二节　如何运用合适的宣传形式开展医院宣传

一、找准医院宣传工作的目标与定位

根据医院规模、发展阶段的不同，应该有侧重点地开展宣传工作。比如，一些新成立的，或是规模有限的医院，需要通过宣传来吸引患者就医。这就需要通过电视、微信、微博、网站等方式大力介绍医院的优势学科、先进技术、人才设备，以扩大区域影响力。而对一些医院规模大、社会影响力强的医院来说，加强内涵文化建设、维护医院形象就更为重要。

二、打造专业化的宣传队伍

医院宣传工作是一项全面、系统、兼具大局意识和精细化的工作，包含了政治、医疗、公共传播、品牌营销等多方面内容。搞好宣传工作，首先需要医院领导部门高度重视和支持，牵头组织协调宣传工作的有序进行。打造一支工作热情、作风严谨、能力全面、敏捷高效的宣传队伍是做好医院宣传工作的保障。在临床方面，医学院校毕业人员自然是主力军，但如果拿起宣传工具，就超出了他们的专业范畴，往往无法达到宣传效果。"专业的人做专业的事"一直是盛京医院管理中的重要理念。所以,医院需要招聘新闻、中文、广告、广播电视等专业院系毕业生,了解和掌握宣传的理念、方法和技巧,需要有发现、传播和扩展新闻的能力,还需要具有较高的政治意识和品牌宣传意识。打造这样一支专业化团队,是医院宣传的必备条件,也是医院宣传紧跟时代发展的驱动力。

三、立体化联动式宣传体系

宣传形式的多样化,使得宣传的渠道更加多元化,应该擅于利用不同宣传形式的差异性,取长补短,充分整合资源,实现各个宣传形式之间的有机互动,将医院信息进行集中、有序地宣传。

科技的不断进步,不断改变着人们的生活方式,也推动着人们思想的革新。探索永无止境,医院宣传形式还将不断推陈出新,只有时刻明确宣传方针,开拓创新,不断完善,才能走出一条适合医院发展的宣传之路,打造出具有独特魅力的医院品牌。

附件42-1　齐备队伍　丰富载体　打造专业化医院宣传模式

随着医院和医生对品牌与形象的重视,医院宣传正扮演着越来越重要的角色。和大部分大型综合性公立医院一样,地处我国西部的四川大学华西医院和东北部的中国医科大学附属盛京医院,在宣传形式上走过了相似的发展轨迹。

在20世纪八九十年代,国内各家医院几乎没有对外宣传的意识,宣传人员主要工作是营造医院文化环境,包括制作院报、宣传展板等。盛京医院的宣传建设始于1981年创刊的《医院简报》。将医院会议通知精神和开展的活动简单成文,油墨印刷出来分发给各个科室。此时,四川大学华西医院宣传部工作内容同样侧重于院内职工思想教育与文化建设,对外宣传业务只占很少一部分。

随着社会环境和人民思想文化的提升,老式的信息简报已经不能满足于职工的精神需求,大家更期待看到一份丰富多彩而具有深度和温度的刊物。1995年盛京医院《医院简报》改为《每周信息》,开始设立部门将信息宣传工作单独分管。2008年,《每周信息》改版为杂志《每周盛京》,由医院宣传工作部负责编辑排版。《每周盛京》采用全彩铜版纸印刷,每周定期出版,既有具时效性的新闻通讯,也刊登医院医学技术、科学研究的最新进展;既有职工自己创作的诗歌散文,也有记者采访撰写的连续长篇报道。周刊深受医护人员和患者的喜爱。几乎所有病房在大厅都设立了读书角,将近期的《每周盛京》放在书架上供患者阅读。兼具广度、深度和温度的《每周盛京》得到了职工和同行们的广泛赞誉,多次荣获"全国优秀医院期刊"。

与此同时,华西医院的院报也从16开的小报,变成了拥有12个版面对开的"大报";院报的主要内容包括对内以医院新闻、重大主题教育为主;对外病人就医指南专刊则以刊登专家门诊信息、专科特色医疗服务信息为主;"临医之风"专刊以医学教育内容为主。这个时期医院正式进入了专业医院媒体时代。

进入新世纪,随着科技的进步和拍摄设备的普及,电视媒体逐渐进入到大众生活之中,影响力与日俱增。

盛京医院在2009年创建了东北地区首家电视台——《盛京TV》,由医院宣传工作部负责全部拍摄、采访、录制、编辑工作,从主持人到记者和后期编辑,都是医院宣传工作部的员工。节目每周播出一期。以弘扬医院主流思想,报道医院新闻动态,宣传先进人物和先进事迹为主要内容。包括新闻,专题片,公益广告等节目形式。节目易于接受,寓教于乐,为几十年传统的医院内部宣传带来了新鲜的风气。除了《盛京TV》,盛京医院还开设了医院官方网站,拍摄了院歌高清MV,各类医院形象展示片。通过在门诊电子屏和医院网站、户外电子屏的播出,展示医院形象,营造"大医精诚 技精图强"的良好氛围,让社会了解医院,让职工以院为荣。

进入新媒体时代,盛京医院充分利用以手机、网站为代表的媒介进行宣传。不断更新升级官方网站和手机APP,增设预约挂号、医生信息等多项便民举措。开通官方微信订阅号和"掌上盛京医院"手机APP,每周进行信息发布。目前手机APP注册用户超过85万人,微信号订阅用户超过7万人(数据截止到2018年2月)。以宣传医院政策新闻动态、先进人物事迹、科普健康知识为主要内容,通过信息推送和朋友圈转发,取得了良好的社会反响。通过几十年的发展和创新,盛京医院已经建立起了全方位立体化宣传体系,形成了极富特色的"盛京宣传模式"。

和盛京医院自办电视台不同,华西医院采取与社会专业的广播电台、电视台合作制作医院电视节目。华西医院还建立了网站、微博矩阵、微信公众号等新媒体,以及院史陈列馆、文化景观等载体,形成华西医院融媒体矩阵式的传播渠道。华西医院官方微博主要及时发布医院信息;官方微信号则主要刊登一些医生撰写的科普文章,并由宣传部统一用幽默的笔调,以方言等大众喜闻乐见的形式推送并服务社会。

附件42-2 全媒体、全方位、联动式宣传

2016年5月6日,东北三省规模最大的康复中心在盛京医院沈北院区正式启用。248名在院的运动功能障碍患者需要从滑翔院区转运至沈北院区。医院调动23辆救护车,8辆大巴车,在交警协助开道下,近500名医护人员一路护送康复患者安全转移,也成为当天沈阳街头的一道独特景观。

此次事件不仅是一次成功的转运,也是一次出色的医院宣传案例。盛京医院宣传工作部开展了医院全媒体与院外社会媒体交互联动的方式进行宣传,提前对每个环节做好了解和准备,通过电视拍摄、报纸采访、广播连线直播、网络互动直播、微信订阅号发布等各种宣传形式报道,使宣传形成合力。人民网、新华社、健康报、网易网、腾讯大辽网、东北新闻网、《辽宁日报》《辽沈晚报》《华商晨报》、辽宁广播电视台、沈阳广播电视台等二十余家媒体都对事件进行了报道。辽宁交通广播FM97.5派出多路记者现场连线,并通过官方平台图文直播,达到了全方位、实时性、多角度的宣传效果,极大提高了医院的品牌影响力,收到了良好的社会效益。

(庄 宁 邓书博 王 鹏 张 屾)

第四十三章 宣传价值与品牌塑造

医院宣传的形式多种多样，而医院宣传的价值也在现代医学事业的不断发展、现代医疗市场的逐渐形成的过程中不断丰富。随着社会对于医院的需求及其所带来的医院对于自身前进方向的把握的进一步更新，品牌的竞争力和影响力在医院横向竞争和纵向发展中的重要性日益凸显。

"品牌"的概念可以简单概括为用以识别一种产品或劳务的名称、象征、记号或设计组合，使其与其他产品和服务进行区别的总体印象，是一种超越生产、商品及所有有形资产之外的价值。而"医院品牌"则是指通过医院向患者提供高质量的医疗技术和优质满意的医疗服务，提高患者对医院、专科或者医生的认知度、认可度，并进而转化为对于患者的引导力，在社会中形成区别于其他医院的独特内涵。它是医院名称、标志、口碑以及技术水平、科研能力和社会印象等方面的总和，是综合实力的升华凝结，也是区别于其他医院的核心标志。品牌的建立不是一朝一夕的事，它是长期经营、聚沙成塔的结果。优质的服务能力、高超的技术水平只是塑造卓越品牌的一个平台，真正提升医院品牌厚度的只能是医院科学精神和人文精神相互融合、相互渗透、相互促进的结果。以什么样的方法去塑造品牌、培育品牌则是成败的关键。而正是在这个至关重要的环节，灵活、高效的医院宣传将发挥自己重要的作用。

医院宣传是现代医院管理体系中的重要组成环节，它是有目的、有计划地向医院内外展示医院风采、树立医院形象的一项重要工作，根本目标是促进医院生存与发展。恰当有效的医院宣传是医院内外沟通的窗口，是医院有形资源转化为无形价值的桥梁，而这正是医院品牌塑造的重要支撑之所在。而宣传工作对于医院品牌塑造的作用区别于其他机构宣传工作的根本原因，某种程度上则在于医院本身属性的复杂性，既要救死扶伤、又要生存发展，这就决定了医院宣传要同时满足医院品牌塑造的公益需求和营销需求；同时，医院特别是大型公立医院一般员工众多、类别丰富，这又凸显出医院宣传在激发、凝聚内部力量中的重要作用。品牌塑造的多种需求，为医院宣传价值的实现提出了挑战，但同时也为医院宣传的自我进化创新构筑起一个广阔的平台。

随着国内医院现代化程度的不断深入，越来越多的医院认识到宣传工作对于品牌价值的塑造和呈现作用，坚持开展公益宣传履行社会责任，有针对性地进行营销宣传提升医院附加值，同时积极创新内部宣传营造和谐奋进的发展氛围，着力将医院技术和管理的高水平转换为社会各界的高认可。

第一节 公益宣传与医院品牌塑造

"公益"即"公共的利益",它是我国公立医院的本质属性,这就决定了医院的根本目标和行为准则必须符合自身的公共服务责任。而作为一所大型公立医院,在其品牌塑造过程中,自然也必须着力彰显其"天下为己任,生民为至亲"的人道精神和社会担当,这一方面需要医院在日常医疗行为中,坚持患者至上,积极服务社会,同时,也要求医院要着力拓展为公众利益服务的空间,而这正是公益宣传的价值和使命所在。

医院的公益宣传强调的是自身的社会责任感,具体而言就是关注民生,突出的特点就是非营利性。公益宣传为公众普及医疗知识、提供医疗信息,彰显医院社会担当的同时,也能够有效拉近医患之间的距离,营造更为和谐的整体医疗环境。而良好的、富有责任感的外部形象,也是医院品牌得以形成、发展的重要基石。

而作为一所大型公立医院,因其在社会健康领域的重要地位,使自身公益宣传的范围相当广泛,能在多种角度、多个领域开展符合社会利益和群众期望的活动,并在履行社会责任的同时从自己的角度完成对于医院品牌的塑造。而在种种公益宣传的尝试和探索中,较为重要有以下几个方面:

一、着力凸显以患者为中心、以公益为核心的根本属性和服务宗旨

公立医院是社会主义医疗卫生系统的组成部分,公共健康水平的整体提升,是其不可动摇的努力方向。而借助各个平台,体现出自身的这种意愿和追求,则成为了其后一系列具体公益宣传行为,能否获得社会大众的信任和认可的关键条件。正因为此,在媒体对于医院各种层面的介绍和宣传中,医院将最能体现医院公益属性的服务理念、精神传承等作为重点展现的内容,借此强化社会公共层面对于医院公益追求的认知;同时,在自身对外宣传平台上,也要将自身对于公众的服务责任放在最重要的位置。利用对外电子屏、宣传展板等院内媒介,重点强调服务理念、健康常识、安全宣教的信息,鲜明展示出医院的根本属性,加深公众对于医院品牌的认识和理解。

二、积极开展与人民健康利益相关的科普宣传、卫生宣教活动

伴随着人民生活水平的持续提高,社会和公众对于生命健康领域的关注度也不断提高,这种需求就促使医院要更主动地组织开展相关常识、信息的普及推广活动,为全社会医疗认知水平的提升,做出自己的贡献。医院每年可根据自身定位和特色有针对性地开展相关医学宣教活动,同时积极配合社会媒体对关系到群众的切身利益的健康问题进行解答、介绍,借此加深社会对于医院公益属性的理解,密切社会、公众与医院、医者的联系。

三、不断加强对于公益事件挖掘、宣传的力度

医院每天要接待众多的患者,也会发生众多的故事,而在其中有一些事件满载着正能量,它可能来自于医者对于患者诊疗之外的关怀救助,也可能来自于医患之间互相的理解和支撑,这样的故事并不罕见,需要的只是一双善于发现的眼睛,而当这样的故事得到恰当的

传播之后,它所实现的宣传效果却又是强烈的。这种正能量的传播,将医院与患者的关系带向一个新的层面,那是人与人之间的最为真实也最为亲切的交流,而这将有效增强公众对于医院的理解和支持,搭建更为和谐的医院外部环境,彰显医院品牌的公益属性。

公益性和社会担当是对公立医院的基本要求,这就使得医院的宣传工作必须重点强化自身公益性,除了在内容上注重对于公益性内容的多角度展现,更重要的是宣传主体要紧跟时代步伐,一方面深刻解读医改新规良策,及时落实把脉医改精神,成为国家医疗领域政策的具体执行者、实现者;另一方面,要善于把握地区民众对于医疗健康的实际需求,为他们带去切实有效的宣教与指导,真正成为所在地区人民健康领域值得信赖与依靠的标志。只有做到抓准宏观不失微观和多维度讲实效,医院的公益宣传才会获得最佳的效果和影响,实现公众需求与品牌塑造的双赢。

第二节　营销宣传与医院品牌塑造

医疗体制改革的逐步深入,使医院变革、行业竞争成为了医院发展必须迎接的挑战,在公益性的本质属性之外,在医院的品牌塑造中其作为一个市场参与者、企业经营者的需求和特点也必须正视。医院的营销宣传正是在这一层面上去发掘、展现医院品牌塑造上的亮点和可能性,并通过多种途径、方式对社会、媒体、患者群体加以展示,其根本目标是增进医院美誉度,并最终提升医院附加值。而医院的附加值根本上还是来自于患者对医院品牌的认同,它是医疗行业公认的核心竞争力。

可以说,医疗市场化、服务多元化的行业新形势,决定了医院品牌的铸造过程中离不开医院的自我营销,而这种营销在很大程度上需要通过宣传的形式得以实现。营销在经济学上的定义是计划和执行关于商品、服务和创意的观念、定价、促销等,以创造符合个人和组织目标的一种交换过程。营销的目的在于深入挖掘产品内涵,并深刻认识受众需求,从而使产品或服务完全符合市场的需要而形成自我销售。而医院的营销宣传正是围绕医院能够为患者带去的实际医疗服务和患者对于医疗服务的内在需求,而开展的遵循规则的市场活动。同时,医学人道主义的本质内涵和公立医院公共服务的根本追求,又使医院的营销宣传必须满足自身的服务责任和伦理约束,侧重点在"营"不在"销",以追求医院与患者的双赢为自身宣传的最终目标。

医院营销宣传的对象包括医院整体形象、学科特色和知名专家等不同层次,而在具体开展过程中,恰到好处的广告宣传和以事件为切入点的影响宣传都对医院品牌的塑造发挥着重要的作用。

一、恰到好处的广告宣传

广告宣传是广大医院用向于公众传播信息的手段中最广泛、最快捷的方式。著名广告人奥格威认为,广告的魅力在于能够传播"形象",它通过渲染一种感受或氛围,将产品和服务"形象化",这正与医院想要向患者群体介绍其设备、技术、项目、学科优势的愿望相契合,加上广告传播方式的直接、内容的强针对性,所以它自然成了医院营销宣传的一种选择。但是,如何在众多的广告宣传中,展现出自己的特色,在宣传对象心中做到不只是"雁过留影"

而是"积流成河",就需要医院根据自身的定位和个性,有规划、有创造地运用广告的宣传方式,在满足自身信息传播的基本诉求的同时,也显示出一个品牌独有的气质。对于医院而言,注重将自身的医疗服务资源与社会群众的健康需求进行结合,在宣传公益信息的同时,塑造医院的品牌认同感,以公益性带动商业性,应是医院广告宣传着力探索、重点突破的方向。但同时,也必须认识到广告宣传的局限,它可以提升医院知名度,却带不来大众的满意和忠诚,真正有力的品牌塑造,还是来自于医院对于患者和民众更为深入、广泛的影响和辐射。

二、以事件为切入点的影响宣传

以事件为切入点的影响宣传,就是这样一种全新的、持续的、彻底的营销宣传方式。它针对医疗服务的特性,运用各种相关性社会公益事件或活动间接展现医院医疗、服务、管理的独特性和先进性,借此使患者群体形成对于医院技术、文化的强烈认可,潜移默化中完成对于他们忠诚度的塑造。在这个过程中,医院要特别重视对于事件的发现,要珍惜每一次宣传的契机,并善于发现其中的闪光点与相关性,使眼中的"平常事"成为受众心中的"不凡事",增进外界对于医院的认知和认可,使医院的品质借着宣传的翅膀飞进广大民众的心中。

第三节　内部宣传与医院品牌塑造

对于医院来说,品牌的最终拥有者是患者,品牌是患者经验的总和。但是在社会、患者处形成品牌,所依凭的医院的技术、服务、管理、环境,却无不源自医院内部员工的付出,从这种意义上讲,医院全体员工就成为了医院品牌的实际创造者,医院品牌的塑造某种程度上也成为了内部员工水平、素质、精神、态度的塑造。

调查显示,良好的企业氛围、强烈的文化认同,在员工对于企业的综合考量中,被排在了越来越重要的地位。而这也回归了"同事"本来的意义,那就是志同道合一起开创事业的一群人。从打工的员工概念,到志同道合创造事业的同事概念,其实传递的就是一个品牌的价值观和经营理念。正是这种理念,让每一个人都成为了品牌建设者。特别是在当今社会,品牌的本质逐渐成为品牌的建设者和品牌的拥有者努力实现双赢的互利关系,因此品牌优势的最终实现依靠的必然是在这个品牌工作的每一个人。

可以说,医院精神是医院品牌得以确立的文化支柱,而医院精神正是员工理想、价值、意识和行为准则的集中体现。加上医院,特别是大型公立医院,员工众多、岗位繁杂,工作性质也差别明显,本身就是一个小社会,如何构建起和谐奋进的整体氛围,汇聚品牌发展所需要的全部力量,这就需要医院内部宣传发挥出自己导向、激励、凝聚的作用。

一、要重点强化医院核心理念,构建全院员工的总体认同

要想"劲往一起使"必须"心往一处想",为此内部宣传必须着眼宏观,明确医院整体前进方向,并建立起员工对于医院发展目标和品牌追求的高度认同感和使命感,把医院的历史传承和核心价值塑造,放在内部文化建设的核心位置,利用多种形式进行强化。将一个医务工作者所应具有的内涵、品质、追求,深刻投射在每一名员工对于工作、事业的理想和认知

中,创造医院内部的共识与共鸣,并最终汇集成医院总体的精神气质,构筑起医院品牌的文化根基。

二、要有效传递医院发展动态,积极引导员工进步提高

医院宣传必须是动态的、与时俱进的,作为社会、医院、员工各方需求沟通的桥梁,内部宣传必须全面、及时地为广大员工带去有利于医院发展、有助于个人进步的信息,特别是在"信息爆炸"的时代,信息的传播已不再是问题,传播什么样的信息就成为宣传是否有效的关键。只有自身切实可感的发展、身边亲眼可见的榜样,才能最大程度地深入医院员工的心灵,最有效地激励广大员工自我调整和提高,营造医院整体积极进取、蓬勃向上的进步意识。

三、要积极营造医院和谐氛围,增进医院员工的沟通理解

团结是医院实现快速健康发展的文化条件和基本保障,而创造和谐奋进的医院气氛就需要院内宣传通过形式创新发挥自己的作用。而组织开展多姿多彩的院内活动,如体育运动会、文化艺术节等,将有力拉近了原本分散在各个岗位上的员工们的距离,在体现医院对于员工的珍视和关爱的同时,更在全院范围营造出充满活力的良好氛围。员工们也会通过活动增进相互间的交流和理解,并在这个过程中不断加深对于医院的集体文化认同感、归属感,而这种思想向心力正是医院品牌塑造、发展力量的最终凝聚中必不可少的精神动力。

无论是公益宣传、营销宣传还是内部宣传,其最终目标都是医院品牌的深度塑造。医院的品牌塑造的目标,是将医院的医疗技术、服务理念、管理水平、环境营造进行抽象的凝结使之转化为社会和大众整体的信赖和满意,这是医院品牌最终成型的标志,也是医院宣传工作最大价值之所在。

附件 43-1　扩大影响、建立认同、塑造卓越医院品牌

由于众多历史原因,盛京医院和华西医院均经历了几次易名,随之带来的则是品牌的重创。"盛京医院"在十几年前可能并不为人所知,而现今不仅在业内众所周知,在社会上更是家喻户晓,令人欣慰的是,从"医大二院"到"盛京医院"转变的这个过程也就只用了短短十几年的时间。这不仅要归功于盛京医院在医疗技术、医疗服务、医院管理上不断获得提升、锐意创新、特色出众,更离不开医院在 2003 年决定恢复"盛京医院"名称后,进行了品牌的重塑和规划,运用多种传播沟通手段和形式向公众推广"盛京医院"百年品牌的结果。

1883 年,盛京医院的前身"盛京(施)医院"作为东北第一家西医院在沈阳建立。1949 年,医院正式并入中国医科大学,更名为中国医大附属第二医院,融入红医文化。经过几代人不懈的努力和耕耘,"医大二院"成为了辽沈地区家喻户晓的医院名称,名字本身就蕴含了广大百姓对于良好医术和优质服务的期待。但为了接续医院自身完整的历史传承,建院 120 年之际,医院恢复了自己盛京医院的名号。这个改变看似只是名称上的更换,却影响着医院品牌塑造的根本格局。为了使盛京医院的名字再次进驻到东北百姓的心中,医院不仅在日常医院运行中坚持自身公立性质、提升医疗和服

务水平,还通过各种宣传活动重点强化自身"大医有道,泽润民生"的终极追求。并在各类报道和宣传中始终将医院"做和谐环境的制造者,做优质服务的提供者"的核心价值观以及"以精诚复精彩,于盛京济盛世。医施天下,德承百年"的历史传承放在重要位置,同时积极开展形式多样的义诊宣教活动每年百余次,使原本专业的医疗知识得到有效下沉,满足民众对于健康常识更强烈的需求,也使盛京医院成为大众熟悉、信任,关键时刻想要依靠的名字。医院还在建院130年时,下大力气修订了医院院史,使每一名员工都建立起作为一名"盛京人"的自我认同,并致力于为医务人员带去有"营养"又有"温度"的信息或活动;注重形式创新,增强员工们的参与感,以灵活、新颖的宣传使员工主动加入医院整体文化环境的建设中,使医院品牌塑造的理念、动力深入到最广泛的品牌建设者之中。使员工们进一步强化了自身的主人翁意识,获得了参与医院发展脚步的直感,构筑起了盛京品牌和谐奋起、昂扬进取的宝贵内涵。正是在这种内外的合力之中,"盛京医院"品牌塑造经过十余年的执着探索和宝贵积累,在承继"医大二院"光荣传统之外,更一点一滴地融入了崭新又厚重的内蕴,成了百姓心中高效优质公立医院的重要代表,并于2014年成功申请为"中国驰名商标",成为国内第一家拥有中国驰名商标的综合性医院。

在新媒体时代,各家医院都追求对于院内种种正在发生的医疗救治事件大众关注点的挖掘,变一般营销宣传的"直接说服"为"间接影响"。早在2008年,华西医院就在参与汶川抗震救灾全过程中利用全媒体宣传平台,及时向外发布信息。通过医院网站开辟抗震救灾专栏、召开媒体记者会、编辑抗震救灾特刊,并通过网络实时报道救治工作动态信息,在全社会对于重大事件的普遍关注中,潜移默化地将自身先进的诊疗水平、鲜明的学科特色及华西人勇于担当、一心为患的服务意识水滴石穿式地植入大众的印象中。而当医院的诊疗特色、服务理念深入人心的时候,医院的品牌就成了大众日常可感的共识。

(庄　宁　邓书博　王　鹏　张　屾)

第四十四章 宣传与公共关系

随着医疗体制改革的不断深化、医疗市场的不断开放,医院,尤其是公立医院在迎接发展机遇的同时,也面临着前所未有的挑战。现今,公众就医具有相对较大的自主选择权,医院声誉在其进行就医选择时起着极其重要的作用,尤其是在医保逐步取消地域限制的今天,公众与医院间关系的好坏可以直接影响公众的就医选择,甚至会关系到医院的生死存亡。因此,公共关系在现代医院管理中也不再是一门"简单"的必修课。

严格来说,人们常说的公共关系其实是公共关系学的简称,它是组织通过传播沟通手段来影响公众,从而帮助组织自身建立起良好组织形象、获得较强竞争力的科学与艺术。从其定义中,我们可以明确公共关系的几个要点:行为主体是组织机构(医院),沟通对象是相关公众,工作手段是传播沟通,根本目的是塑造组织(医院)形象。

宣传和公共关系都是医院与公众进行有效沟通的重要手段和形式,它们有着许多相似之处,但也有明显不同。只有正确理解、认识宣传和公共关系,才能将其合理应用,从而使医院获得更好的发展。

第一节 宣传与公共关系的关系

在实际工作中,宣传和公共关系的区分不是很清晰,也容易混淆,这是由于宣传与公共关系有着许多相似之处所致。但必须要明确的是,宣传≠公共关系。简单来说,宣传的落脚点是"传播者",即医院(或组织);公共关系的落脚点是"受传者",即公众。由于两者的落脚点不同,即便是同一个医院进行的传播沟通行为,传播的内容、目的和效果等也会有偏差,但由于两者都需要借助传播沟通手段去实施,因此又在传播行为上有着诸多相似。

一、宣传与公共关系的共性

(一)都需要借助传播沟通手段实现医院形象的塑造

在市场环境下,医院间的竞争已不再局限于医疗技术、服务水平、地理位置、就医环境等单方面的竞争,而变成了医院整体形象的竞争,也可以说是医院品牌的竞争。因而,良好的医院形象或品牌就成了医院的无形资产和竞争筹码。那么如何去塑造良好的医院形象呢?这就要通过运用有效的传播沟通手段,让公众充分了解到医院技术的精良、服务的优质、文化内涵的优秀等,以便在价值取向上获得公众的认同,从而使医院在公众心中获得良好的形象。在传播沟通的过程中,无论是宣传还是公共关系都需要借助一定的信息符号和载体来实现,这时就需要将表达的理念或内容转化成语言、文字、图像、表情、手势等信息符号,再借助能够承载信息符号的载体去进行传播沟通,让公众了解到医院要表达的内容。在实际操作中,可以通过制定 CI(企业形象识别)战略,严格执行 MI(理念识别)、BI(行为识别)和

VI（视觉识别），科学规范化地树立医院的良好形象。具体来说，可以通过拍摄制作宣传片、院歌MV、形象类海报，以及在媒体上推广科普类报道、策划医疗新闻事件等增加曝光率，不断向公众传达医院的先进技术、服务理念、管理理念或文化特色等，以获得公众的关注、理解和认同。

（二）都具有一定的目的性

无论借助哪种信息符号，采用何种载体去进行传播沟通，宣传和公共关系都是为了实现某种目的，否则，这个传播沟通的过程是毫无任何意义的。目标的制定往往会围绕医院的总体目标展开，以医院的总体目标为核心，并借助有效的传播沟通手段进行。比如，就医院内部来说，宣传和公共关系的目的都是通过教育引导来实现凝聚人心、鼓舞士气、增强员工集体荣誉感等。

二、宣传与公共关系的区别

（一）性质属性不同

宣传大致可以分为政治宣传和商业宣传两类。传统意义上的宣传通常带有很强烈的政治色彩，因而，它属于政治思想工作范畴，是政治思想工作的手段和工具。政治宣传的主要目的是通过改变和强化公众的心理或精神状态，进而获得公众对某种主张或信仰的支持。但这种宣传往往是为统治者服务的，宣传的内容如果不是某些公众喜欢的或与某些公众的利益相悖，就会遭其反感，自然也就不会达到宣传效果。商业宣传亦是如此，对于某种产品或服务，没有需求的受众不会关注，有需求的受众则会深入了解、进行响应。因而，无论是政治宣传还是商业宣传，都是只有受众感兴趣时才会产生效果。在大多数的公立医院中，宣传部门常被命名为宣传工作部，目的就是强化其党务宣传职能，强调思想引领的重要。

公共关系是一种特殊的管理职能，除了在一定程度上传播医院要表达的内容外，还具有信息采集、协调沟通、辅助决策和危机处理等职能，它需要公众参与并做出响应，积极建立或维系医院与公众的良好关系，最终达到塑造医院良好形象的目的，这与宣传有很大的差别。

（二）传播方式不同

宣传是一种社会性传播活动，主要是传播某种观点，从而去影响或引导公众的态度、控制或改变公众的行为，它并不以公共的需求或感受为出发点，而是将传播者作为中心，表达传播者想要表述的内容。因而，宣传是单向传播。

公共关系在传播沟通过程中与宣传不同，是医院与公众间的一种互动行为，是双向性的。医院既要向公众表达观点、传播信息，又要搜集公众信息、整理公众意见，并及时做出相应的反馈。

正因为有着这样的共性和区别，对于公立医院来说，宣传部门应当是宣传工作部和公共关系部两者职能的有机融合，从而实现互补，放大两者原有的效应。这样，既能从事业单位党务工作角度注重宣传的重要性，发挥宣传工作理论引导、凝聚人心的作用，又能从遵循市场规律、坚持以人为本的角度强调公共关系的必要性，发挥信息采集、协调沟通和辅助决策的作用，真正做到与时代和市场接轨。这样做还有一个优点就是可以用同一套人马，依据实际工作的不同需求变换不同的角色，有针对性地开展工作，从而满足医院发展的需要。

第二节 如何通过宣传手段做好公共关系

随着医疗市场的逐步开放、公众自我权益意识的不断增强、媒体监督职能的日益凸显，公共关系处理的好与坏在医院的运行和发展中越来越重要。毫无疑问，在信息爆炸和自媒体飞速发展的今天，宣传在公共关系处理中的作用至关重要，这更需要正确认知和运用宣传。

一、正确认知宣传，树立公共关系管理理念

当今社会，医院的宣传工作已经演化成一种公共关系活动。比如，宣传与公共关系都具有塑造医院形象、凝聚人心、鼓舞士气的作用，都是加强医院组织建设的一种手段，都需要运用传播沟通手段达成目标。在传播沟通时需要注意的是，树立公共关系的理念，既要保证宣传单向传播的权威性，又要充分发挥公共关系双向沟通的特点。

除此之外，医院还应重新定义宣传部门，适度扩大其职能。在机构设置方面，可以将传统的宣传部改称为公共关系部，融入公共关系要素，强调公共关系的重要性；在职能设置方面，将宣传部门的职能扩大和完善，充分发挥信息采集、协调沟通、教育引导、危机管理等公共关系职能；在团队建设方面，通过人员培训、调整人员结构等举措，使每位从业人员不仅政治素质过硬、业务能力增强，更重要的是使其树立并形成较强的公共关系意识和理念。

二、处理公共关系的原则和方法

（一）注重真实性

开展公共关系活动的最终目的是为了塑造医院形象，医院在宣传过程中必须要保证信息的真实性，遵循实事求是的原则，千万不可夸大事实和掺假信息。因此，一切活动的基础务必要建立在医院良好行为和掌握事实的基础上，只有这样，才能塑造医院的良好形象，有效提升医院的美誉度。反之，当信息出现不对称时，就会造成公众的反感和抵触，尤其是在网络发达和公众监督意识增强的今天。

在这里还需要注意的一点是，宣传部门不但要保证向公众传递的信息是真实的，同时向医院决策者反馈的公众信息也要是真实的，这样才能保证医院决策者做出对医院发展真正有效的决策。

（二）注重策划性

在开展公共关系活动时，要树立较强的策划意识，无论是主题的确定、形式的选取，还是传播途径的选择，都要做好事前策划，才能保证公共关系活动的成功实施。而且，要做到贴近事实、贴近公众，掌握一手信息和资源，把握好宣传时机。

具体来说，主题可以确定为能够提升形象的"声誉"主题、表明社会担当的"奉献"主题、促进发展的"贡献"主题、发展员工关系的"关爱"主题、引起公众兴趣的"事件"主题等。

在传播形式和途径的选择上，有一种形式和途径既有效又可节约预算，它就是"全员公关"。全员公关指的是在开展公共关系活动时，不仅要靠宣传部门或专业公关机构的努

力,还要依赖于内部其他部门和全体员工的配合和参与,发挥人际传播的重要作用。比如,在新闻事件策划中,除了要挖掘事件的新闻点,找主流媒体进行发布,还要发动员工通过新媒体积极发布或转发相关信息,使事件传播产生裂变效应,从而取得较好的宣传效果。

(三)注重平等性

公共关系活动的开展务必要兼顾医院和公众的双方利益,保证沟通的平等性,实现双方互惠互利,主要体现在医院与媒体、医院与内部员工、医院与外部公众三个方面。

在媒体关系维护方面,可以从以下两方面实施:一是,当媒体有医疗方面的采访需求找到医院时,医院要积极协调、提供帮助,当形成了长期的良性互动后,媒体若有相关采访需求就会第一时间联系医院。当医院遇到有价值的医疗新闻时,也要主动联系媒体,提供新闻线索或新闻策划方案,以便最大程度地增加医院在媒体上的曝光率。二是,可以在每年11月8日的"记者节"举办联谊活动,主动为记者朋友们送去关爱和祝福,让记者朋友们感受到来自医院的温暖,增进感情,维护与媒体的关系。这些方式都可以让医院与媒体形成很好的互信互惠关系。

医院的和谐发展,离不开内部的团结,而开展公共关系活动,更离不开医院内部的齐心协力,因而,在内部公众的处理上,更要坚持平等互惠的原则。内部要努力形成全员参与宣传的氛围,一方面要调动科室或医务人员积极参与公共关系活动扩大了其自身的知名度,另一方面要鼓励科室或医务人员提供有价值的新闻线索帮助医院扩大了宣传,同时医院还可以制定相应的激励政策,增强参与热情。

医院与外部公众的平等关系应该说更为重要,因为医院开展公共关系活动最主要的目标对象就是外部公众,这样的平等性需要体现在信息获取、利益获得和服务感受等多个方面。医院其实可以准备一些行销产品,增强记忆点和好感度,拉近与公众间的距离。

(四)注重引导性

宣传部门要注重正面引导,有效发挥宣传导向作用,创造有利于塑造医院良好形象的舆论环境。可以从以下几方面着手:

一是加强典型宣传,弘扬行业精神,传播正能量。宣传部门的一项重要内容就是对先进人物、典型事例进行宣传报道,在医院内部树立学习的榜样、营造学习先进的氛围,在医院外部展现医务人员高尚的医德、精湛的技术,从而塑造医院的良好形象。

二是建设宣传阵地,构建有效的传播沟通渠道,加强传播效果。在内部,可以通过院报(或杂志)、官方网站、微信公众号、微博、候诊屏、楼体户外电子屏等媒介,积极发挥思想阵地作用;在外部,医院要建立良好的媒体关系,通过报纸、电视、权威网站和微信公众号等平台,与公众进行及时有效的沟通。医院通过内部和外部媒体的有机融合,形成多渠道、多维度、立体式传播沟通网络,能够有效提升信息到达率,提升传播效果。

需要注意的是,在看到宣传正面引导重要作用的同时,也要正确认识舆论监督的重要性,要进行信息公开,主动接受公众监督。

附件 44-1 强内拓外 凝聚合力 建立宣传型公共关系

现如今,无论是提及盛京医院还是华西医院,这两所医院都将赢得百姓的交口称赞。可谁曾想到,在中国版图上构成对角线并都跨越了三个世纪的两所百年老院,品牌命名和宣传策略上却也有着惊人的相似。在品牌塑造的过程中,其实很难界定到底是用了宣传手段还是公共关系方法,或者说这两者都采用了,因为它们都可以帮助医院进行品牌塑造。

华西医院在 2000 年四川大学与华西医科大学合并前,其先后被称作为华西医院(1946 年)、四川医学院附属医院(1953 年)和华西医科大学附属第一医院(1985 年)等多个名称。而当"华西医院"的名称再次回归时,人们看到的不仅是历史的传承、文化的延续,更是品牌生命力的又一次焕发。在四川大学华西医院管理者看来,品牌建设永远没有止境,需要持之以恒。因而,他们在品牌营销的整套计划里不会排斥任何一种方式,只要是适时、适当、能满足需要且有能力去做的方法都可以进行尝试。所以,在成都民间流传着这样的说法:"生在华西是名气,死在华西是福气。"这其实就是通过宣传或公共关系所形成的品牌力量而呈现的一种最质朴的表达。

在公共关系的处理中,盛京医院可以说做了比较早的尝试,尤其是大宣传格局的构建,不仅有效把握了行为宗旨、指导了行为方向,更让公共关系活动实现了效果最大化。早在 2004 年,盛京医院就开始聘请第三方机构开展社会化满意度调查,收集公众对医院多方面的评价,比如公众对医疗服务的评价、员工的评价、领导机构的评价、管理水平的评价等等。当然,在调查的过程中,还了解到了公众对医院的建议和期望,这对于医院改进服务、制定发展规划、推出创新举措有着很大的帮助。现在,盛京医院依然坚持社会化满意度评估,并且根据发展不断改进和完善评估内容。盛京医院还积极向其他医院推荐这样的评估体系,因为它不仅可以发现医院自身的不足、采集对医院发展的有益信息,还会以量化的形式为医院设立更为客观的奋斗目标。除此之外,自 2006 年起,盛京医院策划过多次"医院开放日"活动,邀请对医院运行感兴趣、对医院发展关切的市民到盛京医院参观,从门诊到病房、从机关到后勤,甚至在普通百姓心中最神秘的手术室,医院在开放日这天也组织百姓有序参观,讲医疗流程、医疗安全,展现医务工作者真实的工作状态,以及先进完备的仪器设施、悠久深博的医院文化等等,这种敢于亮"后厨"的举措,不但增加了与百姓的沟通渠道,还有效促进了医患关系和谐,收到非常好的社会效果,迅速提升了医院的影响力和美誉度。

自有媒体的建立和外部媒体关系的良好处理对于处理公共关系是极其关键的。像前几章提到的,盛京医院建立了《每周盛京》盛京 TV、医院网站、微信公众号等自有媒体,发布医院主流声音;通过宣传板、电子屏、灯箱等增强公众沟通渠道;同时,还在国家、省、市级权威媒体积极发布医疗健康咨询、行业先锋和资深专家、创新和惠民举措,增加在媒体上的曝光率,实现了更广泛、更有效的传播沟通,树立了盛京医院的良好形象。

　　在多年的努力下，如今，盛京医院的知名度越来越高，公众的认可度不断提升，除在医疗技术、管理、内涵等方面的不断提升外，有效的公共关系处理在其中发挥的重要作用不容小觑。

（庄宁　邓书博　王鹏　张屾）

第四十五章 危机与危机处理

在管理学中，有一个著名的公式"100-1=0"，意思是不管以前做得有多好，如果错了一处，就满盘皆输，好就是全部、不好就是零。一个单位，从小到大，肯定需要很多努力，这就是"100"，但因为一件事，却倒了，这就是"1"，就是危机。而在整个危机处理的过程中，如果处理得当，反而会实现转危为安、化危机为机遇，利用危机实现品牌宣传。

医院宣传部门的职能，一方面是进行医院品牌宣传、塑造医院美誉度，另一方面，是要对医院有负面影响的事件进行舆论干预，减少负面影响。新媒体时代，危机的产生和传播都有着病毒式裂变和几何式增长的特点，因此如何在新媒体的环境里，正确对待危机、快速处理危机是医院管理者必须面对的课题。

第一节 认知危机

一、危机的概念

危机是突然发生或可能发生的危机组织形象、利益、生存的突发性或灾难性事故、事件等。这些事故、事件等一般都能引起媒体的广泛关注，对组织正常的工作造成极大的干扰和破坏，使组织陷入舆论压力和困境之中。

新媒体时代，万物皆媒的媒体环境使得信息海量、广泛甚至泛滥，以往在央视大楼前"排长队告状"的景象一去不复返了，社交媒体平台已成为民间舆情的集散地，老百姓更愿意把自己的诉求发在社交平台上，以唤起更多舆论和政府部门的关切。除了民众把新媒体当作最便捷的民间舆情通道，传统媒体的新闻线索也开始逐步倾向于社交公共平台，对于记者来说，新闻的策源地和选题库永远在民间，而社交平台更能直接体现民间的声音。在这样的媒体环境下，因负面事件而引发舆论危机就更难平复，任何一点小小的浪花都有可能借助新媒体发达的特点演变成轩然大波。而媒体就是一个扬声器、放大镜，既可能帮助医院摆脱逆境、避免或减少损失，将危机化解为转机；也可能会恶化事态，使一宗医患纠纷发展成为影响恶劣的公共事件，严重影响医院和医生的声誉。

二、危机的类型

准确认识和判断危机的类型，以明确危机处理的权限和责任主体，是进行危机管理的前提。危机存在不同类型，可以从产生原因、表现形态等多种角度进行分类。这里仅从引发危机的主体进行分析，将危机分为组织行为不当引起的危机、突发事件引起的危机和媒体实时报道引起的危机。

（一）组织行为不当引起的危机

在组织发展过程中，由于组织在指导思想、工作方式、运行机制等组织本身操作失误而引起的公关危机，例如 2014 年 12 月 20 日西安凤城医院手术台自拍门。

（二）突发事件引起危机

由于非预见性、外在因素引起的突然发生的事件，导致组织形象受损的危机，例如地震、火灾、突发公共卫生事件等。

（三）媒体失实报道引起危机

由于新闻单位的失实报道，导致公众对组织的误解，使组织形象受损的危机事件，例如 2014 年 8 月 10 日湘潭产妇死亡事件。

三、危机产生的四个效应

公共关系危机，是指一个会引起潜在负面影响的具有不确定性的事件，这种事件及其后果可能对组织及其员工、服务和声誉等造成巨大的损害。危机将使组织面临严重的困难，使组织陷入舆论压力之中，影响组织的生存和发展。一次危机事件如果处理不得当，就会由主生危机再演生出次生危机。公共关系危机会引发四个危机效应——涟漪效应、破窗效应、蝴蝶效应、多米诺骨牌效应。危机四伏，使组织陷入困境。

（一）涟漪效应

有时，危机事件只是一件小事件引发的，如果不及时处理，就会产生第二个、第三个，并逐步放大危机产生的负面影响，就像平静的湖面，扔进一个石子，会产生一圈圈的波纹。这就是所谓危机产生的涟漪效应。因此危机事件，无论多小，都必须引起重视。如果涟漪效应不能有效控制，一些初始危机往往会引发更大的危机。

（二）破窗效应

一幢有少许破窗的建筑为例，如果那些窗不被修理好，可能将会有破坏者破坏更多的窗户。最终他们甚至会闯入建筑内，如果发现无人居住，也许就在那里定居或者纵火。一面墙，如果出现一些涂鸦没有被清洗掉，很快的，墙上就布满了乱七八糟、不堪入目的东西；一条人行道有些许纸屑，不久后就会有更多垃圾，最终人们会视若理所当然地将垃圾顺手丢弃在地上。这些现象就是破窗效应，是犯罪学的一个理论，认为环境中的不良现象如果被放任存在，会诱使人们仿效，甚至变本加厉。在危机管理中，如果不及时处理危机事件，就会产生破窗效应，导致坏事更坏，坏影响更广，甚至无法挽回。

（三）蝴蝶效应

一只南美洲亚马孙河边热带雨林中的蝴蝶，偶尔扇几下翅膀，就有可能在两周后引起美国得克萨斯州的一场龙卷风。原因在于：蝴蝶翅膀的运动，导致其身边的空气系统发生变化，并引起微弱气流的产生，而微弱气流的产生又会引起它四周空气或其他系统产生相应变化，由此引起连锁反应，最终导致其他系统的极大变化。这就是在气象学理论中著名的效应"蝴蝶效应"。"蝴蝶效应"听起来有点荒诞，但说明了事物发展的结果，对初始条件具有极为敏感的依赖性；初始条件的极小偏差，将会引起结果的极大差异。在危机处理过程中，如果忽视小事件，小事件就极其有可能会颠覆、革命性地改变成恶性事件、群体事件。

（四）多米诺骨牌效应

多米诺骨牌是把牌一个个竖起来，彼此比较靠近地排成一条线，然后推倒第一个牌，它触发第二个牌倒下,第二个牌又触发第三个牌倒下……多米诺骨牌效应是指一个事件的发生导致一连串的事件的发生,从正面与负面揭示了这一效应的威力是如此的强大。正面效应:每个人都能认真又谨慎地做事时,可以将骨牌排列得长而壮观,不会发生倾倒,需要耐心与毅力以及所担负的责任来时时提醒自己,避免出错。同时,也揭示出做一件好事也要防患于未然,将危险及时排除将危险化解。负面效应:忽视了一个小的破坏性质的力量时,这种破坏性质的力量随着相互传递时,产生的惯性会导致一个比一个更加快速的倒塌,如果没有纠正过来,事情恶性质的结果无法挽回。在处理危机事件中,任何一个环节的失误,都有可能导致无法挽回的不堪后果。

第二节　危机管理

一、危机管理的概念

有人愿意把"危机"拆解成"危险 + 机遇",这是一种望文生义的解释,实际上,把危机转换成机遇的过程,就是对危机的管理。危机管理是指应对危机的有关机制,具体是指为避免或者减轻危机所带来的严重损害和威胁,从而有组织、有计划地学习、制定和实施一系列管理措施和因应策略,包括危机的规避、危机的控制、危机的解决与危机解决后的复兴等不断学习和适应的动态过程。简单地说就是通过危机的预测、预控、决策和处理,避免危机、减少危机带来的损失,把危机转化为发展机遇。

在航空界有一个关于安全飞行的法则——海恩法则,说的是每一起严重事故的背后,必然有 29 次轻微事故和 300 起苗头以及 1000 起事故隐患。法则强调两点:一是事故的发生是量的积累的结果;二是再好的技术,再完美的规章,在实际操作层面,也无法取代人自身的素质和责任心。现在医患关系比较紧张,老百姓的维权意识特别强,而且特别善于利用媒体尤其是互联网媒体、手机媒体——通过上论坛、发微博、朋友圈发牢骚,增加对医院的压力,去赢得舆论的支持,这是医院完全不能控制的,让很多院长以及医院管理者特别头疼。可以说,目前的网络时代,医院危机管理呈现海恩法则的特征:危机背后有事故,事故背后有征兆,征兆背后有苗头,苗头背后有隐患。

二、如何进行危机管理

日常的危机管理工作可以进行标准化管理,即走标准化的流程,比如每个单位都需要制定的新闻发言人制度。而当突发事件来临,管理危机除了要走标准化流程,还要对危机事件进行非标准化的管理。因此,衡量一个单位领导处理危机事件的水平:一要看对危机事件的预测能力,二要看突发事件发生后的应急管理能力。处理和化解危机事件,将危机转化为塑造组织形象的契机是对组织公共关系工作水平最具挑战性的考验。

(一)处理危机的标准化流程

1. 成立小组　成立危机处理小组,下设各类分组,各司其职。

2. 解决问题　各组根据分工,分头解决问题。对内分别进行危机事件的分析产生原因、处理当事情况、出台整改方案、总结经验教训;对外分别负责和媒体、政府有关部门、患者沟通。定期组织各组汇报进展，信息共享。

3. 准备材料　各组分头准备翔实材料并进行科学汇总。

4. 统一口径　确定新闻发言人，"一致"对外发布信息。

5. 随时更新　新闻发布后并不代表危机公关结束，应该根据舆情随时更新、随时发布，做到应时而动。

（二）处理危机事件的"四度"理论

1. 速度——快，快速处理、三早原则　俗话说，好事不出门，坏事行千里，当真理还在家穿鞋时，谣言有时已经满大街溜达了。在危机出现的最初 12~24 小时内，消息会像病毒一样，以裂变方式高速传播，社会上充斥着谣言和猜测。因此必须快速反应，与媒体和公众进行有效沟通，从而迅速控制事态。否则会扩大突发危机的范围，甚至可能失去对全局的控制。处理危机事件采取"三早"原则，即早发现、早预防、早处理。

2. 态度——诚，真诚沟通、坦诚相待　当医院处于危机漩涡中时，是公众和媒介的焦点，一举一动都将接受质疑，医院绝对不能选择对抗，态度至关重要。此时应该主动与新闻媒介联系，尽快与公众沟通，说明事实真相，促使双方互相理解，消除疑虑与不安。真诚沟通、坦诚相待。公众和媒体往往在心目中已经有了一杆秤，对医院有了心理上的预期，即医院应该怎样处理，我才会感到满意。

3. 角度——准，找好角度、准确切入　对于危机事件，需要科学预判、准确切入，直击问题实质，否则就会顾此失彼，因此以什么样的方式和时机、在什么地点去处理、甚至派什么人进行沟通都需要谨慎作决定，找准切入点直击问题实质。

4. 制度——补，修补漏洞、完善制度　亡羊补牢，为时未晚。在逃避一种危险时，不要忽视另一种危险，尽快完善制度，修补漏洞。只有这样才能透过表面现象看本质，创造性地解决问题，化害为利。

（三）善用新媒体危机公关

现代医院管理者在处理危机事件中应该善于借助新媒体的特性以第一身份实现与公众的双向对等沟通，通过"两微一端"等新媒体发布信息，实现事件进展的有序更新。

然而，新媒体是一把双刃剑，能解决问题，也能制造问题。在新媒体时代，信息发布的公民性、随意性，使得危机四伏，随时都可能因为一条微博和一个微信朋友圈引发舆论灾难。因此，还应高度重视在对新媒体"态度上"存在的误区：个人行为、与我无关，掀不起风浪、置之不理，逢谣必破，锱铢必较。这三种误区都会在不同程度上影响着危机处理的思维，最终影响危机管理的结果。而什么时候干预、如何干预、干预到什么程度，这又是一个需要管理者不断实践的课题。

网络公关不是某个人的工作、不是某个科室的工作，医院的每个人上到医院的最高领导、下到最底层的医生都应具备新媒体的公关思维，时刻关注网络上各种有利于与不利于医院生存与发展，以及影响医院形象的信息，同时鼓励他们将发现的网络负面信息及时上报给医院的危机管理相关部门，医院统一思维、统一口径、统一行动，并让专业的人去处理危机事件。

附件 45-1　伤医事件及时处理、客观报道、正面宣传

2006 年 9 月 12 日下午 15 点 10 分左右,盛京医院妇科门诊诊室内医生欧阳玲被一名患者手持铁锤猛击她的后脑,鲜血瞬间把欧阳玲的白大衣染成了血衣,昏倒在地。

原来,这名患者因感到会阴部疼痛曾就诊于多家医院,均未确诊。事发一个月前后到盛京医院妇科门诊找欧阳玲医生检查,最终诊断为更年期内分泌失调。回家后患者不理解自己的病情,自觉症状没有减轻、又称腹痛,于是屡次到医院寻衅滋事,最终蓄谋用凶器伤人。

经诊断,此次钝器伤人事件导致欧阳玲头部有 3~4cm 长和 1~2cm 长的两个不规则创口,头部受到的钝器伤已伤到骨膜,造成颅脑外伤、头皮挫裂伤、头皮血肿,右手由于挡了一下钝器造成外伤,头部两侧软组织肿胀。经紧急救治,欧阳玲终于转危为安。

事件发生后,医院及时协助派出所,将凶手缉拿归案,并第一时间组织召开了新闻发布会,客观通报此次事件的起因、经过,以及欧阳玲医生的伤情和救治情况,呼吁社会尊重并保障医务人员的安全。经及时、有效地协调处理,此次危机事件得到了媒体客观、有序地报道,媒体均以较大版面,借助此次患者伤医事件,对建立和谐医患关系进行了正确地舆论导向,积极、正面的主流声音广泛传播,赢得了社会公众心理上对医务人员的理解和尊重。

附件 45-2　媒体通报服务欠缺　危机管理变负面为正面

沈阳广播电视台一早间直播节目接到一听众电话,投诉患者在盛京医院接受治疗过程中,虽医疗过程很满意,但不满意某医生的服务态度。

医院高度重视这件媒体投诉,在直播后,医院党委书记第一时间组织宣传工作部、医患关系协调办公室、纪委监察等部门,和当事人以及其所在病房主任一起,认真总结原因、制定整改方案,对内全院通报,严肃处理,对外毫不护短。在第二天的直播节目中,从医院角度,发表一封致市民的公开信,真诚道歉、迅速整改、接受监督。通过及时快速的危机应对,使原本负面的新闻变成了正面报道,变被动接受指责为主动接受监督,及时挽回医院的不良影响,树立了医院医务工作者正向、阳光的形象。

（庄宁　邓书博　王鹏　张屾）

第八篇

文化管理与品牌建设

　　医院作为一个独立运行体,文化建设是永恒的,医院的核心竞争力、医院内部和谐与凝聚力建设和提高都在于医院文化。时间与事件的积累形成了医院的品牌,品牌促进医院的社会认知度和发展,所以对于医院管理者来讲,继承医院文化和品牌,并不断地发扬光大是非常重要的责任和任务。

第四十六章 文化与医院文化

文化是由物质要素、制度要素、行为要素、精神要素构成组成的一个复杂的体系。这个体系中的各部分在功能上互相依存，在结构上互相连结，共同发挥社会整合和社会导向的功能。医院文化，作为一种特殊的组织文化，在医院日常运行和管理的各方各面都发挥着重要作用。

第一节 文化的内涵

英国的文化人类学家泰勒于1871年在《原始文化》一书中给文化下过一个定义："从广义的人种论的意义上说，文化或文明是一个复杂的整体，它包括知识、信仰、艺术、道德、法律、风俗以及作为社会成员的人所具有的其他一切能力和习惯。人类各种社会之间文化的条件是研究人类思维和行为规律的课题。"各种讨论文化定义的著作和世界主要百科全书的文化条目，谈及文化概念时，几乎无一例外地提到这一公认最早的专业化的文化定义。这是一条"经典性"的文化定义。

1999年版《辞海》是这样解释"文化"的：广义的文化是指人类在社会实践过程中所获得的物质、精神的生产能力和创造的物质、精神财富的总和；狭义指精神生产能力和精神产品，包括一切社会意识形式——自然科学、技术科学、社会意识形态，有时又专指教育、科学、文学、艺术、卫生、体育等方面的知识与设施。

文化是由人类进化过程中衍生出来或创造出来的，它不是先天的遗传本能，而是后天习得的经验和知识。文化是一个群体共同创造的社会性产物，文化一旦形成，它就会为这个群体的全体成员共同接受和遵循[1]。文化需要培养，需要有意的培育，文化的英文"culture"本身就是"培养、培育"的意思。比如，吐痰本身不是文化，而吐痰入盂才则形成了文化；医院存在的本身不是文化，医院培育医务人员体恤患者、提升服务态度形成了以患者为中心的人文化服务理念，这是文化。文化受到诸多条件的制约，其中最主要的是受环境和社会物质生活条件的制约。比如，有茶树，才有饮茶文化；有客厅和闲暇时间、才会有欧洲贵族的沙龙文化。医院是以治病救人为主要目的，医务人员和患者就成为培育医院文化的主要载体。

文化有其特殊性，既是一定社会、一定时代的产物，是一份社会遗产，又是一个连续不断的积累过程。每一代人都出生在一定的文化环境之中，并且自然地从上一代人那里继承了传统文化。同时，每一代人都根据自己的经验和需要对传统文化加以改造，在传统文化中注入新的内容，抛弃那些不合时宜的部分。

第二节　医学文化的传承

医学文化是中华民族文化的组成部分,传承民族优秀文化传统,借鉴吸收各国文化精华是医学文化的重要特征。医学文化是对中华文化传统的传承。中华民族具有五千年的悠久历史和博大精深的传统文化,儒、道、佛等各家文化思想对医学均有影响,置身于深厚的民族文化土壤的医院文化,时时刻刻体现着民族传统文化的印迹。

一、中国古代医学文化

中国古代医学文化(1840 年以前发生产生的医学文化)是中国传统文化的重要组成部分之一,也是现代医学文化的源头。由于中国古代以中医为主,中国古代医学文化主要就是指以中医为代表的文化。

中医学的思想观念提出了一个理想完整的医学模式。这种整体观念包含了人与自然的关系、人与社会的关系、人体内外各部分的关系以及人的机体与情志的关系。从原则构架方面,这一整体观是很完备的,蕴含了大生态的内涵,指出了医学发展的理想方向和模式。人不仅在自然环境中生存,也在社会环境中生存,与自然、社会中的各种因素都有着千丝万缕的联系,因此自然、社会因素就必然影响人的健康和疾病。不论诊断还是治疗,都应该从人与自然和社会的大生态系统出发,这样才能得到理想的结果。中医文化坚持这一大生态医学观,对任何医学理论都要给出生态学的论证,防止其出现片面性;对任何保健治疗技术也都应该进行生态学的评价,以避免产生不同环节的失衡。

中医文化强调顺应自然的医学取向。中医学具有浓郁的自然医学倾向,强调对自然的顺应而不是与自然对抗,这在最根本的原则上是正确的。人永远也不能脱离环境而生存,自然环境给人提供了生存的资源和条件,同时也就必然地给人的生存设定了限度。人只能顺应自然,按自然规律去生活和行动,一切逆自然规律的行动都注定不会成功。对这一根本性问题,中医学虽然说得很简洁,但是确实说出了真理。《黄帝内经》中就明确说过:"生病起于过用""反常则灾害至矣"。这是告诫人们不可违背自然常规,否则必招致灾祸。要想避免这种不利情况的发生,保证健康,就必须要"顺四时而应五节""动作以避寒,阴居以避署""冬夏养阳,秋冬养阴"语言虽简,其思想内涵却是极其深刻的。

二、中国近代医学文化

中国近代医学文化(1840—1949 年)的 100 年中,随着西方医学的传入和发展,逐渐形成了以西方医学模式为主导的医学体系,中国传统医学受到了一些的冲击。特别是在近代这 100 多年里,国家和民族备受内忧外患之苦,在这种情况下,无论是一批受过中国优秀传统教育又掌握了西方先进医学技术的西医传播者和奠基者,还是一批具有强烈责任感的中国传统医学家,他们除在学术上争论和交锋外,在医学救国、救世济民方面,无疑取得了高度的统一,都作出了突出贡献,写下了浓厚的一笔,这也是近代中国医学文化的主题。

鸦片战争之后,传教士大批涌入中国。精明的传教士们很快发现,在缺医少药的中国,施药和行医能够减少文化上的冲突与隔阂,消除国人对他们的抵制心态,也较少受到地方当局和当地绅士的干扰和阻挠。因此传教士们开始把医药传教作为他们福音传播事业的重要手段,通过免费提供药品和医疗服务等手段首先在贫民中打开缺口,逐渐消除人们的戒心,并在讲经布道的同时,广开诊所、医院,由沿海进入整个内地,几十年间教会医院比比皆是。早期这些教会医院多集中在通商口岸和沿海地区,覆盖面也相对较不平衡,后来随着教会医疗事业的发展逐渐深入内地,包括乡村和贫困落后地区。

教会医学院校的建立及正规的西医学教育随着西医基础理论知识的不断丰富,诊治技术的不断发展,医学已经作为一门独立的知识体系,师徒式的教育方式显然已经不能满足中国社会对专业医疗人才的需求。在华传教士为了扩大教会影响,纷纷开始设立医学校,对医学人才的培养呈现出整体和规模上的优势效应,西医学教育的传授逐渐纳入了正常轨道。

医学是一门特殊的学科,它既有工具性浅层文化特点,也包含着思维方式、价值观念等深层文化特点。中医是以中国传统的"仁"为中心的思维方式进行的,西医是希望建立以"智"为中心的思维方式,这种"智"的思维方式,接近于理性思维方式。诚如熊月之先生所说:"西医最得西方古典科学重具体、讲实证的精神,中医最得中国传统文化重整体、讲联系的神韵。如果在各种学科中,举出最能体现中西文化特征的一种,我认为医学最为合适。"西医(尤其是外科手术)通过工具性特点,收手到病除之疗效,再通过思维方式、价值观念、伦理道德方面,展示西方文化精妙之处,由治病而攻心。任何一个有思维能力的人,只要他思之再思之,就很容易在一把小小的手术刀背后,看到奇妙无比的科学体系。

三、中国现代医学文化

中国现代医学文化是中国共产党在继承中国传统优秀医学文化和吸收西方新近医学文化的基础上,经过马克思主义改造形成的一种全新的文化体系。医院文化是对本医院优秀文化传统的继承。一代又一代医务人员在医疗实践中积淀的文化底蕴,形成了医学特有的文化气质,这在历史悠久的医院尤为突出。既体现了医院文化对中华民族文化的认同感和归属感,也是维系医院文化存续和发展的根本所在。

现代医学更加注重人文精神。人文精神,是指人类文化创造的价值和理想,是指向人的主体生命层面的终极关怀,现代的人文本质上就是一种珍视人的自由全面发展的精神。随着"生物－心理－社会"医学模式的建立,人文精神把生物、心理、社会因素作为一个三维坐标系,在重视生物因素的前提下,把人的健康问题置于他的社会关系中去理解。这样,呈现在医务工作者面前的不仅只是作为健康与疾病载体的人体,而是现实完整的活生生的人了。从以往的"以疾病为中心"转变为"以人为中心",注重对生命内在质量的关怀,注重对人类的关怀,医学人文精神也就应运而生。

医学文化中的人文精神即医学人文精神是人文精神在医学卫生实践中的应用与体现,是人类挚爱生命、在医学活动中坚持以人为本的精神,是反映人类对生命根本态度的精神,在所有的科学中,医学应当是最具有人文精神的学科,因为医学本身就承受着关爱生命、关爱人类、救人命于危难之时的崇高任务。医学的人文性质,不仅取决于医学是以人为对象的学科,不仅取决于医学发展的需要催生了一系列医学人文学科,而且更重要的是,医学自身永远充满着、包含着人性。医学人文精神可以并且应该通过医学活动的每一个环节表现出来,存在于医者的每一句问候、每一次嘱咐、每一次微笑、每一个精心设计的治疗方案之中,存在于医院建筑和环境、科室的布局和安排、医院的每一方寸之间。

现代医学人文精神,是广大医学工作者以其职业群体的文明之道普及天下众生的友善良行,是医学工作者从事医学技术事业的精神支柱。在医学人文精神的引导下,以医学技术为利器,维系生命的健康、解除病痛,重现人的自尊、自信和自由,为生命从诞生到死亡提供终极关怀,这就是地地道道、彻头彻尾的医学人文精神。

第三节　医院文化概述

医院文化是一种特殊的组织文化,是指医院在长期医疗服务经营活动中集体创造的、逐渐形成的并为员工所认同的群体意识及社会公众对医院的整体认知。它的内涵是指一个医院所独具的组织结构模式、经营管理信念、价值体系、行为规范、优良传统,以及全体员工对医院的关爱程度、依赖感、责任感和荣誉感等[2]。简而言之,就是医院在日常运行中所表现出的各方各面。医院文化的内涵可用一个简单的公式表达:医院文化 = 价值理念 + 行为规范 + 习惯。

医院文化是组织内现存的一种无形力量,由于本身所具有的隐形性、软约束性、稳定性和连续性等特征,使医院文化能长期、稳定地影响组织成员的思考方法和行为方式。大量的研究成果证实,良好的医院文化与员工行为、组织绩效之间存在一定的相关性。组织文化特质论认为,一些特定的价值观、信仰和共同的行为模式对组织绩效具有积极的促进作用。文化与有效性模型认为,组织绩效是组织所持的价值观和信念的函数,是核心价值观和信念、政策和实践,以及外界环境之间相互关系的函数,提出组织文化的适应性、一致性、参与性、目标使命是保持组织有效性的重要特质。

医院文化由价值观和医院精神(医风医德、价值标准、管理理念等)、制度文化(领导体制、管理制度)、行为文化(领导行为、员工行为、文化仪式)、物质文化(环境条件、医院标识、院训院歌、文化网络)四个层次的内容构成,其中价值观和医院精神为医院制度文化和物质文化提供思想基础,是医院文化的核心层[3]。医院文化依靠其既定医院核心价值观对员工进行熏陶、感染和诱导,是员工认同生殖形成相似的价值观并按照这种医院共同的价值观念和行为准则去工作,从而发挥其文化的管理功能。

第四节　医院文化的特征

一、战略性

医院文化建设是一个长期的不断发展和创新的过程。在制定医院文化发展规划时,要对医院历史文化进行梳理、整合、继承,并对先进文化进行学习、借鉴和融合[4]。医院管理者用战略的眼光去审视医院文化建设,制定医院文化建设战略,既要保证医院文化在医院发展中的引领作用,又要合理构建文化战略管理体系,建立文化战略评价机制,从长远角度谋划医院文化战略发展,推进文化战略的实施,提升医院的核心竞争力[5]。

二、社会性

医院文化是"以人为本"的管理思想在信念、精神上的升华。"以人为本"的医院文化坚持以患者为中心,并将以患者为中心视为医院全部工作的出发点和归宿。紧扣这个出发点,医院通过不断更新服务程序,优化服务环境,改善服务态度,规范服务行为,提高服务质量,在医院内部构筑良好的文化氛围。这样,不仅能够更好地发挥核心医疗技术等因素的作用,满足患者对生存和健康的需要,而且还能够不断满足患者社交、尊重等更高层次的需要,这充分体现了医院文化的社会性。

三、人文性

医学的研究对象和服务对象是人、是人的生命和健康,医学存在的前提是对人的生命的敬畏与关爱[6],因此医学既是科学,更是人学,具有强烈的人文性。人文性是一种个性化、差异化文化,体现的是对员工和患者的关爱,融洽的是干与群、医与患、医与社会的关系。医院文化的人文性能保持医院历史文脉的连续性,让人产生强烈的认同感。

四、独特性

医院文化是社会文化在医院具体化和个性化的反映。医院所具有的独特的管理模式、管理理念、价值观念和行为规范,以及全体职工对医院的责任感、目标感和荣誉感,具有鲜明的独特性。独特性是医院文化的生命力,无法复制和照抄,难以买卖、难以替代,但对它所存在的医院来说,往往能够产生超乎寻常的竞争力。

五、固定性

医院文化是在医疗实践中逐步培养起来的观念形态、价值体系和文化形式的总和,是医院作为一个社会经济组织和文化群体所创造的一切物质和精神财富的集中体现,是医院在谋求自身生存和发展的过程中,长期形成并为职工所认同的群体意识,它的形成是一个长期的过程。而且它一旦形成,其发挥作用也将是一个持久的过程,与其他竞争要素相比,医院文化形成的竞争优势更深沉和持久,最经得起时间的考验。

第五节　医院文化与医院管理的关系

医院文化与管理是相互影响、相互促进的,文化管理是医院管理的最高境界。文化与管理齐头并进,能够为医院发展带来意想不到的效果。

医院文化是宏观的管理,医院管理是微观的管理。医院文化着力从思想上对员工产生潜移默化、根深蒂固的影响,然而,从思想表现到医院文化的实现,需要做好医院微观的管理,在具体的细节中体现医院的文化。医院管理就是通过是局部的、微观的文化渗透使医院管理从制度上影响人的行为,通过改变员工的认识、思想和习惯,将具体的管理制度和方法融合于医院固有的文化之中[7]。

医院管理为医院文化发展提供"沃土"。医院的体制和各项规章制度是医院经营管理的主体手段,处在非常重要的位置,一个优秀的医院,必然有一套的完善的管理体制、科学的管理制度、先进的医院管理理念。医院文化的建设、创新与变革,必须首先通过制度的变革来实施。医院的各项管理制度是医院文化建设实施的基础和保障,医院文化建设的具体措施借助医院各项管理制度渗透到医院运行的各个方面,根植在每位员工的心中。因此,医院文化建设只有扎根于医院管理的"沃土"之中,才能够凸显其生命力,避免只做表面文章、空提概念口号、满足表层"效果"的误区。

医院文化为医院管理提供"软工具"。文化管理是管理的最高层次,是从经验管理到制度管理之后提升到的一个新的境界(图46-1),其塑造的本质特征是以人为本,是对人进行深切关注,以情感人,以理服人,使员工提升个人工作能力,获得超越受缚于生存需要的更为全面的自由发展,并在情感、心理、智能以及行为上受到激励。医院文化塑造确立了人在管理过程中的主导地位,从而调动了人的主动性、积极性和创造性,使员工对医院目标产生"认同感""使命感""自豪感",进而将个体的思想、行为凝聚到医院的共同发展上,形成符合医院发展价值观的"团队精神",成为医院管理的"软工具"。

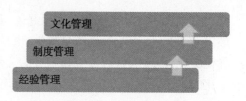

图46-1　管理层次

第六节　如何培育医院文化

培育医院文化能够构建深层的医院文化建设,建立一个和谐的氛围,从观念和行动促进医院实现回报社会的责任,服务病人的责任,使员工愿意为医院奉献和发展服务。

一、提炼医院内涵,培育核心价值观

医院若要保持其持续的竞争优势,必须在现有医院文化建设的基础上,结合医院发展的实际,对医院文化进行持续不断的创新、发展和培育,逐渐深入地将蕴含医院特有的内涵、医院灵魂的价值观念、管理理念,加以提炼、升华,凝练出充分体现医院特色的医院精神和医院文化,形成核心价值观被员工认可和遵循。文化的核心说到底就是价值观,价值观附着在医护人员的言行中。员工的工作不仅是靠人和制度监督,更是要靠人文精神的自我构建,发挥他们的潜能,通过文化兴院、文化强院,实现真正的内涵发展。

领导者的文化自觉确定医院文化建设战略定位[8]。医院领导者是医院文化建设的积极倡导者、设计者,也是医院核心价值观的身体力行者。医院领导班子集体要站在战略的高度重视医院文化建设,充分发挥文化的战略管理职能,寓管理于文化,寓文化于管理。

医院中层干部的认同与执行是医院文化实施成败的关键[9]。中层干部是医院发展战略、管理理念的传导者、执行者,他们把医院的核心价值理念通过自身行为演绎并渗透到员工当中去,用文化管理统帅员工。

员工的认同感与归属感使医院文化建设落地生根。员工是文化的承载者,员工对岗位的责任感和对本职工作的执行,都来自于对医院文化的认同和对医院领导者的追随。医院文化中各种仪式、文化活动所传递的信息以及医院对先进典型人物事迹的宣传,会产生"磁石效应",使员工逐步形成对所关注事物的共同标准,培育相同的价值取向,增加凝聚力和向心力。

二、坚持以人为本,实行人性化管理

医院的核心竞争力源于技术优势、服务优势和品牌优势所形成的合力,载体在人。以人为本的理念是医院文化的精髓,树立医院文化的"人本位"思想,既要以医院的员工为本,又要体现以患者为本的特征[10]。

树立以员工为主体的管理理念。医院应坚持强调关心人、尊重人,重视满足职工的社会需要和精神需要,尊重员工和满足其自我实现需要的内在激励,调动员工的积极性;重视树立共同价值观,鼓励敬业精神和创新精神,促使他们发自内心地为患者提供满意的服务;依靠共同价值观、共同目标、共同的传统和仪式、共同的医院形象,建立共同文化,维持医院的统一和向心力、凝聚力;通过共同价值观以及医院精神、风气、宗旨、道德等维持系统的整体性和正常运行,促进医疗技术创新和做到个性化的健康服务。

树立"以病人为中心"的服务理念。医院文化建设的根本目的是要为患者提供优质的服务。医院要以患者的需求为导向,各项工作都要围绕患者开展,改善院容院貌和医院环境,向患者展现良好的物质文化;建立健全各项规章制度,向患者展现完善的制度文化,保障患者的医疗安全;改善服务态度,优化服务流程,提高医院医务人员的职业道德水平,使他们树立正确的价值观,向患者展现积极向上的精神文化,满足患者日益提高的多层次的需求。医护人员要充分调动患者的参与意识,让患者真正参加到诊疗活动中来,从诊断治疗到战胜疾病,恢复健康。

三、系统推进文化仪式,深入践行医院文化

正如水只有在容器中才能具备形状,文化作为精神产品,必然要依托媒介才能得以呈现。仪式作为一种媒介,是人们体验文化的重要途径,是表达并强化组织核心价值观的一组重复性活动,医院文化通过仪式传递出追求什么、扬弃什么[11]。

医院文化能否落地是衡量文化建设成败的重要尺度,文化仪式是文化落地的重要方式。文化仪式蕴含的是医院的精神特质,它是医院文化传播的有效途径,是医院前进中的"精神驿站",也是员工集体价值观形成的关键所在。文化仪式,要着力于升华员工的整体思想,形成个体间的共鸣,使之产生凝聚力、归属感,唯其如此,医院文化才能从思想之力转化为行动之力。同时,文化仪式还是展示医院形象的重要途径和方式,良好的仪式还应着力增强社会对医院的认知,构建大众对医院的信任。

举行文化仪式活动特别要重视其核心功能的发挥——对集体记忆与价值观的构建、深化和普及[12]。只有这样,医院员工归属感的价值基础才能形成,员工角色意识才能得以培养和塑造,医院发展才能具有持久的文化活力。

综上所述,医院文化是指医院在长期医疗服务经营活动中集体创造的、逐渐形成的并为员工所认同的群体意识及社会公众对医院的整体认知,具有战略性、社会性、人文性、独特性和固定性的特点。医院文化管理是医院管理的最高境界,文化与管理齐头并进,能够为医院发展带来意想不到的效果。培育医院文化需要通过提炼医院内涵,培育核心价值观;坚持以人为本,实行人性化管理;系统推进文化仪式,深入践行医院文化来实现。

附件 46-1 盛京医院文化实践

　　盛京医院遵循着"团结敬业、严谨求实、仁爱守信、技精图强"的院训精神,已经逐步形成了"做和谐环境的制造者,做优质服务的提供者"的核心价值观,以期达到对内职工满意,对外患者满意的良性循环。在核心价值观的基础上,医院形成了广大员工认同且共同遵守的管理体系,即自反馈式管理体系、评价体系和绩效分配体系。自反馈式管理体系,体现对内以员工为中心、以人力资源为轴线的内部信息系统建设,对外以患者为核心、电子病历为轴线的医疗网络的建设;评价体系由服务明星与标兵加星级科室评比组成;绩效分配体系以绩效评估为基础(60%),以人文化服务评价(20%)和成本管理(20%)为平台。完善的运行机制保证了医院文化建设的全面实施。

　　盛京医院开展多样的文化仪式活动。2014 年、2015 年和 2016 年分别确定为"职业素养提升""文化提升"和"关爱员工"主题年,制订了系统的活动方案,开展了全员培训、临床医护人员技能大赛、全院临床病例讨论会、读书季、文明服务用语小品大赛等等一系列活动。此外,医院连续多年进行的新员工入职大会、年终表彰大会等,对员工的行为理念与习惯养成具有很大的激励和引导作用。

(赵玉虹　林　巍　徐亚洲)

参 考 文 献

1. 尹梅,柏宁. 寻绎我国医院文化建设的逻辑路径. 医学与哲学,2013,34(6A):80.

2. 董日生,熊东亮,王燕华. 医院文化建设的理念和路径. 中华医院管理杂志,2005,21(5):341-342.

3. 张鹭鹭,王羽. 医院管理学. 第 2 版. 北京:人民卫生出版社,2015.

4. Stephen P. Robbins. 管理学原理. 第 7 版. 毛蕴诗,译. 大连:东北财经大学出版社,2004.

5. 秦银河. 研究型医院管理学. 北京:人民军医出版社,2014.

6. 杜治政. 医学在走向何处. 南京:江苏科学技术出版社,2012.

7. 王东,朱士俊,王岩,等. 临床路径与管理方法的建立. 中华医院管理杂志,2003,19:596-597.

8. 张宪文,覃远汉,曾志羽,等. 公立医院文化建设的探索与实践. 中国医疗管理科学,2016,6(2):39-40.

9. 易利华,唐维新. 医院科室管理学. 北京:人民卫生出版社,2009.

10. 刘运祥,李成修,尹爱田,等. 以人为本理念在医院文化建设中的实践. 中华医院管理杂志,2006,26(1):25-26.

11. 林巍,庄宁,赵玉虹. 用文化引领研究型医院建设的探索与实践. 中国研究型医院,2015,6:20-23.

12. 詹小美,王仕民. 文化认同视域下的政治认同. 中国社会科学,2013,9:29.

医院文化由内而外,可分为精神文化、制度文化、行为文化和物质文化4个层次,见图 47-1。精神文化是医院文化之"魂",制度文化是医院文化之"基",行为文化是医院文化之"本",物质文化是医院文化之"形"。在医院文化建设中应坚持"四化",即:核心精神统一化、制度管理规范化、优质服务人性化,医院标识个性化。

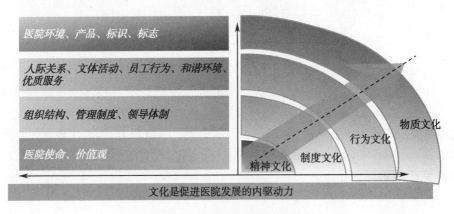

医院环境、产品、标识、标志

人际关系、文体活动、员工行为、和谐环境、优质服务

组织结构、管理制度、领导体制

医院使命、价值观

文化是促进医院发展的内驱动力

精神文化 制度文化 行为文化 物质文化

图 47-1 医院文化的四个层次

第一节 精 神 文 化

精神文化是医院文化的核心和灵魂,是形成物质文化、制度文化和行为文化的基础和原因。它是医院在经营实践的过程中,受一定的社会文化背景、意识形态影响而长期形成的一种精神成果和文化观念,包括医院精神、奋斗目标、价值取向、理想信念、服务理念等,这些要素的横向网络式有机联结,构成医院文化深层内化的形态结构,往往表现为极稳定的状态,形成医院文化的核心。精神文化一旦形成并被职工认同,就会产生规范和自律作用,凝聚士气,把职工的思想行为统一到医院发展的轨道上来[1],极大推动医院的全面发展。

一个医院在发展的过程中,组织的氛围、组织的价值观是逐步形成的,是存在于组织体内的,这种文化的核心价值观是需要提炼的。靠医院全体职工去提炼,并能保证每个员工的认可,那就找出了医院文化的灵魂。有了共同的价值观,就可以以此来制定和执行各项制度和标准,并以此来指导每个人的行动和规范行为。谁违反了这种价值观,谁就会受到更深层次的谴责,这种谴责往往来自他的内心世界。

培养和塑造医院精神文化是一个系统的、长期的、艰巨的过程,能够推动医院文化基本理念的形成,将医院核心价值观转变为员工实现使命、共享愿景的行动,见图 47-2。不仅如此,医院的精神文化在得到认同并转化为自觉行动的基础上,要反复教育、反复宣传、反复灌输、反复实践、反复推动,使医院精神深入每位员工的心中。

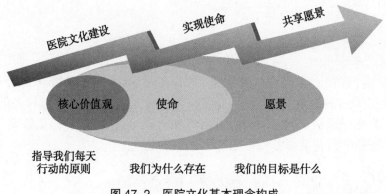

图 47-2　医院文化基本理念构成

在宏观战略上,医院培育和塑造医院精神文化需要把握四个原则:一是精神文化能否被广大员工和社会群体所接受和认可;二是领导能否起到表率,发挥精神文化起到积极的引领作用;三是员工能否通过医院文化实现自我管理,将医院精神文化转化为医院发展的动力;四是随着医院发展能否不断适应需要,能否不断更新。在微观上,医院注重通过精神文化的塑造和引领,能够使员工内心的信念、行动的准则、目标的实现都能够通过践行核心价值观和院训精神来实现。

第二节　制 度 文 化

医院制度是指医院为了维护工作和生活秩序而制定的规定、程序、行为规范等一种特有的制度形式。这种制度是通过一定的程序制定出来的,或是员工在长期医疗实践中约定俗成的,需要员工共同遵守,其作用是对员工的行为进行规范和约束。

从具体的医院制度上升为医院制度文化,不仅涉及到人们制定医院制度的社会环境、理念,而且还反映其执行过程中在人们内心形成的认知与习惯,是一种源于医院制度又高于医院制度的精神成果。没有医院制度,就无所谓医院制度文化;但缺少医院制度文化的内涵,医院制度就难以得到认同,难以顺利执行[2]。因此,所谓制度文化是人们对医院制度制定与执行的内在规律性的认识。这种内在规律性包括对制度制定者与执行者不同心理活动特点和行为特点的反映。而医院制度文化,则是在医院这个特定的组织环境内,医院工作人员对医院各种规章制度的一般规律性认识,包括制定各种医院制度的理性原则、价值取向、理念追求、道德标准、利益调整等一系列的观念体系和医院。

医院制度文化作为医院工作人员共同价值追求与行为规范的集中体现,渗透在医院工作的方方面面,或强制或潜移默化地影响和制约着医院工作人员的思维、行为,对保证医院实现其医疗、教学任务有着重要的作用。工作人员对医院制度的认知与习惯,是医院工作人员对医院办院理念、办院目标的广泛认同在制度层面上的反映。医院文化要长远发展,必须建立长效机制,加强制度文化的建设。医院应围绕发展目标、患者的需求和医院发展的实际情况,应该以管理为龙头、体制改革为契机,健全各项规章制度,形成严密的规范网络,使内部成员的各种行为活动、相互关系的确立以及行为效果的评价均有法可依、有章可循。

医院制度文化建设要将人文理念融入各种规章制度。制度是对员工做出做何种工作、如何开展工作的一种指示与指导,同时也明确相关人员不应该做什么以及相应惩罚。制度对实现工作程序的规范化、岗位责任的合理化、管理方法的科学方都起着重要的作用[3],而实现这一作用,必须依赖人这个主体。每个医院都有自己的制度行动准则与依据,在制度文化建立的过程中,医院应不断完善和医院的人文环境建设形象息息相关的员工行为规范,从语言、礼仪、服务方式和流程等方面,建立行为规范体系,并建立奖惩制度,使全体员工能够自觉遵守,变制度约束为习惯养成,使员工由内而外认同医院的制度文化。

医院制度文化建设的成效能够在点点滴滴的细节中透露出来,细节落实是重点。在医院制度文化建设过程中要把评估作为执行重点,定期对执行效果进行评估,把细节作为执行落实的重点,实施精细化管理。科室在医院中处于承上启下的位置,是制度文化层层落实的有机结合点,医院制度文化建设要保证科室作为执行层级的重点,将医院制度文化通过科室传达给每一位员工,促进制度文化落到实处。

第三节 行 为 文 化

行为文化也称为形象文化、服务文化,包括全体员工的医疗水平、言行举止、穿着装束、精神风貌、风度气质等[4]。良好的行为文化能够使患者对医护人员产生亲切感、信任感,对医院产生信赖和忠诚。

加强医院行为文化建设,要确立"以人为本"的服务理念[5],牢固树立"以病人为中心,以质量为核心"的服务意识。经常性开展医院精神、价值观、服务理念的宣传教育,将医院的核心价值观融为先进的服务理念,并落实在医疗服务的各个环节,用医院核心理念去引导医务人员营造良好的行为文化氛围,形成文化执行力[6],真正从病人的心理、需求、方便、有效等方面提供服务。医院作为提高医疗服务为主要内容的机构,应努力打造便捷的门诊流程,方便患者就诊。在信息化高度发达的今天,医院要善于利用网络平台和多种媒体手段,优化诊疗流程,不断创新便民服务措施。加强医院行为文化建设,要经常性地开展职业道德教育,提高全体员工的道德素养。尤其要重视年轻医务人员的岗前行为文化的培训。针对当前医疗行业存在的个别不良行为和不良风气,医院要积极引导员工恪守职业道德,廉洁行医,清正做人;要培养全体医护员工爱岗敬业的工作态度和视患为亲的仁爱之心。医院应努力为员工提供全方位的培训,提高员工人文素养,为患者提供优质服务。根据实际需要实施的员工培训,内容应贴近社会发展实际和员工工作岗位的实际需求,合理制订培训计划,实施培训活动,使员工理想信念教育、医院价值理念体系、医院行为规范体系、人文沟通技能、专业理论知识及岗位技能、心理疏导技能以及个人修养能力等方面得到全面提升,使员工内涵素养的提升体现在对患者的全方位关怀。

　　加强医院行为文化建设,要狠抓医院行业作风建设,培养优良的工作作风。一方面大力表彰医院在医疗服务中涌现的先进典型,始终坚持正面引导,通过媒体宣传身边爱岗敬业、医德高尚、乐于服务奉献的典型人物事迹,传播医院正能量,让患者感受到医护人员有温度的服务,带动更多的员工争优秀、当先进。另一方面加大对在医疗服务过程中出现的冷漠生硬、不守医德、敷衍草率等不良服务行为的惩处力度,以技术规范和医德规范以及新时期医务人员的基本行为准则为标杆,奖优罚劣,是非分明。同时通过开展系列工作作风宣传教育活动,努力营造良好的医德医风氛围。

　　加强医院行为文化建设,要重视医院人际文化建设。医疗服务中有很多工作是需要团队协作才能完成的,在专业越来越细化的医疗服务行业,不同专业需要合作,同一专业更要合作,只有相互协作,才能促进技术的进步。医院要有计划地培育员工团结合作的精神,有组织地开展各种形式的文体活动,通过有计划、有目的的文体活动开展,密切医院员工之间的情感,活跃医院的文化氛围。同时,可以制定相关专业人员轮岗制度,使员工体验不同岗位的工作特色,并带来信息的有效传递。来自于不同部门的员工相互流动,带来了积极信息,增进了相互了解,使得医院内部各部门之间能够换位思考,这种顺畅的沟通机制必然带来管理效能的提升。

　　加强医院行为文化建设,要充分发挥社会监督作用。医院要利用窗口行业的自身特点,建立和完善社会监督员制度,同时,还要建立规范的信访工作制度,完善病人的投诉处理机制。积极、认真对待并妥善处理群众、患者及家属的信访投诉和举报,及时解决医院在日常工作中出现的医疗服务行为问题。

第四节　物　质　文　化

　　物质文化也称为基础文化,它是"可触知的具有物质实体",这就是说,物质文化是可以凭人们的感觉而感知的物质实在,是医院塑造良好形象的物质保证[7]。医院物质文化由医院各种物质文化要素构成,包括医院的院区、环境、建筑、标识等医院能够物化的各种要素。医院形象是医院物质文化的外在表现,是医院整体医疗技术水平服务态度、就医环境、公共关系、人员素质的综合反映。打造医院物质文化是医院形象塑造的基础。

　　医院的物质文化是医院文化建设的基础。医院的物质文化建设包括医院的医疗服务环境、医院的医务工作者的工作环境和业余生活环境这三大方面的建设。环境是一所医院的精神风貌,医院的环境建设是医院文化得以向外界展示的物态语言,是医院实力的外在体现。医院环境建设能够为病人提供整洁、温馨、舒适和便利的诊疗场所,给肉体与精神承受巨大痛苦的患者以心灵抚慰,增进机体活力、促进早日康复,在病人的疾病治疗、休养身心的过程中起着相当重要的作用。良好的执业环境和便利的工作条件有利于为员工营造充满人文气息的氛围,让员工舒心工作,并使医院员工在繁忙的工作中感受美,得到精神上的休息,激发工作积极性和创造性,增强医院发展后劲,为医院发展提供良好的支撑平台。

　　医院文化的塑造不是一朝一夕的事,其深层次的文化要被组织成员接受和认同需要一个较漫长的过程,医院的物质文化建设在强调环境建设的同时,用通过引入标识识别系统,如设立院标、院徽、院旗等,通过这种形式把医院的理念精神、行为方式以及视觉识别进行科学而系统的整合,并在此基础上来塑造医院的深层次文化。

综上所述,精神文化是医院文化的核心和灵魂,是形成物质文化、制度文化和行为文化的基础和原因。制度文化作为医院文化的主体构架,是医院价值观念、道德标准、行为准则和技术发展的具体要求。行为文化,包括全体员工的医疗水平、言行举止、穿着装束、精神风貌、风度气质等。物质文化是"可触知的具有物质实体"。精神文化、制度文化、行为文化和物质文化共同构成了医院文化的主体。

附件 47-1　盛京医院文化体系介绍

盛京医院文化体系架构,见表47-1。

表47-1　盛京医院文化体系架构

院训	团结敬业　严谨求实　仁爱守信　技精图强
核心价值观	做和谐环境的制造者　做优质服务的提供者
理念	品牌化发展战略　精细化管理模式
愿景	秉承以人为本　为社会主义现代化建设服务的办院理念　为百姓提供全生命周期的健康解决方案
目标	临床实力雄厚　学科特色鲜明　国内一流　国际知名的研究型医院
任务	履行公益责任　守护人民健康　培育医学人才　致力科学研究

1. 精神文化　盛京医院的精神文化主要是解决员工从"要我做"变成"我要做",让医院精神成为员工的一种"本能",并转化成一种自觉的行动。医院确定了"做和谐环境的制造者,做优质服务的践行者"的核心价值观和"团结敬业、严谨求实、仁爱守信、技精图强"的院训精神,形成了公开、民主、和谐的管理环境以及群众满意、精益管理、勇于担当的人文环境氛围。

医院的精神文化充分体现以人为本,强调人的重要性,高度契合了社会主义核心价值观。盛京医院的精神文化带动了医院员工精神向上、向善,涌现出了一大批先进的典型。这些典型人物身上所散发出的崇高精神,从不同角度诠释着盛京医院的精神理念和价值追求,为员工树立了可见可感可学的榜样典范。

2. 制度文化,见图47-3。

为了在全院形成提供优质服务,连续十多年在全院临床科室和职能科室中以医院统一规范的星级科室评比标准为依据,建立一套完整反映门急诊及住院医疗服务质量的科学管理体系,并开展评比活动。盛京医院制订了每周党政联席会议制度和院中层干部周例会制度,不仅完善了党政领导班子之间的沟通协调决策机制,而且能够更好地统一思想,传达医院理念,保证医院相关政策信息上传下达,以促进人文行为规范在医院范围内的养成。

3. 行为文化　盛京医院服务患者的行为文化从四个方面进行,包括提高医疗技术水平、优化服务流程、创新服务举措和传播健康知识。例如,医院努力打造便捷的门

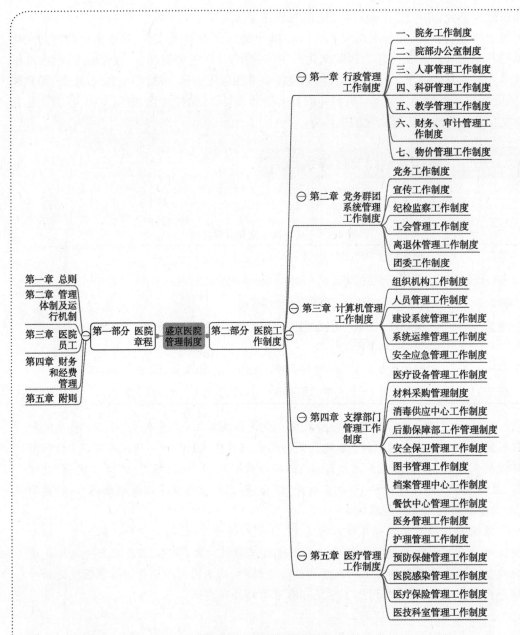

图 47-3   盛京医院制度文化

诊流程,开展多种挂号预约方式(图 47-4)。居民健康卡和身份证在院内互通,均可完成院内完整的就诊流程,也可完成诊间复诊挂号、诊间缴费。不仅如此,门诊排队叫号系统通过候诊区大屏幕、诊室门外小屏幕显示患者就诊信息,提醒患者按顺序就诊,规范了门诊就诊秩序;盛京医院还免费为患者发放 CT、磁共振等影像资料的光盘,方便患者携带,也为患者今后的就诊提供了便利。

盛京医院提升员工的行为文化通过系统的全员培训及宣传优秀典型人物事迹等,提升员工素质,给患者带来上乘的服务。医院连续四年进行分层级、分岗位、有针对性

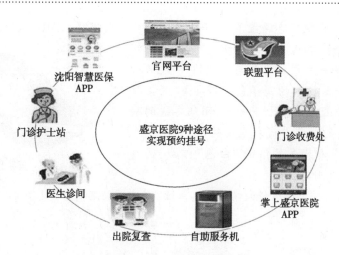

图 47-4 开展多种预约挂号方式

的全员培训,重点围绕员工理想信念教育、医院价值理念体系、医院行为规范体系、人文沟通技能、专业理论知识及岗位技能、心理疏导、个人修养等方面,合理制订培训计划,实施培训活动,评价培训效果。

盛京医院始终坚持正面引导,带动更多的员工争优秀、当先进,传播医院正能量,让患者感受到医护人员有温度的服务。利用《盛京TV》《盛京周刊》和网站等媒体宣传身边爱岗敬业、医德高尚、乐于服务奉献的典型人物事迹。

4. 物质文化 盛京医院具有南湖、滑翔、沈北三个院区和本溪教育发展基地,实施一体化、均质化管理。各院布置了统一的标识识别系统。各院区均配有音乐喷泉,为患者提供了良好的治疗与休养场,为员工的舒心工作提供了基础。医院建设了棋类、球类等比赛场馆,南湖南湖、滑翔院区配有健身中心,员工能够在工作之余使身心得到放松。

盛京医院环境,见图47-5。

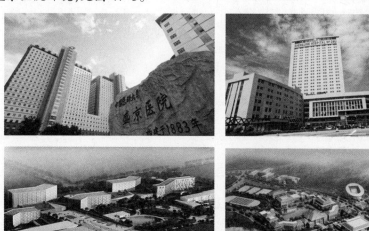

图 47-5 盛京医院四个院区

　　院标释义：医院标志涵盖了"中国医科大学"英文缩写"CMU"，它由"盛京"汉语拼音首字母"SJ"和医疗行业标识"十"字变形组合而成，它既似一片象征生命与希望的叶子，又似一只象征和平与健康的鸽子（图47-6）。两条律动的曲线象征着盛京人上下一致，团结奋进的拼搏精神。标志的颜色由代表生命的"绿色"、代表科技的"蓝色"和代表纯洁的"白色"组成，寓意着科技蓝托起生命绿。

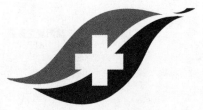

图47-6　盛京医院院标

　　2014年2月，"中国医科大学附属盛京医院"中国驰名商标（见图47-7）注册成功。

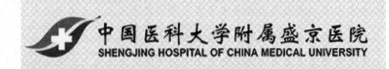

图47-7　"中国医科大学附属盛京医院"中国驰名商标

盛京医院院歌，见图47-8。

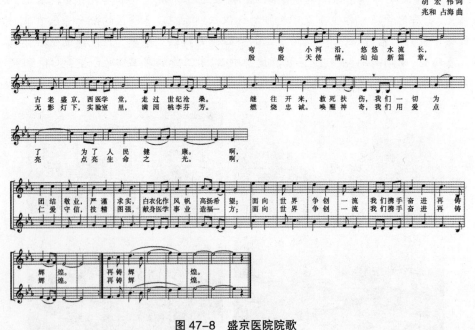

图47-8　盛京医院院歌

（赵玉虹　林巍　徐亚洲）

参 考 文 献

1. Mulligan MT. Ethical theory and business. 4ᵗʰ ed. NJ: Pren-tice-Hall, 1993.

2. 毛瑞锋. 医院文化体系辨析与实践. 医院管理论坛, 2014, 6: 21-23.

3. 刘来生. 现代医院精细化管理理论与实践. 北京: 清华大学出版社, 2012.

4. Larry Bossidy, Ram Charan. Execution: The Discipline of Getting Things Done. New York: Crown Business, New York, 2002: 89-92.

5. 林巍, 庄宁, 赵玉虹. 用文化引领研究型医院建设的探索与实践. 中国研究型医院, 2015, 6: 20-23.

6. 张鹭鹭, 王羽. 医院管理学. 第 2 版. 北京: 人民卫生出版社, 2015.

7. 董日生, 熊东亮, 王燕华. 医院文化建设的理念和路径. 中华医院管理杂志, 2005, 21 (5): 341-342.

第四十八章 | 医院文化的价值

文化是医院的灵魂。医院文化建设,就是将医院的价值观和各种理念通过引导、灌输规范言行和言传身教等方式潜移默化地渗透到员工的思想中,经过长期的文化熏陶,员工能够在不知不觉中认同医院的精神和各种理念,并产生奇妙的"化学反应"。医院文化的建设与医院的发展相互作用、相互影响、相互渗透。文化作为一种柔性的生产力,在推动医院建设和发展过程中作用越来越受到人们的重视[1]。

第一节 导向功能 塑造共同价值

医院文化能够通过暗示或直示等不同方式浸入到员工的思想,渗透到员工的心理,凝聚员工的观念,引导员工由内而外朝着医院文化整体的方向发展。当优秀的具有特色的医院文化一旦形成,使医院具有一种"文化定势"[2],就能够产生一股文化力量,引导员工自觉履行医院核心价值观。这种强有力的医院精神和行为准则成为医院的行为方向,将个人的思想行为、事业命运与医院整体联系在一起,极大地调动员工的积极性,为实现医院的特定目标而努力。

医院文化关注每个员工个人的价值存在,重视员工的情感体验和培养,为员工创造工作、学习和发展的良好氛围,从而凝聚成一个有机的整体,促使员工产生强烈的自豪感、认同感、使命感和归属感,真正做到把自己的意识行为转化成自觉的行动,统一到医院所发展的大目标上来。

第二节 激励功能 激发工作潜能

医院文化有激发人们团结一致、奋发向上,启发人们自觉工作,调动人们内在蕴藏的热情、智慧和干劲的作用,使员工在本职岗位上做出超常的工作业绩,为医院带来的是直接服务于医院目标的动力和效率[3]。从个体看,医院文化是通过外部刺激所接受的鼓励,产生的一种高昂向上的效应;从整体看,是通过号召和影响使之接受并产生的行为效应,营造一个充满活力且能够人尽其才、才尽其用的良好氛围。

良好的医院文化能够充分尊重员工,关注员工的精神需求,激励员工参与民主管理。医院的发展建设是医院领导和每一位员工关心的大事,在良好的医院文化氛围中,员工能够全面了解医院发展规划、经营业绩、绩效考核、薪资福利等,并积极参与民主管理,为医院发展建言献策,最大程度激励发挥其在医院发展过程中的优势。医院应通过学术委员会、职工代表大会、职工民主建言团,以及党政联席会议讨论等方式对本单位重大问题进行决策,切实落实职工民主参与、民主管理、民主监督的权利,发挥好党委、党总支及党支部在医院重大问题决策作用，维护员工权利，并将各级党组织参与重大问题决策的内容和程序具体化、制度化。

良好的医院文化能够不断满足员工的自我需要，在和谐的氛围中激发员工真正的潜能，成为具有好医德、好技术、会沟通的优秀员工。医院应建立科学立体的培训机制，形成科学的人才梯队建设规划，为人才建立病房、实验室、提供经费，调整岗位人尽其才，使员工满足自我价值实现的需要、长远发展的需要和追求卓越的需要，搭建一个人尽其才、才尽其用的平台[4]，使人才脱颖而出。不仅如此，医院应重视医德教育，将医德教育作为培训的必修课，提升医务工作者医疗水平的同时，提升他们的人文素养，激励他们更好地服务患者。

良好的医院文化能够不断满足员工追求自身利益最大化的需要。一方面，医院通过合理的劳动报酬，特别是建立绩效考核系统和合理的劳动报酬系统，可以达到激发员工工作动机。医院通过完善绩效评价体系，提高劳动价值，能够形成有劳有得、多劳多得、优劳优得的绩效分配体系，使绩效彻底打破"平均主义"，分层分级提高薪酬待遇，将待遇向一线倾斜、向高学历高资历倾斜、向高风险倾斜、向高奉献倾斜。另一方面，医院积极履行公益职责，进行援外、援疆、援藏医疗，进行义诊和慈善事业，提升员工的社会责任感和价值感，使员工更广范围、更深层次体现自己的社会价值。

第三节　协调功能　产生润滑作用

医院的协调功能是指医院内部各个部门以及医院与社会的关系，使医院内部协调统一、医院与社会和谐一致的作用。医院文化是一种润滑剂，具有积极的协调功能，通过解决不同成员之间文化的一致性、理念和行为的一致性，医院文化与社会环境的一致性的问题，营造一种和谐的、相互理解与支持的组织氛围和社会环境。

医院文化通过各种文化仪式表现出来，使员工从医院的文化仪式中感受到医院文化所带给工作的润滑作用。医院文化中倡导的共同信念和目标引导员工自我约束，主动承担责任，增强员工之间的相互信任、坦诚交流，有效地解决问题和冲突，在共同的价值观下，以共谋发展的方式和同化作用来协调内部关系。医院通过不定期举行一系列的文化活动，能够让员工实现自我价值的同时，使员工的特长在医院管理者和普通员工中充分得以展现。通过文化活动的了解，管理者能够在管理上做到根据员工的自身特点安排岗位，更好地协调医院与员工，科室与员工，员工与员工的关系；普通员工之间能够在工作之外增加互相之间的了解，一旦工作上有交叉，能够有效增加了解程度、减少工作阻力、提升工作有效性，更好地推动医院的整体发展。

医院文化能够通过沟通和主动收集、反馈社会信息，树立医院良好的公众形象和品牌形象，协调医院与社会的关系，使医院对各项活动与社会协调一致，与病患和谐共处。

第四节　凝聚功能　产生聚合作用

文化像一根纽带，将员工的利益和医院的利益紧密相连，通过传播、灌输和沟通，使员工了解医院的文化传统、医院精神、核心价值观和发展愿景，自觉地把个人的思想行为、事业命运与医院整体联系在一起,产生对医院目标的认同感、使命感,潜意识对医院目标产生内聚力[5]。同时,医院文化关注员工个人价值存在,重视员工对情感培养,为员工创造工作、学习、发展的和谐环境和氛围,形成良好的人际关系,使医院全体员工从心理向往和价值取向上,对从事的职业、对人民的健康事业、对医院的总体目标和医院这个大家庭产生强烈的自豪感、使命感、认同感和归属感,从而凝聚成一个有机整体,自觉的、齐心协力为实现医院发展目标而拼搏奋斗。

凝聚功能具体体现在员工对领导层的信任与追随,体现在个人的存在感与对岗位的责任感,以及对医院规章制度的自觉履行和人文精神的自我构建,从理念到行为习惯,真正实现文化管理。

第五节 约束功能 产生稳定作用

约束功能是指通过观念文化、道德文化、制度文化对员工形成一种群体道德规范和行为约束,靠“制度”与“道德”形成外部约束和自我约束的统一。

靠“制度”形成硬约束,达到刚性行为约束的作用。为了保证医疗、教学、科研等工作正常有序运转,协调医院上下、内外之间关系,医院建立和完善各项规章制度和管理规定,使每个医务人员能够有章可循,从而提高医院群体的医疗水平和道德水平,确保医院医疗活动不断地满足日益增长的医疗需要并适应当前的社会发展。医院应定期修订医院工作制度及岗位职责,对院务、人事、科研、教学以及党务等方面的常规管理工作制度进行更新和完善,对员工的工作和行为形成了有力约束。当员工的行为出现偏差时,医院相关工作制度能够对其进行纠正,使相关工作正规化、有序化,在约束员工行为的同时确保了医院各项工作的平稳运行。

靠“道德”软约束,即医院文化中的价值观念、道德规范、行为准则等,使员工自觉地按照价值观进行自我控制。软约束是一种非正式约束,是人们在长期交往中无意识形成的,具有持久的生命力,并构成代代相传的文化的一部分。医院文化最主要的是通过员工普遍认同的价值观念形成无所不在、无处不有的文化氛围,以潜移默化的方式来指导员工该做什么,不该做什么,使员工通过医院文化产生的观念力量和道德标尺,在观念上确立一种内在的自我约束的行为标准[6]。一旦员工的某项行为违背了医院的文化,其本人心理上会感到内疚,并受到共同意识的压力和公共舆论的谴责,促使其自动纠正错误行为。因此,优秀的医院文化能够达到最佳的约束功能,促使员工自我教育、自我管理、自我控制、自我规范、自我塑造,并自觉形成信念内驱力和自律作用,从而有效地保证医院经营目标和服务宗旨的实现。

第六节 辐射功能 产生社会效应

医院文化是整个社会文化的重要组成部分,不仅在医院群体中发挥特定的功能和作用,而且能够对社会文化产生较强的影响。医院在履行救死扶伤职责的同时通过各种途径将医院的医疗技术和人文服务传递给患者乃至社会,向整个社会辐射和传播。可以说,医院优质的文化能够产生强大的辐射作用,使医院的社会形象得以提高,产生良好的社会效应,从而吸引更多的患者,留住更多的人才,得到更多上级和同行的支持理解。从这个意义上来讲,良好的医院文化能够产生积极的社会效应,对整个社会精神文明建设也有着不可估量的促进作用。

附件48-1　辽宁某医院实践

该医院文化孕育了具有相同价值取向的人,为了一个共同目标,向上向善努力工作学习。该院干诊科病房潘医生,工作14年来,始终坚持以病人为中心,真诚服务,耐心沟通,积累了丰富的临床经验,是该院连续五年的服务明星。他深知,这些老人家需要的不是治疗,而是一种安慰,因此查房的时候,他不仅解决老人家身体上的疾病,同时也给予他们心理上的安慰。他说,当大家都这么做的时候,就形成了一个非常和谐的医患沟通的环境,加之同事们配合默契,他感觉工作实际上变成了一件令人愉悦的事情。像潘医生这样以医院核心价值观和院训精神为指引的医生还有很多:不辜负祖国的重托,奔赴万里之外扎根奉献的儿科医生魏克伦;从2008年起,给自己经治过的每一个病人都建立了一份完整的病程记录和随访资料,近五年来发出去两万多张纸条的骨科病房柳医生;主动为失独老人、无陪护老人等多名患者做好术前陪伴、术后护理和陪伴的手术室李护士。他们用实际行动治愈和关怀患者,将"做和谐环境的制造者,做优质服务的提供者"的核心价值观和"团结敬业、严谨求实、仁爱守信、技精图强"的院训精神作为行为准则,在工作中高标准、严要求、有创新、有成就,充分体现着医院文化的导向作用。员工们工作非常累,但一同为了盛京医院努力,感觉很快乐。第一产科病房的杜医生在感悟中写道:"我们是医生,虽然每天面对的危重患者很多,但是除了告诉患者和家属客观的病情风险外,还要把我们能为患者做的告诉她们,让她们知道我们医护人员在积极救治、在尽最大努力,让患者感受到医院的温暖。"第二新生儿内科病房的祁护士感悟到:"人的一生中总要做点有意义的事,才算完整。……每天迎接新的生命,给每个家庭带去未来的希望,不正是最神圣伟大的事么?这里的工作虽然辛苦,但若让我重新选择,我仍愿意过这般身体劳累、心却不疲愈的日子。未来的路还很长,不喊无味的口号,深深的话我们浅浅地说,长长的路我们慢慢地走。"

综上所述,良好的医院文化能够形成良好的文化氛围,在医院发展过程中起着"方向盘"的作用,并对员工的态度和行为起到导向作用。通过医院文化氛围的熏陶,员工在工作中能够按照统一的价值观体系认识问题和处理问题,保持行为的一贯性。当医院文化核心价值理念深深扎根于员工心中,必将创造出一种和谐的人文环境和氛围,带来持久的动力和激励的力量,形成促进医院发展的强大合力。

(赵玉虹　林巍　徐亚洲)

参 考 文 献

1. 刘运祥,林乐良,李成修. 试论医院文化力. 中华医院管理杂志,2006,22(5):334-336.
2. 秦银河. 研究型医院管理学. 北京:人民军医出版社,2014.
3. 占强. 企业文化打造核心竞争优势. 管理学家:实践版,2009(2):78-79.
4. 胡峥毅. 医院文化建设的理念与实践. 医院管理论坛,2010,27(8):40-42.
5. 李荭. 医院文化建设关乎医院核心竞争力. 中国医院管理,2003,4(261):63-64.
6. 王佳佳. 核心文化维护医院长治久安. 中国医院院长,2015,3:64.

第四十九章 品牌建设

品牌就是口碑、就是信誉，对于医院来讲，就是建立在医院医疗技术、基础设施设备基础上达到员工满意、社会满意而形成的一种口碑效应，能够实现的是医院的社会效益，所产生的效果就是员工和患者对品牌的忠诚，见图49-1。品牌建设能够增强其社会的认可度，带来的是直接服务于患者的医疗技术质量和服务水平的提升。医院应该如何开展品牌建设，如何打造具有文化特色的品牌是竞争日益激烈的医疗行业所必须思考的问题。

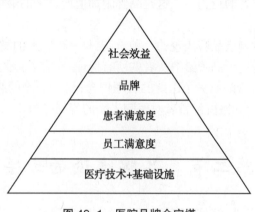

图 49-1　医院品牌金字塔

第一节　品牌的内涵

美国著名的营销学者、被誉为"现代营销学之父"的菲利普·科特勒（Philip Kotler）将品牌的定义表述为："品牌是一种名称、术语、标记、符号或设计，或是它们的组合运用，其目的是借以辨认某个销售者或某群销售者的产品或服务，并使之同竞争对手的产品和服务区别开来。"简而言之，品牌是消费者所经历的、体验的总和，或者说品牌就是人们私下里对你的评价。而这个评价映射到品牌的拥有者身上，就是给拥有者带来溢价、产生增值的一种无形的资产，增值的源泉来自于消费者心中形成的对品牌载体本身的印象和感受。品牌可以通过品牌视觉符号、产品和服务、品牌附加值以及品牌承诺四个角度加以诠释。

首先，品牌是一种视觉符号[1]。品牌形象存在于患者和社会大众的脑海之中，它是受众对不同品牌接触点获得的品牌信息进行过滤和理解之后形成的。品牌形象表现在用户、服务、产品和特定情境印象、个性品质给患者和社会留下的印象，是患者对品牌所有认知的总和，以及在此基础上形成的整体印象。全方位品牌形象设计是品牌建设的重要载体，医院标志和标识等经过宣传后成为品牌内涵的一部分。

第二,产品功能是品牌构成的核心和基础,是品牌价值构成的基本的功能性要素。医院的本质是为社会大众提供优质的医疗服务,一所医院如果没有自己的医疗实力与特色,就不能实现其医疗的基本功能,品牌建设也就无从谈起。在医院品牌建设与发展过程中,医疗产品的功能与效果也是患者和社会大众最关注的焦点。患者选择某一品牌一个重要原因就是看重该品牌所能带来的功能性作用。只有在强大技术研发基础上形成高品质的产品,医院品牌才能和市场形成良性互动,实现可持续发展。

第三,品牌具有无形的附加值,它包含情感、文化等人文化的要素。品牌附加值是在产品的物质功能基础之上建立起来的消费者的精神享受,消费者一旦通过某种品牌极大地满足了自身的需求,就会信任这个品牌,提高了对这个品牌的认同度,建立起品牌忠诚度。医院要开展成功的品牌建设,就必须从患者的角度创新产品、调整组织、优化流程、完善服务,不断提升消费者的满意度和认可度,提高产品的附加值。随着时间的推移,此品牌逐步扎根于消费者心中,左右消费者的行为[2]。这是品牌附加值所带来的最重要的价值,是品牌附加值转化为实际利润的关键。

第四,品牌是医院对自己品牌表现的一种承诺,是一种无形的契约关系。品牌承诺是医院对患者的最终承诺,是一个品牌给消费者的所有保证,代表了持久的患者信赖关系。医院品牌向消费者承诺什么,反映出一个医院的管理理念;医院品牌的终极追求,反映出决策者超越产品的品牌规划能力和医院经营者对医院未来的规划能力。

第二节　品牌建设的方法

在激烈的市场竞争条件下,品牌毫无疑问已经成为同类产品之间相互区分的主要标志。医院如今已经进入了品牌竞争的时代,拥有品牌,尤其是强势品牌就会拥有更多的关注,更强的竞争力。越来越多的医院开始认识到,品牌是竞争制胜的法宝。品牌建设实质上就是社会群体记忆中构建关于品牌的一切[3],品牌建设应掌握适当的方法。

一、实施个性化品牌定位原则

品牌个性反映了医院品牌的文化内涵和精神气质,是提高品牌资产价值和医院核心竞争力的重要方面[4]。品牌个性化源于患者功能性需求和心理满足的多样性。定位鲜明的品牌能够唤起患者的心理共鸣和价值认同,使患者在医院为其提供的医疗产品或者服务本身的使用价值以外获得其他附加值,特别是在体验、感觉和认知基础上获得身份感、归属感和荣耀感,展现品牌的情感诉求、价值取向,折射医院文化。富有个性的品牌具有与竞争对手的差异性,从而在细分市场中占据优势。正如品牌专家赖利·莱特(Larry Light)指出的:"品牌信息的焦点应该集中在与众不同。"因此,在品牌定位方面,医院应突出品牌的个性,挖掘其自身的独特之处,突出差异性,精心提炼品牌核心价值理念,树立品牌在消费者心目中有别于竞争对手的独特地位。

二、关注医疗技术和服务水平

医疗技术是医院品牌的生命和灵魂,医院品牌需要以质量为本,医疗服务质量是大多数患者选择的最直接、最重要的标准,提高医疗服务质量是加强医院文化建设,树立良好医院品牌的最基本的要求。只有将品牌根植于医疗需求,根植于"以病人为中心",提高医疗服务质量这块踏实的土地上,医院品牌才更有生命力,才能在患者和社会公众心中树立不朽的丰碑。因此,医院在创建医疗品牌的过程中,要严把医疗技术关,并且尽可能多途径为患者提供优质服务,提升患者的体验和感知。医疗行业的竞争日益激烈的环境下,人们对健康理念的追求普遍提高,这对医院医疗技术和服务水平提出了更高的要求,医院还需要根据患者和社会的需求不断创新和提高医疗技术和服务水平,使医疗技术和服务水平逐渐被患者和社会认可,这也是建立医院品牌的基本保障。

三、塑造良好的医院品牌形象

随着技术水平不断提高和社会需求的不断提升,医院的医疗技术产品同质化问题日益严重,技术水平的不断成熟导致同类产品在基本的消费功能上差别日益缩小。为了在市场竞争中脱颖而出,医院需要采取多种手段提升医院形象,而品牌形象就成为医院形象的重要内涵。"品牌"的导入,可以帮助医院创造有序、独特和统一的识别系统[5],提高医院的知名度和美誉度,为医院发展提供良好的认同氛围,从而取得病人的认同。

品牌形象可以分为核心产品形象、视觉形象和附加形象。其中,核心产品形象即产品的品质形象,包括医疗产品的功能形象和质量形象;视觉形象是包括院标、院旗、院歌等医院标识在内的医院外在形象;附加形象是医院医疗产品增加的服务和医院的服务文化等。只有增加了医院的产品形象、视觉形象和附加形象,才能够大大增进社会对医院产品的好感和信赖,从而有利于提高产品的市场竞争力。

第三节　品牌建设是特色文化建设

医院品牌的构成一般包括文化品牌、技术品牌和服务品牌。它集中反映了医院的综合实力、技术水平、服务质量、价值理念、精神风貌等,是医院最宝贵的无形资产,是医院综合竞争能力的直接体现。

品牌是一种长时间的积淀,具有一定的稳定性[6],从品牌身上可以看出医院或产品的文化、传统、氛围、精神和理念。品牌不能没有文化,文化品牌建设是品牌建设的灵魂,是品牌价值不断深化和适应社会需要的过程,因为品牌物质文化层面的创新较易达成,而适应社会的新的价值观的确立和实施却不易,它需要从思想意识中与社会群体融为一体[7]。因此,医院文化建设是决定一所医院能否成为一流品牌的关键要素,对医院的发展前景起着重要作用。

品牌价值树立需要依托于医院文化。医院文化建设医院文化精神层面中,核心价值观处于非常重要的地位,体现了医院员工的工作、服务态度的整体风貌。通过核心价值观的引领,员工行为能够凝聚到医院发展的大目标上来,并用核心价值观自觉规范自己的行为,保证高水准的医疗技术能力和高标准的服务水平,使患者对医护人员产生亲切感、信任感[8]。借助医院文化的核心价值观树立品牌价值,医院对外能够树立良好的品牌形象,塑造一流医院品牌,在竞争中占有主动权。

医院品牌建设是医院文化建设的提升。品牌是不能够单独存在的,必须依附于一定的产品或服务。医院品牌建设过程中,可以借鉴医院文化的各种有效措施,将医院文化建设模式和方法加以创新,在保障医院各项基础医疗和服务运行的基础上,提升员工、患者和社会的满意度。

附件 49-1 盛京医院品牌建设——星级科室评比体系

星评体系实中求效 盛京模式稳促提升

从 2002 年开始,医院逐步建立了星级科室评比体系,将医院管理过程中的各个细节纳入其中形成了医疗质量、医德医风、满意度调查和整改反馈等 16 个评比项目,图 49-2。十多年的时间里,通过不断地完善,2010 年在医院办公网上线后,这一体系越来越成为将患者、医务人员和医院各科室运行紧密联系起来的有效载体,是我院品牌发展所依傍之利器,服务水平提升的重要保障。星级科室评比体系是医院内部沟通的最佳平台,每月汇总、每月整改反馈、每季评比,医院每一个科室、每一名员工都处于医院管理的关键节点之中;是精益管理的创新实践,通过网络化的星级科室评比体系,医院解决了很多临床科室反映的问题;是医院人文服务的重要抓手,该评比体系注重医德医风建设、满意度调查、表扬加分等人文服务,将个人荣誉、科室绩效和医院发展联系起来,促进医院的全面发展。

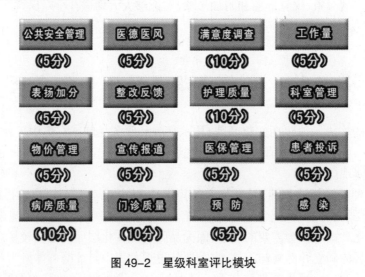

图 49-2 星级科室评比模块

(赵玉虹 林巍 徐亚洲)

参 考 文 献

1. 吴韬,施敏,吴皓,等. 立足品牌建设与发展积极构建医院先进文化. 中国医院, 2009, 13（2）: 53-55.
2. 曹荣桂. 加强医院品牌建设保持持续健康发展. 中国医院, 2005, 4（9）: 2-4.
3. 黄合水. 品牌建设精要——打造品牌之不二法门. 厦门: 厦门大学出版社, 2004.
4. Gordon W. Good Thinking. Hwnley-on-Thames: Admap Publications, 1999.
5. 蔡清毅. 品牌建设理论模型研究. 武汉理工大学学报, 2009, 23: 178-180.
6. 菲利普·科特勒. 营销管理. 第 14 版. 北京: 中国人民大学出版社, 2012.
7. 张世新,李彦. 价值链视角下的品牌价值提升. 生产力研究, 2009, 18: 161-163.
8. 曹荣桂. 加强医院品牌建设保持持续健康发展. 中国医院, 2005, 4（9）: 2-4.

第五十章 品牌价值

提升品牌价值是医院加强品牌管理、实现品牌资产保值增值的需要。品牌本身是医院拥有的非常重要的资产，在医院价值构成中不可或缺，必须有效管理和保护。基于品牌价值对医院发展尤其是提高竞争力的重要作用，医院需要实施品牌战略，提升品牌知名度、美誉度、接纳度。

第一节　品牌价值系统的构成

品牌价值由产品功能利益、服务承诺以及情感的象征性价值等构成。品牌价值是基于品牌准确定位而获得消费群体的青睐，赢得社会认可的资产，以及为寻求这种准确定位而凝结的脑力劳动和体力劳动成果的总和，体现在品牌与患者、医院和社会的关系之中。品牌价值构成要素包括基于消费者角度的品牌价值、基于医院角度的价值、基于社会角度的价值[1]，见图50-1。基于消费者角度的品牌价值是医院品牌价值的前提条件，基于医院角度的价值是医院品牌价值的存在基础，基于社会角度的价值是医院品牌价值的先决条件。品牌之所以有价值，是因为它对消费者、对医院、对社会有价值，反映某一群体根据自身需要对某一品牌的偏爱和态度。因此，强势品牌不仅有较高的知名度，更与患者和社会公众建立了深度关系，能让患者和社会公众体验到它所代表的价值。一旦患者与社会大众将品牌与其能得到的有形和无形价值紧密联系在一起，那么，他们就会对品牌忠诚，而且愿意为此支付较高的价格，从而产生较高的品牌价值[2]。

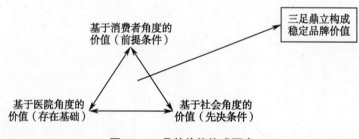

图 50-1　品牌价值构成要素

品牌是所有利益相关者价值需求与期望的承诺和保证，品牌价值的特征具有以下四个方面的特征：

第一，品牌价值依赖于许多利益相关者，是一套关于利益相关者价值的多角度表达或体现，这些关系构成品牌价值网络。品牌在本质上是为利益相关者创造价值、自己也能从中获得价值的一种承诺，如何实现利益相关者价值或期望是品牌关系培育和品牌价值创造的核心。

第二，除患者以外的其他利益相关者也是品牌价值的重要来源。品牌价值不能仅仅局限于顾客或消费者，需要关注到其他非患者的利益相关者，如员工、社会公众、媒体等的感知、行为及其对品牌价值创造的影响等，从而提升品牌价值的，实现全面发展，并为品牌塑造实践提供完整的指导方法。

第三，品牌价值不等于利益相关者价值的简单相加，而是通过利益相关者的满意度感知及其多重行为而体现的，具有循环效应。患者和社会对医院的满意度提高，医院的品牌价值相应提升，而医院品牌价值的提升会提高患者对医院的美誉度和忠诚度。

第四，品牌价值的每种构成因素都有它自己的逻辑，这是由品牌价值互动关系的本性决定的。医院因其服务患者的特殊性，其品牌价值有三维度构成要素：基于医院角度的价值、基于患者角度的价值及基于社会角度的价值。其中，基于医院角度的价值包括：功能价值、服务价值、成本价值、创新价值等；基于消费者角度的价值包括：品牌忠诚度、品牌认知度、品牌联想等；基于社会角度的价值包括：品牌关系价值、品牌社会影响等[3]。

第二节　品牌价值提升策略

马斯洛的需求层次理论告诉我们，当生理需求和安全需求得到满足后，社交需求、尊重需求（心理、情感、人格方面的需求）就会突显出来，就医院的主要服务对象——患者来说，随着医学技术和社会生活水平的普遍提高，其对医生、医院的要求也会有所提升，对于就医的选择上会从曾经的偏重医学技术与设备走向对包括服务、文化等医院综合实力的更高需求，这就需要一个良好的品牌效应来支撑。

品牌似乎是"无形"的，然而是医院最有价值的东西。提升品牌价值是医院获得竞争优势不可或缺的内容和必由之路。这是因为，其一，品牌信誉和优势是医院自主创新能力、市场竞争力和可持续发展能力的重要保障，也是在产品与服务竞争日益同质化的环境下赢得差异化、个性化、难以替代的竞争优势的法宝。其二，提升医院品牌价值，是提升医院发展水平的战略选择，特别是对于大型公立三甲医院，其是否优秀的标志不仅仅是一流的产品和服务，还包括一流的品牌。所谓的一流品牌是指在同行业、产业领域具有很高的知名度、美誉度和消费者忠诚度。

提升品牌价值是一个长期的系统工程，生产者特殊的劳动投入和市场认可的契合度决定品牌价值[4]。生产者特殊的劳动投入与市场的契合程度越高，品牌价值越大；契合度越低，品牌价值越小。在我国医疗行业当前大力实施医改、实行分级诊疗制度的大环境下，医院建设应该以提升品牌价值为主线、以技术创新为内核、以高品质的服务为基石、以精致的管理为保障，从战略高度认识和规划医院品牌建设，实施品牌战略，并实现品牌战略与医院发展战略的有机结合。

医院提升品牌价值应遵循以下几点：

1. **整体规划原则**　由于集合了技术、管理、文化建设等多个方面，品牌建设因而是一个系统工程，需要综合设计、统筹谋划、相互协同、形成合力。换言之，医院品牌建设要有"一盘棋"思想，从医院医疗技术和服务体验方面全局考虑，并且在各个流程和环节中予以落实和保障，而不能限于医院的个别职能部门。医院应该定期对工作进行总结，根据国家政策方针制定发展规划,调整特殊的劳动投入,包括文化建设的方向、医疗技术比重等,使之符合社会需要,最大限度满足来院就诊患者的就医体验,并产生信赖感、亲切感和依赖感,使医院的投入有意义,品牌价值能够实现。医院应在"十三五"规划中将提升品牌价值作为重点,不断发掘和传承优秀医院传统文化,激发医院文化活力、打造独特的医院品牌。通过全体员工的共同努力,使医院的医疗质量标准和品格特征通过社会大众的感受得到广泛公认和传播,使医院品牌形象在社会公众心目中逐步树立并延续,不断提升医院的社会信誉度和美誉度。

2. 突出重点原则 该原则是指应结合医院实际情况,突出抓好"创新、品质、管理、诚信"等重点环节,找准品牌建设的突破口和着力点。其中,创新环节不仅限于直接为医院自主创新服务,而且品牌本身应注意创新,如随着环境变化适时进行品牌更新和重新定位;品质环节侧重于医院品牌立足于较高的医疗技术产品、服务质量,提高品牌的内在品质;管理环节侧重于在医院日常管理过程中运用特色管理方法加强品牌的管理,促进品牌的推广和应用;诚信环节则侧重于在确保产品、服务质量基础上强化品牌忠诚度、美誉度建设。

3. 循序渐进原则 医院品牌信誉的累积具有长期性,世界上很多知名品牌拥有较长的发展历史。就我国医院品牌建设而言,需要本着"打持久战"的决心,"制订中长期品牌战略规划,确定阶段性目标和行动方案,持之以恒,分步实施,扎实推进",这样才不至于因为短时期不见明显效果而丧失了创建品牌的信心和信念。

4. 服从于医院管理运行战略需要原则 医院提升医院价值本质上是为其管理运行战略服务的,因而需要以医院发展战略为指针,有针对性地采取品牌推广和应用的措施与对策。通过品牌价值的提升,使社会对医院品牌的认可度提高,医院得以持续稳定发展。

第三节 医院品牌价值观

品牌反映和传达了医院的使命和愿景、管理理念、价值取向、医院文化乃至对消费者的态度和社会责任等众多内涵,是医院经营管理活动的最终表现和综合反映。品牌不仅是医院重要的无形资产,也是其开展市场竞争的锐利武器,最终体现为"品牌竞争力"。

医院所具有的功能使消费者获得利益,患者对医院的属性、表现及在使用状态下取得目的和目标结果的偏好与评价构成了医院的功能价值[5]。高品质的功能价值是品牌价值的基础,只有在强大技术研发基础上形成高品质的产品,品牌价值提升策略才能和市场形成良性互动,实现可持续发展。

在以医疗服务为输出产品的医院,患者期望获得的一种重要的品牌价值是服务价值。高价值的品牌与优质的服务存在正相关关系,患者通过医院的服务拥有品牌体验。患者从品牌中获得的情感效用,实现了医院的情感价值。患者使用产品或服务并获得价值增值后会产生一种患者与医院(品牌)之间的情感联系,患者往往会通过品牌消费中的情感表达和情感认同而获得愉悦的感受[6]。医院通过建立良好的"医院-患者"关系创造社会价值。

患者从品牌中获取社会效用,这里,品牌概念已经从存在于患者心里转到存在于不同相关者的体验中。品牌作为社会形象,传递着关于拥有者或使用者的社会意义。因此,品牌的社会价值隐含着品牌与他人之间的双重关系效用,是指品牌所代表的社会形象对患者自身的影响。

综上所述,品牌是一种视觉符号,产品功能是品牌构成的核心和基础,品牌一旦产生就具有无形的附加值,形成了一种无形的契约关系。医院在品牌建设过程中,要把握正确的品牌建设的方法,实施个性化品牌定位原则、关注产品质量和服务、塑造良好的医院品牌形象,并通过加强文化建设,建立品牌特色,提高医院竞争力。

（赵玉虹　林巍　徐亚洲）

参 考 文 献

1. 王晓灵. 品牌价值的结构、影响因素及评价指标体系研究. 现代管理科学,2010,11:95-96.
2. 王成荣. 品牌价值论——科学评价与有效管理品牌的方法. 北京:中国人民大学出版社,2008.
3. 曲立中,孙安龙. 品牌价值构成因素的实证研究. 唐玉生. 商业研究,2013,9:110-112.
4. 莱斯利·德·彻纳东尼. 品牌制胜——从品牌展望到品牌评估. 蔡晓煦,等译. 北京:中信出版社,2002.
5. Baldinger, Rubinson, J.Brand Loyalty.The Link between Attitude and Behavior.Journal of Advertising Research, 2006, 36（6）: 22-34.
6. 杨龙,王永贵. 顾客价值及其驱动因素剖析. 管理世界,2002,6:146-147.

第五十一章 宣传与文化

作为医院文化的重要组成部分,宣传工作在医院文化建设中发挥着不可或缺的窗口作用。在我国医药卫生体制改革的新形势下,全社会与广大患者对于医疗服务的需求和期望日益增强。医院文化建设需借助宣传工作之力,灵活运用多种宣传途径,弘扬主旋律、发挥正能量,助力"健康中国"建设,简言之,对内凝聚人心,提升医护人员职业素养,对外拓展交流,扩大医院文化的影响力。

第一节 宣传工作在医院文化建设中的意义

医院文化建设对于医院核心竞争力的形成至关重要,正因如此,医院文化建设越来越受到医院管理者的重视。就医院宣传而言,其在拉动医院文化建设,推动医院可持续发展方面的作用不容小觑。医院要立足实际,从多手段、多层面进行摸索和尝试。

一、宣传是传承医院文化的载体

以宣传为载体,医院优秀文化的优势得以愈加彰显。医护人员浸润在医院文化的熏陶之下,对于所在医院产生的归属感更加深厚,随之以更佳的精神风貌和责任担当维护医院形象,成为医院先进文化的传承者、代表者和传播者。通过多层次、多角度、经常性、反复性的宣传,公众对于医院文化的认识也得以不断积淀。

(一)对内强化医院文化认同感

在医院文化建设的过程中,要将全体医护人员的精神凝聚到一处,宣传的作用需充分发挥。在医院文化的正确导向下,将医院的历史文化、核心价值观、发展目标等价值信息向医护人员进行灌输,使广大医护人员在潜移默化的过程中对医院文化产生共鸣,切实感受到医院文化的根深叶茂,增强医护人员的主人翁意识,深化对于医院文化的认同。

就院内宣传而言,宣传形式可以多样化,可充分而灵活地利用院内报纸报刊、院内电视台、医院官方微信、展板、宣传栏等媒介,但切不可照本宣科、不可急功近利。宣传部门可与医院相关部门多加沟通,展开协作,发掘、树立医院中表现突出的医疗与科研创新的先进典型,彰显其奋斗经历和钻研品质,使医护人员明确个人的发展上升空间,激发工作的主动性和创造性,进而为医院文化建设、医院可持续发展提供后续传承的力量;要立足医院历史和发展实际,细致考量,长远规划,挖掘医院文化之魂,持之以恒地将医院历史沿革、发展进程、文化理念进行梳理和总结,将文化建设中取得的一项项成果进行展示,让医院文化在医护人员的心中生根发芽,真正做到内化于心、外化于行,激发起医护人员的内在动力,进而提升医院文化建设的新境界。

(二)对外提升医院文化影响力

以宣传为载体,医院可将其文化建设成果向社会各界传递,树立医院文化品牌,提高医院在区域内乃至全国范围内的影响力。宣传部门要适时与文化建设成果丰硕、宣传工作成效显著的国内兄弟医院乃至国外知名医疗机构进行经验交流。从某种程度上来看，医院间互相学习的过程也是一个宣传的过程。宣传无止境，学而知不足。与此同时，好的宣传也是兄弟医院间交流切磋的一张名片，医院在行业内的口碑，离不开突出的医疗技术水平，一定程度上也会受益于宣传工作的助推。

二、宣传是弘扬医院文化的手段

作为弘扬推介医院文化的一大手段，宣传工作发挥着丰富员工文化生活，教育和引导广大医务工作者爱岗敬业，进而推进医院文化建设的重要作用。

（一）引领导向——引导广大医护人员树立良好医德医风

优秀的医院文化能够影响人、塑造人、鼓舞人。医务工作者的成长进步离不开优秀医院文化的熏陶和鼓舞。借助于宣传的手段，加强行风建设，勉励医务工作者以良好医德医风服务患者，让患者获得满意的就医体验，进而在广大患者心中树立医院的良好形象，提升医院的行业竞争力。

（二）凝聚力量——有助医护人员参与医院文化建设进程

医院文化有着凝聚人心的强大力量。医院文化建设的深层意义在于对医院内部个体"人"的发展需求的满足和思想信念的培育。个人发展与医院发展随之实现契合和统一。宣传工作要结合医院发展实际，围绕医院中心工作，不断充实新的宣传内容，既要传达医院的重大决策部署，又要调动医护人员参与医院文化生活的热情，使其在医院文化的深厚氛围中真正成长起来，团结起来，凝神聚力为医院的发展建设做出贡献。

三、宣传为医院文化建设添活力

"创新是引领发展的第一动力。抓创新就是抓发展，谋创新就是谋未来。"时代发展，医者之心不渝，宣传之思常新。

在医院发展的新形势下，面对宣传工作中可能出现的新问题、新挑战，宣传工作者要注意在新内容、新方法、新形式、新思路上多下功夫，思考医院文化建设需要何种助力？宣传工作需要达到怎样的教化效果？

宣传工作是否到位，还是要看宣传效果如何，看是否有益于医院文化建设。医院宣传工作者要准确把握国家的大政方针政策，从全局的宏观角度不断推陈出新，创新宣传形式，树立医院积极向上的形象，以宣传工作助推文化建设，以多元化的宣传模式推广医院优秀文化，为医院文化建设增添活力、增加魅力，推动医院文化建设不断上升到新的水平和阶段。

第二节　医院文化建设为宣传工作
提供强大支撑

宣传工作为医院文化建设提供前进动力，同时，富有活力的医院文化建设也给予宣传工作有力支撑，有利于宣传工作的有效铺开。

一、重视倡导，建立机制，营造宣传氛围

（一）医院领导重视宣传

宣传工作的成效与医院管理者的重视程度息息相关。医院领导要以长远和发展的眼光，认识到宣传工作对于医院文化建设乃至医院发展的深远影响。要高度重视宣传工作，给予宣传部门以人力、物力、财力等多方位支持。特别值得注意和指出的是，随着社会的发展，宣传工作形式和手段需要与时俱进，充分的物力和财力支持是宣传工作不落窠臼、创新提升的重要保障。医院领导班子要凝聚共识，并在长期的具体实践中大力支持、关心引导宣传工作，部署组织医院相关科室参与宣传并集思广益，为宣传工作献计献策，努力构建科学完善的宣传体系，开阔宣传工作格局。

（二）建立完善激励机制

激励机制为宣传工作的持续开展提供动力支持。要立足医院实际，建立并完善激励机制，充分考虑医院的发展诉求，精准宣传目标定位，并向医院全体员工进行传达，鼓励员工多参与宣传活动，使全院上下领会到宣传工作对于医院的重要意义，以及健康中国战略下科普宣传对于患者的帮助作用。谋划医院宣传大局，采取适合医院自身的有效手段，鼓励医院各科室参与宣传，尝试建立科室宣传员遴选机制，注重培养形成覆盖全院多科室、多部门的宣传员网络，树立"人人都是宣传员"的观念。如是，医护人员统一认识，才能更好地配合和支持宣传部门开展宣传工作。

（三）培养打造宣传队伍

宣传队伍是医院宣传工作的人力基础。医院要建立一支思想作风过硬、具备专业知识背景和新闻视角的高标准高效率的宣传队伍，宣传人员以拥有新闻传播及医疗护理等相关知识储备为佳。定期组织宣传部门人员进行业务学习并经常性地深入临床一线调研，有利于增强宣传人员的新闻敏感性和觉察力；要适时派出宣传部门人员外出进行学习交流，激励部门人员提升宣传技能，确保宣传工作的成效，将宣传工作有计划性、有周期性地向前推进。

二、文化统领，内外并举，精耕宣传土壤

（一）先进典型让院内宣传更有感染力

医院的历史积淀、发展态势作用于医院文化建设，对医院文化建设产生影响。同时，医院文化建设的发展离不开每一位员工个体的成长和发展。在医院文化建设的过程中，要注意结合医院实际，着力在院内优秀医务工作者、身边好人方面下大功夫，树立先进典型，形成争先创优的浓厚气氛。在如此医院文化氛围的推动下，宣传部门寻找新闻选题将更加得心应手，利于形成一个个吸引眼球的宣传点。同时，因为这些先进典型就工作生活在医护人员当中、就忙碌奉献在患者的身边，其个人形象真实可感，也就能够使宣传工作更加富有感召力和感染力。

在医院文化的影响下，一位位优秀的医护人员忘我付出，用心服务患者。宣传部门要大力开展报道，将医护人员中的先进典型在院内树立起来，用一篇篇打动人心的专访报道，弘扬先进医者的感人事迹，充分释放其引领带头作用，进而有效增强院内医护人员的岗位胜任力。

（二）文化建设成果扩展院外宣传空间

充满正能量的医院文化因子有助于活跃宣传工作。宣传工作渐入佳境离不开院外媒体的协同传播。医院宣传工作需要想方设法，强力拓展宣传路径。在医院文化建设的过程中，在优秀医院文化的滋养下，反映医务工作者精湛医术和精神风貌的事迹则会更加层出不穷，有助于医院宣传部门将有价值的医疗信息、医者故事提供给电视台、报纸、广播并开展有计划性、有选择性、有针对性的宣传报道，进而与院外媒体建立并保持长期、密切的互动关系，让公众更加了解医院的医疗技术、医疗成果、医护故事等，使宣传工作开展得更加有声有色，营造良好的医院发展外部舆论环境。

在医院文化建设的过程中，医护人员受到熏陶和激励，将推动医院的整体发展。与此同时，医院宣传工作的宣传空间得以延伸和扩展。在日常性的宣传工作中，宣传部门可以定期向上级部门和兄弟单位邮寄印刷品，利用手机微信订阅号，及时推送医院最新信息，将医院宣传工作、文化建设、医院发展的成果向社会大众进行传播。在医院涌现医护感人事迹、举行大型活动、取得突出医疗成果、诊治罕见病例之际，有计划地邀请国家级及省市级媒体来到医院进行采访，扩大医院影响力。

医院文化建设具有系统性，可谓任重而道远。要发挥出宣传工作对于医院文化建设的积极作用，就需要在"以病人为中心"开展医疗工作的同时，明确医院文化建设的出发点和落脚点，灵活创新地运用多种手段和方式做好宣传工作，有效提升员工职业素养，汇聚员工凝聚力，进而推动医院的全面健康持续发展，增强医院的综合竞争力。

附件 51-1　凝聚人心　强化内涵　激发医院文化活力

北京协和医院实力出众，在全国百姓和业界同行中认可度颇高。除了精湛的医疗技术，协和老教授张宏誉创作的一曲《雨燕》更是让协和精神广为传唱，"琉璃顶，展飞檐，檐下飞雨燕，青色砖墙白玉栏，校园是摇篮。燕衔泥，筑家园，精雕细琢求谨严，燕语喳喳舞翩跹，爱心洒人间……"歌曲用协和上空翻飞的雨燕象征医护人员的辛勤付出、严谨态度以及协和精神的代代相传，创作已突破了传统的宣传诉求，将歌曲内涵上升至精神文化层面，谱写出协和文化的动人篇章。每每协和人谈及雨燕的故事，讲者动情，听者共鸣，而这正是医院文化的强大力量。

（庄宁　支欣）

第九篇

医院信息化

　　信息化是现代医院的象征,医院信息化建设不仅仅是医疗运行的需要,更是现代化医院管理的抓手,医院信息化建设是医院建设的重要内容,是一把手工程,只有一把手重视了,才能建设好医院的信息化,因为信息化建设不仅仅是软硬件的投入,更重要的是权力的再分配和管理流程的重建。一般医院信息化建设的投入大致是医院总收入的1%左右,医院大小、性质和建设的程度会有所变化,第一次投入会超过这个比例,建设好的大型综合医院每年投入会低于这个比例。

第五十二章 医院信息

　　信息是社会必不可缺少的元素,医院信息则是在医院运行过程中产生的必要元素,作为医院管理者必须理解信息,必须理解医院信息,才能在现代社会管理好现代化医院[1]。

第一节　信　息

一、信息的定义

　　"信息"一词在英文、法文、德文、西班牙文中均是"information",日文中为"情报",我国台湾省称之为"资讯",在我国古代用的是"消息"。作为日常用语,"信息"经常是指"音讯、消息"的意思。

　　20世纪40年代,信息的奠基人香农(C.E.Shannon)给出了信息的明确定义,香农认为"信息是用来消除随机不确定性的东西",这一定义被人们看做是经典性定义并加以引用;控制论创始人维纳(Norbert Wiener)认为"信息是人们在适应外部世界,并使这种适应反作用于外部世界的过程中,同外部世界进行互相交换的内容和名称",它也被作为经典性定义加以引用。

　　我国著名的信息学专家钟义信教授认为"信息是事物存在方式或运动状态,以这种方式或状态直接或间接的表述";而现代经济管理学家们认为"信息是提供决策的有效数据"。

　　信息概念也可以概括如下:信息是对客观世界中各种事物的运动状态和变化的反映,是客观事物之间相互联系和相互作用的表征,表现的是客观事物运动状态和变化的实质内容[2]。

　　医院信息是医疗过程中产生的所有数据和记录的总和,包含医疗全过程和医院管理全过程[3]。

二、信息的应用

　　在现代社会中,信息无处不在,当今社会也被称为信息社会,从人类工业革命的发展史中也可以看到信息的巨大作用。第一次工业革命是从18世纪60年代开始的,以蒸汽机为代表的工业革命;第二次工业革命开始于19世纪70年代,以电力应用与化工工业为代表的工业革命;第三次科技革命开始于20世纪四五十年代,以信息技术核心的计算机技术的广泛应用为标志的信息技术革命,此次工业革命延续至今。人类的三次伟大的工业革命,其中影响力最大,并延续至今的就是信息化建设。信息技术的应用涵盖到各行各业,大到国家宏观管理,统计数据,经济指数乃至军事情报、科技情报;小到商业竞争,人际沟通与交流,无处不在,发挥着巨大的作用。掌握并充分利用信息,能创造出巨大的效应和价值。以著名的电子商务平台——淘宝网为例,它创造了中国最大的电子商务网站,形成了一个包括卖家、买家、物流、金融、广告、搜索在内的商业生态系统。2015 年,淘宝网在上海正式宣布,将面向全球首度开放淘宝数据,商家、企业及消费者将在未来分享到来自淘宝全网的海量原始数据。据称,日产生数据量将达到 7T(一个汉字 =2 个字节,1T=1024G,1G=1024M,1M=1024k,1k=1024 个字节)。

三、信息的获得与加工

信息的获得过程多种多样,概括来说,即通过人力与设备进行信息收集。收集信息的渠道主要通过阅读报纸、杂志、书籍;收看收听电视、广播,通过互联网、查阅信息存储媒介如光盘、U 盘;通过高科技设备进行遥感、测绘等。

信息加工是对收集来的信息进行去伪存真、去粗取精、由表及里、由此及彼的加工过程。它是在原始信息的基础上,生产出价值含量高、方便用户利用的二次信息的活动过程。这一过程将使信息增值。只有在对信息进行适当处理的基础上,才能产生新的、用以指导决策的有效信息或知识。

信息加工一般须经过真伪鉴别、排错校验、分类整理、加工分析等 4 个步骤。真伪鉴别是通过对信息渠道、内容和时效的审查达到去伪存真目的;排错校验是对原始数据的准确性进一步核实和纠正;分类整理则是把零乱的原始数据系统化;加工分析是信息加工的最重要的一环,通过对事物内外原始数据与预期目标的综合分析,找出有关问题的规律和趋势,明确信息的价值所在。

当 21 世纪信息化浪潮席卷全球的时候,信息化的脚步正以它前所未有的渗透力深入到社会生活的每个角落,信息技术成为当今最活跃,发展最迅速,影响最广泛,渗透力最强的科学技术领域之一。信息化是一场深刻的革命,在社会许多领域对传统的生产、生活和思维方式产生着巨大冲击,并促进着经济和社会的快速和均衡发展,管理信息系统在信息化的大势所趋下,它的完善与发展、越来越受到人们的普遍关注,它是企业现代化的重要标志,是企业发展的一条必经之路,其在管理现代化中起着举足轻重的作用,它不仅是实现管理现代化的有效途径,同时,也促进了企业管理走向现代化的进程[4]。

第二节   医 院 信 息

医院信息是指医院在运营、生产、管理、科研、教学等过程中所发生的所有信息。由于医院业务流程的复杂多样性导致了医院信息的复杂多样性[5]。

医院信息主要包括:

一、人员信息

1. 患者的信息   医院的活动是以患者诊疗为核心的,医院所有部门、人员及业务都是围绕着这个核心进行的。所以患者信息收集的完整与否是关系到整个医疗活动正常运行的关键。患者的信息由患者基本信息及其诊疗信息构成。患者基本信息包括患者姓名、性别、身份证号码、家庭住址、联系方式等。患者诊疗信息包括患者的诊断、主诉、过敏史、疾病史、家族史、既往病历等。根据患者的基本信息,可以判断患者的来源,病种年龄分布情况,疾病高发趋势等,为公共卫生的趋势分析做数据支撑。根据患者的历史诊疗信息可以让医生在诊疗时有个全面了解患者基本情况的过程,为本次诊疗打下基础。患者的就诊信息需要实现完整性、连续性及正确性。如病历的完整性及连续性,过敏史的准确记录都对即将开展的诊疗起到了指导性的作用。这些信息的采集是通过医疗网络平台来实现的。

2. 医护人员的信息　医院的诊疗活动是由医护人员展开的,医护人员的信息会影响医护人员在医院从事活动的行为,如:抗生素开立权限,麻精药品的开立权限,手术的权限,用血的权限,病历记录签名权限,病历解封权限,记录书写的权限等。所以医护人员的基本信息必须维护得完整而准确,这样才能让医护人员在医疗活动中取得正确的医疗授权。医护人员信息包括有自己的基本属性信息和执业相关信息。基本信息包括:姓名、性别、籍贯,出生年月,政治面貌,参加工作时间,身份证号,受教育情况,工作经历和职称等。执业信息包括:专业专长,执业证书编号,执业范围等。在医院,每个员工在信息系统中有唯一的一个ID,基于这个ID在医院作为这位员工的标识。这些信息的采集是通过医疗网络平台和内部管理平台来实现的。

二、医疗信息

医疗信息的采集,都是基于医疗网络平台来实现的,获取的都是客观的、第一手的数据[6]。

1. 医疗影像信息　是指医院所有医疗成像设备(如 CT、MRI、CR/DR、PET、超声等)所产生的医学影像的汇总。大型医院每年产生 TB 级别的影像数据信息,是医院存储中规模最为庞大的信息。影像数据作为临床诊断的重要依据,需要做数据备份,对存储空间提出了巨大的挑战。其信息由原来的放射科单一科室独享已过渡到全院所有科室共享,这又对读取传输功能提出了更大的挑战。医疗影像信息包括:患者的基本信息、检查部位信息、分诊信息、影像数据信息、诊断信息等。所以如何管理好海量的医疗影像信息,让其更好地为诊疗服务是每个医院管理者都非常关心的问题。

2. 检验信息　所有的临床检验都是以患者为核心,要求以更准确,更迅速的方式将患者各检验指标传递给临床,为临床诊疗提供坚实的依据。同时检验科也需要对检验仪器设备进行管理,两方面汇总产生了各种信息,其中包括:患者的标本检验结果信息,危急值记录信息,阳性结果登记与上报信息,试剂的出入库及使用信息,仪器的质控信息等。各类信息在患者诊疗过程中发挥了各自积极的作用。比如:危急值记录信息及时指导医师对危重患者的诊治;阳性结果信息上报通过判断易感人群,季节发病率等对疾病的控制起到了指导作用。仪器质控使检验仪器更加精准,患者的检验结果更加准确。出入库管理更精准有效地控制成本,节约了医院的开支。

3. 药品信息　药品是被患者使用或者服用的,直接关系到患者的疾病诊治效果,所以药品管理是医院管理的重点,但同时也是管理的难点。输液、口服药、针剂等不同类型的药品,有很多的用法和保存方法,有的药品需要避光,有的需要特定温度区间,这些信息必须有机整合在一起,才能科学有效地把药品管理好,才能对医院运营质量产生巨大的推动作用。药品信息作为药品管理的基础直接决定药品管理的成功与否。药品信息由三部分信息构成:①药品基本信息:包括商品名、通用名、规格、剂型、零售价、药品性质、药品类型、生产厂家、供货公司、批次号、批准文号、药理作用、保质期等。记录药品的基本情况,为安全使用药品提供基础依据。②流通管理信息：包括药品从采购到入库到库存管理及药品出库的完整流程。③药品使用信息：包括药品在诊疗过程中的医生药品开立，护士对药品的确认及分解，药局对药品的摆放，配液中心对药品的配置，护士对患者进行药品的处置，及用药过程中药品使用的巡回记录等。这一流程是药品在诊疗过程的完整的闭环使用流程。实现了药品使用过程的可追溯性，为医疗安全的实现打下坚实基础。

4. 血液信息　血液信息记录了血液从血站出库到医院输血科，输血科血液管理再到患者使用的全部流程。血液信息包括三部分：①血液基本信息：包括血袋的献血码、产品码、血型、血液成分、RH、血量、血源、采血日期、失效日期、入库时间、状态等基本信息情况；②血液管理信息：包含血液从申请到血站出库给输血科，输血科成分复检及血液的保存等管理信息；③血液使用信息：包括从医生用血申请单信息到输血科交叉配血记录，及发血后护士的用血核对，及用血后不良反应事件上报流程。

5. 卫生材料信息　卫生材料在医院是流动和被消耗的，并且有的被置入于患者身体之中，是患者生命安全、医疗安全的重要监管内容。卫生材料的属性信息是对其进行管理的基础，只有完善的卫生材料属性信息才能做到管理的及时科学性。卫生材料的属性信息包括物品名称、规格、购入价、注册号、有效期、生产厂家、进货公司等。卫生材料的使用贯穿患者整个诊疗过程，所以信息的准确性对临床工作起到重要保障作用。如卫材在超过有效期后，诊疗过程在使用时系统会自动发出报警，不允许对其使用，避免医疗差错的发生。

6. 医院感染信息　医院感染信息是指按一定规则从医院海量信息中挑选出来的和医院感染相关的信息。医院感染信息的及时采集使医院感染控制工作具有针对性和及时性，提高医院感染管理水平。医院感染信息包括：患者基本信息，如患者姓名、性别、年龄、入院日期、所在科室、床号、诊断等。患者医院感染相关参数，如危险参数、微生物学标本送检时间、标本来源科室、标本类型、药物敏感试验结果等。通过简单、快速实时的采集信息，准确统计和分析住院患者医院感染情况。通过对感染信息的相关监测，动态收集，统计，分析感染信息，及时准确地上报医院感染信息，降低医院感染漏报率。

三、财务信息

1. 患者费用信息　从患者进入医院看诊开始费用信息开始产生，到患者诊疗结束本次费用信息得以终结。所以费用信息就是患者一次诊疗过程中产生的所有消费信息的集合。包括挂号费用信息、药品费用信息、检查费用信息、检验费用信息、卫生材料费用信息、处置费用信息、用血费用信息等。但对医院管理者来说费用信息的使用才刚刚开始。管理者通过数据分析，结合诊断可以判断诊疗过程的合理性与否。也可以根据费用信息计算出某种疾病标准的费用花费，控制过度诊疗的发生。同时可以以费用信息为基础作为制定各类疾病的临床路径参考，实现趋于标准化的单一病种的诊疗流程和费用标准。这些费用信息的采集是通过医疗网络平台来实现的。

2. 医院成本信息　医院在常规运行的过程中，在人力、材料、药品、维修、维护、水电气等都要有必需的成本消耗。有效的成本控制，杜绝浪费，是医院持续稳定发展的重要基础。这些成本费用中，有的是在患者诊疗过程中发生的，是必须发生的。有的是日常办公中产生的，部分项目是可以控制的，比如：下班后关灯、关电脑，不要一边开空调一边开窗户等，有效的医院成本计算和控制是管理者维持医院良好发展的重要体现，是管理者能力的一种体现。

这些信息的采集是通过医院内部所有的信息平台来实现的。

四、医院运行信息

1. 固定资产信息　医院的固定资产,是医院开展医疗、科研、教学服务等各项工作的物质基础,是反映医院经济实力、规模大小、医疗水平高低、服务能力等的重要指标之一。固定资产信息包括:设备编号、设备名称、规格型号、分类信息、产地、生产厂家、资产原值、资产净值、资产残值、折旧方式、折旧年限、购入日期、供货公司、保管科室、使用年限等。完善的固定资产信息是实现科学有效地固定资产管理的基础。固定资产信息是分析每台设备使用情况的基础,是优化设备利用率,合理分配资源,让患者得到更好更多服务的数据支撑。这些信息的采集是基于全闭环的固定资产信息管理系统来实现的。

2. 后勤保障信息　变电所、空调、供水、供气等系统是医院运行的基础设施,这些基础设施运行的稳定与否,直接关系到医院的稳定运行。要保障这些基础设施的稳定运行,需要有良好的监控手段。电压、电流的监控,空调的节能,水压、气压的稳定,温度高低的阈值等,这些数据的积累和分析才能对现有运行状态给予准确的评判,对未来一段时间的运行的需求,给予客观的预测,做到一切以患者为核心,以保障医疗安全为前提。这些信息的采集是通过物联网来实现的。

3. 宣传信息　医院的医疗专业优势、医院的发展动态需要有一个渠道让社会及个人了解,让人们对医院有准确的认识,当需要就诊的时候,可以作为自己选择的参考依据。医院的床位数量,门急诊数量、手术量、出院患者量等是一个医院诊疗工作量的体现。科研课题、成果标志着医院的技术前沿能力,博士生导师、教授、专家等的介绍让患者能够在就诊时,有针对性地选择医生。这些宣传信息是通过医院网站、手机 APP、微信等手段来实现的。

4. 安全信息　安全是医院的根本。除了在医疗过程中的医疗安全之外,还有其他的安全信息,也是我们要采集、整理并改正的。比如:室外地面不平整,可能会造成人员摔倒;公共区域的物品损坏,如果不维修会越来越严重等,这些信息的采集是医院消灭不安全因素,保障医院安全的有力手段。这些信息的采集是基于内部管理平台来实现的,医院的每位员工都可以使用自己的 ID 登录系统或者使用手机 APP,把不安全因素通过系统报告给医院,让这些信息也在网络上传输,同时相应的管理部门对上报内容给予反馈。

第三节　医院信息特点

医院信息系统区别于其他的企业级(enterprise)信息系统,其具有更为复杂的特性。由于医院本身对于信息的及时性、准确性、安全性、有效性以及数据整合合理性等特殊要素,决定了医院信息具有独特的结构特征和管理特征。它不仅需要像其他企业管理系统一样具备随人流、财流、物流所产生的信息管理功能,也需要支持以病人医疗信息记录为中心的整个医疗、教学、科研活动[7]。

医院信息本身需要具有如下特征:

1. 医院信息具有高时效性和高度准确性　医院的特殊性质决定了信息的产生必须具有时效性和准确性,依赖于这两点才能使复杂的医疗诊疗过程得以准确性保证。

2. 医疗信息具有高度的复杂性　例如：病人信息是以多种数据类型表达出来的，不仅需要文字与数据，而且时常需要图形、图表、影像等，并且很多时候需要多种检查、检验的客观数据和病历、主诉等主观信息综合判断，为诊疗提供依据。

3. 医院信息具有高度的安全性和保密性　依据我国的法律规定，病人医疗记录是一种拥有法律效力的文件，它不仅应用在一些法律程序中，还经常涉及病人隐私以及包含人事、财务、管理等重要信息。

4. 医院信息具有数据量庞大的特征　医院的诊疗记录都是随着时间的延伸不断增长的过程，随着医院信息化建设的发展与完善，这些数据每天都呈现快速上涨的趋势，是呈几何倍率上涨的，并非平缓的。

5. 医院信息具有一定的开放性、共享性要求　无论是对病人的医疗过程还是对以往病例的查询检索以及医生对新药品、新疗法的学习检索，文献的查询甚至于远程治疗等新技术手段的应用，都需要医院信息具有共享性设计，在保证信息安全性、高效性、可靠性的前提下进行信息共享。

6. 医院信息的时间、人物密切关联性　产生的医院信息与患者的年龄、性别、就诊的时间密切关联。有些疾病针对女性，有些疾病在儿童中发病率比较高，有些疾病在夏天发病率高。所以人群不同，就诊时间段不同，在医院里产生的信息也是不同的，这就要求设计人员在做数据采集的时候，要充分考虑信息系统的架构，让使用者能够事后根据不同的人群、时间，有选择性地做统计分析[8]。

附件 52-1　某医院信息量五年变化简介

某医院于 2011 年 10 月份进行了医院信息化系统的整体升级工作，将原有的所有系统全部更换为统一的 IT 架构和业务架构。随之而产生的是业务工作量的增加和业务功能性的增加。

（1）医疗的工作量增加：逐年增长的门诊量及住院量数据及随之产生的大量医疗数据。从 2012 年到 2016 年门诊量从 295 万增长到 417 万人次，住院量从 15.8 万增长到 24.7 万人次。随之产生了大量的医疗数据的增长。分别从电子病志系统的 126G，影像系统的 49.5T 增长到了 1558G 和 105.6T。

2012—2016 年 EMR 和 PACS 每年产生的数据量，详见图 52-1、图 52-2。

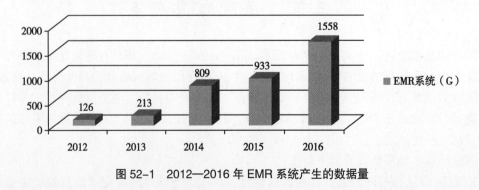

图 52-1　2012—2016 年 EMR 系统产生的数据量

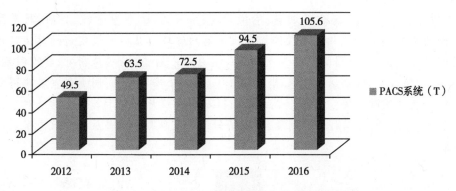

图 52-2　2012—2016 年 PACS 系统产生的数据量

（2）医疗系统的功能增加：医院管理和新业务的发展需求使得新功能使用不断产生的新生数据。2012—2016 年是医院信息化飞速发展的五年，这五年不断完善了医疗和护理相关系统的开发使用。医疗上实现了全无纸化流程，从电子版入院通知单，到告知书的无纸化，到各专科病理的电子版的实现如放疗病历、血透病历、分娩系统、计划生育门诊专科病历、电子版各种申请单等。护理上实现了重症护理记录的自动生成，移动护理系统，护理质控报表，电子版压疮上报，护理交班本等。

（3）医院管理的业务增加：除了医疗业务之外，在医院里的内部管理系统的功能和业务也在不断增加，与医疗业务相比，数据量虽然不大，但增长也是很快的。

2012~2016 年，OA 每年产生的数据量，详见图 52-3。

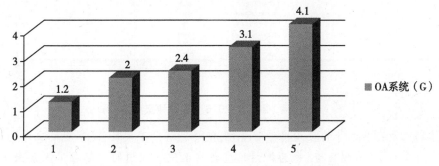

图 52-3　2012—2016 年 OA 系统产生的数据量

比如：作为某医院内部管理的一项内容——星级科室评比产生的数据就是其中之一，具体如下：

为了加强对全院各科室的管理，量化各科室工作量，提高各科室间协调配合的紧密性，督促科室完善自身服务水平，并通过评比对各科室的相关工作进行相应的奖惩。每个月产生数据，分析不足，发挥优势，从而使得医院运行形成 PDCA。

星级科室评比按照数据来源可以分为：住院患者满意度、门诊患者满意度、出院患者电话回访追踪问卷、科室间互评。按照项目又可以分为病房质量、门诊质量及管理、护理质量、批评投诉、公共安全管理、医保管理、预防管理、物价管理、表扬加分、宣传报道、工作量、整改反馈、满意度调查、感染管理、医德医风、科室管理、科研、教学等诸多方面的不同评价方式相结合最终按照设置好的管理体系按照设定好的算法将各科室的表现算出分数,不同类别的科室得分的算法不一样,分为临床科室、护理科室、职能科室、保障科室等,临床科室又划分为内科系统、外科系统等,同类科室类比得到的分数结果更具实际意义。最后形成最终的报表并按照月份公示。公示结果对于全年统计表现好的科室可以有表彰制度,表现不好的科室限期整改并反馈整改效果。详见图52-4。

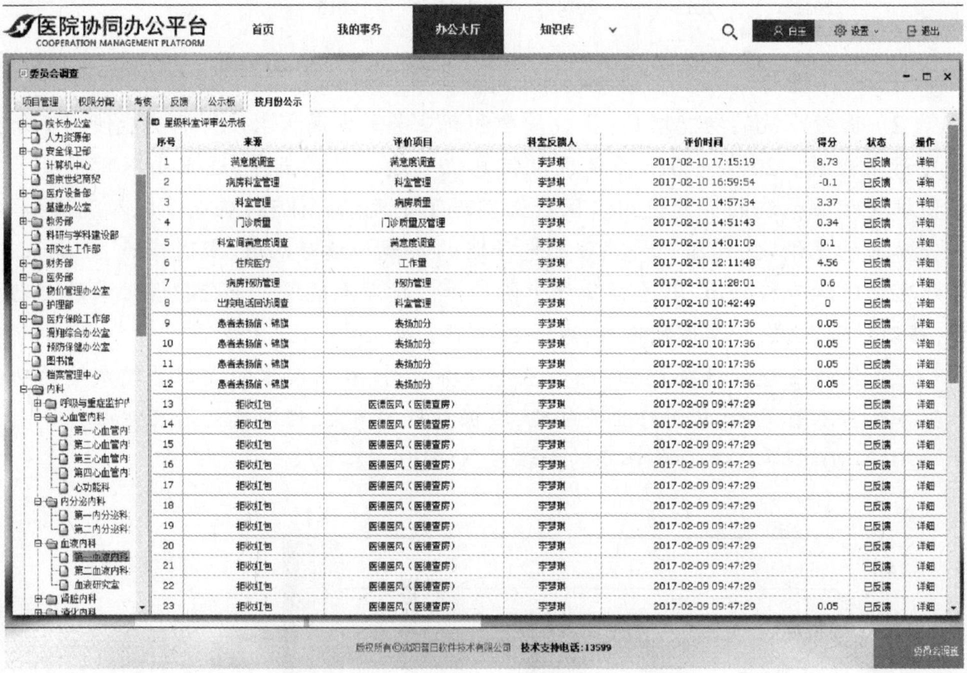

图52-4　2012—2016年星级科室反馈

信息化是在有设计的时候将管理量化,使管理落到了实处,是客观的立体的评价,使管理有章可循,有据可查,也为探讨信息化在医院管理中的实际应用探索出了一条新路,使管理朝着更实际的方向发展,为探索有盛京特色的医院管理体系的建立奠定了基础。

(全　宇　张　微)

参 考 文 献

1. 刘云,郭建军,赵俊,等. 医院信息化建设在医院发展中的作用研究. 中国数字医学, 2013, 8(07): 38-40, 44.
2. 王立波,王季,田甜,等. 浅谈我国医院信息化的现状和发展趋势. 吉林医学, 2013, 34(01): 195-198.
3. 张敏芝. 医院信息化建设研究. 苏州大学, 2012.
4. 徐庐生. 近十年来医院信息化的发展. 中国医疗器械信息, 2010, 16(03): 1-8.
5. 俞淼. 医院的信息化建设. 数字技术与应用, 2010(03): 49-50.
6. 柳宇. 医院信息化研究. 安徽农业大学, 2009.
7. 张蓓,彭黎. 医院信息化的研究. 科技信息, 2009(11): 56-57.
8. 王行高,王玉珍,程君. 医院信息化在医院整体建设中的作用和发展方向. 中国医疗设备, 2009, 24(02): 90-92.

第五十三章　医院信息化架构

医院信息化建设过程中如何设计和理解信息化架构是首要的任务,只有搭建好信息化架构,才能在后续发展、建设中顺畅进行,并保证可持续发展。

第一节　信　息　化

一、什么是信息化

1. 信息化的概念　信息化的概念起源于 20 世纪 60 年代的日本,首先是由日本学者梅棹忠夫提出来的,而后被译成英文传播到西方,西方社会普遍使用"信息社会"和"信息化"的概念是 20 世纪 70 年代后期才开始的。

1997 年召开的首届全国信息化工作会议,对信息化的定义为:"信息化是指培育、发展以智能化工具为代表的新的生产力并使之造福于社会的历史过程。国家信息化就是在国家统一规划和组织下,在农业、工业、科学技术、国防及社会生活各个方面应用现代信息技术,深入开发广泛利用信息资源,加速实现国家现代化进程"实现信息化就要构筑和完善 6 个要素(开发利用信息资源,建设国家信息网络,推进信息技术应用,发展信息技术和产业,培育信息化人才,制定和完善信息化政策)的国家信息化体系。

2. 完整的信息化内涵包括

(1)信息网络体系:它是大量信息资源、各种专用信息系统及其公用通信网络和信息平台的总称。

(2)信息产业基础:即信息科学技术的研究、开发、信息装备的制造,软件开发与利用,各类信息系统的集成及信息服务。

(3)社会支持环境:即现代工农业生产,以及管理体制、政策法律、规章制度、文化教育、道德观念等生产关系和上层建筑。

(4)效用积累过程:即劳动者素质、国家的现代化水平和人们生活质量不断得到提高,精神文明和物质文明不断获得进步。

二、信息化的发展

随着中国经济的高速增长,中国信息化有了显著的发展和进步,缩小了与发达国家的距离。在国家的大力支持和推动下,我国政务信息化取得了较大进展,市场规模持续扩大。2006 年,我国的政务信息化市场规模为 550 亿元,同比增长 16.4%。至 2010 年,我国的政务信息化市场规模为 1014 亿元,同比增长 17.5%。2010 年,我国物流信息化解决方案市场规模达到 18.12 亿元。未来几年是物流信息化大发展的几年,物流信息化市场需求增长幅度将超过 20%,后几年增长速度更快,2015 年增长速度将达到 30% 以上,保守估计 2011—2015 年的年均增长率为 26.44%,2011 年国内市场整体规模将突破 20 亿元,到 2015 年中国物流信息化市场规模达到 51.12 亿元。此外,电力信息化、金融信息化、酒店信息化等也取得了显著进展。信息化对人们的工作、生活、学习和文化传播方式产生了深刻影响,促进了国民素质的提高和人的全面发展。在行业快速发展的同时,仍存在着突出的问题。在社会信息化、政务信息化与信息安全建设领域仍有不同程度的不足。相信随着我国政策的支持和产业问题的解决,我国信息化将进一步向着纵深方向发展。

第二节 医院信息化

一、医院信息化的定义及重要性

1. 医院信息化的定义　医院信息化是指利用网络及数字技术有机整合医院业务信息和管理信息,实现医院所有信息最大限度的采集、传输、存储、利用、共享,并且实现医院内部资源最有效的利用和业务流程最大限度的优化,高度完善的医院信息体系。广义的医院信息化是实现在一定区域内的零距离医疗卫生服务[1]。

2. 医院信息化的重要性及意义　随着我国卫生事业的快速发展和医疗体制改革步伐的加快,信息技术在医院发展中的作用愈发突出,医院信息化可以方便患者就诊,减轻医务人员工作量,提升医院服务能力,带动医院管理的现代化,提升医院的对外形象和实力,是医疗机构可持续发展的必经之路,能够较为全面地从医院管理医疗工作、财务工作、医疗纠纷、药品管理、医保工作、病案管理、教学管理等方面阐述了医院信息化给医院带来的经济利益和社会效益。

二、我国医院信息化发展现状与不足

1993 年,原卫生部医院管理研究所实施我国第一个关于医院信息化建设领域的"国家八五科技攻关"项目,并成功研发"中国医院信息系统—CHIS"且在全国推广应用,至今已有 23 年,是我国医院信息化建设高速发展的 23 年。

（一）我国医院信息化发展现状

1. 我国医院信息化进程的成绩是巨大的,发展是不平衡的　23 年前,我国还没有一家医院建成比较完整的医院管理信息系统,原卫生部医院管理研究所在各级领导支持下,在国内首创建众邦公司,从而带动了国内这个领域的产业发展。1996 年,原卫生部开始建立第一个正规的医院信息系统上（HIS）试点,标志着医务电子化开始在中国兴起。目前 IT 应用已经成为医院建设不可缺少的一部分,从最简单的 MIS 系统、财务系统到完善的 HIS（医院信息系统）、PACS（影像存档和通讯系统）、RIS（放射科信息系统）、CIS（临床信息系统）、LIS（实验室信息系统）系统,以及系统及网络管理、办公自动化、安全软件等,都开始在医院实施和运行。

2. 我国医院信息化程度距离"数字医院"的目标还远,距离发达国家差距较大　截至目前,我国医疗信息化建设已经走过了近 20 个年头,国内 HIS 厂商其中规模较大的有 30 多

家,各家医疗信息化建设虽然取得了相当的进展,但是一路走得很艰难。目前,我国大多数医院还停留在初级阶段,信息技术在真正的诊断、手术中的应用还很少。大部分医院还只能在财务、人事、划价、收费等环节实现计算机管理,而极少涉及临床信息,缺乏对医疗临床功能的直接支持。现在不少医院的信息系统在很大程度上是医院管理流程的计算机化,并不是真正的医疗信息化。

现在的信息化程度与20世纪90年代日本医院HIS的应用情况大体相似,大多数医院都实现了收费系统的应用基础上,进行完善HIS系统,只有少数的医院进行了CIS和PACS的建设。有专家统计,中国现在的医院信息化程度较发达国家美国、日本等落后10年甚至更远[2]。

(二)我国医院信息化建设的不足之处

1. 投入方面 我国每年医院信息化建设的投入都在增加,但是,美国将医疗卫生总花费的2%~4%投入医疗卫生信息化建设,而我国则远远落后,每年投入医疗卫生4000亿元,信息化则只有4亿~5亿元。

2. 标准化建设方面 中国HL7委员会正在进行HL7CDA(Clinical Document Architecture,临床文件构架)概念宣传与基础培训,这是一个过程。而中国电子病历可检测可认证的标准还未出台,还有很长的路要走。

3. 互联互通方面 近年来,原国家卫生计生委陆续出台了相关的医院信息化建设和区域卫生信息化建设的标准和规范,这些标准和规范在一些医院和区域已经落地,但要在全国范围内大面积实现基于标准化的互联互通,医院还需要对现有信息化基础进行改造和完善,这还需要一段时间来完成。

4. 我国医院信息化所处阶段 医院信息化发展主要经历三个阶段:医院信息系统(HIS)阶段、临床管理信息系统(CIS)阶段、局域医疗卫生服务(GMIS)阶段,国际上医疗技术较发达的国家正逐渐由第二阶段向下一阶段过渡,我国大多数医院属于第一阶段在层次标准和观念上都与国外存在着极大的差距[3]。

5. 我国医院信息化还有其他一些不足之处 比如专业人才少、领导重视程度低、信息安全等诸多问题。

三、医院信息化的发展趋势

(一)医院信息化发展趋势

1. 医院信息化与新医改的关系 2009年,中共中央国务院发布了关于深化医药卫生体制改革的意见,新医改中明确提出要大力推进医药卫生信息化建设。新医改中的五项重点实施方案,每一项都需要信息技术的支持。因此,两者起到相辅相成的作用[4]。

2. 医院信息化为医院的决策支持系统提供支持 从医院信息管理系统中,能够提取出与决策和管理相关的信息,为决策提供参考用现有的数据信息总结出医院的发展规律,帮助医院决策者展望医院的发展前景。为医院管理的决策提供更加准确和清晰的数据保障促进医院的全面进步,从经验型管理向科学管理过渡。

3. 医院信息化应为医学科研提供支持

(1)为转化医学研究提供支持:转化医学(translational medicine)是基础医学与临床医学实践的桥梁,转化医学的发展可以使基础医学的研究更有针对性和目的性,使基础研究的成果及时转化为临床应用中,从而更好地提高人民生活水平。

(2)为临床流行病学提供支持:临床数据的来源是患者的体征病史某些检查的结果。因此,病案管理系统、HIS 系统、疾病随访系统应该有效联系起来,数据导出更加方便快捷,医院的信息化应该为临床流行病学的发展提供便利。

(二)医院信息化系统

医院信息化系统只是一个统称,本质是将医院各科室的系统进行整合,使其互联互通,共同织成一张能够覆盖整个医院的信息大网。通过系统间的信息共享,避免了信息孤岛,方便其他科室进行信息调用,提高了医院整体管理水平和工作效率,不仅优化了流程还减少了人为的误操作,有效地提升了医院服务质量和患者满意度[5]。

1. 医疗网络平台　医疗网络平台支撑医院所有的医疗业务,其建立的原则是:以患者为核心,以电子病历为轴线,使用者是医护人员,面向对象是患者。以下系统是医疗网络平台上的主要功能模块,但不限于下面功能模块:

(1)PACS 系统:PACS(picture archiving and communication systems)全称为医学影像存档与通讯系统。是近年来随着数字成像技术、计算机技术和网络技术的进步而迅速发展起来的、旨在全面解决医学图像的获取、显示、存贮、传送和管理的综合系统。

(2)电子病历(EMR):电子病历(electronic medical record , EMR)也叫计算机化的病案系统或称基于计算机的病人记录(computer-based patient record, CPR)。它是用电子设备(计算机、健康卡等)保存、管理、传输和重现的数字化的病人的医疗记录,取代手写纸张病历。

(3)区域医疗系统:随着中国新医改的推进,医疗卫生行业正受到前所未有的重视,医疗信息化建设逐渐成为 IT 市场的热点之一。实现以人为本的医疗服务体系,是新医改方案明确提出的目标。发展区域医疗,实现区域卫生信息化,建立电子健康档案,整合医疗卫生信息资源,是实现目标的关键工作。

(4)移动护理系统:移动护理(mobile nursing)系统以无线网络为依托,使用手持数据终端(PDA),将医院各种信息管理系统通过无线网络与 PDA 连接,实现护理人员在病床边实时输入、查询、修改病人的基本信息、医嘱信息、生命体征等功能。可快速检索病人的护理、营养、检查、化验等临床检查报告信息。

(5)临床路径系统:随着新医改的逐步推进,由路径知识库、临床路径执行平台、质控管理平台、绩效平台以医疗软件为基础建立的临床路径系统,将以电子病历系统为依托,与其他医疗信息系统相互融合,转变常规诊疗模式,规范医生诊疗活动,不断持续地改进医疗质量。

(6)供应室系统:供应室追溯管理系统通过 RFID 射频(或条码)技术结合院内无线网络以及 PDA 终端实时监控包盘状态,使包盘每个环节可控,并将目前市场主流的物流管理思想加入到系统中,能够实时跟踪包盘状态,方便查询问题包盘及相关责任人。

(7)体检系统:体检系统对医院体检中心进行系统化和规范化的管理,大大提高体检中心的综合管理水平、工作效率。整理体检流程从业务数据的采集、输入、处理、加工和输出全由计算机来引领指引。为体检过程进一步实施客户健康管理服务和体检业务及行政管理的优化,提供了强有力的信息化支持。体检管理系统为了能够适应不同体检的不同需求,系统的许多功能灵活设置,包括体检科室、体检项目、体检套餐、各种模板、体检总检建议、常见疾病、报告格式等。

(8)LIS 系统:LIS 系统配合医生工作站,完成检验过程管理功能,包括检验申请、标本采集管理、标本核收、标本重做、无主标本处理、结果填写及报告审核等功能,以及各类检验数据的分析统计,同时还能完成对病人费用的查询和补充等。

(9)手术麻醉系统:手术麻醉系统是围绕围手术期开展的信息系统,包括手术申请、术前评估、术前访视、麻醉、三方确认、术中医嘱、术中冰冻等环节,是确保患者手术安全的一道防线。

由于 IT 软件的产品不同和逻辑分离不同,除了上述主要的几个系统外,还有心电系统、重症系统、透析系统、放疗系统等,有的 IT 产品把上述系统已经融合在其他系统中,有的是单独的一套产品,这并不影响业务的开展,但需要做好系统间的整合和数据流的融合。

2. 内部管理平台   内部管理平台支撑医院所有的内部办公业务,其建立的原则是:以员工为核心,以人力资源管理为轴线,使用者是医院员工,面向对象也是医院员工。以下系统是内部管理平台上的主要功能模块,但不限于下面功能模块:

(1)人力资源管理系统:员工进入医院的第一件事情就是在人力资源管理系统中登记自己的个人信息,获取唯一的 ID,没有这个 ID,员工在医院内将不被识别。基于这个 ID,会记录该员工的基本信息:姓名、性别、职务、职称、学历、配偶、薪资等信息,随着这些属性的变化,人力资源部会随时做相应的调整,这个系统是员工在医院准确的电子档案,是医院管理员工的准确依据。

(2)公告通知:医院所有的公共和通知发布的平台,具有发布权限的部门和人员只能发布自己业务范围内的公告通知,公告通知发布后,院长 / 业务主管院长来完成审批,确保信息发布的准确性。每个员工登录系统后,可以选择业务部门浏览平台上发布的所有和自己相关的公共通知。

(3)星级科室评比:在系统中定义通用的指标,对临床科室进行考核,促进临床科室的不断提高和完善。临床科室对后勤保障、医技支撑科室提出自己遇到的问题和改进的建议,促进为临床提供更好的服务。每个员工都可以利用医院赋予的权利完成匿名的意见和建议的提出。相关部门需要针对意见和问题作出反馈。

(4)在线考试系统:对于大学附属临床学院、教学医院而言,医院有本科生和研究生的教学任务,将本科生和研究生全部纳入内部管理平台上,每位学生登录自己的系统完成相应的考试答题,实现线上考试。

(5)经费管理系统:对于各类经费全部纳入该系统中进行管理,从预算开始直至材料消耗或者固定资产入库,形成一个经费管理的流程,做到有预算、有花销、有合同、有发票、有入库、出库以及过程中的折旧、维修保养等。

(6)档案管理系统:在平台上不仅只有员工的档案管理,还有基于医院相关的档案管理,包括医院发展史等。

(7)会议室申请系统:会议室数量是有限的,对于会议室采取预约制,使用者自己在系统上选择会议室并做申请,如果会议室没有被占用,就可以完成申请,从而提高会议室的利用率,加强会议室的管理。

(8)培训 / 会议签到系统:培训 / 签到是医院常规运行中不可或缺的一部分,每位员工在参加培训 / 会议的时候,当进入会议区域内,系统自动检测员工的手机,完成自动签到。做到签到的准确性和真实性。

(9)请假系统:所有员工出差必须在系统上请假,不同岗位的人员出差有不同请假工作流,这个工作流作为考勤和报销的凭证。

（10）物品申请:办公用品的审批都是基于网络来完成,不同类别的物品有自己的工作流程,申请的物品最后与物品的出库和入库关联。

（11）公文流转:对于需要在特定人群范围内流转浏览的文件,由相应人员上传到系统中,并根据人群/人员的要求,把文件在特定人群/人员中流转。

（12）薪资管理系统:每位员工的薪资都在系统中查看,并注释每个项目。当薪资调整的时候,根据人群、年限、岗位等,可以做自动调整。

第三节　医院信息化架构

一、医疗网络平台

医疗网络平台是以患者为核心,以电子病历为轴线的平台,使用者是医护人员,面向对象是患者。其中以"一卡通"为载体,实现挂号、预约、就诊、缴费、取药、打印等功能的为患者服务的医疗平台,节约了医疗成本,提高了就医效率。数字化系统的实现,使诊疗过程透明化,患者能够更加确切地了解自己的病情,用药,诊疗费用。增加了医疗安全保障,减少了医疗事故的发生,更好地方便患者。医疗网络平台,为全民电子健康档案的实现,提供了强大的数据支持[6]。

医疗网络平台,为医院的医护工作人员,提供了医疗、教学、科研等领域的便利条件,提高了工作效率。电子病历系统的建立把患者的病历信息,影像信息,费用等融合到一起,丰富了患者的病案信息,提高医疗、教学质量。使医生能更加准确地掌握患者的全部病程变化,并且可以通过知识库等系统提供的资料,进行病历的比对分析,调整治疗方案。通过医院管理信息系统能在医院内部实施医疗疑难案例、相关医学知识和医学文献等信息的共享,为医疗、教学和科研提供了平台[7]。

二、内部管理平台

内部管理平台是以员工为核心,以人力资源管理为轴线,使用者是医护人员,面向对象也是医护人员,侧重医院流程管理的新型医院信息化管理手段。随着新医改方案的出台及逐渐推行,我国医疗卫生体制改革进入了一个新的时代。新形势下医院内部管理必须适应新时代的需求,利用信息化手段提高医院整体管理水平。内部管理平台为管理层提供更透明、更便捷、更高效地进行全院人员管理,增强各个职能科室人员间的沟通能力和协调能力,提高办公效率的同时推进医院信息化进程的脚步,各种有用信息在各科室内的有效贯穿消除了信息孤岛问题,建立统一的信息发布平台,加上提供丰富的信息传递功能,大大降低了办公人员的投入及时间成本。同时,对医院内多项业务流程进行了细化和梳理,实现了各个业务环节的有机集成,使流程进展可监控,减少手工流程下不规范、耗时费力等诸多问题。此外,在公文管理功能的协助下,有效解决了传统模式下医院科室繁多等原因造成的公文办理不便和效率低下等问题[8]。

医院发展迅速,规模不断增大的前提下,医院管理也变得复杂起来。医院内部管理平台建立了包括办公自动化系统、邮件系统、手机 APP 等多个系统组成的医院内部管理平台成为趋势,此平台可以集中地控制各种文件的批办传阅、共享信息的管理、公告通知以及物品申请、请假等各种流程在内的协同办公平台。在该平台的协助下,建立规范的统一电子化工作流,将复杂的流程简单化,实现流程的快速高效流转,推动工作的有效执行;加快信息的传递和共享,消除信息孤岛问题;丰富医院内部沟通方式,便于内部的及时有效的沟通,提高办事效率。

三、物联网平台

物联网是新一代信息技术的重要组成部分,也是"信息化"时代的重要发展阶段。其英文名称是:"Internet of things(IOT)"。顾名思义,物联网就是物物相连的互联网。这有两层意思:其一,物联网的核心和基础仍然是互联网,是在互联网基础上的延伸和扩展的网络;其二,其用户端延伸和扩展到了任何物品与物品之间,进行信息交换和通信,也就是物物相息。物联网通过智能感知、识别技术与普适计算等通信感知技术,广泛应用于网络的融合中,也因此被称为继计算机、互联网之后世界信息产业发展的第三次浪潮。

国际电信联盟(ITU)发布的 ITU 互联网报告,对物联网做了如下定义:通过二维码识读设备、射频识别(RFID)装置、红外感应器、全球定位系统和激光扫描器等信息传感设备,按约定的协议,把任何物品与互联网相连接,进行信息交换和通信,以实现智能化识别、定位、跟踪、监控和管理的一种网络。

医院物联网平台主要涉及医疗设备联网、环境温度、湿度、漏水、电压、电流、水压、气压等监控等几方面内容,架构可分为三层:感知层、网络层和应用层。感知层由各种传感器构成,包括温湿度传感器、二维码标签、RFID 标签和读写器、摄像头、红外线、GPS 等感知终端。感知层是物联网识别物体、采集信息的来源。网络层由各种网络,包括互联网、广电网、网络管理系统和云计算平台等组成,是整个物联网的中枢,负责传递和处理感知层获取的信息。应用层是物联网和用户的接口,它与行业需求结合,实现物联网的智能应用。

四、数据挖掘平台

从 20 世纪 80 年代至今,医院信息数字化走过 20 年的历程,经历了一个逐步发展和壮大的过程,随着医院信息化规模的完善业务数据的增长量逐年递增,对数据的分析和再利用被迫切地提上日程。如何满足管理决策层的需要,支持医疗更好地为患者服务是每个医院都要面对的问题。数据挖掘平台孕育而生,从分散的业务系统的数据中得到长期、系统、综合的数据,通过深层次的挖掘获得丰富的辅助决策信息。

医院数据挖掘和应用分析平台的建设是一件复杂的工程,它是一个涉及医院方方面面的复杂而相互关联的子系统的集合。为了充分体现利用商业智能支持医院管理模式的转变,信息化建设必须在医院总体业务发展战略的前提下,确定信息化的发展方向和建设效果。从医院战略出发,从最迫切需要解决的问题开始,在面对各种决策支持应用场景的情况下,先选取数据完整性、准确性比较高的数据源,进行分阶段分重点的迭代式开发,随着商业智能对医院管理决策支持的效果逐渐展开、医院信息系统的扩充、数据的积累、技术的升级,不断引入新的内容、功能和应用。同时,为避免局部建设、孤岛建设,应坚持总体规划,分步实施的原则。同时,总体规划也要切合医院发展的实际情况,并最大化利用医院现有信息系统的建设成果。

第四节　医院信息化架构特点

信息化是基础的管理工具和应用平台,这已经被人们所认可,但没有具体业务需求的支撑,没有具体流程管理的需求,信息化很难发挥出其特色和作用。医院不同于其他行业,在医院信息化过程中采集到的数据及时性和准确性直接关系到患者的健康和生命,这是承载着健康和生命的信息系统,而这些需求要求医院管理者在做信息化建设的过程中有良好的设计和组织,这样才能为后续的数据采集、传输、展现、使用等建立坚实的基础,才能更好地为临床提供诊疗的决策支持,才能更好地为管理者提供规划和发展的数据支撑,才能更好地为政府提供标准化的数据,用于疾病分析和预防,从而保障老百姓的健康和生命。医院信息化架构具有如下特点:

一、安全保障是前提

患者把自己的健康和生命交给医院和医生,医院与医生就有义务保障好患者的诊疗信息的安全。

(一)网络层面

随着现代化信息技术的发展,医院网络信息系统不断建设和扩充,变得日益庞大而复杂。网络信息系统覆盖医院的每个部门,信息内容涵盖了患者就诊的各个环节。网络信息系统安全是保证医院正常运行与发展的稳定性、可靠性、安全性、可用性的前提。众多台计算机同时运行,各方面的信息管理,构建成医疗服务的业务平台。

医院业务具有其他行业所不具备的特殊性,医院网络信息系统的安全保障直接关系到医院医疗工作的正常运行,一旦信息失去安全保障,将直接导致医院医疗秩序的混乱甚至运营的瘫痪,会给医院和病人带来巨大的灾难和难以弥补的损失。患者诊疗信息一旦被泄露,随之一系列的安全、推销、诈骗等风险就会大大提高。医院需要提供 7×24 小时不间断无故障的系统运行环境,用以保障医疗数据业务的稳定准确,为患者提供方便快捷的数字化就医环境,见图 53-1。医院计算机网络系统的安全维护措施可分为以下几个部分:

1. 内网准入控制　对于内网准入管理的控制是整个信息系统的核心,必须对内网进行有效的管理,才能达到维护网络层面信息安全的目的。内网的准入管理又分为有线、无线及 VPN 接入管理。

有线终端的接入通过交换机端口、终端网卡物理地址及 IP 地址的三重绑定,将每一个接入内网的有线终端锁定。

通过 RADIUS 认证服务绑定无线设备 MAC 地址赋予不同网络的访问权限。

对于需要在院外办公的终端,通过 VPN 用户名密码捆绑物理设备特征码,实现 VPN 账户与设备终端绑定,既可相对独立地控制各账户的访问权限,又可以避免账户被盗用造成的信息泄露。

2. 内网行为管理　通过行为管理限定内网访问 Internet 的内容,时间段及带宽等,能够有效地防控木马、病毒的侵袭,也可以通过对应用的分析准确地排除非法接入的无线及路由设备,有效地阻塞了信息泄露又一途径。

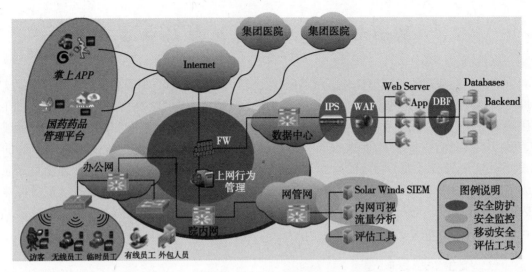

图 53-1　信息安全示意图

3. 外网访问控制　对于提供 Internet 服务的服务区域应该划分在防火墙的 DMZ 区,对每一个服务有针对性地开放相对应的服务端口,而其中 WEB 的服务更要使用 WAF 防篡改防火墙防护,避免黑客的漏洞扫描以及恶意代码的注入。

4. 安全区域划分　将医院的内部网络及服务器机房内的提供不同种类服务的服务器按服务的不同级别划分成不同的安全区域,增加网络边界设备(防火墙 firewall、IDS、IPS 等)并对不同安全区域的互访通过防火墙规则设置访问控制。如内网用户对邮件服务器的访问仅需要开通 http、imap、pop3 及 smtp,对生产数据库服务器的访问仅开通 SQL 的端口,而生产数据库与邮件服务器直接又完全可以设置为不可互访等。

5. 核心数据安全区域防护　核心数据安全区域的常用防护手段除了常见的网络防火墙外,还有数据库防火墙。数据库防火墙架设在应用服务器与数据库之间,可以实时地监控、识别、告警、阻挡绕过我网络边界的外部的攻击以及内部的合法用户的数据窃取破坏等。可以根据设置不同的级别的颗粒细度对各种数据请求分析记录,根据设置好的不同触发条件做出不同的应对措施。

综上所述,计算机网络深刻地影响和改变着现代化医院医疗模式的建设和发展,医院信息安全的保障更加依赖计算机网络的绝对支持。医院网络信息安全是一个复杂而庞大的信息化工程,只有全方位地加强网络安全建设,严格地实施各项网络安全的制度,掌握和发展与时俱进的网络安全保护技术,提升从业人员的专业能力和安全意识,才能够切实地完成保护医院信息安全的目标,为广大的患者提供更加优质的服务,为医院的良好运行和发展提供保障。

(二)数据层面

近年来,医院信息化的飞速发展,海量数据为诊疗过程的及时性、准确性提供支撑,保证数据的可靠性、完整性越来越受到重视。数据安全可用涉及软件、硬件、管理、环境、不可抗力等多方面因素,本节只讨论高可用、灾备系统的设计。

1. 高可用性　计算机系统的可用性用平均无故障时间(MTTF)来度量,即计算机系统平均能够正常运行多长时间,才发生一次故障。系统的可用性越高,平均无故障时间越长。可维护性用平均维修时间(MTTR)来度量,即系统发生故障后维修和重新恢复正常运行平均花费的时间。系统的可维护性越好,平均维修时间越短。计算机系统的可用性定义为:MTTF/(MTTF+MTTR)×100%。由此可见,计算机系统的可用性定义为系统保持正常运行时间的百分比。在统计中表明,造成非计划的宕机因素并非都是硬件问题。硬件问题只占40%,软件问题占30%,人为因素占20%,环境因素占10%。所以高可用性系统应该能尽可能地考虑到上述所有因素。

2. 灾备　灾难备援,它是指利用科学的技术手段和方法,提前建立系统化的数据应急方式,以应对灾难的发生。其内容包括:数据备份和系统备份,业务连续规划、人员架构、通信保障、危机公关,灾难恢复规划、灾难恢复预案、业务恢复预案、紧急事件响应、第三方合作机构和供应链危机管理等等,见图53-2。

在灾难恢复方面,业界公认有三个目标值得努力。第一是恢复时间,机构能忍受IT中断多长时间;第二是网络多长时间能够恢复;第三是业务层面的恢复。整个恢复过程中,最关键的衡量指标有两个:一个是RTO(recovery time objective,它是指灾难发生后,从IT系统宕机导致业务停顿之时开始,到IT系统恢复至可以支持各部门运作、恢复运营之时,此两点之间的时间段称为RTO);另一个是RPO(recovery point objective,是指从系统和应用数据而言,要实现能够恢复至可以支持各部门业务运作,系统及生产数据应恢复到怎样的更新程度,这种更新程度可以是上一周的备份数据,也可以是上一次交易的实时数据。),RTO、RPO均无限接近于0是所有灾备产品的终极目标。

目前主要采用本地双活数据中心实现系统高可用,异地灾备中心实现数据的灾难恢复。本地双活中心采用集群系统,提高冗余度消除单点故障。将主机系统通过网络有机地组成一个群体,同时对外提供服务,存储通过实时同步方式实现数据复制。异地灾备中心通过软件采用异步方式实现数据同步,异地中心可以提供历史数据查询、完整性验证等功能,必要时接管数据中心提供对外服务。

高可用、灾备系统必须建立在完备的管理制度之上,根据自身的需求、投入不断完善,运行期间需要按照计划实施各种应急演练才能检验系统是否满足设计需求。随着计算机软件和网络的日新月异,分布式系统、云计算等新技术已经被广泛接受,信息系统的高可用、灾备技术也将面临新的挑战。

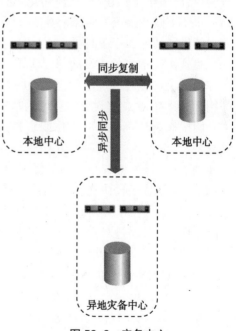

图53-2　灾备中心

二、组织架构是保障

1. 一元化数据　医院众多业务系统涉及各种类型的业务数据,所有的数据都是围绕患者的基本信息进行展开的。患者的基本信息在诊疗过程的最开始进行采集,同时在诊疗过程中可以进行不断地完善。信息包括患者的姓名、年龄、性别、职业、籍贯、过敏史、既往史等。这些数据在整个诊疗过程中被各个业务系统所共享,为诊疗活动提供了坚实的基础。如患者的性别年龄信息可以为医嘱的合理使用提供保障,女性患者在开立男性相关检查项目时系统会自动弹出提示,提醒医生医嘱的不合理信息。如患者的过敏史信息一旦被录入会在医生开立药品时进行判断,药局发药时的判断,放射线医生检查前的判断,护士进行处置时的判断,为诊疗的安全提供坚实的保障。

2. 人员组织架构 医院信息化建设的重要性也得到大家的普遍认可,医院的管理者充分认识到:要想加强医院的核心竞争力,步入现代化医院的先进行列,必须很好地抓好医院的信息化建设。实现医院信息化也是提高医院管理水平的重要手段之一,医院管理者必须对医院的信息化建设给予足够的重视。同时应该看到,医院信息化建设不是一蹴而就的,它是一个复杂的、长期的系统工程。所以医院信息化建设也被称作是"一把手"工程。这里的"一把手"工程,不是一个人说了算,而是"一把手"要把医院信息化建设放到与临床管理同等位置上,给予足够的重视,这样才能使医院上下形成合力,推动医院信息化向前发展,信息化的应用效果才会明显。

为此,医院要建立信息化建设领导小组,一把手院长或者主管信息化的院长担任信息化建设领导小组组长,计算机中心主任任副组长,医疗管理部门和护理管理部门以及相关科室抽调专人任组员,信息化领导小组作为一个常设机构。同时要定期和不定期召开信息化推进会议,解决信息化建设中遇到的问题,协调多部门间的工作。在日常管理中,医院信息化建设也要被院级会议列为经常性的议题,计算机中心的负责人经常要参加会议,汇报信息化建设的进展情况和存在问题。

负责医院信息化建设的部门应该独立出来,成立计算机中心或类似功能的部门。从组织和管理上加强对医院信息化建设的领导和支持,发挥计算机中心在医院信息化建设中的作用,为医院信息化建设奠定良好的基础,促进医院的精细化管理。

明确医院计算机中心工作职责是医院信息化建设关键的步骤。计算机中心作为一个独立的、专业性很强的科室,在医院信息化发展的过程中所起的作用是不可低估的。几年的实践表明,计算机中心起到了医院与系统软件开发商的一个接口和桥梁作用。它对内、外起到了组织调研、协调整个系统开发工作。在计算机中心工作的人必须了解医疗工作的流程,然后用所掌握的计算机专业知识来帮助软件开发公司进行系统开发工作。在平时,计算机人员通过对整个信息系统的把握,及时了解医院信息系统运行的状态,调整医院信息系统运行中不顺畅的环节,以使整个系统发挥出更大的效益。医院还要根据计算机中心每个人所擅长的专业及性格特点,来安排做相应的工作,把人员分为系统管理人员、程序管理人员、数据库管理人员、网络管理人员、设备维修人员等,使他们有更加明确的工作方向。人员结构中注意研究生、本科生、大专生等人员学历配比情况,做到合理安排,各尽所能。

三、异构性存在

1. IT 技术异构性 历经不同历史时期,IT 技术也是不断更新,于是在医院的信息系统中存在不同历史时期的 IT 技术,不兼容性或者完全的异构导致信息技术人员要花精力从 IT

技术上做整合。例如早期医院信息化建设都是从 HIS 系统开始建设,HIS 系统可以说是医院信息化的基础系统。HIS 系统建设就是先把医院的人、财、物管理好,保证医院收入准确性。医院 HIS 系统运行平稳了,这时候医院信息化建设的重点开始向临床应用系统倾斜,那么医院接着开始电子病历系统(EMR)建设。由于 HIS 系统与电子病历系统应用的时间不同,导致使用的 IT 技术不同,所以就会出现 HIS 系统与 EMR 系统结构和开发语言的不同,于是出现两异构的 IT 系统,从而导致业务流和数据流需要整合的问题,保证系统间顺畅的对接。

2. 数据标准的异构性 医院信息系统中由于有自身的特点,不是一个软件系统就能完全覆盖整个医院的全部应用,而是分成几大部分系统来满足医院需求的。一般都有 HIS 系统、PACS 系统、LIS 系统等,而且大多数医院都是采购不同公司的产品。例如 HIS 系统是一个公司的产品,而 PACS 系统是另外公司的产品,LIS 系统又是其他公司的产品。这些产品由不同供应商提供的产品,对同一指标项目表达不一致,导致信息技术人员要花精力把不同的表达汇总为统一的表达,如:表达性别,有使用 0/1 表示男 / 女的,也有使用 M/F 表示男 /女的。假如这些公司完全按照国际标准或国内标准来做,就不存在这个问题。但是目前从国内厂商的产品来看,各家产品之间还是有所差距。这就容易导致信息孤岛或信息烟囱的产生。所以说信息化标准的制定和执行是医院信息化建设最关键的问题,也是信息化的首要问题。

四、架构顶层设计是关键

信息化是流程优化和过程管理的工具,是管理者管理医院的重要手段之一。顶层设计体现管理者的管理方法和思维方式,这也是"一把手工程"的一个重要体现和作用。顶层设计相当于盖楼房前的设计图纸。盖楼房前,开发商一定要做到心里有数,盖几层高的大楼? 地基怎么打? 楼房结构如何搭建? 各个房间要满足什么样的功能要求? 信息系统的顶层设计也是同样的道理。开发系统前,首先要明确采用何种开发语言? 采用何种数据库系统? 开发出来的系统都要满足哪些总体上的要求? 细节上的需求可以不在顶层设计中体现。顶层设计时要考虑周全,要考虑未来医院的发展,要考虑系统将来的扩充,考虑与其他相关系统的融合,不能建设孤立的信息系统,孤立的系统就会演变为信息孤岛或信息烟囱。

五、明确分工,团结协作

在医院信息化的组织架构中,院长及医院管理层、医疗管理部门、护理管理部门、信息中心或计算机中心等部门间需要分工明确,团结协作。院长及医院管理层负责信息系统架构的顶层设计,即:如何通过信息化提高医疗效率,保证医疗质量和医疗安全,保障医院良性运转。医疗及护理管理部门负责汇总临床的需求并加以明确化,信息中心或计算机中心负责把明确的需求与软件开发商沟通与协调,最终由软件工程师把需求代码化、程序化。医疗和护理部门负责将程序推广并发现需要改进和完善的地方,计算机中心或信息中心负责改进和完善。这样循环往复的不断进行下去,才能保证医院的需求得以实现,并满足医院管理者的需求,满足临床工作的需求,最终满足医生和护士的需求。

附件 53-1　医院信息化架构简介

　　医疗工作是医院重要的、核心的内容。但在医院里面,不只是只有医疗,还有内部管理,为支撑医疗的相关的保障等,医院信息化建设以及其架构设计遵循了木桶原理,所以我们在做整体架构设计和功能架构设计的时候,要通盘考虑、尽可能包括更多的内容。下面是医院信息化整体解决方案的架构设计图,医院就是在这个架构图上面完成的功能性建设和业务的整合,详见图 53-3。

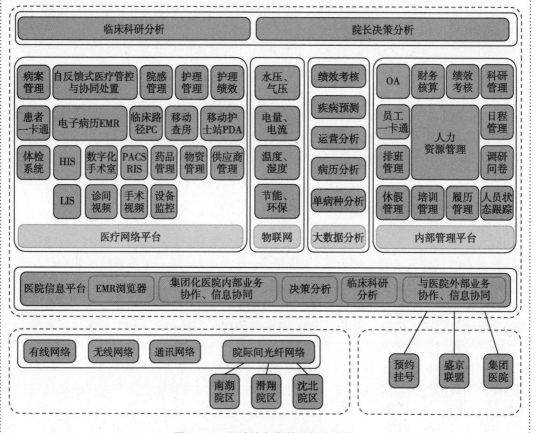

图 53-3　医院信息化整理解决方案

　　信息安全已经被提升到法律层面,医院信息安全关系到千百万患者的诊疗信息和隐私信息,该院在大力推进信息化建设,充分利用大数据的时候,都是以信息安全保障为前提的,图 53-4 是信息安全的架构图。

　　医疗安全是在患者诊疗过程中,保障不出差错的一个过程。医院通过多种渠道和手段来做保障,有自动化的环节和节点监控,有必须执行的环节,有人工的监控分析,有综合业务流数据的分析和预警等,并基于自反馈式管理系统完成内部的改进和提升,详见图 53-5。

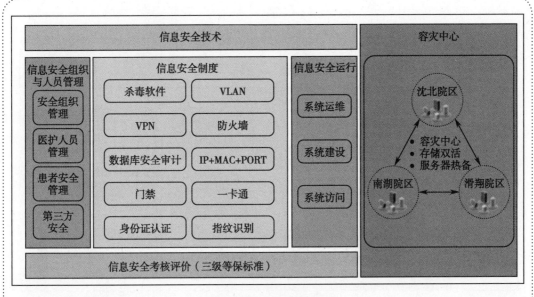

图 53-4 医院信息安全

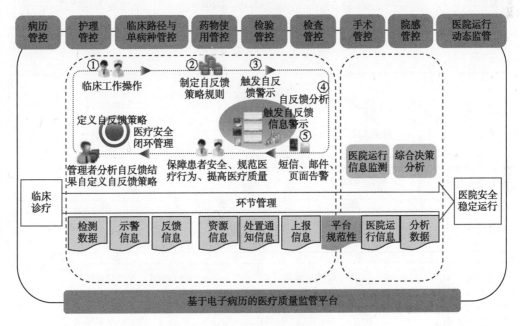

图 53-5 医疗安全

　　大数据分析是在已有信息系统采集到的数据的再加工和利用,数据在使用之前需要经过清洗和整理,把大数据的分析结果重新作用于临床,形成医疗质量和安全的再提高,详见图 53-6。

　　医院的物联网尽可能地将非人为产生的数据采集下来,做监控和分析,用于更好的医院运行,用于更好地保证医疗安全,详见图 53-7。

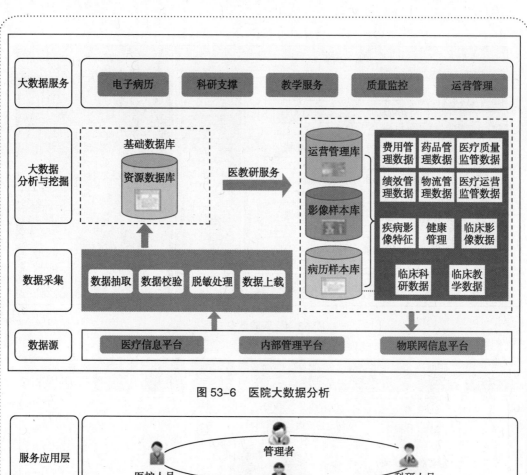

图 53-6 医院大数据分析

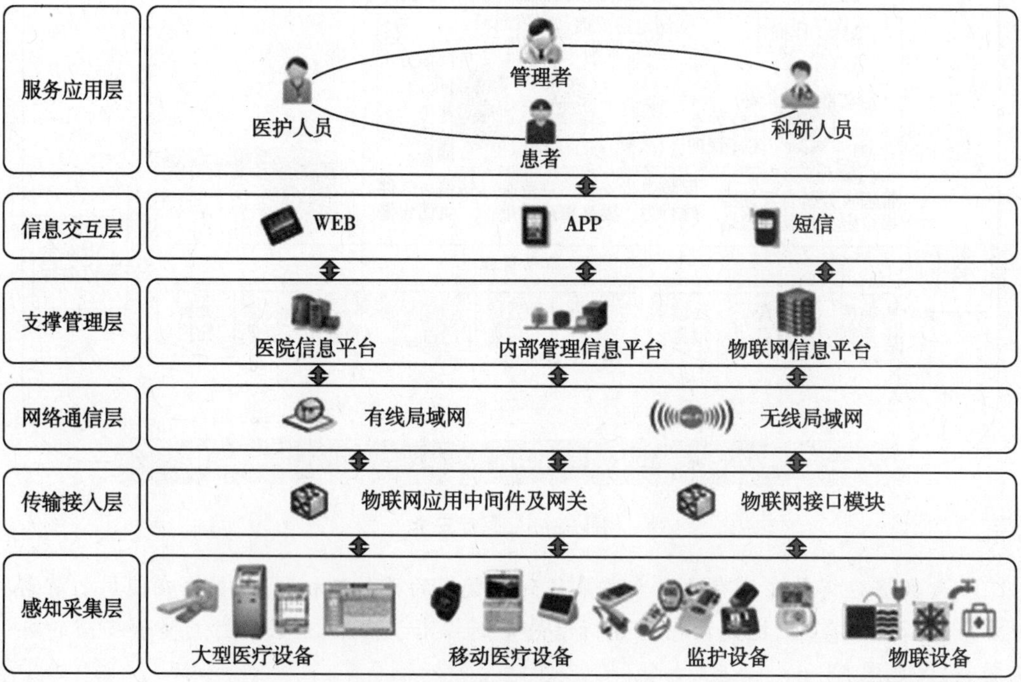

图 53-7 医院互联网

（全宇 李涛 付韬）

参 考 文 献

1. 黄薇,郑小华,胡锦梁. 综合医院信息化建设问题及对策. 医学信息学杂志, 2015, 36 (11): 11-15.
2. 朱晓勃. 我国医院信息化建设现状与发展对策研究. 现代仪器与医疗, 2015, 21 (01): 76-79.
3. 李萍. 云计算与大数据时代医院信息化的三个转变. 中国医院管理, 2013, 33 (12): 80-81.
4. 刘云,郭建军,赵俊,等. 医院信息化建设在医院发展中的作用研究. 中国数字医学, 2013, 8 (07): 38-40, 44.
5. 王佳,王伟,程实. 医院信息化建设实践中问题的探讨. 医学信息学杂志, 2013, 34 (03): 20-23.
6. 王立波,王季,田甜,等. 浅谈我国医院信息化的现状和发展趋势. 吉林医学, 2013, 34 (01): 195-198.
7. 张更路,王爽,张胜发,等. 医院信息化建设技术探析. 数字技术与应用, 2012, 10: 207-208.
8. 俞淼. 医院的信息化建设. 数字技术与应用, 2010, 03: 49-50.

第五十四章 医院信息化建设

医院信息化建设不仅仅需要钱,首要考虑的是思维,为什么建设信息化?信息化建设的目的是什么?明确了这些问题后,才能建设好医院信息化。

第一节 建设目标

我国医院信息化建设已经走过了二十多个年头,医院信息化建设正在日益深入。其间,我国的医院信息化建设取得了重大的突破和长足的发展,在提升医院管理和医疗服务水平方面发挥了重要作用。医院信息化是一项复杂的系统工程,首先要明确信息化战略目标[1]。医院信息化建设的目标与医院建设和发展的目标是一致的,信息系统应是全院业务流程的支撑平台,医院的临床治疗、医技检查、药品管理、护理服务、财务控制等系统统一运行在此平台,从而为患者提供高效、高质量、低成本的医疗服务;同时也能为医院信息化管理提供准确及时的财务、物资、人力资源、后勤物资等决策支持数据,系统内采集、存储、统计的大量临床数据为医教研工作提供依据。

1. 改变医院的管理模式,以信息化管理为核心,提高管理效能 高速发展的今天,医院信息化的重要目标就是摒弃固有的医疗流程,改变医院管理的理念,是管理理念与当今技术相融合,有效整合医院的信息资源,实现医院现有资源和业务流程的最大优化。随着人们对医疗服务需求的日益增长,如何为病人创造一个全方位的就诊环境,同时提高医院核心竞争力是我们管理者的目标。通过信息技术的支持,为医生的日常工作,比如书写病历、数据统计等都提供了更为快捷、准确和规范的处理方式。信息资源的共享,减轻了工作者的劳动强度,提高了诊疗效率。医院信息化建设是提高医院的晋级效益,提高核心竞争力的有效手段[2]。

2. 以病人为中心,运用信息技术,优化医疗流程,加强业务过程控制 医院实现信息化之后,优化了医疗流程,减少患者排队时间,提高诊疗效率。在门诊,实现以患者身份证或就诊卡为患者身份的唯一标识,提高了医疗安全性,同时,在患者就诊过程中,电子医嘱、医疗费用、既往病史等信息化的实现,从根本上规范了医生在诊疗过程中的医疗行为。同时患者可以通过自助机,查询费用,打印病历,化验结果等。医院信息化的实施,使病人真正得到了实惠,提高了医院的信任度,提升了医院的社会形象。

3. 有效、实时地开展数据挖掘,支撑管理层决策分析,提高医院竞争力 医院实现信息化之后,系统中会产生大量数据,这些数据包括费用,病历信息,以及诊疗过程中的一些宝贵经验,那么如何利用和挖掘出这些数据的巨大宝贵价值也是实现医院信息化建设的目的。现代医院管理中,基于信息化这种有效手段,医院的管理侧重点已经转变为医疗服务全过程的管理。信息化为管理者提供了有效的决策帮助,提高了管理的深度和广度。同时有大量数据支持的医院管理方式方法,更加具有科学性,增强了医院的核心竞争力,提高了社会效益。

4. 改善医疗服务水平,提高医疗质量　提高医疗质量是信息化建设的目标之一,信息技术为医院提供了个强有力的技术支持,基于医院的信息系统,比如电子病历系统、PACS 系统、LIS 系统等,医生可以更加全面地了解掌握患者的信息,诊疗信息的实时共享性,可以让医生在第一时间掌握患者的病情变化,为患者争取到最佳的治疗时机和治疗效果,同时为临床循证管理提供了科学的数据。医院信息化建设促进了医疗水平的提高,推动了医疗基础理论和科研技术的发展[3]。

每个医院有自己的实际情况,但信息化建设思维是一致的:

1. 循序渐进　信息化不是一蹴而就的,是长期积累形成的结果,我们不能打破这个规律。如果不按照规律建设,一下子上线太多功能模块,结果要么是系统始终不能上线,要么是上线后业务不连贯,数据不完整,严重影响医院效率,甚至影响患者诊疗结果的准确性。

2. 不断完善　系统上线后,不是一劳永逸的,需要不断完善功能,也就是说要做持续投入。

3. 不断提高　随着业务发展,IT 技术更新,信息化也会随着不断提高的。当我们完成一个功能,向高迈进一步后,我们会发现前面有更广阔的路可以走,有更多的业务可以与信息化融合。

4. 永无止境　信息化就是一个不断发现不足、不断改进的过程,只有这样,信息系统才能不断提高医院的管理水平,提升医疗安全和医疗质量。

综上思维,结合每个医院的实际,建设信息化平台要遵守以下原则:

1. 科学性和可持续发展性　医院信息化建设的总体架构是整个系统建设的灵魂和基础。因此在总体规划时,必须以可持续发展为前提,依靠当前的计算机技术和医院自身发展要求,充分全面考虑系统的开放性、扩展性、业务敏捷性等。系统能够适应未来新技术的变化,能够适应未来不断发展的业务,同时也能够支撑医院规模的扩大。系统框架决定了系统将来的扩展、对业务变化的适应能力以及系统的后续发展的延展性[4]。

2. 标准规范　该院系统构建遵循了 HL7(国际通用医疗电子数据交换标准)、IHE(医疗信息系统集成标准)、ICD10(国际疾病分类编码)、SNOMED(医学系统术语标准)等医疗行业的标准以及卫生部相关标准规范原则。整体标准规范包括术语、业务、技术、数据、接口等环节。

3. 全面数字化　数字化医院是指医院所有医疗业务、管理、决策过程的电子化。包括医疗收费、治疗过程、检查 / 检验、人事、财务、采购、内部办公、领导决策等。由于前期系统的建设多为分散式,多点平行建设,形成以患者为核心,以电子病历为轴线的信息化平台。基于电子病历系统,实现信息的整合,全面推进数字化、无纸化医院信息系统。

4. 互联互通,信息共享　构建统一标准的数据交换标准和数据共享平台,具有快速扩展能力和与第三方软件的插件式接口。在医院内部系统之间、内部与外部之间互联互通、信息共享。全面的数字化医院信息系统中各个医护人员均能够通过平台实现信息互享与互联互通,互联互通成为医院信息化建设的最重要的一个目标。

5. 组件化、模块化、平台化　系统设计要采用基于 SOA(面向对象)的分析设计方法,从原子业务单位开始,逐步提取分析形成业务组件。并且根据系统的开放性、扩展性、安全性、敏捷性等非功能需求,构建所有系统需要的基础组件。将基础组件、业务组件放在一个统一的运行容器中,也就是应用框架中,最后就形成了统一的开发平台。在进行不同模块组合时,需要按照业务特性将组件按需进行组合,模块之间的相互融合。统一平台的建设不仅要实现信息高度共享,同时也是一个开发的平台,医疗管理部门和医院可以根据自身的管理需要进行不断的扩展,而不是封闭式平台。

6. 安全可靠 实施统一的身份认证和权限管理。实现单点登陆,多向访问;有限操作,保存痕迹;应用层与基础数据层有访问限制,保密信息与公开信息有严密隔离等安全管理体系;采用数字签名技术确保数据安全。系统能够提供 7×24 的在线支持能力,满足医院不间断运行,同时在出现紧急情况时,能够很快启动应急方案,确保关键业务运行。医院的各种工作将越来越依赖信息化,所以要全面提高医院信息系统的安全性,引入电子签名、数据安全等软硬件,为实现全面无纸化、无胶片化管理提供安全基础。

第二节 建设内容

医院信息化建设始于 20 世纪 90 年代末,从 Dos 到 Windows7,从 Openbase 到 Oracle,从医院信息系统(hospital information system,简称 HIS)到 PACS、LIS,从住院电子病历系统上线到区域医疗网络平台和物联网平台,直至建立了电子病历系统平台。

近年来,医院信息化建设稳步发展,内容包含门诊、住院、行政管理等。目前,基本形成EMR、LIS、PACS、自助服务、临床消息推送管理、合理用药、临床药学管理、手术麻醉信息、医院感染实时监控管理、患者回访、办公自动化、健康体检、财务、设备物资与物流管理系统等为主的医院信息化系统。

一、门诊信息化

门诊电子病历模块的实现对原有门诊流程进行了改造和优化,利用网络平台和手机平台、现场、自助系统等实现多种挂号方式,医院与银行合作,推出"银医互联自助服务系统"一卡通。门诊一卡通流程实现了诊间复诊挂号、诊间缴费和自助服务等新举措,节省患者排队等候时间。门诊排队叫号系统实现了候诊区大屏幕、诊室门外小屏幕显示就诊信息,提醒患者按顺序就诊,改善门诊就诊秩序。手机短信提醒患者检查预约时间,患者通过手机查看自己化验结果和检查结果,患者也可以在自助设备上打印门诊病历和检验、检查结果。CT、磁共振免费给患者发放影像光盘。门诊电子病历系统集成了医嘱、病历、LIS、PASC 等相关系统,实现了门诊患者的信息全过程追踪、共享和动态管理。患者多次就诊信息可关联到一起,形成了关于患者的一份完整病历信息资源。门诊电子病历模块的实施,主要带来三个方面的收益:第一,它优化、简化了患者就医流程,减少了患者的就诊环节和等待时间;第二,它提升了医院的服务能力,医务人员在有效时间内能够提供更多的服务,有助于缓解看病难的问题;第三,门诊信息化建设帮助医院管理者决策,提高医院的管理水平,医院的工作效率得到提高,有效降低了服务成本。传统门诊患者的诊疗信息保存下来,对于建立患者个人健康档案,对于医院的科研和教学都积累了重要的宝贵的临床数据。

二、住院信息化

患者在门诊或者住院医生站填写好入院通知单后,可在住院收费处办理入院,医生进入工作站,可以看到自己主管的病人和全科病人所有的诊疗信息和电子病历,通过医生工作站为住院病人下达医嘱、检查、检验、会诊、病理、手术等各种申请,并在以上报告发送后在医生工作站实时查阅,方便医生作出准确的判断。电子病历模块,医生通过调阅模板,录入病人的相关病历信息和各类知情同意书,提高了医生书写病历的效率,减轻了医生的工作量[5]。

患者出院后,收费处对患者进行出院结算处理,并在病人出院后打印病人的费用明细清单,并与医保系统进行实时数据交换,将医保病人的出院结账与报销合并完成,较好地保障了医院与病人双方的利益,提高了工作效率,加快了病区床位的流转速度,有效控制了病人欠费、漏费现象的产生。

1. 检验　延续门诊、住院患者的条码,获取患者相关的基本信息、检验医嘱、收费情况等,并在检验过程中通过这些信息实现检验过程中的检验结果参考范围自动匹配,检验结果自动审核,检验结果危急值告警,检验结果短信通知等功能。另外若匹配检验设备的数据双向传输功能及整合前处理设备一起使用,亦可实现检验标本的实验过程到检验结果发放全程无人干预。

LIS系统的主要功能是将检验的实验仪器传出的检验数据经分析后,生成检验报告,通过网络存储在数据库中,使医生能够方便、及时地看到患者的结果。

无论是门诊检验还是病房检验都是遵循着同一个流程。医生开立医嘱——缴费——护士打印条码采血——实验室接收核收标本——样本的检验分析——对检验结果的核准——检验报告的发放,详见图54-1。

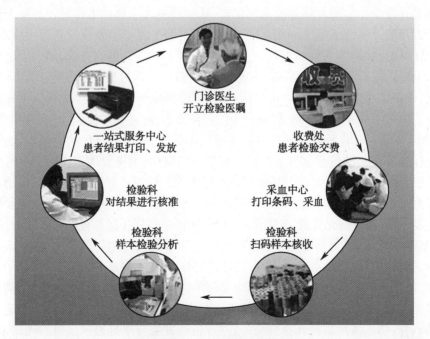

图 54-1　LIS 系统流程图

LIS 系统实现了信息共享,检验结果的实时共享为医生提供了便捷快速的查询途径,同时检验结果能够快速准确地回应给临床医生,提高了临床的诊疗效率。因为 LIS 系统的实时共享性,可以发起一些相应的质量管理,比如危急值管理,当发现患者满足危急值条件,系统会自动预警并且发送短信告知医生,这样提高了患者危急值的处理速度。LIS 系统可以在患者结果核完后配合短信服务,提醒患者检验结果已完成,可以自助打印检验单。而 LIS 系统更是采取条码一体化管理,提高检验的安全准确性。

2. 药品信息化　药品是医院医疗活动的核心物流体。药品信息化贯穿整个药品的采购,入库,管理,发放及使用环节。完善的药品管理信息系统的应用,有助于医院药品管理走向规范化、科学化。自动化采购机制:系统根据各药品一定时间段的消耗情况自动生成需求日期的采购计划,通过药品采购平台自动发放给各医药公司。移动的入库机制:通过无线技术利用 PDA 开发移动入库管理系统,替代传统的药库整体入库接收,实现了药品的申请部门直接接收,验收合格后完成药品的药库入库操作和药品出库到调剂点的操作。避免了传统的药库进行入库后的二次发放,节省了人力物力,实现了药品采购入库的及时高效。完善的药品管理机制:从药品在库时的效期管理,到药品开立环节的合理用药提醒监控管理,药品使用权限的判定管理,到临床药师针对药品发放环节的监督管理及事后处方点评反馈管理,系统都需要提供完善的支持。带有条码识别的药品发放使用机制:药品在发放的过程中,需要进行发药单及其内药品的核对工作。通过识别患者 ID 调取患者用药信息,在发放药品的同时需要扫描药品条码,确保发药无误。在药品使用时,护士会通过 PDA 核对患者身份,调取患者用药信息,扫描药品条码,核对无误才可给患者使用。

3. 护理信息化　协助护士对患者完成日常的护理工作。其主要任务是协助护士核对并处理医生下达的长期和临时医嘱,对医嘱执行情况进行管理。同时协助护士完成护理电子病历:包含体温单、护理记录、护理相关内容的书写,护士交班本的自动生成功能。及病区床位管理等日常工作。随着移动技术的完善,让护理进入了移动工作时代。基于移动技术的护理管理消除了护患最后 1m 的距离。PDA 的应用实现了患者身份自动化核对,患者基本信息、费用信息和检验结果的查询,患者医保类型和护理级别的查询,最大限度地保证了病人身份识别的准确性。而药品和输血的自动化核对,手术过程严格核查,实现床旁血糖仪质量控制,保证了用药用血安全。医嘱执行、输液巡回电子化、自动生成体温单和护理记录单则减少了护理文书的书写时间,促使护士回归到病人身旁,真正做到了"以患者为中心"。

4. 物资管理　随着患者住院或门诊期间使用低值、高值耗材比例的渐增,物资的信息化管理也伴随着医院的信息化日益凸显。在招标结束后,物资管理工作部会进行物资字典数据的维护,物价办对可以收费的耗材进行加价审核。低值耗材由科室申请,申请可通过警戒线的设置来自动申请,申请后库房入库,入库后出给科室,科室有库存可完成收费。高值耗材实行零库存、全条码化管理,先使用后付款,即每个高值耗材都有唯一的标识:院内条形码,维护基本信息后,供货商通过 WEB 基于 VPN 加密通道打印高值条码,将打印条码后的高值耗材送到相关科室,科室在使用时,通过扫码枪或 PDA 完成扫码收费,保证了高值耗材的溯源性,每个高值耗材都能对应到患者。在给供货商结账时,每月会生成一个高值耗材扫码收费的使用报表,财务部门和物资管理工作部审核后发到 WEB 上,供货商勾选需要开具发票的条码号,绑定发票后将其送到财务,财务进行发票与审核通过项目的确认,为财务审核的部分或全部,确认后进行付费。物资的信息化为相关部门带来了管理上的便利,同时也对其管理上更加严格,有效提高医院运行质量。

5. 医疗质量管理　医院实行信息化对医院医生的工作效率,加强质量方面监督与控制有了很大的作用。医院实行信息化,将技术引入到医院信息化建设中,使医疗质量管理通过特定有效的系统贯彻到医疗各个环节中,从而在医疗各大环节中发现问题,并采取相应的措施,注重事前、事中、事后的监管与调控,加快落实医疗事物监控[6]。电子病历的实施使得医疗质量管理由终末式向环节式的转变,从而使医疗一部分的环节控制成为了可能。医院办公人员通过网络设施对各大病房的人员进行全程操控,使病人的诊治情况得到很好的监控,其速度以及质量有了很大的提高。此外,质量控制专家可以通过在电脑前通过检查各个病人的用药情况,从而对病人的检查资料和数据进行掌握,通过与各个负责医生的及时沟通,从而在很大程度上实现真正意义上的质量监控。我们医院的临床路径是医疗质量管理中的重要模块。每个路径模板都与ICD10诊断做了绑定。当患者办理住院手续时,根据患者的入院诊断判断,如果与某个路径病种预先绑定的ICD10诊断相符合,那么系统自动进入到对应的路径当中。临床路径是以时间为主轴线,预先做好有序时间的有效的针对此病治疗的标准,比如检查项目、检验项目、用药、护理、教育等方面。同时对于变异路径和路径完成情况,在电子病历中都有相应的查询统计来支持医疗质量管控[7]。医院在做出各项决策之前,通过对数据进行采集与分析,从而能够在很大程度上改变管理上的滞后作用,从而减少了传统医疗管理模式上的弊端。医院通过信息化,对医疗现象进行监督,能够在很大程度上保证医疗行为的到位、规范,使信息系统的监控效用落到实处。

6. 检查信息化　近年来随着数字成像技术、计算机技术和网络技术的进步,医院PACS系统早已不再局限为放射、超声等影像科室内部系统,逐渐发展成为全面解决医学图像的获取、显示、存贮、传送和管理的综合系统。

PACS、RIS系统通过电子申请单与EMR系统医嘱进行衔接,产生的影像、报告、危急值等数据通过APP、网页等媒介反馈到EMR系统形成闭环,通过完善的质量控制实现科学化管理。

PACS系统连接的影像设备日益丰富,包括DR、CT、MR、核医学、超声、内镜、显微镜、心电图、脑电图、OCT、细胞染色体等,逐渐发展出病理系统、心电系统、脑电系统等多个分支。不同的PACS系统在组织与结构上有很大差别,但是都具备影像设备连接、影像数据的存储及后处理等标准功能。PACS系统通过高效率传输大容量存储实现无胶片诊断,实时三维重建、导航,计算机辅助诊断等现代化工具的引入,改变了影像科室的运作方式。

第三节　建设方法

一、一把手管理

医院信息化涉及全院医、药、财、后勤、管理等各个部门。在信息化建设中,通常需要对医院现有业务流程进行优化、重组,以便理顺业务,提高竞争力,这一过程不可避免地涉及部门调整、权利和利益的再分配,属于深层次的管理问题。单凭信息部门推进信息化将是相当困难的。如果主要领导不支持或不重视,那么信息化肯定是做不好的。院领导要真正重视系统建设,真正意识到实现医院管理信息化、数字化是医院提高效益和节约成本的一条出路。实践经验表明,只有在医院领导亲自参与、各科室积极配合,信息化建设才能取得成功。

二、计算机网络建设

计算机网络是医院信息化平台实现与建设的基础和前提,网络基础和架构设计的合理性必然会提升信息化系统应用的功效。然而,计算机网络的建设并非一蹴而就,它需要多年的不断经验积累和完善设施。医院以信息化发展的需求为切入点,根据实际情况出发,逐步实现计算机有线网络、无线网络和电话网络的三网合一,构建完网络通信平台,以达到信息互联互通的目标。三网合一是从最基础的网络层面上完成融合,使得医院在后续的信息化建设上有了良好的基础和平台,起到了事半功倍的作用,同时开拓了医院新业务发展的视野。

为保障医院信息化医疗业务的稳定运行,医院网络环境应具备以下特点网络的基础是有线网络,应采用三层网络架构,双核心交换机冗余,接入交换机双链路连接到核心交换机。主干网是双链路千兆光纤。无线网络作为有线网络的补充,也应覆盖到全院的临床应用区域,为全院移动医疗和护士移动护理提供方便工作的工作模式。医院的主要业务网络服务器应采用双机热备方式,同时采用高性能、高容量的磁盘阵列、磁带库备份。为提高整体安全性,医院应完成异地容灾系统。良好的硬件为软件的运行提供了强有力的支撑[8]。

三、软件建设

随着医院的不断发展,医院信息系统在 IT 上和业务上也必须跟上医院发展的脚步,因此当医院信息系统不能满足医院业务需求时,就需要系统升级。构建完成一体化的信息系统平台"以员工为核心,以人力资源管理为轴线"的内部管理平台和"以患者为核心,以电子病历为轴线"的医疗网络平台。医院无纸化管理的实现,必须具备门诊电子病历和相对完善的自助服务以及全院设备联网。优化和整合医院内外相关资源为医疗第一线及管理服务,提供先进的、便捷的、人性化的医疗服务;同时建立区域的健康信息服务平台,提高本地区的医疗服务水平,提高医院的整体经营效益与社会效益,打造现代化的全方位的数字化医院。

四、人员建设

建立以员工为核心,以人力资源管理为轴线的内部管理平台,人是关键因素;人是医院最重要的资源,是影响医院医疗服务能力、竞争力和决定规划医院持续发展的关键因素之一,对医院发展目标的实现有重要影响力。医院要想持续稳定发展就必须有效地吸引、使用和管理人才。医院管理平台中的人力资源管理着力于完善人力资源管理制度的设计和应用,使绩效考核落在实处,有章可循,另外使用员工系统培训与考核与激励机制相结合的管理方式最大限度地调动人才的积极性,责任感,从而推动医院发展。而医院的信息化建设就是基于此目的作为实施方向而推进的。人力资源管理模块是整个医院信息化建设的基础,首先根据医院的实际情况构建起适合于医院运行及管理的组织机构,并在此基础上培养、选择、分配适合的人才担任适合的岗位,并且根据人员的表现情况作出评价及奖惩是医院人力资源管理的目的。通过信息化方法能够快速、实时、有效地实现医院对于人的管理,能够大大减少管理层面的运营成本并且提高人力资源管理的标准化、规范化程度,从反方向促进医院管理的制度的建立和完善,更有效地利用资源。

第四节　建设难点和解决方案

医院信息化系统是一个庞大的功能,随着近年来信息技术的不断发展,为实现医院信息化奠定了一定基础。但是与一些国外医疗机构相比,我们仍然有一些问题需要思考与改进。

一、数据信息共享难,实现无纸化难度加大

医院信息化的建设是非常复杂的,设计到整个医院各部门、系统、人员间的协同作用。然而国内的大多医院在建设中没有整体框架规划。基础数据规范化设置就成了前提,虽然各个系统间都预先留有可连接的端口,但是实际操作起来困难还是真实存在的。所以一个完善的数字化系统总体规划,就成为了各系统间是否能实现无缝连接的关键所在。在我国,大部分医院都建立了规模不等的信息系统,比如 HIS、LIS、PACS、OA 等,但是由于这些系统和相应设备来自不同的厂家,由于没有统一的数据标准,所以各个系统软件的信息共享度差,多数软件只能实现软件内部数据交互,部门间数据不能共享,导致数据相对孤立,形成了一个个信息孤岛。

医院在信息化的初期可能会遇到数据共享难的问题,但是进行系统的全面升级之后,将原来的收费系统、PACS、LIS 与病历系统融合在一个电子病历系统平台上,形成医疗网络平台。这样就会做到信息的高度共享,避免信息孤岛的问题存在[9]。

在医疗网络平台上,实现无纸化也是医院建设的重中之重,在实际实现过程中,将各个大型检查设备进行数据联网,包括手术和麻醉,医技检查等,同时把各类知情告知都在电子病历系统中实现结构化的模板,用指纹识别取代患者的亲笔签名,对于一些外院结果或者是无法连接电子病历系统的检查结果,采用高拍仪扫描的方式实现病历的电子化,住院病历实现无纸化集中打印,门诊则是自助集中打印检验检查结果以及病历。

二、医疗设备联网

医疗设备联网是物联网中的一部分,是医院信息化建设中难以实现数字化的内容。CT、MRI、DSA、超声等设备有比较成熟的联网模式和专业的信息系统,但对于监护仪、呼吸机、麻醉机、心电图机、胎心监护及眼科、皮肤科等专业的检查设备联网没有统一的模式和标准,需要针对不同厂家设备的接口来做个性化连接,同时需要增加相应的计算机设备和网络布线等,并要验证采集到数据的准确性,同时还要考虑网络出现问题的时候怎么办。这些设备在数字化的时候,最好是数字化模式和传统模式并行一段时间,确保单一数字化流程的顺畅和准确,然后推广。

三、知情告知书

需要患者签字的知情告知书等电子化主要有下面实现方式,一种是一些医院采用的将传统的纸质拍照或者扫描,然后进入信息系统。另外一种模式,利用手写板等采集患者的电

子签名,从而实现知情同意书直接进入信息系统中。医院采用患者的【身份证】+【指纹】来作为患者的电子签名是一种较优秀的方式。

四、手术建设难点

实现手术室无纸化建设的难点,是手术室管理提升的有力手段,因为手术室汇集了各个临床科室的功能,医嘱、卫材、用血、病理、收费、设备联网,数据采集等等,牵一发而动全身。纸质单据多,牵涉科室多,一张纸质单据甚至需要3~4个不同科室不同职能人员的确认签字。医院在各个不同的发展时期,会为手术室购置更先进的监护麻醉设备,而要想将麻醉记录单无纸化推广下去,使手术室的医护人员愿意使用,那么这些不同时期的设备联网,设备诊疗数据的实时采集、展示,就是一个如何也跨不过的坎儿。

与各个系统间交互多。由于手术室没有具体的业务系统支撑,所以没有与信息系统的相应软件接口,手术申请还处于手工操作的状态。这种手动申请的质量不高,存在无效的手术申请,对于手术撤销反馈很难进行跟踪,不能够很好地分析原因,从而转化为具体的管理决策支持[10]。

患者身份的有效识别难。住院患者虽然在病房使用腕带,但在进入手术室时没有相应的鉴别跟踪方法,对于安全要求极高的手术室来说有很大的影响。

器械耗材无管理,无踪。器材包、器材、药品没有有效的电子记录,没有较好的条码控制机制,很难跟踪。

虽然明确了以实现医院信息化管理为本,以完善临床需求为目标,以医疗全流程无纸化为方向,但在实现的过程中仍有困难重重。

(全　宇　穆榕榕)

参 考 文 献

1. 何坤,高新云,罗晓明,等. 医院信息化建设与管理的思考. 现代医院,2011,01:140-141.
2. 赵明娟,王晓冬,宋微,等. 浅谈数字化医院的建设与实现. 中国医院管理,2009,29:63.
3. 吴虎兵. 大型综合性医院信息化建设模式研究. 华中科技大学,2007.
4. 新华社. 中共中央国务院关于深化医药卫生体制改革的意见 http://www.gov.cn/jrzg/2009-04/06/content_1278721.htm.2009-04
5. 许欣. 医疗信息化的目标是提供决策支持. 中国医药报,2010-08-1 OB07.
6. Healthcare Information and Management Systems Society.2007.
7. 赵立春,梁一平,梁健. 现代医院信息化建设的思考. 医学信息学杂志,2011,04:15-17.
8. 徐庐生. 近十年来医院信息化的发展. 中国医疗器械信息,2010,03:1-8.
9. 费奇,余明晖. 信息系统集成的现状与未来. 系统工程理论与实践,2010,03:75-78.
10. 刘深玺,彭传薇,李小华. 基于电子病历的临床医疗质量评价. 中国卫生质量管理,2010,04:9-12.

第五十五章 信息化与医疗管理

信息化与管理而言是如虎添翼,对于医疗管理来讲更是这样,信息化不仅仅提高医疗管理效率,并且通过各种闭环管理,大大提高了医疗质量控制,是实现航空级医疗安全的唯一途径。

第一节 信息化与医疗管理关系

一、信息化大于等于管理

从印文件、发传真的传统办公模式到发短信、发邮件的新型无纸化办公模式,医院在信息化管理上迈出了重要一步。这一步跨越不仅实现了绿色、环保办公理念,更重要的意义在于所有的医疗环节都在信息化平台上得以记录,使得医院的所有数据变得可溯源、可统计、可分析。信息化平台等同于医院管理,作为一个管理者来讲,医院信息平台是医院管理的抓手,抓住了信息平台就抓好了管理,建立了规则。信息化能够进一步保障患者的就诊安全和医院医疗服务的高质量,更是医院高效运行的有力保障。

医院信息化要求实现包括电子病历、临床路径管理、门诊电子病历与预约挂号、科室信息集成、信息化优质护理与管理、医疗管理及质量控制、区域协同医疗信息化管理等多项数字化医疗模式,要求数据在全院上下可以实现畅通无阻,实现闭环式的信息化管理,消灭院内的信息"孤岛",使全院信息化相互拉动,共同发展[1]。进一步实现利用信息化平台打造一系列模型,包括医院评价模型、患者就诊流程模型以及医院管理模型等。

医院评价模型是对医院和院内人员的表现设定指标,以信息化为抓手,形成一系列评价模型。患者就诊流程模型是通过信息化手段分析患者就诊流程,缩短非医疗等待时间,从患者进入医院开始,所有活动都在信息平台上有记录,通过这些记录的采集和分析,就能更好地完善患者的就诊流程、手术流程和耗材使用流程等。医院管理模型的作用则是通过信息化达到降低成本,从而更好地管理员工,更完善地控制成本。

二、信息化始终以需求为导向

在一些医院还停留在"企业给什么,医院就用什么"的阶段,对信息化有更高追求的医院已经开始走一条以自主需求引导信息化建设的路。医院的信息管理部门会根据接到的电话、邮件、平台消息,整理出针对医院信息化平台提出的新需求、新建议。需求来自不同的方面,有患者、医生、护士,也有管理者[2]。

医疗快捷、有效并且安全是患者的就医需求,为了保证医疗安全,来医院就诊的患者在挂号、诊疗、缴费、分装使用口服药品、手术过程核查、输血诊疗交接等每个医疗环节,都应该通过扫描患者腕带上的二维码或者读取患者身份证自动核实身份,避免人工疏漏,由此降低就医风险。医院还应搭建网络信息平台,提供网上预约挂号、短信提醒查取检验结果的服务,患者通过下载医院手机 APP,查询专家的出诊时间和候诊人数,避免无效排队浪费时间。

医护人员的需求往往是能够更加高效地进行医疗活动,在这种需求的导引下,医院的信息系统需要实现多科室、多部门协作流程简易化,电子病历和手持 PDA 降低医生、护士的非医疗负担。

面对患者越来越多的情况,如何保证相同的医疗品质和管理规则,尽可能地减少人为因素影响,这是未来医院管理要实现的目标,也是医院管理者的需求,医院信息化是医院管理理念的体现,同时也是医院管理水平的体现。

三、医院信息化管理永无止境

持续推进医院信息化建设,深入探索国内一流的医院管理模式。依托信息化手段,完善"对内以员工为核心,以人力资源管理为轴线;对外以患者为核心,以电子病历为轴线"的自反馈式管理模式建设,进一步落实医院规范化管理、精细化管理。通过完善的医院信息化建设,全面规范医院运行管理模式,提高管理效能[3]。

积极应用移动互联网、物联网、云计算、可穿戴设备等新技术,推动惠及全民的健康信息服务和智慧医疗服务,推动健康大数据的开发与应用。随着医疗数据的大幅增长,医院可以建立临床数据中心,致力于将来自各种医疗系统(如电子病历、护理系统等)的数据进行整合,并对这些数据进行挖掘与创新利用,并为医院决策提供支撑,为患者的疾病预防提供依据。同时,依托医院信息化建设,切实提高后勤管理能力和服务质量,满足多元化、差异化的服务需求,提供现代化、专业化的服务保障。

第二节 信息化完善医疗管理

信息化是医疗流程优化,医疗过程管理的工具,借助信息化推动医疗安全的提升,医疗质量的提高。在信息化的建设过程中,医疗流程和管理不断完善,其中主要包括,但不限于如下:

一、药品闭环管理

药品的闭环管理是指从药品的采购申请到药品入库再到药品发放使用的一个完整的可追溯流程。从一只药品进入医院到该药品最终使用到患者,整个流程一共包含两部分闭环管理流程[4]。

1. 药品采购闭环管理 各个药局通过消耗天数及申请天数的设置,按日消耗的实际日期消耗自动计算出计划申请单。药库管理人员根据各个药局的请领计划生成汇总的药品采购计划上传药品供应链平台。以调剂点为单位的药品 PDA 接验收入库:供货公司直接送货到各调剂点,通过手持机签收将药品验收信息直接写入 HIS 系统中,同时实现了药库的入库出库及调剂点的入库操作。这样的垂直配货的扁平化供货,无疑使我们向"零库存"方向逐步实现。最终药库管理人员在系统中核对各医药公司的发票信息,完成整个采购流程。药品采购闭环管理流程,详见图 55-1。

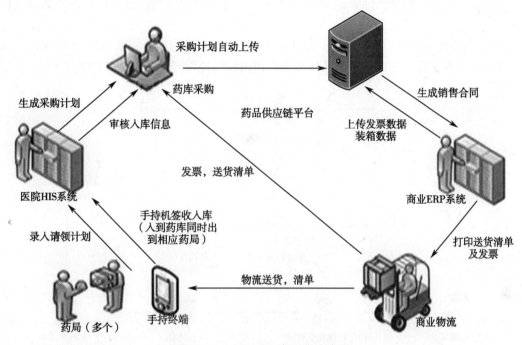

图 55-1 药品采购闭环管理流程图

2. 药品使用闭环管理 药品使用闭环管理的目的在于实现针对正确的患者给予正确的药物,按照正确的计量和正确的给药途径在正确的时间进行处置。整个流程包括:

医生开立医嘱 – 护士审核分解 – 药师审核医嘱 – 打印带有条码的摆药单 – 扫描药品条码和摆药单条码核对所摆药品是否在摆药单内 – 配液中心配液 – 病房护士通过 PDA 扫描接收输液袋和送药单 – 通过 PDA 扫描患者腕带和输液袋条码核对医嘱,完成输液 – 医生可查询到医嘱执行完成情况。

在医生开立医嘱时增加智能判断功能,针对药品的剂量、特殊人群、配伍溶酶的绑定、抗菌药物的分级管理、兴奋剂、高危药品、毒麻药品、药品医保类别等都实现智能提示。通过合理用药软件的嵌入及智能提示功能的开发逐步实现及完善医嘱的自动判断功能。

药师在摆药前必须进行药物合理性审核,针对审核反馈结果对医嘱进行不同的处理。问题医嘱将通过提示消息和手机短信的方式发送给医生,医生可以及时根据提示修改问题医嘱。同时药师在处方审核时可以通过查询患者病历基本信息,进一步判断用药的合理性。

药局摆药信息核对:药师按摆药单摆放药品后,需要对该摆药单内药品进行核对确认,通过扫描摆药单号调取摆药单所有药品信息进行药品条形码的逐个扫描核对,确认无误后才能发放药品。

配液类药品发送到配液中心后需要进行再次的合理审查,审查通过后进行配液标签的打印工作。药师扫描配液标签调取该配液单内所有药品信息后逐个扫描各个需要配置药品,确认此配液单药品分拣的正确性,避免了人眼识别的错误发生。经核对无误后才能送进配液工作台进行集中配液。住院患者口服药用药全面实现口服摆药机自动摆放。

护士使用PDA扫描药品摆药单,调取摆药单内所有药品信息,逐个扫描各个药品进行接收核对。

护士扫描患者腕带,调取医生开立医嘱,核对用药信息,扫描药袋条形码,核对无误后执行医嘱,给患者用药。完成整个药品从开立到使用的闭环管理流程,详见图55-2。

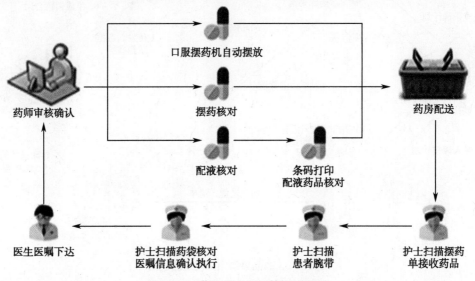

口服摆药机自动摆放

药师审核确认　　　摆药核对　　　　药房配送

配液核对　　　条码打印
　　　　　　　配液药品核对

医生医嘱下达　　护士扫描药袋核对　　护士扫描　　护士扫描摆药
　　　　　　　　医嘱信息确认执行　　患者腕带　　单接收药品

图55-2　药品使用闭环管理流程图

二、用血闭环管理

血液的特殊性决定了用血安全的重要性,即使微小失误都会导致输血事故的发生,对患者生命安全造成重大危害。所以安全有效的用血管理就显得尤为重要。在医疗过程中对血液制品的完全监控管理对用血安全起到了关键性的保障作用[5]。

用血闭环管理从医生开立用血申请医嘱开始,电子病历系统自动导入患者基本信息,LIS系统自动导入最近检验信息,保证信息的准确性。输血医嘱权限的自动授权决定了医师有无申请及审批用血的权限。护士接收到用血申请医嘱后对患者的血样进行采集,通过扫描患者腕带确认患者身份,确认血液样本采集的正确性。血库人员通过对血样的条码扫描完成标本接收及输血申请单核收操作,确保临床用血信息客观真实、完整、可追溯过程。核收后的标本可以根据用血性质分组、编号,实现取血时的快速查询功能。下一步输血科对血样进行血液的交叉配血检测。医生根据患者情况填写取血申请单。护士站打印取血条码。输血科扫描取血条码完成双向确认,打印发血条码和血袋条码。身份证同指纹关联,用以确认取血人身份信息。通过PDA扫描完成血袋条码、交叉配血信息和患者腕带核对,完成闭环管理(输血申请–用血)。同时医生根据输血情况填写输血不良反应,输血科完成输血不良反应审核,输血科根据患者住院号,用血信息完成溯源和调查。

三、围术期闭环管理

医院手术室的管理是医院外科系统核心业务的主体部分,是医院管理的重要组成部分,而围术期管理则是保证患者手术安全的重要阶段。在数字化时代背景下发展的医院,如何利用信息系统将现代医疗管理理念贯穿于围术期管理的整体工作流程之中是一项重要的课题。信息系统能够将医护人员从传统的手工记录信息模式中解放出来,将更多的时间和精力投入到医疗本身之中,为患者和医院的管理带来更大的价值和意义。

1. 围术期闭环管理　围术期闭环管理的核心是彻底打通病房 – 手术室 – 病房的医疗业务链路,通过数字化更好地服务于麻醉医生、手术医生、手术室护士,包括从医师开立手术申请到手术治疗结束患者回到病房后续治疗的整个过程,其中涉及手术室设备数据采集与存储、麻醉过程记录、护理过程记录,术中输血,术中病理,术中医嘱,患者植入物、高值耗材使用追踪记录,血气分析等。整个围术期过程中的所有单据全部数字化由信息系统提供支撑,通过各个子系统的接口实时汇总到电子病历系统中,实现一体化医疗信息整合[6]。

2. 围术期闭环管理的特点

（1）全流程条码管理:患者在办理入院登记的同时就被赋予了一个唯一的二维条码腕带,条形码管理贯穿于患者整个诊疗过程中。在患者离开病房去手术室前护士使用 PDA 扫描患者腕带确认患者身份信息,同时记录患者离开病房时间。手术室需要扫描患者腕带确认患者进入术间,麻醉师、术者、手术护士需要扫描患者腕带完成三方确认工作,术后苏醒室需要扫描患者腕带确认患者身份并记录患者术后苏醒过程中的生命体征,最后回到病房,病房护士仍然需要通过 PDA 扫描患者腕带,确认患者回到病房同时记录患者状态。在手术过程中,手术护士可以通过扫描手术器材包上的条码,完成手术器材的核对,可以扫描耗材上的条码完成高中低值耗材的收费,可以扫描血袋和患者腕带上的条码,进行用血核对,也可以只通过一个条码,将患者的病理送检标本的部位以及检查类型传递给病理科[7]。

（2）全流程身份验证及记录:基于全流程的条码管理使得各种核对与验证变成了"举手之劳"。一小段条码在数据库中对应了大段的信息,条码的应用使得信息的传递更准确、隐秘,核对更方便。在核对的同时系统记录操作时间,操作员等信息,为后期的管理带来了便利。在手术室大门扫描患者腕带通过获取患者腕带信息,核对患者身份,核实患者的手术安排,对于没有当天手术排台的患者不允许进入术间,更无法填写相关的手术及麻醉记录单,使其无法进入正常的数字化手术流程。在核对患者信息的同时我们也核对记录了操作者的相关信息。如在术前三方核对时我们的术者、麻醉师需要使用证书证书（KEY）接入系统,系统会通过读取证书信息核对记录术者与麻醉师。

（3）通过多系统间流畅的数据交互、丰富的接口实现一体化式整合:功能的完善无可避免地产生了多种系统与模块,为了避免医生在实际使用操作中在各个系统间切换降低工作效率,我们积极地促进了各个系统的融合,在各个系统间通过丰富的接口协议完成了数据传输转换的无缝连接。术前访视中,可以直接带出患者的各种基本信息检查检验结果,现病史及既往病史等。手术过程中麻醉记录单自动接收监护仪及麻醉机的数据信息。麻醉师可以在麻醉记录中直接记录麻醉药品的使用并收取费用,手术护士可以直接通过手麻系统核对用血信息,完成耗材的扫码收费,术者可以直接通过手麻系统查看患者送检的冰冻病理的回报结果等,我们也通过各个系统的接口将各个系统中的记录信息最终汇总到了电子病历系统中。

（4）全流程无纸化管理:实现围术期无纸化的难点,首先在于各种纸质单据的数字化,并能够在各个系统中传递复用。其次是在纸质单据数据化后,如何将患者交互的信息同样的数字化融入原始单据中。各系统的协调实现了各种互联互通的接口,使各种电子单据可以在各种系统间流畅的传输复用。而患者交互信息的数字化也通过了指纹身份证读卡器完美的实现,使其完整准确地嵌入了各种通知单、告知单、知情同意书中。

（5）医疗设备连接与数据获取:围术期管理系统通过计算机网络,把监护仪、麻醉机、呼吸机、体外循环机等多种医疗设备进行连接,从医疗设备中进行数据获取、存储、再现,数据在网络系统中可以共享到所需的应用系统中,把一线医护人员彻底从手写笔画的工作中解放出来,更多的时间留给患者的治疗和处置上。其次,设备数据的结构化存储为后续的科学研究打下了坚实的基础。

3. 围术期闭环管理系统的优势　与传统的手术室管理方法相比,围术期闭环管理系统存在着较为明显的优势:

（1）药物管理:在围术期管理系统内,可以有效地管理药物的分级控制与使用,利用不同的药物管理审批权限,对病房用药、手术室用药与毒麻用药进行全程分级监管,层层监管,并可以进行用药统计、用药分析,从而实现科学管理规范用药。

（2）手术器材消毒管理:在消毒供应中心,医疗物品的回收、清洗消毒、打包、灭菌、存储、发放构成一个完整的工作闭环。在这个流程里,每个岗位的工作都是环环相扣的。

回收流程:供应室工作人员使用扫码枪扫描受污物,清洗标记等信息,进行登记回收。各科室使用后物品放入"使用后物品收集箱"内密闭暂存,消毒供应中心工人到临床科室对换"使用后物品收集箱"封闭运送回消毒供应中心去污区。

清洗流程:去污区工作人员对回收物品进行清点、分类,手术器械按台次分类,工作人员扫描:清洗人、清洗标记、清洗锅、终身条码等信息,系统自动生成锅次号,并记录操作时间。部分手工清洗的器械、物品按6个步骤完成:多酶清洗液浸泡2~4分钟→刷洗→除锈、保养→热水冲洗、蒸馏水冲洗→润滑剂润滑→干燥,传入检查包装区;精密仪器、结构复杂的器械加酶超声清洗,再手工清洗。

（3）打包、核包流程:工作人员扫描工号,器械类型名称等信息。检查包装区工作人员检查器械清洗质量,用放大镜目测,检查器械干净度,有、无污垢,用隐血试验检查有无血迹。检查器械完好度,包括灵活性、咬合性、锐利器械锋利度、配件实用性、安全性。根据器械的种类、名称、数量选择不同规格的包装材料进行包装。

（4）灭菌流程:灭菌分为高温灭菌和低温灭菌。高温灭菌每天第一锅必须是 BD 测试,灭菌程序开始后,系统自动录入温度、压力、灭菌状态等信息。灭菌完毕后,系统生成灭菌监测记录。

（5）贮存、发放流程:灭菌后物品传入无菌物品存放间,护士根据计算机局域网科室领取清单将无菌物品装入"无菌物品运送箱"和"无菌物品运送车"内,由工人按规定路线运送到科室[8]。

4. 手术室分配优化　通过围术期管理系统的应用,可以对手术室数据进行有效汇总与分析,为后期的信息化管理提供了丰富资源,为管理部门决策提供有力支持。通过对比各科室手术台数与准备时间、手术时间、苏醒时间等信息,可以清楚地量化各科室手术情况,通过对结果的分析进行科学合理的分配手术室,提升手术室使用效率。

5. **手术全程跟踪监控**　围术期管理系统可以监控每台手术的具体情况,包括手术患者、手术名称、麻醉方式、手术医师、护士、麻醉医师,各个手术关键时间点,管理部门可实时查看。这其中包括医院当天共提交多少手术申请(包括门诊患者、急诊患者、住院患者)、手术室已安排多少手术、目前已完成多少手术和还有多少手术在等待中等。同时,管理人员还可点击进入各个手术间,查看手术具体情况,可一目了然看到每台手术当前进行状态,便于管理者实时了解手术室情况。

6. **患者跟踪管理优化**　利用患者入院产生的二维码实现患者在术前、术中、术后一体化管理,在患者术前准备、身份核实、手术核实、用药管理、术后管理等进行全程跟踪管理,避免失误与事故的发生,并为医疗提供庞大翔实的数据支撑,提升治疗效率。

围术期数字化无纸化闭环管理的实现,使得医院的医疗信息化建设随之迈上了一个新的台阶,同时也为医院能够通过国家电子病历七级以及国外的 HIMSS 七级打下了良好基础,是医院医疗信息化建设道路上的一座里程碑。

围术期闭环管理,能够充分发挥医院信息系统的技术支撑作用,通过局域网和计算机技术对围术期安全质量采用智能自动环节质控,辅以专家在线实时环节监控,及时采集、储存、分析、处理围术期流程各环节监控点所产生的数据,迅速反馈到各执行操作部门,为发现问题、解决问题,排查隐患提供可靠依据,促进手术质量的持续改进,已经成为现代化医院今后发展的必然趋势。

管理部门与科室之间、医生与护士之间、外科科室与麻醉科之间、手术室与 ICU 之间,坚持并充分发挥"用数据说话"这一原则,使各个质控环节实现数据共享与相互约束,并避免交接过程中信息丢失、沟通不畅的现象发生,是通过信息系统最终实现围术期精细化管理的最终目标。由于信息化系统介入围术期精细化管理,并可实时记录,方便了查询,不但高效且精准,将之前的粗放型管理向精细化管理转变,同时,节约了大量的人力与物力,提高了工作效率,并使手术室资源得到了最优分配与最大的利用效率。

四、闭环管理

闭环管理是医院信息化建设中的基本原则。闭环表示流程有开始,有结束,中间有过程,这是闭环管理最基本的三个环节。我们在做信息化建设的时候,不只是为了简单地做电子记录,或者病历电子化,简单地做电子记录或者病历电子化,这只是信息化建设第一步中的开始,也就是具备了一些管理医院的手段和提高医疗质量、效率的工具。工具是否能够发挥作用,还要看怎么使用,闭环管理就是使用工具的一种有效方法。闭环管理是在一个医疗业务流程中的关键环节做信息采集,并与相关的要求信息相结合,形成医疗管理的质量节点,比如:检验危急值,当出现检验危急值的时候,会自动给主治医生推送信息,医生收到信息后,必须给予回应,可以在手机上直接回应,也可以在电脑上回应。检验医生根据临床医生的回复确定是否发报告。如果在规定的时间内临床医生对检验危急值不做回复,那么将记录,并提交给医疗管理部门,作为被管理的对象。这样,这个过程就是完整的。当然不同人、不同医院对相同流程的闭环管理认知也不完全一样,所以闭环管理的精细度在一定程度也代表着每个医院的医疗管理水平和质量。

附件 55-1 医院闭环管理案例

1. 围术期闭环管理 为彻底打通病房-手术室-病房的医疗业务数据链路,更好地服务于临床,即实现从医师开立手术申请到手术治疗结束患者回到病房后续治疗的整个过程数字化、数据化,为医疗管理提供有力的数据支持。通过将整个围术期过程中的所有纸质单据通过各个子系统的数据接口全部数字化,最终汇集到电子病历管理系统中,实现了一体化医疗信息整合,完成了围术期的闭环管理。①从患者的腕带、输血的血袋到术中的病理,手术器械的清点,耗材的使用整个流程使用条码管理;②在无处不在的条码基础上的各种核对验证变得轻而易举,保证了信息传递的隐私性,核对的方便性,对每个节点的核对也对后期的质控管理带来了便利;③各种术中医疗设备数据的自动采集记录存储,把术中医护有限的工作时间更多地留给了患者,为提高医疗服务质量做出有力保障。围术期闭环管理流程,详见图 55-3。

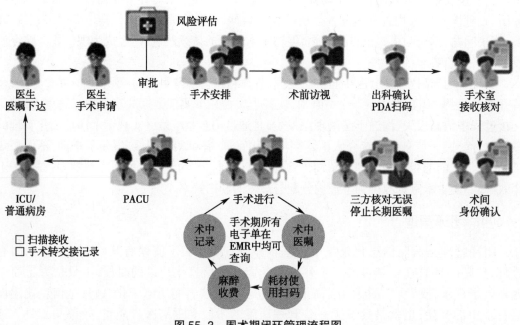

图 55-3 围术期闭环管理流程图

2. 用血闭环管理 用血不能出现差错,某医院在用血过程中,基于信息化手段严格准确核对,确保用血的准确性,比如:在取血的时候,预先采集取血员的指纹,在取血的时候,通过扫描识别指纹,来确定取血员的身份,做到准确记录。用血的闭环管理示意图,详见图 55-4。

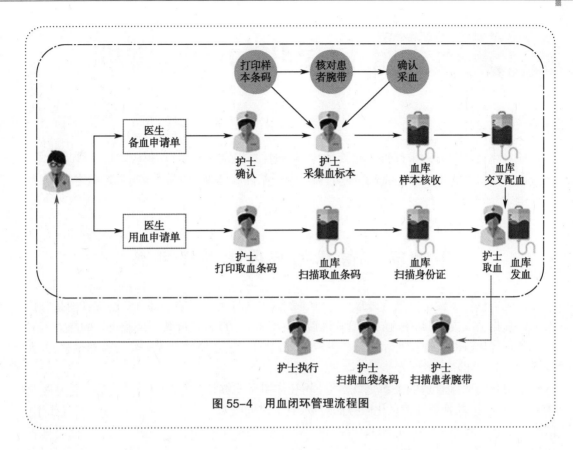

图 55-4　用血闭环管理流程图

（全　宇　张　微）

参 考 文 献

1. 张湘星. 试析医院信息化建设对医疗管理水平的提升. 无线互联科技, 2013, 03: 151.

2. 潘宝宁, 黎伟强. 论信息化建设对医院管理的促进作用. 中国医学装备, 2011, 8 (11):
   64-67.

3. 李文哲. 医疗管理信息化建设对医院管理的影响. 科协论坛 (下半月), 2011, 03: 62-63.

4. 李志军. 信息化管理系统在医院药品管理中应用. 当代医学, 2013, 19 (24): 15.

5. 刘帆, 王秀民, 王巍, 等. 临床用血信息化闭环管理模式的设计与应用. 中国护理管理,
   2013, 13 (12): 34-37.

6. 靳萍. 信息系统实现围术期精细化管理. 中国医疗设备, 2013, 28 (11): 73-75.

7. 高鹏, 邢瀚文. 条码管理在医疗管理系统中的应用. 中国医疗前沿, 2007, 13: 40-41.

8. 郑艳芬. 手术器械纳入消毒供应中心标准化管理流程分析. 中国实用医药, 2013, 8 (27):
   250-251.

第五十六章 信息化与医院管理

信息化在医疗管理上发挥了重要的作用,同样在医院管理上,不仅仅降低了管理成本,还大大地提高了管理效率,实现了移动、实时的医院内部管理,实现了运行于帷幄之中,决策于千里之外的管理目标。

第一节 信息化与医院管理关系

医院信息化建设不仅只有医疗,还有医院管理,而且是重要的一部分。医院管理是医院使用信息化手段支配、调整、监控、管理医院整体运行的方法,它反映了医院运行的能力。信息化是现代化医院管理在实际运行中采取的方式方法,它集中体现了医院的管理理念、行为模式和企业文化[1]。

信息化与医院管理的关系是既对立、相互作用又能够相互有机结合的。信息化是医院管理的方法,医院管理是信息化服务的对象,它们之间既对立又统一,相互依存又相互作用。随着信息化在医院管理中的深入应用,医院管理的信息化程度也在不断加深。医院管理者可以在信息化的帮助下以最高效、实时、真实的状态了解医院整体的运营情况,并可以根据实际需要调整管理的内容和方向。

首先,医院管理中的实际状况决定了信息化在医院管理中应用的侧重领域。管理是信息化形成初期的前提思路和基础[2]。最初的医院信息化就是为适应医院管理的需求发展建立起来的,是医院管理的体现形式,它所实现的功能必须适应医院管理的模式。有什么样的管理方式就有什么样的信息化体现。

其次,医院信息化的发展决定了医院管理的发展和变革。信息化是医院管理中最活跃、最具革命性的因素,经常变化和发展之中[3]。与信息化相比较,医院管理则更具有相对稳定性,当一种信息化模式建立成功,就会在一定的历史时期内保持相对稳定的形式。但是,随着管理者眼界的开阔,管理理念经过实践验证之后的不断修正、进步,信息化也在相对稳定中发生某些方面的扩展变化。当信息化发展到一定阶段,原有的信息化再也不能满足管理中的需求时,信息化就会朝着更贴合实际需求的方面发生根本性的转变。比如新生的智能手机 APP 系统将逐渐取代原有的网页版系统,以实时的可操作性强,受地点制约更少等优点强势取代网页版系统。旧的信息化形式将被新的信息化形式所取代。管理决定了信息化的发展进程,这是一方面;另外一方面,信息化也对医院管理有着重大的反作用,它会起着束缚或者解放管理模式的作用,或者起着阻碍或者发展管理模式的作用。当信息化与医院管理模式相适应的时候,它会有力地推进医院管理的发展;当信息化与医院管理模式的发展要求不相适应时,它会阻碍甚至破坏管理的发展脚步。

因此,信息化也是处于不断发展的脚步当中,它之所以需要更新、需要变革,归根到底还是由医院管理模式的发展需求决定的。不论在何种情况下,信息化反作用的发挥都是以适应一定的医院管理情况为前提的,都是建立在医院管理决定导向的作用的基础之上的。

除此之外,医院管理和信息化还应该是有机结合的关系。医院信息化和管理的有机结合是医院更好的发展的基础和前提。对于置身于新形势下的医疗改革的医院来说,信息化已经是不可逆转的潮流。信息化必然重要,可只凭信息化医院也不一定成功,只有在医院信息化与管理有效地结合起来才会使医院发展得更好。

第二节 信息化完善医院管理

信息化是医院管理发展的动力;医院管理是信息化的基础。此两者是有机结合的关系。以下就是从各个方面来论述信息化与医院管理是相辅相成的,缺一不可。医院管理信息化是指将医院的诊疗过程、物料移动、事务处理、资金流动、交易等业务过程数字化,通过各种信息系统网络加工生成新的信息资源,使各层次的人们掌握各类动态业务中的一切信息,以做出有利于医院运营要素组合优化的决策,使院内资源合理配置,使医院能够适应当今的外部环境,求得最大的效率和发展。医院信息化能极大地提高管理自动化、管理现代化、决策科学化的水平,提高医院运行效率,缩短管理周期与应用时间,提高诊疗质量,降低成本,优化服务,提升医院的核心竞争力。医院管理是由领导者或领导机构,根据医院运作的规律及医院的实际情况,按照需求,对医院的各种管理活动过程进行计划、组织、指挥、协调、控制,以提高运行效率,实现医院目标的活动的总称。

一、工作流管理

1. 协同管理的工作流 信息化在医院的日常管理过程中也一直发挥着作用,尤其是当信息化在医院发展到从医疗到管理的各个方面都有相应的平台支持时,多个应用软件的产品开发是由多个开发公司提供,每个软件都分担着各自的任务,使用协同管理平台使数据流和控制流在各个任务间顺畅传递。这些数据流和控制流的顺畅传递以及各个任务的有序执行,依赖于企业联盟中的跨企业的工作流管理机制。协同管理就是在此基础之上发展起来的。协同管理平台简称CMP(cooperation management platform)是联合了同一个用户的多个应用软件,共享数据、信息流、统一管理的软件平台。OA与医疗系统、院长查询系统、APP、自助机、设备监控等多个管理软件的结合使整个医院的管理更宏观、更直接、更全面、更便捷。

工作流源于办公自动化领域,是针对日常工作中具有固定程序活动而提出的概念,目的是通过信息化将工作分解成定义良好的任务或角色,按照一定的规则和过程来执行某些任务并对其进行监控,达到提高工作效率、更好的控制过程、增强对使用者的服务、有效管理业务流程等目的。所以工作流管理是信息化管理的组成部分之一,其侧重的是业务过程处理的自动化。

2. 工作流的工作原理 工作流首先根据需求将业务流程按照时间顺序或者逻辑关系设置成业务流程。在业务的处理过程中按照管理规范将文件信息在流程参与者之间传递,再配合工作流的分支、并行、循环、取消等工作模式在处理一个业务的多部门中的许多人突破时间和空间的限制一起工作。工作流作为工具可以监控工作流的业务流程,它能够在医院管理业务过程中动态地判断业务的发展分支并给予相应的处理,使业务的发展、部署和运行更高效更准确。

3. 工作流的运行特点 更灵活的过程模型,流程可以根据实际使用的不同需要定义成不同的面貌。初步可以分为自由流程和固定流程。自由流程顾名思义就是流程的传递过程完全不受限制,每个步骤的处理结果由当前步骤的经办人来决定,转交、分支、结束或者其他处理都可以。所谓固定流程也是相对的固定,流程可以大致分为几种可以选择的处理方式,顺序、分支、并行、循环、取消。某个流程步骤可以设置判断,当流程经办人的条件或者其选择的处理结果符合已经设定好的条件,则采取某种已经设定好的处理方式。并且可以循环利用一些已经设定好的流程。

基于网络的动态管理模式,基于网络、计算机、智能手机等各种环境的齐全配置,工作流管理可以更加实时的、动态的被监控及管理。并且可以根据需要及时停止或转交。

更合理的人员职能划分,根据定义好的流程步骤,每个步骤的经办人以及各个步骤的经办事务具体事宜都是可以提前预见到。各个步骤的事务定义好了之后领导者或者人力资源管理部门就可以变相地分析出行政办公科室人员的需求和工作量,从而安排合适数量、能力的人员在适合的岗位上。人员安排上的划分也可以更合理、更适当。

更规范化的办事流程,在工作流的设计之初,工作流完成时的目的是已经既定的。所以需要申请办理各种事务的人员在流程申请之初就可以预见到在事务办理的过程之中会遇到的问题和经办的步骤,从而提前办理避免错过需要的时间。

4. 表单设计 工作流以协同平台为依托可以调取更多的跨系统的数据组成表单,并且根据实际需要设置其在流转的过程中可以设置全部或者部分信息可以对某个步骤的某个经办人公开或者保密。

5. 定义流程 定义流程是可以配合当前步骤经办人的意见设置接下来的步骤中采取什么样的处理模式。处理过程模式可以分为顺序模式、分支模式、并行模式、循环模式、取消模式等。

顺序模式,就是办理工作流中的流程步骤按照已经排好的先后顺序执行。

分支模式,可以按照条件自动或者手动选择流程所走的分支,比如可以设置流程申请人科研经费余额不为零,则之后流程可以走多个分支中的一个。或者经办人的审批意见为不通过则之后的处理流程走多个分支中的其中一个。

并行模式,多用于文件传阅流程,即多人同时做同一件事务,并且不分先后顺序时,多使用此类处理模式。并行模式需要所有并行的事务都处理完成后再转交下一步。

循环模式,是使用分支判断再加上流程向回跳转,就可以组合形成循环模式,直到不满足循环判断条件,终止循环。

6. 结果处理 依赖协同管理平台可以将工作流最后得到的各种业务分支的处理结果加以适当的处理方式,比如管理部门的文件批办传阅流程,最终完成后可以将文件及附件等相关信息转到档案室管理系统并加以归档管理;比如请假流程,可以在逐级审批结束后反馈到申请人手中,并连接财务的报销流程等;院党发文件的制定和作废流程也通过审核修改等循环最终得到不同的处理。

7. 因公外出请假实例 以因公外出请假为实例看工作流的执行情况。其流程图56-1如下所示。

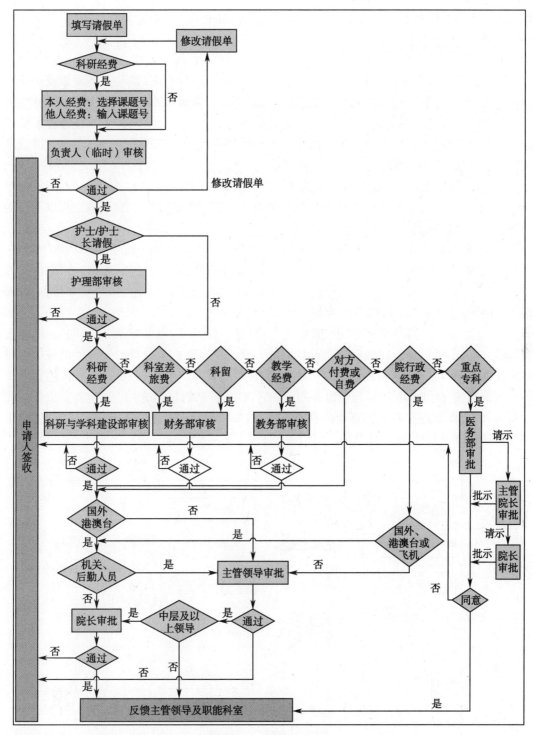

图 56-1 请假工作流程

填写请假单后从填写的情况判断是否使用经费,利用分支判断流程下一步所走的分支,当审批不被通过的时候可以利用循环模式将流程转回给申请人修改申请表。审批过程中利用多重判断循环嵌套模式重复使用做成结构复杂的判断用于处理科研经费的报销审批流程。最后未通过审批的返回给流程发起人,通过了审批的转交给职能科室处理。

二、固定资产管理

固定资产是医院进行正常医疗、教学、科研等各项活动不可缺少的物质基础以及医院发展的重要保障。同时,也是衡量现代化医院的综合实力,规模大小,发展程度的主要标准之一[4]。随着计算机技术的迅猛发展,医疗资产的种类、数量越来越多,为了减轻管理人员和业务人员的数据处理负担,极大地提高固定资产管理的效率和管理手段,因此,建立以信息化为核心的管理机制势在必行。

1. 相关概念　固定资产是指医院为医院经营、医疗活动而持有的、使用时间超过 12 个月的,价值达到一定标准的非货币性资产,包括房屋、建筑物、设备、图书、运输工具以及其他与生产经营活动有关的设备、器具、工具等。

其中,医疗仪器设备是医院进行正常医疗、教学、科研等各项活动的基本要素。本节以医疗设备为例,阐述固定资产从计划申请、招标、合同、验收、入库、使用、维修、转移、报废等设备全生命周期动态跟踪管理,从而使医院管理者可以时刻掌握医院的固定资产信息,合理地调配资源,进而提升医院的整体管理水平。

2. 功能架构　如图 56-2 所示,固定资产管理的目标是实现资产预算、前期、运维和报废等全生命周期的物流,财流和信息流的闭环式管理体系架构。这样的架构促使各职能科室之间共享资产信息,各司其职补充完善数据,使得固定资产从申请到入库,从使用到报废各个环节的情况清晰明了,同时与财务的记账管理对接,做到物账统一。通过对其大数据的分析解剖,全面掌握医院各类资产的收益与损耗,为医院管理者提供决策信息,进而优化医院的资源配置,提高医院工作效率。

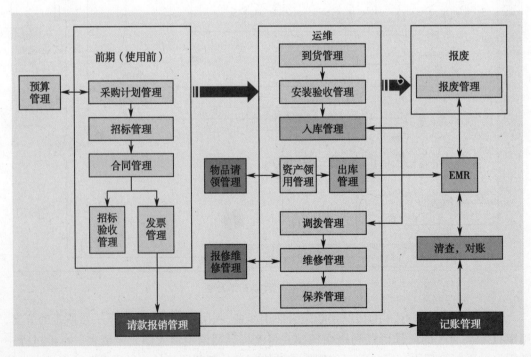

图 56-2　资产生命周期

（1）资产采购：如图 56-3 所示，首先，由各个科室依据年度预算自主提交计划申请单（年度计划申请，临时计划申请），注明固定资产的基本属性，同时包括申请日期，申请人员等基本信息；其次，各科室负责人逐级审批，职能科室资产管理员对计划申请进行汇总，提交院领导审核；最后，院领导审核通过后进行招标工作，若未通过审核，由资产管理员反馈给申请部门，并注明未通过意见。

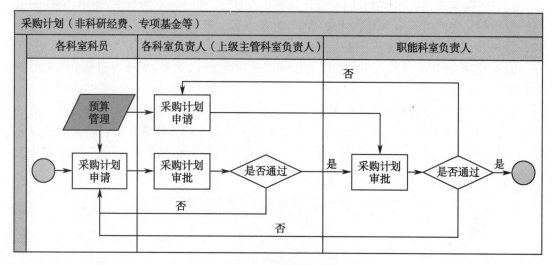

图 56-3 采购审批流程

采购申请记录的内容主要包括：院区、科室、申请人、申请日期、资产类别、资产名称、预算总价、数量、资金渠道、推荐厂家、申请原因、可行性报告等。

院领导审批通过的采购申请，依据政府招投标法进行依法采购，把在招投标过程中产生的过程文档，以附件（扫描件、电子文档）的形式进行保存；其中需上传的文件包括招标采购记录、投标文件、招标文件等，按照批文、批号等进行编号保存。支持文件的查询、查阅、导出等功能。

招标项目记录的主要内容包括：政府采购码、招标日期、星期、时间、地点、实施机构、招标形式、招标结果、投标信息、中标信息、参加人员、医院记录附件、招标公司记录附件等。

合同管理主要将订立的合同进行归档管理，按照合同编号，将合同的扫描件以附件的形式进行保存，支持在线查询、查阅。

合同记录的主要内容包括：合同编号、合同名称、总金额、付款方式等。

采购流程详见图 56-4。

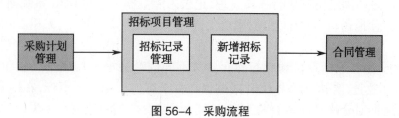

图 56-4 采购流程

为了对固定资产采购各环节的规范化管理,采取多种方式进行管控:①科室申请设备要填写可行性报告,然后招标委员会进行论证;②科室在申请采购时,经过严格的审核机制,依据审批权限逐级审批,只有经过上一级的领导审批后,才能进行下一流程;③在系统中填报设备申请时,与预算管理平台挂钩,如果所报项目超出预算,系统经判定不予通过。

(2)库存管理:医院的部分固定资产具有库存性质,即存在不断购进、使用、消耗的过程。这给固定资产的安全和保值带来风险。在进行资产管理时,需要对这部分资产进行特殊化处理。库存相关的固定资产的管理应当采用流程化管理,在资产的入库、出库、借用、归还、报废、处置、盘存的过程中采用检查和控制。采用可视化、报表、统计查询等手段来反映当前资产的情况。

固定资产的库存管理包括到货验收、入库、出库、盘存、报废、处置等。设备到货后通过厂家工程师、固定资产管理员、维修工程师以及临床负责人四方联合在验收报告上进行签字,并且将验收报告扫描存档,并且以附件的形式保存到安装验收管理记录中,同时支持在线查询、查阅,详见图56-5。

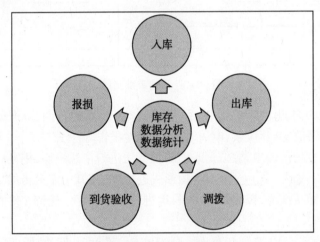

图 56-5　库存管理

安装验收记录的主要内容包括:资产名称、合同编号、合同名称、金额、供应商、国别、注册许可证、生产许可证、卫生许可证、经营许可证、安装负责人、安装负责人联系电话、设备部清点核对人、设备部验收人、设备部工程师、厂家意见、厂家负责人、厂家负责人联系电话、临床科室意见、临床科室负责人、临床科室负责人联系电话、资产列表信息、附件信息等。当设备维修或更换时,管理者可以很轻松地搜索到设备的全部信息。

对验收通过的固定资产进行入库管理,记录入库数据。并与 EMR 系统同步数据。为了能够比较方便地进行资产的管理,系统生成唯一的固定资产编号,采用 RFID 电子标签对每一个资产进行标识。入库时登记自动在系统中记录该产品,并增加数量。出库时,利用条码枪或者电子标签自动更新库存。对不同的产品根据使用进度和频率,设置动态的最低库存数量,当达到临界值时则报警。对于有使用期限的资产,在期限到达之前进行预警。定期对仓库产品进行检查和盘存。固定资产盘亏造成的损失,应当计入当期损益。

对在库固定资产进行出库管理,记录出库数据。并与 EMR 系统同步数据。出入库单记录的主要内容包括:入库类别、资产名称、合同编号、合同名称、金额、入库人、供应商、国别、入库日期、入库单号、发票号码、资产信息、条码号等。

对已入库固定资产进行领用管理,科室填写领用申请,记录各科室固定资产领用情况。记录固定资产领用审核情况。固定资产领用记录的主要内容包括:资产名称、资产编号、合同编号、领用申请科室、领用申请人、领用日期、领用数量等。

固定资产调拨存在多种形式,包括科室变更,库存数量变更等。对在库固定资产进行调拨管理,记录调拨数据。并与 EMR 系统同步数据。调拨记录的主要内容包括:资产名称、资产编号、合同编号、单价、数量、金额、院区、科室、变动后科室、入库日期、生产厂家等。

（3）维修与报损:根据医院设备在医院的不同分布情况,将固定资产系统与医院故障报修系统对接。临床科室通过网上系统报修设备,发出维修申请,维修人员接到信息后进行维修。维修主要的工作是将每台设备的维修费用在固定资产管理系统里记录下来,同时还需记录维修报告,这样管理者可以对每台设备的维修次数、维修费用有全面的了解。这样就对每台设备的使用进行了全程跟踪,从中可分析出哪些设备质量好,哪些设备质量差,为下一年度的设备采购提供了参考经验。

根据科室使用设备的老化情况,由科室申请报废,经职能科室审核批准,结束设备的生命周期。管理者对在库固定资产进行报废管理,记录报废数据。报废记录主要内容包括:资产名称、申请人、合同编号、政府采购码、院区、院产编号、型号、单价、数量、金额、国别、生产厂家、供应商、资产编号、报修年限、科室、报废日期、报废原因等。

（4）固定资产核算:随着医院的发展,各类资产的成本也在逐年增加,投资效益是否也能逐年增加,设备的使用率如何,这些都是医院管理者所关心的问题。因此医院的固定资产核算包括成本折旧和经济效益。

成本折旧是指固定资产按照相关规定,通过原值确定、折旧年限确定、折旧方法确定来进行资产折旧。经济效益是指设备在运行使用中给医院带来的创收,这包括设备本身直接的创收,还包括设备使用中带来的间接收入,例如做一些放射检查所使用的药品。

三、预算管理

预算管理是对医院下一年度全院统筹安排经济资金的管理行为[5],是根据医院自身的发展规划和任务计划而制订的年度财务计划,也是医院正常发展的保障。对未来的经营活动和相应财务结果进行充分、全面的预测和筹划,并通过对执行过程的监控,将实际完成情况与预算目标不断对照和分析,从而及时指导经营活动的改善和调整,以帮助管理者更加有效地管理医院和最大程度地实现战略目标。

预算是一门管理科学,通过最大限度地分配医院的财务、实物和人力资源,制定医院的发展目标[6]。同时,通过预算来监控医院目标规划的实施,及时调整医院的资源,控制开支,完成既定的经营目标。如图 56-6 所示,医院通过预算管理对医院内各部门的财务资源进行分配、考核与控制[7]。

1. 功能架构　根据医院管理的工作特点,以及现代信息技术推进医院管理的特征,为适应医院精细化管理的要求,将医院预算管理的架构层次分为三层:数据层、功能层、分析层。

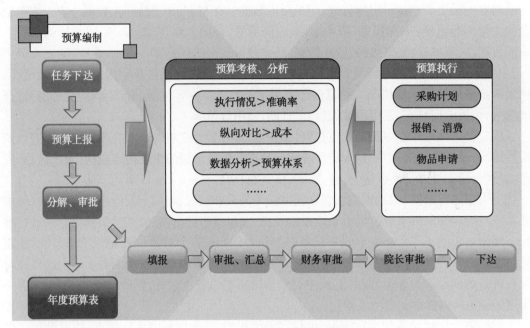

图 56-6 医院预算管理系统

（1）数据层：包含数据集与数据模型。具体如预算的组织机构、用户角色、责任中心等。也包括预算方案、预算指标、预算类型、时间、报表等。

（2）功能层：主要是信息处理、业务处理和组织管理等行为。包含预算编制,任务下达、预算上报、预算分解、预算审批等预算工作流程。

（3）分析层：此部分主要是对预算考核、预算分析和对预算全流程的监控。

2. 预算编制

（1）编制预算：医院预算方案的确定,需要以实际数据作为依托,然后根据这些数据进行预测,目标的预测要做到科学合理,就需要有比较科学合理的预测方法,在预算管理系统中,通常提供多套预算方案。通过这些预算方案,就可以对医院各方面的各项指标进行定量预测,以方便医院管理层根据预测结果和医院战略目标制订医院的预算目标,使预算目标更趋于科学合理。

（2）任务下达：目标下达主要是医院的预算管理机构将预算目标分解并下达给医院的各个责任中心。由于医院预算编制通常需要经过多次的上下级责任中心的沟通并最终形成医院的预算,因此目标下达在预算编制中需要进行多次。系统要支持预算报表多次下达。详见图 56-7。

（3）预算上报：主要完成预算数据的采集工作,可以支持人工录入方式和通过数据接口从其他已有系统如会计信息系统、ERP 系统中提取数据两种方式。为方便上级责任中心对下级的审核和调整,系统支持预算报表多次上报。在预算执行过程中,可以对发生条件变化的预算进行调整,系统应同时记录调整过程的数据,并经过审批后生效。

（4）预算分解与审批：预算分解是医院职能科室把预算报表层层落实到更具体的责任中心,很多是临床的一线科室。预算分解后生成各个预算子报表,系统根据相应的算法规则自动分解预算报表。

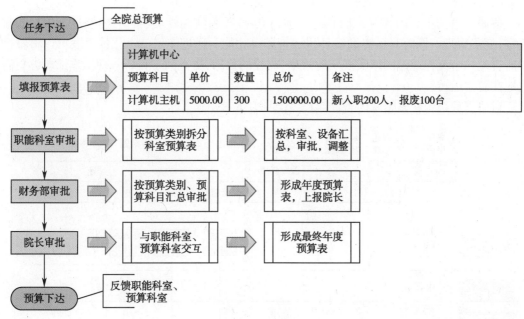

图 56-7　预算下达

预算审批是上级部分对下级部门已提交的预算数据进行全面的技术审核,审核内容包括:是否按既定的业务规则编制以及预算数据是否完整。同时对下级部门提交的预算进行汇总,与医院预算总目标进行比较并进行必要的调整后,向下级下达预算控制目标。系统功能包括预算多级审批、查询预算审批状态、审批处理及审批数据保存、预算批复、预算批复下达等。

3. 预算控制　预算的执行与监控主要分为医院层面与下级科室两个层面,医院层面主要实现对资金的管理,通过与医院财务数据接口来实现[8]。下级科室层面则是对具体业务活动进行实时控制,主要通过各个业务系统的数据接口来实现。所以预算执行的数据应该能够通过数据接口从相关业务系统中导入到预算管理系统。预算执行的功能包括:数据校验,数据保存,提供按不同维度查询预算执行数据,提供和其他系统集成接口。

需要注意的是,预算控制的时间点必须是在业务发生之前,同时系统也应支持事中监控,具有执行反馈功能,根据提前设置的反馈条件,对进入监控区域的数据进行预警,形成执行、调整、反馈这样的"自反馈"理念的工作环。具体监督责任中心的预算编制情况、预算上报情况、预算执行情况等。根据定义的反馈条件实时监督预算执行的异常情况,及时通过医院内部办公平台、手机 APP、手机短信等方式进行预警。

4. 预算分析　提供用户按责任中心查询医院及其下级科室经营活动的各个方面的预算数据与实际执行数据的对比分析,及时发现问题数据,进行异常分析,并采取有效措施规避风险。随时查询年度预算的完成情况,分析医院的预计财务状况,预测医院未来的经营情况。

四、科研管理

信息化应用于科研管理,并且成为管理工作的发展方向和趋势,给科研工作的管理带来了新的契机,使科研管理水平效率出众且卓有成效[9]。

科研管理的主要内容有:项目申报、项目立项、项目实施管理、科研经费管理、项目验收鉴定,获奖管理。同时具备查询统计报表打印等功能。通过使用信息化的手段可以将整个科研管理的全流程通过网络实现实时管理、监控的目的,更有利于科研管理工作部能够更高效地在院内运转。

科研管理系统在整个院内管理流程,详见图 56-8。

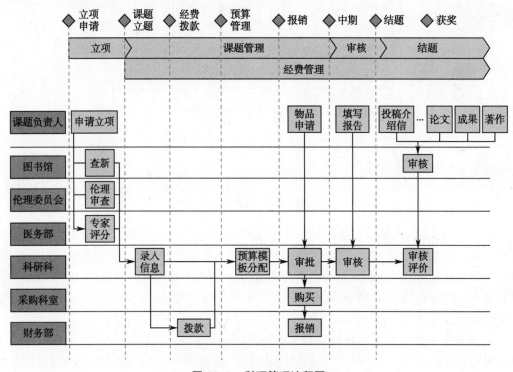

图 56-8　科研管理流程图

首先课题管理从立项申报开始使用信息化的方法进行跟踪管理,首先必须通过二、三级科室领导的审核,并且同时接受图书馆的查新监督。最终到达医务部管理端,管理段组织专家组进行评审并打分上报。最终科研管理部门将通过逐级审核的课题录入到科研管理系统中,并指定课题的负责人。课题负责人在自己的功能模块中填写、上传各种相关的数据,其中包括经费预算及各种电子版的文档。科研管理审核通过后转交财务部处理。财务部根据实际情况拨款,之后科研经费进入全预算管理。整个科研课题有效期间包括投稿介绍信的处理、科研经费的报销、科研论文的上报、科研成果等数据的上报、审批、存档、查询、统计都使用科研管理模块的相关功能实现。

第三节　医院管理无纸化

无纸化是说在不使用纸张的前提下,利用网络资源、软件系统来实现医院行政日常管理的。信息化是医院管理无纸化的前提和基础,有了信息化的支持使无纸化办公在医院的实际运行中成为可能。无纸化后要求有更准确的申请和审批流程,有更全面的成本控制和监控。无纸化可以为医院节约办公成本、提高工作效率,实现管理无纸化非常有意义。无纸化绝不仅是指办公文件数据的电子存储,它实际上是医院管理过程的全面信息化[10]。

无纸化办公适用的业务范围有文件的日常管理、各类业务报表的整理、会议记录、排班考勤、会议室预约、物品申请、请假管理、科研教学管理、医务护理管理等各个方面。它包含以下几个特点:

1. 真实性 数据存储和传输的过程中的数据真实必须是首先需要保护的问题,数据在存储和传输过程中的一致性,实时性是很重要的。医院管理系统可以通过日志签名等痕迹来保证数据的真实性[11]。

2. 隐私性 各个平行的职能部门之间所处理的业务内容需要不同程度的共享和保密,可以通过权限来加以控制,可以特意制定授权和根据条件来集体分配的方式向结合的方式授权,可以通过设置处理业务人员所在部门、所处岗位等方面的信息来加以筛选和控制。

3. 安全性 采用完备的技术和管理手段确保医院管理系统中信息的安全也十分必要,如双机热备、异地备份,防火墙等。因为如果全部实现了无纸化全电子管理没有完备的灾备措施,一旦出现故障,影响重大。

4. 全面性 医院信息管理如果需要细化就必须涵盖医院管理的各个方面,管理主要是以人、财、物为主的管理,管理过程中所涉及的各系统之间的协同关联都需要很好的集成在一起。各系统的协同关联也对医院管理起到了至关重要的作用。

5. 可控性 数据掌握的再多不能利用起来也是非常的浪费,对于有业务交叉的工作,如果能够提高数据的可重用性也是提高工作效率、减轻工作强度的方法。使用协同的管理模式在多系统中设置关联,使用这些关联将整个系统整合成一个完整的平台,使数据在其中能够得到有效的利用,使需要软件设计之初的架构师对整体需求有更准确地把握和调控。

无纸化是通过办公自动化系统、电子病历系统、APP、电子邮件系统等方式实现的[12]。无纸化管理可以简化日常管理流程,无纸化管理可以节省各类审批流程中原有纸质审批传递时耗费的时间和人力成本,各个职能科室的办公人员可以利用办公自动化系统将文档、申请等需要传递的信息通过工作流流转到需要的各个步骤;无纸化的推进同时使管理迈上了新台阶。实现无纸化管理的首要条件就是各部门更具体地划分分管人员的工作职责,细化工作流程,超前运作,协调管理将调控、监管一起容纳入无纸化管理的实施范围内,使医院整体能够真正做到离开纸张的制约更有效地运转;无纸化管理现已从电脑网络延伸至随身便携无线电子设备和无线网络,如利用 APP 使各类审批流程通过信息推送,使管理比使用纸质处理更快、更便捷。在保证数据及时性、有效性的同时也需要保证数据的准确性、安全性;无纸化管理对于网络的安全性又提出了更高的要求。无纸化使用移动设备参与管理时使用的无线网络的信号和安全性就需要更多的关注,在保证数据快捷、准确的传递的同时,安全也是重要的考虑因素。其中的管理更包括账号的管理、权限的管理、程序的管理和数据库的管理、网络的管理等。

医疗业务上的无纸化是医疗安全和医疗质量提升的基础,只有有强大的信息流和环节管理控制才能够实现医疗无纸化。无纸化实际上只是一种结果的体现,它的内在意义是健全业务流程管理和过程监控。比如:在临床科室申请购买一台计算机的时候,首先在内部管理平台上填写申请单,申请单填写后,必须由主任确认,通过后到职能管理部门确认,职能管理部门根据申请的内容可以查询到当前该临床科室的床位数量、医护人员数量、在院患者、在使用中的计算机数量(包括具体购买的年限和配置),综上根据医院的原则就可以确定是否给予配置新的计算机。如果超出医院管理规定而给配置了计算机,职能部门的主观院领导就会查询发现,这样每个环节都在相关部门和领导的监控之下,最后包括增加的计算机的出入库和成本核算。整个环节一目了然,而且全部是结构化数据,可以把全院的类似数据整合在一起,做大数据分析,便于后续工作中的完善。

附件 56-1 医院预算管理流程案例

根据医院管理的工作特点,以及现代信息技术推进医院管理的特征,为适应医院精细化管理的要求,预算管理系统为医院提供从预算组织体系、预算编制体系、预算监控体系和预算分析体系的综合的预算管理解决方案。搭建自上而下下达目标、自下而上编制审核预算的预算管理流程。实现医院从制定战略目标开始、到年度目标分解、到年度预算的编制,到预算调控、预算发布以及预算的执行的系统平台。

1. 预算审批流程　任务下达主要是医院的预算管理机构将预算目标分解并下达给医院的各个职能科室。由于医院预算编制通常需要经过多次的上下级责任中心的沟通并最终形成医院的预算,因此目标下达在预算编制中需要进行多次。经过逐级审批,最终确定科室预算。

2. 预算模板管理　财务人员事先在系统里维护好预算管理模板,便于科室在填报预算时直接引用,同时也支持在申报时自定义模板,详见图56-9。

序号	名称	状态	创建时间	操作
	添加模板			
1	预防保健专项经费	启用	2016-12-23 15:40	编辑
2	辽宁省卫生计生委软科学研究项目	启用	2016-12-20 16:34	编辑
3	院内感染管理办公室预算	启用	2016-12-20 08:42	编辑
4	院内感染办公室2017年新	启用	2016-12-20 08:34	编辑
5	教学科研经费	启用	2016-12-16 16:01	编辑
6	新疆塔城地区卫生系统管理干部培训班	启用	2016-11-22 11:47	编辑
7	2016年县级医院管理干部培训班	启用	2016-09-26 15:45	编辑
8	医疗设备部	启用	2016-09-20 17:54	编辑
9	院长办公室	启用	2016-09-20 14:22	编辑
10	后勤保障部	启用	2016-09-19 19:03	编辑
11	监察室	启用	2016-09-19 11:10	编辑

图 56-9　预算模板管理

3. 预算上报　职能科室填报预算,可以新增条目,也可以从预算模板里复制。在未上报状态,支持修改和删除操作。预算上报,详见图 56-10。

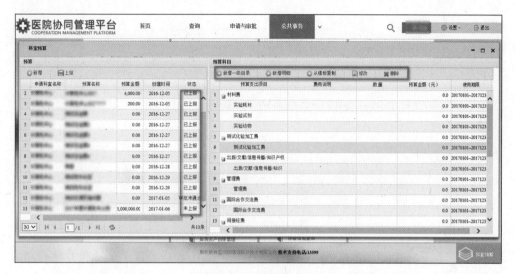

图 56-10　预算上报

4. 当预算正式生成后,可以在招标采购计划申请中选择该预算,在申请政府采购中就要选择需要支出的预算项目。在财务报销走账时同时可以在支付审批流程中看到该笔业务是否通过了院内政府采购审批流程。以确保同意购置的项目按照预算项目执行,同时也保证无预算项目无法进行院内的政府采购审批流程。招标申请及引用预算,详见图 56-11 和图 56-12。

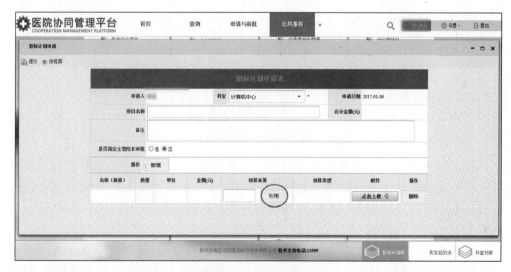

图 56-11　招标申请

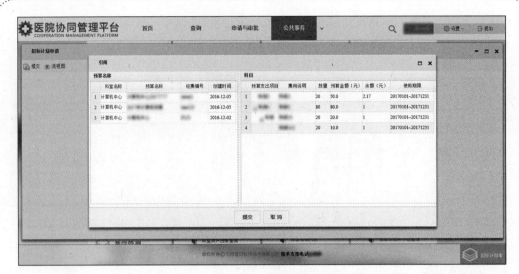

图 56-12　引用预算

5. 预算另外一种使用模式,在经费终端消费系统里可对预算关联项目进行消费操作。经费消费,详见图 56-13。

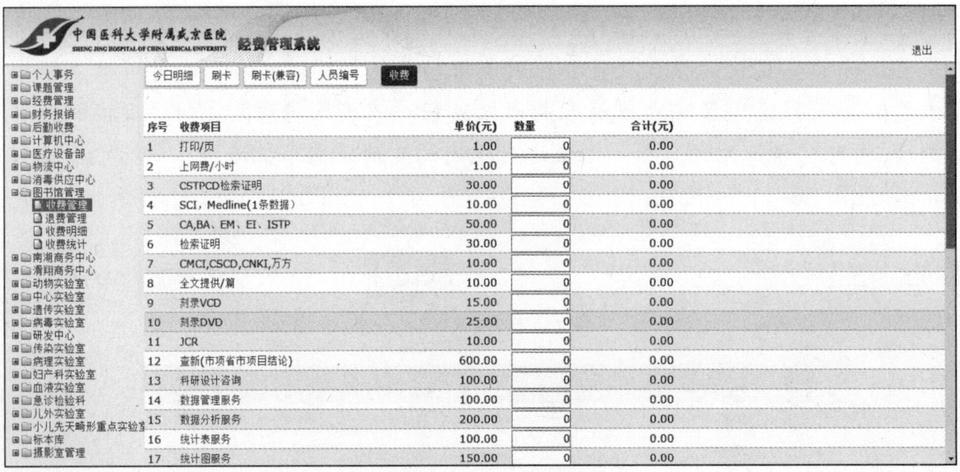

图 56-13　经费消费

6. 预算监控　对于不符合要求的预算进行退回操作,同时监控各科室预算执行情况。支持事中监控,具有执行反馈功能,根据提前设置的反馈条件,对进入监控区域的数据进行预警,形成执行、调整、反馈这样的"自反馈"理念的工作环。预算监控,详见图 56-14。

预算管理系统实现了预算制定、审核、审批、执行、监督、反馈整个生命周期的管理。通过最大限度地分配医院的财务、实物和人力资源,制定医院的发展目标。同时,通过预算来监控医院目标规划的实施,及时调整医院的资源,控制开支,完成既定的经营目标。预算管理架构,详见图 56-15。

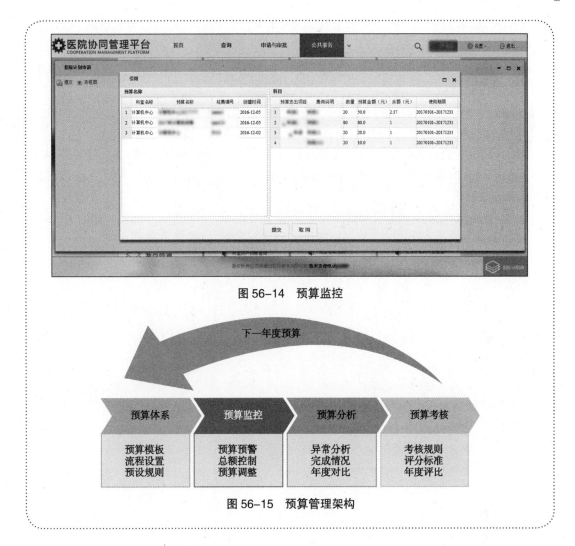

图 56-14 预算监控

图 56-15 预算管理架构

（全宇 付韬 白玉）

参考文献

1. 刘云,郭建军,赵俊,王虹. 医院信息化建设在医院发展中的作用研究. 中国数字医学, 2013, 8（07）: 38-40, 44.

2. 王立波,王季,田甜,等. 浅谈我国医院信息化的现状和发展趋势. 吉林医学, 2013, 34（01）: 195-198.

3. 彭维霞,童婧. 医院固定资产管理信息化研究. 企业经济, 2014, 04: 76-79.

4. 雷志勤,徐静. 新医改背景下医院固定资产管理应用研究. 中国卫生经济, 2014, 33（04）: 83-84.

5. 王舜娟,李春. 公立医院全面预算管理模式探析. 中国卫生经济, 2012, 31（05）: 84-86.

6. 张晓萍,梁云朝. 构建医院预算信息化管理体系. 中国医疗设备, 2010, 25（12）: 75-77.

7. 周勇,焦杨,郭淑华,等. 新预算法下利用信息化实现全预算管理的研究与应用. 中国数字医学, 2017, 12（02）: 99-101.

8. 谢新敏,胡克,王领. 医院科研经费预算管理存在的问题及信息化对策. 现代医院, 2015, 15（03）: 136-138.

9. 徐志峰,罗小微,张婧. 信息化系统下医院全面预算管理的实施. 中医药管理杂志, 2015, 23（03）: 134-136.

10. 王景明. 电子病历无纸化存储模式的研究与实践. 中国数字医学, 2009, 4（05）: 39-41.

11. 王鹏,王雪珍,范燕燕. 利用电子签名推进医院无纸化进程. 中国卫生标准管理, 2016, 7（10）: 11-12.

12. 孙野. 医院无纸化办公实现与档案信息化建设的思考. 中国管理信息化, 2015, 18（24）: 184.

第五十七章 信息化与绩效考核

医院绩效考核是管理的难点,如何评价医护人员的优劣,没有实现信息化管理之前是不可想象的。信息化为医院建立实现实时、客观的评价体系提供了可靠的数据和手段,为摆脱靠文章、课题评价医生提供了可能性。

第一节 信息化是绩效考核基础有了数据以后才能准确衡量绩效

《中共中央 国务院关于深化医药卫生体制改革的意见》明确要求建立规范的公立医院运行机制,并改革人事制度,完善分配激励机制,推行聘用制度和岗位管理制度,严格工资总额管理,实行以服务质量及岗位工作量为主的综合绩效考核和岗位绩效工资制度,有效调动医务人员的积极性。构建绩效考核体系与加强绩效管理成为落实与深化医疗改革的重点。

在当今时代的医院绩效管理改革中,建立优绩优酬、多劳多得的薪酬分配体系是医院管理者的共识。但是以往没有统一的信息化平台,大量的医疗信息、经济信息处理还停留在手工层面,信息采集量严重不足,管理者无法深入到各个方面各个环节进行绩效管理。这就使得许多医院的绩效考核体系、激励机制、分配体系缺乏公正性、差异性、没有量化到个人考核,信息处理的滞后限制了医院绩效管理向科学化、精细化、公正化发展的速度。

随着医疗改革的逐步推进和深入,医院的精细化管理得到医疗行业的关注、重视,而绩效管理则是精细化管理的一个重要组成部分,其在医院管理中的重要性逐渐凸显出来。信息化技术的快速发展使得医院的绩效管理开始从过去的定性管理走向如今的定量管理,通过定量数据的考核分析进行管理[1]。因此,在医院绩效管理中,构建信息化平台势在必行。信息化平台的建设对于绩效管理的意义主要集中在如下几点:

1. 构建信息化平台是医院绩效管理的基础和前提 绩效管理中需要对医院内部流程中的关键参数进行设置、取样、计算、分析、衡量流程绩效,拟定目标式量化管理指标,这些数据指标的获得与分析,都需要信息化平台的数据支持,这也是从传统定性管理向精细化的定量管理转变的关键。

2. 利用信息化平台进行绩效管理是医院精细化管理的发展方向 信息化平台建设使绩效管理显得更加直观、更加便捷、更加科学。由于信息化的建设实施,绩效考核指标的收集归类变得更加高效,绩效考核中的关键性考核指标如财务指标、患者指标、流程指标、学习与成长指标、行为指标等考评体系的指标设置变得有意义了。从医院精细化管理的角度,可以利用信息化平台,将传统粗犷式的绩效考核指标进行精细化设施,拟定更加细致、更加科学、更加复杂的考核指标体系,通过信息化平台进行收集、处理、分析,强化管理效能,提升管理效率,这已经成为各大医院精细化管理的共识,也是未来发展的必然趋势[2]。

第二节　绩效考核的目标

一、医院绩效管理的意义和作用

医院绩效管理是现代医院管理工作的重要内容是医院管理者、各部门和职工就工作目标与如何达成目标形成承诺的过程,也是管理者与职工不断交流沟通的过程。有效的绩效管理能够引导医院各部门及员工不断地改进自己的行为,发挥主观能动性,提高工作绩效,全面提高医院的运行效率和服务水平。实施绩效管理有其重要的意义和作用:

1. 有助于挖掘工作潜力,获取成功管理思想和方法　医院绩效管理是一种能提高医院内部职工绩效并开发团队、个体的潜能,使组织(医院)不断获得成功的管理思想和具有战略意义的、整合的管理方法。有效的绩效管理包括绩效计划、管理绩效、绩效考核和绩效反馈等若干环节,一个绩效管理过程的结束,是另一个绩效管理过程的开始,通过这种循环从中不断获得成功的管理思想和方法,使职工和医院的绩效得以持续发展。

医院各级管理者在绩效管理实施的整个过程中都发挥着积极的作用,是绩效管理工作不断向前推进的推进者,是进行绩效考核的实践者,是标准的制订者,工作绩效的记录者、考核者、建议者。通过医院绩效管理不断提升医院管理者的判断能力、沟通能力、组织能力、协调能力等,从而反过来影响绩效管理的效果,保证医院的高效运作和长远发展[3]。

绩效管理不仅是用来控制职工的,更是用来激励职工的。通过绩效管理让职工意识到自己的日常工作与医院的远大目标休戚相关,使职工感到工作的意义和价值,从而有效地激发职工的成就感和使命感,并主动自觉做好工作。

2. 有助于增强内部凝聚力,形成绩效导向的医院文化　绩效管理是一种绩效导向的管理思想,其最终目标是建立医院的绩效文化,形成具有激励作用的工作氛围。绩效管理对职工的工作行为和态度有着很强的引导作用。医院文化的建立离不开规范的管理,只有反映医院生存、发展需要的文化,才能培育良好的工作环境和人际关系,引导、规范职工树立优秀的行为准则,激发职工的工作热情和创造性。如果绩效管理与医院文化或价值观之间存在冲突,就会对医院文化产生消极的影响,因此,合理而富有激励性的绩效管理会对医院文化起到积极的巩固和强化作用,促进团队精神的凝聚[4]。

3. 有助于找准沟通平台,改善职工与管理者关系　医院绩效管理是一个完整的系统,是各个环节环环相扣、相辅相成、缺一不可而串联起整个系统的工具,也就是贯穿始终的持续不断的沟通,沟通是整个链条上最重要的一环,沟通的成败决定绩效管理的成败。沟通的作用在于使与绩效管理有关的每个医院职工包括管理者都获得自己必需的信息,其信息在医院管理者与职工之间得到充分共享、自由互通。

通过沟通把医院管理者与职工紧密联系在一起,并能前瞻性地发现问题,在问题出现之前得以解决,达到共同进步和共同提高的目的;通过沟通给医院管理者提供各方面的管理信息,能及时了解职工的状态和想法、工作的进展状况及遇到的困难情况,以便制订工作计划和绩效目标,及时进行协调调整,帮助职工解决困难,使其更加有信心地做好本职工作,提高管理效率和管理准确性;通过沟通为职工提供需要的信息,让职工及时了解医院管理者的想法,并获得鼓励与动力,及时调整自己,使管理者和职工步调一致[5]。

4. 有助于强化质量管理,促进技术力量的提升

医疗质量是医院工作的生命线,是医院赖以生存和发展的关键,是医院管理中最核心、最重要的部分,是医疗技术、管理水平和医德医风的综合反映。因此,抓好绩效管理不仅可以给医院管理者提供全面医疗质量管理技能和工具,也可促进技术力量的提升。

通过有效的绩效管理,可以挖掘内部技术潜力。绩效管理可以根据不同岗位的责任、技术劳动的复杂和承担风险的程度、工作量的大小等不同情况,将管理要素、技术要素和责任要素一并纳入考核要素,考核结果不仅可以体现效益工资的按劳分配,还能引导和调动优秀的医疗技术人才投入到医疗服务的积极性,挖掘他们的潜力。

5. 通过有效绩效管理,可以吸引医院外部技术精英　医疗市场的竞争,归根结底是医疗人才的竞争。谁能吸引人才、留住人才、培养人才、用好人才,谁就能拥有竞争的主动权,拥有强大的核心竞争力。医院可以利用完善、可行的绩效考核激励机制,来吸引高素质的技术人才进入医院,为未来的发展储备力量,占领医疗技术的制高点。

6. 通过有效的绩效管理,以感情投入留住人才　绩效管理为管理者与职工之间提供了良好的沟通和交流平台。如果医院给职工创造积极向上的发展环境、舒适宽松的工作环境、公平合理的竞争环境、按劳分配的薪酬环境,重视尊重职工的劳动成果,确立医院自下而上相互依存的工作关系,那么职工就会对医院忠诚信任,具备患难与共的品质,从而全身心地投入到工作中去。一旦医院与职工双方投入感情后,职工的创造力、忠诚度和奉献精神是无法比拟的,从而最大限度地发挥其能量和才华,为医院的长远发展服务。

7. 有利于增强全员成本意识,促进医院经济效益的提高　绩效管理实行绩效工资制,以工作目标和岗位责任制为考核内容,以岗位职务序列、经济效益绩效考核指标等进行综合确定工资标准为表现形式的一种薪酬制度。它的突出特点是把员工个人利益与医院利益有机地结合起来,使员工的个人收入与医院和科室的效益密切相关,增强了全员节约成本意识,促进医院经济效益的提高。

8. 有助于规范服务行为,促进医院行风建设　医疗行业是一个相对特殊的服务性行业,它肩负着保障人民健康和生命安全的重大责任。医院工作人员的服务态度也关系到患者疾病的治疗,特别是医、药、护、剂等直接接触病患的医院工作者规范的举止、文明的服务更有利于患者康复治疗。通过绩效管理可以改造职工的组织行为,发挥职工的积极性,变被动服务为主动服务,以求更好地实现医院管理目标。通过绩效管理可以让医务工作人员自觉改进服务态度、规范行为举止,让患者感受家庭般的亲情与温馨,从而更好地推进医院行风建设。

总之,医院绩效管理是一种有利于医院取得突破性竞争业绩的管理体系,它能把医院的长期战略与近期行为合理地结合起来,提高团队的绩效,有利于医院的可持续发展[6]。

二、医院绩效考核的概念和目标

绩效考核是一项系统工程,涉及战略目标体系及其目标责任体系、指标评价体系、评价标准及评价方法等内容,其核心是促进企业获利能力的提高及综合实力的增强,其实质是做到人尽其才,使人力资源作用发挥到极致。企业制定了战略发展的目标,为了更好地完成这个目标需要把目标分阶段分解到各部门各人员身上,也就是说每个人都有任务。绩效考核就是对企业人员完成目标情况的一个跟踪、记录、考评。

绩效考核是计算企业合力的过程。通过一定的手段衡量出哪些因素推动企业发展,哪些因素制约企业发展。从而找到平衡点,以达到企业和谐发展的目的。

绩效考核其实只是绩效管理中的一个环节。绩效考核是在年底对过去绩效情况的回顾,而绩效管理则是周而复始持续循环的过程,向前看,侧重过程,通常需要一年时间完成一个过程。

医院绩效考核是做好绩效管理的关键,是通过对医院内部流程中的关键参数进行设置、取样、计算、分析、衡量流程绩效的一种目标式量化管理指标,是把医院的战略目标分解为可操作的工作目标的工具,是医院实施绩效管理的基础。绩效考核可以使医院管理人员明确主要责任及业绩衡量指标[7]。

第三节 绩效考核的实现方法

医院绩效考核的实现,就是医院绩效考核指标建立健全与分析管理的过程。

建立绩效考核指标的要点在于流程性、计划性和系统性。首先明确医院的战略目标,即医院价值评估的重点;然后找出这些关键点的绩效考核,即院级绩效考核。依据院级绩效考核建立部门级绩效考核,并对相应部门的绩效考核进行分解,确定相关的要素目标,分析绩效驱动因素(技术、组织、人),确定实现目标的工作流程,分解出各部门级的绩效考核,以便确定评价指标体系。最后,各部门再将绩效考核进一步细分,分解为更细的绩效考核及各职位的业绩衡量指标,这些业绩衡量指标就是员工考核的要素和依据[8]。

医院绩效评价考核指标应包括:工作服务效率、医疗质量、服务质量、成本效益、病人负担水平、发展创新指标等内容。医院绩效考核评级,反映衡量医院考核期内绩效目标的完成情况,通过考核可以提高医院整体竞争力,促使医院工作的短期目标与长期目标相联系。

原有的管理体系下很难将医疗的整个过程进行细化,对每一个医疗环节进行定量管理,这就造成了管理粗犷化,唯业绩化的现象。随着信息化平台的建设,依托于信息化数据基础,现代化的医院绩效管理考核体系才得以建立,将原有的绩效管理进行彻底的精细化拆分,变得更加科学有效。

例如过去医院的绩效考核指标一般是比较笼统的指标,并没有深入到具体的岗位如:住院人次、门诊人次等进行制定指标,而医院提供的医疗服务过程非常复杂,笼统的指标并不能准确衡量个人工作绩效,这就使得部分医生更加倾向于对病情简单的患者进行诊治,这不利于医院整体医疗服务水平的提高。在信息化平台下,医疗过程中的信息要详细记录。如:患者的病种信息、治疗方案、治疗技术、检查项目等信息。再例如信息化平台将医院中使用的手术麻醉信息系统、病理信息系统、RIS、LIS等信息管理系统进行整合。体现出以患者为中心,完整记录医疗行为信息,信息平台利用数据挖掘技术对采集到的数据进行处理,最终服务于各种绩效考核报表、多维分析等。如:利用信息化平台的数据对医务人员的工作量进行计算,将合理用药、临床路径、可控成本、个人积分奖惩等作为专项考核内容,依据确定的绩效奖金计算方法进行计算,进行科学的绩效考核。而各种信息的记录完整、精细化则是保证绩效考核顺利进行的关键。

在现代医院绩效考核体系下,考核指标可以进行不断的细分,为医院的管理提供更加翔实有效的数据支撑,主要指标如下:

(1)工作效率绩效考核指标有:人均门急诊人次、门急诊人次增长率、每门诊医生日均门诊人次,人均(或每床)住院人次、平均病床工作日、住院病人增长率、病床使用率等指标。

(2)医疗质量绩效考核指标有:门诊诊断准确率、平均住院日、治愈好转率、入院确诊率、出院与入院诊断符合率、死亡率、院内感染发生率、并发症发生率、临床与放射线诊断符合率、医技检查阳性率等。

(3)服务质量绩效考核指标有:门诊病人满意率、住院病人满意率、表扬信件人次数、批评信件人次数、医疗纠纷发生数等。

(4)经济效益绩效考核指标有:人均收入水平、人均成本费用、人均收支盈余、成本投入产出率、医疗收入耗材水平、医药比、净资产收益率、净资产增长率、资产运营能力(包括总资产周转率及次数、流动资产周转率及次数、存货周转率及次数)等。

(5)发展创新绩效考核指标有:总资产增长率、资产保值增值率、固定资产更新率、固定资产收益率、人员培训费用率、新业务新技术开展项目数、高级(高学历)卫生技术人员比例等。

这些指标都需要庞大可靠的信息化平台进行支撑,基于这些指标,医院可以进行有效的奖金分配、资源调配、资源整合、结构优化、提升效益,建立更加公平、公正、高效精准的分配体系,实现医院绩效管理的最终目标。

附件 57-1　某医院数据挖掘中的门诊医生评价体系介绍

某医院利用数据挖掘平台实现了门诊医生评价指标的分析统计工作,基于门诊医生出诊情况及门诊医生病历书写率对门诊医生进行整体评价。基于对门诊医生的出诊情况分析门诊医生收入情况、工作量负荷、工作效率、医疗质量情况等。系统提供按多级学科进行分析的功能,实现了门诊医生的全院排名分析及按学科,按专业的细化分析。基于对门诊医生的病历书写率分析实现了门诊医生病历书写质量的管理监控,为提高门诊医疗质量奠定了基础。

1. 门诊医生效率分析　按二级学科向下钻取,分析各三级学科下的门诊医生门诊收入情况,包括看诊人次,外市看诊比,各项费用收入及占比,患者平均费用等,详见图 57-1。每天早上通过短信及盛京 OA APP 推送前一天的出诊情况给各位出诊医生,同时告知该医生在三级科室内的看诊及收入排名情况,详见图 57-2。

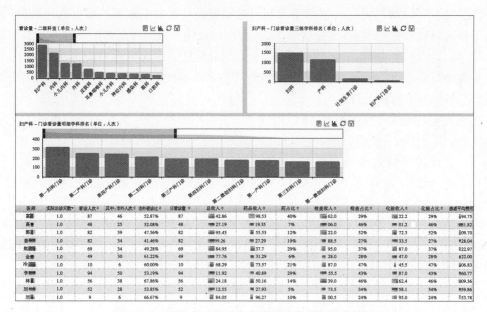

图 57-1　医生在三级科室内的看诊及收入排名情况

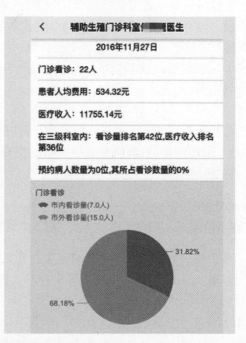

图 57-2　医生出诊情况短信及 APP 推送

　　2. 门诊医生病历书写率分析　分析各门病历书写质量情况,从各门诊情况展示下钻到各医生病历书写情况,详见图 57-3。

科室名称	应写病历数量	实际书写病历数量	病例书写率
神经外科门诊(2)	82.0	82.0	100.00%
第二介入门诊	64.0	64.0	100.00%
癫痫外科门诊	29.0	29.0	100.00%
超声科	26.0	26.0	100.00%
涉外特需医疗中心	14.0	14.0	100.00%
皮肤药理实验	1.0	1.0	100.00%
急诊科(2)	5210.0	5192.0	99.65%
第三泌尿外科门诊(2)	733.0	730.0	99.59%
小儿泌尿外门诊	1536.0	1524.0	99.22%
第一普通外科胰腺甲状腺门诊	1522.0	1508.0	99.08%
第二胸外科门诊	195.0	193.0	98.97%
妇产科急诊	2298.0	2273.0	98.91%
第二消化内科门诊	1429.0	1412.0	98.81%
第一介入外周血管门诊	161.0	159.0	98.76%
第三泌尿外科门诊	489.0	482.0	98.57%
胃肠营养减肥外科门诊	199.0	196.0	98.49%
院医室	681.0	669.0	98.24%
第二神经内科门诊(2)	1645.0	1615.0	98.18%
第二介入门诊(2)	143.0	140.0	97.90%
第八普通外科结直肠肛病门诊	374.0	366.0	97.86%
小儿内科急诊	15485.0	15083.0	97.40%
急诊科	7347.0	7153.0	97.36%

图 57-3 门诊医生病历书写率分析

（全 宇 张 微）

参 考 文 献

1. 王延青, 丁蔺容, 段玉平, 等. 信息化时代医院绩效分配改革实践. 中国医疗设备, 2017, 32（11）: 144-146.

2. 朱玺. 信息化在医院绩效管理中的应用. 世界最新医学信息文摘, 2016, 16（A0）: 244, 248.

3. 杨晓燕, 林智杰. 基于数据仓库技术的医院绩效系统设计开发及应用分析. 中国数字医学, 2015, 10（11）: 15-17.

4. 吴正一, 崔迎慧, 陆耀, 等. 医院绩效考核信息管理系统的建设与思考. 中国医院管理, 2015, 35（11）: 16-18.

5. 崔迎慧, 吴正一, 戴星, 等. 上海某三甲医院绩效考核信息化应用的评价研究 [J]. 中国医院管理, 2015, 35（11）: 19-21.

6. 王萍, 鲍勇. 信息化态势下医院职能科室绩效考核的探索与实践. 智慧健康, 2015, 1（01）: 9-13.

7. 金燕, 徐建德. 基于医院信息化平台的绩效分配实践和探索. 卫生经济研究, 2015, 09: 38-41.

8. 邓铭涛. 数据挖掘技术在医院绩效管理中的应用. 上海交通大学, 2014.

第五十八章

信息化自反馈式管理

通过管理者的干预，使运行体系更加完善是管理的一个过程，如何在管理的过程，让每一个个体参与进来，并通过信息化手段得到自己的工作评价，并通过评价，自己调整工作实现最佳的状态，这是我们最理想的管理，而信息化就为我们提供了这样的手段。

第一节 什么是自反馈

一、什么是自反馈管理

反馈是系统过去的行为结果返回给系统，以控制未来的行为。自反馈是系统内部自己行为结果返回给系统，以控制自己的行为。自反馈式管理是系统内部运行的责任人通过系统反馈的信息，来控制和管理自己的行为，管理者通过监督与调整改变反馈时点与反馈力度，达到管理目的。

自反馈式管理系统的建立是以网络、软件系统、三网合一为基础，以短信平台和 PDA 平台为手段。其中，三网合一是指有线网、无线网和电话网络融为一体，支撑医院的全部信息化平台，让业务流顺畅，数据流完整[1]。

医院的自反馈是管理系统，是将医院的管理方式、工作流程与相关的业务融合在一起的综合性系统，而不是简单软硬件融合的信息系统。自反馈式管理不仅仅可以应用在医疗中，提高医疗质量，提高医生的工作效率，从医院整体运行中的成本、耗材、人力等方面实现闭环管理也起到了重要作用。

二、自反馈式管理系统的优势

1. 基础管理数据的形成　医院的自反馈式管理中，基础管理数据的形成主要是来自于电子病历系统中的数据。在电子病历系统中，以结构化的方式采集到患者的基本诊疗信息，同时在电子病历系统中，与患者检验，检查等信息相关联，同时在消毒供应系统、手术麻醉、心电监护等模块中实现数据共享已形成电子病历中的基础数据[2]。

2. 基于管理理念的反馈触发点　基于电子病历系统采集基础数据，医院的管理者，根据国家关于医疗质量安全和医疗流程环节中的重要管理要点，结合管理者的管理思维，在系统中设置出相应的管理自反馈触发条件，一旦在系统自检的过程中满足某触发条件，就自动触发自反馈节点，这样一环扣一环的有序管理，也保证了电子病历系统的高效、安全运行。

3. 通过网络通讯反馈到具体责任人　电子病历系统中，与内部管理平台中的人员信息相关联，当电子病历系统根据自反馈预设条件，检测出与病历缺陷管理，危急值管理等条件相符的情况后，系统第一时间发送手机短信给相关责任人，并且消息提醒系统也会在电脑端发出提醒。通过自反馈管理,使具体责任人第一时间掌握患者的病情,形成自反馈式的管理链条,提高医疗质量[3]。

4. 管理触发点可以根据管理强度灵活调整　在电子病历中,医疗质量缺陷质控和环节质控中,所有判断指标都是客观的,而且随着国家对于病历规范和病历质量管理的要求逐步提高,客观指标也在逐步地增加。管理人员可以灵活地调节质控结点条件,调节反馈力度。每一次质控结点的质控就是对病历质量的进一步提升。

三、自反馈式管理的建立

1. 电子病历系统　随着计算机技术在医疗行业的广泛应用,电子病历系统已日趋完善并深入发展。面对医护人员对患者就诊信息准确性、及时性、安全性的有效把握,以及 LIS、PACS、PASS 等临床应用系统在医院上线,如何满足"以病人为中心"的临床需求,如何设计构建一个能融合这些需求的电子病历系统,是医院建设的根本所在。电子病历系统主要分为医疗业务功能和医疗质量管理功能。其中前者住院医生站、门诊医生站、门诊"一卡通"自助服务、合理用药、手麻系统、临床路径、移动医疗、用血管理、会诊和交接班管理、病历质量管控等功能模块。实现以患者为中心的门诊,住院医疗全过程的电子化。后者则是包含了耗材管理、药品管理、实验室管理、绩效等功能模块。电子病历是以电子化方式记录患者就诊的信息,包括:首页、病程记录、检查检验结果、医嘱、手术记录、护理记录等,其中既有结构化信息,也有非结构化的自由文本,还有图形图像信息。电子病历数据结构用于规范描述电子病历中数据的层次结构关系,即电子病历从临床文档到数据元的逐步分解或从数据元到临床文档的逐步聚合关系。电子病历系统不只是书写病历的工具,它是记录患者诊疗过程和病历信息的平台,将患者分散在各个系统中的数据采集到平台上,作为自反馈的基础底层数据,这是自反馈的源泉[4]。

2. 信息反馈流程的建立　自反馈是管理系统,主要采用电脑端消息提醒和手机端的短信提醒,或者微信、APP 等模式,整合资源实现三网合一的信息通讯平台是必要条件,主要的反馈流程需要两条主线支持,即无线网络与手机通讯平台的支持,以及电子病历与通信网络的数据通讯和医疗业务的相结合,形成自反馈信息流程。

3. 基于电子病历系统的反馈结点的建立　医院根据医院管理者的管理要求,制定相关规则,并且在电子病历系统中作为反馈链条中的反馈节点。通过自反馈式的管理模式,把以前纸质的相关约束条件,切实地放在电子病历系统中得以实现,这样对医护人员也是一种强有力的约束。根据实际运行情况,反馈节点力度调整,就会在医疗安全和医疗质量上有所体现。反馈节点的增加,就是管理范围的扩大,反馈节点是管理者思维的聚焦。

第二节　自反馈在电子病历系统中的应用与建设难点

信息化建设不但要为临床服务,还要为医院管理者服务,使信息化真正能提高医院的管理水平,保障医疗安全。随着医院规模的发展和周转的加快,靠人工做医疗质量评价已经无法做到全面监管。必须依赖信息手段,及时、全面收集相关信息,建立量化的评价体系,开展科室、医生个人的质量评价,并与绩效、评优相结合[5]。

一、自反馈是管理在电子病历系统中的应用

医院将质量控制做为信息化建设的重要内容,其中较为重要的四大质量控制模块包括自反馈式质量检查系统、人工辅助质控管理系统、出院病历自动评分系统及质量指标统计分析评价系统,开启了网络化质量控制管理新模式。

1. 自反馈式的医疗质量控制平台 自动反馈式检查系统主要通过设立电子病历自动质量控制项目,每天凌晨对全部在院病历自动进行质量检查,包括预先设立的基础病历书写质量和核心制度执行情况,根据预设的质量缺陷项目分值进行逻辑分析,形成缺陷报表。通过 EMR 与三级医师绑定,根据质量缺陷项目分值的不同,自动选择不同的责任人,以短信和消息的形式,发送到各级经治医师手机,提醒和督促医师及时改进和纠正缺陷,以达到基础医疗质量持续改进的目的。

把发现的问题通过手机短信发给主管医生或者科室负责人,提醒和督促及时改正和纠正缺陷,达到基础医疗质量持续改进的目的,这样就形成一套自动反馈的闭环管理系统,人工辅助质控管理是通过建立人工电子病历反馈系统,为医院各级质量控制人员利用电子病历开展质量内涵检查,记录和反馈质量缺陷,建立便捷高效的质控平台。医疗管理者不断调整质控节点的数量和强度,使得医疗质控管理形成了螺旋式轨迹,由此,医护人员与医疗系统实现交互,也实现了医护人员的有效自我监管[6]。

2. 检验危急值的自反馈式的管理 医院在检验系统中也通过计算机技术与手机通讯技术,实现了检验危急值的自反馈预警管理模式。检验危急值是指偏离正常范围比较大的检验结果,出现检验危急值说明此时患者可能已经处于危险边缘,为保证患者危急值信息能在最短的时间内得到处理,医院对原有危急值管理流程进行了优化,建立了基于 EMR 和短信平台的危急值自反馈管理系统。

"危急值"在临床上具有很重要的应用价值,危急值报告制度中有时效方面的严格要求,医院通过开发危急值综合管理平台,规范了危急检验及危急值管理的信息流程及系统功能,很好地解决了危急值管理时效性、便利性、可追溯性等问题。将危急值检出规程嵌入 LIS、PACS 等系统,当检查、检验结果出来时,系统根据判断规则自动检出危急值,由相关科室技师、主管技师进行审核与复审,通过后提交发送系统将危急值短信发送相应患者管床医生手机,同时,在病区的医护工作站弹出窗口警示,由管床医生登录确认后危急值提醒窗口方可关闭。危急值发生反馈后,电子病历系统中要给予意见回复。

基于 EMR 和短信平台的自反馈式的检验危急值管理,让医生能在最短时间内通过手机短信收到检验危急值提醒,并在手机给予反馈,如有必要必须给予患者进行最及时的处理,使患者获得最佳的抢救时机。短信危急值管理大大提高了医疗安全管理水平。

危急值管理系统的应用彻底改变了危急值报告管理的模式,使危急值的检出与报告变得更准确高效,使医务人员能够及时获得危及患者健康安全的信息,从而及时采取相应措施,提高患者安全管理水平,降低医疗风险并增强检验工作者和临床医护人员的责任心,确保医疗安全,减少医疗纠纷"危急值"在临床上具有很重要的应用价值,危急值报告制度中有时效方面的严格要求,医院通过开发危急值综合管理平台,规范了危急检验及危

急值管理的信息流程及系统功能,很好地解决了危急值管理时效性、便利性、可追溯性等问题。

3. 物联网的自反馈式管理　在医院里,人和物都与医疗安全和医疗质量息息相关。自反馈式管理电子病历系统从医疗本身提高医疗安全和医疗质量,医院里的环境对医疗安全和医疗质量同样具有很大的影响。如:存放药品和试剂冰箱的温度超过阈值,患者就诊的环境温度过高或过低,中央空调或者地下管道漏水、气体管道漏气等,这些问题一旦出现,轻者物品损坏,重者危及患者生命安全。

医院把冰箱、环境温度和管道等都联入信息平台中,实现物联网,基于物联网仍旧使用自反馈式管理系统,把物联网采集到的异常数据通过反馈链传递给责任人,责任人负责后续的处理和维护,并给予反馈。

二、自反馈式管理的建设难点

1. 互联互通的统一信息平台的建设实现　因为我国信息化建设起步较晚,我国医院信息化水平呈现出普遍较低的现象。医院电子病历系统的不完善,医院缺乏整体的系统架构,所以导致数据集成难度加大。近年来有些医院不断加快信息化建设,但是因为在建设的初期,并没有制定具有长效性并且相对完整的建设规划和系统全面的架构方式,以致一个医院有多个子系统多个模块,信息不能够做到互联互通,更不能够实现信息的集成与融合[7]。从后期的整体功能实现看,在深度的数据挖掘以及数据共享方面,有着巨大的阻碍,容易形成信息的孤岛,从而不能实现融合贯通的信息平台。而自反馈式管理电子病历系统是医院信息发展到相对完善阶段后的产物。实现医院信息融合贯通需要投入精力,这也是实现自反馈式管理的基础,基础越好,实现的效果才可能更好。

2. 管理者管理观念的不断创新　近年来,随着数字化医院的发展建设,数字化管理也是管理者面临的新的挑战,管理者需要彻底改变自己的传统管理模式,把出院后的事后管理逐渐改变发展为对诊疗全过程中的实时监控,对医疗过程的完整管理。随着信息化的发展,医院管理者也需要在思维上与时俱进不断地完善自己的管理理念、管理方式,这样才能在电子病历平台上充分发挥自反馈式管理的最大效能。而管理者也认识到了自反馈式管理的重要性。

经过几年的运行,取得了满意的效果,医院的医疗质量管理效率和水平显著提升,实现了医疗质量由粗放型管理向专业化、精细化、科学化全程管理的转变。通过运用数字化手段,设立电子病历自动质量控制项目,对医疗管理相关质控点进行质控。每天固定时间计算机根据质控条件开始对全院在院电子病历自动分析,包括基础病历书写质量和核心制度执行情况,形成缺陷数据。把发现的问题通过手机短信发给主管医生或者科室负责人,提醒和督促及时改正和纠正缺陷,达到基础医疗质量持续改进的目的,这样就形成一套自动反馈的闭环管理系统,人工辅助质控管理是通过建立人工电子病历反馈系统,为医院各级质量控制人员利用电子病历开展质量内涵检查,记录和反馈质量缺陷,建立便捷高效的质控平台[8]。医疗管理者不断调整质控节点的数量和强度,使得医疗质控管理形成了螺旋式轨迹,由此,医护人员与医疗系统实现交互,也实现了医护人员的有效自我监管[9]。

第三节　三网合一

一、什么是三网合一

所谓三网合一即在计算机有线网络上,不断融入无线网络(以下仅指 WIFI)及电话网络技术,形成一个院内的以有线网络为基础无线网络为延伸,语音数据网络为补充的信息通信数据交互传输通道,为医院的多平台之间的数据互通提供有力支撑。

二、三网特点

有线网络具有传输速度快且稳定的特点,使用用户及地点固定。无线网络具有范围内移动性和灵活性较好、安装便捷、易于扩展等特点。电话网络泛指手机及固话,具有较好的即时性及准确性。而手机通信同时又具有不受时间地点环境限制的特点。三者融合后互为补充,可以根据业务需要任意搭配组合。

三、三网环境搭建

为了获取更稳定快捷灵活即时的各种数据交互的网络环境,应在网络设计之初有一个完整的规划。对于有线网络来说更大的带宽、更稳定的速度、更充足的网络冗余、更安全的网络环境是设计的初衷。所以双机双链路冗余路由式负载均衡的组网方式就是一种不错的选择,而在接入层面双链路冗余的 POE 接入交换,即可以保证链路备份,又为无线设备的 poe 供电提供了保障。而生产过程中的网络运维工作也尤为重要,所以选择相同厂家的产品既可以保证设备的兼容性又能简化后期的维护工作。为了拥有一个更安全稳定的网络环境,一套网管系统当然是必不可少的。一套好的网管系统既可以给运行中的网络提供各种状态的分析,及时发现隐患,又可以在故障刚刚发生时通过邮件短信等各种方式告警,便于及时准确地排除故障。在这种安全稳定快捷的网络环境基础支持下,通过无线控制器与无线 AP 的组合方式,可以实现对网络中的所有接入无线 AP 的统一管理,如下发配置、修改相关配置参数、射频智能管理、接入设备安全控制等。通过语音呼叫中心系统实现院内固话通讯,通过 CTL 交换机配置,实现内外线固话通信,通过 IVR 语音服务器实现固话的人工坐席及无人时的电脑值班。而在无线覆盖区域内通过院内搭建 SIP 服务器,又可以实现手机与院内固话的免费网络通话。更进一步完善,可以搭建短信平台,手机 APP 服务等,简简单单几步就有效地将有线无线固话手机有机地融为一体。

四、三网合一的应用

各种信息交互再不受时间空间的限制。有线无线的融合使医生查房不再需要背各种患者的病情、诊疗过程,在患者床铺使用移动终端,查房车、笔记本、PDA 甚至手机都可以及时地调阅当前患者整个诊疗过程的各种数据,也不需要再苦苦地记录主任医师的指导,一键录音保存到数据库中,查房后随时可以轻松地复现。而护士只需要一台 PDA 手持终端配合患者的入院腕带信息,即可完成患者床旁的用药采血等工作的确认。既保证了准确性,又可以将各种动作的时间点记录下来,为管理者的分析提供大量有效的数据支持。有线与手机的融合为自反馈系统提供了有力的支持。在患者整个诊疗过程中可以通过各种即时的状态触发,通过手机短信或 APP 可以给患者或医师各种指导或提醒。如在患者缴费后可以提醒患者到哪里去检查检验取药,在患者的检查检验结果出来后可以及时提醒患者去找医生继续诊疗流程,在患者的检查结果中存在危急值时,可以让患者和医生及时沟通,确认病情。

有线与固话的融合,实现电话随访,通过计算机随机抽取已出院患者,调取患者的基本信息及诊疗记录,自动拨打患者预留的联系电话,坐席员可以与患者交换就医的意见,记录患者满意度等。而对于曾在医院就诊的患者的来电,会根据患者来电号码自动匹配数据库,调取患者的前次就医概况,使坐席员更有针对性地对患者的咨询给出指导。

三网合一甚至多网合一,不但将医疗生产中产生的数据更有效地保存下来,为医院的医疗管理,医疗决策提供更充足准确的数据支持,也为给患者的整个就医过程提供更多更好的服务打下了基础。

附件 58-1　医院医疗质量自反馈式管理模式之病历首程记录的自反馈式管理的数据变化

病程记录是继患者住院病志之后,对患者病情以及诊疗过程进行的连续性的记录,内容包括:患者的病情变化,重要的辅助治疗,检验检查项目结果,临床上具有指导意义的诊疗措施,会诊记录,医师对病情的分析讨论,所采取的诊疗措施之后的效果,医嘱的记录以及变更,一些重要告知等内容。

而对于首次病程记录,在医疗质量管理方面也有具体的书写要求规范,即患者入院后由经治医师或者值班医师书写的第一次病程记录,而书写规范要求,必须在 8 小时内完成书写。

医院的自反馈式医疗质量控制,对首次病程也按照国家书写规范进行了质控管理。医院在电子病历中设置当患者入院 8 小时之内必须完成首次病程的书写,并要求首次病程的内容必须完整,对主诉,现病史等内容字数均有质控要求,系统每天根据患者的入院时间进行质控自检,如发现有不合格的首次病程,系统会根据办公自动化上级医生的信息自动推送质控短信。

从医院电子病历中首次病程的自反馈式管理的数据来看,2012 年首次病程记录的不合格率为 2.17%,自反馈平台的短信推送数量为 14445 条。2013 年不合格率为 2.89%,短信推送数为 11 084,2014、2015、2016 年不合格率分别为 1.42%,0.93%,0.88%,而短信推送数分别为 5236 条、3032 条、1131 条。从数据变化可以看出,随着自反馈式质控的推进和完善,首次病程的不合格率在不断减少,手机短信推送数量也呈下降趋势。由此数据分析可以得出,医院的自反馈式质控管理模式,在提高医院首次病程记录管理中起到了重要作用,有效地提高了首次病程的质量,详见图 58-1。

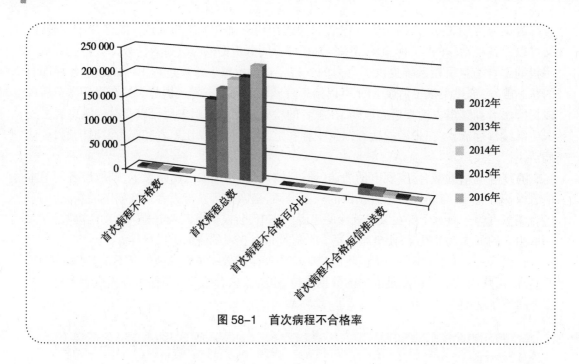

图 58-1　首次病程不合格率

（全　宇　穆榕榕）

参 考 文 献

1. 周小金. 医疗质量管理体系的建立与实践. 江苏卫生事业管理, 2007, 18: 13–16.

2. 胡光阔, 李静, 谢颖夫. 医院数据集成交换平台系统构架的研究. 中国卫生信息管理杂志, 2011, 08: 70–72.

3. 汪鹏, 李刚容. 新医改环境下数字化医院建设的思考与展望. 医疗卫生装备, 2010, 31: 10–12.

4. 王炳胜, 王景明, 彭东长, 等. 数字化医院医疗质量管理模式转变与实践团. 中国医院管理, 2007, 27: 12–14.

5. 黄正东, 刘幼英, 宋兰堂, 等. 现代医院信息管理方式变革的应用研究团. 华南国防医学杂志, 2005, 19: 28–30.

6. 肖军. 再论医疗质量管理的发展. 解放军医院管理杂志, 2011, 18: 1178–1179.

7. 工桂榕. 利用计算机技术实现电子病案的全过程质量控制. 中国病案, 2008, 9: 36–38.

8. 何小氰, 胡杰, 彭晓玲. 利用前端控制实现电子病历质量监控. 中国医院协会病案管理专业委员会第十七届学术会议, 天津: 242–244.

9. 刘深玺, 彭传薇, 李小华. 基于电子病历的临床医疗质量评价. 中国卫生质量管理, 2010, 04: 9–12.

第五十九章 | 医疗大数据分析

医疗大数据分析是医院管理和运行的需要,更是社会管理的需要,如何通过大数据分析实现医院最佳运行状态? 如何通过医疗大数据分析实现社会医疗总成本的控制和费用的合理使用是医院管理者希望通过医疗大数据分析获得的收益[1]。

第一节 什么是医疗大数据

随着各行业信息化程度不断提升,移动端智能应用快速普及,大数据概念已经深入各行各业,从曾经的神坛上逐渐深刻地融入到我们的生活中,金融、医疗、教育、气象等,无处不在。大数据的概念大致都围绕 5V 特性来讲,即 Volume(大量)、Velocity(高速)、Variety(多样)、Value(价值)、Veracity(真实性),定义方面基本上能够为大众所理解和接受,在医疗领域,这些特性意味着什么呢?

1. 数据巨量化 就一个区域而言,医疗数据通常是来自于拥有几百万人口为诊量基础的上百家医疗机构,并且数据呈持续增长趋势。依照医疗行业相关规定,患者的数据通常至少需要保留 50 年。即使就单一医疗机构而言,一家三甲医院的年数据增量也是很可观的,EMR、LIS、PACS 等主流业务系统累计也要超过几十 T。

2. 服务实时性 医疗服务过程中,存在大量在线或实时数据分析处理需求,如临床中的诊断和用药建议、监控指标预警等。数据的及时性对患者病情的及时准确诊疗至关重要。

3. 存储形式多样化 医疗数据的存储形式种类繁多,各种各样的结构化数据,非结构化或者半结构化文本文档、影像数据等。

4. 高价值 医疗数据对国家乃至全球的疾病防控、临床治疗、费用控制等多方面都有着巨大的价值。

那么医疗大数据是什么呢? 它有哪些深刻的内涵呢?

所谓医疗大数据,有两个层次的定义,一个是狭义的定义,即患者在疾病诊疗、保健以及康复过程中产生的各种海量医疗数据的集合,包括个人基本信息、诊断数据、检查数据、检验数据、用药数据等临床数据的集合;另一个则是广义的定义,即临床数据、金融数据、消费数据、气象数据等各种社会数据的大集合。一般而言,广义的概念接受度更高一些。在全球老龄化趋势日益明显、各国政府医疗支出不足等大背景下,相关的商机也是巨大的,而医疗大数据也因此成为了未来最被看好的几个大数据应用领域,大量的跨国公司和政府都在这方面进行了巨大的投入,甚至上升为国家战略,其热度不言而喻。当然,在众多的医疗相关数据之中,政府拥有的大量公共数据和医疗机构所拥有的海量临床数据的公开和结合至关重要。医疗大数据有众多的应用方向,比如临床操作的比较效果研究、临床决策支持系统、基于卫生经济学和疗效研究、疾病模式的分析、医保费用控制等。总体上看,大数据在医疗领域的应用可以有效提升行业生产力、改进护理水平、提升医疗质量、进而增强医疗机构的核心竞争力,同时也可以为更合理的医疗保险制度提供强大的数据基础[2]!

第二节 医疗大数据分析方法

建立独立于生产系统的另外一套系统,对已有业务数据进行清洗和抽取。对于已有的结构化数据直接使用,对于文本数据可以利用自然语言分析的工具进行识别。由于大数据的诸多特性,医疗大数据的分析和利用也有其特殊的要求。

1. 存储层面 传统的报表系统基于 OLTP 机制,而大数据分析的为了保证查询及海量数据分析的性能,往往采用数据仓库(DW)、Hadoop 架构等进行数据存储。另外,由于医疗数据中存在大量的非结构化数据,(如病历、影像等),因此还大量涉及非结构化数据的存储技术。分析技术层面:与传统的完全基于 SQL 的统计查询不同,医疗大数据所采用的数据分析技术也更为先进和复杂。从应用的复杂程度而言,一般分为以下几类:

(1)传统 SQL 查询:传统的报表系统大都属于这个范畴,基于 Oracle、Sqlserver 等数据库,通过 sql 查询出统计结果,并将之呈现在报表上。这个范畴内,有所谓的自助式报表的概念,但究其本质,技术层面依然是基于传统 SQL 的查询。

(2)多维分析:所谓多维分析技术与大数据、商业智能有着密不可分的联系。大数据使得事物的维度更多,内在逻辑更为复杂,因此,用传统的技术很难深入、有效地进行数据分析,在商业智能(BI)领域,首先引入了这个概念。

目前,更多的是通过可视化界面,允许用户进行自助式分析的形式存在。另外,在数据存储层面,需要基于数据仓库才能应用这种技术。

2. 数据挖掘与机器学习 之所以把这两个概念放到一起,是因为对于很多人来说,这两个概念经常难以区分,混为一谈,单纯从数据分析的角度而言,两者的界限的确是有些模糊,但就本质而言这两种密切相关,但又有着本质的区别。

(1)所谓数据挖掘(data mining),指的是借助计算机、统计学等相关技术,从大量的数据中抽取潜在的、有价值的知识的过程。数据挖掘所探寻的模式是一种客观存在的、但隐藏在数据中未被发现的知识。在数据挖掘过程中不可避免地会遇到统计算法的问题、建立模型之后自我学习的问题,而这两个方面恰恰是机器学习中很重要的两个核心问题,也正因为如此,数据挖掘和机器学习才经常被混为一谈。大数据挖掘常用的方法有分类、聚类、关联规则、异常检测等。这些方法从不同的角度对数据进行挖掘。

1)分类任务:在数据挖掘的过程中经常会使用一些基本的任务(TASK),分类任务就是确定对象属于哪个预定义的目标类别,比如根据电子邮件标题和内容检查出垃圾邮件,根据磁共振扫描结果区分肿瘤是恶性还是良性等。这其中,分类任务的核心就是要有一个合理的模型。具体的分类算法上,常见的有决策树、贝叶斯、人工神经网络等。

2)聚类分析:聚类分析仅根据在数据中发现的描述对象及其关系的信息,将数据对象分组。其目标是组内的对象相互之间是相似的,而不同组中的对象是不同的。组内的相似性越大,组间差别越大,聚类就越好。常用的聚类算法有 K 均值、凝聚层次聚类、

DBScan，等。

3）关联分析：关联分析主要用于发现隐藏在大型数据集中的有意义的联系，所发现的联系可以用关联规则或频繁项集的形式表示。广为人知的啤酒和尿布的例子就是关联分析的一个应用。常见的算法有 Apriori 算法和 FPGrowth 算法等。

4）异常检测：异常检测的目标是发现与大部分其他对象不同的对象。通常，异常对象被称为离群点，即与其他对象的属性有明显差异的数据点，也称之为例外挖掘，在保险行业的欺诈检测就是这方面的典型案例。算法方面，有基于邻近度的离群点检测、基于密度的离群点检测等。

（2）"机器学习"是什么？所谓机器学习，是人工智能领域的核心，是计算机具备智能的根本途径，专门研究计算机如何模拟和实现人的学习行为，进而获取新的知识或技能，重新组织已有的知识结构，使之不断进行自我完善的复合型技术[3]。和数据挖掘相比较，它们是有很多交集但又不等同的两个领域，在机器学习的很多范畴内，可能和数据挖掘没有什么关系，比如增强学习与自动控制。或者，从一个不是很严谨的角度来说，可以把机器学习理解为数据挖掘过程中用到的一个技术框架、一种工具。以上，就是这两种技术之间的关系描述，也许读后会使你更加清晰地理解这两种技术。

机器学习大致分为两类任务，即监督式学习和非监督式学习，其中，监督式学习指的是有明确分类目标的任务，即拥有业务模型，通过相关属性（特征）进行预测。数据挖掘中的分类任务就属于这一类。另一种是非监督学习，这类任务往往没有明确的分类目标，更多的是寻找数据之间的相似性，数据挖掘中的聚类就属于这类任务。机器学习的步骤一般为：收集数据、准备数据、分析数据、训练算法、测试算法、使用算法。具备自学习功能的好的机器学习模型，可以形成一个良好的闭环。具体算法有：K 近邻、决策树、贝叶斯、逻辑回归、支持向量机等。

3. 自然语言处理　研究能实现人与计算机之间，用自然语言通信的各种方法和理论。其难点主要在于单词的边界界定、词义的岐义、句法的模糊性等等，分词是其中非常重要的一个环节，在英文分词领域由于英文单词的特点相对容易，而在中文领域，虽然词汇量比英文要少些，但由于中文词汇本身以及语义的复杂性，难度很大，目前在国内的通用词库方面，有一些相对较好的词库，但在医疗等专业领域还没有相关的成熟词库出现。具体应用层面，自然语言处理技术目前主要用于对非结构化数据进行检索和信息提取。例如，对患者病历的处理上，其中，用到很多的统计学算法，包括隐型马尔科夫模型、最大熵等。

第三节　医疗大数据分析与医疗管理

大数据在医疗方面的应用场景很多，不同的视角有不同的分类，但大体上，可以从以下几个角度进行划分：首先按照管辖范围的不同，可以分为区域性乃至全国范围的大数据应用和医疗机构内部为主体的院内应用。区域性的应用，常见的有诸如公共卫生、医保控费、区域疾病预防等，这一范围内，更多的需要将医疗机构的临床数据和气象、金融等大量公共数据进行融合。其中，近年来比较典型的应用之一是医保控费相关应用。医疗保险机构（含保险公司）将区域内多家医疗机构的患者病历数据、保险数据、药品数据等进行组合,通过数据挖掘技术进行深度的分析提取和比较,以发现其中可能存在的不合理诊疗行为,进而有效控制医保费用的增长,另一个很重要的应用也与医保密切相关,即DRGS(疾病诊断相关分类)相关应用。此类方式的核心在于传统的对疾病费用的额度制定过于粗糙,对临床实际情况考虑较少,导致相关费用标准不合理,难以有效的推行。因此,将患者的年龄、性别、体重等个体特征,以及住院天数、临床诊断、并发症、合并症、手术等临床信息相组合,形成相对客观的疾病费用分组,这种既考虑患者个体信息,又考虑临床治疗手段差异的方式在理念上广为认可,但由于分组对数据的标准化程度、准确度、结构化程度等要求很高,因此,还没有一个很成熟的版本出现[4]。

对于医疗机构内部而言,一般主要围绕着临床决策支持系统(CDSS)、医院运营以及科研等几个方面。临床角度,通过对大量患者病历信息进行深度挖掘,借助聚类、分类、异常检测等技术手段,对患者的主诉、诊断、用药、检查、手术等进行全方位深度分析,最终提取出对于特定病种,更为合理的诊疗手段以及费用数据,这些分析结果对于改进持续临床路径、规范诊疗行为、提高医疗质量等方面有着非常积极的推动作用。运营角度,以医疗机构的绩效管理、运营效率和质量提升为主线,也有着很多的应用场景。绩效管理:将门诊、住院、手术、医技等工作量数据结合相关难度系数,可以构建一套客观、公平的绩效分析模型,充分量化科室和人员的产出,并在合理范围内进行横向比较之后,自动化、智能化地将相关结果推送给医疗管理部门和相关个体,充分提升绩效管理的效果。患者分析:利用数据挖掘手段以及大数据可视化功能,对患者来源进行识别,分析出外地患者来院治疗的趋势变化,具体分布在哪些区域,主要分布在哪些科室和病种等。工作量预测:以海量历史数据为依据,通过时间序列等数据挖掘技术,对未来一段时间的门诊量等进行预测,并以此来指导各科室的工作计划,将会有效提升资源配置的效率。这些分析结果对医疗机构的医疗业务拓展、全院乃至各科室的地区影响力评估等都有着非常重要的指导意义[5]。

第四节　医疗大数据和信息安全

《刑法修正案(九)》对信息泄露有了进一步的规定,信息泄露严重的情况下,违反刑法。患者隐私保护是医疗单位对信息安全保护的重中之重。患者隐私的泄露对于患者个人而言影响其正常的工作和生活;大量的患者信息泄露,对于一个国家和民族而言,如果被不良分子利用,将后患无穷[6]。

医疗大数据和信息安全在一定程度上存在矛盾。大数据利用的越多,患者信息泄露风险越大。所以,我们要从管理要求,数据清洗和技术保护层面上同时做好信息安全的防范[7]。

一、管理要求

与医疗数据的接触者和使用者签订保密协议,在任何情况下,一旦出现信息泄露将诉诸法律。数据的接触者和使用者至少包括:医院信息中心的人员、医院能够接触到这些数据的管理部门人员、做软件开发的工程师等。

二、数据清洗

患者在诊疗过程中产生的数据,不能直接被用作大数据分析和挖掘,应该首先进行数据清洗,所谓清洗就是过滤掉一些敏感的信息,比如:患者的姓名、身份证号码、家庭具体住址、手机号码以及出现在病程记录中的类似的相关信息。把这些信息过滤掉,剩下的数据以新的结构存放在数据挖掘数据库中,形成可以二次分析挖掘的平台。数据清洗的技术有很多种,但万变不离其宗,其核心就是脱去患者的敏感信息,让使用者在大数据挖掘中,分析不出来具体的患者,这样既能够实现大量医疗数据的使用,也能够对患者隐私数据进行保护[8]。

三、技术保护

信息技术和 IT 技术日新月异,这对信息安全防护是一把双刃剑。恶意人员可以基于新技术使用新的方式攻击破解信息防范的壁垒,所以我们更应该基于新技术对数据信息安全实施保护。在以信息安全为基础,以患者隐私得到保护为原则下,尽可能地利用大数据,把大数据分析的结果作用于临床、患者和疾病预防。

> ### 附件 59-1　某医院关于患者流程分析效率分析介绍
>
> 门诊患者的就诊流程基本为:挂号 – 就诊 – 收费 – 检查 – 看结果 – 取药。就诊患者的等候时间主要包括:挂号等候,就诊等候,收费等候,取药等候等。各环节的等候时间是影响患者就医满意度因素之一。所以基于数据挖掘的患者流程效率分析可以使管理者更好地掌握患者就诊情况,合理地分配诊疗资源,改进门诊服务流程,减少患者就医等候时间,提高患者就医效率及就医满意度。门诊患者看诊情况分析与各门诊患者平均候诊时间统计,详见图 59-1、图 59-2。
>
>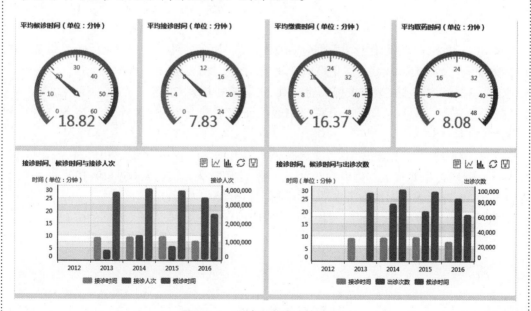
>
> 图 59-1　门诊患者看诊情况分析

科室	候诊时间
第三神经内科门诊	9.69
第三心内门诊（3）	3.08
第三心血管内门诊	10.47
第三胸外科门诊	12.53
第三肿瘤科门诊(2)	1.97
第十二普外第二乳腺外科门诊	10.57
第十二普外第二乳腺外科门诊(2)	7.53
第四产科门诊	20.74
第四妇科门诊	14.65
第四普通外科结肠直肠肿瘤门诊	12.38
第四神经内科门诊	18.03
第四神经内科门诊(2)	5.71
第四心内科门诊	7.5
第四肿瘤科门诊(2)	2.65
第五产科门诊	19.84
第五骨科创伤骨科门诊	5.39
第五普通外科肝胆胰外科门诊	13.19
第一产科门诊	19.46
第一耳鼻喉科-耳科门诊	10.51
第一耳鼻喉门诊耳科(2)	12.08

图 59-2 各门诊患者平均候诊时间统计

（全宇 张微）

参考文献

1. 陈素琼，王惠来，向天雨. 医疗大数据应用现状研究. 中国数字医学，2017，12（09）：30-31，55.
2. 徐秉楠. 让大数据“说话” 优化疾病管理. 健康报，2017-06-03（003）.
3. 李运. 机器学习算法在数据挖掘中的应用. 北京邮电大学，2015.
4. 陆易，黄正行，俞思伟，等. 临床医疗大数据研究现状与展望. 医疗卫生装备，2017，38（03）：112-115.
5. 周雪晴，罗亚玲. 信息化建设中医疗大数据现状. 中华医学图书情报杂志，2015，24（11）：48-51.
6. 刘星，王晓敏. 医疗大数据建设中的伦理问题. 伦理学研究，2015，06：119-122.
7. 付东红. 医疗大数据评估临床水平. 健康报，2015-05-27（008）.
8. 罗旭，刘友江. 医疗大数据研究现状及其临床应用. 医学信息学杂志，2015，36（05）：10-14.

第十篇

党群建设与干部管理

在中国特色社会主义建设中,中国共产党是唯一的领导者。每一位医院管理者都必须认识到中国共产党在医院定位、发展中的作用及党群建设的重要性,通过党的队伍建设,加强干部管理,才能使医院具有一支强有力的管理队伍。

第六十章　党的队伍与机构建设

党的队伍建设如何体现专家培养思维，机构建设如何能够适应医院的管理与发展，都是需要管理者考虑的事情，如何抓好党建，对于行政工作和医院发展建设都至关重要。

第一节　党组织在医院的领导核心作用

中国共产党是我国的执政党，是社会主义事业的领导核心，党的领导是中国特色社会主义最本质的特征。《党章》指出：基层党组织是党在社会基层组织中的战斗堡垒，是党的全部工作和战斗力的基础。医院党组织在医院中需要发挥领导核心作用，围绕医院发展运行开展工作。要支持行政领导人，团结职工群众；要参与医院重大问题的决策；要加强党组织的自身建设，领导思想政治工作、精神文明建设和工会、共青团等群团组织。

虽然在医院的各项工作中，党组织与行政组织分工不同，角色不同，但目标是一致的，两者都统一于培育积极向上的医院文化，促进医院不断发展，更好地完成医疗卫生事业当中。因此，准确定位医院党组织，全面推进党组织建设，充分发挥医院党组织的政治核心作用，是将医院各项事业不断向前推进的根本保证。

党政一心，团结一致，是医院党组织发挥领导核心作用的基本前提。推动医院和谐发展无疑是党政领导的共同任务和责任，在这点上党政领导要达成共识，作为医院的党政领导人，院长和党委书记应该多沟通思想、统一认识、对医院的工作通盘考虑，做到目标同向、工作同步、党政工作协调发展[1]。医院应在制度上、组织上为党组织提供更多的参与机会，在涉及医院发展建设的问题上，听取党组织的意见和建议，自觉接受党的监督和指导。党组织要拥有强烈的参与意识，为医院医、教、研等各项事业提供思路和方法，关键时刻发表真知灼见。党政领导分工明确，团结协作，依靠集体的力量促进决策更加完善，医院的工作顺利开展。

参与医院重大问题决策，坚持方向性，是党组织发挥领导核心作用的首要任务。这不仅是我党给予广大基层党组织的重要权利，也是广大基层党组织的重要职责。党组织参与医院重大问题决策，一方面要在医院长远建设规划和发展目标上参与决策，把握宏观方向，用党和国家的方针、政策指导医院的发展战略，确保医院建设的社会主义方向，确保社会效益和经济效益高度统一；另一方面要在医院生存和发展的关键时刻参与决策，以科学的发展理念作指导，监督党和国家的方针、政策正确贯彻执行[2]。为了更好地发挥党组织参与重大问题决策的作用，需要让党委书记进入院班子，通过参与医院行政办公会议和各种专业会议，代表党组织提出意见和建议，为正确决策提供思想引导；需要建立健全医院党政联席会议制度，医院的重要决定必须通过行政和党组织共同决策。党组织应当以提出意见建议为主，坚持建议不拍板、参与不包揽,既发挥党组织的监督引导作用,又不左右行政的决策权力。

第二节 加强党的自身建设

加强党的自身建设,坚持先进性,是党组织发挥政治核心作用的有力保障。医院党委要充分意识到党建工作的重要性,切实发挥党委在医院重大决策中的参与作用,在贯彻执行党的方针政策和法律法规方面的监督作用,在维护医院各方面的协调作用,在处理各部门与广大职工关系方面的领导和凝聚作用[3]。同时,也要紧紧围绕医院中心工作,把医院的发展目标作为党建工作的基本目标。把行政工作的难点作为党建工作的重点。党建工作与医疗工作相结合,突出党建工作的针对性、灵活性、时效性。着力整合医院业务工作与党建工作相互促进的动力。

思想政治建设是医院党建工作的核心内容,是研究人的思维和行为活动的规律,解决人们思想、工作、生活等方面问题的工作,是通过做人的教育工作,解决人们的思想与认识问题,从而提高人的认识世界和辨别是非的能力[4]。医院党组织既要勇于承担应该肩负的政治使命,又要将其与医院改革发展的现实任务结合起来。要把重点放到引导广大职工正确认识党的大政方针,贯彻执行各项政策,保证职工在政治上始终同党中央保持一致。要通过对职工进行思想教育,提高职工的思想觉悟,充分发挥出主观能动性,为医院的发展目标而努力。医院思想政治建设必须紧紧围绕党的各项方针、政策做好宣传、学习、引导和鼓励工作,促进广大党员的模范作用、工作积极性、基层党组织的战斗堡垒作用得到体现;必须与职工思想实际相结合,要广泛团结群众,换位思考职工所思所想,倾听职工心声,帮助他们提高思想认识;必须将思想政治建设融入医院的日常工作中,将经常性教育贯穿医疗工作始终,可以将思想政治建设融入医院党员培训等经常性培训当中,加强医院学习型党组织建设,引导职工道路正确,信念坚定,动力十足。

《党章》明确指出,党的基层组织是党在社会基层组织中的战斗堡垒,是党的全部工作和战斗力的基础,党的基层组织在党的工作中占据重要地位。加强党的基层组织建设,可以创造出高质量的党员队伍,为党组织不断增添新的活力,对医院来说,想要充分发挥党组织的战斗堡垒作用,加强党的基层组织建设必不可少。加强党的基层组织建设,首先要完善科学合理的党组织架构,配齐、配精从党委到党总支再到党支部委员的组织构成,将党的思想层层传递,保证落实到位;要因地制宜合理组建党总支、党支部,最大限度地激发基层党组织的活力,发挥党员队伍的先锋模范作用;要完善规范党的组织生活。认真落实"三会一课"制度,定期召开党内民主生活会,经常性地在党内开展批评与自我批评,直面工作中存在的问题和困难,提出解决思路和举措。加强党的基层组织建设,可以使党的队伍建设不断增添新的活力,党组织生活要有好的形式,还要能取得好的实效,离不开一支高素质、高觉悟的党员队伍。各党支部应当制订党员发展计划,严把党员发展质量关,定期考察计划发展的同志,吸收素质过硬的中坚力量到党组织中来;要勇于拓展党组织生活的新形式,借助互联网的微信、QQ、微博等交流平台,通过专题培训、参观学习等方式加强对党员的培养教育,提高党员的学习兴趣和学习成效;要完善党总支、党支部委员培训机制,加强党的基层委员的工作意识和工作能力,增强工作的积极性和自觉性。

纪律建设是从严治党的治本之策,是依规治党的基础,是党的自身建设不可或缺的一部分。将纪律建设挺在前面,织密纪律建设"防护网",构建责任体系是关键。医院党委要认真履行主体责任,纪委严格落实监督责任,制定党风廉洁建设的相关制度文件,对责任进一步进行细化分解,明确目标,做到一级抓一级,层层抓落实,构建横向到边、纵向到底的纪律责任体系,确保领导干部"一岗双责"落到实处。坚持重大问题决策、重要干部任免、重大项目投资决策、大额资金使用事项均由党政联席会议集体讨论决定,纪委书记全程参与,动态监控,实现"三重一大"事项的全程监督,充分发挥依法依规监督职能,实现关口前移、预防在先,带动全院各个科室人员自觉守纪律、懂规矩,实现风清气正的引领与示范作用。医院党委要不断加强党风廉政建设和反腐败工作的制度建设,做到用制度约束行为,用制度防范腐败。可以将上级部门和本单位党风廉政建设和反腐败工作的相关文件、规定、制度上传至医院办公网络供全员学习,使员工日常工作有章循,职业行为有标尺,确保医院党风廉政建设与反腐败工作制度建设方面,上无禁区、下无死角,筑牢预防腐败的制度防线。

打造风清气正的医院环境,医院党委还必须重视作风建设,对作风建设常抓不懈。一是坚持不懈地开展多途径、全方位的廉政警示教育。组织全体员工学习党中央及各级领导机关关于党风廉政建设和反腐败的有关精神,提升党员干部政德修养,使党员干部成为党风廉政建设的带头人,引领正气。二是着重加强对热点领域和重点岗位的教育和警示,对有倾向性和苗头性问题的人员,本着早发现、早提醒、早纠正的原则,对其进行警示性约谈。三是实施正面教育引领与反面案例警示教育。对技术优良、医德高尚的人员"树典型""扬事迹",发挥模范引领作用,以点带面激发广大员工工作热情,形成正面教育引领的示范作用。以违法违纪案件为警示,使广大干部紧绷拒腐弦不放松,形成思想上"不想腐"的坚定信念。还要紧盯专项治理,打好防范腐败的"警示牌"。对内约束与对外防范并重,形成商业贿赂"零容忍"的高压态势。实行科室排查与实地抽查双保险,长期保持"小金库"零持有状态。坚持主动返还与上交住院账户相结合,有效避免收受"红包"现象。实行药品用量动态监测与超常预警实时监控,规范临床医生"处方权"。建设特色行风,医院还要当好延伸服务的"回音壁"。一是坚持做好出院电话回访、信息审核、统计、分析、总结工作,对共性或具有指导意义的问题进行分析改进。二是注重延伸医疗服务,广泛听取多方意见和建议,接受社会监督。

第三节 党员干部先锋模范作用

党员是中国共产党的缩影,也是中国共产党顺利开展各项工作落实各项政策的载体,群众通过对身边党员的认识来具体认识与了解中国共产党,评价中国共产党,也就是说,医院每名党员在工作中的工作态度和生活中的待人接物等方面,都直接影响着身边人民群众对中国共产党的认知,因而,在做好医院思想政治工作中,党员作为其中的重要组成部分,作为中国共产党思想政策的实际践行者,应充分发挥模范带头作用,加强党员的责任意识。所谓"模范带头"作用,是指作为党员的先锋战士在思想上和观念上在群众中起到先锋作用,在生活中的方方面面起到模范作用,成为人民群众的先锋和模范。共产党员的模范带头作用,是中国共产党的先进性的具体体现。在医院中,处于管理层面的领导干部和冲在治病救人第一线的业务骨干,大多都是共产党员,他们的思想认识、个人行动均影响和带动医院其他职工的思想行为,深刻影响着医院的发展方向。只有加强对党员干部的培养,使党员在业务上和思想观念上保持先进性,走在群众前列,做好党员的职责,发挥党员的作用,才能真正使党组织既成为医院的政治核心,又成为医院各项事业的战斗堡垒[5]。

医院党员群体具有学历高、自主意识强的特点。党组织在打造这支队伍时,要充分认识这支队伍的特点,卓有成效地开展工作。一是要不断完善党员干部的个人修养,不断提升其内在素质。既要加强其政治学习和思想道德教育,不断提高其自身的党建理论水平和思想觉悟,又要加强技能培训,切实提高其自身医疗技术和健康指导水平,不断增强其解决问题的本领和服务群众的能力。医院党委应注重设置完善的结合党中央精神的系列教育体系,通过近年来党的群众路线教育实践活动、"三严三实"专题教育、"两学一做"学习教育引领和指导全院党员深入学习领会党中央的路线、方针、政策,医院党员通过对党的各项方针政策的不断学习,更新自己的思想,切实提高党性修养,保持党员思想的先进性。除此之外,医院党委还应规范党委中心组学习,党总支、党支部委员培训班,中层干部培训班,职工全员培训等涵盖不同层级、不同群体的培训项目,将党的思想贯穿培训始终,加强培训对象的作风建设,以此保持党员乃至全体职工的信念的坚定性,提高教育培训的实效性。与此同时,医院要注重培养党员干部将理论知识灵活运用到工作生活中,使理论与实践相联系,用先进理论指导医院工作者的实践,在实践中渗透中国共产党的先进性和作为一名共产党员的模范带头作用。医院还要通过开展临床技能大赛,召开学术会议,将教学、科研成绩纳入对党员领导干部考核等多种方式鼓励和推动党员在提高自身业务能力的同时,不断钻研,充分发挥自身应尽的职责,影响和带动全院职工共同提高和进步。二是注重培养党员责任意识,充分发挥榜样的引领示范作用。在集体中,榜样的力量是无穷的,医院要注重培养每名党员深刻认识到自己身上肩负着中国共产党的重任,要时时刻刻以一名优秀党员的标准严格要求自己,认真学习业务知识,提高个人工作中的业务水平,也要充分学习党的方针政策,团结人民群众,顾全大局,站在中国共产党和人民群众的角度思考问题,全心全意为人民服务。

为了充分发挥党员的先锋模范作用,使每名党员平常时候看得出来,关键时刻冲得上去,医院党委应注重方式方法,制订多种激励机制。通过在重点窗口摆放身份标识,临床科室制作党员承诺展板,要求党员佩戴党徽上岗等多种方式使党员亮身份,明责任,勇担当。借助"七一"优秀党员表彰等方式,帮助发现身边优秀共产党员的闪光点,以优秀党员的事迹感染人、鼓舞人、引领人,注重发挥榜样的力量。医院党员借助党员奉献日、党员义诊等方式无私奉献,帮助群众解决病痛,全心全意为人民服务。

第四节　发挥党代会作用

党代表大会是党的一项带有根本性的组织制度,是党的中央组织、地方组织和部分基层组织讨论、决定党的重大问题和选举党的领导机关的会议。《党章》规定,党代表大会是党的最高权力机关和监督机关。坚持和健全党的代表大会制度,对于加强医院党的建设,实现党的民主集中制,发扬党的民主,促使党内政治生活更加民主化、正常化,进一步提高医院党组织的战斗力,保证党的路线、方针、政策的贯彻执行,具有十分重要的意义[6]。医院要充分重视党代会发挥的作用,严肃认真地选举党代表,按规定定期召开党的代表大会,根据医院发展需要,对医院发展过程中党组织面临的重大决定、政策和问题及时作出决定,有力指导党组织在一定时期内的工作。

同时,要充分发挥代表团和党代表闭会期间的作用,重视其对于完善党代表大会职能,加强对党内权力运行的监督,发扬党内民主的重要意义。代表团和党代表闭会期间作用的发挥有利于完善党代表大会职能,有利于加强对党内权力运行的监督,有利于提高党的决策的科学性和权威性,增强党的决策的影响力。闭会期间代表团和党代表通过深入基层调查研究,听取群众的意见和呼声,通过参与党的重大问题的决策,可以增强决策的科学性,避免和减少失误。同时,有利于增强决策在广大党员群众中的影响力和号召力,有利于在党内形成统一认识,统一全党的意志和行动,形成推进党的事业的合力。代表团和党代表在闭会期间的职责主要有:参与行政管理党内事务的"参政议政"作用。一是参与决策,如在广泛调查研究的基础上提出议案、审议议案,参与党内一些重大问题的研究讨论,并就这些问题做出决策、决定;二是参与管理,按照《党章》等党内的各项规章制度以及党代表大会形成的各项集体决定,管理医院党内的各项日常事务,监督医院党组织和党员干部的工作,保证党的路线方针政策和党代表大会决议的贯彻落实及各项工作任务的顺利完成;密切党群干群关系的桥梁纽带作用。一是宣传解释党的路线方针政策及党代会的决议、决定。二是调查反馈基层党员群众的有关情况。代表团和党代表来自于党员群众,有义务当好基层党员群众的代言人,及时向党组织反映党员群众的意愿。三是团结群众,协调关系,做好思想政治工作,努力把方方面面的条件都利用起来,把方方面面的积极性、主动性和创造性都调动起来,形成强大的合力,推动党的各项事业的健康快速发展;在政治、经济和社会生活中的模范带头作用。党代表既是党员群众中的一员,又是党员群众的代表,这种身份职务的特殊性,要求党代表对自己必须严格要求,争做勤奋学习、善于思考的模范;解放思想、与时俱进的模范;勇于实践、锐意创新的模范;踏实苦干,廉洁自律,用实际行动影响和带动广大党员群众努力工作,不断开创各项工作的新局面[7]。

第五节 和谐医院文化的建设

医院文化是医院在自身发展过程中,在社会的环境背景下,逐渐形成的自己的思想价值观念。这种文化以思想道德做基础,以医院工作人员的工作规范,行为准则和医院传统等相结合形成。医院文化直接影响着医院工作的开展方法和工作人员开展工作的积极性。先进的医院文化能够提高工作人员的积极性,能够为工作的开展注入活力,有利于营造良好的工作氛围,拉近医患之间的关系,同时能够树立医院良好口碑,提高医院的核心竞争力,是医院可持续发展的软实力。医院的思想文化应当以"人"为主题,关注医护人员和病人,培养人才,尊重病人,从而促进医院文化素质的提高。加强医院党的自身建设,是建设和谐的医院文化,打造医院品牌形象的核心力量。

广义上来讲,医院党建是文化建设的总纲领,医院文化从某种意义上来说要有服从意识,以配合党建工作的发展。从狭义上来讲,医院文化本身就是党建工作的有利载体,彼此依存、互进共赢。和谐医院文化建设首先要有正确的政策引导。政治特色的融入会让文化的发展更具有凝聚力,增加文化的立体感和力量感。医院文化属于精神文明建设的范畴,其目的是调动员工的工作热情,增强工作人员的协调性。医院文化建设促进党建工作。加大党建工作力度,有利于提升党对文化建设的影响力,推动党建方针的正确引导,增强员工的归属感和自豪感[8]。

因此,医院党委要创新工作思路,以多种多样的方式建设全方位的医院文化建设体系,打造和谐的医院文化。形成被广大员工认同且共同遵守的价值观念和管理体系,使医院的运行和管理走向不断提高的良性循环轨道。医院可以通过开展主题年系列活动,尤其是全员培训活动,将医院的核心价值观等核心理念传递到每位员工,增强全体员工从理念到行为、到习惯的文化认同感和归属感,增强医护人员的使命感和责任感,有效提高医院的医疗服务质量和人文化服务水平,使医院文化建设取得切实有效的成果。

医院还应通过传承悠久厚重的医院文化,发展创新优秀医院文化,激发医院文化活力,逐步塑造并形成独具特色的医院品牌。挖掘和创造特色的医院文化,实现真正的内涵发展,赋予医院品牌新的生命力。

（邵春莹）

参 考 文 献

1. 李勇明. 医院党组织如何发挥政治核心作用. 中医药导报, 2008, 14（8）: 130-131.
2. 鲍琴. 改制医院党组织发挥政治核心作用初探. 中国卫生产业, 2012, 25: 178-179.
3. 曹咏. 新形势下医院党建工作的思考. 决策探索, 2011, 12: 62-63.
4. 金安宙. 思想政治工作和医院文化在医院管理中的作用. 发展, 2016, 3: 67.
5. 赵玉青. 做好医院的思想政治工作践行党员的模范带头作用. 才智, 2016, 15: 246.
6. 王放. 论党代会代表作用的有效发挥. 大观周刊, 2012, 11: 31-32.
7. 何光. 对党代会闭会期间发挥代表团和党代表作用的思考. 党政干部论坛, 2005, 1: 8-10.
8. 魏建鹏. 加强基层党建工作 强化医院文化内涵. 中国当代医药, 2010, 17（15）: 129-131.

第六十一章 共青团、工会的作用发挥

共青团和工会在党的建设体系下是非常重要的组成部分,共青团作为青年的引领和团结载体,发挥着重要作用;工会在职代会的参与下,对医院发展建设起到重要的监督、建言作用,同时也是体现员工关爱和医院文化建设的重要载体。如何发挥好共青团和工会的作用对于医院稳定、发展建设同样非常重要。

第一节 坚持党对共青团的领导

《党章》明确指出:中国共产主义青年团是中国共产党领导的先进青年的群众组织,是广大青年在实践中学习共产主义的学校,是党的助手和后备军。共青团是中国共产党领导的先进青年的群众组织,这是团的性质的根本点。

共青团是在党的直接领导下建立起来的,中国共产党是共青团的组织者和领导者。历史表明:保证党的领导是共青团全部工作中最主要和最重要的一点,是共青团的生命线。医院共青团组织是一支年轻、思维活跃、精力充沛的队伍,要想充分发挥这些优势,就要保证任何时候,共青团都始终坚持正确的政治方向,同党中央在政治上、思想上、行动上保持高度一致。因此,党组织要带领团组织通过创造性的、充分体现时代特点和青年特点的工作,把党的主张变成团的决议和广大青年的自觉行动,充分发挥党的助手作用。

作为共青团的组织者和领导者,党对共青团领导的主要内容有:一是政治上的领导。指导共青团组织贯彻落实党中央的方针、政策和有关群众工作的指导,保证共青团坚持正确的政治方向。二是思想上的领导。坚持用共产主义思想教育团员青年,抵制各种错误思想,引导正能量。三是组织上的领导。领导团组织坚持组织纪律,加强共青团干部队伍建设。四是工作上的领导。帮助同级团组织研究、决定工作中的重大问题,保证团组织围绕党的中心工作,适应青年特点,开展丰富多彩的独立活动,提升团组织的活力。

党对共青团领导的主要方式为:一是定期研究团的工作。建立健全必要的工作制度,及时研究团组织提请党组织讨论的问题。二是传达上级指示。及时向团组织传达上级党委关于共青团工作的知识,让团组织阅读和听取有关文件和领导讲话,及时掌握上级精神。三是听取汇报。定期听取团组织的工作汇报,讨论团的工作,帮助团组织正确把握不同时期的工作中心,帮助解决工作中遇到的问题和困难。四是加强团干部队伍建设。按照党管干部,即以党委管理为主,团组织协助管理的原则,抓好团的领导班子和团干部的培养、选拔和配备。五是关心支持团组织工作。支持共青团组织依据法律和团章独立自主地开展工作,支持团组织更好地维护青年职工的具体利益,充分发挥团组织在思想政治教育中的作用,在国家、社会和医院事务中的民主参与、民主监督作用,以及党密切联系广大青年的桥梁和纽带作用。六是制定有关政策。党组织以文件、通知、规定等形式,对共青团工作提出某些要求和规定,从政策上保证各方面重视和支持团的工作,加强团的建设[1]。

共青团作为党的助手和后备军,既是党建立共青团的目的,也是党赋予共青团的光荣使命。在几十年成长和发展的历史过程中,共青团为党的事业贡献了力量。这主要表现在:坚决拥护党的纲领,积极宣传和执行党的基本路线和各项方针政策;积极开展各种适合青年特点的活动,动员和带领广大团员青年在社会主义物质文明和精神文明建设中,发挥了先锋模范作用;及时向党组织反映来自青年和其他人民群众的各种建议和批评,协助党组织改进各方面的工作,密切党和群众的联系;除此之外,共青团担负起了为党员队伍和干部队伍培养输送后备力量的职责,大批优秀团干部、优秀团员在团组织内锻炼成长,成为社会主义现代化建设的合格人才。对于医院来说,共青团作为青年群体的一个先进组织,同样需要在党组织的正确领导下,积极协助党组织做好青年教育工作,积极团结和影响全院青年职工,充分发挥党的助手和后备军、党联系和引领青年职工的桥梁和纽带的作用,形成促进医院和谐发展的强大力量[2]。

第二节　共青团的组织建设

加强团组织建设,发挥共青团引领、服务、凝聚青年职工,激发青年职工青春活力,传播正能量,对医院的发展具有积极作用。

坚持党建带团建,将共青团的建设纳入医院党组织的各项事业建设中,使广大青年紧密团结在党的周围,才能充分实现党对共青团的领导,发挥共青团积极的引领作用。青年团员有活力、有热情、有可塑性,是医院的未来,通过共建机制,可以用党员的优秀品质引领青年,形成青年职工围绕医院中心工作积极参与的良好氛围,有助于推动医院的科学发展。把团的工作纳入党的工作体系之中,把团的建设纳入党的建设之中,把团的考核纳入党的考核之中。围绕医院的中心工作,通过党组织带动团的组织建设、思想建设、作风建设和作用发挥,从而带动基层团组织的整体活跃。一是加强对团员青年的教育培训。利用全院培训、团员大会,采取邀请专家辅导等形式加强团员教育培训,宣传党中央的精神,提高团员青年的思想素质;二是认真选拔团的各级干部。通过公开竞聘等方式,把政治思想强、工作热情高、服务意识好的青年选拔到团干部岗位,同时加强对团干部的培养,提高团干部的组织能力和业务素质;三是利用多种途径形成"比、学、赶、帮、超"的氛围,利用青年文明号、青年岗位能手的评比,推优入党,团员表彰等途径激励青年职工。包括院党委、党总支、院团委、团总支在内,全院各级上下联动,综合施策,形成合力[3]。

需求为牵引,科学做决策,加强对团员青年的服务能力。当前,医患关系相对紧张,医护工作压力大,团员青年需要维护的权益的广度和深度正在发生变化,医院要善于与时俱进,保护团员青年权利,尽力满足团员青年各方面需求。通过建立微信、QQ、网上论坛等方式,为青年职工开辟反映诉求的通道,合理表达意愿。团干部要注意深入到团员青年中去,认真听取各种心声,准确了解具体需求,为科学决策奠定基础、提供依据。了解团员青年诉求,结合实际,有针对性地帮助其解决困难,团员青年才会对团组织工作从内心上喜爱、感情上接受、需求上互动、形式上理解、工作上支持,从而不断增强团组织的凝聚力和号召力。

　　活动成载体，内外求突破，凝聚起青年的强大力量。开展活动是医院团委的重要工作手段。共青团活动的内容可组织时事政治类、文化科技类、文艺体育类等活动。可开展党史、团史知识竞赛，提高青年职工的思想境界；成立文体活动类社团等组织，凝聚、吸引青年；开展"岗位练兵""素质拓展"等活动，增强团员青年爱岗敬业意识。也可以加强与上级团组织、兄弟单位团组织之间的合作与交流，积极开展讲座论坛、文艺演出、体育比赛、青年联谊等活动；还可以组织团员青年作为志愿者，开展健康咨询，宣传科普知识，增强团员青年职业的自豪感。让青年职工找到乐趣、找到价值，增加其对集体的认可度及依赖度。

　　成才搭舞台，服务求创新，释放青春正能量。进步成才是团员青年的美好愿望，自我价值的实现是团员青年的共同需求。要从服务青年成才、成长入手，通过开展各种活动和竞赛，为优秀青年脱颖而出创造机会，为党组织积极输送新鲜血液，为他们尽快走上临床科室和行政领导岗位搭建舞台，为医院的可持续发展提供人才支撑[4]。

第三节　医院工会的性质、职能与角色定位

　　中国工会是中国共产党领导的职工自愿结合的工人阶级最广泛的群众组织，是党联系职工群众的桥梁和纽带，是国家政权的重要社会支柱，是会员和职工权益的代表。企业、事业、机关职工按照工会章程建立的工会是我国工会的基层组织。基层工会代表和维护职工利益，依法独立自主地开展工作，是职工代表大会的工作机构，处在协调劳动关系和促进改革发展稳定的特殊位置。

　　在现阶段，医院工会的主要职能有以下几个方面，一是维护职能。医院工会要维护职工的政治权利，经济利益和精神文化利益。参与医院涉及职工利益的政策制定工作，开展有益于职工身心健康的文化、体育活动，做好职工的生活福利工作，多办实事、好事。二是建设职能，医院工会要动员和组织职工积极参加医院各项事业的建设和改革，使职工在工作岗位上努力工作，团结一心完成医院医、教、研等各项任务。三是参与职能，医院工会要在院党委的领导下，代表和组织职工参政议政、民主监督，通过组织协调召开"教职工代表及工会会员代表大会"等方式，推进医院民主建设。四是教育职能，医院工会要通过群众性自我教育活动，为职工搭建学习教育平台，使职工不断提高思想道德和专业文化素质，建设高素质的职工队伍[5]。

　　医院工会是医院拥有人数最多的群体组织，是医院发展建设中的重要组织基础和工作基础，在促进医院和谐、维护社会稳定方面有着举足轻重的作用。在新形势下，工会应坚持在党的带领下，立党为公、服务职工，提高执行力，关心职工生活、满足职工需求、维护职工利益。把工会建设成为组织健全、制度完善、维权到位、服务有力、作用明显，党委靠得住、行政离不开、职工信得过的工会组织。党和工会是领导与被领导的关系，坚持党对工会的领导，将医院工会与党组织同步建设，可以使工会组织坚持正确的政治方向，同党中央在政治上、思想上、行动上保持高度一致。通过工会内部共产党员的先锋模范作用，可以鼓舞和引领普通群众，从而凝聚起全院职工的力量，与此同时，党的主张经过工会的民主程序，也

会变成工会的决议和职工的自觉行动,使党的思想得到贯彻落实,医院的各项工作得到顺利推进[6]。

第四节 充分发挥工会的作用与职能

为了充分发挥工会的作用与职能,医院工会应该努力做到以下几个方面:

1. 积极深化院务公开 充分落实职工的知情权、审议权、评议权、监督权,使职工的民主权利得到有效保障和维护。通过"双代会"架起领导与职工间密切联系的桥梁,让职工充分参与医院的发展建设。着力推进院务公开,通过以职代会、院内办公网络、公示栏等多种形式,向职工公示医院发展、建设、改革中的重大决策,对于与职工利益密切相关的问题,做到公开透明、公正民主。

2. 坚持和完善教职工代表大会制度 强化职工主人翁意识,形成畅通的联系渠道,是职工参政议政的基本保证,不仅能增强职工的凝聚力,营造良好的民主管理氛围,更能进一步强化职工的主人翁意识,构建和谐劳动关系。医院要定期召开职代会,通过会议让职工代表认真审议医院的重大事项、重要基本建设、重大额度资金的使用,医院的年度工作总结、分配制度改革方案等,充分调动职工的积极性和创造性,鼓励员工参与医院管理与建设。工会在职代会闭会期间,同样要负责主持召开职代会常委会,讨论通过医院年度重大事项,包括职工关心的热点、难点、疑点问题或改革举措。

3. 不断完善监督机制,确保科学民主决策 医院工会应当通过职工代表大会组织职工参与本单位的民主决策、民主管理和民主监督。不断整合监督资源、拓宽监督渠道,提高监督实效,建立党委统一领导,党政齐抓共管,工会具体组织实施,职能部门各负其责,全体职工积极参与,多渠道多形式的民主管理格局,从机制上保证和推进医院民主管理工作。通过医院内部网络、公示栏等作为民主监督的辅助形式,增强各项工作运行的透明度,方便广大职工监督,充分保障医院重大决策的科学性、民主性。针对医院重大改革、重大方案、重要会议等,医院工会应广泛征求职工意见和建议,为党委做出科学决策提供有效参考。

4. 关心职工学习生活,保障职工合法权益 医院工会应当坚持以人为本,主动关心职工学习生活,积极维护职工的合法权益,努力为职工办实事、办好事,切实解决职工后顾之忧。可以创新途径丰富职工文化生活。举办群众喜闻乐见的文艺、体育活动,如艺术节、运动会等,促进职工身心健康,调动职工的热情和积极性。通过举办形式新颖的职工培训,提高职工文化素养及专业素质。

5. 组织关爱活动 要竭尽所能为职工谋福利凝聚人心,汇聚人气,提高职工的归属感及依赖感。通过具体设计、审核把关,不断拓展员工的"物质福利"和"精神福利"。通过为职工办理保险、职工送温暖等方式,努力为员工提供支持性的工作环境,切实帮助员工解决工作生活等方面所遇到的困难、丰富员工的业余生活,协助员工实现自我成长与职业生涯规划,努力改善员工的薪酬福利,增强员工的忠诚度和归属感,力求使员工工作和生活有归属、有尊严、有权利、有保障、有前途、有价值[7]。

附件61-1　教职工代表大会制度

1. 总则

（1）为了充分发挥医院教职工主人翁精神,促进医院管理的民主化和科学化,根据中华人民共和国教育部、中国教育工会全国委员会颁发的《高等学校教职工代表大会暂行条例》中规定,结合医院实际,特制定本制度。

（2）教职工代表大会是医院实行民主管理的基本形式,是教职工在医院党委领导下行使民主管理和民主监督权利的机构。

2. 教职工代表大会的职权与职责

（1）教职工代表大会行使下列职权:

1）审议建议权。其范围包括:听取院长的工作报告,讨论医院的办院方针、发展规划、工作计划、重大改革方案、教职工队伍建设及其他有关医院发展的重大问题,并提出意见和建议。

2）审议通过权。其范围包括:审议通过医院提出的院内教职工聘任、奖励、分配原则和办法以及其他与教职工权益有关的改革方案、制度、措施和办法。

3）审议决定权。其范围包括:审议决定教职工生活福利方面的措施和办法。

4）评议监督权。其范围包括:评议、监督医院及学校领导干部,向主管机关提出表扬、批评、奖励和任免的建议。

（2）教职工代表大会的职责如下:

1）教职工代表大会要积极支持院长行使决策和指挥权,要维护院长的权威。院长要定期向教职工代表大会报告工作,要尊重教职工代表大会行使民主管理的权利,实施教职工代表大会的决议和决定,负责处理教职工代表大会提出的应由行政方面处理的提案,并接受教职工代表大会检查和监督。

2）定期对医院教代会工作进行民主评议,并将评议、检查结果报学校工会。

3）选举医院教代会常设工作小组成员。

4）向学校教代会反映教职工的意见。

3. 教职工代表

（1）凡是享有政治权利的本单位正式教职工和合同工,均可被选为教职工代表大会代表。

（2）教职工的代表以各部门工会为单位,由教职工直接选举产生。

（3）教职工代表的选举要坚持先进性、代表性和广泛性相结合的原则,代表中应包括各岗位人员和领导干部,其中有教学任务的一线岗位人员不得少于60%,青年教职工和女教职工也要有一定比例。

（4）教职工代表实行常任制,每四年改选一次,可以连选连任。代表有违法乱纪或严重失职,经选举单位的全体教职工半数同意,由代表团向教代会常设工作小组提出撤换其代表资格。

（5）教职工代表的主要职责:

1）会前广泛收集教职工群众的意见与要求,并及时向大会反映。

2）会议期间,积极参加各项决议的讨论并提出意见,代表教职工行使表决权和选举权。

3）会后及时向本单位教职工群众传达大会精神,督促行政落实大会提案。

4）努力提高自身的政治业务素质,提高参政议政的能力,组织教职工群众搞好本单位的民主管理。

5）根据需要,教职工代表大会可以确定若干特邀或列席代表。

（6）教职工代表的权利:

1）在教职工代表大会上,有表决权、选举权和被选举权。

2）在教职工代表大会上,自主地、充分地发表自己的意见,参加关于医院决策的讨论。

3）有权参加教职工代表大会及其工作机构组织的对医院及学校执行教代会决议和提案落实情况的检查,有权参加评议医院及学校工作和行政领导干部。

4）因行使正当民主权利而遭受打击报复时,有权向医院或学校有关部门申诉、控告。

（7）教职工代表的义务

1）拥护党的领导,坚持党的基本路线,努力学习党的方针、政策,不断提高思想觉悟、业务水平和参加管理的能力,积极投身于医院建设。

2）遵守国家的法律法规和医院的规章制度,遵守职业道德,积极执行教职工代表大会决议,做好教职工代表大会交给的各项工作。

（8）代表在本单位内部调动,其代表资格予以保留,参加调入单位代表团活动。代表调离本单位或退休,其代表资格自行终止。

4. 组织制度

（1）教职工代表大会选举主席团主持会议,主席团成员应有党、政、工、团主要领导干部,其中一线岗位人员应超过半数。大会主席团实行届内常任制。

（2）教职工代表大会每四年为一届,每年至少召开一次全体代表大会。每次会议必须由三分之二以上的代表出席。遇特殊情况,经医院党委批准可提前或推迟召开。

（3）教职工代表大会中心议题的确定要遵循"议大事,办实事"的原则,广泛听取教职工的意见,经大会主席团的审议后提请大会讨论通过。

（4）教职工代表大会进行选举或表决,必须由全体代表半数以上通过并经医院党委审批后为有效。

（5）教职工代表大会在其职权范围内通过的事项,非经教职工代表大会同意不得更改。

（6）教职工代表大会日常工作由医院工会委员会负责。

附件 61-2 民主建言团工作制度

为了适应医疗市场竞争,加强医院的民主管理,充分发挥院党政领导班子决策的"外脑"和"智脑"作用,增强职工主人翁责任感,密切干群关系,增强医院活力,使领导决策更符合民意,更趋于合理,更具有科学性,充分发挥职工建言团作用,为医院发展奠定基础。

1. 建言团成员的组成

(1) 以部门工会为单位,按部门职工人数的百分比进行推荐。要求有不同层次、不同侧面的职工代表组成。

(2) 建言团的成员要热心医院工作,敢于对医院负责,有较强的责任感和民主意识,具有无私无畏的精神。

(3) 有一定的参政议政能力,有较强的理论水平和丰富经验。对医院的建设性工作具有主动性、预见性和创造性。

2. 建言内容　紧紧围绕医院改革、建设和发展;围绕医院的医疗、教学、科研上质量、上水平、出成果;围绕学科建设、人才培养、评职晋级、奖金分配、机关管理及后勤服务等全方位的工作进行,群策群力。

3. 建言方式

(1) 由院工会向建言团成员通报当前医院有关工作情况,需要解决的问题,存在的困难,让建言团成员献计献策。

(2) 由院领导面对面地直接听取建言团的意见和建议,当场进行研究,答复有关问题。

(3) 建言团成员也可以通过口头、书面以及网络等形式反映问题,反馈信息。

4. 建言制度

(1) 随时召集建言团成员,针对职工普遍关心,又是医院当务之急需要解决的问题。确定主题,征集建言团的意见和建议,采纳合理化建议,并针对提出的问题给予及时解决。

(2) 换届方式:建言团成员每届任期三年,每年可以进行人员更换,建言团换届改选最关键的环节是选好成员,这对于发挥好成员作用,提升民主管理水平将起到至关重要的作用。要求各基层部门工会按照建言团的要求、分配名额,结合本部门工会的情况,推荐候选人。把业务、思想、能力素质较强,具有较高威信的职工作为建言团成员候选人,由基层部门工会、党总支确定后将候选人上报到工会。使选出的建言团成员能积极、有效地参与到民主管理、民主监督中来,为医院的发展发挥应有的作用。

(3) 建言办公室:建言团办公室设在工会。

(邵春莹)

参 考 文 献

1. 李跃旗,赵国强. 团务通——基层团务实用手册. 第10版. 上海:上海交通大学出版社,2012.

2. 郗英杰,刘俊彦. 共青团工作 12 讲. 北京:中国青年出版社,2012.

3. 戚俊军. 切实做好新形势下的医院共青团工作. 现代医院,2010,10(5):129-130.

4. 黄娟娟. 加强和改进医院共青团共组的几点思考. 浙江青年专修学院学报,2012,1:19-21.

5. 吴晓燕. 浅谈医院工会再医院发展中的作用. 江苏卫生事业管理,2014,25(4):97-98.

6. 舒金霞,葛扣喜. 认真履行四项职能 积极发挥工会作用. 江苏卫生事业管理,2013,24 (6):131-132.

7. 王燕. 发挥医院工会职能 构建和谐劳动关系. 改革与开放,2014,21:91-92.

第六十二章 与民主党派关系

民主党派是中国政治体制中不可或缺的组成部分,在知识分子云集的医院内部,民主党派是必须关注的政治力量,如何调动和团结好民主党派,并为医院发展建设发挥力量,是党的建设中的一个重要内容。

第一节 中国共产党与各民主党派的关系

民主党派,指在中国内地的中华人民共和国政党,除执政党中国共产党以外的 8 个参政党的统称,它们是:中国国民党革命委员会、中国民主同盟、中国民主建国会、中国民主促进会、中国农工民主党、中国致公党、九三学社、台湾民主自治同盟。

中国共产党是领导我国社会主义各项事业的领导核心,是执政党。各民主党派是接受中国共产党领导,同共产党通力合作,共同致力于社会主义事业的亲密友党,是参政党。中国共产党与各民主党派的关系,既是政治上领导与被领导的关系,也是亲密合作的友党关系。

在我国,各民主党派必须接受中国共产党的领导,中国共产党与各民主党派之间在政治上是领导与被领导的关系。我国是人民民主专政的社会主义国家,中国共产党是社会主义事业的领导核心。我国实行中国共产党领导的多党合作和政治协商制度,坚持中国共产党的领导是多党合作的基础。在我国的多党合作中,必须坚持中国共产党的领导,这是我国社会主义政党制度的根本原则,是由我国的国家性质决定的。中国共产党对各民主党派的领导是政治领导,即政治原则、政治方向和重大方针政策的领导。

中国共产党和各民主党派之间是执政党和参政党的关系。在我国,中国共产党是执政党。各民主党派是各自所联系的一部分社会主义劳动者和一部分拥护社会主义爱国者的政治联盟,是接受中国共产党领导的,同共产党通力合作,共同致力于社会主义事业的亲密友党,是参政党。中国共产党和各民主党派之间的执政党和参政党的关系,不同于西方的资本主义国家资产阶级政党之间的那种在朝党与在野党、执政党与反对党的关系。在西方资本主义国家两党制或多党制下,执政党与其他政党之间充满着矛盾和斗争,代表着资产阶级内部的不同基层、不同集团的利益。

中国共产党和各民主党派之间是"长期共存,互相监督,肝胆相照,荣辱与共"的关系。所谓"长期共存",就是指中国共产党和各民主党派在长期合作中共存。所谓"互相监督",包括两层意思:一方面,是中国共产党对各民主党派的监督。由于各民主党派都接受中国共产党的领导,坚持走社会主义道路,所以中国共产党对各民主党派的监督也是在政治上实现对民主党派的领导。另一方面,是各民主党派对中国共产党的监督。也就是各民主党派在坚持四项基本原则的基础上对共产党提意见作批评,帮助中国共产党发现并改正缺点、错误,使中国共产党制定各项政策、开展各项工作时能够做得更好。所谓"肝胆相照,荣辱与共",是指中国共产党和各民族党派之间要互相尊重,互相信任,为国家的强盛、民族的兴旺、人民的富裕,同舟共济,团结奋斗。

中国共产党领导的多党合作和政治协商制度是我国一项基本政治制度,坚持和完善这一制度,是建设有中国特色社会主义的重要内容。不断发展各民主党派同我们党之间业已形成的真诚、有效的合作,是加强和改善党的领导的需要,是建设社会主义民主政治的需要,是实现国家长治久安的需要。《中共中央关于坚持和完善中国共产党领导的多党合作和政治协商制度的意见》中指出:"中共各级党委都要加强和改善对民主党派的领导。"因此,医院党委与民主党派基层组织应当是政治上领导与被领导的关系。政治领导不同于组织上的隶属关系。医院党委不能命令民主党派做什么,不做什么,不能干涉民主党派的内部事务。政治领导主要是通过协商和深入细致的思想政治工作以及中共党员的先锋模范作用来实现的。近年来,随着我国社会主义民主政治的不断发展和公立医院改革的显著推进,民主党派基层组织在公立医院改革中的作用和地位愈发明显和突出,对于促进公立医院改革发展具有重要的意义[1]。

第二节　医院民主党派党员 （盟员）的特点

在我国,八个民主党派分别有其各自组成特点。中国国民党革命委员会:简称"民革",由中国国民党民主派和其他爱国主义人士所创建。中国民主同盟:简称"民盟",是以文教界中上层知识分子为主的政党。中国民主建国会:简称"民建",是主要由工商经济界人士及所联系的知识分子组成的政党。中国民主促进会:简称"民进",是主要由从事教育、文化、出版、科学和其他工作的有代表性的知识分子组成的政党。中国农工民主党:简称"农工党",是以医药卫生界高中级知识分子为主的政党。中国致公党:简称"致公党",是以归侨、侨眷的中上层人士为主和其他有海外关系的代表性人士组成的政党。九三学社:是以科学技术界高、中级知识分子为主的政党。台湾民主自治同盟:简称"台盟",是由居住在中国内地的台湾省籍人士组成的政党。八个民主党派都接受中国共产党领导,同中国共产党通力合作、共同致力于社会主义事业的不断发展。

民主党派在我国民主政治中具有政治协商、参政议政、民主监督的职能。所谓参政议政,是指在共产党的领导下,各民主党派成员参加国家政权,参与国家大政方针和国家领导人选的协商,参与国家事务的管理,参与国家方针、政策、法律、法规的制定执行。这是各民主党派活动的一种重要形式。所谓民主监督,主要是指各民主党派对共产党和国家机关的监督。所谓服务与沟通,是指各民主党派积极开展为社会主义物质文明和精神文明建设,为祖国统一大业服务的各类活动,以及通过各种渠道沟通它们所联系的一部分人民群众同党和国家机关之间的关系。

结合各民主党派成员特点,各民主党派在医院员工中基本均有分布,尤其以高级知识分子组成的"民盟""民进""农工党""九三学社"分布人数更多。医院民主党派成员一般具有以下特点:一是参与性强。在医院建设中,民主党派成员既能积极参与医院日常运营管理、医院改革发展方针政策的制定,也是医院临床一线工作人员的中坚力量。二是影响力大。许多民主党派基层组织成员都是国内外知名学者和知名人士,社会影响力非常大,与政府机关、学术机构和商界的联系也很紧密。三是综合素质高。民主党派成员在医院中一般都具备较高的学历和职称层次,有较高的医疗技术和职业素养。四是参政议政能力强。民主党派基层成员中有的是人大代表或政协委员,有的是医院行政领导,在参政议政和民主监督方面具有独特的优势;同时,这类民主党派组织成员思想活跃、思维开阔,具有强烈的社会责任感和民主意识,能够积极主动地参与到医院管理和医疗卫生体制改革中去,为公立医院改革发展建言献策。

第三节　医院民主党派的组织建设

支持民主党派加强自身建设,全面提高参政党素质对医院党委来说十分重要。提倡和鼓励民主党派成员在自愿基础上学习马列主义、毛泽东思想和邓小平理论,学习"三个代表"重要思想、科学发展观及习近平新时代中国特色社会主义思想,进行坚持四项基本原则、爱国主义、社会主义教育和民主党派同中国共产党长期合作的优良传统教育;协助民主党派加强领导班子建设,帮助民主党派培养领导骨干;采取切实措施把一批德才兼备、年富力强、有较大代表性的优秀无党派知识分子留在党外,向民主党派推荐,帮助各民主党派建设好后备干部队伍。医院要设立相应部门协助管理民主党派事务,联系各民主党派,及时通报情况,反映他们的意见和建议,按照要求和实际需要解决民主党派在工作中遇到的困难,为民主党派参政议政拓宽渠道,倾听意见建议,充分凝聚民主党派的力量。

民主党派职能得以发挥,除了需要医院党委的重视和支持之外,还需要加强自身组织建设,提高民主党派整体素质。因此,民主党派一是要做到加强思想建设。要加强基本理论和形势政策的学习,既要学习贯彻中共中央精神,也要掌握公立医院改革的各项政策和基本理论知识。二是要推进组织建设。进一步完善民主党派在医院的管理体制和工作制度;同时,充分调动民主党派在公立医院的基层组织开展活动的积极性,并将医院改革和发展的关键问题和相关内容融入活动中去。三是要提高建言献策能力。民主党派人士作为公立医院改革的一线实践者,对改革中出现的问题有切身体会,因此,民主党派成员要以素质建设为重点,以提高建言献策能力为突破口,建立一支素质较好的调研议政队伍,不断提高调研议政水平。

对于民主党派的组织发展需要把握原则,应有利于坚持和完善中国共产党领导的多党合作和政治协商制度,有利于加强民主党派的自身建设,有利于提升参政议政的能力,有利于为国家经济社会和医院的改革与发展作贡献,防止动机不纯、理想信念动摇的投机分子混入。首先应注重政治素质,认真选拔推荐政治立场坚定,有参政议政能力的人员,有计划地稳步发展。其次要注重质量,坚持发展自觉接受中国共产党的领导、承认民主党派章程、具有较高专业水平和社会影响力的代表人士。同时要保持特色。各民主党派在发展中形成的特色，是其存在和发展的重要依据。坚持各自特色，有利于民主党派发挥各自优势，更好地履行参政党职能。

第四节 充分发挥民主党派的热情与作用

作为参政党，民主党派通过政治协商、参政议政、民主监督对医院的作用十分重要。民主党派可以推进医院改革发展迈向更深层次。医院领导班子一般都配备有民主党派成员，因此，民主党派成员一定程度上能够把握医院改革发展的走向。同时，民主党派成员中也有第一线临床工作者，他们对医院改革发展的成效和存在问题具有发言权。对于改革发展过程中出现的各种争论与矛盾。民主党派基层组织成员要尽可能发挥自身作用，与医院党委和领导班子积极沟通，献言献策，提出解决办法，协调各方关系，从而有效地促进医院改革发展迈向更深层次。

加强对医院监督工作的力度。医院民主党派成员具有"理论水平高、发现问题准、责任意识强"等优势，民主党派可以通过自身特点，准确发现医院改革发展中存在的问题和不足，找到党政领导不易发现的问题，从而避免改革路线与实际情况、与群众利益相背离。监督医院各项工作的开展，从而在一定程度上促进医院的改革发展。

促进医院决策的科学化、民主化。民主党派可以参与医院各方面的管理决策，参政议政主要力量的来源则是对医院的日常事务进行民主监督。因此，在医院改革发展建设的道路上，要充分调动民主党派的积极性和主动性。民主党派长期在临床一线工作，了解医院的状况，对社会具有较大的影响力。民主党派代表着一定阶层的利益，具有批判精神，能够以客观的角度分析医院的相关状况，所以，往往他们提出的建议和意见比较能够获得肯定。因此，医院的重大决策要征求民主党派的意见，接受他们的监督，才能有效促进医院决策的科学化和民主化。

医院要在各方面调动民主党派的积极性，支持民主党派发挥职能。要努力营造民主党派发挥作用的良好条件，大力支持民主党派的发展。在经费、场所、时间方面支持民主党派开展活动，与民主党派成员保持密切联系，既要了解民主党派的活动内容和活动任务，也要加强与民主党派的沟通交流。加强对民主党派的领导，在组织建设上给予指导、协调、关心。

要建立健全民主党派民主监督机制，通过建立座谈会制度、通报制度、反馈制度等，在民主党派对医院基本情况充分了解的基础上对医院决策运行进行全程监督。要建立民主党派同医院纪委、监察部门和审计部门的沟通协调机制，充分发挥监督职能。此外，还要促进民主党派成员参与医院内部的监管，民主党派人士要积极参与医院的职代会，对医院改革和发展等情况，提出意见建议。

要拓宽民主党派发挥作用的渠道。建立并完善定期会议制度、民主生活会制度，就医院改革的规划、医疗、科研、管理等重大问题及时向民主党派通报，与民主党派进行协商。要针对医院改革发展的情况向民主党派进行定期或不定期汇报,并咨询他们的建议。重视民主党派领导干部的学习和培训工作,将其中优秀人员推荐到人大、政协或医院行政岗位,让他们直接行使参政议政的权利。

（邵春莹）

参 考 文 献

1. 杨扬,蒋韵. 民主党派在公立医院改革中的作用与路径. 新西部,2015,26:68-70.

第六十三章 干部培养与考核

任何一个机构、集体,干部培养与考核都是最重要的工作之一,医院也不例外,如何培养与医院运行管理、学科发展建设相适应的干部,是医院运行与管理中最为重要的事情,没有干部队伍建设,就没有医院的未来;这里讲的培养和考核不是专业知识的培养和考核,是管理能力、协作能力、执行能力的培养与考核。

第一节 认知与协作能力培养

干部性格类型的多元化,实现岗位匹配,达到互相认知、理解与协作,才能形成团队,才能形成合力,在集体中个人的力量永远是渺小的,在大目标的前提下,个人的目标必须服从整体发展,这是干部最基本的素质之一。

医院中层干部是医院的中坚力量,既是管理者,又是执行者,是联系领导与职工的桥梁和纽带,对医院的发展起承上启下的作用,是落实医院各项决策,实现医院发展目标的骨干和主力军。因此,医院对中层干部的培养关系着医院的发展和未来,打造高水平的中层干部队伍对医院来说十分重要。对于医院来讲,不仅要培养每位干部具备优秀的个人能力,更需要培养其在合适的位置上尽己所能,相互认知与理解,协调合作,充分发挥团队精神、互补互助,以达到最大的工作效率。

中层干部有着不同职责和分工,也应具备各自的素质,主要包括:政治素质、业务素质、工作能力及身心素质四个方面。政治素质是干部的根本素质,医院中层干部必须自觉执行党的路线、方针、政策,坚持正确的方向不动摇。还要掌握必备的业务素质,只有掌握必备的专业知识,才能审时度势、开阔思路,处理好医院复杂多变的问题。要善于从不同角度考虑问题,协调管理中的各种矛盾和医患关系。身心素质是领导者的基础素质之一。医院中层干部的指挥、协调、组织工作不仅需要足够心智,而且要消耗一定体力[1]。

在医院干部团队中,每个成员都有自己的优缺点,干部性格类型存在多元化。为了帮助干部更好地认识自我,发现自身的性格特点,医院可以尝试用 MBTI 性格理论将个人性格进行分类。MBTI 性格理论将人的性格特点划分为 4 个维度,每个维度具有 2 个方向,共计 8 个方向。分别为:与外界的互动方式:外向(E)或内向(I);获取信息的方式:触觉(S)或直觉(N);决策方式:理性(T)或感性(F);生活态度取向:判断(J)或知觉(P)。以上 4 个维度 8 种偏好的组合形成 16 种人格类型。通过 MBTI 性格测试会得出不同的人格类型,有助于中层干部发掘优势特长与偏好,找准与之匹配的工作方向,实现工作中的岗位匹配。医院可以在干部中适当开展类似的自我认知的培训,帮助干部认识自我,端正心态,适应工作中的挑战。

对于每一位干部来说,性格特点没有好坏之分,也没有任何一种性格特点是完美无缺的,在干部团队中,应强调互帮互助,协同工作,所以,团队的每名干部都应了解和包容其他人的性格特点,发现其优点和积极品质并学习,克服自己的缺点和消极品质,让它在团队合作中被弱化甚至被消灭。学会正确处理和对待冲突与矛盾,学会与不同性格特点的人分工协作,互补互助,那么团队的协作就会变很顺畅,工作效率就会提高,医院的目标才能够一步步实现。

第二节　平台与管理能力培养

干部的岗位胜任能力是处于不断变化中的,经过学习,个人可以与岗位实现更大限度的匹配,个人作用可以得到进一步发挥。因此,提高和改善干部岗位胜任力,医院需要为其提供成长的平台,创造更多学习的机会。

加强对干部的教育和培训,能够有效地提高干部的思想素质、理论业务水平和工作能力。医院需要举办多种形式的干部培训,例如:举办座谈会、报告会、专题讲座,组织参观和社会实践活动,进行脱产培训和分批分层次轮训等,着力提高医院中层干部5种管理能力:一是政策领悟能力,具有对基本法规政策的理解、运用和分析解决实际问题的能力。二是计划条理能力,在完成工作时有超前谋划、主动思考、积极作为的能力。三是组织实施能力,组织实施能力是指组织人们去完成组织目标的能力,它是完成工作的保证。中层干部要培养坚强的意志,不被困难吓倒,不让失败和挫折压垮。四是全面协调能力。包括人际关系协调能力和工作协调能力两个方面。良好的协调能力可以化解矛盾,聚分力为合力,变消极因素为积极因素。加大中层干部全面协调能力的培训,使其具有良好人际交往能力和有效的人际沟通能力,促进医院各项工作顺利地进行。五是大胆创新能力。应培养他们具有创造性地解决问题的思维和方法,不断强化创新意识不断培养中层干部的创新能力和责任心,有效发挥他们的创造才能。由此提高干部的理论水平、业务水平和思想素质[2]。

医院要为干部的成长搭建更高的平台,通过派出干部参加学术会议、进修深造、邀请专家讲座等多种方式帮助中层干部开阔眼界,增长个人能力,提高其作为领导的个人魅力与领导力。可以制订完善的未来人才培养计划,支持和鼓励中层干部出国进修,并对其进修予以一定的政策和资金上的支持,干部走出去,增长见识,提高能力,提升发挥空间。

第三节　规矩与行为约束

在新时期,"讲政治、懂规矩、守纪律"是对党员、干部党性的重要考验,是对党员、干部对党忠诚度的重要检验,是新形势下对党员干部提出的新要求,是新一届中央领导集体从严治党、依规治党的高度升华。医院要发展,就要认真约束干部的思想和行为,教育引导干部认真学习领会,切实把"讲政治、懂规矩、守纪律"这"九字箴言"作为自己的行为准则,高度重视,认真践行。

没有规矩，不成方圆。"讲政治、懂规矩、守纪律"是医院党员干部乃至非党员干部健康成长的必然要求。规矩与行为约束是对干部的重要考验，是对其忠诚度的重要检验。医院在党和国家的大环境下，制定适当的约束机制，用纪律约束和管理干部的思想和行为，抓好行风和党风廉政建设，约束干部在合理的范围内行使手中的权力。医院领导班子要自觉做"讲懂守"的表率。制定出台纪律制度固然重要，但要想全院自觉地遵守、坚决地执行，领导干部带头是关键。只有领导干部首先做到了，才能带动全体中层干部乃至全院员工共同遵守。各级党组织要把全面从严治党的责任切实担负起来，把严守纪律、严明规矩放到重要位置来抓。要开展经常性的组织活动，多进行积极健康的思想斗争，切实提高党员干部的纪律观念和规矩意识，坚决克服党内生活庸俗化、平淡化的现象；敢抓敢管、担当尽责，严格落实"两个责任"，坚决纠正党不管党、治党不严的现象；加强监督检查，对苗头性、倾向性问题抓早抓小、早打招呼、早提醒，坚决纠正对违规违纪行为放任自流、听之任之的现象；强化责任追究，对不守纪律、不讲规矩的行为必须严肃处理，坚决纠正执行党的纪律失之于宽、失之于软的现象，以鲜明的态度、严格的举措、坚决的行动，推动医院形成"讲政治、懂规矩、守纪律"的良好氛围。

与此同时，医院要帮助党员干部强化意识，自觉树立纪律和规矩意识，时刻不忘自己应尽的义务和责任，要用实际行动引领和带动周围的人；要加强对纪律和规矩的学习，准确理解把握其科学内涵和精神实质，明白哪些事能做、哪些事不能做，增强守纪律讲规矩的自觉性和坚定性；不断加强党性锻炼，增强党性修养，真正使守纪律讲规矩内化于心、外化于行，做到任何时候、任何情况下都心有所畏、言有所戒、行有所止，自觉按原则、按规矩办事。

第四节　建立全方位考核评价体系

干部考核是干部管理工作中的一项主要工作，客观的考核可以帮助干部认识自身不足，找准努力方向，培养竞争意识，促进干部不断进步。加强干部队伍的管理工作，发挥其积极性、创造性，也带动了广大群众为医院的改革发展作出奉献的工作热情。但目前国内无统一的考核办法和标准，计算机网络下的360度综合测评考核是一种可以尝试的方法，采用这一现代的考核评价体系，可以达到测评结果真实有效、公正客观，最大限度地反映干部的业绩与能力，为干部绩效管理提供可靠的依据[3]。

360度综合测评由上级、同级和下级从多角度、多方面共同参与考核评定。即测评问卷分为四类：上级问卷、同级问卷、下级问卷、自我评价问卷，每类问卷又分为五个方面：思想品德、团队精神、管理能力、敬业精神、开拓进取。测评人的选择根据被测评人的工作环境，尽可能选取与被测评人工作密切的上级领导、同级干部、下级工作人员作为调查对象，参与考核的测评。建立计算机网络测评系统利用互联网的优势，建立一套360度计算机网络测评系统，评测人利用个人账号和密码进入测评系统，对被评测人的问卷内容，以人机对话的方式实现网上无记名答卷。系统一共包含：管理者登录页面，设计360度测评问卷，在线发布360度测评问卷，参加测评人员的选定，查看测评人员确定情况，在线评估，收集反馈问卷并统计（测评结果查看）结果共七大模块，最后分别统计出上级、同级、下级、自评四个级别、五个方面的分数及总分。

考核意见的反馈是考核体系中一个重要的环节,采取书面(电子邮件)或谈话形式,主要包括考核结果、提出改进意见、下一步工作目标。医院的高层领导非常重视考核结果的反馈,对考核结果进行实事求是的分析,特别是对考核不及格人员本着负责的态度,责成组织、人事部门进行下一步的调查访谈,了解问题的关键,由主管领导谈话。

考核能否取得成效与领导重视和负责考评工作人员的认真对待是密不可分的,在做好全院部署的基础上,各个环节都要细致、认真作为一项重要工作落实。完善考评问卷内容,达到公正性与科学性,制定一套科学、客观、公正,符合医院实际的考核问卷是考核工作的一项重要内容,问卷内容在考核干部基本素质的同时,重点着眼于对干部能力、业绩的测评。考核内容应直观,易于测评者理解与选择,真实反映被测评者的实际工作情况与业绩能力。选择测评的对象要求熟悉了解被测评人的思想工作情况,工作中密切相关,看问题比较客观公正并具有一定的思想素质。干部考核是一项长期性的工作,切忌随意性、走过场,应抱着对干部负责的态度认真对待干部考核工作,定期考核,建立干部考核档案,为管理干部及选拔干部提供依据。

第五节　自我价值体现与成就感

美国心理学家马斯洛认为,人类的需求是分层次的,由低到高依次是生理需求、安全需求、社会需求、尊重需求和自我实现需求。其中自我实现的需求是最高级的需求。满足这种需求就要完成与自己能力相称的工作,最充分地发挥自己的潜在能力。这是一种创造的需要,也是从深层激发精神活力,保持良好精神状态的强劲力量。

医院中层干部有着较强的自我意识,希望找到与自己能力相匹配的工作,发挥自己的潜力,满足自我实现的需求。帮助干部自我实现一方面是为他们提供成长的土壤和平台,提供优质的人力资源生态环境,提供良好的机遇和晋升机会。工作就是这个展示自我、实现自我最好的平台,借助这个平台,干部可以展示长期实践积累的应变能力、适应能力、协调能力和处事能力;借助这个平台,能一点一滴地积累经验,增长技能,培养和锻炼能受益终生的本领,能最终达到全面充实自我、提升自我的目的;借助这个平台,能充分品味工作的乐趣,享受工作带来的荣誉,体现人生的价值和意义。医院领导者应当对干部的工作多肯定、多鼓励,激发其实现自我价值的动力。

另一方面,要善于用人之长,容人之短。正确分析干部队伍状况,放眼全局将干部放在合适的岗位上,使其在合适的位置上发挥出最大潜能,帮助其树立做好工作的信心。注重培养干部强烈的事业心和责任感,关心帮助他们,鼓励他们总结推广行之有效的工作方法,创造性地开展工作[4]。

这两方面是帮助干部实现自我价值,保持良好工作激情和创造力的重要因素,也是领导者发挥领导才能的良好体现。

(邵春莹)

参 考 文 献

1. 王以新,张衡,王京等. 如何加强医院行政管理干部素质的培养. 医院院长论坛,2010,6: 26-28.
2. 杨清珊. 医院中层干部队伍建设与思考. 医院管理论坛,2012,29(5):53-54.
3. 闻捷馥,吴晓黎,杨敬等. 医院管理干部360度考核测评的做法和体会. 现代医院,2008,8 (2):119-120.
4. 赖桂宁. 以用为本以自我价值实现为动力推进干部队伍建设. 广西警官高等专科学校学报,2012,25(6):70-72.

第六十四章 员工培训与团队建设

第一节 员工培训

员工培训是指一定组织为开展业务及培育人才的需要,采用各种方式对员工进行有目的、有计划的培养和训练的管理活动,其目标是使员工不断更新知识,开拓技能,改进员工的动机、态度和行为,是企业适应新的要求,更好地胜任现职工作或担负更高级别的职务,从而促进组织效率的提高和组织目标的实现。同样,医院员工培训就是有组织、有计划地进行员工培养和培训,以提升员工的医学知识、技术以及能力等专业素质,有效的员工培训是医院进行人才开发、帮助员工提升自身潜力的主要方式之一。

员工培训的内容主要包含三个方面,即:素质培训、知识培训以及专业技能培训。素质培训主要针对员工心理素质、工作态度、工作习惯等培训,缜密的思维、正确的价值观念以及积极向上的工作态度是医院能够发展的主要条件之一,所以素质培训是医院需要坚持的培训内容之一。知识培训是对员工职业范围内医学知识的继续教育,医院员工所储备的知识以及能力是医院发展和前进的根本动力,因此必须要对员工进行该项内容的培训,以帮助医院持续发展。技能培训可以使员工掌握的知识转换为技能,充分显示知识的魅力和价值,员工掌握的技能是医院能够不断发展的源泉,可见,技能培训也是对员工进行培训的重点。

优质高效的员工培训首先需要医院领导的大力支持,建立良好的培训体系。首先需要结合医院实际情况,深入了解员工的需求,掌握培训需要提高的重点问题,有针对性地制订员工培训方案。然后按照制订的计划开展培训,培训过程中注重调动参加培训人员的积极性,了解培训的效果和情况,对于培训期间出现的问题进行记录和分析。最后,要在培训后对培训进行有效评估,总结经验,发现不足和优点,从而寻找出更加合理的培训方法[1]。

医院要努力建立较为完善和全面的培训体系,力争取得良好的培训效果。医院员工培训主要分为以下几类:①新员工培训:新进员工在试用期间接受的岗前培训,包括医院统一组织的集中培训和各科室、部门安排的专业培训,其中集中培训涵盖医院文化与历史、医院规章制度等内容,有助于新员工更快融入新环境。创新开展的新员工封闭式军训能为新员工增加动力,磨炼新员工意志,受到广泛好评。②员工岗位技能培训:为更新和扩展员工知识储备、提升任职能力和晋升职务、提高工作效率所组织的培训,包含定期举办的职工午间培训、外请专家讲座、临床病例讨论会等。③外派员工进修学习:医院根据工作需要,组织符合条件的员工到大型专业医院进修学习,接受中、短期训练,以开阔员工视野,提升专业或管理水平,包含科室主任的出国进修及创新开展的未来人才培养计划。④文化制度培训:

为了推行新的或经改良的医院文化、管理体系而进行的培训。如员工行为规范、人力资源管理制度等方面的培训。⑤干部培训：针对新任命干部开展的新干部培训及全体中层干部参与的集中培训。⑥主题年全员培训：培训以医院主题年为背景，结合主题，涵盖医院发展战略、思想道德与医德医风教育、医院文化与管理、人文沟通、心理疏导、团队合作等多方面内容，使医院的顶层设计直接传递给医院的每名员工，通过培训提高员工素质，增加团队凝聚力。

第二节   员工培训的意义

科学、有效的员工培训主要是依托员工个人素质的提高达到医院综合实力的提高，这是一个由点到面，量变到质变的过程。对医院来讲，员工培训是重要的人力资源开发，是比物质资本投资更重要的人力资本投资，因为在医院的发展建设中，员工是最重要的因素，任何一个环节都要靠员工来完成。通过培训，员工个人素质不断提高所带来的工作效率的提高和实际效益的增长能为医院带来巨大经济效益和社会效益。因为员工培训可以促进员工提高自身素质，有助于个人成长与发展，更可以使员工把个人素养和医院命运结合起来，把个人理想和医院发展结合起来，使个人价值取向更加符合医院核心价值观，在为医院服务、为患者服务的过程中，实现个人和医院的共同发展。

员工培训可以提高员工工作技能和文化素质，提升医院服务水平，增强医院核心竞争力。医学是一门活到老学到老的知识，只有医护人员始终保持学习钻研的热情，保持学习钻研的能力，掌握前沿的医疗技术，不断提高自身知识水平，才能使医院多出高精尖的医疗人才，才能提高医院服务患者的能力，使医院在医疗卫生服务行业中凸显自身人才的优势，因此，对员工工作知识和技能的培训十分重要。而医院又是一个服务性的卫生医疗机构，绝大多数医院员工的日常工作要直接面对病患及其家属。因此，就必须对医务人员进行如何与病患交流、服务以及基本技能等方面的培训。科学、有效的员工培训可以培养员工对学习的热情，提升员工的知识和技术能力，帮助员工掌握基本的服务技能，提高服务能力。可以说，通过对员工培训，医院可以增强对人才的培养与储备，建立和谐的医患关系，增强医院服务患者的能力，树立良好的医院外部形象，进而提升医院的核心竞争力[2]。

员工培训可以增强员工的归属感和主人翁责任感，形成强大的凝聚力，为医院的发展提供动力。通过医院发展历程、自身职业生涯规划等认知内容的培训，可以促进员工获得职业上的认同感，感知自身价值，对工作进行更好的理解和定位，激发工作活力。通过培训，医院可以将顶层设计直接传达给每位员工，传达给医院发展建设过程中的每位参与者，可以让员工在思想认识、实践行动乃至价值观上均与医院的规划、发展保持一致，从而增强医院的向心力和凝聚力，有助于塑造优秀的医院文化，为医院未来发展提供动力。在全员参与的员工培训过程中，可以有意识地设置院领导班子亲自授课，讲解医院未来发展战略的内容，促进医院与员工、管理层与普通员工层的双向沟通，使员工原汁原味地了解自己为之工作的家园的状况，了解医院的未来发展方向及战略，提高员工的主人翁意识，加强员工对本单位的认同感和归属感，增强员工的主人翁意识，收到良好的培训效果。

第三节　团队建设

工作团队是由一群技能互补的成员组成的人群结构,团队成员的工作围绕小组而不是个人来进行,成员致力于共同的宗旨、绩效目标和通用方法,并且共同承担责任。通过成员的共同努力产生积极的协同作用,努力的结果使团队的工作绩效水平大于个体成员绩效的总和。团队建设就是有计划有组织地增强团队成员之间的沟通交流,增进彼此的了解与信赖,在工作中分工合作更为默契,对团队目标认同更统一明确,完成团队工作更高效快捷。

团队建设的意义在于:一是团队具有目标导向功能。团队精神的培养,可以使员工齐心协力,拧成一股绳,朝着一个目标共同努力。二是团队具有凝聚功能。团队精神可以通过对群体意识的培养,通过员工在长期的实践中形成的习惯、信仰、动机、兴趣等文化心理,来沟通员工的思想,引导员工产生共同的使命感、归属感和认同感,产生一种强大的凝聚力。三是团队具有激励功能。团队精神要靠员工自觉地要求进步,力争与团队中最优秀的员工看齐。这种激励不是单纯停留在物质的基础上,还能得到团队的认可,获得团队中其他员工的尊敬。四是团队具有控制功能。团队精神所产生的控制功能,是通过团队内部所形成的一种观念的力量、氛围的影响,去约束规范,控制职工的个体行为。这种控制更为持久 有意义,而且容易深入人心。

高效率团队由五个要素构成:第一,团队目标。为团队成员导航,引领成员明确方向。第二,人。不同的人通过分工来共同完成团队的目标,在一个团队中需要有人出主意,有人定计划,有人实施,有人协调不同的人一起去工作,还有人去监督团队工作的进展。在人员选择方面要考虑人员的沟通、协作、技术等多方面技能,还要考虑人员技能的长短板,合理分工。第三,定位。团队要准确定位在集体的位置,团队成员个体也需要定位自己的角色;第四,权限。团队当中领导人的权力大小跟团队的发展阶段相关,一般来说,团队越成熟领导者所拥有的权力相应越小,在团队发展的初期阶段领导权是相对比较集中的。第五,计划。任何目标都需要计划,按照计划一步步实现。

对于医院来讲,医生、护士、机关、后勤、保障等各个部门的人员同样组成了一个工作团队,这个团队成员有明确分工,团结协作,共同为医院的发展做出努力。对于医院管理者来讲,重视团队建设,打造高效的团队关系到医院的未来发展,因此十分重要。医院应坚持将团队拓展训练融入入职培训、全员培训等培训过程中,极大增加团队的凝聚力和集体荣誉感。尝试举办 MBTI 培训班,借此帮助团队成员认识自我、定位自我,实现相互理解,正确处理冲突和矛盾,大大提高了团队协作能力。

第四节　团队与医院文化

团队建设与医院文化密不可分,一方面,建设良好的医院文化,需要人人参与,形成团队合力,通过对团队的建设,打造优秀的员工队伍,用团队内部所形成的观念力量、氛围的影响来规范、约束、控制医务人员的个人行为,激励医务人员奋发进取、创新改革,这是加强医院文化建设的强大动力,是医院文化的根本保证。另一方面,在团队建设中融入医院文化,以价值观为核心影响全体员工,使员工认同医院文化,不仅会促进其自觉学习掌握科技知识和技能,而且会增强主人翁意识、责任意识、创新意识。从而培养大家的敬业精神、革新精神和社会责任感,形成团结奋进、勠力同心的良好氛围,医院的发展能力将会不断加强。因此,团队建设与医院文化是相互影响、相互促进的[3-4]。

医院应该注重用优质的医院文化促进团队建设,用良好的团队建设打造医院文化。坚持用专业的态度建设医院文化,形成全院员工共同的道德观念和行为准则,提高员工文化归属感。将医院核心价值观打造成为全体员工在医疗实践过程中身体力行并共同坚守的理念,并成为全体员工共同拥有的信念;将医院院标、院旗和院歌等组织识别系统的导入,使医院文化有更直观的表现,增加员工对医院的认同感、忠诚度和归属感。在这样的氛围感召下,将涌现出一大批医德好、懂技术、会沟通的好医生好护士,形成一支团结奋进、积极向上的医院团队。医院还应将优质的人文服务理念通过内部员工向外部患者传递,从上至下形成"以病人为中心,以员工为中心"的服务体系,使员工成为医院与病人之间的良好纽带,实现内部价值与外部价值的有机衔接,彰显医院人文情怀。

（邵春莹）

参 考 文 献

1. 程光华. 试论医院员工培训及培训后效果跟踪评价的重要性. 卷宗, 2016, 7: 336.
2. 王冬. 医院员工培训的需求和做法. 中外医学研究, 2010, 8（11）: 57-58.
3. 刘霞. 团队精神与医院文化建设. 企业家天地, 2009, 4: 164.
4. 石蔚. 浅析文化建设对培育医院团队的影响. 民警科技, 2014, 9: 246-247.